I0434037

Walid Jammoul Saif

DICCIONARIO de TÉRMINOS MÉDICOS

Español - Árabe

قاموس طبي

إسباني – عربي

A	3	M	224
B	59	N	251
C	70	O	263
CH	105	P	276
D	106	Q	308
E	125	R	311
F	158	S	321
G	170	T	337
H	180	U	353
I	199	V	359
J	211	X	367
K	211	Y	369
L	211	Z	370

Prefijos y subfijo سابقات و لاحقات 371

A

A إختِصار أنودو، مَصعَد، القطبُ المُوجِب، إختِصارُ أمبير
a , an سابقة بمعنى بدون،لا
ab سابقة بمعنى خالٍ من، بعيدٌ عن
abacterian لا جُرثُوميَ، خالٍ من البكتريا
abaptisto مِثْقَبٌ لا يَخْتَرِقُ الدِمَاغ
abarognosis-abarognesia فقدان حِسُ الوزن
abasía تَعذُّر المشي، عَدَم القِدرَة على المشي
abasía coreica تعذر المشي الرقصي
abasía espástica تَعذُّر المَشي التَشَنجي
abatimiento خُمودٌ، خِفةُ حِدَّةِ المرض
abaxial بَعيدٌ عن المِحوَر
abdomen بَطن
agudo اِلتِهابٌ بَطنيٌّ حادّ
en tablero de ajedrez بطن كرقعة الشطرنج
de pendulo بطن مُتَهَدِل أو مُتدَلٍ
abdominal بَطنيٌّ
abdominalgia وَجَعُ البَطن، ألمُ البَطن
abdominoanterior وضعية أمامية للجنين
abdominocentesis بزلُ البَطن لإزالةِ السوائل
abdominocístico بطني مراري، بطني مثاني
abdominogenital بطنيٌّ تناسليّ
abdominohisterectomía الإستِئصالُ البطني للرحم
abdominoescrotal بَطنيٌّ صَفَنيّ
abdominoscopia تنظيرُ البَطن
abdominovaginal بَطنيٌّ مهبِليّ
abdominovesical بَطنيٌّ مَثانيّ
abducción إبعادٌ، تَبعيد
abducens المُبْعِد
abducir يُبعِد
abductor مُبْعِد، مُبعِد عن محورِ الجسم
abembriónico بَعيدٌ عن الجَنين
abenterico بَعيدٌ عن الأمعاء
abepitimia شللُ الضفيرةِ الشَمسيَّة
aberración زيغٌ، خَللٌ عَقليّ
aberrante زائغٌ، مُنحَرفٌ عن وضعهِ الطبيعي
aberrómetro مِقياسُ الزيغ، مِقياسُ الإنحِراف
abdomino سابقة بمعنى بَطن
abetalipoproteinemia فقدانُ البروتين الشَحْمِيُّ بيتا من الدَّم
abiofisiología عِلمُ أو دراسةُ العملياتِ اللاعضويَّة في الأحياء
abiogenesia تَوَلُّدٌ ذاتيّ، نشوءُ الحياةِ تلقائياً
abiogénesis التَّوَلُّد التِلقائي
abiogenético تِلقائيُّ التَّوَلُّد
abiogénico تِلقائيُّ التَّوَلُّد
abioquímica الكيمياءُ اللاعضويَّة
abionarcia تضاؤلُ الحَيويَّة، عَجز
abiosis نقصُ أو عَدَم الحياة، قُصورُ التَغذيَة
abiótico مُضادٌ للحياة، لا يُمكِنُه الحَيَاة
abiotrofia قصورُ الحيويَّة
abiuret سَلبيٌّ لتَفاعلِ بيوريت
ablación جَذٌ، إنفِصَال
ablactación فَطمٌ، فِطام
ablandamiento تَطْرِيَة
ablandante مُطَرِّيّ
ablastémico لا إفراجي، لا إنباتي
ablatio إجتثاثٌ، إستِئصال، إنفِصال
placenta *إنفِصالُ المشيمة المُبَكِر*
retina *إنفِصالُ الشبكيَّة*
ablefaria إنعدامُ الأجفان
ablefaro إنعدامُ الأجفان
ablución وضُوءٌ، غَسِل
ablutomanía هَوَسُ الغَسل
abmortal بعيدٌ عن النسيجِ المَيِّت، مُبتَعِدٌ عن التَمَّوت
abnormal شاذٌ، غيرُ طبيعيّ
abneural بعيدٌ عن الجهازِ العَصَبيّ
abocadura تَفاغم، تَفَمُّم بين وعائين دم
aboclusión عَدَمُ إنطِباقِ أسنان الفَكَين
abolir يَخِفُ، يَخمَد
abollonado مُنبعِج
abolladura إنبِعَاج
abomastitis إلتِهابُ المَعِدَة الرابعة في المُجتَرَّات أو إلتِهابُ المَنْفَحَة
abomaso المَنْفَحَة (الإنفَحَة)

aborad

aborad- aboral بعيدٌ عن الفَم، مُقابِلُ الفَم
aborigen=indigeno من السُكان الأصليين
abortado مَليصٌ، وليدٌ مَيِّت
aborticida مادَّةٌ مُجهِضَة، مُجهِّض
abortionista جَهَّاضٌ، إجهَاضِيٌّ، الإجهَاض
abortivo مُجهض
aborto جهاض، إيقاف، وليد ميت
espontáneo إجهاض عفوي
fetal إجهاض جنيني
habitual إجهاض متكرر
incompleto إجهاض غير تام
criminal إجهاض جنائي
inminente إجهاض وشيك
inevitable إجهاض حتمي
provocado إجهاض مفتعل
terapeutico إجهاض علاجي
tubarico إجهاض بوقي
abraquia غياب الذراعين
abraquiocefalia إنعدام الرأس والذراعين
abrasión كَشط، سَحْج
abrasivo كاشِط، ساحِج
abrasor مِكشَط، سَحَّاجَة
abrazadera مِلزَمَة، المشبك، سِوار
abreacción تَنْفيس، العلاجُ بمراجعةِ التفكيرِ بحوادثٍ سابقة
abreboca مُبَعِدُ الفَكْين، جهازٌ لفتحِ الفَمِ
abrina حَبُ العروس أو القلقل
abrismo التَسَمُّمُ بالأبرينا
abrosia الصِيَام، إفتِقَادُ الطَّعَام
abrupción إنفِصَام، إنفِصالٌ فِجَائ
placentae *إنفِصَامُ المَشيمَة*
absceso خُراج
agudo *خراج حاد*
alvolaer *خُراج سنخي*
amebiano *خُراج أميبي*
amigdalino *خُراجٌ لوزيّ*
anorrectal *خُراج شَرجِيٌّ مُستَقيمِي*
dental *خُراجٌ سِنِّيّ*
apendicular *خُراجٌ دودي*
crónico *خُراج مُزمِن*
embólico *خراج صِمَّيّ*
extradural *خُراج خارج الأم*
gangrenoso *خُراجٌ غنغريني*
osificante *خُراجٌ عَظمِيّ*
tuberculoso *خُراجٌ تَدَرُّني*
abscisa إحْداثِيٌّ سينيٌّ أو أُفُقِيّ
abscisión إستِئْصَال، قَطْع
absconsio حُقَيْق، تَجويفٌ عَظميّ
absenta أوراقُ نباتٍ مُجَفَّفه
absidia جِنسٌ من الفطريات
absintina أبسينتينا(يستعمل كدواء ضد الديدان)
absintismo التَسَمُّمُ بالأبسينتيا
absorbefaciente مُعَزِّزُ الإمتِصَاص، مُقَوي الإمتِصَاص
absorbente مَاصّ
absorber يَمْتَص
absorbiciómetro مِقياسُ الإمتِصَاص
absorción إمْتِصَاص
intestinal *إمْتِصَاصٌ مَعَوِيّ*
parenteral *الإمتصاصُ حقناً أو زرقاً*
abstergente مُنَظِّف، عقار مُنَظِّف، مادَّةٌ مُنَظِفَة
abstinencia إمتِنَاعٌ، عُزوفٌ
abstracto مُستَخلَص، مُجَرَّد، يُدرَك بالعَقْل لا بالحَوَاس
abulía عَدَم أو ضِعَف الإرَادَة
abúlico ضَعِيْف أو فاقِد الإرَادَة
abulomanía هَوَسُ عَجْز الإرَادَة
abuso سوءُ المُعَامَلَة، إفرَاطٌ في الإستِعْمَال
acacia السَّنْط (جنس من الآشجار)
acalasia , achalasia اللاَّإرتِخَاء، تَعَذُّرُ الإرتِخَاء
acalcerosis نَقْصُ كَميَّةِ الكالسيوم، عَوَزُ الكالسيُوم
acalcicosis عَوَزُ الكالسيُوم، نَقْصُ كَميَّةِ الكالسيوم في الجِسْم
acalculia تَعَذُّرُ الحِساب أو اللا حِسابيَّة
acalifa نوعٌ من النَبَاتَات
acampsia تَصَلُّبٌ في الأعضَاء
acantestesia حِسُ التَّشَوُّك
acantameba نَوعٌ من الطَفيلات
acantamebiasis داءُ الشَوكِيَات
acantión حُسَيْكَة، شُوَيكَة
acanto سابقة بمعنى الشَّوكَة، الحَسَكَة
acantocefaliasis. داءُ مُشَوِّكات الرَّأس

acantocéfalo مُشَوَّكِة الرَّأس (نوع من الديدان)
acantocito كُرَيَّةٌ حَمراءٌ شَائِكة، خَلِيَّةٌ مِهمَازِيَّة
acantocitosis وُجودُ الكُرَيَّاتِ الحُمرِ المُشَوَّكَة
acantolisis إنحِلالُ الأشْوَاك، ضُمورِ وسقوطِ طبقة الجِلدِ الحَسَكيَّة
acantolitico مُتَعلق بإنحِلالِ الأشْوَاك
acantoma وَرَمٌ شائِكيّ، وَرَمٌ حَسَكيّ
acantopelvis حَوضٌ نَاتِئ الشَوكَة، حَوضٌ شَائِك
acantoqueilonema الخَيطيَّات الشَوكِيَّة
acantoqueilonemiasis داءُ المنسونيلات
acantoqueratodermia تَقَرُّن الجِلد الحَسَكيّ
acantósico حَسَكيّ، شائِك
acantosis شُوَاك، تَكثُّرحَسَكيّ
acantrocitosis وُجُودُ الكُرَيَّات الشَّائِكة
acapnia نَقصُ ثاني أوكسيد الكربون في الجِسم
acapnico مُتَعَلِّقٌ بنَقصِ ثاني أوكسيد الكربون
acapsular عَديمُ المِحفَظَة
acarbia نَقص بيكربُوناتِ الدَّم
acardia إنعِدامُ القَلب (مسخ)
acardico عَديمُ القَلب (مسخ)
acariasis, acardiasis داء حِكَّة القُرَاد كِثرَةُ القُرَاد، داءُ الحَلَم
acaricida قاتِلُ الحَلَم، مُبيد القُرَاد
acarido حَلَمة، قُرَاد
acarina حَلَميّ
acarino قُرَاديّ، حَلَميّ
acarinosis داءُ الحَلَم
acario خَلِيَّة لا مُنَوَّاة
ácaro حَلَمة، قُرَادة
acarodermatitis إلتِهاب الجِلد الحَلَميّ
acarofobia رُهَاب الحَلَم
acaroide شَبيه بِالحَلَم
acarólogo إختِصاصيُ الحَلَم
acarotóxico سامٌ للحَلَم
acartomya جِنسٌ من الذُباب
acatafasia صعوبة التعبير
acatagrafía صُعوبَة الكتابة
acatalasemia إنعِدَامُ إنزيمِ الكَتلاز
acatalasia إنعِدَام إنزيم الكتلاز
acatalepsia قلة أو عدم فهم الكلام
acataléptico قليلُ الفَهْم، مَشكوكٌ فيه
acatamatesia عَدَم فَهْمِ الكلام
acatanoesis عَدَم فَهم الذَّات
acatastasia عَدَمُ الإستِقرَار
acatastásico غَيرُ مُستَقِر
acatéctico تَسلسُليّ
acatexia تَسَلُّس (من السَّلَس أي عدمِ القدرةِ على الإستِمْسَاك)
acatisia صعُوبَةُ أو عَدَم القُدرَة على الجلوس
acaudado عَديمُ الذَّيل
acaudal عَديمُ الذَّيل
acaulinosis داءٌ فُطرِيٌّ جلدي
acceso مَدْخَل
accesorio إضَافِيّ، مُلحَق، تابع
accidental طارئ، وَليدُ صدفة، عَرَضي
accidentalismo النَظَرِيَّةُ العَرَضيَّة(أعراض الداء)
accidente حادِثَة، حَادِث
acción عَمَلٌ، فعْل
accipiter ضَمَّادَةٌ صَقرِيَةٌ للوَجه
acebutolol أسبوتولول(دواء محصر للأدرينات البيتا)
acedía الإضطرَابُ العَقلِيُّ السَوداويّ
acefalina إنعِدامُ الرَّأس (مسخ)
acéfalo عَديمُ الرَّأس (مسخ)
acefalobraquia عَديمُ الرَّأسِ والذراعين
acefalocardia عَديمُ الرَّأسِ والقَلب (مسخ)
acefalocisto كيسٌ مَائيٌ خالٍ من الرَّأس، كيسَةٌ خالية من الرُؤوس (طفيليات)
acefalogastria إنعِدامُ الرأسِ والصَدرِ والبَطن
acefalópodia إنعِدامُ الرَّأسِ والقَدَمين
acefalópodo عَديمُ الرَّأسِ والقَدَمين
acefaloquiria إنعِدامُ الرَّأسِ واليَدين
acefalorraquia إنعِدامُ الرَّأسِ والصلب
acefalostomía إنعِدامُ الرَّأسِ وفمٌ جانبي أو مُنتَبِذ
acefalostomo عديمُ الرَّأسِ و مُنتَبِذُ الفَم
acefalotoracica إنعِدامُ الرَّأسِ والصَدر
acefalotóracico عديمُ الرأس والصدر
acción عَمَلٌ، فِعْل
aceleración تَسَارع، تَعْجِيل
acelerador مُسَرِّع، مُعَجِّل

acelerante مُتَعَجِل
acelerómetro مِقياسُ التَسارُع
acelular لاخلَويّ
acenestesia عَدَمُ الإنشِراح، فَقدُ حِسّ العافية
acenocumarol دَواءٌ مَانِعٌ للتَّخثر
acéntrico لا مَركَزِيّ
acentuación إستِفحَال، إشتِدَاد
aceptor مُتَقَبِل، مُستَقبِل
aceraria نَوعٌ من الطُفيليات
acervulina مُكَوَّم، مُتَجَمِّع
acérvulo رَملٌ في الغُدَّةِ الصَنَوبَرِيَّة
acervuloma وَرَمٌ رَملِيّ
acescencia حموضَةٌ خَفيفَة
acetoma كُتلَة حُبيبات
acetabular حُقِيّ
acetabulectomía قَطعُ الحُق
acetábulo الحُقّ (تشريح)
acetabuloplastia رَأبُ الحُقّ
acetal أسيتال
acetato ملح حمض الخل
acético خَلِّيّ
acetificación تَخْليل
acetificar يُحَمِّض، يُخَلِّل
acetil خَليل، أثتيل
acetilación تَأسل، تَخَلُّل
acetilcolina أثيتيل كولينا
acetileno أسيتلين(كيمياء)
acetimetro مِقياسُ الخَلّ
acetin أسيتين (كيمياء)
acetobacter الخَلاَّلَة(جنس من الجراثيم)
acetólisis إنحِلالٌ بحامِضِ الخَلّ
acetómetro مِقياسُ الأسيتيك، مِقياسُ الخَلّ
acetomorfina هيروين
acetona خَلُون، أسيتونا
acenoción الخَلُونَه
acetonemia فَرطُ أسيتون الدَّم، تَخَلُّونُ الدَّم
acetonémico متعلق بفرطِ أسيتون الدّم
acetonumerador مِقياسُ الأسيتون
acetouria إفراطُ الأسيتون في البُول
acetopirina دواءٌ مُضادٌ للحمى ومُسَكِّنٌ للآلام
acetosoluble منحَّل بالخل
acetum خَلّ
acianoblesia عَدَمُ القِدرَةِ لرؤيةِ اللَّون الأزرق، عمى الأزرَق
acianótico لازرَاقيّ
aciclia تَوَقفُ دَوران السَوائِل في الجِسم
acíclico ذو تركيبٍ عشوائي، لا دَوْرَوِيّ، لا حَلَقِيّ
acicular بشكلِ إبْرَة، إبريُّ الشَكل
acículo حُسيكة (في بعض الديدان)
acidalbúmina حَمضُ الألبومينا (ألبومين حمضي)، زُلالٌ حَمضيّ
acidemia حَموضُ الدَّم، إحمِضاضُ الدَّم، إنخِفَاضُ القُلويَّة
acidez حَموضَة
ácidico حَامِضيّ، حَمْضِيّ
acidificable قابِلٌ للحمضَنَة
acidificación تحميض
acidificador مُحَمِّض
acidimetría قياسُ الحَموضَة
acidímetro مِقياسُ الحَموضَة
acidismo حَماض، حَمضَنَة
ácido حَمْض
abiético *حَمْضُ الأبيتو*
acético *حَمْضُ الخَل*
acetilsalicílico *خَلِّيلِ الصَّفصاف(أسبيرين)، حمض الأثيتيل ساليثيليكو*
acrílico *حمضُ أكريليك*
barbitúrico *حَمْض الباربيتوريكو*
biliar *حَمضُ الصفراء*
desoxirribonucleico *حَمضٌ نوويّ*
inorgánico *حَمْض اللاعضوي*
acidocito خليَّةٌ حَمضيَّة، كريَّةٌ بيضاءٌ حَمْضيَّة
acidocitosis فرطُ الكريَّاتِ الحَمضيَّة في الدّم
acidofilico أليفُ الحَمض، سهلُ الإصطِباغ بالأصباغ الحَمضيَّة
acidofilismo الحَمَاضَة، دَاءُ فَرط الحَمضاتِ النخَاميَّة
acidófilo مُحِبٌ للحَمض، أليفُ الحَمض

acráneo A

acidogénico مُوَلِّدُ الحموضَة
acidología علمُ التطبقات الجِراحِيَّة، علمُ الأدواتِ الجِراحِيَّة
acidorresistente مُقاوَمَة الحَمض
acidosis الحَمضُ في الدَّم، حَماض
acidótico حَماضيّ، متعلق بالحماض
acidulado حَمضٌ مُخَفَّف، قليلُ الحَمض
acidular يُحَمض
aciduria بيلَةٌ حَمضيَّة، وجودُ الحَمض في البَول
aciesia عَقَمٌ نِسائيّ، عَدَمُ الحَمل
ácigos مُفرد، لا زوجيّ
acilación تَأسيل، حَمضلَة
acilo أسْيل، حَمضَيْل
acinar عُنيبيّ، سَنخيّ
acinesia عَدَمُ القِدرَة على الحركة
acinestesia فقدانُ حسّ الحَرَكَة
acinético متعلق بعَدَمِ القُدرَة على الحَرَكَة
acinetobacter الرَاكِدَة (جنس من الجراثيم)
acínico عِنبيّ، عُنيبيّ
aciniforme بشكلِ عِنبي، بشكل غُدّيّ
acinitis إلتِهابُ غُدّيٌّ عنبيّ، إلتِهابُ العِنبَات
acino عِنبة، سَنخ، فصيص غُدّي
acinosis عِنبيّ، عُنقوديّ
acinotubular عنيبيٌّ نبيبيّ ، أُنبوبيٌّ عنقوديّ
acistia عَديمُ المَثانَة
acistineuria شَللُ المَثانَة، ضعف القُوَّة العَصَبيَّة في المَثانَة
acistosporidia البوائغُ الدَمويَّة (طفيليات)
ackee آقية (ثمار شجر طبي من خامايكا)
acladiosis الأكلاديَّة ، تَقَرحُ الجلد الفُطريّ
acladium المُتمادية (جنس من الفطريات)
Aclaramiento تنقية، تصفية
aclasia إستمرارُ الوضع المَرَضيّ في البُنيَة، عدم تصنع العَظم
aclastico غيرُ كاسرٍ للضوء أو الأشِعَّة، حَثَليّ
acleistocardia دوامُ الثُقبَة البَيضَويَّة في القلب
aclimatización تَأقلُم ، أقلَمَة
aclorhidria فقد حمض الهيدروكلوريك(في المَعدة)
aclorhídrico فاقِدُ حامض الهيدروكلوريك
acloropsia عَمَى اللون الأخْضَر
acmé أَوج، قِمَّة
acmestesia حِسٌّ وَخْزيّ
acné العُدّ (حبُّ الشباب)
acnefascopia عَمَى الغَسَق
acneiforme عُدّيُّ الشَّكل
acnemia ضُمُورُ عَضَلتَي السَاقين، فَقدُ السَاقَين (خلقي) ،ضُمُور بَطنُ السَاق
acnigénico مُسَبِبُ العُدّ
acnitis إلتِهابٌ سُلِّيٌّ نَخَري، إلتِهابٌ عُدّي، طَفحةٌ سُليَّة حطاطيَّة
acoasma صَوتٌ وَهْميّ، سَمَعٌ وَهْميّ
acognosia دِراسَةُ العِلاجات، عِلمُ العَقاقير
acolia إنعِدامُ الصَّفراء، نَقصُ الصَّفراء
acólico معدومُ الصَّفرَاء، ناقِصُ الصَّفرَاء
acolo عَديمُ الأطراف
acología علمُ المُدَاواة
acoluria بيلةٌ لا صَفرَاويَّة، بَولٌ لا صفراوي
acolúrico متعلقٌ بالبيلةِ اللاصَفراويَّة
acomia صَلَع، جَرَد
acomodación تَكَيُّف، تَهيُؤ
acomodativo مُتَكيف
acomodómetro مِقياسُ التَكييف
aconativo عَدمُ الرَغبَة، عَدمُ النُّزوع
acondrogénesis عَدَم تَخَلُّقُ الغَضَاريف
acondroplasia وَدانة، الدحدحة، نَقصُ التَّعَظُّمُ الغُضْروفيّ
aconina قِلوانيٌ سامّ
acónito عُشبة خانق الذِّئب(دواءٌ وسمٌ نباتيُّ المَصدر)
aconuresis تبوُّلٌ لا إراديّ
acoplamiento تَزَاوجٌ، مُزَاوَجَة، وصْل
acoprosis إنعِدامُ البِراز، خُلو الأمعَاء من الغَائِط
acordado عَديمُ الحَبلِ الظَّهريّ
acordal عَديمُ الحَبْل الظَّهري
acorea إنعِدامُ الحَدَقَة، فَقدُ البؤبؤ أو غيبته(خلقياً)
acoria تَعَذُّرُ الشَبَع، النَّهَم، اللاشبعية
acorin أكورين (غليكوسيدو مُرُّ الطَعم)
acormia إنعِدامُ الجَذْع (مسخ)
acragnosis فقدُ تَحَسُّس الأطرَاف، عَمَى الأطراف
acraneal عَديمُ القِحف (مسخ)
acráneo عَديمُ القِحف (مسخ)

acrania إنعدامُ القِحف
acrasia عدمُ ضَبطُ النَفس، عَدمُ الإعتِدال
acratia عَجز ، فَقدُ القُوَّة
acraturesis عسرُ التَّبول، صُعوبَةُ التَّبَول
acre لَذْع، حِدة، قسوة
acreción نمُوٌّ تلاصِقي، تَضامّ
acremoniella الكميمة (جنس فطريات)
acremoniosis داءُ المكمومات
acremonium المكمومة (جنس من الفطريات)
acréstico متعلق بتَعَذُّرِ الإستِعمال
acribómetro مِقياسُ الأشياءِ الدقيقة
acridina أكريدينا (صباغ أصفر مُطهّر)
acriflavina أكريفلابينا (دواء مُطهّر)
acrílico أكريليكو، راتينج البِدَل السِّنيَّة
acrimonia لَذْع، حِدة، قسوة
acrítico مرضٌ حموي ينتهي تدريجياً، لا بُحرانيّ (بدون أزمة)
acritocromacia عَمَى الألوان
acro- سابقة بمعنى طَرَف أو نهاية
acroacito كُرَيَّةٌ لِنفاويَّة
acroacitosis تَكَثُّرُ الكُريَّات اللِمفيَّة
acroagnosis عَمَهُ الأطرَاف، فقد تَحَسُّس طَرَف أو أطراف
acroanestesia خَدَرُ الأطرَاف، خَدَرُ النِّهايات
acroartritis إلتِهابُ مفاصِل الأطرَاف، رَثْيَةُ الأطرَاف
acroasfixia إختِنَاقُ الأطرَاف، زُراقُ النِّهايات
acroataxia هَزَعُ النِّهايات، رَنَح الأطرَاف، فَقدُ إنتظام الأطراف
acrobistolito حصاةُ االقُلفَة (في القضيب)
acrobistitis إلتِهابُ القُلفَة
acroblasto أرومَةُ القِمَّة، بدائية القِمَّة، أرومَةُ الجسيم الطَرفي
acrobraquicéfalo قِصَرُ قطر القِحف
acrocefalia تَسَنُّمُ الرأس، رأسٌ مَخروطيُّ الشَّكل
acrocefalosindactilia تَسَنُّمُ الرأس و تَكَفُّف الأصابع (متلازمة أبيرت)
acrocianosis زُراق الأطراف، إزرِقاقُ الأصابع
acrocontractura تَقفُّعُ الطرف، تَقَفُّعُ الأطراف، تقلص عضلاتِ الأطراف
acrocordón ثؤلول معنق، ثؤلول مذنب
acrodermatitis إلتِهابُ جِلد الأطراف(بالطفيليات القُملية)
acrodinia وجَعُ الأطراف، ألمُ النهايات
acrodermatosis داءُ النهايات الجِلديّ، جُلاد الأطراف
acrodolicomelia عَدَمُ تناسُق في طولِ اليدين والقدمين، زيادةٌ في طولِ اليدين والقدَمين
acroedema إستِسقاء الأطرَاف، إنتفاخٌ في اليدين والقدَمين
acroescleroderma تَصَلُّب جِلد النِهايات
acroestesia ألَمُ الأطراف، تَحساسُ الأطراف، زيادة حَسَّاسيَّة الأطراف
acrofobia رُهابُ المُرتفعات، خَوفُ المُرتفعات
acrogeria شيوخَةُ النِهايات، شَيخُوخَة جِلد الأصابعِ السَابقِ لأوانه
acrognosia مَعرفةُ النهايات، مَعرفةُ وَضعِ النهايات
acrohiperhidrosis غَزَارة العَرق في اليدين والقدمين، تَعَرُّقٌ مُفرِطٌ في النهايات
acrohipotermia بُرودةٌ زائِدةٌ في اليدين والقدَمين
acrohisterosalpingectomía إستِئصالُ البوقين وقعر الرَحِم
acroleína أكرولينا (مركب طيار ينشأ عن تحلل الغليسرين)
acromacria زيادةُ طُولُ الأصابع مع رُفْعها
acromanía مَسٌّ حَرَكيّ
acromastitis إلتِهابُ حَلَمة الثَّدي
acromático لا لَونِيّ ، فَاقِدُ اللَّون
acromatina جزءٌ من نَواة الخَليَّة لا مُتَلَوِّن
acromatismo اللالَونيَّة، إنعِدامُ اللَّون
acromatofilia الإستِعصاء على الإصطِباغ
acromatófilo كاره التَلَوُّن، عَسير التلوُّن، اللاإصطِبَاغيَّة
acromatólisis إنحِلال أو تَحَلُّل الأكروماتين
acromatopsia عَمَى الألوان الكامِل
acromatópsico أعمَى الألوان
acromatosis عَدمُ التَصَبُّغ، تَعذُّرُ اللون، فَقدُ التَلَوُّن
acromatoso عَديمُ اللَّون
acromaturia بَولٌ عَديمُ اللَّون
acromegalia ضَخَامةُ النِهايات

actinomicetico | A

acromegalogigantismo عَملَقَة ضَخامة النهايات (بسبب إفراط في إفراز هرمون النماء النخامي)

acromegalodisimo شبه ضخامة الأطراف (ليس له علاقه بإختلال الغدة النخامية)

acromelalgia ألمُ الأطراف، ألمُ النِهايات

acrometagénesis فرطُ نُمو الأطراف

acromial أخْرَمي

acrómico عَديمُ اللَّون

acromicosis داءُ النِهايات الفُطري

acromicria صِغَرُ الأطراف، قَزامَةُ اليدين والقدَمين

acromioclavicular أخْرَميٌّ تَرقُويّ

acromiocoracoideo أخْرَميٌّ غُرابيّ

acromioescapular أخْرَميٌّ كَتِفيّ

acromiohumeral أخْرَميٌّ عَضديّ

acromion أخْرَم، قِمَّةُ الكَتِف

acromionectomía قطعُ الأخْرَم

acromiotonía توتُّر عَضلاتِ الأطراف

acromiotorácico أخْرَميٌّ صَدريّ

acromiobacteria المنتصلة (جنس من الجراثيم)

acromocito كُرَيَّةٌ بدون لَون

acromodermia، وَضَح (بياضٌ فاشٍ في الجسم) زوال لون الجلد

acromófilo عَسيرُ التَّلون، عَصيُّ الإصطِباغ

acromotriquia شَيبُ الشَّعْر، زَوالُ لَونِ الشَّعْر

acronarcótico مُخَدِّر حراق

acroneurosis عُصابُ الأطراف

acrónfalo بُروزُ السُّرَّة

acrónimo تَرخيمة (لفظة مشتقة من الحروف الأوائل لعبارة)

acronina دواءٌ مُضَّادٌ للأورام (أكرونينا)

acrónix ظُفرٌ مغروزٌ، إنغِرازُ الظُّفر

acroocitosis فَرطُ الكُريَّات اللمفاويَّة

acroosteolisis إنحِلالُ عِظام الأطراف

acropaquia إعتِلالٌ في الأصابع ، تَعَجُّزُ الأصابع

acropaquiderma ثِخَن جِلد الأطراف

acroparálisis شَلَلُ الأطراف

acroparestesia تَشَوُّشُ حِسِّ الأطراف، نَمَلُ الأطراف

acropatía مَرَضُ الأطراف

acropatología عِلمُ أمراضِ الأطراف

acropostitis إلتِهابُ القُلْفَة

acropúrpura قِرمَزيَّة الأطراف

acroqueratosis تَقَرُّنُ جِلد الأطراف

acrosoma جُسيمٌ طرفي، كِساءُ رأس الحيوان المنوي، أسيلَةُ الحيوان المَنَوي

acrostealgia وَجعُ نِهايات الأطراف

acrotérico مُتعلق بالنهايات

acrótico سَطْحيّ، ضَعيفُ أو عَديمُ النَّبض

acrotismo ضَعفُ أو فقدانُ النَّبض

acrotrofodinia وَجعُ الأطراف الغِذائيّ

acrotrofoneurosis عُصابُ الأطراف بسببِ سوء التَّغذيَّة

actina بروتين عَضَليّ بشكلٍ خيطي، أكتينا

actínico شُعاعي، سافِعٌ بالطاقَة المُشِعَّة

actiniforme شُعاعيُّ الشَّكل

actinio العنصرُ التاسع والثمانون، أكتينيو

actinismo الشُّعاعيَّة، التأثيرُ الكيماوي للأشِعَة

actino سابقة بمعنى شُعاع أو ضَوئي

actinobacilo داءُ العُصيَّات الشُّعاعيَّة، داءُ العُصيات مُشعَشِةُ الأنسِجَة

actinocardiograma تخطيطُ القلب بتغيرات كثافة شاشة الأشعة

actinodermatitis إلتِهابُ الجِلد الشُّعاعي (من تأثيرأشعة رونتجن)

actinófago فيروسٌ يسبب إنحِلال الفطر الشعي، مُلتقمة الفطر الشُّعاعيَّة

actinofitosis داءُ الفُطور الشُّعاعيَّة العنقوديَّة

actinogénesis تَوَلُّدُ الأشِعَّه

actinogeno مُوَلِّدُ الأشِعَّة، باعِثُ الأشِعَّة

actinografía مُسجِّلٌ إشعَاعِيّ

actinograma رسمٌ إشعَاعِيّ

actinohematina أكتينو هماتينا(صباغ تنفسي في النباتات البحرية)

actinolito جهازُ الأشِعَةِ فوق البَنفْسَجيَّة، مادةٌ تتأثرُ بالضوء

actinología عِلمُ البحث في الطاقةِ المشِعَة وتأثيراتها

actinómetro مقياسٌ شُعَاعيّ

actinomicetáceas الشُّعيَّات (فصيلة جراثيم)

actinomicetales الشعوات (رتبة من الجراثيم)

actinomicetico فُطريٌّ شُعَيّ

actinomicina أكتينوميثينا (مضاد حيوي)
actinomicoma وَرَمٌ فطريٌ شعيّ
actinomicosis فطرٌ شعيّ
actinomicotina دواء لمعالجة الشعيات
actinón إشعاعُ الأكتينون
actinoneuritis إلتِهابُ الأعصابِ الشُعَاعِيّ
actinopraxis التشخيصُ والمداواةُ بالموادِ الشعاعيَّة
actinoquímica الكيمياءُ الضيائية أو المشِعَة
actinoterapia المُعَالجةُ بالأشِعَة
actinotoxemia تَسَمُّمٌ بالأشِعة
actinotoxina سَمُ الشقائق البَحرية
activación إستِنهاض، تَنشيط، حَفز
activador مُنَشِط، مُحَفِز
activar نَشَّطَ، حَثَّ
actividad نشاطٌ، حيويَّة
activo نَشيطٌ، فعَّالٌ
acto عَمَل، فِعْل
actómetro مِقياسُ النَشَاط، مِقياسُ العَمَل
actomiosina أكتوميوسينا (بروتين ألياف العضل)
actonia أكتونيا (جنس من الفطريات)
acu سابقة بمعنى إبْرَة، سابقة بمعنى سَمع
acuafobia خَوف، رُهابٌ من الماء
acuclusión إرقاءٌ إبريّ، إيقافُ النزيفِ بالإبرة
acueducto قَناةٌ لجرِ المياه
de Falopio ***قناة فالوبيو***
de Silvio ***قناة سيلبيو***
acufilopresión إرقاءٌ إبريٌّ ربطيّ، ضغطٌ إبري ورباط
acufonía قَرْعٌ وسَمَعٌ للتشخيص
acuíparo مُفرِزٌ للماء
acumetría قياسُ حِدَّة السَّمَع
acúmetro مِقياسُ حِدَّةِ السَّمَع
acuminado مُؤنَّف، مُذَنَّب، مستدق
acumulador مُرَكِم، مُجَمِع ، مُدَّخِر
acuocapsulitis إلتِهابُ القَزَحيَّة المَصْلِيّ
acuoso مَائيّ
acupresión الضَغْطُ الإبْرِيّ
acupunto مكانُ وخزِ الإبرة في العلاجِ الصيني
acupuntura طريقةُ علاجٍ صينيةٍ بوخزِ الإبَر
acusección قَطعٌ إبريّ، القطْعُ بالإبرةِ الكهربائيةِ في الجِراحَة
acusector مَقطعٌ إبريّ
acusmatagnosia عَدَم تَمييز الأصوات
acusmatamnesia فقدُ ذاكرةِ المَسْموعَات
acustesia حِسُّ السَّمَع
acústica سَمْعيّ، صَوتيّ
acústico سَمَعي
acusticofobia رُهابُ الأصوات
acutorsión لَويٌ وعاء دَمَويٌّ بالإبرة لوقفِ النَزيف، الفَتلُ بالإبرَة
ache وَجَعٌ، ألَمٌ ثابِت
achillea أخيلة (نبات)
achlya جنسٌ من الفُطور
achorion فُطرُ القشار
achromatium الناصِلة
ad سابقة بمعنى مُجَاوِر، نَحوَ، قُرب، إختصار (ل أضف)
adacria عَدمُ إفرازِ الدُموع، نقصُ الدمع
ad hoc ظَرفيّ، وفقاً لما تُمليه الظُروف
adactilia إنعِدامُ الأصابع الخَلقي
adactilismo إنعِدامُ الأصابع الخَلقي
adamantino ميناني، متعلق بميناء الأسنان
adamantinoma وَرَمٌ مينائيّ (أسنان)
admantoblasto جذعةٌ أو أرومةُ ميناءِ السِّن (الخلية لمولدة لميناءالأسنان)
admantoblastoma وَرَمُ أرومةِ ميناءِ الأسنان
adaptación تكيُّف، تَلاؤم
adaptador مُكَيِّف
adaptómetro مِقياسُ التَّكَيُّف أو التَّلاؤم
adaxial مُجاوِرٌ للمِحوَر
addisonismo الأديسونيَّة (قصور في عمل الغدد الكظرية)
adefagia نَهمٌ ، شَرَاهَةٌ
adelfia توأمٌ متصلٌ بقسمِه العُلويّ (مسخ)
adelmorfo غير مُحَدَّد الشَكل، مُبْهَمُ الشَّكل
aden بادئة بمعنى غُدَّة أو غُدَدِّي
adenalgia وَجعُ الغُدَّة
adenastenia وهنٌ غُدِّيّ
adéndrico لا غصنيّ، لا مُتَغَصِّن
adendrítico لا مُتَغصِّن

adenectomía إستِئصَالُ الغُدَّة
adenia تَضخمٌ غُدّيّ، تَضخمُ الغُدَدِ اللِّنفاويَّة
adénico غُدّيّ
adeniforme غُدّيُّ الشَّكل
adenil جَذرٌ كيميائيّ، إنزيم، أدنيل
adenilpirofosfato بيروفوسفات الأدنيل
adenina أدينينا (أحد العناصر الأربعة في د ن أ)
adenitis إلتِهابُ الغُدَّة، إلتِهابُ الغُدَّة اللِّنفاويَّة
adenización تَغَدُّد، تَحوُّلٌ إلى نسيجٍ غُدّي
adeno سابقة معناها غُدّي أو غُدَّة
adenoacantoma وَرَمٌ غُدّيٌّ حَرشَفيٌّ شَوكيّ
adenoameloblastoma وَرَمُ الأرومات المينائية الغُدّيّ
adenoblasto أرُومَةٌ أو جَذعَةٌ غُديَّة
adenocarcinoma وَرَمٌ غُدّيٌّ سَرَطانيّ
adenocele وَرَمٌ غُدّيٌّ كيسيّ
adenocelulitis إلتِهاب عقدة لنفاويَّة أو غُدَّة مع ورم الخلايا المُحيطَة
adenocito خَليَّةٌ غديَّةٌ ناضِجَة
adenocondroma وَرَمٌ غُضروفيٌّ غُدّيّ
adenocondrosarcoma وَرَمٌ غُدّيٌّ غُضروفيٌّ غَرَنيّ
adenoctobia وضعِيَّةٌ لاطبيعيَّة أو إنحِرافُ غُدَّة أو عقدَة لنفاوية
adenodinia ألمٌ غُدّيّ
adenoepitelioma وَرَمٌ ظِهاريٌّ غُدّيّ، وَرَمٌ غُدّيٌّ بَشَرَويّ
adenoesclerosis تَصَلبٌ غُدّيّ
adenofaringitis إلتِهاب اللوزتين والبُلعوم
adenofibroma وَرَمٌ غُدّيٌّ ليفيّ
adenofibrosis تَلَيّفٌ غُدّيّ
adenoftalmía إلتِهابُ الغُدَّد الدَّمعيَّة، إلتِهابُ غُدد ميبوميو
adenógeno غُدّيُّ المَنشأ
adenografía تَصوير الغُدَّد شعاعياً
adenohiperestenia فرطُ النشاط الغُدّيّ، فَرطُ أفرازٍ غُدّيّ
adenohipofisectomía إستِئصالُ القسم الأمامي للغدة النُخَامِيَّة
adenohipófisis القسمُ الأماميُّ للغُدَّةِ النُخَاميَّة
adenoide غُدانيّ، يشبِهُ الغُدَّة أو العقدة اللنفاويَّة
adenoidectomía إستِئصالُ النَسيج الغُدّيّ، إستئصال النامِيَة الغُدانيَّة
adenoidismo الغُدانيَّة، داءُ الغُدانيات
adenoiditis إلتِهابُ الغُدَّة أو العقدة اللنفاويَّة
adenoleiomiofibroma وَرَمٌ عَضَليٌّ ليفيٌّ غُدّيّ
adenolinfocele كيس العقدة اللنفاوية، توسع الأوعية اللنفاوية وغلظها
adenolinfoma وَرَمٌ غُدّيٌّ لنفاوي
adenolipoma وَرَمٌ دهني غُدّيٌّ
adenolipomatosis حالةٌ مَرَضيَّة تتميزُ بأورامٍ شحمية، داءٌ غُدّيٌّ شَحميّ
adenologaditis رمَدُ الوليد، إلتِهابُ غُدد العَين والملتحِمَة
adenología عِلمُ الغُدَد
adenoma وَرَمٌ غُدّيٌّ حَميد
adenomalacia لَينُ الغُدد أو العقد اللنفاويَّة، تَهشّشُ الغدد أو العقد اللنفاويَّة
adenomatomo مِبضَعُ الغُدد، مُقَطِّعُ الغُدد
adenomatoide شبيهُ الوَرَم الغُدّيّ
adenomatosis وَرَمٌ غُدّانيّ، داءٌ يتميزُ بظهورِ النسيج الغُدّيّ بشكلٍ بارِز
adenomegalia تَضَخمٌ غُدّيٌّ أو لِنفاويّ
adenómera الجزءُ الفعَّال من الغِدَّة
adenomesentiritis إلتِهابُ الغُدّد اللنفاويَّة المَساريقيَّة
adenomicosis مرضٌ غُدّيٌّ فُطريّ
adenomioepitelioma وَرَمٌ ظهاريٌّ عَضَليٌّ غُدّيٌّ
adenomiofibroma وَرَمٌ غُدّيٌّ عَضَليٌّ ليفيّ
adenomioma وَرَمٌ غُدّيٌّ عَضَليّ
adenomiometritis إلتِهابُ الرَّحِم التَّنَسجيّ، إلتِهابُ عَضلٍ وغُددِ الرَّحِم
adenomiosarcoma غَرنٌ عَضَليٌّ غُدّيٌّ، وَرَمٌ خبيثٌ غُدّيٌّ عَضليّ
adenomiosis عضَالٌ غُدّيٌّ
adenomixoma وَرَمٌ مخاطيٌّ غُدّيٌّ
adenomixosarcom غرنٌ غُدّيٌّ مخاطيّ، سَاركومَةٌ غُدّيَّةٌ مخَاطيَّة
adenoncosis تَضَخمٌ غُدّيٌّ أو لينفاويّ
adenoneural غُدّيٌّ عَصبيّ

adenopatía

adenopatía إعتِلالٌ أو مَرضٌ غُدّيٌّ أو لنفاويّ، تضخم غُدّيٌّ أو لِنفاويّ
adenoquiste ورم غُديّ كيسي
adenosarcoma عَرنٌ غُدّيٌّ ، سَاركومَة غُدّيَّة
adenosarcorrabdomioma عَرنٌ غُدّيٌّ عَضليٌّ مُخطط
adenosina أدينوسينا (من مقومات ر ن ا)
adenosinasa أدينوسيناسا(إنزيم)
adenosintrifosfatasa ثلاثي فوسفات الأدينوسينا
adenosis داءٌ غُدّيٌّ أو لينفاويّ
adenositis إلتِهابٌ غُدّيٌّ
adenoso غُدّيّ
adenotomía بَضعُ أوشقُ الغُدَّة أو العقدةِ اللنفاويَّة
adenótomo مِبضعٌ أو مَقطعٌ غُدّيٌّ
adenotonsilectomía إستِئِصالُ اللوزَتين والغُدَّانيَّات
adenovirus الحمَّة الغُديَّة، الفيروسَة الغُديَّة
adenofibroma وَرَمٌ ليفيٌّ غُدّيٌّ
adermia نقصُ أو غيبَة الجِلد، خَللٌ وِراثيٌّ في الجِلد
adermogénesis نقصٌ في نُموِ الجِلد، إعتلالٌ في تكوُّن الجِلد
adermotrofia ضُمورِ الجِلد
adherencia إلتِصَاق
adherir يلتَصِق، يُلاصِق
adhesión إلتِصَاق، لاصِقَة
adhesitomía تَقسيم، قَطعُ الإلتِصَاق
adhesivo لاصِق
adiabático مَكظومُ الحَرارَة، مُحتفِظُ الحَرارَة
adiactínico غير نَفوذ للأشِعَة، لاتَختَرِقَه الأشعة
adiadococinesia فقد تناسق الحركات، تعذُّر تناوب الحركات
adiaforesis إنعِدامُ أو قِلةُ التَعرق
adiaforia عَدمُ الإكتِراث، اللامبالاة
adiaspiromicosis داءٌ نادرٌ بسبب إستنشاق أبواغ فطريَّة، فطار نَبَّاجي
adiaspora بَوغٌ نَبَّاج
adiastolia عدمُ إنبِساط، إسترخاءُ عَضَلة القَلب
adiatermia اللاإنفاذيَّة للحَرارَة
adicción إدْمَان
adición جَمعٌ، إضَافَة

adicto مُدمِن
adiemorrisis تَوَقف دوران الدَّم الشعيري
adiestrar يُدَرِّبُ، يُمَرِّنُ
adinamia وَهنٌ، عَدَمُ القُوَّة
adipectomía إستِئِصالُ الشَّحم
adipo سابقة بمعنى الشَّحم
adipocele قيلةٌ شحميَّة، كيسةٌ شحميَّة
adipocelular شحميٌّ خلويّ
adipocera شمعٌ شحميّ، مادةٌ شمعيةٌ تَتَكَّونُ من تفكك الجُثثِ المغمورةِ في الماء
adipocito خليَّةٌ شحميَّة
adipofibroma وَرَمٌ شحميٌّ ليفيّ
adipogénesis تَشَحُّم، تَكوينُ شَحْم
adipohepático تَشَحُميٌّ كبِديّ
adipoide شَحمانيٌّ ، شَحمي
adipólisis إنحِلالُ الشَّحم
adipolítico حَالُّ الشَّحم
adipómetro مِقياسُ الشَحم
adiponecrosis نَخرٌ شَحميّ، مَوتٌ خَلويٌّ شَحميّ
adipopexia خَزنُ الشَّحم
adipopexis تثبيتُ الشَّحم
adipoquinesis تحريكُ الشَّحم
adipoquinina أديبوكينينا (هرمون)
adiposalgia أَلَمٌ شَحميّ
adiposidad بَدانَة، خَزنُ شَحمٍ بكثَافة
adiposis تَشَّحم، شُحَام
adipositis إلتِهابُ النَسيجِ الشَّحميّ
adiposo شَحميّ، دُهْنيّ
adiposuria بَولٌ شَحميّ، بيلةٌ شَحميَّة
adipsia عَدمُ أو قِلةُ العَطَش
adisisna أديسينا (عنصر إفراز معدي)
aditamento متمم
aditivo مادةٌ مُضَافَة، مُضَافٌ إلى
aditus مَدخَل أو مَنفَذ، دَهليز، مَمَر
adjunción إضَافَة، ضَم، إلحَاق
adjutor مُساعِد، مُعَاوِن
admedial مجاورٌ للناصِف (تشريح)
admediano مُتَّجِهٌ نحوَ الناصِف (تشريح)
adminiculum مِسمَاك، دَعَامَة
admisión قُبول، تَسليم بِ

ADN,acido desoxiribonucleico الحامضُ النووي الريبي المنقوص الأكسجين
adnata مُتَّحِد، مُتَلاحِم
adnerval مُجاورٌ للعصَب، مُتَّجهٌ نَحوَ العصَب
adnexa متعلق بالملحقات، متعلق بالتوابع
adolescencia المُرَاهقَة
adolescente مُراهِق
adonidina أدونيدينا (غليكوسيدو سام)
adonis زهرةُ الدَّم، أدونيس، جنسُ نبات
adoral بجانبِ الفَم، قريبٌ من الفَم
adormecimiento نَمل، تَنميل، إخدِرَار
adormidera خَشْخَاش
adosculación إلقَاح بالتَّمَاس، إلقَاح بدونِ إدخَال
adquirido مُكتَسب، مُقتَنى
adquisición إكتِساب، إقتِناء، شِراء
adrenal مُجاورٌ للكُليَة، كُظريّ، كُظر
adrenalectomía إستِئصالُ أو خَزعُ الكُظر
adrenalectomizar يستأصلُ الكُظر
adrenalina أدرينالينا، كُظْرين
adrinalinemia كُظْرين الدَّم
adrenalinogénesis تَكَوُّنُ الأدرينالينا أو الكُظْرين
adrenalinuria بيلَةٌ أدرينالِيَّة، كُظرين في البَول
adrenalismo حالةٌ مَرَضيَّة بسببِ عطلٍ في وظيفة الكُظْر
adrenalitis إلتِهابُ الكُظْر
adrenalona أسيتون من أكسدة الكُظرين
adrenalopatía عِلَّةٌ كُظريَّة، مَرَضٌ كُظريّ
adrenalotrópico كُظريُّ التَوجُّه، مَيَّالٌ للكُظر
adrenarquia عُنفوان الكُظر، البلوغ الكُظري منشط الذكورة
adrenérgico أدرينالِيُّ الفِعل (محاكي العصب الودي)، مُفرزُ الأدرينالينا
adrénico كُظْريّ
adrenitis إلتِهابُ الكُظْر
adreno سابقة بمعنى الكُظْر
adrenoceptivo أدرينيُّ المُستقبِلات
adrenoceptor مُستقبِلة أدرينالية
adrenocinético مُحَرِّكُ الكُظر، مُنَبِّهُ الكُظر
adrenocortical قِشريٌّ كُظريّ
adrenocorticohiperplasia فَرطُ تَنَسُّجُ قِشرة الكُظر
adrenocorticomimetico مُحاكي فِعل قِشرةِ الكظر، مُحاكي هُرمونات قِشرةِ الكُظْر
adrenocorticotropina هُرمونٌ حَافِزٌ أو مُوَّجهُ قشرة الكُظر
adrenocorticotropo مُنَبِّهُ قِشرة الكُظْر
adrenocortina **خلاصة** قِشرةِ الكُظْر
adrenocromo أدرنوكرومو(مشتق من الأدرينالينا)
adrenoglomerulotropina هُرمونٌ حَافِزٌ للمنطقةِ الكبيبية للكُظر
adrenograma صُورةٌ شعاعيةٌ للغُدَّدِ الكُظريَّة
adrenoleucodistrofia مَرضٌ وِراثيٌّ بسببِ خَلل في بيضاءِ الدماغ وضُمور الكُظر
adrenolítico كابِحُ إفراز الأدرينالينا
adrenolutina أدرنولوتينا(مستقبلات الأدرينالينا)
adrenomedulotrópico مُنَبِّهُ النُّخاع الكُظْري
adrenomegalia تَضَخُّمُ الكُظْر
adrenomimético مُحاكي الأدرينيات (دواء)
adrenopatía إعتلالُ الكُظْر
adrenopausia تَوقُّفُ نَشاط الكُظْر
adrenoprivo مَحرومُ الكُظْر
adrenorreceptor مُستقبلُ أدرينالينا، مُستقبِلٌ كُظريُّ التَأثُّر
adrenostático كابِحُ الكُظْر
adrenosterona أدرينوستيرونا (هرمون)
adrenotoxina سامٌّ للكُظْرين
adrenotrópico مُحَرِّضُ الكُظْر، مُنَبِّهُ الكُظر
adrenotropina مُنَبِّهُ قِشرةِ الكُظْر
adrenotropismo توجيهٌ أو إنحياز كُظْريّ
adromía عدم التوصيل في عَصَبٍ مُحَرِّك
adsorbente مُمْتَزّ، جَاذِب
adsorción إمتِزاز، إستِجذاب
adsternal بجَانِبِ القَصّ، قُرب القَصّ
adterminal على طرفٍ
aducción تَقريبٌ، جَرٌ نحواَلدَّاخِل
aductor مُقَرِّب
adulteración غشّ، تَزوير، تحريف
adulto بالغٌ، راشِد
adventicia-o برانيَّة، الطَبَقَةُ البَرَّانيَّة لعضوٍ

adyuvante

adyuvante مُسَاعِد
aeración تَهوِيَّة، تَعريضٌ للهَواء
aerastina وَهْنُ الهَواء، وَهْنُ الطيارين
aeremia إستهواءُ الدَّم، تَفَقُّع الدَّم
aerendocardia إستهواء القَلب (تواجدُ الغازات أو الهواء في القلب)
aerenterectasia إنتفاخُ المصارينِ الغازيّ
aéreo هوائيّ
aeriforme شَبيهٌ بالهواء
aero سابقة بمعنى الهَواء أو الطيران
aeroanaerobio جراثيمٌ هَوائيَّة وغيرهَوائيَّة
aeroastenia وهنُ الهَواء، عُصابُ الطَّيَّارين
aerobacter الرياحية المروحية، بكتيرٌ هوائيّ (نوع من الجراثيم الأمعائية)
aeróbica مُعتاشٌ بالهواء، حَيَوائِي
aeróbio حَيَوائي، حَيْهَوائي
aerobiología بيولوجيا الحيوائيات، مبحث الإعتياش الهوائي
aerobioscopio مِنظارُ الجراثيم الحَيوائيَّة
aerobiosis الحَيهوائيَّة، الحَياةُ بالهواء
aerobiótico حَيهَوائي، مُعتاشٌ بالهواء
aerocele وَرَمٌ كيسيُّ هوائيّ، قيلةٌ هوائية
aerocistoscopio تنظير المَثَانَة الهوائي
aerocistografía صورةٌ غازيةٌ للِمَثَانة
aerocolia ريحُ القولون، إنتِفاخُ القولون بالغَازات
aerocolpos، إنتِفاخُ المَهبِل بالهواء أو بالغازات، إسترياح المَهبِل
aerodermectasia الإنتفاخُ الجِراحيّ، تَطَبُّل النسيج تحت الجِلد بالهواء أو الغازات
aerodinámica ديناميك الغَازات، حَركيَّةُ الغازات
aerodontalgia وجعُ الأسنان الهَوائيّ، ألمُ الأسنان الطيرَاني
aeroembolismo إنصمامٌ هوائيّ، السُدَّةُ الهوائيَّة
aeroenfisema نفاخٌ غازيّ، شَلَلُ الغواص (للتعرض لضغط أخَف)
aerofagia بَلَعٌ عَصبيٌّ أو تَشنجيّ للهواء، إبتِلاعُ الهواء
aerófilo أليفُ الهواء، حَيوائيّ
aerofito نَباتٌ هوائيّ، نباتٌ يَتَغذّى من الهواء
aerofobia رُهابُ أو هَلَعُ الهَواء، رُهابُ تَيَّارَات الهواء
aeróforo آلةٌ لعلاج الإختناق، مِهواءَة
aerogastriaإنتفاخُ أو توسُّعُ المَعِدَةِ الهَوائي أو الغازي، ريحُ المَعِدَة الهَوائي
aerogénesis تَكوينُ الغَاز
aerogénico بكتيريا غازيَّة، مُوَلِّدُ الغاز
aerogéno مُوَلِّدُ الغَاز، بكتيريا غازيَّة
aerograma رسمُ عضوٍ بعدَ نَفخِهِ بالهَواء
aerohidroterapia معالجةٌ بالهواءِ والماء
aeroiconoterapia المعالجةُ بالشوارِدِ الغَازيَّة
aeromamografía تَصْويرُ الثَّدي الغازي
aeromedicina الطبُ الجَوّيّ
aerómetro مقياسٌ لكثافةِ الغازات
aeromonas جنسُ جراثيمٍ من فصيلةِ الضميّات
aeroneurosis عُصابُ الطَّيارين، عُصابٌ هوائيٌّ أو جويّ
aeroodontalgia ألَمُ الأسنانِ الطَّيرانيّ
aerootitis إلتِهابُ الأُذنِ الطَّيرانيّ أو الهَوائيّ بسبب تغيرات الضغط
aeropatía إعتِلالُ إختِلافِ الضَّغط، إعتلالٌ هَوائيّ
aeroperitoneo إسترياحُ الصِفاق، تَجَمُّع هواءٌ أو غاز في البريتون
aeropiesoterapia المُعَالَجةُ بالهواءِ المَضْغُوط
aeoplancton كائِناتٌ هوائِيَّة، العَوالِقُ الهَوَائيَّة
aeropletismógrafo جهازٌ لقياسِ مِقدار الهواء الخارج من الرئة
aeroporotomía بضع الرغامى لإيصال الهواء إلى الرئتين
aerosinusitis إلتهابُ الجيوبِ الضَغطيّ
aerosis تَكَوُّنُ الهواء أو الغاز
aerosol، مركبٌ قاتلٌ للجراثيم يُستعمل بالتنشق، ضَبوب، رُذاذَة
aerosología المَعالجةُ بالضَبائِب
aerostático عِلمُ توازنِ الغَازات
aerotáxis إنجذابٌ غازيّ، الإنتظامُ الهوائيّ، تأثيرُ الأكسجين على الميكروبات
aerotimpánico هوائيٌّ طبليّ
aerotonómetro مقياسُ تَوَتر الغَازات
aerotropismo توجهٌ غازيّ

aerouretroscopio فحصُ الإحليل بَعدَ إدخالِ الهواء
afacia إنعدامُ العَدَسَة
afagia رفضُ الطعَام، الإمتِنَاعُ عن الأكل
afalangiasis فقدانِ أو عدمِ وجود الأصَابع
afaquia إنعِدامُ العَدَسَة
afasia حَبْسَة، خَرس
afebril بلا حمى، غيرُ مصحوبٍ بحمى
afección آفَّة، عِلَّة
afectividad عاطِفَة، وجدان، شُعور، إحْسَاس
afecto عاطِفَة، وجدان، شُعور
afectoepilepsia إختلاج عاطفي ذُهاني
afectomotor خللٌ إنفعاليٌّ وفعلٌ عَضَليّ
afefobia فَزَعٌ، هَلَعٌ مِنَ المَس (أن يمسه أحد)
afemia خرسٌ حركيّ، حَبْسَة
aferente وَارِدٌ (وعاءٌ أو عصبٌ يَنْقُلُ نحو المركز)
afetal لا جَنينيّ
afibrinogenemia فَقْدُ فيبروجين الدَّم
afilaxis عَدَمُ المَنَاعَة
afinidad إلفة، عَلاقَةٌ، تَجَاذُب
afirmación إثْبَات
aflatoxicosis التَسَمُّمُ الأفلاتوكسني (عامل فطري سام)
aflatoxina مُستَقبِلاتٌ أو عملٌ فطريٌّ سامٌ ومسرطنٌ للكبِد
aflujo تَدَافُق
afonía فقدُ الصَّوت الكامِل أو الجزئيّ
afonogelia تَعَذُّرُ القَهقَهة، عَدمُ القِدرةِ على الضحك بصوتٍ عالٍ
aforesis نَقصُ التَحَمُّل
afosforosis نقصُ أو إنعدامُ الفسفور
afosia عُتَام، شعورٌ بَصَريٌّ بسببِ العتمَة
afotestesia قِلةُ الإحساس بالضَوء، نَقصُ إحساسِ الشبكيَّة بسببِ فَرطِ التَّعَرضِ لأشعةِ الشَّمس
afotico ظَلاميّ
afrenia=demencia عَدم وجود الحِجاب الحَاجِز، خَرَف
afrodisia الرغبَةُ الجِنسيَّة، إرتفاعُ الرغبَة الجِنسيَّة
afta قُلاع، قَرحَةٌ صَغيرةٌ في مخاطيَّة الفَم
aftoso قُلاعيّ
afunción فقدانُ الوظيفَة
afusión سَكْب
agalactia إنقِطاعُ اللَّبَن، نَقصُ أو عَدم وجود حليب بعد الولادة
agalactosis إنقِطاعُ اللَّبَن
agalactosuria بيلةٌ عديمةِ الغلاكتوزا
agalorrea إنقطاعُ دَرّ الحَليب
agamagonia تكاثرٌ تَقَسُّميّ (تَكاثرٌ بدون تَزاوج)
agamia تَكاثرٌ تَقَسُّمِيّ
agámico لاتَعرُّسِيّ
agammaglobulinemia نَقصُ أو عَدَمُ وجودِ الغاماغلوبولينا في الدَّم
agamogénesis تَكاثرٌ تَقَسُّمِيّ
agamogénico لا تَعرُّسِي التَكاثُر
agangliónico عديمُ الخلايا العُقدِية، لاعُقدِيّ
aganglionosis إنعِدامُ الخَلايا العُقْدِية
agar-agar آغار آغار (مركب غُرَويّ لنمو الجراثيم)
agárico نوعٌ من الفُطور (أغاريكو)
agastria إنعِدامُ المَعِدة
agástrico عديمُ المَعِدة
agastroneuria فِقدانُ التوترُ العَصَبيُّ في المَعِدة
agenesia فقدانُ النُموّ الخلقي جزئياً أو كلياً
agenesis عدمُ التَّخلُّق، قُصورُ النُموّ الخلقي
agenitalismo إنعدامُ الأعضاء التناسُليَّة أو نقصُ مُفرزاتها
agenosomía إنعِدامُ أو نقصُ نموّ الأعضاء التناسُليَّة مع إندحاق(إتساع و كبر) أسفل البَّطن
agenosomo عديم الأعضاء التناسلية مُندحق البَّطن (مسخ)
agente عامل مَرَضيّ، وَكيل، عامِل
agerasia إشبَاب، شَيخُوخَة زاهِية
ageusia فَقْدُ حاسَّة الذَّوق
agéusico فاقدُ حاسَّة الذَّوق
ageustia فَقد حاسَّة الذَّوق
agger نَابِرة، بَرزَة (تشريح)
agiria إنعِدامُ التَلافيف (في القشرة الدماغيَّة)
agitación هياجٌ، رَج، إضطراب
agitografía الكتِابَةُ بسرعةٍ بدون كِتابَة بعضُ الحروف أو الكلِمَات، الكتابَة الهُراعيَّة
agitolalia التكلُّمُ بسرعةٍ مع عَدمُ لفظِ بعض الحُروف

aglaucopsia

أو الكلمات ، نَطقٌ هُرَاعيّ
aglaucopsia عمَى الأخضَر
aglobulia قِلةُ الكُريَّات الحُمر في الدَّم
aglomerado مُكَوَّم
aglomerular كُلْيَةٌ عَديمةُ الكُبَيبَات
aglosia إنعدامُ اللسان
aglosotomía إنعدام اللِسان وفتحةُ الفَمَ
aglucemia نقصُ السُكر في الدَّم
aglucosuria بيلةٌ لاسُكَّريَّة، فَقدُ سُكَّر البَول
aglutición تَعَذُّرُ البَلْع، صُعوبَةُ البَلْع
aglutinable رَصُوص، قابِلُ التَّرَاصّ
aglutinación تراصٌ تلاصقيّ
aglutinante راصّ، دامِلٌ للجروح، إلتحاميّ
aglutinina الراصَّة
aglutinofílico سَريعُ التراصّ، سَهلُ التراصّ
aglutinóforo منشأ الراصَّة، حامِلُ الرَاصَّة
aglutinógeno مُوَلِّدُ الرَاصَّات
aglutinómetro مِقياسُ التَّرَاصّ
aglutinoscopio مِنظارُ التَّرَاصّ، منظارُ التَرابط (لتحديد درجة الترابط)
aglutómetro مِقياسُ التَّراصّ
agmatología عِلمُ الكُسور (كسور العظم)
agnancia إنعِدامُ الفَكّ السُفلي
agnatia إنعِدامُ الفَكِ السُفلي جزئياً أو كلياً
agnaticio عَديمُ الفَكّ (مِسخ)
agnea عَمه إدراك الأجسام
agnogénico مَجهولُ المَنشأ
agnosia العجزُ عن إدراكِ منبه حِسّي، عَمَه حِسّي
agogo لاحقة بمعنى مُدِرّ
agonadal إنعِدامُ الغُدَد التَناسُليَّة
agonfiasis إنعِدامُ الأسنان
agonfio عَديمُ الأسنَان
agonía سكرةُ المَوت، إحتِضار، ألمٌ شَديد
agonista ناهِض، ناهِضة (عضلة أو مادة)
agonizante مُحتَضر
agorafobia خوفٌ أو هَلَعٌ من الوحدة في مكان شاسع، رُهابُ الميادين
agotofasia تَكلمٌ سَريع
agra لاحقة بمعنى ألمٌ شديد
agrafia عدمُ القِدرَةِ على الكِتابَة، تَعَذُّرُ الكِتابة
agrmatismo حبسة نحوية
agrnulocito الخَليَّةُ اللامُحَبَّبة، كُريَّةُ دَم بيضاء لاحُبَيبَّة
agrnulocitosis نُدرَةُ الخلايا المُحَبَّبة
agranuloplástico مُكَوِّنُ المُحَبَّبات
agregación تَكَدُّس، إضَافَة
agregado مُكَدَّس، مُضَاف
agregar يُكَدِّسُ، يُضْيف
agregometría قياسُ التَكَدُّس
agrgómetro مقياسُ التَكَدُّس
agresina مُضعف للمقاومة
agresión عُدوان
agresivo عُدوانيّ، إستفزازيّ
agria طفحٌ جِلديٌ مُتَبَثِّر عَنيد
agrietado مُتَشَقِق
Agrio حَامِضّ
agripina السَّهَر ، القَلَق، عَدَمُ النوم
agripnocoma سُبَاتٌ سَهريّ، سُبَاتٌ أرَقيّ
agripnótico مُؤرّق، مُنَبِّه، مُسهِد
agrobacateria الأجرعية (جنس من الجراثيم)
agromanía هوسُ الإنفِراد
agrupado مُتَكَدِّس، مُتَجَمِّع
Agua ماء
aguamiel شرابٌ مُكَوَّنٌ من ماءٍ و عَسَل
agudeza حِدَّة
agudizado مُذَبَّب، مُؤنَّف
agudo حَادّ
aguja إبرة
agujero ثقبة
ahaptoglobinemia فقد هابتُغلوبين الدَّم
ahipnia أرَق
ahiposis أرَق
ahogarse إختِنَاق
ahogo صُعُوبَة التَّنَفُس
aicmofobia رِهابُ المُؤنَّفات أو المُذببات
ailurofobia رُهابُ القِطط
ainhum إختِنَاق الإصبَع (مرض في الزنوج يتميز بإختناق و سقوط الخنصَر)
aire هواء
aireación تهويَّة

aislado مُنفَرِد، مُنعَزِل
aislamiento إنفِراد، إنْعِزال
aislante عَازِل
ajellomyces نوعٌ من الفطريات
ajuste إحكام، تَلاؤمٌ مع المحيط، ضَبط، تَكَيُّف
ala جَنَاح
alado مُجَنَّح
alagrimal إنعِدامُ الدَّمع
alalia تَعَذُّرُ الكَلام
alalomorfismo تقابُلُ الشكل أو تَقَارُبُهُ وراثياً
alantiasis التَسَمم بالسُجُق والمُعلَبات
alantocorion سَّقاء مشيمائي (جنين)
alantogénesis تَخَلُّقُ السِقاء(جنين)
alantoico لَقانِقي
alantoideo لقانِقانيّ
alantoides حويصَلَة تشكل في النهاية الخلفية لدقاق الجنين ومنه تتشكل المثانة و سرر المثانة والمشيمة، السِقاء(جنين)
alantoidoangiópago مُتصِلا الأوعِيَة السرية
alaquestesia حِسٌ نَازِح، الشُعور باللمسِ في منطقةٍ غير المَلمُوسَة
alar جَناحيّ (تشريح)
alargamiento تَطويْل
alargar يُطَوِّل، يَمُط
alasoterapia عِلاجٌ بتغييرِ بيولوجي
alastrim الجدرِيُ الأبيَض
Alba بَيضَاء
albahaca الحَبَقُ الريحانيّ
albicans أبيَض
albiduria بولٌ رائِق
albinismo إنعِدامٌ كُليٌ أو جزئيّ لملونات الجلد والشعر والعيون (البرص) ، مَهق
albucalina البوكالينا (مادة في دم مرضى إبيضاض الدم)
albugínea الغلالةُ البيضاء (تشريح)
ocular *الغِلاَلَةُ البَيضاء العينيّة (االصلبة)*
albugineotomía قَطعُ أو شَقُ غِلالَة الخُصيَة
albuginitis إلتِهابُ الغِلالة البَيضاء
albugo غَفَاءَة (عتامة على القرنية)
albugo فوف (بياض في الظفر)
albúmina زُلال، ألبومينا
albuminato مُرَكَّبٌ زُلاليّ
albuminaturia كَثرَة الزُلال في البَول
albuminemia كَثرَة الزُلال في الدَّم
albuminífero مُسبِبُ الزُلال
albuminímetro مِقياسُ الزُلال
albuminocitológico زُلاليٌّ خلويّ
albuminoideo زُلاليّ ، شبيهٌ بالزُلال
albuminolisina حَالَّة الزُلال (كيمياء)
albuminólisis إنحِلالُ الزُلال
albuminómetro مقياس الزُلال
albuminoptisis لُعَابٌ زُلاليّ
albuminorrea زيادَةُ إفرَاز الزُلال، ثَرٌّ زُلاليّ
albuminorreacción تَفَاعلٌ زُلاليّ
albuminosa زُلاليّ
albuminosis الزُلاليَّة، الألبومينيَّة
albuminurético مُسَبِب البول الزُلاليّ
albuminuria بِيلةٌ زُلاليَّة
albuminúrico لهُ عَلاقَةُ بالبيلَةِ الزُلاليَّة أو الألبومينيَّة
albuminurofobia رَهْبَةُ البَول الزُلالي
albumosa زُلالوز
albumoscopio مِكشافُ الزُّلال
alcalemia قُلاء الدَّم
alcalescencia قِلويَّةٌ خَفيفَة
álcali قِلْويّ
alcalígeno مَقلون
alcalimetría قياسُ القِلْويَّة
alcalímetro مِقياسُ القِلْويَّة
alcalinidad قِلْويَّة
alcalinización قِلْوَنَة
alcalanizar يَتَقَلون، يُقَلْون
alcalino قِلْويّ
alcalinuria بِيلَةٌ قِلْويَّة
alcalipenia نَقصُ القِلويَّة
alcaliterapia المُعَالَجة بالقِلْويَّات
alcalizador مُقلون، يجعله قِلوي
alcalogénico مُقَلون
alcaloide قِلواني، نَظيرُ القِلْي
alcalometría قياسُ القِلْويَّة
alcalosis قُلاء، زيادةٌ في القِلي أو نقصٌ في الحامض

alcaloterapia المُعَالَجَةُ بالقِلويَّات
alcalótico قُلائي
alcaluria بِيلةٌ قِلويَّة، بَولٌ قِلْويّ
alcamina الكامينا(كحول يحتوي مجموعة أمينية)
alcanete صبغٌ من جَذرِ الشِّنجار
Alcanfor كافور
alcanforismo التَسَمُّم بالكافور
alcalina ألكالينا (صبغ أحمر من جذر الشَّنجار)
alcano ألكانو(هيدروكربون دهني مُشبَع لا حلقي)
alcaptona ألكبتونا (كيمياء) ، يوجد في البيلة الألكبتونية في حالات المرض
alcaptonuria بَولٌ ألكبتونيّ
alcaravea كراويا(ثمر مجفف لنبات يستعمل في تطيب الطعام)
alcatrien ألكاتريين (مركب هيدروكربوني لا حلقي ذو ثلاث روابط مزدوجة)
alcohol كُحول
alcoholasa خَميرةٌ كُحوليَّة (تُحوّل السكريات الأوليَّة إلى كُحول)
alcoholemia وجودُ الكُحول في الدَّم
alcohólico كُحوليّ، مُدمِنِ كُحول
alcohólisis كُحلَلَة، (إنحِلالٌ بالكُحول)
alcoholismo إدمَانُ الكُحول، التَسَمُّمُ بالكُحول
alcoholofilia الوَلَعُ بالكُحول، التعلقِ بالكُحول
alcoholómetro مقياسُ الكُحول
alcoholuria بِيلَةٌ كُحوليَّة
aldehidasa ألدهيداسا (إنزيم كبدي يؤكسد بعض الألدهيدات)
aldehído ألدهيدو (مركب بين الكحول والحمض)
aldol ألدول (قاعدة ألدهيدية)
aldolasa ألدولاسا(إنزيم)
aldosa ألدوسا (سكر يحتوي على زمرة ألدهيدو)
aldosterona ألدوستيرونا (هرمون)
aldosteronismo ألديستيرونية
aldosteronoma وَرَمٌ ألديستروني(ورم كظري مفرز للألديستيرونا)
aldosteronuria بيلة ألديسترونية، ألدوسترونا في البول
aldotetrosa ألدوتتروسا (سكر ألدهيدي يشتمل على أربع ذرات كربون)

aleatorio إحتمالي
alecito عَديمُ المح، عَديمُ الصَفار (بيضة)
alelia جينةٌ بديلةُ الصفات، مُوَرِّثَةٌ مُضادَّة
alélico أليلي، جيني بديل الصفات
alelismo أليلية، تقارُبُ الشكل أو تَضَادهُ في الوراثة
alelo أليلو، مُوَّرِثَة، جينَةٌ بديلةُ الصِفات، جينَةٌ مضادة الصِفات
alelocatálisis تَحفيزٌ مُتبَادَل
alelocatalítico مُحَفِّزٌ مُتبادل
alelomórfico أليليّ، ناجمٌ عن جيناتٍ بديلَة
alelomorfo أليليّ، مُوَّرِثَةٌ بديلةُ الصِفات
aleloquímica مُوَّرِثَةٌ كيميائية
alelotaxis تَخَلُّقٌ مُختلِف المَنشأ
alergénico مُؤرِّج
alergeno أرج، مُولِّدُ الأرجيَّة
alergia الأرجيَّة، فرطُ التَحسُّس لبعضِ المواد
alérgico أرجيّ، إستهدافي
alergina مُؤَرِّج، أرجَة
alergización تأريج، إحداثُ الأرجيَّة
alergológía علمُ الأرجيات
alergosis مَرضٌ أرجيّ
alerta تَيقُظ، إثارَة، إستِحثاث
alestesia حسٌّ نازِح، الإحساسُ في منطقةٍ غير المنطقة المَلموسَة
aleteo رَفْرفَة
aletocito خليَّةٌ جَوَّالة
aletreno أليترينو (مبيد للحشرات)
aleucemia إبيضاضٌ لا بياضي، فقدُ أو نقصُ الكريات البيض في الدَّم، لوثيميا لا إبيضَاضيَّة
aleucia قلةُ الكُريَّات البيض أوعَدَمه
aleurisma جنسٌ من الفُطور
aleuron مادةٌ حبيبيةٌ بروتينيةٌ موجودةٌ في الحبوب النَاضِجَة
aleuronato دقيقيُّ الشَّكل
alexetérico واقٍ من العَدوى أو السُموم
alexia تَعذُّرُ القراءة، عدمُ القدرة على القراءة
alexidina أليكسيدينا (دواء مضاد للجراثيم)
alexifármaco عقارٌمُضادٌ للسُّم
alexina ألكسينا، بروتينات في الدَّم مُضادَّة للجراثيم
alexipirético مُضادٌ للحُمَّى، مُضادٌ لإرتفاعِ

حرارة الجِسم
alexocito خليَّةٌ ألكسينية، خليَّةٌ داحِرة، خليَّة حَمضيَّة
aleydigismo إنعِدامُ خلايا لايديغ (خلايا منشطة لصفات الذكورة)
alfa ألفا، الحرفُ الإغريقي الأول
alfa-antitripsina إنزيمٌ مُضادُ التربسينا ألفا
alfadiona ألفاديونا (أسترويده إصطناعي)
alfalítico محصر الأدرينالية الألفا، حاصِرُ مستقبلات ألفا لأدرينالية
alfamimético مُحاكي الأدرينيات الألفا
alfanaftol الفانافتول(مادة تذوب في الكحول وتستعمل في العطارات)
alfatocoferol فيتامين E، ألفا توكفيرول
alfiler دَبُّوس
alfodermia عَدمُ تَلوُّن الجِلد، اللاصطباغ الجِلدي
alga طَحلَب
algal طُحلُبي
algedónico ألَمٌ مع لَذَّة
algefaciente مُبَرِّد، مُصَقِّع
algeoscopia الكشفُ عن الألمِ بالضغط
algesia فَرطُ حسِّ الألَم، حَساسِيَة زائِدة على الألَم
algesicronómetro مِقياسُ أوقاتِ الألم
algesimetría قياسُ الألَم
algesímetro مِقياسُ الألَم
algesiógeno مُسببُ الألم، مُحدِثُ الألَم
algestesia الشُّعورُ بالألَم، حِسُّ الألَم
-algia لاحقة بمعنى الألَم
algicida مُبيدُ الطَحالب
álgido صَاقِع، مُقشِّعِرٌ بَرداً
algina الخينات(دواء يستخلص من الطحالب)
alginato الجينات، ملح حامض الجيني تصنع منه الطبعات السنية
algioglandular غُدِيٌّ ألَميّ، تَغيرات نشاط الغُدَّة بتأثير الألَم
algiometabólico إستِقلابي ألَمي، تَغيرات إستقلابية بسببِ الألَم
algiomotor مُحَرِّكُ الألَم
algiomuscular عَضليٌّ مُؤلِم
algiovascular وِعائي مُؤلِم
algiodistrofia حَثَلٌ مُؤلِم
algodón قُطن
algofobia رهبةُ الألَم، هَلَعٌ من الألَم
algogenesia تَكوُّنُ الألَم، إيلام
algogénesis إيلام، مُسببُ الألَم
algolagnia شبقٌ ألَمي، ألمٌ بسببِ إنحرافٍ جنسيّ
algología عِلمُ الألَم
algologista إختِصاصيُّ أو باحِثُ الألَم
algomenorrea حَيضٌ مُؤلِم، عُسرُ الطمث
algometría قِياسُ التَّألُم
algómetro مِقياسُ التَّألُم
algoritmo خَوارِزمِيَّة (خطوات متتالية روتينية لحل مسألة)
algoscopia تَعيينُ نقطة الألَم في الجِلد التابعةِ لِعلة داخليَّة
algosis تَطحلُب (وجود الفُطور أو الطحَالِب في الجسم)
algospasmo تَشنُّجٌ عَضليٌّ مُؤلِم
aliáceo ثُوميّ
aliable مُغذِّي، تَغذَويّ
alices بقعٌ حمراء في الجدري
alicíclico مركبٌ ذو سلسلة هيدروكربونية مع حلقة بنزينية
alienia إنعِدامُ الطِّحال
alienismo دراسةُ أو مُعَالجة الأمراضِ العَقليَّة
alienista طبيبٌ نَفسي
aliento نَفَس
alifático مركب هيدروكربوني
aliflurano أليفلورانو (مادة للتخدير)
aliforme بشكلِ جَناح، جَناحيُّ الشَّكل
aligación تقدير نسبة العناصر في مزيج، إستكلاف
alilamina أليلامينا سائل كاوي
alilo أليلو (كيمياء)
alimentación تَغذيَّة، غِذاء
alimento غِذاء
alimentología علمُ التَّغذيَّة
alimentoterapia المُعَالجةُ بالتَّغذيَّة
alinasal جناحُ الأنف، تابعٌ لجَنَاحِيُّ الأنف
alineación إصطفاف
alineamiento تَرْصيف، إصطِفافٌ تَرتيليّ
alinemento تَرْصِيف، إرتِصَافُ الأسنَان

alinfia نقصُ أو عَدمُ اللينفا
alinfocitosis نَدرةُ اللمفاويات
alinfoplasia عدمُ التَّنسُّج اللمفاوي
alinfopotente عاجِزٌ عن إنجَاز اللمفاويات
alipamida ألبياميدا (دواء مدر للبَول)
alipogenético غيرُ مُوَّلد للشَّحم، غيرُ شَحميّ
alipoidico خالٍ من الشَّحميات ، لا شَحماني
alipotrópico لا شَحمانيُ التَّوَجُه
alisfenoides جناحيٌ وتَديّ، الجناحُ الصَّدغي للعظمِ الوَتَدي
alismina أليسمينا (مستخلص من نبات مزمار الراعي)
aliteración خَلَلٌ لفظيٌّ جناسيّ (إستعمال كلمات تبدأ بأحرف متماثلة)
alizarina أليثارينا (صباغ أحمر)
alma النَفس، الرُوح
almendra اللَّوزة
almidón النَشاء
almohadilla المَخَدَّة
alo سابقة بمعنى مُختلِف، مُباين، غيري، مُغاير
aloantígeno مُستَضِدٌ مِثليّ (يستثير تَخَلُّق مضادات مماثلة)
aloantisuero مَصلٌ خيفيُ الأضداد
alobarbital ألوباربيتال (دواء مهدئ)
alobiosis مُماشَاة الظُروف المُختلِفَة، التَّعايُشُ المُتبايِن
alocéntrico يُفَضلُ الآخرين على نفسه، غير مغرور
alocinesia حركةٌ بإتجاهٍ مُعاكِس، بالإتجاهِ غير المَطلوب
alocinesis حركةٌ إنفعاليَّةٌ غير إراديَّة، تحريكُ طرف غيرُ المُرَاد تَحريكِه
alocinético متعلقٌ بالحَركةِ غير الإراديَّة
alocorteza القشرة المخيَّة البِدائيَّة
alocrino مُختلِفُ الإفراز
alocroico مُتَبدِلُ اللَّون، مُتلاوِن
alocroísmo إختِلافُ اللَّون، تَلاون
alocromasia إختِلافُ اللَّون، إختلافُ لونِ الشعر أو الجِلد
alodiploide مُتخالفُ الصيغَةِ الصبغيَّة، إختلاف الصِّبغيَّات
alodromía إختلافُ النُّظُم القَلبي

áloe الصبَّار،الصَّبِر(عصارة أوراق الصبر المجففة)
aloerotismo شَبَقيَّةٌ مُغايرة، شَّهوانيَّةُ الغَير
aloestesia إختلافُ الحِس، حِسٌ نازِحٌ للعضوِ المقابل، تَعاكُسُ مَوضعِ الحِس
alofasia هَذَيان، نَطقٌ مُضطرب، تَهَّذر
alofénico مُتغايرُ الأنماطِ الظاهريَّة
aloftalmía إختلافُ العينين
alogamia تَلقيحٌ خِلطي، إخصَابٌ مُتصالِب
alogénico من نفسِ النوع ومتباين جينيًا
alogia عدمُ القِدرة على الكلام بسببِ إعتِلالٍ مخي
alogotrofía تَغذيَة جزء من الجِسم على حِسابِ آخر
aloína ألوينا (مادة مُلينَّة من الصَّبِر)
aloinjerto طُعمٌ من فردٍ ينتمي لنفسِ النَوع
aloinmunización مَناعَة للمستضِدّ المُختلِف
alomisomerismo إختلافٌ لا يظهر في الصيغةِ المكتوبة
alolalia خللُ التَّكلُم، شذوذٌ لَغَوي
alomerismo تباينٌ في التركيبِ الكيميائي وتَماثلٌ في التركيب البَلوري
alometría قياسُ التَنَامي
alométrico متعلقٌ بقياسِ التنامي
alomorfismo تَأصُل، تَغَيُّر الشَّكل (خلايا)
alongamiento تَطويل، إطالَة
alónomo مُنَظَّمٌ خارجياً (محكوم بعوامل خارجية)
alópata معالج أخلافي (المداواة بعلاج مخالف التأثير)
alopatía المدواة المغايرة (إحداث حالة للمريض مضادة للمرض)
alopecia صَلَع، حاصَّة
areata *صلع بُقعيّ*
aloplasia التركيبُ المُغاير
aloplasmático جبلي التمايز
aloplastia رأبٌ بمادةٍ غير عضوية، رأبٌ بغير نسيج بشري
aloplasto غَرسٌ أو طُعمٌ مُغاير، طُعمٌ غير عضوي
aloploide تَوَلُّدٌ مُختلف، مُختلِفُ السَلَف
alopoliploide إختلافُ مجموعات الصِّبغيَّات
alopsicosis إدراكُ المُحيط وليسَ الحرَكَة كالكلامِ أو العمل
alopsíquico مُتعلقٌ بإدراكِ المُحيط

alvéolo | A

alopurinol ألوبورينول (دواء لمعالجة النقرس)
aloquecia تَغوُّطٌ لا شرجي، تبرز شَرجي لا براز ي (إفراغ مادة لا غائطية عبرالشرج)
aloqueratoplastia رأبُ القرنيَّة المُغاير، رأبُ القرنيَّة بمادةٍ غريبة
aloquestesia إختِلافُ مَوضِع الحِس
aloquinesis حركةٌ إنعِكاسيَّة (غير إرادية)
aloquinético متعلق بالحركةِ الإنعكاسيَّة
aloquiria حِسٌّ مَعكوس، حسٌّ نازحٌ للمقابِل
alorfina ألورفينا (دواء مضاد للمورفينا)
alorritmia مُختلُ النُظم القلبي، نبضٌ غير منتظم
alosa ألوسا (سكر مصاوغ للغلوكوز)
alotermo مُتغيِّر الحَرارة، ذو دمٍ حَار
alotipia تَنامطٌ أليلي
alotipo نمطٌ أليليّ، نمطٌ خيفيّ
alotopia وجود العضوِ في غيرِ مَوضِعِه الصحيح
alotoxina كابِحٌ للسُّمِ المُضِر (مادة يفرزها نسيج معلول في الجسم)
alotransplante غَرزٌ أو زرعٌ مُغاير
alotrílico مُحدَثٌ بسببِ جِسم أو مادة غريبة
alotriodoncia شذوذُ توضُّعُ الأسنان
alotriofagia وَحَم، شُذوذُ القابليَّة للأكل، مأكولاتٌ غريبة
alotrioguesia غرابَةُ المَذاق، شُذوذُ الذوقيَّة
alotriolito حَصاةٌ غريبةُ المَوقع أو التَّركيب
alotriosmia سوءُ إدراك الرَّوائح
alotriuria حالةٌ شاذَّةٌ لموقِع البَول أو التَّبول
alotrópico مُتأصِل
alotropismo التأصُّل، إختلافُ الشَّكل وتماثُل التركيب الكيميائي
alotropo مُتأصِّل، شَكلٌ تأصُّليّ
aloxan ألوكسان (دواء مضاد للأورام)
aloxuremia وجود البورينات في الدَّم
aloxuria بيلةُ البورينات، إفرازُ القواعد البورينيَّة في البول
alpertina ألبرتينا (دواء مهدئ)
alprazolam ألبراثولام (دواء مهدئ)
alqueno ألكينو (مركب هيدروكربوني لا مشبع ذو رابط مزدوج)
alquilación ألْكَلَة (إدخال ذرة ألكيل بدل ذرة هيذروجين في مركب عضوي)
alquilo ألكيل (كحول)
alquimia الكيمياءُ القَديمَة، الخِيمياء
alquitrán القطران
alteración فَساد، تَلَف، تَبَدُّل
alterante مُتناوب
alterativo بَديل، خيارٌ بَديل
alteregoísmo الأنانيّةُ المتناوبة، مواساةُ النَظيْر، الإهتِمامُ بالنظيرِ فقط
alternante مُتَنَاوِب
altrosa ألتروسا (سكر مصاوغ للغلوكوز)
altura إرتِفاع
alucinación هلوَسَة، وَهمٌ سَمعيٌّ أو بَصَريٌّ يبدو للمصابِ كالحَقيقة
alucinógeno مُهَلِّس، مُحدثٌ للهَلوَسَة
alucinosis هَلوَسَة
alumbramiento وِلادَة ، تَخليص
alúminio ألومينيوم (العنصر الثالث عشر)
aluminosis ترسيبُ الألومينيوم في الرِئَة، سُحارُ الرئة الألوميني
alveobronquiolitis إلتِهابُ الشُعيبات والحويصلات الرِّئويَّة
alveolagia ألمُ السِّنْخ (عادةً بعد إستِئصال السن)
alveolar سِنخيٌّ، نخروبيةٌ، دُردُريّ
alveolectomía إستِئصالُ السِّنْخ لتركيبِ بدلَة سنية
alveolisis إنحلالٌ سِنْخيّ، إعتِلالُ دواعم السن
alveolitis إلتِهابٌ سِنْخي
alvéolo سِنْخ، حُجَيرة، دُردُر
alveolocapilar سِنْخيٌّ شُعَيريّ
alveoloclasia إنتِقاضُ جِدار السِّنْخ السني مما يؤدي إلى تَخلخُلِ السن
alveolodental سِنخيٌّ سنيّ
alveololabial سِنخيٌّ شفويّ
alveololingual سِنخيٌّ لِسانيّ
alveolomerotomía خزعُ الناتئ السنخي
alveolonasal حَنكيٌّ أنفيّ
alveolopalatal حَنكيٌّ سنخيّ
alveoloplastia تقويمُ أو رأب السِّنخ
alvéolos أسنَاخ
pulmonares *أسناخٌ رئويَّة*

alveolotomía

dentales أسناخٌ سنيَّة

alveolotomía بَضعُ السِّنْخ

alvus الكِرش مع الأحشاء وخاصةً البطن السفلي

Alzeimer- enfermedad de داءُ الزهايمر (خرف مُبكِّر يرافقه ضمورمناطق دماغية)

ama آما (إنتفاخ في القناة النصف دائرية في الأذن الباطنة)

amaas الجُدريُ الصَغير

amacrina عديمُ الزوائدِ الطويلة، الخلايا العَصبيَّة عديمة المِحوَر كخلايا الشبكيَّة والبَصلَة الشَمِّيَّة

amacrinal متعلقٌ بعديمةِ الزوائدِ الطويلة

amalgama مُلْغَم، مزيجُ معدنٍ مع الزِئبَق (خليطة معدنية لحشو الأسنان)

amanita نوعٌ من الفُطورِ السامَّة

amanitoxina مادةٌ سامَّةٌ من فُطرِ الأمانيتا

amara المُرِّيات، دواءٌ أو مشروبٌ مُرُّ الطعم

amargo مُرُّ الطَّعم

amargos أدويةٌ أو مشروباتٌ مُرَّةُ الطَّعم، المُرِّيات

amaril مادةُ سامةٌ من بعض العصيات (كان يُعتقد أنه مُحدثٌ من الحمى الصفراء)

amarillento مُصفَّر، يميل إلى اللونِ الأصفر

amarina أمارينا (مادةٌ سامةٌ من اللوز المُر)

amaroide مادةٌ مرَّةِ الطَّعم، المُرّ

amartritis إلتِهابُ عِدَّةُ مفاصِلٍ معاً

amasesis عَجزُ المَضغ، تَعَذُّرُ المَضغ

amasténico مُرَكِزُ الأشِعَّة في بُؤرة، مُبئِرُ الأشعه (عدسة)

amastia غيبَةُ الثَّدْي، اللاثَدْييَّة

amativo نُزوعٌ إلى الحُب

amatofobia رُهابُ الغُبَار

amatol أماتول (مادةٌ متفجرة)

amaurosis عَمًى بدونِ آفةٍ ظاهرةٍ في العَين، عَمًى من منشأٍ خَارجِ العَين، كُمنَة

amaurótico مُصابٌ بالكُمنَة، مُصَابٌ بالعَمَى

amaxofobia رُهابَ العَرَبَات (سواء كان ركوباً أو مواجهة)

ámbar عَنْبَر، كَهرمَان، راتينج أصفرمن الأشجارِ الكَرَزيَّة

ambi سابقة بمعنى كِلتا، كل من

ambidextro مَن يَستعمِلُ كِلتا اليدين بمَهارة، أضْبَط

ambiente مُحيط

ambilateral متعلقٌ بالجانِبين

ambilatero مُتعلقٌ بالجَانبين

ambilevo أعفَك، لايُحسنُ العمل بكِلتا اليدين

ambiopía إزدِواجيَّةُ الرُّؤية، الشَّفَع

ambisxeual له علاقةٌ بالجنسين، خُنثَى، ثُنائيُ الميول الجِنْسيّ

ambivalencia التناقُضُ الوِجْداني

ambivalente متناقضٌ وجدانيّاً، مُتكافِئُ الضِدَّين

ambiacusia ضعفُ السَّمَع، ثِقَلُ السَّمَع

ambliafia كَلالُ اللَّمْس

amblicromasia قِلَّةُ التَّلون، بَهتُ الإصطِباغ

ambligeustia ضِعفُ حَاسَّةُ الذَّوق

ambliopía الغَمَش

ambliopiatría مُعَالجَة غَمَشُ العَين

amblioscopio مِصواب الغَمَش، مِخرازُ الغَمَش، جهازٌ لإصلاحِ غَمَشُ العَين

ambo سابقة بمعنى كِلا، كلٍ من

amboceptor رابطُ المُتمم للجسمِ المُضَادّ

amboceptrógeno مُوَلِّدُ المتَقَبِّل المَثنَوي

ambomaleal له عَلاقةٌ بالمطرقة والسنديان في الأذُن

ambón حلقةٌ ليفيَّةٌ غُضروفيَّة تُحيطُ برأسِ العظمِ الطويل، سُدَّة

ambreína مادةٌ دُهنيَّةٌ تُستخرَجُ من العَنبَر، أمبرينا

ambrosía أمبروسيا (عشبٌ كثيرُحباتِ الطَّلع التي تسبب حُمَّى القَشّ)

ambufilina أمبوفيلينا(مدر للبول ومهدئ)

ambulancia سيَّارَةُ إسعاف

ambulatorio مستوصفٌ طبيٌ لعياداتِ الأطباءِ الأخِصَّائيين

ambustión حَرْقٌ، كَيّ

amcinafal أمثينافال (دواء مضاد للإلتهاب)

amcinafida أمثينافيدا (مادة مضادة للإلتهاب)

ameba أميبَة

amebaciforme أميبيُّ الشَّكل

amebadiastasa أميباديستاسا (إنزيم)

amebaísmo الحركةُ الأميبيَّة

amebiasis داءٌ أميبيّ

amebicida مبيدُ الأميبَة

amébico أميبيّ

amebismo حركةٌ أميبيَّة، عدوى أميبيَّة
amebocito خليةٌ أميبيَّة
ameboide أميبانيّ، شبيه الأميبيَّة
ameboidismo تحركٌ أميبيُّ الشكل
ameboma وَرَمٌ أميبيّ
amébula أميبيَّة، أميبةٌ صَغيرة (طفيليات)
ameburia بيلةٌ آميبيَّة، وجودُ أميبا في البَول
amelanótico عديمُ الميلانين، خالٍ من القَتامين
amelia إنعِدامُ طَرفٍ أو كلِ الأطرَاف
amelificación تَكوُّنُ ميناءِ الأسنان
amelo (مسخ) عَديمُ الأطرَاف
ameloblasto خَليةٌ مكونةِ الميناء، أرومةُ أو جذعُ الميناء
ameloblastoma وَرَمُ أرومَة الميناء
amelodentinal مِينائيٌّ عَاجِيّ
amelogénesis تَكَوُّنُ الميناء
amelogenina أميلوخنينا (بروتين مكون للميناء)
amencia هَبل، بَلاهة، قِلَّةُ ذَكاء
amenia غَيبةُ الحَيض
amenomanía هوسٌ مَرَحيّ، هوسٌ مَرَحيٌّ مُفتَعَل
amenorrea إنقطاعُ أو عَدمِ الطَّمث
amnesia فقدانُ الذَاكرة كلياً أو جزئياً، نِسيان
amente ضعيفُ العَقل، أحمَق، عَديمُ الذكاء
americio أميريثيو(عنصر مشع، العنصر الخامس والتسعون)
amerismo عدمُ التجزُّؤ، عدمُ التَشَقُّف
amerísitico غيرُ مُفَتَّت، غيرُ مُجزَّء
ametría عدمُ وجودِ الرَّحِم الخَلقي
ametrómetro مقياسُ خَللِ الإنكِسار البَصَري (طوله أو قصره)
ametropía خللُ الإنكِسار البَصَريّ (طول أو قصر البصَر)
amiantiopsia عَمى اللون البَنَفسجي
amiantoide نَظيرُ الأسبستُوس (الحرير الصخري)
amiantosis سُحارٌ أسبِستي
amiastenia وهنٌ عَضَليّ
amiba أميبا ، أميبَة
amicróbico غيرُ مِكروبيّ، غيرُ جُرثوميّ
amicina أميثينا (مادة مثبطة للنمو)، مادة من الفص الخَلفي للغُدةِ النخاميّة

amicofobia رَهبَةُ الخَمش أو التخَمُّش، رُهابُ التخَدُّش
amicrón غيرُ مرأيٍّ حتى بالمِجهر، لا مِجهَريّ
amicroscópico لا مِجهريّ ، لا يُرى بالمِجهَر
amíctico كاوي
amida مُرَكَّبٌ نشادريّ، أميدا
amidasa أميداسا، خمير نشوي
amidina أميدينا(المُقَوِّمُ الذي يَذوب في حُبيبات النَّشا)
amidinotransferasa ناقِلةُ الأميدينا (إنزيم)
amido سابقة بمعنى جذر الأميدا، سابقة كيميائية
amidulina أميدولينا (نشا ذواب)
amielencefalia إنعدامُ الدِّمَاغِ والنُّخَاع (مسخ)
amielencéfalo عَديمُ الدِّمَاغِ والنُّخَاع (مسخ)
amielia إنعِدامُ النُّخَاع (مسخ)
amiélico عَديمُ النُّخَاع، عَديمُ الغِمدِ النُّخاعي
amielo عَديمُ النُّخاع (مسخ)
amieloidemia وجودُ المادة النشوانيَّة في الدَّم
amieloneuria شَلَلٌ شَوكي، عُطلٌ شَوكيّ
amielónico عَديمُ الحَبْل الشَّوكيّ، عَديمُ النِّقيّ
amielotrofia ضُمورِ الحَبْل الشَّوكي
amigdalasa أميغدالاسا(إنزيم)
amigadalótomo مبضع اللوزة
amígdala لَوزَة
faríngea لَوزةُ البلعوم
tonsil لَوزةُ الحَلْق (بنت الأذن)
cerebral لَوزة المُخ
amigdalectomía إستئصالُ اللوزتين، قَطعُ اللوزتين (الحَلق أو لَوزة المخ)
amigdalina لَوزيٌّ، لَوزة الحَلْق
amigdalino لوزيٌّ، لوزة الحلق
amigdalitis إلتهابُ اللَّوزَتين
amigdaloide لَوزيُّ الشكل
amigdalopatía عللُ أو مَرضُ اللَّوزات
amigdalotomo مِقْطعُ أو مِبضَعُ اللَّوزة
amigdalotripsia هَرسُ اللَّوزتين ونزعُهما
amigdalouvular متعلق باللَّوزةِ واللَّهاة
amiláceo نَشَويّ
amilasa أميلاسا (خمير يحول النشا الى مالتوسا)
amilasuria بيلة أميلاسية (من أعراض أمراض البنكرياس)

amilemia

amilemia وجودُ النَّشَا في الدَّم
amileno أميلينو(مُخَدِّرٌ قليل الإستعمال)
amílico له علاقة بالنَّشَا
amilina مقوم حبات النشا
amilismo تَسَمُّمٌ نَشويٌّ كُحوليّ، تَسَمُّمٌ أميلي
amilo أميلو (نشا)، بادئة بمعنى نَشَوي
amilobarbital أميلوباربيتال (دواء مسكن ومنوم)
amilocelulosa أميلوس، كربوهيراتٌ نَشَوي
amiloclástico شَاطِرُ النَّشَا، هاضِمُ النَّشَا، فالِقُ النَّشَا
amilocoagulasa مُخَثِّرةُ النَّشَا (إنزيم)
amildodextrina مُرَكَّبٌ يَتكَوَّنُ من تَحولِ النَّشَا إلى سُكر
amilodipepsia عُسْرُ هَضم النَّشَويات
amilofagia أكلُ النَّشَا، فَرطُ تَنَاول النَّشَويات
amilogenia تَكَوُّنُ أو تَوَلُّدُ النَّشَا
amilogénico مُكَوِّنُ أو مُوَلِّدُ النَّشَا
amilohidrólisis حَلمَهةُ النَّشَا، النَّشَا
amiloide شَبيهُ النَّشَا، نَشوانيّ
amiloidosis النَّشوانيَّة، داءُ النَّشوانيَّة
amiloinosis الداءُ النَّشوانيّ
amilolisis إنحِلالُ النَّشَا
amilolítico مُحَلِّل أو حالُّ النَّشَا
amiloplástico مُوَلِّدٌ للنَّشَا
amilopsina أميلوبسينا (خميرة بنكرياسية تحول النشا إلى سكر- مالتوسا)
amilorrea إسهالٌ نَشَويّ
amilorrexis تفكيكُ النَّشَا
amilosa كربوهيدرات نَشَوي، أميلوسا
amilosíntesis تَخليقُ أو تَكوينُ النَّشَا
amilosis الداءُ النَّشَواني
amilosuria بيلةٌ نَشَويَّة
amilum نَشَاء ، نَشَا
amimia تَعَذُّرُ الإيمَاء، فقد قوة التعبير بالإشارة أو بالإيماء
amina أمينا(مركب يحل فيه جذر هيدروكربوني محل الهيدروجين في الأمونيا)
aminasa أميداسا (إنزيم)
aminitrizole أمينوتريثولي (دواء لمعالجة فرط نشاط الغدة الدرقية)
amino سابقة كيميائية بمعنى جذر الأمينو
aminoácido حمض أميني، حمضمين (وحدة أساس في بناء البروتينات)
aminoaciduria بيلةٌ حمضمينية، فرطُ الحموض الأمينية في البَول
aminofilina أمينوفيلينا (دواء موسع للقصبات)
aminoglicósido أمينوغليكوسيدو (مضادات حيوية مبيدة للجراثيم)
aminoglutetimida أمينوغلوت ايتيوميدا (عقار مضاد للسرطان)
aminolipina شحمٌ أميني
aminólisis تَفَكُكُ مادة بأجزاءٍ أمينية
aminometradina أمينوميترادينا(دواء مدر للبول)
aminopterina دواءٌ مُضاد للأورَام، أمينوبترينا
aminosis تَوَلُّدُ الحَمضيات في الجِسم، داءُ الحمضيات
aminosuria بيلةٌ أمينيَّة
aminuria بيلةٌ أمينيَّة
aminotiazol أمينوتياثول (دواء لمعالجة فرط نشاط الغدة الدرقية)
aminuria بيلةٌ أمينِيّة، فَرطُ وجودِ الأمينات في البَول
amiocardia ضَعفُ عَضَل القَلب
amiodarona أميودارونا (دواء لمعالجة إضطرابات النظم القلبي)
amiodestesia فقدانُ الحِسّ العَضَلي، ضَعفُ الحِس العَضَلي
amioplasia قُصورُ التَعَضُّل
amioso فاقِدُ العَضَل، ضَعيفُ العَضَل
amiostasia إرتعاشٌ عَضَليّ
amiostático مُصَابٌ بالإرتِعاشِ العَضَليّ، مُرتعش العضَل
amiostenia وَهنٌ عَضَليّ
amiotaxia رَنحٌ عَضَليّ، عَدمُ إنتظام حَرَكةِ العَضلات
amiotonía ونىً عَضَليّ، رَخَاوَةُ العَضَل
amiotrofico ضُمورٌ عَضَليّ
amisometradina أميسوميترادينا(دواء مدر للبول)
amitosis إنقِسامُ الخَليَّةِ المُباشر، الإنقسامُ اللاخيطيّ
amixia إنعِدامُ المُخَاط
ammetro مقياسُ الأمبير
ammonia نَشَادر، أمونيا
amnalgesia طريقةٌ لإزالةِ الألَم والذاكِرَة أثناءَ عمليةٍ مؤلِمَة

amnesia نِسيان، فقدانُ الذاكِرَة
amnésico فاقِدُ الذاكِرَة، نسياني
amniocele فتق سري ولادي، فتقٌ سري
amniocentesis بزل السَّلَى، سَحب عَيْنَة من سائل السَّلَى للفَحص، سحبُ الصَّاء
amniocorial سَّلَويٌّ مشيمائيّ
amniogénesis تَوَلُّدُ أو تَخَلُّق السَّلَى
amniografía تصويرُ السَّلَى
amnioma وَرَمٌ سَّلَويّ
amnionitis إلتِهابُ السَّلَى
amniorrea سَيلانُ السَّلَى، إنسكابُ السائل السَّلَوي
amniorrexia تَمزقُ أو إنشِقاقُ السَّلَى
amnios السَّلَى، الأمنيوس، الصَاءة
amnioscopia تَنظيرُ السَّلَى
amnioscopio منظارُ السَّلَى
amniota السلَويَّات (زمرة من الفقاريات)
amniótico سَّلَويّ، أمِنيوتي
liquido *سائل الصَاء، سائلُ السَّلَى*
amniotomía شقُ أو بَضعُ السَّلَى، تمزيقُ الأغشيةِ الجنينيَّة
amniotomo مِبضَعُ السَّلَى
amobarbital أموباربيتال (دواء منوم ومهدئ)
amoebobacteria نوع من الجراثيم المائي
amoniaco نُشَادر
amoniato يُعامَلُ بالأمونياك، يُعَامَلُ بالنُشادر، ممتزج مع النُشادر
amoniemia فرطُ النُشادَر في الدَّم
amonio أمونيو، جَذر النُّشادر
amoniorrea إفرازُ أو إفراغُ النُّشادر مع البَول أو مع العَرَق
amonolisis إنحِلالُ أو تَحلُّلُ الأمونياك
amoral قِلةُ الأدَب، إنعِدامُ الأخلاق
amorfa بدونِ شكلٍ، لاشكلي
amorfia إنعِدام الشكل
amorfismo إنعدام الشكل، اللاشَكليَّة
amorfo عديمُ الشكل، لاشكليّ
amortiguar يُخْمد، يُهمِدُ، يُخَفِّف
amosapina أموسابينا (دواء ضد الإكتئاب)
amoterapia حَمَّامٌ رَمليّ
AMP(adenosin monofostato) أدونيسين أحادي الفوسفات
ampeloterapia المُعالَجة بالعِنَب أو مُشتقاته
amperaje أمبيرية(شدة التيار الكهربائي بالأمبير)
amperímetro مقياس الأمبيريَّة
amperio أمبير، وحدة قياس التيار الكهربائي
ampleción حَضنُ إثنين (تثبيت الكتف وحضن الصدر والرقبة لمعالجة كسر في عظم التَّرقُوة)
amplesación تثبيتُ التَّرقُوة المكسورة برباطٍ مع الرَقبة والكَتِف
ampliación تَوَسُّع، تَمَدُّد
ampliador مُوَسِّع، مُكَبِّر
ampliar يُوسِّع، يُمَدد
amplificador مُضَخِّم، مُكَبِّر، مُوسِّع
amplitud مَدَى، سِعَة
ampolla أنبولة، بثرى ملأى ماء، فُقاعَة
de Vater *توسع في الأثنى عشرية لنصب قناة الصفراء وقناة البنكرياس (أمبولة ڤاتر)*
del recto *أمبُولة (نُفاخة) المستقيم*
ampollita أنْبُولةٌ صَغيرة
ampular أمبُوليّ، مَجْليّ
ampullitis إلتِهابُ الأمبُولة (للأسهر)
amputación بَتْر، قطعُ عضوٍ
amrinona أمرينونا (دواء مقوٍ للقلب)
amusia عَدمُ القُدرة على التَّعبيرُ الموسيقي، نسيانُ اللحن، عَدمُ فَهمِ الموسيقا
anabasina أناباسينا (مركبٌ قلوي يشبه النيكوتين مبيد للحشرات)
anábasis إرتفاع، تَفَاقُمُ المَرض، تَفاقُم
anabático مُرتفِعٌ، مُتَصاعدٌ، مُشتَدٌّ
anabiosis عَودَةٌ للحَياة، حياةٌ مُعلَّقَة
anabiótico راجِعٌ للحَيَاة، الرجوعُ إلى الحياةِ بعدَ موت ظاهريّ، مُعلَّقُ الحياة
anabolergia طاقةٌ إبتِنائيَّة
anabólico إبتِنائيّ، بنائي
anabolismo إبتِناء، بِناء (عملية بنائية لتحويل المواد البسيطة الى مواد مركبة)
anabolito مُبتَنى، مُرَكَّبٌ إبتِنائيّ
anabrosis قرحَة أو إبتِكالٌ سَطحيّ
anacámptico مُنعَكِس، عَاكِس، الباحثُ في

إنعكاس الضَوء
anacamptómetro مِقياسُ المُنعَكَسات
anacardio جنس من النباتات المداريَّة
anacatadídimo توأمان ملتصقان من الوسط
anacatarsis تقيئٌ خَطير، قُياء شَديد، قَشَع
anacatestesia حِسُّ التَّأرجُح (يشعر المصاب وكأنه مُعَلَّق)
anacidez اللاحُموضيَّة، عَدمُ وجود الحَمض
anaclasímetro مقياسُ إنكِسارِ العَيْن
anaclasis إنعكاسُ أو إنكِسَارُ النور، فعلٌ إنعِكاسيّ، إعادة كَسْر
anaclisis إنكِسار الضوء، إنعكاس الضوء
anaclorhidria فَقد حَمض المَعِدة (حمض الهيدروليكو)
anacmesis تَوَقفُ النُّضج (خاصة خلايا الدم في النقي)، عَدمُ البُلوغ
anacobra زُعَاف الكوبرا المُعَطَّل
anacolia نقصُ الصَّفراء
anacoresis تَموضُعُ العِلَّة أو الإصابة
anacroasia عَدمُ فَهمِ اللُّغَة لعلةٍ في الدِّماغ
anacronobiología البيولوجيا الزَمنيَّة الإبتِدائيَّة
ancrótico شُذوذٌ في صاعِدة النَّبض، مُتعلقٌ أو مصابٍ بتَلَثُم صاعِدة أو قِمَّةِ النَّبض
anacrotismo شُذوذٌ في رسمِ النَّبض، تثَلُّمُ صاعدة أو قمة النَّبض
anacusis صَمَمٌ، طرشٌ كامِل
anadenia قُصورٌ أو عَدمُ وجودِ غُدّي
anadídimo تَوأمٌ مُندمج (مسخ)
anadipsia عطشٌ شَديد، سُهاف
anadrenalismo فَشلُ أو قُصورُ الغُدَّة الكُظْريَّة
anaerobio لا هَوائي، معتاشٌ بدونِ هَواء
anaerobiosis اللاهوائية
anaerogénico قامع مولِّد الغازات، غير مكوِّن للغازات
anaeroplastia التقويم اللاهوائي
anaerosis إنقِطاع التنفُس
anafalantiasis فقد الحاجبين، إنعدام الحاجبين
anafase الطُورُ الإنفصالي، طورُ التباعد، حالة إنشطار الخليَّة
anafia فقد حس اللمس كليا أو جزئياً
anafilactina ضد تأقي، مادة مسببة لفرط الحساسِّية
anafilactogénesis تولد الحساسِّية، تولدُ العُوار
anafilactógeno متئق، مُسببُ الإستهداف، معوار، تركيب مسبب لفرط الحساسية
anafilactoide تَأقاني، عُوراني
anafilatoxina ذِيفان تاقي، ذِيفان تحسسي
anafilaxis إعْوار، تحساس، تأق (تظاهرات شديدة وفورية للحساسية)
anafilodiagnóstico التشخيص الإعوراي، التشخيص اللاوقائي
anafilotoxina ذِيفانٌ تَحَسسي، تَسَمُّمٌ إعوراي
anaforia إنحرافُ العيون نحوَ الأعلى
anafrodisia عَدم رغبةٍ في الجماع
anafrodisiaco مضعف أومفقد شهوة الجَماع
anagensis تجديدُ أو تعويضُ الأنسِجَة المُصَابَة
anagnosastenia وهنٌ عَصَبيٌّ وعجزٌ أو صعوبةٌ على القِراءة
anagocítico مَانعٌ لتتطورِ الخَلايا
anagoge مِثاليَّة
anagogía مِثاليَّة
anagógico مِثاليّ، صاحبُ مَبادئ
anagotóxico مضادٌ للذيفانِ أو السُّم
anahormona مُثبِّطُ إفرَاز الهرمون
anal شَرجيّ، متعلق بالشرج
analamina أنلامينا (قلواني مبلر)
analbuminemia فقدُ أو قِلةُ زلالِ الدَّم
analéptico مُنعِش، مُنَشِّط
analérgico لا ألرجي، غيرُ مُوَلِّد للحَساسيَّة
analfalipoprotinemia فقدُ البروتين الشَّحمي ألفا من الدَّم
analgesia تَسكيْن، بطلانُ الألَم
analgésico مُسَكِّنٌ للألَم
analgia غيابُ الألَم، بطلانُ الألَم
análisis تَحليل
analista مُحَلِّل
analítico تَحليلي
analizador مُحَلِّل
analogía تَشَابه ، تَنَاظر
análogo نَظير (له نفس العمل ويختلف بالتركيب)
anamnesis مُراجعَة الذَاكِرة، ذكائر (تاريخ

المريض، المعلومات عن المريض)
anamnéstico إذكَاريّ
anamniótico عَدمُ السَّلى
anamorfosis تغيرُ الشَّكل خِلالِ التَطَوُّر
ananabólico غيرُ إبتِنَائِي
ananafilaxia اللاإستِهدافي، مُضادُ الإعوار
ananastasia تَعذُّرُ النُهوض من وضعيَّةِ الجلوس
anacastia عدمُ القِدرة على الوقوف
anandria فقدانُ المَيزاتِ الذَكَريَّة أو الرجوليَّة
anangioplastia تَضيقٌ وراثيٌّ للشرايين
anapeirático نَتيجةُ إستِعمالٍ بإفرَاط
anapepsia إنعِدامُ الببسين
anaplasia فقد الخلية لخصائصها
anaplásico مُقَوَّم، مُهيكَل، مُرَقَّع
anaplasma بوغٌ في الكرياتِ الحُمر
anaplasmosis تَلَوُّثٌ أو عدوى بسبب أبواغ في الكريات الحمر
anaplastia التَّقويم، الرأبُ الجِراحيّ
anaplástico جراحة ترميمية او تَجميليَّة مُقَوَّمة
anapnea إعادةِ التَنَفُّس
anapnoico تَنَفُّسي
anapnómetro جهازٌ لقياسِ سعةِ الرئتين أثناءَ التنفس، مِقياسُ التَنَفُّس
anapnoterapia العلاجُ بإستِنشَاقِ غازٍأو الهواء
anapófisis نتوءٌ فَقريٌّ زائِد
anáptico له علاقةٌ بإنعِدامِ حسِ اللَّمس
anaraxia إنطباقٌ فَكيٌّ غير كامل
anárico عديمُ الأنْف، بدونِ أنْف
anarrexis كسرٌ جَديد، إعَادة كَسر العَظم
anarritmia فقدُ القُدرة على عَدِّ الأرقام
anartria تَلَعثُم، تَعذُّرُ الكَلام
anasacra إستِسقاء (دخول المصل في الأنسجة الخلوية)، تَثبيتُ المَاء تحتَ الجِلد
anastalsis حركاتٌ مِعَويَّةٌ عَكسيَّة
anastáltico قابِض
anastigmático مُدَاوَى من اللابُؤريَّة، غَيرُ مُصاب بحرج البصر
anastole تَكَمُّش(حواف الجرح)،إنكماش
anastomosis تَفَاغُر (بنية تشريحية أو نسيجية أو جنينية تصل بين عضوين)، مُفَاغَرة *arteriovenosa* تفاغر شرياني وريدي
anastomótico تَفَاغُريٌّ، تفاعميٌّ
anastral غيرُ نَجْميّ
anastrofia مُستعَكِس (قابل للتعطيل ثم إلى التنشيط)
anaterapéutica مُداواةٌ مُتزايدة السرعات
anatomía تَشريح
anatómico تَشريحيّ
anatomicomédico تَشريحيٌّ طبيّ
anatomista مُشَرِّح، أخصائيُّ التَّشريح
anatomofisiólgico التَّشريحُ الفيزيولوجي
anatomopatología التَّشريحُ المَرَضي
anatomopatológico التَّشريحُ المَرَضي، أخصائي التشريحِ المَرَضي
anatomoquirúrgico تشريحي جِراحي، التشريح الجِراحي
anatóxico له علاقةٌ بالذيفان المُعَطَّل (و ذو فعالية مَناعيَّة)
anatoxina ذيفانٌ مُعَطَّل، مادةٌ سامةٌ عديمةُ الفعَّاليَّة (ولكن لها فعاليَّة مَناعيَّة)
anatrófico مُضادٌ للضُّمور
anatropía حَولٌ عُلويّ، زيغانُ البصَر إلى فَوق
anatrópico ذو حول علوي
anaxón عديمُ المِحوَر، خليَّةٌ عَصبيَّة بدونِ محور إسطواني
anazótico عديمُ النتروجين
ancipital ذو راسين أو ذو حَدَّين
anciroide شصي الشكل، يُشبِهُ الصِنّارَة
ancistroide شصي الشكل، يُشبِهُ الصِنّارَة
anclaje تَثبيتٌ جراحيّ
anconagra نِقرِس المِرفَق
anconal مِرفقي
anconeal مِرفَقي، كوعي، له علاقه بمَفصِل الكوع
ancóneo عضلةٌ في الساعِد، العضلةُ المِرفَقيَّة
anconitis إلتهابُ مَفصِل المِرفَق
anconoide مِرفَقيُّ الشكل
andranatomía تشريحُ الذكور
andreoblastoma ورَمٌ مُذكَّر، ورم جذعي ذكوري
andrina أندرينا (الهرمونات الجنسية المذكرة)
andro بادئة معناها ذَكَر، رَجُل

androblastoma

androblastoma ورَمٌ مُذَكَّر، ورمٌ جذعي ذكوري
androcito خليَّةٌ ذكريَّة، أرومةُ النُطفة
androfanía صِفاتٌ رجوليَّة، صِفاتٌ ذكريَّة
andrófilo مُحب الذُكور، مُحب البَشر(بعوض)
androfobia رُهابُ أو فزعُ الذكور
androfomanía جُنونٌ قاتِل
androgalactosemia إفرازُ الحليب من ثَدي الرَجل
androgénesis تَخلُّقٌ ذكريّ، تَكوُّنُ ذريَّة ذَكريَّة
andrógino خنثى ذات مظهر نسائي
androginia مَثليَّةٌ ذكريَّة
androginismo خنوثَةٌ أنثَويةُ المَظهر
androginoide متعلقٌ بالخنثى الأنثويَّةِ المَظهَر
androglosia إستِرجال صوت المَرأة
androide ذكريُ المَظهر، شبيهٌ بالرجل
andrología الطُّبُ الذَّكري (خاصة للجهاز التناسلي)
andromanía إفراطٌ في الشَهوةِ الجِنسية عندَ المَرأة
andromedotoxina مُنَوِّم
andromimético محاكي الأندروجينات، ذو تأثير مُذكر
andromorfo ذَكريُ المَظهر، يشبهُ الرجل أو الإنسان
andropatía مرضٌ مُقتصر على الذُّكور
androquinina موادٌ لها علاقةٌ بالذُّكوريَّة
androstanediona أندروستان إديونا (هرمون ذكري)
androstendiol أندروستينديول (هرمون)
androsterona أندروستيرونا(هرمون جنسي ذكري)
androtina تعبيرٌ يعني مادة هرمونية ذكريَّة
anectasin ذيفانٌ بكتيري يسببُ تَضيُّق الأوعيَّة الدَّمويَّة
anedo عديمُ الأعضاء التَّناسليَّة
anéfrico عديمُ الكُلى
anemia فَقرُ الدَّم، شُحَاب
aguda *فَقرُ الدَّم الحاد*
aplástica *فَقرُ الدَّم اللاتنسُّجي*
hemolítica *فَقرُ الدَّم الإنحلالي*
hipocrómica *فَقرُ الدَّم ناقِص الصِّباغ*
idiopática *فَقرُ الدَّم مجهول السبب*
macrocítica *فَقرُ الدَّم الكبيرُ الكريات*
megaloblástica *فقر الدم الضخم الأرومات*
normocrómica *فَقرُ الدَّم السَّوِيُ الصِّباغ*
perniciosa *فَقرُ الدَّم الوبيلي*
sideroblástica *فَقرُ الدَّم الحديدي الأرومات*
anémico متعلق بفقر الدم
anemofobia رَهاب الريح، هَلَعٌ من مجاري الهواء
anemonina أنيمونينا (خلاصة نباتية)
anemonismo التَّسَمُّم بشقائقِ النُّعمان
anemopatía العِلاجُ بالإستِنشاق
anemotrofia نقصُ أوفقرإغتذاء الدم
anemotropismo ردَّةُ فعل الجِسمِ للرياح
anempeiria عدمُ أو قِلةُ الخِبرَة
anencefalia عديمُ الدِّماغ (مسخ)
anencéfalo عديمُ الدِّماغ(مسخ)
anencefalohemia نقصان دَمَ الدِماغ
anentérico عديمُ الأمعَاء (مسخ)
anenteroneuria وَنى مِعَوي
anenzimia إنعدامُ الإنزيم
anepia العِيُّ، العَجزُ عن التعبير اللفظيّ بما يفيد المعنى المَقصود
anepiploico عديم الثَّرب (غشاء شحمي يُغشّي الكرش والأمعاء)
anepitimia إنعِدامُ الشهيَّة
anerético مُخَرّبُ النَسيج الحَيواني
aneretisia فقدانُ التَهيُّج أو الغَضب
anergasia عدمُ القِدرة على العَمل
anergia إستِعطال، نقصُ أو فقدان ردة الفِعل، وَهَن
anérgico وَاهِن
aneritroblepsia عَمَى اللون الأحمَر
aneritrocito كريَّةٌ حمراءٌ بدونِ هيموغلوبينا (يحمور)
aneritroplasia عدم تكون الكريات الحمر
aneritroplastia عدم تكوُّن الكُرَّيات الحُمر
aneritropoyesis نقصُ أوعدمُ تَكوُّنُ الكُرَيات الحُمر
aneritropsia عَمَى اللونُ الأحمَر
aneroide خالٍ من السوائِل
anestecinesia فقدانُ الحِسُّ والحَرَكَة
anestesia تَخدير، تبنيج
angiospastica *تخديرٌ بإنقباضِ الأوعيَّة*
basal *تخديرٌ أساسيٌ أو قاعِدي*
caudal *تخدير عَجُزيّ أو ذَيليّ*
central *تخدير مَركزي*

anfanfoterodiplopía شفع مُتقابِل، رؤيةٌ مضاعفةٌ بإحدى العينين أو بكليهما
anfebutamona دواء مضاد للإكتئاب
anfeclexis إنتقاءٌ جِنسيٌّ من جهةِ الأنثى والذكر
anfetamina أنفيتامينا (منبه عصبي)
anfi- سابقة كِلا، مُزدَوج، على الجانبين، حَوالي، على أطراف
anfiarquiocroma متلاونة الشبكة (خلية عصبية)
anfiartrosis إرتِفاق، مَفصِل بين عظمين محدود الحركة (بين الفقرات)
anfiáster النَجمُ المُزدوج (في إنقسام الخلية)
anfibio البَرمائيات (صنف من الفقاريات)
anfiblástula كُريَّة جرثوميَّة غير متساوية القُسيمات
anfiblestritis إلتِهابُ الشَبكيّة
anfibolia إلتِباسُ التشخيص
anfibólico مُبهَم، بنائيٌّ هَدميّ، مُلتَبِس
anficarcinogénico مُتقالِبُ السرطنة (يزيد السرطنة مرة وينقصه مرة)
anficarión ذو نواتين
anficelo مُقعَّرُ الطرفين
anficéntrico مُتَّصلُ الطَرفين
anficito خلية ساتِلَة(خلية عصبية تشكل المحفظة لخلايا العقدة الظهرية العصبية)
anficranea وجعُ الرأس من الطَرفين
anficreatina أنفيكرياتينا (مركب في العضلات)
anficroico ثنائيُّ التلوُّن
anficromático ثُنائيُّ التَّلوُّن
anfidiartrosis متقابل المَفصِل، مَفصِل إرتِفاقي رَزّي
anfigástrula مُعَيدة متباينة النصفين
anfigonia وجود نسيج من المبيض ومن الخصية معا، تَوالُدٌ جِنسي
anfimicrobiano جرثوم هوائي وغير هوائي
anfimixis إمتِزاجُ العَناصر الوِراثيَّة
anfistoma متقابلة الفويهين، ذات الفَمَّين(جنس من الديدان المثقوبة)
anfistomiasis داء متقابلة الفويهين أو المَمَصين
anfiteatro مُدَرَّج
anfiteno دَورُ الإقتِبال (في الإنقسام الخلوي)
anfitimia حالةُ تَهيُّج وإنقِباض عَصبي بنفسِ الوقت، حالة نَفسيَّة إزدِواجيَّة

cerebral *تخدير دماغي*
endoneural *تخديرٌ داخل غشاء العَصَب*
endobroquial *تخدير داخلَ القصبة*
endotraqueal *تخدير داخل الرغامى*
epidural *تخديرفوق الجافية*
local *تخدير موضعي*
por compresión *تخدير إنضغاطي*
por infiltración *تَخديرٌ إرتشاحيّ*
anestésico مُخَدِّر
anestesiómetro مِقياسُ التَّخدير
anestesiología علمُ التَّخدير
anestesista طبيبٌ أخصائيٌّ بالتَّخدير
anestetoespasmo تَشنجٌ خَدَري
anestetómetro مُنَظِّمُ البَنج
anestrum فترةُ إستراحة جِنسيَّة بين حَيضين
anetiológico بدونِ سببٍ مَعروف
anetodermia ضُمورُ الجِلد ورَخاوَتِه
anetol أنيتول (أدوية)
aneuploide مُختَلُ الصيغةِ الصبغيّة، غير متساوي الصبغيات
aneuploidia إختلال الصيغة الصبغيّة
aneuria شلل، عَجز الطاقةِ العَصَبيَّة
anéurico مشلول، ناقصُ التَنَبه العَصَبيّ
aneurilémico ليفٌ عصبيٌّ عديم الغمد
aneurina تيامينا(فيتامين ب ١)
aneurisma تَنَفُّخٌ وِعائيّ، أمُ الدَّم
aneurismático مصابٌ بأمِ الدَّم، له علاقة بأمِ الدم
aneurismectomía إستئصال أم الدَّم
aneurismoplastia تَرميمُ أم الدَّم، رأبُ أم الدَّم
aneurismorrafia رَفو أم الدَّم
aneurismotomía بضعُ أمُ الدَّم
anexitis إلتهابُ المُلحَقات (المبيضين والخرطوم وكل ما يحيط الرَّحِم)
anexogénesis تكوُّنُ أو تخَلُّقُ المُلحَقات
anexopexia تثبيتُ المُلحقات، تثبيت المُلحَقات (المبيضين والخرطوم) إلى جدارِ البَطن
anexos مُلحَقات
cutáneos *ملحَقات جلدية (شعر، أظافر)*
del útero *مُلحَقات الرَّحِم (المبيضين والبوقين والأربطة الرَّحِميَّة)*

anfitipia ثنائيُ النَّمَط
anfitrico متقابل السِّياط، ذو سوطين مُتَقابلين
anfloxus حيوانٌ بحريٌّ بدائيّ
anfo سابقة بمعنى التقابل أو بمعنى الإزدواج، كلا الإثنين
anfocito خَليةٌ مزدوِجَة التَّلون
anfocromatófilo مُزدَوِجة التَّلون
anfodiplopía رؤيةٌ مُضاعفَة بكِلتا العينين
anfofilo مزدوج التلون (يتلون بالصباغين الحمضي والقلوي)
anfogénico مُوَلِّدُ الجِنسين
anfolito مُنحَلٌّ كهربائي
anfomicina أمفوثينا(مضادٌ حيويّ)
anfórico جَرّيٌّ (إناءٌ فخاري)
anforiloquia نطقٌ جَرّيّ (نطق يشبه الصوت الصادر عن جَرَّة)
anforofonía نطقٌ جَرّيّ (من جَرَّة)
anfotericina B أنفوتيريثينا ب (مضاد حيوي ضد الفطور)
anfotérico مُذَبذَب، ذو تفاعل قلوي وحمضي
anfotonía توتر التائهي والوُدِّي
anfractuosidada مُتَعَرِّج
angeítis إلتهابٌ وعائيٌّ دَمويٌّ أو ليمفَاويّ
angialgia ألَمٌ وِعائيّ
angiastenia وَهَنٌ وِعائيّ
angiectasia تَوسُّعٌ وِعائيّ
angiectático مُتَوسِّعُ الأوعية
angiectomía إستئصالٌ وِعائي
angiectopía وعاءٌ دَمويٌّ أو لينفيٌّ خارجَ موضِعِه الطبيعي، إنتِباذٌ وِعائي
angienfraxis إنسِدادٌ وِعائي
angileucitis إلتِهابُ الأوعية اللِّمفاويَّة
angina خُناق، ذُبحَة
anginiforme يشبهُ الذُبحَة ، ذُبْحيُّ الشَكل
anginofobia فَزَعٌ أو هَلَعٌ من الذُبحَةِ الصَّدريَّة
anginoide شبه الذُبحَة
anginosis حَالةٌ ذُبحيَّة
angio سابقة بمعنى وِعَاء
angioastenia وَهَنٌ وِعائيّ
angioataxia ضَغطٌ غير مُنتَظم للأوعية
angioblástico أروميٌّ وِعَائي، وِعائي بدائي
angioblasto أرومةٌ وِعائية
angioblastoma وَرَمٌ وعائيٌّ أروميّ، وَرَمٌ وعائي بِدائي
angiocardiocinético مُحَرِّكُ القَلب والأوعية
angiocardiografía تصوير القَلب والأوعية
angiocardiograma صورةُ القَلب والأوعية
angiocardiopatía إعتِلالُ القَلب والأوعية
angiocarditis إلتِهابُ القَلب والأوعية
angiocavernoso وِعائيٌّ كَهفي
angioclasto مِمساكُ الوِعاء
angiocolecistitis إلتهابُ الحويصلَة والأوعيةِ الصَّفراويَّة
angiocolecistografía صورةٌ للحويصلَة والمجاري الصَّفراويَّة
angiocolitis إلتِهابُ القَنَواتُ الصَّفراء
angiocondroma وَرَمٌ غضروفيٌّ وعائيّ
angiocrino إضطرابَاتٌ وِعائيَّة صَمَّاوية المَنشأ، خللٌ وعائيٌّ بسببِ إضطرابِ بالغُدَدِ الصَمّ
angiodermatitis إلتِهابُ الأوعيةِ الجِلديَّة
angiodiascopia رؤيَةُ الأوعية عبر الضوء
angiodiastasis تَوَسُّعُ أو تَبَاعُدُ الأوعيَة
angiodiatermia إستِحرارٌ وِعائي
angiodinia ألَمٌ وِعائيّ
angiodisplasia خللُ التَّنسجُ الوِعائي
angiodistrofia حَثَلٌ وِعائيّ ، سُوء التَّغذية الوِعائي
angioelefantiasis داءُ الفيل الوِعَائي
angioendotelioma وَرَمٌ بطانيٌّ وِعائيّ
angiofibroma وَرَمٌ وِعائيٌّ لِيفي
angiofolicular وِعائيٌّ جُريبي
angiogénesis تَوَلُّدُ الأوعية ، تَكوينُ الأوعية
angiogénico وِعائيُّ المَنشأ أو التَّكوين
angioglioma وَرَمٌ دبقيٌّ وِعائِيّ
angiogliomatosis أورامٌ دبقيَّةٌ وعائيَّةٌ مُتَعَدِّدَة
angiografía تَصويرُ الأوعيَةِ الدَّمَويَّة
angiohemofilia نَاعورٌ وِعائِيّ
angiohialinosis تَنكسٌ زُجاجيٌّ للطبقةِ العضليَّةِ الوِعائيَّة، تَزججُ الأوعيَّة
angioleucitis إلتِهابُ الأوعِيَة اللِّمفيَّه
angiolinfangioma وَرَمٌ وِعائِي لِمفي

angiotomía | A

angiolipoma وَرَمٌ شَحميٌّ وِعائيَ
angiolito حَصَاةٌ وِعائيَّة
angiología عِلمُ الأوعيَة
angiolupoide طَفحَةٌ ذَنَبيَّة وِعَائيَّة
angioma وَرَمٌ وِعَائِيَ
cavernosos *وَرَمٌ وِعَائِيَ كَهْفِيَ*
angiomatelangiectasico وَرَمٌ وِعَائيَ تَوَسُّعيَ
angiomalacia تَلَيُّنُ جُدران الأوعية الدموية
angiomatosis أورَام وِعَائيَّة في عدة مواضع، داء الأورام الوعائيَّة
angiomatoso مُتَعلقٌ بالوَرَمِ الوعَائِي
angiomegalia ضَخَامَةٌ وِعَائيَّة
angiómetro مِقياسُ الأوعيَّة
angiomiocárdico مُتعلقٌ بالأوعِيَّةِ وعَضَلَةُ القَلب
angiomiolipoma وَرَمٌ شَحميٌّ عَضَلِيٌّ وِعَائِيَ
angiomioma وَرَمٌ عَضَلِيٌّ وِعَائِيَ
angiomioneuroma وَرَمٌ عَصَبِيٌّ عَضَلِيٌّ وِعَائِيَ
angiomiopatía خَلَلٌ عَضَلِيٌّ وِعَائِيَ
angiomiosarcoma ساركومة عضَلِيَّة وِعائيَّة، وَرَمٌ عَضَلِيٌّ وِعَائِيَ
angiomixoma وَرَمٌ وعائِيٌّ مُخَاطِيَ
angionecrosis نَخرٌ وعائيَ
angioneoplasia وَرَمٌ وِعَائِيَ
angioneumografía صُورَة الأوعيَّة الرِّئويَّة
angioneuralgia ألَمٌ عَصَبِيٌّ وِعَائِيَ
angioneuroedema خَزبٌ عِرقيٌّ عَصَبيَ
angioneuroma وَرَمٌ عَصَبيٌّ وِعائِيَ
angioneuropatía إعتِلالُ أعصاب الأوعيَّة
angioneurorrectomía إستِئصالُ الأعصاب والأوعيَّة
angioneurosis إعتلالٌ وعائيٌّ عَصبيَ
angioneurotomía قَطعُ الأعصَاب والأوعيَّة
angionoma تَقَرُّحٌ وِعَائِيَ
angiopancreatitis إلتِهابُ أوعيةِ البنكرياس
angioparálisis شَلَلٌ وِعائيَ
angioparesia شَلَلٌ وِعائيَ
angiopatía إعتلالٌ وِعائِيَ
angiopatología علمُ أمراضِ الأوعيَّة
angioplania خَللٌ في تَرتيبِ الأوعيَّة
angioplastia تَقويمُ أو رَأبُ الوعاء جِراحياً
angiopoyesis تشكيل أو تكوينِ الأوعيَّة
angiopresión ضَغطُ الشريان
angioqueiloscopio مِنظارُ الأوعيَّةِ الشفَويَّة
angioqueratoma وَرَمٌ تَقَرُّنيٌّ وِعائِيَ
angioquinesis حَرائِكٌ وِعَائية، نَشاطٌ وِعَائِيَ
angioquinético مُحَرِّكٌ وِعائِيَ
angioquiste كيسَةٌ وِعَائيَّة
angiorrafia خياطَةُ الأوعيَة، رَفوٌ وعائيَ
angiorrea نَزيفٌ وِعائيَ، إرتِشاحٌ دَمَويَ
angiorreticuloendotelioma وَرَمٌ بطانيٌّ وِعائي شَبَكي
angiorreticuloma وَرَمٌ شَبَكيٌّ وِعائي
angiorrexis تَمَزُّقٌ وِعَائي
angiosarcoma ساركومة وِعائِي، وَرَمٌ وِعَائيٌّ عَفلي خَبيث
angiosclerosis تَصَلُّبُ الأوعية
angioscopio مِجهر الأوعيَّة الشَّعريَّة
angioscopia تَنظيرُ الأوعيَّة الشَّعريَّة
angioscotoma عُتمَةٌ وِعائيَّة (بسبب ظلال الأوعية الدموية الشبكية على مجال البصر)
angioscotometria كَشفُ العُتمَة الوعائيَّة، رسمُ العُتمة الوعائيَّة
angiosialitis إلتِهابُ مَجاري اللُّعاب
angiospasmo تَشَنُّجُ أو إنقِباض الأوعيَة، تَقَلُّصُ عَضلات الشِريان
angiostaxis تَأهُّبٌ نَزْفي
angiostenia تَوتُّرٌ شِريانيَ
angiostenosis تَضَيُّق الأوعيَة
angiosteosis تَكَلُّسُ الأوعية، تَعَظُّم الأوعية
angiostomía فَتحُ أو مُفاغَرة الوعاء، تفميمُ الوعاء
angiostrofia ثَنيُ أوفَتلُ الوعاء (لإيقاف النزيف)
angiostrongiliasis داءُ الأسطوانيات
angiotelectasia تَمدُّدُ الأوعيَّة الشَّعريَّة، تَوسُّع الأوعية الشَّعريَّة
angiotensina أنخيوتنسينا(مادة ترفع ضغط الدم)
angiotensinasa أنخيوتينسيناسا (إنزيم)
angiotensinógeno مُوَلِّدُ الأنخيوتنسينا
angiotitis إلتِهابُ أوعيَةِ الأُذُن
angiotomía بَضعُ الأوعيَة

angiotomo مِبضَعُ الأوعيَة
angiotonía تَوتُّرٌ وِعائي
angiotonina مُوتِّر وِعائي
angiotribo مِهراسٌ وِعائيّ، هارِسُ الأوعيَّة
angiotripsia الضَغطُ أو هَرسُ الأوعيَّة لوقفِ النَزيف
angiotrófico متعلقٌ بتغذِيَةِ الأوعيَة
angiotrofoneurosis متعلقٌ بالعُصابِ الوِعائي الإغتِذائي
anglicus(sudor) العَرَقُ الإنكليزي(حمى إنكليزية)
angofrasia تَقَطُّعُ النَطق، تَلعثُمٌ في الكلام
angor ذُبحَة، خناق
pectoral(pectoris) ذُبحَةٌ صَدريَّة
angström أنغستروم (جزء من مئة مليون من السنتيمتر)
angulación تَزَوٍ (من زاوية)
angular زاويّ
Ángulo زاويَة
angustia ضَائِقَة، تَضَيُّق
anhedonia فقدان النَشوَة، فَقدُ اللَّذَة
anhelación عسرُ التَنَفُّس، لُهاث
anhematopoyesis نَقصُ أو عَدم تَشَكُّلُ الدَّم بسبب تعَطُّلٍ في نِقي العِظام
anhematosis قِلَّةُ تَكَوُّنُ الدَّم
anhemotígmico مُخَثِّرٌ باللَّمْس، يطبَّق على الأنسجة اللتي بوجودها تمنع تخثر الدم
anhepatia قِصر في وظائفِ الكَبِد
anhepatico لا كَبِدي
anhidremia نَقصُ المَاء في الدَّم
anhídrido بدونِ مَاء
anhidro خَالٍ مِن المَاء
anhidromielia نقصُ أو فقدانُ السَائِل النخَاعي
anhidrosis إنقِطاعُ التَعَرُّق، الصُلاد
anhidrótico مَانِعُ التَعَرُّق
anhipnia الأرَق، قِلَّةُ النَّوم
aniacianosis نقصٌ في حَمضِ النيكوتين
aniantinopsia عَمَى اللَّون البنفسجي
anictérico لا يَرَقاني
anideo مِسخٌ عَديمُ الشكل
anidio عَديمُ الشكل
anidoxima أنيدوكسيما (دواء مسكن)
aniinfeciso مُضادُّ العَدوى (أدوية)
aniinmune مُضادُّ المَنَاعة، مَانِعُ الحَصَانَة
anileridina أنيليريدينا (دواء مسكن ومبنج)
anilidad عَجائِزيّ (التصرف كما تتصرف العجائز)
anilina صِبغُ النِّيل
anilinofilo سَهلُ الإصطِباغ بالأنيلين
anilismo تَسَممٌ نيلينيّ، الإنسمامُ بالأنيلين
anillo خَاتم ، حَلْقَة ، طَوق
crural فتحةُ قناة الفخذ (الحَلقَةُ الفَخذيَّة)
inguinal الحَلْقَةُ الأُربيَّةُ
ánima صورة المرأة المثالية في مخيلة الرجل
animación إحْيَاء، إنعَاش
animal حَيَوان
animálculo حُوَين، كائِنٌ مِجهري
animalidad الحَيَوانيَّة (الصفات المميزة للحيوان)
animismo المَذهَبُ الروحَاني (إعتقاد أن الروح هي مصدر النموّ العُضوي)
animus صورة الرجل المثالي في مخيلة المرأة
anincretinosis عَدم أو نَقص للإفرَازِ الدَاخِلي
anión أنيون، شَارِدة سَلبيَّة ، صَاعِدة
aniónico أنيوني، متعلق بالشارِدة السالِبة
aniridia عَدمٍ وجود خَلقي لقَزَحِية العَين
anís يانسُون
anisaquiasis دَاءُ المتشاخسات (ديدان تتطفل على الأسماك)
anisato أنيساتو (كيمياء)، ملحُ حَمض اليانسون
aniseiconía تفاوتُ الصورَتين في العينين(حالة تشكيل صورة في عين مختلفة عن العين الأخرى)
anisergia تَفاوتُ ضَغط الدَّم في الجِسم
anisina أنيسينا(مضاد حيوي مبيد للجراثيم والفطور)
anisindiona أنيسيديونا (دواء مميعٌ للدَّم)
aniso سابقة بمعنى التَفاوت، التَباين، غير مُتعادِل
anisoacomodación تفاوتُ التَكَيُّف (عينية)
anisocariosis تَفَاوتُ النَّوى (خلية)
aniscitosis تفَاوتُ حَجم الخَلايا، تفاوتُ الكُرَّيات وخاصة الحُمر
anisocoria تَفَاوتُ الحَدَقتين(عينين)
anisocromasia تفاوتُ التَلوُّن (في الكريات الحمراء)

anisocromía تَفاوتُ التَلَوُّن(في الكريات الحمراء لإختلاف محتوى الهيموغلوبينا)
anisodáctilo متفاوِتُ الأصابع المُتَناظِرة
anisodiamétrico مُتفاوِتُ الأقطَار
anisodonte مُتفَاوِتُ الأسنَان، غَيرُ مُتساوي الأسنان
anisoforia إحولالٌ مُتفَاوِت
anisogamia إتِحادٌ بين جِنسين مُختلفين، تبايُنُ الأمشَاج
anisognato مُتفاوِتُ الفَكَّين، غيرُ مُتساوي الفَكَّين
anisoiconia تَفاوتُ الصُورَتين في العينين شَكلاً وحَجماً
anisoleucocitosis تفاوتٌ في شكلِ الكُرياتِ البيض
anisomastia تَفاوتٌ في حَجمِ الثَّديين
anisomelia عَدم تَساوي الأطراف المُزدوجَة (العلويين أو السفليين)
anisomería عَدم تساوي الأجزاء، اللاتَمَاكب
anisomérico لا مُتصاوغ، مُتفاوتُ الشَّكل
anisometropia تَفاوتُ الإنكِسَار (في العينين)
anisopía تفاوتُ الإبصَار، تباينٌ في الرؤيةِ بين العينتين
anisopiesis تباينٌ في ضغطِ الدَّم بينَ أجزاءِ الجِسم
anisorritmia إختلافُ النظم، عَدم تَناسق في دقاتِ القلب بين النشاطين الأذيني والبُطيني
anisosfigmia إختِلافُ النَبض، تباينُ النَبض
anisosmótico مُتفاوتُ التَناضُحِيَّة
anisosporo مُتفاوِتُ الأبواغ، بوغ مُتفاوت
anisotenia مُتفاوتُ القُوَّة(عضلات)
anisotonía مُتفَاوِتُ التَّوتر
anisotropía تباينُ مُتأثِّرٌ بالجِهات
anisuria تعاقبٌ في دَرٍ وفقدانِ دَرِ البَول، تَفاوتُ البيلات
anitrogenado لا نتروجيني
anlaje البَدآة، البُنيَّة الأولى
ano شَرج، فتحَةُ المُستَقيم (تشريح)
anociasociación تَخديرٌ تَلطيفيّ (تخدير موضعي قبل التخدير العام)
anoclesia هدوء، جُمود
anoclusión تَخديرٌ تَلطيفيّ
anococcígeo شَرجيٌ عُصعُصي (تشريح)
anocromasia عَدمُ الإصطباغ، تَلَوُّنٌ خَلقي للكرياتِ الحمراء (تلون الأطراف وعدم تلون المركز)
anodal أنودي ، مَصعَدي
anoderm البِطانة الشَرجيَّة الظِهاريَّة
anodinia زَوالُ الألَم
anodino مُسَكِّنٌ للألَم
anodmia فَقدُ الشَّم
ánodo قطبٌ مُوجِب، أنودو
anodontia إنعِدامُ الأسنَان
anofelicida مُبيدُ بَعوضِ الأجَميَّة
anofelismo إنتِشَارُ البَعوض المُؤذي
anoforia إحولالٌ فوقاني، إختلافُ خطوط البَصَر
anoftalmía فقدانٌ خَلقيٌّ للمقلة أو المقلتين
anoftalmo عَديمُ المُقلتين
anoia هَبَل، بلاهة
anol أنول (مادة مسرطنة وذات تأثير إستروجيني)
anomalía شُذوذ، لاإنتِظاميَّة
anómalo شَاذّ، لانِظاميّ
anomalopía شُذوذٌ في الرؤية، رؤية غير سَليمَة، شذوذٌ في رؤيةِ الألوان
anomalopsia شذوذٌ في رؤيةِ الألوان
anomaloscopio مقياسُ شُذوذ الرؤية أو شُذوذُ رؤية الألوان
anomalotrofia شُذوذُ التَغذية، تَغذية غير سوية
anomia عدمُ القدرةِ على تسميةِ الأشياء أو معرفة أسماءها
anoniquia عدم وجودُ الأظافر خِلقَة
anoperineal شَرجيٌ عِجَانيّ
anopía عجزٌ أو ضَعفُ النَظَر، عمَى شِقِّي، حَولٌ نحوالأعلى، عَمَى عابِر
anoplastia تقويمُ أو رأبُ الشَرج
anopluros الحشراتُ غير المُجنَّحَة وذات فم ماصّ(كالقمل)
anopsia حولٌ نحو الأعلى، عجزٌ أو ضَعفُ النَظر
anorético فاقدُ الشهيَّة للطَّعام، قَهَمي
anorexia فقدُ الشهوةِ للطَّعام (لمدة طويلة) ، قَهَم
anoréxico قَهَمي، فاقدُ الشهيَّة للطعام
anorexígeno مُفقِدُ الشهيَّة للطعام، مُقَهِم
anorgánico غير عضوي
anorgasmia إنعدامُ الإنزالِ في الجَماع، اللاإيغافيَّة

anormal غير عادِيّ، أحمَق
anormalidad تَشوُّه، شُذوذ
anorquismo إنعدام الخُصية أو الخُصيتين الخلقي
anorrectal شَرجيٌ مُستقيميّ
anorrectitis إلتهابُ الشَرج والمُستقيم
anorectocolico شَرجيٌ مُستقيميٌ قولونيّ
anortografía إضطرابُ الكِتابَة، فقدانُ القدرة على الكتابةِ بشكلٍ صحيح
anortopía إضطرابُ البَصر، إحوِلال
anortoscopio مِنظارٌ مُقوِم، مطبق الصورَة المرئيَّة عَجزٌ جِنسي، عدم الإنتِصاب
anoscopia تَنظيرُ الشَرج
anoscopio مِنظارُ الشَرج
anosfrasia فقد حاسَة الشَمّ، خشام
anosigmoidoscopia متعلق بالتنظيرالشرجي السيني
anosmia فقد حاسة الشم ، خَشَم
anosodiaforia عدمُ المُبَالاة بالمَرض
anosognosis عَمَه العَاهة أو المَرَض، عدمُ إدراك الإصابة بعاهةٍ مَوجودة
anospinal شَرجيٌ نخاعي، شَرجيٌ شَوكي
anosteoplasia نقصُ النُمو العَظمي، تَشكلٌ مُتشوةٌ للعِظام، عَدمُ التَنسُج العَظمي
anostosis عدم التَّعظُم، نَقصُ النُمو العَظمي
anotia غيابُ الأُذنين
anoto مِسخٌ عَديمُ الأُذنين
anotropía حَولٌ عُلوي
anotus عديمُ الأُذنين خلقياً
anovaginal شَرجيٌ مَهبلِي
anovaria غيابُ المَبيضين
anovarismo غيابُ المَبيضين
anovesical له علاقة بالشَرجِ والمَثَانة
anovulación لا إباضَة، إنقِطاعُ الإبَاضَة
anovulatorio كابِتُ الإباضَة
anovulia لا إباضة
anovulomenorrea حَيضٌ لا إباضِيّ، حيضٌ مترافق بغيابِ الإباضَة
anoxemia نقصُ الأكسجين في الدَّم
anoxia نقصُ الأوكسجين، عَوزُ الأكسجين
anquil بادئة بمعنى إلتِصاق، إلتِحام، مَحني، مَعقوف
anquilo سابقة بمعنى إلتِصاق، مَحني، مَعقوف
anquilobléfaron إلتِصاقُ الجَفنين
anquilocolpos تَضيُّق أو رَتق المَهبل
anquilodactilia إلتِصاقُ الأصابع بين بعضها
anquilodontia إلتِصاق أو إلتِحام الأسنان
anquilofobia رُهابُ التَصَّلب أو التَيَّبس في الأعضاء، رُهابُ القَسَط
anquiloglosia عقدُ اللسان، إلتِصاق اللسان والحَدُّ من حركتِه
anquilomela مِسبارٌ مُنحنٍ أو مَعقوف
anquilomelo مِسبارٌ مُنحنٍ
anquilomerismo إلتصاقٌ غير طبيعيّ، إلتصاقُ أشياء مُنفَصِلة عَادةَ
anquilopodia إلتِحامُ الكاحِل
anquilopoyético مُسَببٌ للإلتِصاق أو التَّلاحم
anquiloproctia تَضيقُ أو ضيق الشَرج
anquilorinia إلتِصاقُ جناح الأنف بالجِدار الأنفي
anquilosado مَقسوط، مُتَصَلِّب المَفصِل، ذو مَفصِل مُتَصَلِّب
anquilosis القَسَط، تَصلُّبُ المَفصِل، إنعِدامُ أو نقصُ حركة لمفصِلٍ مُتَحَرِّك
anquilostoma مَعقوفَاتُ الفَمّ، المَلْقُوات
anquilostomático مَعقوفُ الفَمّ
anquilostomiasis داءُ المَلقُوات، داءُ الأنكيلوستوما
anquilotia رتقُ الأُذن، إنسِدادُ التَجويف الأُذني الخارجي
anquilotomía قطعُ القَسَط، قطعُ عُقدةِ اللسان، قطعُ جَيم اللسان
anquilótomo مِقطعُ قَيدِ اللسان، مِقطعُ اللُجيم لتحرير قَسَط اللِّسان
anquiuretria تَضيُّقُ الإحليل، ضِيقُ المَبال
anquiroide مِرساتيُّ الشَكل، أعقَف، بشكلٍ معقوف
ansa عُرْوَة
ansaroide أعقفُ الشَكل، مرساتي الشكل
anserino إوزِّيّ (من الوِزة)
ansiedad ضِيق، حيرة، قَلَق
ansiforme عُرويُّ الشَكل
ant- سابقه بمعنى ضِدّ، مُقابِل
antagonismo مُناهَضَة، ضِدّ، مُضادَّة
antagonista مُضَادّ، تَضَادّ (عضلة أو عصب

anticatalizador A

مضاد أو ذو فعل معاكس)
antalcalino مُضَادٌ القلويَة
antálgico مُسَكِّنٌ للوَجع، ضِدُّ الأَلم
antazolina أنتاذولينا(دواء مضاد للهيستامينا)
ante سابقه بمعنى، أمَام أو قَبل بالزمانِ والمكان
antebrazo سَاعِد (من الذِراع)
antecedente سَابِقة، سَالِف، طَليعَة
antecubital أمَامَ المِرفَق
antefase طُورُ المُقتَبل (في إنقسام الخلية)
antefebril قَبلَ الحُمَّى
anteflexión الإنحِناء إلى الأمَام، خَنَثٌ أمَاميّ
antehélix وتَرَة الأُذُن، صَحنُ الأُذُن
antehipófisis النُّخَاميَّةُ الأمَاميَّة، الفِصُّ النُّخاميّ الأمامي
antemortem قَبلَ المَوت
antenatal قبلَ الوِلادَة
antepirético قبلَ الحُمَّى
anteposición إنزياحٌ أماميّ، التَّحركُ الأمامي
anteprandial قبلَ الأكل
anteprostatitis إلتِهابُ غُدَّد كوبر، إلتِهابُ الغُدَّة البَصليَّة الإحليليَّة
anterior أمَامي
antero- سابقة بمعنى أمَامي
anterodorsal أماميٌ ظهرانيّ
anteroexterno أماميٌ وَحشيّ، أماميٌ خَارجي
anterógrado مُتَّجهٌ للأمام
anteroinferior أمامِيٌ سُفليّ
anterointerno أماميٌ أُنسيّ، أماميٌ داخِليّ
anterolateral أماميٌ جانِبيّ
anteromedial أماميٌ وسَطيّ، أماميٌ ناصِف
anteroposterior من الأمامِ إلى الخَلف
anteropulsión ميلٌ للوقوعِ نحَو الأمَام
anteroseptal **أماميٌ حاجزيّ**
anterosuperior أماميٌ فوقيّ
anteroventral أماميٌ بَطنيّ
anteroversión الإنثِناءُ ألى الأمام، (الإنقلاب الأمامي للرحم)
anterrotación ينعَكِفُ ألى الأمام
anti- بادئة بمعنى ضِدّ، مُضادّ
antiabortivo ضِدُّ الإجهاض
antiácido مُضادٌ للحموضَة
antiadherente مانِعُ الإلتِصاق
antiadrenérgico مُضادٌ للأدرينات، مُضادٌ لمُحاكي الوُدِّي
antiafrodisiaco مُجَفِّر(منقص للرغبة الجنسية)
antiaglutinina مُضادٌ للتَّرَاص، مُضادٌ للتَّجَمع
antialbumina مُضادُ الألبومينا
antialcalino مُضادٌ للقلوي
antiálgico مُسَكِّن، ضِدُّ الألَم
antiamebiano مُضادُ الأميبة (دواء)
antiamilasa مُضادُ الأميلاسا (إنزيم)
antianafilactina مُضادُ تأقي (أدوية)
antianafilaxis مُضادُ الحَساسيَّة للمُستضدات
antiandrógeno مُضادُ مُنَشِّط صِفات الذُّكورة
antianémico ضِدُّ فقر الدَّم
antianticuerpo ضِدُّ الضِدّ
antiantídoto مُضادُ التِّرياق
antiantitoxina ضِدُّ التِّرياق
antiapopléjico مُضادُ السَكتَة
antiarrítmico مُضادُ إضطراب النُظُم (أدوية)
antiartrítico مُضادُ إلتهاب المَفاصِل
antiasmático مُضادُ الرَّبو
antiasténico مُقوٍ ، مضادٌ للوَهن
antiaterogénico مُضادُ التَعَصُّد (التعصد في جدران الشرايين)
antiatrófico مُضادٌ للضُمور
antiautolisina مُضادُ الحالَّةُ الذاتيَّة (أدوية)
antibacteriano مُضادٌ للجراثيم
antibiosis كائنٌ حيّ ضِدُّ الكائن المُرافِق، تَضادٌ حَيويّ
antibiótico مُضادٌ حَيويّ
antibiotina ضِدُّ البوتينا (مركب يشبه فيتامين ه)
antiblástico ضِدُّ التَطوُّر، يُؤخِرُ أو يمنعُ التَطوُّر
antiblenorrágico مُضادُ السَيلان
antibrómico مُزيلُ الروائح الكَريهَة
antibubónico مُضادُ الدُبيل، دواءٌ فعَّال في معالجة الطاعون
anticaquéctico مُضادُ الدَّنَف، مضاد السقَم
anticariogénico مُضادٌ للتَسوس
anticatalizador مُضادُ الحفَّاز، ضِدُّ الوَسيط

anticatarral

anticatarral ضِدُّ الزُّكام، ضِدُّ الرَشح
anticátodo ضِدُّ القطب السالب، مقابل القطب السالب
anticefalágico مُضادُّ الصُداع، مُضادٌّ لوجَع الرأس
anticetogenia مَنعُ تَولُّد الأجسام الخَلونيَّة (خل)
anticimótico مضاد الإنزيم، مانِعُ الإختِمار
anticipación إستِباق، تَوقُّع
anticlinal مائِلُ السَطحين، مُنحَدِرٌ في جِهتين متقابلتين
anticlorótico مُضادُّ داءُ الإخضِرار
anticoagulante مُضادُّ تَخثُّر الدَّم
anticodon مُقابلة الرامِزة، متامِمة الرامِزة في ر ن ا المِرسالي
anticolagenasa مُضادُّ الكولاخيناسا (إنزيم)
anticolelitogénico مُضادُّ التَّحصي الصَّفراوي
anticolerina دواءٌ ضِدَّ الكوليرا
antocolesterolémico خافِضٌ لكوليسترول الدَّم
anticolico ضِدُّ المَغْص
anticolinérgico مُضادُّ الكولينيات، مضاد الفعل الكوليني (دواء)
anticomplemento مُضادُّ المُتَمِّمة، مُضادُّ المُتمِّم
anticonceptivo ضِدُّ الحَمْل، ضِدُّ الحَبَل، مانِعُ الحَبَل
anticonvulsivante مُضادُّ التشنُّج، مُضادٌّ للإضطِراب
anticonvulsivo مُضادٌّ للتَشنُّج (دواء)
anticuerpo جِسمٌ مُضادّ، ضِدّ
anticus أمَامي، أمَام
antidepresivo ضِدُّ الإكتِئاب، مُضادٌّ للإنهيار العَصَبي
antidiabético مُضادُّ داء السُكَّر
antidiarreico ضِدُّ الإسهال
antidiscrático ضِدُّ الخَتْل
antidisentérico مُضادٌّ للزُّحَار (دواء)
antidiurético ضِدُّ التَّبول، كَبتُ التَّبول
antidiuretina مادةٌ مُضادَّةٌ للتَّبول
antídoto مُضادٌّ للسُّمّ، تِرياقي (أدوية)
antidrómico مُعاكسٌ للمسيرة، مُعاكِسُ التَوصيل (في الأعصاب)
antieccematoso مُضادُّ الأكزيمة
antiedematoso مُضادُّ الوَذمَة
antiemético مُضادُّ القَيئ ، يحمي من الغَثيان
antiendotóxico مُضادُّ التَسمُّمُ الداخلي، مُضادُّ الذيفان الداخلي
antienzima مُضادُّ الإنزيم
antiepiléptico مُضادُّ الصَّرع
antiepitelial مُخرِّبُ الظهاريات، قاتل أو مُهدِّمُ الخلايا الجِلديَّة
antierotico مُجَفِّر، مضاد للجماع
antiescarlatinoso مُضادُّ القِرمِزيَّة (أدوية)
antiescleroso ضِدُّ التَصلُّب
antiescorbútico مُضادُّ البَثَع، مُضادُّ الحفر (مرض وبائي بسبب سوء التغذية)
antiespasmódico مُضادٌّ للتَشنُّج
antiespástico مُضادٌّ للتَشنُّج العَضَلي (أدوية)
antiespermotoxina مُضادُّ ذيفان النطاف
antiesquistosómico مُضادُّ البلهارسيات (أدوية)
antiestafilocócico مُضادُّ العُنقوديات، مُضادُّ الجراثيم العُنقودية
antiestafilolisina مُضادُّ الحالات العُنقودية
antiesterilidad ضِدُّ العَقَم
antiestreptocócico مُضادُّ العقديات
antiestrogénico مُضادُّ المُودِق، مُضادُّ الأستروخنو (أدوية)
antifagina مادةٌ تُكوِّنها بعضُ الجراثيم لمقاومةِ البَلعَمَة
antifagocítico مُضادُّ البَلعَمَة
antifebril ضُدُّ الحُمّى، ضُدُّ إرتفاع الحَرَارة
antifermento مُضادُّ التَخَمر
antifibrinolítico مُضادُّ حَالّ الفيبرينا
antifilaria مُضاد للخيطيّات
antiflatulento ضِد الانتِفاخ الغَازي
antiflogístico مُضادُّ الالتِهاب (أدوية)
antiftisiaco مُضادُّ السل الرِّئوي
antifúngico مُضادُّ الفُطريات (أدوية)
antigenemia وجودُ المُستضدات في الدَّم
antigenicidad إستِضداد، قدُرةُ حَفز الجِسم على توليد المُضادّ
antígeno مُستضِدّ، مُوَلِّدُ المُضادّ
antigenoterapia مُعَالَجةٌ بالمستضِدات
antiglobulina ضِدُّ الغلوبولينا

antigonadotrópico مُضادٌ مَوجهة الغُدَد التَّناسليَّة
antigonorreico مُضادُ السَيَلان (أدوية)
antihelmínitico مُضاد الديدان
antihemaglutinina مُضاد الراصَّة الدمويَّة
antihemofílico مُضاد مرض الناعور
antihemolisina مُضادُ الحالَّة الدمويَّة
antihemolítico مانِعُ إنحِلال الدَّم (أدوية)
antihemorrágico ضِدُ النَزيف، مانِعُ النَزيف، مُوَقِّف النَزيف
antiherpético ضِد الفيروسة الهربسية، ضد الحلا
antihidrofóbico مُضاد داءُ الكَلَب
antihidrótico مُخَفف أو مانِعُ العَرَق
antihipercolesterolémico خافِضٌ لكوليسترول الدم
antihiprglicémico خافِضُ سُكر الدَّم
antihiperlipoproteinémico خافِضُ البروتينات الشَّحميَّة في الدَّم
antihepertensivo خافِضٌ للضغطِ العَالي، ضِد إرتفاع الضَّغط
antihipnótico مَانِعُ النَّوم
antihistamínico مُضادُ الهيستامينا(أدوية)
antihistérico مانِعُ الهيستيريا
antiinflamatorio ضِدُّ الإلتِهاب
antiinsulínico ضِدُّ الإنسولين
antilactosuero مُضَادُ المَصل
antilémico ضِدُّ الطَاعون
antileprótico مُضَادٌ لمرَضِ الجُذام
antiléptico مُحَوّل
antiletárgico مُضَادُ النَّوم، مَانِعُ النَّوم
anileucocítico مُضَادُ الكُرَّيات البيضَاء
antileucotoxina مُضادٌ للتَّسمُّم بسمومِ الكُريَّات البيضاء
antilipémico خَافِض شَحم الدَّم
antilisina مُضادُ الحَالَّة
antílisis مَنعُ الإنحِلال، مُضَادُ الإنحِلال
antilitiásico مُضادُ التَحَصيّ
antilítico مُضادُ التَّحَصيّ (حصاة وخاصة حصاة البول)
antilogía تَبَاينُ الأعراض المَرَضيَّة
antiluético مُضاد الزهري ، مُضاد السفلس

antimalárico مُضاد الملاريا (أدوية)
antimaniaco مُضاد الهَوَس
antimefítico مانِعُ الروائِح الكريهَةِ أو النَتِنَة
antímero قطعةٌ بدنيةٌ مُعَينة أو مَحدُودَة، جزءٌ محدود من الجِسم
antimesentérico مُقَابِل المَساريق
antimetabolito مُضادُ المُستَقلَب
antimetropía تفاوتُ إنكِساريةِ العينين، تفاوتُ نظر العَينين
antimiasmático مُضادُ الوَبَالة، مُضاد الوَخَم
antimiasténico مٌضادٌ للوهنِ العَضَليّ (أدوية)
antimicótico مُضادُ الفطر(أدوية)
antimicrobiano مُضادُ الجراثيم
antimidriático مُضادُ تَوَسُّع الحَدَقَة
antimineralcorticoide مُضادُ القشرانيات المعدنية (أدوية)
antimitótico مُضادُ الإنقِسام الفَتيليّ
antimongólico مغوليّ عكسيّ، بعكس علامات مُتلازِمة داون
antimongolismo مَغوليَّةٌ عكسيّة
antimonio إثْمِدي (حجر تُكَحَّلُ به العَين)
antimuscarínico ضد الموسكارينا (قِلويّ سَامّ)
antinarcótico مُضادُ التَخدير(أدوية)
antinatriuresis مُضاد إدرَار الصوديوم (أدوية)
antinauseoso مُضادُ الغَثَيان (أدوية)
antinefrítico مُضاد الإلتِهاب الكُلوي (أدوية)
antineoplásico ضِدُّ نُموُّ الأورَام (أدوية)
antineumocóccico مُضادُ المُكورات الرئويَّة(أدوية)
antineurálgico مضادُ الألَم العَصَبي (أدوية)
antineuritíco مُضادُ إلتِهابِ الأعصاب
antineurotoxina مُضاد ذيفان الأعصاب (أدوية)
antineutrón مُضادُ النترون
antinión المَقْطَب، مَقْطَب الحاجبين
antinuclear مُضادُ النوى
antiofídico مُضادُ لَدغةِ الحَيايا
antioftálmico مُضادُ الرَّمَد (أدوية)
antiomialina أنتيوميالينا (ملح أنتيموني)
antioncogenia ضِدُ تكوُّن الأورَام
antioncótico مُضادُ الأورَام (أدوية)

antiotomía

antiotomía قَطعُ اللوزتين، إستِئصالُ اللوزتين
antiovulatorio مُضادُّ الإباضَة
antioxidasa مُضادُّ الأكسدة
antipalúdico مُضادُّ المَلاريا (أدوية)
antiparalítico مُضادُّ الشَلَل
antiparasimpaticomimético مُضاد مُحاكي اللاوديّ (أدوية)
antiparasitario مُضاد الطُفيليات (أدوية)
antiparkinsoniano مُضادُّ البَاركِنسونيَّة (أدوية)
antipartícula جُسيمٌ مُضادّ
antipatía نُفور، تَناكر، مَقت
antipatógeno مُضادُّ العَامِلُ المُمَرّض
antipendicular مُضادٌّ للقَمِل (أدوية)
antipepsina مُضادُّ البيسينا
antiperistalsis التَمَعُّجُ المُعَاكِس، مُضادُّ التَمَعُّج
antepesadilla مُضادُّ الكَابوس
antepestoso مُضادُّ الطاعون
antipiógeno مُضادُّ التَقَيّح (أدوية)
antipiresis مُعالجةٌ بمضادِ الحُمَّى
antipirético مُضادُّ الحُمَّى (أدوية)
antipirina أنتيبيرينا (دواء مسكن)
antipirótico مُضادُّ الحُروق (أدوية)
antiplaquetario مُضادُّ الصَفيحات
antiplásico مَانِعُ الإلتِئام، مَانِعُ التَنسُّج
antiplasmina ضِدُّ البلاسمينا (إنزيم يهضم الليفين)
antiplasmódico مُضادُّ الرَّغويات، (أدوية) مُضادُّ المُتَصَوِّرات
antípoda عَكسيُ التَقاطُب
antipodagra مُضادُّ النِقْرِس
antipolicitémico مُضادُّ كثرةِ الكُريَّات (أدوية)
anteprecipina مُضادُّ المرسّبه (من الترسيب)
antiprotozoario مُضادُّ الأوالي الحَيَوانيَّة
antiprotrombina مُضادُّ البروموتروميينا (يمنع تحولها إلى ترومبينا)
antipruritico مُضادُّ أو مُهدِّئ الحِكَّة، مُضادُّ الهَرَش
antipsicomotor مُضادُّ الحركةِ النَفسانيَّةِ المنشأ
antipsoriásico مُضادُّ الصَدفيَّة
antiqueirotono تَشَنُّج الإبهام الإنعِطافي
antiquetógeno مانِعُ تَولُّد الخَلُونيَّات، مُضادُّ تَولُّد الكيتون

antiquinasa ضِدُّ الكيناسا
antirrábico مُضادُّ داء الكَلَب
antirradiación ضِدُّ الإشعَاع
antirraquítico ضِدُّ الخَرَع، ضد الكساح
antirreumático مُضادُّ الروماتيزم
antisensibilización ضِدُّ التَحسِيس
antisepsis تَطهير، ضد العُفونَة
antiséptico مُطَهّر، مُضادٌّ للعُفونَة، مبيدٌ للجَراثيم
antisiálico ضِدُّ سيلان اللُّعاب
antisedérico مُنافِرٌ للحَديد (في البدن)
antisifilítico مُضادُّ الزهري (أدوية)
antisocial مُعتَلٌّ إجتِماعياً
antistalsis تَمَعُّجٌ عَكسيّ
antisudoral مُضادٌّ للتَعرُّق
antisuero مَصْلٌ مُضادّ، مَصلٌ ضِديّ
antitenar مقابل أليَة اليد أو باطنُ القدم، ظهر اليد أو القدم
antitérmico مُضادُّ الحُمَّى (أدوية)
antitetánico مُضادُّ الكُزَاز (أدوية)
antitifoideo ضِدُّ مَرض التيفوئيد
antitiroideo مُضادُّ نَشاط الغُدَّة الدَرقيَّه (أدوية)
antitónico مُضادُّ التَّوتُّريَّة
antitóxico ضِدُّ السُّمّ، تِرياقي
antitoxígeno مادةٌ تُحَرّضُ إنتاج التِرياق في الجسم
antitoxina مُضادٌّ للتَسمُّم، ضِد الذيفان
antitranspirante مَانِعُ التَّعَرق (أدوية)
antitreponema مُضادُّ اللولبيات (أدوية)
antitricomona مُضادٌّ للمسَوطات المُتَطَفِلة
antitripanosoma مُضادُّ المِثقَبيّات
antitriptasa مُضادُّ التريبتاسا
antitrismo ضَزَزٌ عكسي، مَانِع الضَزَر (تشنجٌ يمنعُ غلق الفم)
antitrombina مُضادُّ الترومبينا، مانِعُ التَخَثُّر
antitromboplastina مُضادُّ الترومبوبلاستينا (أدوية)
antitrombótico مانِع ُخُثار الدَّم (أدوية)
antitropo صِنو، عضو مقابل لآخر(كالعَين) ، جسمٌ مضاد
antitumoral مانِعُ حدوثِ الوَرَم، مُضادُّ تَوَلُّد الوَرَم

antitusígeno مُضادُ السُّعَال
antiurático مُضادُ تَرَسُّب اليُورات
antiulceroso مُضادُ التَقَرُّح
antiveneno مُضادُ السُّموم الحيوانيَّة
antivenéreo مُضادُ الزُهَري
antiviral مُضادُ الفيروسات
antivirus مُضادُ الفيروس
antiviviseccíón مُعارضةِ تشريح الحيواناتِ الحَيَّة
antixeroftalmía مُضادُ جَفاف المقلة (أدوية)
antizimótico مُضَاد الإنزيم
antocianidina أنتوثيانيدينا (مادة صباغية)
antocianina انتوثيانينا (مادة صباغية)
antocianinemia وجود الأنتوثيانيا في الدَّم
antocianinuria وجود الأنتوثيانينا في البَول
antofobia رُهابُ الزُهور
antorisma وَرَمٌ مُنتشر، تَوَرُّمٌ غير مَحدود
antraceno أنتراثينو (مادة صباغية تستخلص من القطران)
antraciclina أنتراثيكلينا (مادة مضادة للأورام)
antrácico متعلقّ بالجَمرةِ الخَبيثة
antracoide جَمرانيّ
antracómetro مِقياسُ ثاني أوكسيد الكربون في الهواء
antraconecrosis تَنَخُّرٌ فحميّ ، نَخْرٌ أفحَم
antracosis السُحار الفَحمي، داءٌ رئويّ بسببِ تَنَفُّس غبار الفحم
antracoterapia المُعَالجةُ بالفحم
antral جيبيّ، غَاريّ
antramicina أنتراميثينا (دواء مضاد للأورام)
antrarobina أنتراروبينا (دواء مبيد للطفيليات)
ántrax الجَمرَة، داءٌ بكتيريٌّ في المواشي ويمكن أن يُصيبَ البَشَر
  maligno *الجَمرةُ الخبيثة*
antrectomía إستِئصالُ الغَار
antritis إلتهابُ الغَار
antro- سابقة بمعنى الغَار أو غَاريّ
antroaticotomía فَتحُ الغَار والعُلِّيّه
antrobucal غَاريٌّ فَمَويّ
antrocele قيلةٌ غَاريَّة
antrocótido جمرانيّ
antrodinia ألَمُ الغَار
antróforo مُوسِّعٌ غاريّ
antronalgia ألمٌ في التَّجويفِ الفَكّيّ، ألمُ غَار الفَكّ
antronasal غَاريٌّ أنفيّ، له علاقة بالتَّجويفِ الفَكّيّ والأنف
antroneurolisis، قطعُ العَصب الغاريّ المَعِدي، إزالة تَعصيب الغَار
antropilórico غاريٌّ بَوابيّ
antropo سابقة بمعنى رَجل أو بَشَري
antropobiología البيولوجيا البشرية، علمُ الإنسان الأحيَائي
antropocéntrico بَشَريُّ التَمَركُز، إعتِبارُ الإنسان مَركز الكَون
antropofagia أكْلُ لَحم البَشَر
antropofobia رُهاب البَشَرِ أو المُجتمع البَشَري
antropogenia تَخَلُّقُ البَشَر، تَكوُّنُ البَشَر
antropografía التَّوصيفُ البَشَري
antropoide شَبيهٌ بالبَشَر
antropología علمُ البَشَريات
antropometría قياسُ أبعاد الجِسم البَشَري
antropómetro مِقياسُ أبعاد الجِسم البَشَري
antropomorfismo تَجْسيم، التَّشبيهُ بالإنسانِ لأشياءٍ غيرَ إنسَانيَّة
antroponomía علمُ النَّواميس البَشريَّة
antropopatía أمراضُ البَشَر
antroposcopia المُعَاينَةُ البَشريَّة، التَّنظيرُ البَشَري
antroposofía عِلمُ طبائع البَشَر
antropotomía تَشريحُ جسم الإنسان
antroscopia تَنظيرُ الغَار
antroscopio مِنظارُ الغَار
antrostomía فَغرُ الغَار، تَفَمُّمُ الغَار
antrotimpánico غَاريٌّ طبليّ
antrotonía الضَغطُ في غارِ البواب في المَعِدة
antrum غَار، جَيب
anucleado عَديمُ النَّواة، فاقِدُ النَّواة
anuclear عَديمُ النَّواة
anular حَلقيّ
anuloplastia رأبُ حَلقةِ الصَمَّام
anulorrafia رَفو الحَلقَة، رتقُ الفتق
anuria إنقطاعُ البَول، أسرُ البَول، زُرَام

anuro عَديمُ الذيل، أبْتَر
anusitis إلتِهابُ الشَّرج
añil نيل، نيليّ
aorta أبْهر(تشريح) ، الوتين ، الأورَطي
aortalgia ألَمٌ أبهريٌ أو في نطاقِ الأبهر، ألمٌ أبهري المَوقع
aortarctia تَضَيّقُ الأبهر
aortectomía إقتِطاعُ الأبهر، قَطعُ جزء من الأبهر
aorticopulmonar أبهريٌ رئوي
aorticorrenal أبْهريٌ كلوي
aortitis إلتِهابُ الأبهر
aortoclasia تَمَزقُ الأبهر
aortocoronario أبهَريٌ تاجيّ
aortoestenosis ضِيقُ الأبهر
aortografía تَصويرُ الأبهر
aortolito حَصاةُ الأبهر
aortopatía إعتِلالُ الأبهر
aortorrafía رَأبُ أو خياطةُ الأبهر
aortosclerosis تَصَلبُ الأبهر
aortostenosis ضِيقُ الأبهر
aortotomía بَضعُ الأبهر
apáncreas إنعِدامُ أو غيابُ البنكرياس
apandria بُغضُ الذُكور، كُرهُ الرَّجل
apantropía كرهُ الناس، حُبُ العُزلة عن الناس
aparalítico لا شَللي
aparatirosis إنعِدامُ أونَقصُ الدُّرَيقات(حبيبات الدرقيَّة)
aparato جِهاز(ج. أجهزة)
apareunia تَعذُرُ المُجامعَة، عَجزُ الجِمَاع
apariencia مَظهَر، مَنظَر
apartrosis مَفصِلٌ مُتَحَرّك، مَفصِلٌ زَليليّ
apastia الإمتِناعُ المَرَضي عن الأكل
apatía لا مُبَالاة، فتورُ الشُعور، خُمول
apático لا مُبالٍ، فَاتِرُ الشُعور
apatita أباتيتا(أحد المكونات المعدنية للعظام والأسنان)
apatropina أباتروبينا (دواء مضاد للتشنج)
apazona أباثونا (دواء مضاد للإلتهاب)
apeidosis إختِفاءُ أو إضمِحلالُ مُمَيزات المَرَض السَريريَّة أو النَسيجيّة

apéndice زائِدة
vermiforme *الزائدَة الدودية*
testicular *الزائِدَة الخصيوية*
apendicectomía إستئصالُ الزائِدة
apendicitis إلتِهابُ الزائِدَة الدوديَّة
aguda *الحاد*
fulminante *الخاطف*
gangrenosa *الغنغريني*
obliterante *الطامِس*
perforativa *الثاقِب*
recurrente *المتكرر*
traumática *الرَّضْحي*
apendicocecostomía مُفاغمَة زائِدية أعوَريَّة
apendicocele قيلةٌ زائِديَّة ، فَتقٌ زائِديّ
apendicoenterostomía مُفَارَغةٌ زائِديةٌ مِعَويَّة
apendicolisis إفتِكاكُ الزائِدة
apendicolitiasis تَحصي الزائِدة
apendicopatía إعتِلالُ الزَائِدة
apendicostomía فَغرُ الزَائِدة
apendicular زائِديّ، لهُ عَلاقَة بالزائِدة
apepsia قِلةُ القِدرة على الهضم
apercepción إدراكٌ شعوريّ، إدراكٌ مُتَبصر
aperiódico لا دَوريّ
aperistalsis فَقدُ التَّمَعج (في الأمعاء)
aperitivo مُشَهٍ (مشهي)
apersonificación تَقَمُّص
apertómetro مِقياسُ الفَتحَة
apertura فَتحَة
apetito شَهيَّة
ápex قِمَّة
cardiaco *قِمَّة القلب*
de la lengu *قِمَّة اللسان*
de la vejiga *قِمَّة المثانة*
apexcardiograma مُخَطَّطُ قِمَّةُ القَلب
aphasmidia اللافصيمات (صنف ديدان)
apical قِمّيّ
apice قَمَّة، ذُروَة
apiceptomía إستئِصالُ القِمَّة (في الأسنان)
apicnomorfo مُرَحرَح، خليةٌ عصبيةٌ مُرحرَحةِ العناصرِ المُلَوَّنَة

apicólisis حَلُ القِمَّة، خُمصُ القِمَّة (عملية جراحية للجنبة العليا في رئة مصابة بالسل)
apifobia هَلَعُ النَحل، رَهبَةُ النَحل
apilación تَنْضيد
apinealismo فقدُ الجِسم الصَنَوبَري
apiógeno لا مُقَيِّح
apioterapia العلاجُ بزبيب النَحل
apirenia عديمُ النُّواة
apirético مُنقطع الحميّ
apirexia إقلاعُ الحُمَّى، غيابُ الحُمَّى
apirógeno غير محدثٍ للحُمَّى
apiscostomía بضعُ القِمَّة (أسنان)
apium نباتٌ خيميّ كالبقدونس
aplacentario عديمُ المَشيمة
aplanasia تَسْطيح، تَمْهيد، بدونِ عَلل في الكُرَويَّة (في القَرنيَّة)
aplanático بدونِ عَللٍ في الكُرَويَّة (في القرنيَّة)
aplanómetro مقياسُ ضغطِ العَيْن (في زَرَق العين)
aplasia عَدمُ التنسج، تعَطُّلُ أو تَوَقف النمو
aplásico متعلقٌ بعدمِ التَنَسُّج أو عَدَمِ النُمُوّ
aplásmico عَدْيمُ الجِبْلَة، لاهيوليّ
aplástico عَدمُ التنسج، تعَطُّلُ أو تَوَقف النمو
aplepsia فَقدُ البَصَر، عَمى
aplestia تَعَذُّرُ الشَبَع، عَدَمُ الشَبَع
apleuria إنعِدامُ الجنبة، إنعدامُ الأضْلاع
aplicación تطبيق، وَضْع، طَلَب
aplicador مِطبَاق، مِخْطاط
aplopectoide سَكْتِيُ الشَكلِ
apnea إنقِطاعُ النَفَس، إختناق
apneumatosis إنخماصُ الرِّئةِ الخِلْقي، اللارئَويَّة
apneumía إنعِدَامُ الرِّئتين الخِلقي
apneusis إستمرَارُ الشَّهيق، إنقِطَاعُ النَّفَس الشَّنجي
apnéustico مُتَعَلِّقٌ باستمرارِ الشَّهيق
apo- سابقة بمعنى الاشتقاق، الإنفِصَال
apoatropina أبوأتروبينا (دواء مضاد للتشنج)
apobiosis الموت الفيزيولوجي لِعُضوٍ، وَهَنُ الحَيَويَّة
apocamnosis سُرعَةُ التَّعَب، سُرعَة الوَهَن
apocarteresis الإنتِحَارُ بالإمتناع عن تَناولِ الطَّعَام
apocatástasis العَودةِ إلى الوَضعِ الطَبيعيّ
apocenosis تَزَايُد في سريانِ الدم أو سوائلِ الجِسم
apócope إقتِطَاع ، بَتْر
apocrina غدَّة مُفتَرَزة (يخرج بعض من مادتها مع إفرازها)
apocrinitis إلتِهابُ الغُدَّة المُفتَرَزَة
apocromático بِدونِ لَون
apodáctilo مَحرومُ إستِعمَالِ الأصَابع
apodal عديمُ القَدَمين
apodemialgia الحُبُ الجُنونيّ للهجرةِ أو الإغتِرَاب
apodia إنعِدامُ القَدَم أو القدَمين (خِلقياً)
apoenzima صَميمُ الإنزيم، الجزءُ البروتينيّ من الخَميرة
apofermento صَميمُ الإنزيم
apoferretina صَميمُ الفريتينا، منتجة الفريتينا
apofilaxis نَقصُ الوقاء، نَقصُ المَناعة الدَمويَّة
apofisario ناتِئِ، نتُوئيّ
apofiseopatía إعتِلالُ الناتِئ
apófisis ناتِئٌ عَظميّ، شاخصة عظميَّة
apofisitis إلتِهابُ العَظم الناتِئ، إلتِهابُ النتوء
apoflecmático طَاردٌ للبَلغَم، مُسَيلُ المُخاط
apogamia تكاثرٌ لا تعرسي، تناسلٌ عُذريّ
apogeo قِمَّة، ذُروَةُ المَرَض
apolar عَديمُ الأقطَاب، لاقُطبيّ
apolegamia إصطِفَاء، إنتِقاء، الإنتقَاءُ الجنسيّ
apolepsis تَثبيطُ الإفرَاز ، إنقِطاعُ الإفراز
apolipoproteína صَميمُ البروتين الشَّحمِيّ
apomixis تكاثرٌ لا تَعَرُّسي ، تناسلٌ عُذريّ
apomorfina أبومورفينا (مشتق من المورفينا)
aponeurectomía إستِئصال أو خَزعُ الصِفاق
aponeurología علم اللِّفافات والأصفِقَة
aponeurorrafia رَفو الصِّفاق، خِياطةُ الصِّفاق
aponeurosis الصِّفاق، اللِّفافة، السِّفاق
abdominal *الصِّفاق البَطنيّ*
palmar *الصِّفاق الرَّاحيّ*
Perineal *الصِّفاق العِجانيّ*
aponeurositis اِلتِهابُ السَّفاق
aponeurotomía بَضعُ السِّفاق، قَطعُ السِّفاق
aponeurotomo مِبضَعُ السِّفاق
aponía تَخديرٌ، بدون تَعَب، عَدَمُ الألَم
apoplejía السَكتَة (نَتيجَة نَزفٌ فَجائيّ غَزير في عضو ما)

apoplético

abdominal *السَكتَةُ البطنيَّة*
capilar *السَكتَة الشعيريَّة*
cerebral *السَكتَةُ المُخيّة*
hepática *السَكتَةُ الكبدِيّة*
renal *السكتة الكُلويَّة*
apoplético سَكتيّ، مُصابٌ بالسَكتَة
apopletiforme سَكتيُّ الشَكل، شبيهٌ بَمَرضِ السَكتَة
apoproteína صميمٌ بروتيني
aposexis تَجريف، كَحْت، جَرْف
aposia عَدمُ الشعور بالعَطَش
aposición مُقارَبَة ، تَلاصُق
aposito ضماد
aposoma مُندَمِج خَلَوي، جُسيمٌ مندَمِجٌ داخِل جِبلَةُ الخَليَّة
apostasis المَرحَلةُ الأخيرة للمرَض، إنتِهاء المَرَض
apostema خُرَاج
apostia إنعِدَامُ القُلفَة الخلقي، الجِلدَةُ الزائِدةُ في القضيب
apotanasia إطَالَةُ العُمر، إطَالَةُ الحَياة
apotecario صيدلاني، عَطّار
apótesis مُعالجَةِ الكَسرِ أو الخَلعِ العَظميّ
apotoxina ذيفانٌ تاقيّ
apotripsis جَلاء القَرنيَّة
apotropaico واقٍ، يقي من الضَرَر
apoyar يَدْعَم، يَسنُد، يُؤيد
apramicina أبراميثينا (مضاد حيوي مبيد للجراثيم)
apraxia تَعَذُّر الأداء بشكلٍ مُنَسَّق، خَرَقٌ، عَمَه حَرَكي
apráxico مصابٌ بتعذرِ الأداءِ أو الحَرَكة بشكلٍ منسق، أخرَق، قاصرُ الأداء
aprehensión تَوَجس، فَهم
aprindina دواء ضد إضطرابات النظم القلبية
aprobarbital أبروباربيتال(دواء مهدئ ومخدِّر)
aprocta عَديمُ الشَّرج
aproctia إنعِدامُ الشَّرج
aprosexia عَدمُ تَركيز الإنتِباه
aprosodia رَتابةُ الكَلام (بدون تغير في النَّبر والنَّغم)
aprosopia عَديمُ الوَجه (مسخ)
aprosopus عَديمُ الوَجه (مسخ)
aprotenina أبروتينينا (مثبط لإنزيمات البنكرياس ويستخدم في معالجة إلتهابها)
aprótico لا بروتوني، فاقد البروتون
apselafesia ضعفُ حَاسَّة اللَّمْس
apsiquia قُصورُ الوَعي، إغمَاء
apsitiria فقدانُ الصوت والهَمس الهستيري
áptero عديمُ الجَناح أو الأجنِحَة
aptialia نَدرَةُ اللُّعاب
aptialismo نقصُ أو إنعِدامُ اللُّعَاب
aptitud لِياقة
apudoma وَرمُ الخَلايا الأبودية (خلايا صماوية متشابهة تفرز هرمونات وناقلات عصبية)
apulmonismo إنعِدامُ أو غيابُ الرِّئَة
apurulento غير مُتَقَيِّح، عَديمُ القَيح
apus عَديمُ القَدَم أو القَدمين (مسخ)
aqueiloso عَديم الشَّفة أو الشَفَتين (مسخ)
aqueiropodia إنعدام نهايات الأطراف (غَيبةُ اليَدين والقَدمين)
aqueiroso عَديمُ اليَد أو اليَدين (مسخ)
aquilia فقد العُصارة (الكيلوس)، غَيبةُ الكيلوس من عُصارة المَعِدَة
aquilobursitis إلتهابُ الجِراب العُرقوبي
aquilodinia ألم العُرقوب
aquilorrafia دَرز أو رَفو العُرقوب (وتر أكيليس)
aquilotenotomía بضعُ العُرقوب أو وتر أكيليس
aquimia إنعِدام أو نَقص في تَشكيلِ الكيموس
arabato أراباتو (ملح حمض الأرابيك)
arabina مزيج كربوهيدراتي مع الصمغ العربي
arabinosa أرابينوسا (نوع من السكر)
arabinosis التَّسَمم بالأرابينوس(نوع من السكَّريات)
arack عَرَق (مشروب كحولي)
aracnidismo تَسَمُّمٌ بلَسعِ العَناكِب
arácnido العَنكَبوتيّات (فصيلة العنكبوت)
aracnitis إلتهاب العَنكَبوتية
aracno- سابقة بمعنى العنكبوت، عَنكَبي
aracnodactilia عَنكَبيَّةُ الأصابع
aracnofobia رهبة العَنكبوت
aracnogastria عنكبية أوردة البطن (خاصة في تليُّف الكبد)، بَطنٌ عَنكَبوتي
aracnoides العَنكَبوتيَّة، الغِشاء العَنكَبوتي
aracnoiditis إلتِهابُ العَنكَبوتيَّة
aracnolisina حَالَّةٌ عَنكَبيَّة

aracnopia العنكبوتيّة مع الأم الحَنون
aracnorrinitis إلتِهابُ الأنف العَنكَبي المنشأ
araiocardia بطء ضربات القلب(أقل من ٦٠ ضربة في الدقيقة)
aralia الأراليا (نبات عطري)
araña عَنكبوت
vascular عَنكبوت وِعائيَّة
arbitrario إعتِباطيّ
arborescente مُتَشجِّر ، مُتَشَعِّب
arborización تشجُّر ، تَشعُّب
arborvirus فيروسة(حُمى) منقولة بالمَفصليات
arbutina أربوتينا (دواء مدر للبول)
arcada قوساء، عدَّةُ أقواس، قَنطَرَة
arcaico عَتيق، قَديم
arcano دواءٌ سِرّيّ
arciforme بشكلٍ قوسيّ، مُقوَّس
arcilla غضار
arcilloso غضاري، طُفالي
arco قَوْس
cigomático القَوْسُ الوجنيّ
de la aorta قَوْسُ الأبهر
plantar قَوْسُ الأخمَص
arcocele هُبوطٌ أو فتقٌ شَرجيّ، تَدلي المُستقيم
arcoptosis هُبوطُ المُستَقيم
arcorragia نَزفٌ شَرجيّ أو مُستَقيمي
arcorrea سَيلانٌ شَرجيّ
arcosporo بُوغٌ في كيسٍ خاص
arcostenosis ضيقُ المُستَقيم
arctación تَضَيُّق، تَضَيُّقُ فُتحةٍ أو قَناة
ardanestesia بطلانُ حِسُّ الحَرارَة
ardiente سَاخِن، مُتَلَهِف، مُحرِق، حامِ
ardor تَلَهُف، سُخُونَة، شعورٌ بالحُرقَة
área بَاحَة، مَنطِقَة
areata بُقَعيَّة، باحيَّة، مُبَقَّع
arenación المُعَالجةُ بالرَّمل السُّخن
arenavirus الفيروسةُ الرَّمليَّة
arenilla بحصاتٌ تُرابيَّة(منشأها الكُلية أو المَثانة)
arenoide شبهُ رَمليّ
arenomimético محاكي الأندروجينات، ذاتُ تأثير مُذكَّر
aréola هَالَة، لَعوة
areolitis إلتهابُ لَعوة الثَّدي، إلتهابُ الهَالَة
areómetro مِقياس كثافة السَّوائِل
areocardia بُطءٌ في ضَرَباتِ القَلب
argambliopia غمشٌ بسببِ عدمِ إستعمالِ العَين لفترة طويلة
argas البَرَام (جِنسٌ من القُراد)
argentafin أليفُ الفِضَّة
argentafinoma وَرمُ أليفات الفِضَّة
argéntico فِضّيّ
argentum فِضَّة
arginasa أرخيناسا (إنزيم)
argiremia وجودُ الفِضَّة في الدَّم
argiria التصبغ بالفضة ، التَّفَتُّمُ الفِضّي
argiriasis التَّصَبغُ بالفِضَّة
argirófilo أليفُ الفِضَّة، صَبُوغٌ بالفِضَّة
argirosis التَصَبُّغ بالفضة، التَفَتُّمُ الفِضّي
ariepiglótico طِرجَهاليٌّ مِزماريّ
aril=arilo أريل، أريلو (جذر ذو سلسلة عطرية)
arildona أريلدونا (دواء مضاد للفيروسات)
aristogénesis تحسن السلالة، تَحسينُ النَّسل
aristogénico تَحسينُ الجِنس
aristoloquina أريستولوكينا (خلاصة نباتية)
aritenectomía إستِئصالُ الطِّرجَهالي
aritenoepiglótico طِرجَهالي مِزماري
aritenoidectomía إستِئصالُ الطِّرجَهالي
aritenoide الطِّرجَهالي
aritoniditis إلتهابُ الطِّرجَهالي
aritenoidopexia تَثبيتُ الطِّرجَهالي
armadillo المُدَرَّع (حيوان من الثدييات)
armadura حافظة، الدرع والخوذة
armamentario عُدَّة المُمَارسَة
armazón إطار، هيكَل، بُنيَة
armilífero المعضدية (جنس من الطفيليات)
ARN الحَمضُ الرِّيبيُّ النَّوويّ، أ ر ن
árnica زهرةُ العطاس
aroma عَبير
aromatosa أروماتوسا (إنزيم)
aromático عِطْري
aromina أرومينا(مادة قلوية تطرح في البَول)

arque

arque- سابقة بمعنى بَدائي
arqueado مُقَوَّس
arquecéntrico الشَّكلُ الصحيح، الشَّكل المثالي
arquegenésis التَّولُّد التِّلقائي
arquegonia التَّولُّد التِّلقائي
arquencéfalo المُخ البَدائي، الدِّماغُ البَدائي
arquenterón المِعَى البَدائي
arqueocinético حَرَكي بَدائي
arqueocito خليَّةٌ بَدائية، خَليَّة جوَّالة
arquesporio بُوغٌ بَدائي
arquetipo نَمَط بَدائيّ أو أصليّ
arqui- سابقة بمعنى بَدائي، بَدئي
arquiblasto أرومَة بَدائية
arquiblastoma وَرَمُ الأرومةُ البَدائيَّة
arquicarión النواة البَدائيَّة
arquicerebelo المُخَيخُ البَدائي
arquicito الخليَّة البَدائيَّة (اللاقحة)، بيضةٌ مُلَقَّحة قبل الإنقسام
arquicítula بدايةُ اللاقِحَة (جنين)، زيجوت بُدينية النواة
arquigastro المَعِدةُ البِدائيَّة، القَناةُ الهضميَّة البَدائيَّة
arquigastrula المُعَيْدَةُ البَدائيَّة (جنين)
arquigénesis التَّوَلدُ التِّلقائي
arquigonocito خَليةٌ جِنسيَّةٌ بِدائيَّة (جنين)
arquimórula التُّويتَة البَدائيَّة (جنين)
arquinefrón الكُلية البَدائيَّة(جنين)
arquiocroma خَليَّةٌ عَصَبيَّةٌ شبَكيَّةُ الإصطباغ
arquipalio فَصُّ الدِّماغ الشَمِّي
arquiplasma جِبلَةٌ بَدائيَّةٌ
arquistoma الفَمُ البَدئي، فُوهةُ الأرومَة
arquistriado الجِسمُ المُخَطَّطُ البدائي
arquitectónico تَهندسيّ
arquitis إلتهابُ الشَّرَج
arrack عرق (مشروب كحولي)
arreflexia فقدُ المنعكِسَات، غيابُ الحَركةِ العَكسيَّة أو ردة الفِعْل
arregenerativo عديمُ التَجَدُّد
arrenoblastoma وَرَمٌ مُذكِّر
arrenogénico مِذكار، مُوَلِّدُ المَيزات الذَّكَّرية
arrenoma وَرَمٌ مذكر
arrenoplasma العُنصرُ الذَكريّ للجبلة
arrenotocia إذكار، تَغَلب وِلادَة الذُكور
arrigosis فقدانُ الشعور بالبَرْد
arriencefalia إنعدامُ الدِّماغ الشَمِّي الخِلقي
arrinia عدمُ وجودُ الأنف الخِلقي
arritmia إضطِرابُ النَّظم، عَدمُ إنتِظام دقَّات القَلب
nodal *إضطِرابُ النَّظم العقدي*
sinusal *ضطِرابُ النَّظم الجيبي*
arritmocenesis فقدانُ القِدرة على القيامِ بحركاتٍ إراديَّة، حَرَكَةٌ لا نِظاميَّة
arrosión تَآكل، حَتّ
arroz أرُز
arruga طَيَّة، ثَنيَّة، تَجْعيد
arrurruz نَشاءُ المرَنْطة (يستعمل ضد الإسهال)
arseniasis الإنسِمامُ بالزِّرْنيخ
arseniato مِلحُ حامض الزِّرْنيخ
arsenical زِرنيخيّ
arsenicalismo تَسَمُّمٌ بالزِّرْنيخ
arsénico زرنيخ
arsenicofagia أكلُ الزرنيخ
arsenioso زِرنيخيّ
arsenismo تَسمُّمٌ بالزِّرْنيخ
arsenito مِلحُ الزِّرْنيخ
arseniuro دَمجُ الزِّرنيخ مع معدنٍ آخر
arsenización المُعَالجة بالزِّرْنيخ
arseno سابقه بمعنى الزِّرْنيخ
arsenoactivación تَنْشيطٌ زِرْنيخيّ
arsenoautohemoterapia مُعَالَجَةٌ دَمويَّة ذاتية بالزِّرْنيخ(بالحقن الذاتي)
arsenoblasto العنصر الذكري في اللاقحة أو الخَليَّة الجنسيَّة
arsenoceptor مُستقبَلة زِرنيخيَّة
arsenofagia أكلُ الزِّرْنيخ
arsenoresistente مُقَاوِمٌ للمركبات الزِّرْنيخيَّة
arsenoterapia المُعَالَجَة بالزِّرْنيخ
arsenóxido أكسيد الزِّرْنيخ
arsina أرسينا (غاز سام)
arstinol أرستينول(دواء لمعالجة الأميبات)
artarga نَوبَةٌ مِفصَليَّة نقرسيَّة
artarina أرتارينا (قلواني نباتي)

artefacto شيئٌ مصنوعٌ بيدِ الإنسان ، صُنعيّ
artemisia أرتيميسا (جنس نبات من فصيل مركبات الزهر)
arteria شِرْيان
arteria acetabular شِرْيانٌ حُقِّي
arteria aferente شِرْيانٌ وارِد
arteria alveolar شِرْيانٌ سِنْخِي
arteria apendicular شِرْيانٌ زائدي
arteria arcuata شِرْيانٌ قوسي
arteria axilar شِرْيانٌ إبطيّ
arteria basilar الشِرْيانُ القاعدي
arteria braquiocefálica الشريان العضدي الرأسي
arteria bronquia شِرْيانٌ قصبيّ
arteria carótida الشِرْيانُ السُّباتي
arteria celiaca شِرْيانٌ جَوفي
arteria cerebral شِرْيانٌ مُخيّ
arteria cervical شِرْيانٌ رَقبيّ
arteria colateral شِرْيانٌ مُجانِب
arteria colica شِرْيانٌ قولونيّ
arteria coroidal شِرْيانُ المشيميَّة
arteria coronaria الشِرْيانُ التَّاجيّ
arteria cística شِرْيانٌ مراري
arteria diafragmática شِرْيانٌ حِجابيّ
arteria eferente شِرْيانٌ صادِر
arteria epigastica شِرْيانٌ شُرْسوفي
arteria facial شِرْيانٌ وَجهيّ
arteria femoral شِرْيانٌ فَخذي
arteria gástrica شِرْيانٌ مَعديّ
arteria glútea شِرْيانٌ أليي
arteria hepática شِرْيانٌ كَبِدي
arteria ileal شِرْيانٌ لفائفيّ
arteria iliaca الشِرْيانُ الحَرقفيّ
arteria inguinal شِرْيانٌ أُرْبيّ
arteria intercostal شِرْيانٌ بين الأضلاع
arteria interlobar شِرْيانٌ بين فصوص الكُلية
arteria interlobular شِرْيانٌ بين فصيصات الكُلية
arteria intestinal شِرْيانٌ مِعَوي
arteria yeyunal شِرْيانٌ صَائميّ
arteria lacrimal شِرْيانٌ دَمعِيّ
arteria lumbar شِرْيانٌ قَطَني
arteria mamaria شِرْيانٌ ثَديي
arteria, maxilar شِرْيانٌ فَقْميّ
arteria meníngea شِرْيانٌ سِحائيّ
arteria mesentérica شِرْيانٌ مَساريقيّ
arteria occipital شِرْيانٌ قَذاليّ
arteria oftálmica شِرْيانٌ عَينيّ
arteria ovárica شِرْيانٌ مَبيضيّ
arteria,palatina شِرْيانٌ حَنَكيّ
arteria pélvica شِرْيانٌ حَوضيّ
arteria perineal شِرْيانٌ عِجانيّ
arteria plantar شِرْيانٌ أخمَصيّ
arteria poplítea شِرْيانٌ مأبِضيّ
arteria pubica شِرْيانٌ عانيّ
arteria pilórica شِرْيانٌ بَوَّابي
arteria radial شِرْيانٌ كُعبُري
arteria recurrente شِرْيانٌ راجِع
arteria renal شِرْيانٌ كُلويّ
arteria retinal شِرْيانُ شبكيَّة العين
arteria sacra شِرْيانٌ عَجُزيّ
arteria subclavia شِرْيانُ تحتَ التَّرقُوة
arteria tarsal شِرْيانٌ رُصغيّ
arteria temporal شِرْيانٌ صُدغيّ
arteria testicular شِرْيانٌ خُصَويّ
arteria tibial شِرْيانٌ ظُنبوبيّ
arteria timica شِرْيانٌ تُوتي
arteria timpanica شِرْيانٌ طَبليّ
arteria tiroidea شِرْيانٌ دَرَقيّ
arteria torácica شِرْيانٌ صَدريّ
arteria umbilical شِرْيانٌ سُرّي
arteria ureteral شِرْيانٌ حَالبيّ
arteria uretral شِرْيانٌ إحليليّ
arteria uterina شِرْيانٌ رَحِميّ
arteria vaginal شِرْيانٌ مَهبليّ
arteria vertebral شِرْيانٌ فِقْري
arteria vesical شِرْيانٌ مَثانيّ
arteriagra نِقرِسٌ شِريانيّ
arterial شِرياني
arteriasis تَنَكُّسُ أو إنحِلالُ جدرانِ الشّريان
arteriectasia تَوَسُّعُ الشّريان

arteriectomía

arteriectomía إستئِصالُ جزء أو كل الشِريان
arteriectopía إنتِباذُ الشِّريان، شِريانٌ في غيرِ مَكانِه
arterilización تَغيرُ الدَّم الوَريدي لدمِ شِرياني (في الرئة)
arterio- سابقة بمعنى الشِّريان
arteriocalasia تراخ جدران الشِّريان
arteriocapilar شِريانيٌّ شَعْرِيّ
arteriodilatación تَوسيعٌ شِرياني
arteriofibrosis تَلَيُّفُ الشِّريان
arterioflebotomía فَصدُ الشِّريان
arteriogénesis تَشَكلُ الشَّرايين، تَخَلُّقُ الشَّرايين
arteriografía تصويرُ الشَّرايين (بعد حقن مادة ظليلية)
arteriograma صورةٌ شِريانيَّة
arteriola شُرَيّن، فرعٌ صغيرٌ من شِريان
arteriolar شُرَيْني
arteriolitis إلتِهابُ الشُّرَيِّنات
arteriolito حَصاة الشِّريان، تَجمعٌ كلسيٌّ على جدران الشِّريان
arteriología عِلمُ الشَّرايين
arteriolonecrosis نَخرُ الشُّرَيِّنات
arteriolosclerosis تَصَلبُ الشُّرَيِّنات (الشرايين الصغيرة)
arteriomalacia تَلَيُّن أو طراوة جِدران الشِّريان
arteriómetro مقياسُ الشَّرايين
arteriomotor مُحَرِّك الشِّريان
arteriomiomatosis وَرَمٌ عضليٌّ شرياني، تَطورٌ شاذ لعضلاتِ الشَّرايين
arterionecrosis نَخرُ الشَّرايين
arterioosteogénesis تَكَلُّسُ الشَّرايين
arterioosteosis تَعَظُّم الشَّرايين
arteriopatía إعتِلالُ الشَّرايين
arterioperiesia تَطورٌ شِريانيٌّ مبالغ، فرطُ نموّ الشَّرايين
arterioplastia جراحة تَرميميَّة للشِّريان
arterioplatnia شُذوذُ مَوضِع الشِّريان
arteriopresor رافِعُ الضَغط الشَّرياني
arteriorrafia رَفو أو دَرزُ الشِّريان
arteriorragia نزيفٌ شَرياني
arteriorrenal متعلق بشَّرايين الكُلوة

arteriorrexis فَتقُ أو تَمَزُّقُ الشَريان
arteriosclerosis تَصَلبُ الشَرايين
arteriosidad التَّشَريُّن ، الشَّرْيَنَة
arteriosimpatectomía إستئِصالُ وُدِّيات الشَريان
arterioso يتعلق بالشريان
arteriospasmo تَشَنُّجٌ شَرياني
arteriostenosis تَضَيُّقُ الشَّريان
arteriostrepsia لوي الشريان، فَتلُ الشِريان (لوقف النَّزف)
arteriotomía بَضعُ الشِّريان، فَتحُ الشِّريان
arteriotomo مِبضعُ الشِّريان
arteriotonía ضَغطُ الدَّم داخِل الشِّريان
arteriovenoso شِريانيٌّ وَريديّ
arterioversión جراحة الشريان لوقف النزيف
arteritis إلتهابُ الشِّريان
arterización تَشَرَيُن
arterrenol أرترينول (نورإبينفرينا)
articulación مَفصِل بين عظمين أو أكثر، وضوح النَطق
acromioclavicular ***المَفصِل الأخرَمي التَرقَوي***
astragalocalcaneo ***المفصل الكاحِلي العقبي***
astragaloescafoides ***المفصل الكاحِلي الزورقي***
atalntoaxial ***المفصل الفهقي المحوري***
atalantooccipital ***المَفصِل الفقهي قذالي***
calcaneocuboidea ***المَفصِل العقبي النردي***
carpometacrpiana ***المَفصِل الرسغي السنغي***
condiloide ***المَفصِل اللقمي***
costotransversa ***المَفصِل الضلعي المستعرض***
costovertebral ***المَفصِل الضلعي الفقاري***
coxofemoral ***المَفصِل الوركي***
cubital ***مَفصِل المَرفق***
de Charcot ***إعتلالٌ مَفصليٌّ عصبي المَنشأ (مَفصِل شاركوت)***
de Chopart ***مفصل الرُسغ المستعرض (شوبارت)***
escapulohumeral ***المَفصِل الكتفي العضدي***
esternoclavicular ***المفصل القصي الترقوي***
esternocostal ***المفصل القصي الضلعي***
humeroescapular ***المفصل العضدي الكتفي***
humerorradial ***المفصل العضدي الكعبري***

artroonicodisplasia A

intermetacarpiana المفاصل بين الأسناغ
intermetatarsiana المفاصل بين الأمشاط
metacarpofalángica المفصل السنغي السلامي
sacroilíacaالمفصل العجزي الحرقفي
articulación sinovial مفصل زليلي
tarsometatarsiana المَفصِل الرصغي المشطي
temporomandibular المفصل الصَدغي الفَكي
troclear المَفصِل البكري

articulado مفصِليّ مُتَمَفصِل
articulador مُفَصِلَة مُفَصّل
articular مَفصِليّ
artículo مقال مادة (تشريعات)
artificial صُنعي ، إصطِناعي
artiodactila مُزدوجات الأصابع(حيوانات)
artral مَفصِليّ
artragra إلتهابٌ نِقرِسيٌّ لمَفصِلٍ أو عدةِ مَفاصِل
artralgia ألمٌ مَفصِليٌّ عَصَبي
artrálgico مُتَّألِمُ المَفصِل
artrectomía إستئِصالُ المَفصِل
artrempiesis تَقَيُّحُ المَفصِل
artrestesia الإحِساسُ بالمَفصِل
artrífugo مُضادٌّ للنِقرِس، عِلاجُ النِقرِس
artrítico متعلق بإلتهابِ المَفصِل
artritide طَفحةٌ نِقْرِسيَّة
artritis إلتهابُ المَفصِل أو المَفاصِل
aguda إلتهابُ المَفصِل الحاد
deformante إلتهابُ المَفصِل المُشَوِّه
hemofílica إلتهابُ المَفصِل الناعوري
infecciosa إلتهابُ المَفصِل العدوائي
mutilante إلتهابُ المَفصِل المجدعة
neuropática إلتهاب مِفصَلي عصبي
psoriásica إلتهاب مفصلي مصحوب بالصدفيَّة
reumatoide إلتهابُ المَفصِل الروماتويدي
supurativa إلتهابُ المَفصِل القيحي
venérea إلتهابُ المَفصِل المنقول جنسياً
artritismoأهبَة الجِسم على الإصابةِ بأمراض المفاصل (النِقرَس، السكر..)
artro- سابقة بمعنى مَفصِل، مَفصِلي
artrobácter الفصلاء(جنس من الجراثيم)
artrobacteria فصلاء(جرثومة من جنس الفصلاء)
artrocace تَسَوُّسُ المَفصِل
artrocalasis رَخَوَةُ المَفصِل
artrocatadisis إنخِسافُ المَفصِل
artrocele تَوَرُّمُ المَفصِل
artrocentesis بَزلُ المَفصِل
artroclasia إفتِكاكُ المَفصِل، تَحريرُ المَفصِل
artroclisis إيثاقُ المَفصِل
artrocondritis إلتِهابُ غُضروف المَفصِل
artroderma المفصلاويات (جنس من الفطور)
artrodesis تَثبيتُ المَفصِل، إيثاقُ المَفصِل جراحياً (دمج عَظمَي مفصِل)
artrodia مَفصِلٌ مُسطَّحٌ أو شبهُ مُسطَّح
artrodial مُتَسَطِّحُ المَفصِل
artrodinia ألَمُ المَفصِل
artrodisplasia خَلل تَنَسُّج المَفاصِل
artroempiesis تَقَيُّحُ المَفصِل
artroendoscopia تنظيرُ داخلُ المَفصِل
artroereisis تقييدُ حَركةِ المَفصِل
artrofima وَرَمٌ مُفصِلي
artrofito جسمٌ غريبٌ في المَفصِل
artrogammagrafía تصويرٌ غَاميّ للمَفصِل
artrógeno **مَفصليٌّ** المنشأ
artrografía تصويرُ المَفصِل بعد حقنِ الهواء أو مادة ظليليَّة
artrograma صُورةُ المَفصِل
artrogriposis إعوِجاجُ المَفصِل
artrólisis إفتِكاكُ المَفصِل، تحريرُ المَفصِل
artrolitiasis تَحَصّي المَفصِل
artrolito حَصَاة المَفصِل
artrología علمُ المَفاصِل
artromeningitis إلتِهاب غِشاء المَفصِل الزُّلاليّ
artrometría قياسُ زوايا حركات المَفصل
artrómetro مِقياسُ زوايا حركات المَفصِل
artronco تَوَرُّمُ المَفصِل
artroneumorradiología تصويرٌ شعاعي للمَفصِل بعدَ حقنِ الهواء داخِله
artroneuralgia ألم مَفصِلي
artronosos إعتلالُ المَفصِل، داءُ المَفاصِل
artrooftamopatía إعتلالُ المَفاصِل والعَين
artroonicodisplasia خللُ تَنَسُّج المَفاصِل والأظفار

artropatía

artropatía مرضٌ مفصلي، إعتلالٌ مَفصلي
neurogenica *إعتلالٌ مَفصليٌّ عصبي المَنشأ*
osteopulmonar *الإعتلالُ المَفصلي العَظمي الرئوي*
psoriásica *إعتلال المَفاصل في الصدفيَّة*
artropatología دراسةُ الأمراضِ المَفصِليَّة
artropiosis تَقَيُّحُ المَفصِل
artroplastia رأبُ المَفصِل
artrópodo حيوان مَفصِلي (الأرجل)
artrópodos مِفْصِليُّ الأرجُل
artroresonanciamagnética التشخيصُ بالرنينِ المغناطيسي للمَفصِل
artrosclerosis تَصَلُّبُ المَفصِل
artroscopia تَنظيرُ المَفاصِل
artroscopio مِنظار المَفاصِل
artroserosis جَفافُ المَفصِل (إلتهاب عظام المَفصل المزمن)
artrosinovitis إلتهاب غِشاء المَفصِل الزُّلاليّ
artrosis عللٌ مُزمنٌ لعظامِ المَفصِل، تَنَكُّسُ المَفصِل
artrospora بُوغٌ مَفصِليّ
artrosteítis إلتهابُ عِظام المَفصِل
artostomía فَغرُ المَفصِل
artrotomía بَضعُ المَفصِل
artrotomo مِبضعُ المَفاصِل
artrotrópico مَفصِليُّ التَّوجه، مُتَوَّجهٌ نحو المَفصِل
artroxesis كَشطُ المَفصِل
arucasa أروكاسا(دواء لمعالجة الأميبة)
arum اللُّوف، أذنُ الفيل (نبات)
asa حَلَقة، عُروَة
de Henle عُروة هِنلي (في الكُلْيَة)
asafétida حِلتيت (صمغ راتِنجي)
asafia غَمغَمَة
asbestiforme أسبستيُّ الشَّكل
asbesto الأسبستوس، الحَريرُ الصَخري
asbestosis داء الإسبِستوس، سُحار غبار الأسبستوس
ascariasis داءُ الصَّفَر، داءُ الأسكاريس
ascaricida مبيدُ الصَّفَر، مبيدُ الأسكاريس
ascaridiasis داءُ الصَّفَر، داءُ الأسكاريس
ascaridol أسكاريدول (أدوية)
áscaris دودة من جنس الصَّفَر، الأسكاريس
ascendencia صُعود، سيطَرَة، إرتِقاء، قَرابة الأسلاف
ascendente صَاعِد، طالع، سَلَف
ascítico إستِسقائي، أحبَن، حَبَنيّ
ascitis إستِسقاء، حَبَن، تجمعٌ سائليٌّ مصليٌّ في التجويف البريتوني
abdominal خزب بطني(إستِسقاء)
exudativa *إستِسقاء نضحيّ*
hemorrágica *إستِسقاء نزفيّ*
hidrémica *إستِسقاء مائي*
precoz *إستِسقاء مُبَكِر*
trasudativa *إستسقاء رشحي*
ascitógeno مُحدِثُ الإستِسقاء
asclepias الصَقلاب (جنس نبات عشبي طبي)
asco قَرَف، زِقّ، جُعَيب أو قُريبَة البُوغ
ascomicetos الفُطريات الزِقيَّة (صنف من الفطريات الكاملة)
ascorbato أسكورباتو(أدوية)
ascorbicemia وجودُ حمض الأسكوربيك في الدَّم
ascorburia بيلةٌ أسكوربية، وجودُ حمض الأسكوربيك في البَول
ascosporas بُوغٌ زِقيّ، بُوغٌ جُعَيبيّ
aschlmintos الديدانُ الزقيَّة (شعبة من الطفيليات)
asecretorio عَديمُ الإفرَاز
asegurar يثبت، يَضْمَن
asemasia فَقدُ قُوَّةِ الإتِصال بالإشاراتِ أو الكَلام
asemia إستِبهَام، عجزٌ في تَفَهمٍ أو إستعمالِ الكَلام أو الإشارَات
asentar يُثَبِت
asepsia عَقَامَة، طَهَارة، خُلُوٌّ من الجراثيم
aseptado عديمُ الحَواجِز، عديمُ الفَواصل
aséptico طَاهِر، مُعَقَّم
asexual لا جِنسيّ، بدون جِنس، ليسَ له أعضاء تَناسليَّة
asexualización الخَصي، الإعقام بالخصي أو قطع قناة المني
asfalgesia حِسُّ الحَرْق
asfigmia إختِفاءٌ مُؤَقّت للنَّبض
asfixia إختِنَاق

astenospermia | A

asfixiante مُحدِثُ الإختِنَاق
asialia نقصُ أو عدمُ وجود اللُّعاب
asiaticoside أسياتيكوسيدي(دواء جلدي ستيرويدي)
asiderosis نقصُ الحَديد
asiento مَقعَد
asiforme عُرويُّ الشَّكل
asilabia تَعذُّرُ نَطق المَقاطع
asilo مَأوى
asimbolia تعذُّرُ إدراكِ الرُموز
asimetría عدمُ التَنَاظر
asimilable قابلٌ للتَّمثُّل، مَثُول، مَقبول، مَهضوم، مُستوعب
asimilación تَمَثُّل، إمتِصاص، تَقبُل، هَضْم، إستيعَاب
asimilar يَمتصُ، يَقبل، يَهضُم، يَستوعِب
asimina أسمينة (نوع من الأشجار)
asinapsis تَهاجرُ الصبغيات، عدمُ الإقتِران الصبغي (في الإنقسام المُنَصِّف)
asinclitismo تفاوتُ النضج (بين النواة والهيولى في الكريات الحمر) ، ميولةُ الرأسِ في الوِلادة
asincronismo فقدُ التَزامن، لا تَزامُنيّ، لا تَوافت
asindesis فقدُ التَرابُط
asinergia فقدانُ التوازن في الحَركاتِ العَاديَّة، للاتناسقي، عديمُ التآزر
asinesia فقد الإستمرارية، حَمَاقَة، غَبَاوَة
asinodia عَنانة، القُصورُ الجِنْسي
asinovia نَدرةُ الزَّليلي، نقصُ إفرازِ السائل الزَّليلي
asintaxia قصورُ التَّطور الجَنيني
asintomático عديمُ الأعراضِ المَرَضيَّة، لاعَرضي
asistemático غَيرُ مُنتَظِم، غير واضح
asistente مُساعِد
asistia فقدانُ الشهوة على الأكل
asistolia تَوَقُّف الإنقِباض، تَوَقُّفُ دقات القَلب
asistólico مُتَوقِف الإنقِباض
asma الرَّبْو
alérgico *الربو بالحساسية*
bronquial *الربو القَصَبي*
extrínseca *الربو خارجي المنشأ*
intrínseca *الربو داخلي المنشأ*
asmógeno مُوَلِّدُ الرَّبْو، مُحدِثُ الرَّبْو
asociación تَرابط، مُشارَكة، رابِطَة

asoma عديمُ الجَسَد (مسخ)
asomatofito نباتٌ جَسدي(لاتتميز فيه الخلايا التناسلية عن الجسدية)
asonancia سَجَع (تكلم متشابه الفواصل)
aspalasoma رَحَويُّ الجَسَد (مسخ)
aspástico لاتَشَنُّجي، غير مُتَشَنج
aspecífico غيرُ نَوعيّ
aspecto مَنظَر، هَيئَة
aspergilar متعلق بالرَّشاشِيَات
aspergilina أسبرخيلينا (مضاد حيوي)
aspergiloma وَرَمُ الرَّشاشِيّات
aspergilosis داءُ وجودُ الفُطريات في الجِسم، داءُ الرَّشاشِيّات
aspermatismo إنعدامُ المَنيّ، اللانُطْفيَّة
aspermatogénesis إنعِدامُ الإنطاف، عَدمُ تَكوُّن الحيوانات المَنَويَّة
aspermia إنعدامُ المني، نقص أو عدم إفراز الحيوانات المنويَّة
aspiración شَفْط، رَشْف، إستِنشاق
aspirador شَفَّاط، مِشفَطَة، رَشّاف
aspirina أسبيرينا، حَمضُ خَلِّيل الصَّفصَاف
asplenia إنعِدامُ الطِّحَال
asporógeno عَديمُ الأبواغ
asquelia فقدانُ الأرجل أو الأطراف السُفلى
astacina أستاثينا (صبغ في القشريات)
astasia تَعذُّرُ الوقُوف (لإنعدام التناسق العضلي)
astatina أستاتينا (العنصر الخامس والثمانون)
asteatosis نَدرةُ الزُّهم، نقصُ أو عدمُ إفرازِ الدهون ما يسبب تَقَشر الجِلد
astenia وَهَنْ، ضِعفُ الحَيويَّة
astenobiosis وَهَنُ الحيَويَّة
astenocoria وَهَن مُنعكس الحَدَقَة، وَهَنٌ بُؤبُؤيّ
astenómetro مِقياسُ الوَهَن العَضَلي أو إرهاقُ البَصَر
astenopía وَهَنُ البَصر، إرهَاقُ البَصَر
acomodativa *وَهَنُ البَصر التَكيُّفي*
muscular *وَهَنُ البَصر العضلي*
nerviosa *وَهَنُ البَصر العَصَبي*
tarsal *وَهَنُ البَصر الجفني*
astenospermia وَهَن الحيوانات المنَويَّة

áster

áster النَجمَاء (بنية خلوية) ، نَجم
astereocognosis عَمَه التجسيم اللَّمسي، فقدُ القدرة على تمييزِ الأشياء باللَّمس
asterion الكُويكِبَة (نقطة إلتقاء للعظم الجداري الخشائي والقذالي الخشائي واللامي)
asterixis الإرتعاشُ الخافِق(يحصل في الفشل الكبدي)
asternal لا قَصِّيّ (كبعض الأضلاع)، غير متعلق بالقَص
asternia إنعدامُ القَص (خِلقَة)
asteroide نَجمانيّ، شبيهٌ بالنَجمة
astigmatismo اللابُؤرِيَّة، حَرَجُ البَصَر
adquirido *اللابُؤرِيَّة المُكتَسبة*
compuesto *اللابُؤرِيَّة المُرَكَّبة*
congénito *اللابُؤرِيَّة الوراثيَّة*
corneal *اللابُؤرِيَّة القرنويَّة*
irregular *اللابُؤرِيَّة غير المنتظِمة*
lenticular *اللابُؤرِيَّة العدسية*
miópica *اللابُؤرِيَّة الحسريَّة*
astomía إنعدامُ فتحةِ الفَم
astragalar كاحِليّ
astraglectomía إستِئصالُ الكاحِل، حَفُ أو حَكُّ الكاحل
astrágalo عَظمُ الكاحِل
astragalocalcaneo كاحِليٌّ عَقِبيّ
astragalocrural كاحِليٌّ سَاقيّ
astragloescafoideo كاحِليٌّ زورَقيّ
astraglotibial كاحِليٌّ ظُنبوبيّ
astricción إمسَاك
astringencia إمسَاك، إنقِبَاض
astringente قَابِض، مَاسِك
astro سابقة بمعنى النَجْم، نَجميّ
astroblasto أرومة نجميَّة،خليَّة منشِئة للخليَّةِ النجميَّة
astroblastoma وَرَمٌ أروميٌّ نَجميّ
astrocele جُويف النَّجماء (بنية خلوية)، وَقْرَةٌ نَجميَّة
astrocinético حَرَكيٌّ نَجميّ
astrocito خَليَّةٌ نَجميَّة (عصبي)
astrocitoma وَرَمٌ الخَلايا النَّجميَّة
multiforme *ورَم الخَلايا النَّجميَّة متعدد الأشكال*
astrocitosis كَثرَة الخَلايا النَّجميَّة
astroglia الدِّبْقُ العَصَبيُّ النَّجميّ
astrostático متعلق بالجسيم المركزي (في مرحلة ركود الخلايا)
asurina أسورينا (مادة في الدماغ)
atáctico فاقِدُ الإنتِظام، لا إنتظَاميّ
atactilia فَقدُ حِسِّ اللَّمس
atalposis تَعَذُّرُ إدراكِ الدِفء، نَقصُ الحِسِّ بالدِفء
ataque هَجمَةٌ، نَوبَة
epiléptico *نوبة صَرعية*
maníaco *نوبَةٌ هوسية*
transitorio *نوبة عابرة*
isquémico *نوبة إقفارية*
vasovagal *نوبَةٌ مبهميَّة*
ataráctico مُطَمئِن، مُهَدِّئ
ataralgesia تَسكينٌ وتَطمين
ataraxia إطمِئنَان، طُمَأنينَة
ataráxico مُطمَئِن
atávico متأسِّل (يرجع إلى الأصل)
atavismo تَأسُّل (وراثةٌ بعيدة الأصل)
ataxafasia تَعَذُّرُ تَكوين الجُملَة
ataxia رَنَح، فقد الإنتظام الحَرَكي (بسبب خلل في الجهاز العصبي)
alcohólica *رنح كُحولي*
autónoma *رَنَحُ الجِهاز المُستقل*
central *رَنَح مركزي*
cerebral *رَنَحٌ مُخّيّ*
profesional *رَنَح مهنيّ*
vestibular *رَنَحٌ دهليزي*
ataxiafasia تَعذُّرُ تَكوين الجُملة، رَنَحٌ جُمليّ
ataxiágrafo مِخطاطُ الرَّنَح
ataxiagrama مُخَطَّطُ الرَّنَح
ataxiámetro مِقياسُ الرَّنَح
ataxiamnesico متعلقٌ بالرَنَح وفقدُ الذَاكِرَة
atáxico فاقِدُ الإنتِظام، رَنَحيّ
ataxoadinamia رَنَحٌ ووَهَنٌ عَضَليّ
ataxofemia فقدُ إنتِظام عَضلات النطق، رَنَحٌ نَطْقيّ
ataxofobia خوفٌ أو هَلَعٌ من الرَّنَح الحَرَكي
atelectasia إنخِماصُ (رئوي) ، عدمُ تَوسُّعُ الرِئة
congénita *إنخِماصُ (رئوي) خَلقي*
obstructiva *إنخِماصُ(رئوي) إنسِداديّ*

átomo A

primaria إنخماصٌ رئوي أولي
secundaria إنخماصٌ(رئوي) مُكتَسَب
ateleiosis وقوفُ النُموّ، وقوفُ التَطوُّر
atelencefalia خللٌ في نموّ المُخ، نَقصُ تَكوُّن الرَأس
atelia عَدمُ وجودُ الحَلَمَة
ateliosis نُقاص، وقوفُ التَطوُّر(طَفالة نُخاميَّة المنشأ)
atelo سابقة بمعنى غيرُ كاملٍ، ناقِصُ التَطوُّر
atelocardia نُقاصُ أو تطورٌ غير كاملٍ للقَلب
atelocefalia نُقاصُ أو تَطورٌ غير كاملٍ للمُخ
ateloglosia نُقاصُ أو تَطورٌ غير كاملٍ لِلِّسان
atelognacia نُقاصُ أو تَطورٌ غير كاملٍ للفَكّ
atelomielia نُقاصُ أو تَطَورٌ غيرُ كامل للنخاعِ الشَّوكي
atelopodia نُقاصُ أو تطورٌ غيرُ كاملٍ للقَدم
ateloprosopia نُقاصُ أو تطورٌ غيرُ كاملٍ للوَجْه
ateloqueilia نُقاصُ أو تطورٌ غيركاملٍ للشفَة
ateloqueiria نُقاصُ اليَد، تَطَوُّرٌ غيرُكاملٍ لليَد
atelorraquidia نُقاصُ السيساء، نُقاصُ تَكَوُّن الصُلب
atelostomía نُقاصُ الفَمَ
atenolol أتينولول (دواء محصر لمستقبلات البيتا)
atenuación تَخفيف، تَلطيف
atenuar يُلَطِّف، يُخَفِّف
atermal بارد، غيرُ حَارّ (أقل من ١٥ غراد)
atermancia الإحتفاظُ بالحَرارة
atermano مُحتفظٌ بالحَرارة، غير مُنفِذ للحَرارة
atérmico لا حَرَاري
atermosistáltico غيرُ مُتَبدِّلٌ بالحَرارة
ateroembolismo إنصِمَامٌ عَصيديّ
aterogénesis تَكَوُّن التَعَصُّديَّة، التَعَصُّد
ateromatosis داءٌ عَصيديٌّ مُنتَشِر، التَعَصُّديَّة
aterosclerosis تَصَلُّبٌ تَعصُّدي، تَصَلُّبُ الشرايين التَعَصُّدي
atetoide مُصابٌ بالكَنَع، شَبيهُ الكَنَع (حركات تمعجية للأطراف)
atetosis كَنَع (حركات موجيَّة مستمرة بالأطراف بسبب آفة دماغية)
atiaminosis عَوَزُ التيامينا
aticitis إلتهابُ العُلِّيَّة (في الأذن)
ático العُلِّيَّة (الردب فوق الغشاء الطبلي في الأذن)
aticoantrotomía بضع العُلِّيَّة والغار(في الأذن)
aticomastoideo متعلقٌ بالعُلِّيَّة والخُشَّاء
aticotomía بضعُ العُلِّيَّة (عُلِّيَّةُ الطبْلَة)
atimia فقد الإنفعال، ضعف العقل، غَيبَةُ التُوتَة
atimismo إنعدامُ الغُدَّة الصَّعتريَّة ، إنعدامُ التُوتَة
atipia لا نَمَطيَّة
atípico غيرُ نَمَطيّ
atireosis إنعدامُ الدَرَقيَّة، قُصورُ الدَرَقيَّة
atiria إنعِدامُ الدَرَقيَّة، قُصورُ الدَرَقيَّة
atiroidemia قُصورُ الدَرَقيَّة
atiroidismo قُصورُ الدَرَقيَّة
atita أتيتا (مادة في اللبن تحول النترات إلى نتريت)
atlántico فَهْقيّ (من الفقرة الأولى)
atlantoaxial فَهْقيٌّ مِحوَريّ
atlanomastoideo فَهْقيٌّ خُشَّائيّ
atlantoodontoideo فَهْقيٌّ فائِقي، له علاقةٌ بالعظم الفَهْقي والنتوءِ السني للعظمِ المِحوَري
atlas الفَهْقَة، الفَقَرَةُ الرقبيَّة الأولى، الفَقَرَةُ الحاملة
atloaxoideo فَهقيٌّ مِحوَريّ
atlódimo مُزدوجُ الرَأس (مسخ)
atloidooccipital فَهقيٌّ قَذالي
atmiatría المُعَالَجَة بالأبخرةِ الدوائيَّة
atmidiatría المُعَالَجَة بالأبخرةِ الدوائيَّة
atmo رمزُ وَحدةُ الضَغط الهَوائي
atmocausis المُدَاواةُ بالبُخَار
atmocauterio مِيسَمٌ (مكواة) بُخَاريّ
atmógrafo مِقياسُ حَركاتِ التَنَفُّس
atmólisis تَحليلُ الغَازات، تَحلُّلٌ بُخَاريّ
atmómetro مِقياسُ التَبَخُّر
atmos وَحدةُ ضَغط الهَواء
atmósfera كُتلةُ الهَواء المُحيطَة بالكرةِ الأرضيَّة
atmoterapia المُعَالَجَةُ بالأبخِرةِ الدوائيَّة، المعالجة بضبطِ التَنَفُّس
atocia عُقمُ الأُنثى، عُقرُ النِساء
atolide أتوليد (دواء مضاد للإختلاج)
atomicidad تَكافُؤ الذَّرَّات، الذَّرِّيَّة
atómico ذَرِّيّ
atomización إرذاذ، بَخّ
atomizador مرذاذ، رذاذ (جهاز بخاخ)
átomo ذَرَّةٌ

atonía وَنَى، وَهنٌ، فقدانُ القُوَّة
atopeno مؤتِّب، مُؤَّهب للحَسَاسيَّة
atopia إنتِباذٌ، نوعٌ من الحَساسيَّة، فرط الحساسية الوراثي
atópico مُنتَبذ، في غيرِ مَوضعِه
atopognosia عَدمُ معرِفَة مَوقع الإحسَاس، تَعَذُّرُ توضيع الإحسَاس
atóxico غَيرُ سَّامٍ
atoxigénico غيرُ مُوَلِّدٌ للسُّم
ATP adenosintrifosfato مختصر ثلاثي فوسفات الأدينوسين
atrabilis سوداوي
atractivo جَذَّاب
atractoide مِغزَليُّ الشَّكل
atraumático لا رَضحيّ
atremia فقدانُ الرَّجفَة أو الحَرَكَة، تَخَيُّلُ عَدمِ القُدرة على الحَرَكَة
atremometría إنسِدادُ المِهبَل
atrepsia ضُمورٌفي سِنِ الطُفولَة، الضُمورُ الإغتِذائي
atresia غيابٌ خَلقيٌّ لفوهة تشريحية، رَتَقٌ، إنسطام
aórtica *رَتقُ الأبهر*
biliar *رَتقُ القناة الصفراوية*
duodenal *رتقُ الإثنا عشر*
esofágica *رتق المريء*
atreto *سابقة بمعنى مُغلَق، مَسدود، رَتق*
atretoblefaria رَتقُ الأجفَان، إنغِلاقُ الأجفَان
atretocéfalo بدونِ فَتحةُ الفَّم والأنف، أرتَقُ الفتحات الرأسيَّة (مسخ)
atretocistia رَتقُ المَثَانَة، إنسِدادُ المَثَانَة
atretocormo أرتَق (مسخ)، بدون أي فتحة(مسخ)
atretogastria رَتقُ المَعِدَة، إنسِدادُ المَعِدة
atretolemia رَتقُ الحَنجَرَة أو المَريء
atretopsia رَتقُ القَزحيَّة
atretorrinia رَتقُ الأنف
atretostomía رَتقُ الفَم
atreturetria رَتقُ الإحليل
atrial أذينيّ
atrición إنسِحَال، تآكلٌ بالإحتِكاك
atricosis غَيبَةُ الشَّعر، الصَّلَع
atrio سابقة بمعنى الأذين
atriplicismo تَسَمُّمٌ بنوعٍ من السبانِخ
atriquia فقدُ الشَّعر، الصَّلَع، فقدانُ الهُدْب (في بعض البكتيريات)
atrium أُذَين، دَهليز
atrocitosis إمتِصاصُ الجزئيات الكُبريَّة في الكلية)، بلعمةٌ غير مغذية
atrofagocitosis بَلعمةُ الأجسامِ الغَريبة
atrofia ضُمور
atrofoderma ضُمورُ الجِلد
atrofodermatosis داءُ الأدَمة الضُّموري
atrombasia اللاتَجَلُّط
atrombia نَقصٌ في تَخَثُّرِ الدَّم
atropa اللفاح (نبات من الفصيلة الباذنجانية)
atropina أتروبينا (أدوية)
atropinismo التَسَمُّمُ الأتروبيني
atropismo التَسَمُّمُ بالأتروبينا
attar عِطر أو(عَطَّار)
audición سَماعٌ، إستِماع
audioanalgesia تَسكينٌ سَمَعيّ
audiograma مُخَطَّطُ السَمَع
audiología عِلمُ السَمَع
audiometría قياسُ السَمَع
audiómetro مقياسُ السَمَع
audiovisual سمعيٌ بَصَريّ
auditivo سَمَعيّ
auditognosis إدراكُ المَسموعَات
auditorio سمعيٌ، متعلق بالسمع
auganato مزدوج الفك (مسخ)
aula القسمُ الاماميُّ للبُطين الثالث المخي
aura حالةٌ خاصة تَسبِقُ الإصابةِ في المَرض
aural أذنيّ، سَمَعي
auramina تَلوينُ الأورامين المُتَألِق
auranofin أورانوفين(دواء مضاد للروماتيزم)
aurantimarina (صبغة من قشر البرتقال)
aurantiasis إصطِباغٌ برتقالي (وجود الكاروتينا في الدم)
aurantum برتقاليَّة (صبغة)
aureobasidium ذَهَبيةُ الدّعامات (جنس فطريات
aureolina أوريولينا (صبغة)
aureomicina دَواءٌ مُضادٌ حَيَويّ

áurico ذَهَبيّ
aurícula أُذَينَة
auricular أُذينيّ
auriculocraneal أذنيٌّ قحفي
auriculomegalia ضَخَامَةُ الأُذين
auriculomisuropexia تَثبيتٌ أُذينيٌّ صَواريّ
auriculopalperal أذينيٌّ جَفنيّ
auriculoseptopexia تثبيتُ الحَاجز الأُذيني
auriculoseptoplastia رأبُ الحَاجز الأُذيني
auriculotemporal أُذينيٌّ صَدغيّ
auriculotomía بضعُ الأُذينَة، فَتحُ أذينةِ القَلب
auriculoventricularمتعلق بالأذين والبطين، أذيني بطيني
aurides طَفحَةٌ ذَهَبيَّة، طَفَحٌ ذَهَبيٌّ في الجِلد بسببِ إستخدام أملاح الذهب
aurífono مِسمَاع
auriforme أُذُنيُّ الشَّكل
aurina اورينا (صبغة)
aurinario مُحَضَّر دوائي للإدخالِ في صماخِ الأُذن
aurinasal أُذنيٌّ أنفيّ
auriscalpo ، كاحتُ الأذن (لإخراج المواد الغريبة) صاقور
auriscopio مِنظَارُ الأُذن
aurista طَبيبُ الأُذن
aurocromodermia تَلَوُّنُ الجِلْد الذَهَبي
aurómetro مِعيَارُ السَّمَع
aurosol ذَهَبٌ غَرَواني
auroterapia المداواة بالذهب
aurotioglucosأوروتيو غلولوسا (محضر ذهبي يستعمل في الأمراض الروماتيزية)
aurum الذَهَب
auscultación سَمَاع
auscultar يَتَسَمَّع
auscultoplectro مِسمَاع و مِقراع
auscultoscopio مِسمَاع
ausencia غِياب
ausente غائِب
aut- سابقة بمعنى الذاتيَّة أو التِّلقائيَّة
autocoide دواءٌ تِلقائيّ، مُفرزٌ هرموني
autarcesis مَنَاعةٌ طبيعيَّة
autécico طُفيليّ وحيدُ الثوي
autecio طُفيليّ وحيدُ الثوي
autecoscopio مِسمَاعٌ ذاتيّ، سَمَّاعَةٌ ذاتيَّة
autéctico طُفيليٌّ وحيدُ الثوي
autemesia قَيئٌ تِلقائيّ، قَيئٌ غَامِضِ المَنشأ
autismo الإنطواءُ على الذَّات، التَّوَحُّد
auto- سابقة بمعنى الذاتيَّة، التِّلقائي
autoactivación تَفعيلٌ ذاتيّ، تنشيطٌ ذاتيّ
autoaglutinación تَراصٌ ذاتيّ
autoaglutinina راصَّةٌ ذاتيَّة
autoalergia أرَجيَّةٌ ذاتيَّة، مَناعَةٌ ذاتيَّة
autoamputación بَتْرٌ ذاتيّ
autoanálisis تَحليلٌ نَفْسَانيٌّ ذاتيّ
autoanamnesis تاريخُ المَرض الذاتيّ أو التِّلقائيّ
autoanticomplemento ضد المتممة الذاتي
autoanticuerpo جِسمٌ مُضادٌ ذاتيّ، ضِدٌّ ذاتيّ
autoantisepsis تَطهيرٌ ذاتيّ
autoantitoxina تَرياقٌ ذاتيّ، ضِدُّ الذِّيفَان الذاتيّ
autoaudible مَسموعٌ ذاتياً
autobacteriófago مُلتهِمُ الجَراثيم التِّلقائيّ أو الذاتيّ
autoblasto جَذعَةٌ ذاتيَّة
autocatálisis التَّوسُطُ الذاتيّ، الحَفْزُ التِّلقائِيّ
autocatarsis تَفريجٌ نَفْسيٌّ ذاتيّ (تشيع المريض على التخلص من علته بنفسه)
autocateterismo قَثْطَرَة ذاتيَّة
autocerebroespinal سائلٌ مخيٌّ شَوكيٌّ ذاتيّ يُستعمل للعِلاج
autocinesis **تَحَرُّكٌ** إراديّ
autocistoplastia رأبُ المَثَانَة الذاتيّ
autocitólisis إنحلال خلوي ذاتي
autocitotoxina سُمُّ الخَلايا الذَّاتيّ
autoclasis تَخريبٌ ذاتيّ
autoclave جِهازُ تَعقيم بالبُخَار المَضغُوط
autocolecistectomía إضمِحلالُ المَرارَة بفعلٍ مَرَضي، إستِئصالُ المَرارة الذاتي
autoconducción تَوصيلٌ ذاتيّ
autóctono أصيل، مَوضِعيُّ المَنشأ، غيرُ دخيل
autodérmico مُتعلق بالجِلدِ الذاتيّ
autodesenibilización تَحسيسٌ ذاتيّ
autodestrucción تَخْريبٌ ذاتيّ

autodigestión

autodigestión إنهضامٌ ذاتيّ
autodiploide إزدواجية الصُبغيات الذاتيَّة التضاعف
autodernaje نَزْحٌ ذاتيّ
autoeccematización تَأكزُمٌ ذاتيّ
autoecolalia ترديدُ الكلام التِلقَائِي
autoepilación سُقوطُ الشَعر التِلقائي
autoeritrofagocitosis بَلعَمَةُ الكُرَيات الحُمر الذاتية
autoerotismo شَبَقٌ ذاتيّ
autoesplenectomía إستِئصالُ الطحالُ الذاتي
autoestimulación تنبيهٌ ذاتيٌ المَنشأ
autofagia إلتِهامُ الذات
autofagosoma جُسيمٌ بَلعَميٌ ذَاتيّ
autofarmacología مُدَاوَاةٌ ذاتيَةُ المَنشأ
autofilia عِشقُ الذَّات
autofita نَباتٌ ذاتي التَغذيَّة
autofluorescencia تَألقٌ ذاتيّ
autofluoroscopia مِنظارُ التَّألقُ الذاتي
autofobia رُهَابُ الإنفِراد
autofonía حِسُّ صَوت الذَّات
autofonomanía فَزعٌ حِسُّ الصوت الذاتي
autofonometría قياسُ التَّرنانُ الذاتي (عندما تلامس الشوكة الرنانة جسمه)
autofundoscopio مِنظارُ قاعِ العَين الذاتي
autogamia إعرَاسٌ ذاتي، إخصَابٌ ذاتي
autogénesis تَكوينٌ ذاتيّ
autógeno ذاتيُ المَنشَأ
autognosis مَعرِفَةُ الذَّات، التَّشخيصُ الذاتي
autografismo إرتِسامٌ جِلديٌ ذاتي(عندما تمر فوق الجلد أداة صلبة غير حادة)
autograma كتوبيَةُ الجِلد (كتابة على الجلد)
autohemaglutinación تَراصٌ دَمَويٌ ذاتي
autohemoaglutinina راصة دمويَّة ذاتية
autohemolisina حَالّة دَمويَّةٌ ذاتية
autohemólisis إنحلالٌ دَمويّ ذاتيّ
autohemopsonina طَاهيةٌ دَمويَّةٌ ذاتية
autohemotranfusión نَقلُ الدَّم الذاتي
autohemotreapia مُعَالجةٌ بالدَّمِ الذاتي
autohipnosis تَنويمٌ ذاتي
autohistorradigrafía صورة الإشعاع الذاتي (صورة لمادة مشعة داخل الجسم)
autohormonoclasis تعطيلُ هرمون غُدَّة ما
autoinfección عَدوى ذاتيَّة
autoinfusión تَسريبٌ ذاتي
autoinmunidad مَناعةٌ ذاتيَّة
autoinmunización تَمنيعٌ ذاتي(مناعةٌ ذاتيةُ المنشأ)
autoinoculación تَلقيحٌ ذاتيّ
autointerferencia تَداخلٌ ذاتيّ
autointoxicación تَسَمُّمٌ ذاتيّ
autoisolisina حَالَّةٌ ذاتيَّة ، حَالٌّ ذاتيّ
autoqueratoplastia رأبُ القَرْنيَّة الذاتي
autolaringoscopia تَنظيرُ الحنجرة الذاتي
autolavado غَسلٌ ذاتيّ (غَسل المعدة الذاتي)
autolesión إيذاءُ الذَّات
autoleucocitoterapia معالجةٌ بالكرياتِ البيض الذاتيَّة
autolimitado مُحَدَّدٌ ذاتياً، مَحْدود ذاتياً
autolisina حَالّة ذاتيَّة
autólisis إنحِلالٌ ذاتيّ
autolisosoma جسيم حَالّ ذاتي
autolizado حُلالَةٌ ذاتيَّة
autólogo ذاتيٌّ، من المَصدرِ ذاتِه
automaticidad تِلقائيَّة، أوتوماتيَّة
automatina أتوماتينا(خلاصة عضل القلب البقري وكان يستعمل كعلاج في إضطرابات الدورة الدموية)
automatismo التِلقائيَّة الجوالة، تِلقائيةُ السير، التِّلقائيَّة، اللاوعي
automatógrafo مِرسَمَةُ الحَركات اللاإراديَّة
automisofobia رُهابُ أو قرفُ القَذَارة الذاتي، هَوَسُ النَظافَة
autonarcosis تَخَدُّرٌ ذاتيّ
autonefrectomía بطلانُ عَملُ الكلية بسببٍ مَرضي، إستِئصالُ الكلية الذاتي
autonefrotoxina سُمُّ الكلوة الذاتي
autonomía إستِقلال
autónomo مُستَقِل
autonomotrópico مُنحازٌ للجهازِ العَصَبي المُستَقِل
autooftalmoscopio مِنظارُ العَين الذاتي
autooxidación تأكسدٌ ذاتيّ، تأكسدٌ عَفويّ
autopatía إعتلالٌ عَفويّ، إعتلالٌ ذاتيّ، إعتلالٌ

autovacunación تَلقيحٌ ذاتيّ، تَطعيمٌ ذاتيّ
auxanografía تَخطيطُ الإستِنماء (للمكروبات)
auxonología علم النُمُوّ
auxanómetro مِقياسُ النُمُوّ (للجراثيم)
auxiliar مُسَاعِد، مُعين
auxilítico مُعَزّز الإنحِلال
auxina أوسينا (هرمون نباتي) ، مُعَزّزُ النُمو
auxo- سابقة بمعنى التَّنامي، التَّزايد
auxoacción إستِزادة، تَسْريع، حَفز
auxocito الخَليَّةُ النَاميَّة، بَاكورة النُطفَة، الخَليَّةُ النطفية أو المَبيضيَّة في مراحِلِها الاولى
auxocromo مِصْباغ (زمرة كيميائية صباغية)
auxohormona هُرمون، مُعَزّزٌ هرمونيّ
auxometría قياسُ سرعَة النُمو
auxómetro مِقياسُ قُوة التَكبير في العَدَسات
auxoneurotrópico مُعَزّزُ التوجُه للعَصَب، مُشَجّعٌ للأعصَاب الإنحِياز
auxoterapia المُعَالَجَةُ التَّعويضيَّة، المُدَواةُ البَديلة
auxotónico شَديدُ التَوتُّر
auxotrófico كائِنٌ طَفَريٌّ زائِدُ التَغذية (له متطلبات زائدة في التغذية تفوق الأصيل)
avalvular عديمُ المَصَاريع، عديمُ الصَمَّامَات
avanzar يَتَقَدَّم
avascular لا وِعَائيّ
avascularización إزالة التَّوعيَة، اللأتوعية، قطعُ الدَّم عن منطقة بالضَّغط
avena شوفان، خَرطَال (نبات)
avenina أفينينا(مادة تستخلص من الشوفان)
avenolito حَصاة خرطاليَّة (تتكون في الأمعاء على حبة شوفان)
aversión تَبْغيض، نُفُور، كراهية
avidez شَرَه، قُوةُ الإجتِذاب
avirulento عَديمُ الفَوعَّة
avitaminosis عَوزُ الفيتامين
avulsión قَلْع، نَتْش
axantopsia عَمَى اللون الأصْفَر
axénico نَقيّ، غيرُ مُلَوَّث
axial مِحوَريّ
axifugo مُبتَعِدٌ عن المِحوَر
axila إبْط

مجهول السَبَب
autopatografía سِجِلُ المَرَض الذاتي، سِجِلٌ للمَرَض يَكتبه المَريضُ نَفسه
autoplastia رأب ذاتيّ، ترقيع ذاتي
autoploide ذو مجموعةِ صِبغيات ذاتيَّة
autopolimerización البَلمَرةُ الذَّاتيَّة(إمتزاج ذرات متنوعة في مركب تنتج عنه خواص مختلفة)
autoprotección الوِقايَةُ الذاتيَّة، الصِّيانةُ الذاتيَّة
autoproteólisis تَحللُ بروتيني ذاتي
autopsia تَشريحُ الجُثَّة للإستِقصاء (لتحديد أسباب الموت) ، فَتحُ الجُثَّة
autopsicosis إعتلالٌ عَقليٌ لتمثيلِ الذَّات، ذُهانٌ ذاتيّ، إضطرابُ الأفكار المُتَعلقة بالذَّات
autopsicoterapia المُدَواةُ النفسيَّة الذاتيَّة
autopsíquico نَفسيٌّ ذاتيّ
autorradiografía صورةٌ إشعاعيَّة ذاتيَّة
autorrafia رَفوٌ بنسيجٍ ذاتي
autorreinfusión إعادةُ نقل الدَّم الذاتي
autoscopio مِنظارٌ ذاتي
autosepticemia إنتانُ الدَّم الذاتيّ
autósito التَّوأمُ المهتلك، التَّوأمُ المُتَطَفَّلُ عليه
autosmía شَمُّ الذَات
autosoma صِبغيٌّ جَسَديّ، جُسَيمٌ صِبغيٌّ عَاديّ
autosomatognosis تَوَهمُ بَقاء العُضوِ المَبْتور
autospermotoxina سُمٌّ نِطافيٌّ ذاتيّ
autosuero مَصلٌ ذاتي
autosugestión إيحاءٌ ذاتيّ
autoterapia الشِفَاءُ الذاتي (بدون طبيب) ، مُعَالجة ذاتية المَنشأ
autotolerancia تَحَمُّلٌ ذاتي
autotomía البَتْرُ الذاتي، الإنشِطارُ الذاتي
autotomografía تصويرٌ مقطَعيٌّ بحركةِ المَفحوص
autotopagnosia عَمَى تَوَّضُعُ الجِسم، جَهلُ التَّوضع الذاتي، جَهلُ مَعرفَة وَضع الأعضَاء
autotoxicosis تَسَمُّمٌ ذاتيّ
autotoxina سُمٌّ ذاتي، ذِيفانٌ ذاتيُّ المنشأ
autotransfusión نقلُ الدَّم الذاتي
autotransplante طُعمٌ ذاتيّ، غِرسَةٌ ذاتيَّة
autotrófico ذاتيُ التَّغذي، إغتِذاءٌ ذاتيّ
autovacuna لَقاحٌ ذاتيّ

axilema

axilema غِشاءُ المِحوَار، غِمْدُ المِحوَار
axio (أسنان) سابقه بمعنى المِحوَر
axiobucal مِحوريٌّ شَدقيّ
axiobucocervical مِحوريٌّ شَدقيٌّ عُنُقيّ
axiobucogingival مِحوريٌّ شَدقيٌّ لَثَوِيّ
axiobucolingual مِحوريٌّ شَدقيٌّ لِسانيّ، مِحوريٌّ فموي لِساني
axiocervical مِحوَريٌّ عُنقيّ
axiodistal محوريٌّ وَحشيٌّ أو قاصٍ
axiodistocervical مِحوريٌّ وَحشيٌّ عُنقيّ
axiodistogingival مِحوَريٌّ وَحشيٌّ لَثَوي (محوري قاصٍ لثوي)
axiogingival مِحوريٌّ لَثَوي
axiolabial مِحوريٌّ شَفَويّ
axiolabiogingival مِحوريٌّ شَفَويٌّ لَثَوي
axiolabiolingual مِحوريٌّ شَفَويّ لِسانيّ
axiolingual مِحوريٌّ لِسانيّ
axiolinguocervical مِحوريٌّ لِسانيٌّ عُنقيّ
axiolinguogingival مِحوريٌّ لِسَانيٌّ لَثَوِيّ
axio- سابقة بمعنى المِحور(الأسنان)
axión النخاع والحبل الشوكي
axiopulpar مِحوَريٌّ لُبِّيّ
axis المحور، الفيق، الفَقَرةُ العُنقيَّة الثانية
axodendrita تَفَرُّعات جانبيَّة للمِحور العَصَبي، تغصنة مِحواريَّة
axodendrítico مِشبك مِحوَاري تَغَصُّني
axofago بَلعَمُ المِحوَار
axografo مُسَجلُ المَحَاور
axoide مِحوري (نسبة للفقرة العنقية الثانية)
axolema غِمدُ المِحوَار، غِشَاءُ المِحوَار، غِمدُ المحوار العَصَبي
axólisis تَنَكُّسُ المِحْوَار، إهتِراءُ المِحوَر العَصَبي
axómetro مِقياسُ المِحوَر
axón مِحْوَار، المِحوَرُ العَصَبي
axonapraxia تَعَذُّرُ الأداء المِحوَريُ المَنشَأ
axonema الخَيطُ المِحوَريُّ الصِبْغي
axonómetro مِقياسُ مِحور العَدَسة
axonotmesis إنهتاكُ المِحوار
axoplasma جِبْلَةُ المِحوار، المَادة المُحيطَة بخيوط المِحور
axópeto مُتَّجِهٌ نَحوَ المِحور
axopodio عُنَيقَةٌ كاذِبةٌ مِحوَريَّة
axosomático مِحواريٌّ جَسَديّ، مِحوار العَصبون مع جسد الأخرى
axospongio إسفِنجَةُ المِحوار، إسفنجيَّة المِحوار العَصَبي
axostilo الإبرةُ المِحوريَّة
ayuno صِيَام
azar عَشوائي
azigografía تصويرُ الوريد الفَرد
azigos الفرد، لا زوجيّ، غيرُ مزدَوج
azimia فَقْدُ الإنزيم، لا خميريَّة
azipramina أثيبرامينا(دواء مضاد للاكتئاب)
azoemia أزوتيمِيا، تَنَتْرُجُ الدَّم
azoermia حمَّى نتروجينيَّة المَنشأ
azoico عديمُ الاحيَاء، لا حَياتيّ، مُجَرَّد من العضويات الحَيَّة
azoospermia فَقْدُ النِّطاف
azorrea فَرطُ المَواد النتروجينيَّة في البِراز
azotenesis داءٌ نتروجينيّ
azotermia حُمَّى نتروجينية المَنشأ
azotobacteria الآزوتية(جنس من الجراثيم)
azotómetro مِقياسُ النتروجين
azotomicina أثوتوميثينا (مضاد حيوي ومضاد للأورام)
azoturia بيلةٌ نتروجينيَّة
azul أزرَق
azurófilo سَهلةُ الصِباغ بالنيلي، صَبوغ بالآزور

B

Ba(Barium) الرمز الكيماوي للباريوم
babesioasis داء البابسيات(حيوانات بوغيه تتطفل على الكريات الحمر في المواشي)
baciforme عَصَويُّ الشكل
baciláceas العَصَويات (فصيلة من الجراثيم)
bacilar عَصَويّ
bacilemia عَصَويةُ الدَّم
bacilífero حامل العَصَيات
bacilina باثيلينا (مضاد حيوي مبيد للعَصيات السلبية لِغرام)
bacilíparo مُولِّد العَصَيات
bacilo عَصَيَّة، بكتريا
del ántrax *عَصية الجمرة الخبيثة*
botulínica *بكتريا الوَشيقي*
bacilógeno مُولِد العَصَيات
baciloscopia تنظير العَصَيات مجهرياً
baciluria بيلةٌ عَصَويَّة، وجود العَصَيات الباسيليّة في البول
bacillus عَصَيَّة
bacitracina باسيتريسينا (مضاد حيوي واسع الطيف)
baclofén باكلوفين (دواء مرخٍ للعضلات)
bacteria بكتريا، جرثومة
bacteriáceas رتبةٌ من الفطور المُجزَّأة
bacterial جرثومي، بكتيري
bactericida مُبيدُ الجراثيم
bactericidina مُبيدةٌ جرثوميَّة
bacteride طَفح جِلدي بكتيري، طفحة جرثومية
bacteriemia تجرثم الدَّم، وجود جراثيم في الدَّم
bacteriforme جرثوميُّ الشكل
bacterina بكترينا(لقاح بكتيري)
bacterinia نتيجة غير موجبة أحياناً بعد التلقيح الجرثومي
bacteriocidina مُتلِفُ البكتريا، قاتِلُ البكتيريا
bacteriocolia بكتَرَةُ القناة الصَفراويَّة، وجود بكتريا في القناةِ الصَفراويَّة
bacteriofagia إلتِهامُ البكتريا
bacteriófago مُلتهِمُ البكتيريا
bacteriofitomia وَرَمٌ نباتيٌّ جرثوميّ
bacteriógeno جرثوميُّ المنشأ
bacteriohemolisina حالٌّ بكتيري للدَّم
bacterioide جرثوميُّ الشَّكل
bacterioaglutinina راصةٌ جرثوميَّة
bacteriolisina حالّةُ الجراثيم
bacterioclasis إنحِلالُ الجراثيم
bacteriología علمُ الجراثيم
bacterioopsonina طاهيَةٌ جُرثوميَّة
bacteriopexia تثبيتُ البكتريا بنسيج أو عضو
bacterioprecipitina مُرَسِّبٌ جُرثومي، رَاسِبٌ بكتيري
bacterioproteína بروتينُ البكتِريا (بروتين بكتيري سام)
bacterioscopia تنظيرُ الجراثيم مِجهرياً
bacteriosis الداءُ البكتيري، الداء الجُرثومي
bacteriospermia تَجرثُمُ المني
bacteriostasis كبحُ الجراثيم، وقفُ نُموِّ الجراثيم
bacteriostático كابِحُ الجراثيم، مانِعُ نُموِّ وتكاثُر الجراثيم
bacterioterapia المُعالجَةُ بالجراثيم
bacteriotoxemia تسمُّمُ الدَّم الجُرثومي، تذيفنُ الدَّم
bacteriotoxina ذيفانٌ جُرثومي، سامٌّ للجراثيم
bacteriotrópico جرثوميُّ التَوَجُّه، مُنتِجٌ جرثوميّ
bacteriotropina موجهةٌ جرثوميَّة، طاهية جرثومية
bacterium جُرثومَة، عُصَيَّة، بكتيرية
bacteriuria بيلةٌ جُرثوميَّة، تَجرثُمُ البَول
bacteroaglutinina راصةٌ جُرثوميَّة
bacteroide بكترياني، عُصواني، نَظيرالجراثيم
bacteroides البكتريانيَّة، العُصوانيَّة
bacteroidosis داءٌ بكترياني، داءٌ جُرثومي
beculiforme عَصَويُّ الشكل
beculovirus فيروس عَصَوي
baculum جذيل (عظم القضيب في بعض الحيوانات)
bagazosis البَجاسيَّة، سُحار ثُفْلِ القَصب
balance تَوازُن، ميزان
balánico حَشَفي
balanitis إلتِهابُ الحَشَفَة

bálano

bálano سابقه بمعنى حَشَفَه أو حَشفي
balanoblenorrea سَيلانٌ حَشَفيّ
balanocele فَتْقٌ أو إنفِتاقُ الحَشَفَة
balanoclamiditis إلتِهابُ حَشَفَة وقُلْفَة البَظر
balanoplastia رأبُ الحَشفَة، تقويمُ الحَشفَة
balanopostitis إلتِهابُ الحَشَفَة والقُلْفَة
balanopostomicosis إلتِهابُ الحَشَفَة الغَنْغَريني
balanoprepucial حَشَفيٌّ قُلْفوي، متعلقٌ بالحَشَفة والقُلفَة
balanorragia إلتِهابُ الحَشَفة التَقيُّحي
balantidiasis داءُ القِربيَّات
balismo قَذْفٌ رَقصيّ، حَركَةٌ إنتِفاضيَّة لأحدِ الأطراف
balística إنقِذافي، قِذافي
balistocardiografía مِخطاطُ القَلب الدَفعيّ
balistofobia رُهابُ القَذائِف
balneología علم الحَمَّامَات
balneoterapia المُعَالجةُ بالإستِحمام
balneum حَمَّام
balón كُرَة
balonaje نَفْخ
bálsamo بَلسَم (دواء مُلَطِّف، دواء شَافٍ)
bamboleo نَهْز (مناورة أو عملية للشعور بكتلة أو عضو داخل سائل)
bambu خَيزُران
bancroftosis داءُ الفيلاريات
banda شَريط، رِباط
baniano التينُ البنغالي
banisterina بانيستيرينا(مركب قلوي يسبب الهذيان)
baño حَمَّام
baragnosis **تَعذُّرُ إدراكِ الوَزن**
barba لِحْيَة
barbaloína باربالوينا (أحد مركبات الصَبر)
barbaralalia عُسرُ التَلَفُّظ (يظهر بشكل أوضح عند تكلم لغة أجنبية)
barbital باربيتال (أدوية)
barestesia حِسُّ الوَزْن، حِسُّ الضَغط
barestesiómetro مِقياسُ حِسُّ الضَغط أو الوَزن
bariencefalia بَلاهَة، ثِقَلُ الفهم
barifonía ثِخَنُ الصَّوت
bariglosia ثِقَلُ الكَلام، ثِقلُ اللِسانِ
barilalia ثقل الكلام، عُسرُ التكلُّم
bario الباريوم (العنصر السادس والخمسون)
barita باريتا (أكسيد الباريوم) ، وسطٌ تبايني ظليلي في التشخيصِ الإشعاعي
baritosis سُحارٌ باريتي، تَغَبُّرُ الرِئَة بغبارالباريت
baritrón إلكترون ثقيل
baro سابقة بمعنى الوَزن أو بمعنى الضَغط
baroelectrostesiómetro مِقياسُ حِسُّ الضَغط الكهربائي
baroespirador جهازُ تَنَفس بتغييرِ الضَغط
barofilo أليفُ الضَغط
barognosis إدراكُ الَوزن، حِسُّ الوَزن
barógrafo مِرْسَمةُ الضَغط
baromacrómetro مِقياسُ الولدان، مِقياس الوَزن والطول لحَديثي الولادة
barómetro مِقياسُ الضَغط الجَوي
barorreceptor مُستقبِلة الضَغط
barosinusitis إلتهاب الجيوب الضغطي
barotaxis إنجِذابٌ للضَغط
barotitis إلتِهابُ الأُذُن الضَغطي
barotrauma رَضْحٌ ضَغطي، إصابَات الضَغط
barotropismo تَوَجُّهٌ ضَغطي
barra عارِضَة، قَضيبٌ مَعدني
barrera حَائِل
barritmia كَآبَة، السَّوداء
bartolinitis إلتِهابُ غُدد بارتولينو (في الفرج)
bartoneláceas البرتونيلات (فصيلة من الجراثيم)
bartoneliasis داءُ البرتونيلات
bartonelosis داءُ البرتونيلات
baruria بيلةٌ مرتفِعَة الثِقلُ النَّوعي، بَولٌ ثَقيل
basal قاعدي، أساسي
basalioma سرطانُ الخَلايا القاعديَّة
basaloide شبه القاعديات (نوع من الأورام)
base قاعِدَة ، أسَاس
basedoide بازدويُّ الشكْل (شبيه بداء بازدو)
basedovoide بازدويُّ الشَّكل
basi- سابقة بمعنى الأساس، القاعِدة
basial له علاقة بالقويعدة
basialveolar قُويعِدي سِنْخي

belemnoides

B

basiaracnitis إلتِهابُ العَنكبوتيَّة القاعِديَّة
basiaracnoiditis إلتِهابُ العَنكبوتيَّة القاعِديَّة
basicidad قاعِديَّة
básico قاعِدي، أساسي
basicraneal متعلق بقاعدةِ الجُمجُمَة
basicromatina كروماتين قاعِدي
basidio دعامَة (فطريات)
basidiomicetos الفُطور الدِّعامية
basidiospora بَوغٌ دِعامي
basifacial متعلق بقاعدةِ الوَجه
basígeno مُولِّدُ القواعد (يكوِّن قاعدة كيميائية)
basihial قاعِدة العَظم اللّامي (تشريح)
basihioides قاعدة العَظم اللّامي (تشريح)
basilar قاعِدي، أساسي
basilema الغِشاءُ القاعِدي
basílico باسيليقي، مُهم، بارِز
basilicón إسم شعبي لعدة كريمات أو دهون، مَرهَم باسيليقي
basilioma سَرطانُ الخلايا القاعِديَّة
basílisis تكسير القاعِدَة (كسر قاعدة جمجمة الجنين الميت لإخراجه)
basinasial قاعِديٌّ أنفيّ
basio سابقة بمعنى القاعِدة ، الأساس
basioccipital قاعِديٌّ قِذالي
basiogloso قاعِديٌّ لِساني
basion القُويعدة (النقطة المركزية الأمامية للثقب الأعظم في العظم القذالي)
basiotribo مِرضَخُ قاعدة الرأس (جهاز لكسر قاعدة الجمجمة للجنين الميت)
basiotripsia تفتيت قاعدة الرأس (في الجنين لتيسير الولادة)
basirrinal قاعِدي أنفِي
basisfenoides العظمُ القاعِدي الوَتدي
basitemporal متعلق بقاعِدةِ العَظم الصُّدغي
basivertebral متعلق بقاعِدة الفقرة، قاعِديٌّ فِقَريّ
basocito خليَّةٌ قَعِدة، خليَّة مُستقعِدَة، خليَّةٌ أو كُريَّة بيضاء تُصبغ بالأصباغ القاعِديَّة
basocitopenia قلة المُستقعِدات، قِلَةُ القَعِدات
basocitosis إزديادُ المُستقعِدات

basofilia كثرَةُ القَعِدات أو كثرة أليفات القواعد
basofilismo كثرةُ القَعِدات المَرَضيَة
basófilo قَعِد (يتلون بالملونات القاعدية)
basofobia خَشيَةُ السَّير أو المَشي
basógrafo مِخطاطُ شذوذ المِشيَة
basorina باسوريينا(مضاف غذائي ودوائي)
bastardo مُزَيَّف، إبن زِنا، لَئيم
bastón عصا، عُكَّازَة
bastoncito عُود، عُصيَّة
bati سابقة بمعنى العمق
batianestesia بطلانُ الحِسِّ العَميق
baticardia تَعمُّقُ القَلب أو انخِفاضُه تشريحياً
baticentesis بَزلٌ عَميق، غَرزٌ عَميق
batiestesia الحِسُّ العَميق
batigastria مَعِدةٌ هابِطةٌ أو نازِلَة
batihiperestesia فَرطُ الحِسِّ العَميق
batihipestesia نَقصُ الحِسِّ العَميق
batipnea التَّنفُّسُ العَميق
batmismo المُراقبة الغِذائيَّة الحيويَّة
batmotrópico مُوَجِّهُ الإستِجَابة
batmotropismo تَوجيهُ الإستِجابة
bato سابقة بمعنى العمق
batocromía تعميق اللون(تحويل حزم الإمتصاص لترددات أقل مع تغيير اللون من الأصفر إلى الأحمر ومن الأحمر إلى الأسود)
batomórfico حَسيرُ البَصر، ضعيفُ البَصَر
batracoplastia رأبُ الضُفيدعَة (تحت اللسان)
batrocefalia تطورٌ شاذ للجُمجُمَة
baya عَوزَة (حبة العنب) ، عِنبَة
bazo الطِّحال
bebé طفل، رَضيع
bebida مَشروب
bedelatomía بَضعُ العَلَقة وهي عالِقة لمصِّ الدَّم
beggiatoácea البغجياتويات (فصيلة من الجراثيم)
beggiatoales جنس من الجراثيم السلكية
behaviorismo المدرسة السُّلوكيَّة النفسَانيَّة
bejel البَجَل، نوعٌ من الزُّهري اللاتناسُلي
bel بِلْ (وحدة شدة الصوت)
belemnoides سهميُّ الشكل (النتوء العظمي في الزند أو في العظم الصُّدغي)

belio (بليو (وحدة شدة الصوت
belonefobia هلعُ الإبَر والدَّبابيس
belonosquiascopia تنظير إنكسارُ الضوء الإبري (على الشبكية)
belladona بيادونا (نبات سام يستخرج منه الأتروبينا) ، ستُّ الحُسن
bemidona بيميدونا(دواء مسكن ومخدر)
benceno بنزين
bencidina بنثيدينا (مركب لكشف الدم مخبرياً)
bencina بنزين
benigno حميد، غيرُ خبيث
benoxaprofeno بنوكسا بروفينو (دواء مضاد للإلتهاب ومسكن)
bentazepam بنتاثيبام (دواء مهدئ)
bentos أحياءُ قاعِ البِحار
benzamina بنثامينا (بنج موضعي)
benzocaína بنثوكائينا (بنج موضعي)
benzodepa بنثويديا (دواء مضاد للأورام)
benzodiacepinas بنثودياثبينا (دواء مهدئ ومضاد للإكتئاب)
benzoilo بنزويل (كيمياء)
benzoína بنزوين، الجاوي، راتِنج بَلسَمي
benzol بنزول، بنزين
benzolismo تَسمُّم بالبنزول
benzopireno بنزوبيرينا (مادة مسرطنة)
benzoterapia مُعَالجَة بالبنزُوات
benzotiacida بنثوتياثيدا (دواء مدر للبَول)
berberina بربارينا(دواء للملاريا وضماد للجروح)
bergamota البرغاموتا، زيتُ البرغاموت ويُشتقُ من قشرِ ليمون البرغاموت
beriberi رُزام بسبب نقص الفيتامين ب، بِري بري
berilio البريليوم (العنصر الرابع)
beriliosis التسمم بالبريليوم
berrinche ثورةُ غَضب، إستياء
beritiella البرتييلا (جنس ديدان من الشريطيات)
besiclómetro مقياسُ الجَبهة
besnoitia جِنسٌ من الأوالي(البزنوتيا)
besnoitiosis داءُ البزنويات (داء في الحيوانات العشبية يسببه طفيلي البزنويتيا))

bestialidad حيوانيَّة، بَهيميَّة، مواقَعةِ البهائم (علاقة جنسية بين إنسان وحيوان)
bestialismo مواقعة البهائم، حَيونَة
beta بيتا (الحرف الإغريقي الثاني) ، بائيّ
betacismo بأبَأة (كثرة إستعمال الباء في الكلام)
betaglobulina غلوبولينا بيتائيَّة
betaina بيتائينا (منشط لاستقلاب الشحوم)
betalisina الحالّة البيتائية
betametasona (إسترويده مضاد للإلتهاب)
betanaftol بيتانفتول (مطهر موضعي)
betanina بيتانينا (صبغ)
betónica جِنسُ نبات
betula شجرةُ البَتولا
bezoar موادٌ صَلبَة في المَعِدة، حُصى مَعديَّة، بازوَر
biangular ثُنائي الزوايا
biarticular متعلقٌ بمَفصِلين
bibásico ثُنائيُّ القاعِدة
bibliomanía هَوسُ الكُتُب
biblioterapia المُعالجَة بالكُتُب (طب نفسي)
bíbulo ورق نَشاف ، ماصّ
bicameral ثُنائيُّ الغُرف، ذو حُجرَتين
bicapsular ثُنائيُّ المِحفَظَة
bicarbonato بيكربونات
bicéfalo مُزدَوجُ الرأس (مِسخ)
bicelular ثُنائيُّ الخَليَّة
bíceps ذو رأسين، ذاتُ الرأسين (عَضَلَة)
bicipital ذو رأسين، متعلق بذات الرأسين (عضلة)
bicóncavo مُقَعَّرُ الوجهين
biconvexo مُحَدَّبُ الوجهين
bicórneo ثُنائيُّ القَرن
bicornio ذو قرنين، ثُنائيُّ القَرن
bicorporal ثُنائيُّ الجِسم
bicúspide ثنائي الشُرَف، سِنٌ أو صِمامٌ ذو مصراعين
bidentado ثُنائيُّ السِّن
bidermoma ورَمٌ مِسخيٌّ ثُنائي الأديم، وَرَمٌ أدمي ذو طبقتين
biestartal ثُنائيُّ الطبقات
bífido مشقوق في نقطتين، ثُنائيُّ الشّق
bifocal ثُنائيُّ البُؤرَة
biforado ثُنائيُّ الفُتحَة

biofagio

B

bifosfato ثُنائيُ الفوسفات
bifurcación إنشِعابُ ثُنائي، الإنقِسامُ إلى فرعين
bigeminado نبض توأمي، مُزدوج
bigeminismo توأميَةُ النَبْض، نَبضٌ مَثنوي
bigerminal ثُنائيُ البويضات
bilabio آلةٌ ذاتُ شفتين لإستخراجِ حصى المَثانَة عبر الإحليل
bilaminar ثُنائيُ الصَفائِح
bilateral ثُنائيُ الجانِب
bilateralismo تماثُلُ الجانبين
bili- سابقة بمعنى (له علاقة بالصفراء)، الصفراء
biliación إفرازُ الصَّفراء
biliar له علاقةٌ بالصَّفراء والقنوات الصَّفراويَّة
biliflavina أصفرُ الصَفراء
bilifuscina صبغةُ مِرَّة في الصَفراء وفي الحَصيات الصفراوية
biligénesis تَكوُّنُ الصَّفراء
biligulado ذو لِسانَين أو ما يشبهما
bilihumina مُركَّبٌ تُرابيٌّ صَفراويٌ غير قابل للذوبان
bilina صَفراوين
biliosidad الصَّفراويَّة (متلازمة سريرية لفرط إفراز الصفراء) ، مَزاجٌ صَفراويّ
bilioso صَفراوي، له علاقة بالصَّفراء
biliprasina بيليبراسينا (صباغ أخضر في الصَّفراء)
bilirraquia وجودُ الصَفراء في السائِلِ النُخاعي
bilirrubina بيليروبينا (صبغة صفراوية حمراء حين تظهر في الجلد والمخاطية تسبب اليرقان)
bilirrubinto بيليروبينات، (ملح البيليروبينا)
bilirrubinemia فرطُ بيليروبين الدَّم، تَصَفرُنُ الدَّم
bilirrubinuria بِيلةٌ بيليروبينية، تَصَفرُن البَول
biliuria بِيلةٌ صفراويَّة (وجود الصَّفراء في البول
biliverdina بيليبردينا (صباغ أخضر يتشكل من تأكسد البيليروبينا)، أخضرُ الصَّفراء
biliverdinato بيليبردیناتو (ملح البيليبردينا) ، ملحُ أخضرُ الصفراء
bilobulado ذو فُصَّين
bilocular ذو جوفين، ذو حجرتَين
biloma تَجمُّع كمية من الصَّفراء ضمن محفظةٍ في الصِفاق
bimanual متعلق باليدين، يتطلب إستِعمال كلتا اليدين
bimastoide مُتعَلِّقٌ بالخُشائين
bimaxilar مُتعلقٌ بالفَكين
bimensual نصف شهري، يحدث مرتين في الشهر
bimestral يحدث مرة كل شهرين
bimodal ثُنائيُ المنوال الإحصائي
bimolecular ثُنائيُ الجُزيء
binario ثُنائيُ العُنصُر
binauricular مُتعلقٌ بالأُذنيتن
binocular مُتعلِّق بالرُّؤية بالعينين
binoscopio منظار توحيد الصورة في الحَوَل
binovular مشتق من بيضتين مُستقِلَّتين
binucleado ثُنائيُ النَّواة
binuclear ثُنائيُ النَّواة
bio سابقة بمعنى الحَياة، حَيَويّ
bioactivo مُنَشِّطٌ حَيَوي
bioacústica السمعيات الأحيائيَّة
bioamina أمينا حَيويَةُ
bioaminérgico متعلق بمُفرزِ الأمينا الحَيويَّة المَنشأ
biblasto أرومَة حيَوية جِبليَّة
biocenosis تَعايشٌ حَيَويّ المَنشأ
biocibernética سُبلُ التَّحكُّم والتَّواصل عندَ الكائنات الحَيَّة
biociclo دَورةٌ حَيَويَّة
biocinética الحَركيَّات الحَيويَّة
bioclimatología علمُ المَناخ الأحيائي
biocompatible موافق للحياة
biodegradable يَتَحلَّلُ بالبكتريا أو بالعوامل الحيويَّة
biodetritus أنقاض عضوية أوحيويَّة
biodinámica الديناميكية الحيويَّة
biodisponibilidad التَّوافرُ الحَيويّ
bioeletricidad الكهربَاء الحَيويَّة
bioelemento عنصر بيولوجي
bioenergética علم الطاقَة الحَيويَّة
bioenergía الطَّاقةُ البيولوجية
bioensayo مُقايسَة بيولوجية
bioequivalencia تكافؤ بيولوجي
bioequivalente التكافؤ البيولوجي
bioespectroscopia تَنظيرٌ مطيافي أحيائ
bioestadística الإحصائيات البيولوجية
biofagia التغذِ بالمادةِ الحيَّة

biofarmacia

biofarmacia البيولوجية الصيدلانيَّة
biofísica الفيزياء الحَيويَّة
biofisiología الفيزيولوجية الحيويَّة
biofometro مِقياسُ التَكيُّف في الظلام
biogénesis نُشوءٌ حَيويّ، نُشوءُ الحياة
biogeografía الجغرافيا البيولوجية
biógrafo مِخطاطٌ حَيَويّ
bioimplante طُعمٌ بيولوجي المَنشأ
biólisis إنحِلالٌ بيولوجي (إنحِلال المادة العضويَّة بتأثير الكائنات الحَيَّة)
biología عِلمُ الأحياء
biológico بيولوجي، أحيائي
bioluminiscencia التلألئ البيولوجي، الوَمضانُ الأحيائي
biomasa الكتلةُ البيولوجيَّة أو الحَيويَّة
biombo حاجزة، دارية، سائِرة
biomecánica الميكانيكية البيولوجية أو الأحيائيَّة
biomedicina الطِّبُ البيولوجي
biometoreologia الجويَّات البيولوجية، علمُ الظواهر الجَويَّة الأحيائيَّة
biometría علمُ الإحصاء الحَيويّ، الحِسابُ التَقديري لعُمرِالأحياء
biomicroscopia الفحصُ المِجهري البيولوجي
biomolécula جُزيء حَيوي المَنشأ
biomotor مِنفاسٌ حَيويّ (جهاز تَنَفُّس إصطناعي)
bion كائنٌ حَيّ
biónica البيونيكا (تطبيق الصفات البيولوجية على التقنيات الحديثة)
bionomía عِلمُ قوانين الحَياة
bionosis داءٌ أحيائي
bioosmosis تَناضُحٌ بيولوجي
bioplasia التَّنامي البيولوجي
bioplasma الجِبلَة الأحيائيَّة
bioplasto المُتَشكِّلة الأحيائيَّة
biopolímero بليمر بيولوجي
biopsia خِزعَة(إنتزاع قطعة من جسم حي للتشخيص)
biopsicología البيولوجيا النفسيَّة، عِلمُ النفس الأحيائي
bioptomo مِخزاع
bioquímica الكيمياءُ الحيويَّة أو البيولوجية
biorbitario متعلقٌ بالحَجَاجَيْن
biorgano عُضو فيسيولوجي
biorritmo نظم بيولوجي، نُظمُ الدورات الحَيويَّة التِكراريَّة
bios- سابقة بمعنى الحياة، حَيويَّة
bioscopia منظار الكَشف الأحيائي
biosfera المُحيطُ الحَيوي
biosíntesis تَخليقٌ بيولوجي
biosis حيويَّة ، حَياة
biostatica علمٌ يَدرسُ العلاقَة بين الوظيفة والبُنيَة
biotaxia التصنيفُ الأحيائي
bioterapia المُداواةُ الأحيائيَّة
biótica حَيوي، مُتعلق بالأحياء
biotipo نَمطٌ حَيوي
biotomía تَشريحُ الأحياء
biotoxina سُمٌّ حيويُ المَنشأ
biotransformación تَحَوُّلٌ أحيائي
biovula ذات بيضتين، متعلق ببيضتين
bípara ثُنائيةُ الولادَة، وَلَدَت مرتين
biparásito تَطفُّلٌ مُضاعف، مُتَطفلٌ على طُفيلي
biparietal بينَ الجِدارين
bipartido ذو قِسمين
bípedo ذو قَدَمين
bipennado ذو وترين، ذو ريشتين
bipenniforme مُزدوجُ التَرَيُّش، ذو ريشين
biperforado ذو ثقبين
biperidina بيبيريدنا (دواء مضاد للإفراز والتشنج)
bipolar ثنائيُ القُطب
bipositivo ثنائيُ الإيجابيَّة
bipotencialidad ثنائيُ القوة، ثنائي المُكنَة
birramal ذو فرعين
birrefringencia إنكِسارٌ مُزدوج
birrina إزدِواجُ الأنف
bisacodil بيساكوديل (دواءٌ مُليّن مُسهل)
bisección شَطر، تَنصيف
bisexual ثنائي الجنس، متصل بالجنسين
bisferiens مَشطورُ النَبضَة (نبض ذو ضربتين)
bisiliaco حَرقفيٌ إزدِواجي (متعلق بأبعد نقطتين بين العُرفين الحَرقفيَّين)
bisinosis سُحَارٌ قُطني

bimutismo الإنسمامُ بالبزموت
bismuto بزموتو (العنصر الثالث والثمانون)
bisoptitis سُلُّ الرّئة القُطني
bistorta الملتوية، اللفلافَة (نبات طبي مُقَبِّض)
bisturí مِبضَع، مِشرط يستعمل في الجراحَة
bisulfato بيسلفاتو، ثاني سُلفات (كيمياء)
bitemporal مُتعلِّقٌ بالصُدغين
bitolterol بيتوتيرول (دواء مُوسِّع للقصبات)
bitrocantéreo متعلِّقٌ بالمَدوَرين، مدوريّ ثُنائي
bituminosis سُحار قاري، تَفحُّمٌ رئويّ
biurato بيوراتو (ملح حمض البوريك)، ملح حامض البَول
bivalencia ثُنائيةُ التَكافؤ
bivalente ثُنائيُّ التكافؤ
bivalvo ثنائي المِصرَاع، ذو صِمامتين
biventral ذو بَطْنَين
biventricular ذو بُطَينين، متعلقٌ ببُطينيّ القَلب
bivitelino ثُنائيُّ المُحّ
bixina بيكسينا (مادة صابغة)
bizigomático متعلق بالوَجنتين، النقطةُ الأبعد بين عظام الوَجنتين
blanqueamiento تَبْييض
blanquecino أشمَط، أبيَض
blastema ، مأرمة (الخلايا البدائية للكائن الحي) مادة أرومِيَّة
blastina (بلاستينا (مادَّة مغذيَّة في الخليَّة
blasto سابقة بمعنى خليَّة مُنتِشة أو أوليَّة، أرومَة
blastocele جَوفُ الأرومَة
blastocisto خليةٌ أروميّة، كيسَةٌ أروميَّة
blatocitoma وَرَمٌ أروميّ
blastodermo أديمُ الأريمة، الغِشاءُ المُنتش
blastodisco قُرصُ الأرُومَة
blastóforo الجزءُ من أرومةِ الحيوانِ المَنوي الذي لايتطور
blastoftoria أذى الجُرثومة، تَنكُسُ الأرومَات
blastogénesis تكاثُرُ أو تَنشُؤ أرومي
blastogénico أروميُّ التَّكوين، جُرثوميُّ المَنشأ
blastoide بلاستيدة (نواة المشيج)، بُقعةٌ في البيضة المُلقَّحة تُحدِّدُ موضعُ النواة
blastólisis إنحلالٌ أروميّ، إنحلالٌ جرثوميّ

blastoma أرُومَة، برعمَة
blastomatosis وَرَمٌ أروميّ، داءُ الأورام الجذعيَّة
blastomera قَسيمٌ أروميّ
blastomerotomía إتلافُ القَسيمُ الأرومي
blastomiceto فُطرٌ بُرعميّ، فُطرٌ جُرثوميّ
blastomicosis فُطارٌ بُرعميّ
blatoneuroporo مَسامٌ أريميّ عَصَبي
blastoporo مَسامُ الأريمَة
blastoquilo كيلوس الأريمة
blastoquinina بلاستوكينينا (بروتين حيواني)
blastosfera كُرةٌ أروميَّة
blastotroma جزء البويضة الفعَّال في تكوين أدمة الأرومة، السَّدى الأريمي
blástula الأُرَيمَة (كرة خلويَّة وحيدة الطبقة في بواكيرتكون الجنين)
blastulacion تَكوُّنُ الأريمة، تَحوُصُلُ الأريمات
blefahroptosis إطراق الجفن، تدلي الجفن، إنسدال الجفن
blefaradenitis إلتِهابُ الغُدَّد الجَفنيَّة
blefarectomía قطعُ الجَفْن، إستِئصالُ آفة حَفنيَّة
blefarelosis شَترٌ داخلي، إنقِلابُ حَفْن العَين
blefaritis إلتِهابُ جَفْن العَين
blefaro- سابقه بمعنى جفن العَين
blefaroadenoma وَرَمٌ غُدِّيٌّ جَفنيّ
blefaroateroma وَرَمٌ عصيديٌّ جفنيّ، وَرَمٌ جفني مُتَكيِّس
blefarocalasia إرتِخاءُ الجَفن بسبب ضمورِ نسيج تحت الجلد
blefaroclono رَمَعُ الجَفْن، رَفيفُ الجَفن، تَقلُّصُ عضلة العَين الدُّويريَّة
blefaroconjuntivitis إلتِهابُ الجَفن والمُلتَحِمة
blefarocromidrosis تَعَرُّقٌ جَفني مُصطَبِغ أو مُلَوَّن
blefarodiastasis إبتِعادُ الجَفنين (مما يسبب صعوبة غمض العين)
blefarofimosis تَضيُّقُ الفَتحة بين الجَفنَين
blefaroftalmía إلتِهابُ الجَفنين والعَين
blefaroncosis تَوَرُّمَ الجَفْن، وَرَمُ الجَفْن
blefaropaquia غِلظُ الجَفن، تَثَخُّنُ الجَفْن
blefaropiorrea إلتِهابُ الجَفن الصَّديدي أو القيحي، رمد صَديدي

blefaroplastia

blefaroplastia رأبُ الجَفْن
blefaroplasto منشأ السَوط في الأوالي السَوطيَّة
blefaroplejía شَلَلُ الجَفْن
blefarorrafia رَفو الجَفنين، لَحْمُ الجَفنين
blefarosinequia إلتِصاقُ الجَفنين (خِلقَة)
blefarospasmo تَشَنُّجُ العَضلة المُحركة للجَفن، تشنج الجَفن
blefaróstato مُبْعِدَةُ الجَفنين (في العمليات الجراحية)
blefaestenosis ضِيقُ فَتحَة العَين، الحَوَص، تضيق الجَفن
blefarotomia بَضعُ أو شَقُّ الجَفن
blefaroxisis صَقلُ أو حَفُّ الجَفن
blen- سابقة بمعنى مُخاطي أو مُخاط
blenadenitis إلتِهابُ الغُدَد المُخاطيَّة
blenemesis قَيءُ المُخاط، قيءٌ مُخاطيّ
bleno سابقة بمعنى مُخاط أو مُخاطي
blenoftalmía إلتِهابُ المُلتَحِمَة المُخاطي
blenogénico مُوَلِّدُ المُخاط
blenoideo نَظيرُ المُخاط
blenorragia داءُ السَّيلان، سَيلانٌ مُخاطي
blenorrea متعلق بالثَرّ المُخاطي، متعلق بالسَّيلان المُخاطي
blenostasis وقفُ الثَرّ المُخاطي، تَوَقُّف السَّيلان المُخاطي
blenotórax مُخاطٌ صَدريّ، تراكُمُ المُخاط في الصَّدر
blenuria بِيلةٌ مُخاطيَّة، بَولٌ مُخاطيّ
bleomicina بليوميثينا (مضاد للأورام)
blefarismo رَفُ الجَفن، تشنج الجفن، طُراف
bloque حَصَرْ، إحصَار، تَوَقُّف
epidural *حقن المُخَدِّر بين النفق الفقري والأم الجافية، حصر فوق الجافية*
nervioso *حَصَرٌ عَصَبي*
vagal *حَصَرٌ مُبهَميّ*
bloqueador مُحْصِر، مُوَقِّف
bloqueo إحصَار، حَصَرْ، تَخديرٌ ناحِيّ، تَقييد
boca الفَمَ، الشَدِق
bocio دُراق، سَلعة
bociógeno مُحدِثٌ للدُّراق، مُسببٌ للدُّراق
bocioso دُراقيّ
bodo البودو (جنس من الأوالي)
boldina بولدينا (دواء مدر للبَول)
boldo البولدو (أوراق وجذوع نبات طبي)
bolo لُقمَةُ الطعام الجاهِزة للبَلع، بُلعة
bolómetro مِقياسُ الحَرارة الإشعاعيَّة، مِقياسُ قُوَّة نبض القَلب
boloscopio مِنظارٌ شُعاعي
bolsa جِراب، كيس
bolsita كيسَة
bombardeo قَذْف، قَصْف
bombeo بقبقة، تَحَدُّب، تَقَوُّس، ضَخّ
boopía عينٌ ذابِلة أو مُسترخِيَة، عينُ الثَّور
boopsia عينٌ ذابِلَة، عينٌ مُسترخِيَة، عينُ الثَّور
borato بُوراتو (ملح حامض البوريك)
bórax ثاني بُورات الصوديوم، البَورَق
borborigmo قَرقَرَة (صوت حركة الغازات في الأمعاء)
borde حافَّة، حَرف، حَدّ
bordetella بورديتيلا (بكتريا تسبب الشهاق)
borismo التَسَمُّمُ بالبُور
boro بورو (العنصر الخامس)
boroglicerina بوروغليسرينا (دواء مطهر)
borrachera الثَمَل، السُكر
borreliosis داءُ البوريليَّات
bosquejar وضعُ الخُطوطِ الأولى، وضع الشكل الأولي (للوحة)
botiquin خِزانة أدوية، حَقيبَة إسعاف
botón زِر، بُرعُم، حَبَّة
boticéfalo المَمَصيَّةُ الرأس، المَحفورةُ الرأس(ديدان)
botrio ماصَّة في رأس بعض الديدان، قرحة في القَرنيَّة
botrioideo عُنقُوداني، عُنقودي الشَّكل
botriomicoma وَرَمٌ عُنقودي
botriomicosis فُطارٌ أو داءٌ عُنقودي
botrioterapia المُداواةُ بالعِنَب
botulina السُمُّ الوَشيقي
botulinogénico مُكوِّن السم الوشيقي
botulismo ذِيفانٌ وَشِيقي، التَّسَمُّمُ الوَشيقي
bovovacuna لَقاحٌ بَقَريّ
brachium العَضد، الذِّراع
bradi- سابِقة بمعنى بطء، بطيء

bradiacusia ثِقَلُ السَّمْع
bradiartria بطءُ التَلَفُّظ
bradicardia تَباطؤ ضَرباتِ القَلب (أقل من ٥٠-٦٠ضربة في الدقيقة) ، بُطء النَّبض
bradicenesia بُطءُ الحَرَكة
bradicrócito بطيءُ النَّبض
bradidiastalsis بطءُ الحَركة المِعَوية
bradiecoia بُطءُ السَّمْع، طَرشٌ جِزئي
bradiestesia، ضَعفُ الإدراك، بَلادةُ الإحساس، بطء الحِسّ
bradifagia بُطءُ الأكل
bradifasia بُطءُ التلفُّظ
bradifemia بُطءُ التَكلُّم
bradifrenia تَبَلُّدُ الذِّهن، بُطءُ الفَهم
bradiglosia بُطءُ التكلُّم، بُطءُ التلفُّظ، ثِقلُ اللِسان
bradilalia بُطءُ التَكلُّم، ثِقلُ النُّطق
bradilexia بُطءُ القِراءة، بُطء التلفُّظ
bradilogía بُطءُ التكَلُّم، العِيّ
bradimenorrea حيضٌ بطيء
bradipnea بُطءُ التَّنفُّس
bradipraxia بُطءُ الحَرَكة
bradiquinina براديكينينا (عقار موسع للأوعية)
bradirritmia نظمية بطيئة، بُطءُ النَّظم، بُطء النَّبض
bradistalsis بطءُ التَّحَوُّل
braditeleocenesia بطءُ إكمالِ الحَركة
braditocia بطءُ أو تأخرُ الوِلادة
braditrofía بطءُ التَّغذية
bradiuria بطء التَبَوُّل
braguero مَحزَمة، حِزامُ الفَتق
braidismo تنويم إيحائي، تَنويم مِغناطيسي
branquia غلاصِم، خياشيم
branquiógeno خيشوميُّ المَنشأ
branquioma ورم خيشومي
branquiómera قسيم خيشومي
braqui- سابقة بمعنى القِصَر
braquial عَضَدي، سَاعِدي
braquialgia ألمٌ عَضَدي
braquicefalia قِصرُ الرأس، الصعل
braquicrónico حَادّ(في حالة المَرض)،قصير الأمد
braquicrural فَخِذي عَضَدي
braquidactilia قِصَرُ الأصابع
braquiesófago قِصَرُ المريء
braquifacial قَصيرُ الوَجه
braquitomia قِصَرُ الفَك
braquimetropía قِصَرُ البَصَر
braquimorfo قصيرُ وعريضُ القَامَة
braquicefálico قصيرُ الرأس
braquiocilosis إنحِناءُ السَّاعِد
braquiocubital عَضَدي سَاعدي
braquifacial عَضَدي وَجهي
braquiotomía قطعُ الذِراع، خَزْعُ الذِراع
braquiquelo قصيرُ السَاق
braquistafilino قصيرُ الحَنك
braquiterapia معَالجةٌ كثبيَّة، معالجةٌ عن قُرب
brazalete سُوَار
brefico جَنينيّ
brefoplastia جَنينيُّ المَنشأ
brefotrópico متعلق بتغذِيَة الوَليد
bregma اليأفوخُ الهامي (ملتقى الدَّرزين الإكليلي والسهمي في الجمجمة)
bregmatodimia توأمان متحدان باليافوخ الهامي(مسخ)
brevibacteriáceas المتقاصرات (فصيلة جراثيم)
breviductor العَضلةُ المُقَرِّبَة القَصيرة
breviflexor عَضَلة مُثْنيَة قَصيرة
brevilíneo قصيرُ وعريضُ القَامة
brevisissimu oculi العَضَلةُ المَائِلة السفلى للعين
bricomanía هَوَسُ حك أو صَرُّ الأسنان
brom- سابقة بمعنى البروم، بمعنى النتن
bromatoterapia العلاجُ بالأغذية
bromatotoxina ذِيفانٌ غِذائي
bromazepam بروماثيبام (دواء مهدئ)
bromenorrea طَمثٌ نَتِن، حَيضٌ مُصِن
brómide طفح جلدي برومي، بروميد
bromidrosifobia هلعٌ على رائِحة الجِسم، رَهبَةُ رائحة العَرَق
bromidrosis عَرَقُ الإبط، عَرقٌ صُنانيّ، عَرَق مُصِن
bromismo تَسمُّم بالبروم

bromo

bromo البروم (عنصر لافلزي)
bromopnea =halitosis نَفَسٌ مُنْتِن
bromoyodismo تَسمُّمٌ بالبروم واليود
bromuro بروميد (كيمياء)
broncoadenitis إلتهابُ الغُدَّد القَصَبيَّة
broncoalveolar قَصَبيٌّ سِنْخيّ
broncoalveolitis إلتهابٌ قَصَبيٌّ سِنْخي
broncoaspergilosis داءُ الرشاشيات القَصَبي
broncoblastomicosis داءُ البرعميات القَصَبي
brancoblenorrea ثَرُّ البَلغم القَصَبي
broncocandidiasis داءُ المُبيضَّات القَصَبي
broncocavernoso قَصَبيٌّ كَهفيّ
broncocele قيلةٌ قَصَبيَّة (توسع قصبي موضعي)
broncoconstrictor مُضيِّقٌ قَصَبي
brocodilatador مُوسِّع قَصَبي
brancoegofonía ثغاء قصبي
brocoesofágico قَصبيٌّ مَريئيّ
broncoesofagoscopia تنظيرٌ قَصَبيٌّ مَريني، تنظير الشُعَب والمَري
broncoestenosis تَضيُّق القَصَبات
broncofibroscopia تنظير القَصَبات الأليافي
broncofonía لَغطٌ قَصَبي، صَوتٌ قَصَبيّ
broncógeno قَصَبيُّ المَنشأ
broncografía صورة القَصَبات الشُعاعيُّ الظليليّ
broncolitiasis تَحصِّي قَصَبي
brocolito حَصاةٌ قَصَبيَّة
broncología عِلمُ القَصَبات
broncomalacia تَليُّنُ القَصَبات
broncomicosis فُطارٌ قَصَبي
broncomotor مُحرِّكُ القَصَبات
bronconeumonía إلتهابٌ قَصبي رئوي، ذاتِ الرئة القَصَبيَّة
broncopatía إعتِلالٌ قَصَبي
broncoplastia رأبُ القَصَبات
broncoplejía شَلَلُ عضلات القَصَبات
brocopleural قَصَبيٌّ جَنبيّ
brocopulmonar قَصَبيٌّ رِئويّ
brocorradiografía تصويرٌ قَصَبيّ شُعاعيٌّ ظليليّ
broncorrafia رَفو القَصَبة
broncorragia نَزْفٌ قَصَبي
broncorrea ثَرٌّ قَصَبي ، سَيَلانٌ شُعبي
broncoscopia تَنظيرُ القَصَبات
broncoscopio مِنظارُ القَصَبات
broncospasmo تَشنجٌ قَصَبي
broncospirometría قياسُ التنفُّسُ القَصَبي
broncospiroquetosis داءُ الملتويات القَصَبي
broncostenosis تَضيُّقٌ قَصبيّ
broncostomía فَغرُ القَصبات
broncotifus تيفوس قَصَبي
broncotomía بَضعُ القَصبات
broncotraqueal قَصبيٌّ رُغاميّ
broncovesicular قَصَبيٌّ حويصليّ
bronocoadenitis إلتهابُ الغُدَّد القَصبيَّة
bronquial قَصَبيّ
bronquiarctia تَضيُّقُ القَصَبات
broquiectasia تَوسُّع القَصَبات
bronquiloquia تكلم صدري قصبي
bronquiolectasia توسع القصيبات
bronquiolitis إلتهابُ القُصيبَات
bronquiolo قُصيبَة، شُعيبة هوائيَّة
bronquioneumonía إلتهاب قصيبي رئوي
bronquio قصبة صغيرة
bronquitis إلتهاب الشعب الهوائية
bruceláceas البروسيلات (فصيلة من الجراثيم)
brucelosis داء البروسيلات (حُمَّى مالطا، حُمَّى متوسطية)
brucela بروثيلا (بكتريا الحُمّى المالطية)
brucina بروثينا (قلواني سام)
brunonianismo النظرية البراونية، نظرية باطلة عن مسببات الأمراض
bruxismo صَرُّ الأسنان، صريرُ الأسنان العَصَبي
bruxomanía هَوسُ صَرُّ الأسنان
bryonia الفاشرا (جنس نبات من الفصيلة القرعية)
buba بوبه (داء الليشمانيات الجلدي المخاطي)
bubón تَورم إلتهابي للعقد اللمفوية، دُبَيلَة
bubonalgia ألمٌ أُربي، ألمٌ دُبَيلي
bubonocele قيلةٌ أُربيَّة، فَتقٌ أُربيّ غير كامل
bubonulos دُبَيْل، إلتهاب لعقدة لمفاوية صغيرة في ظهر القضيب
bucardia قَلبٌ بَقريٌّ

buccinador المُبَوِّقة (عضلة في جدار الشِّدْق)
bucocervical شِدْقِيٌّ رَقَبيّ
bucoclusion إطبَاق شِدقي
bucodistal شِدْقِيٌّ وَحشيّ
bucofaríngeo شِدْقِيٌّ بَلعوميّ
bucolabial شِدْقِيٌّ شَفَويّ
bucolingual شِدْقِيٌّ لِسانيّ
bucomaxilar شِدْقِيٌّ فَكِيٌّ عُلويّ
bucrilato بوكريلاتو (لاصق للنسج)
buffer دَارِئة، حاجِزة
buformina بوفورمينا (دواء خافض للسكر)
bufotenina بوفوتينينا (مادة مهلوسة)
bufoterapia معالجة بسُمومِ الضَفادع
bufotoxina سُمٌّ ضِفدَعي
buftalmia جَسامَةُ المُقلَة، ضِخَمُ المُقلَة
bujía مُوَسِّعَة، شَمعَةُ تَوسيع
Bulbar بَصَلي
bulbitis إلتِهابُ البَصلة (في القضيب)
bulbo- سابقة بمعنى البَصَلة
bulbocavernoso البُصيلة الكهفيَّة
bulbogastrona بولبوغاسترونا (هرمون معوي)
bulbopontino بَصليٌّ جسري
bulboso بَصَلي، ذو بَصَل
bulboureteral بَصَليٌّ إحليليّ
bulesis الإرادَة، المَشيئَة، فعلٌ إراديّ
bulimia نُهامٌ مَرَضي، الشره، شَهيَّةٌ لا تُشبَع
bulla فُقاعَة مَصليَّة
bullar فُقاعي
bullosis تَفَقُّع، علة ذات فَقاقيع
bunio وَكعَة (تضخمٌ في العظم وإلتهاب جِرابي في قاعدة إبهام القدم)
bunionectomía إستِئصالُ الوَكعَة
bunyavirus الفيروسة البنياوية
bureta سَحَّاحَة (ستالة مدرجة تستعمل في الكيمياء كأداة تحليل)
burlete سدّ
bursectomía إستِئصالُ الجِرَاب
bursitis إلتِهابُ الجِرَاب
bursolito جُرَيب
bursopatía إعتلالٌ جِرابيّ، إعتلالُ الصرة
bursula جُرِيبَة، صرة صغيرة
busotomía بَضعُ الجراب، شقُ الصرة
busulfán بوسلفان (دواء سام للخلايا)
butiráceo زُبديّ
butirato ملح حَمض البوتيريك
butirofenona بوتيروفينونا (صنف أدوية مضادة للذهان)
butirómetro مِقياسُ الزُّبدة
buyamwer فيروس بويمويرا (في أوغنده)

C

C رمز الكربون
Ca رمز الكالسيوم
cabello شَعر
cabeza رَأس
cacao كاكاو، لَوز هندي
cacergia عملٌ عقليٌّ أو جِسميٌّ ناقِص، عُطلُ النَّشاط
cacerómetro مِقياسُ فَساد الهواء
cacestesia إختِلال الحِسّ
cacidrosis تَعرقٌ كريه الرائِحة
caciorraquia وجودُ الكالسيوم في السائِل الشَّوكي
caco- سابقة بمعنى فاسِد، كَريه، سَيِّئ
cacodemonomanía،هَوَسُ الأرواحِ الشِّريرة
مَسُّ التَلَبُّس بالجِن
cacodoncia فَسادُ الأسنان (تسوس)
cacogénesis عيبُ التَخَلُّق، فسادُ التَخلُّق
cacogénico معيب التَخلُّق، مِسيخُ التَّكوين
cacogeusia حِسُّ طَعم كَريه (بدون سبب)
cacomelia تَشَوُهُ الأطراف
cacomorfosis تَشَوُهُ التَّكوين، بَشاعةُ الشَّكل
cacoplasia متعلق بالإستعدادِ لنقصِ التَّكون،
ممسوخ التَّكوين
cacoquilia خللٌ في الإفرازاتِ الهضميَّة
cacoritmia خلل في النَّبض، إضطراب النَّظم القلبيّ
cacosmia حِسٌّ برائحةٍ كريهة (بدون سبب)
cacostomía بَخَر، رائحةُ فَمٍ كريهة
cacotécnica تَردُّي السُّلالَة البيئي
cacotimia خللٌ في القِوى العَقليَّة، إضطراب في
وظائف التُّوتة
cacotrofía سُوءُ التَغذية
cacumen قِمَّة، قَمَّةُ العُضو أو الجِهاز
cadáver جُثَّة، جيفة
cadavérico جُثِّي، جيفي
cadaverina كاديبيرينا (مركب نتروجيني يتكون
بتعفن اللحوم والبروتينات)
cadena سِلسِلة
cadera رأسُ الوَرك، الحَرقَفة
cadmio كادميوم (عنصر فلزي)
cadmiosis تَسمُّمٌ بالكادميوم، سُحارُ الكادميوم
caduca تنتهي صلاحيتُه، الساقِطُ من أغشيةِ الرحم
بعد الوِلادة
caducidad إنتهاء الصلاحية
cafeína كافيين (قلواني يوجد في القهوة والشاي
والكاكاو)
cafeísmo تسمُّم بفرطِ الكافيين
cal viva الكلس الحيّ
calambre مَغَصٌ أو تَشنُّجٌ عَضَلي
calamina أكسيدُ الزنك، يستخدم كدواءٍ جِلدي
cálamoقَلَم، ساقُ الريشة الأجوف، بنيةٌ تشريحيَّةٌ في
قاع البُطين الرابع
calcaneítis إلتِهابُ العَقِب
calcáneo عَقِب، عظمُ مؤخر القَدَم
calcaneoapofisitis إلتهابُ النُتوء العَقِبي
calcaneoastragaloideo عَقِبيٌّ كاحِليّ
calcaneocavo حَنَفٌ عَقِبيٌّ أجوَف
calcaneoplantar عَقِبي أخمَصي
calcaneodinia ألمٌ عَقِبي
calcar نتوءٌ كِلسيّ، مِهماز تشريح، نتوءٌ قَرنيّ
calcáreo كِلسيّ، جيريّ
calcarino مِهمازيّ، قَرنيّ
calcariuria بيلةٌ كِلسيَّة، تبوُّل كِلسي
calcaroide نظيرُ الكلسيوم، شبهُ كِلسيّ
calcemia كِلسيةُ الدَّم، زيادةُ الكالسيوم في الدَّم
calcibilia كِلسيةُ الصَّفراء، كلسية المِرَّة، وجود
الكالسيوم في المِرَّة
calcicosis سُحار كلسي (تَترَبُ الرئة بغبار الكلس)
calciferol كالثيفرول (فيتامين د)
calcificación تَكلُّس
calcifilia إلفةُ الكِلس، المَيلُ للكِلس
calcígero مُنتج أو ناقِل الأملاح الكِلسيَّة
calcímetro جِهازُ قياس الكالسيوم
calcinación تَكليس، تَكَلُّس، كلسَنَة
calcinosis التَّكلُّس، الداء الكِلسي، كِلاس
calcio كِلس، كالسيوم
calciotropismo الإنتِحاءُ الكِلسي
calcipenia فَقرُ الكالسوم، نَقصُ الكالسيوم
calcipexia تَثبيتُ الكالسيوم

calciprivia فَقدُ الكالسيوم، حرمانُ الكالسيوم
calcitonina كالثيتونينا (هرمون درقي يقوم بعمليات أيض الكالسيوم)
calciuria بيلةٌ كلسيَّة، تَبوُّلٌ كِلسي، كِلسيَّة البَول
calgolobulina غلوبولينا الكِلس، غلوبولينا تَكلُّسي
calcosferita كُرَّيَّة كِلسيَّة
calcosis تَنَحُّس (ترسب النحاس في الأنسجة)، السُّحار النُّحاسي
calculífrago متعلق بتهشيمِ الحصي، مُفَتِّتُ الحصى
cálculo حَصاة
biliar *حَصاةٌ صفراويَّة*
bronquial *حَصاةٌ قصبيبة*
de ácido úrico *حصاة حمض البول*
renal *حَصاةٌ كُلويَّة*
salival *حَصاةٌ لُعابية*
calculogénesis تَكَوُّنُ الحَصَى
calculosis تَحَصِّي
caldo مَرَق
calefaciente مُدْفِئ
calemia وجودُ البوتاسيوم في الدَّم
caléndula نباتٌ من المُركَّباتِ أنبوبيَّة الزهر (له إستعمال في الطب)
calentura ضَربَةُ شَمس، حُمَّى
calibrador مِقياسُ القُطر
calibre مَقاسُ القُطْر الداخلي لقناةٍ أو أنبوب، عِيار
calicectomía إستئِصالُ الكأس
cálices كُؤوس
renal *كُؤوس الكُلية*
calicial كَأسيّ
calicivirus الفيروسة الكأسيَّة
calicosis سُحار تُرابي أو رَملي، تَغبُّرُ الرِّئة
calicerína كاليثرينا (إنزيم حال للبروتين في الدَّم)
calicreinógeno مُولِّدُ الكاليثرينا
calículo كُؤَيس، كأس صغير
caliectasia تَوسُّعُ الكَأس، توسُّعُ كأس الكُليَة
caliemia بوتاسيوم الدَّم
caligación ضَبابُ النَّظر
caligo ضباب النظر، عتامةُ البَصر
calinoplastia رأبُ الصّوار، رأبُ زاويةِ الفَمِ
calisténica رياضةٌ تجميلية، تَحسينُ القَوام
caliuresis بيلةٌ بوتاسية، زيادةُ البوتاسيوم في البَول
cáliz كأس
calmante مُهدِّئ، مُسَكِّن
calomanía هوسُ الجمالُ الشخصي
calomel زِئبقٌ حُلو
calomelanos أول كلور الزئبق تعالج به بعض ديدان الأمعاء، زِئبَق حُلو
calor حَرارَة
calorescencia لَمعانٌ حَراريّ، إمتصاصُ الطَّاقة ثم إرجاعها مُضيئَة
caloría كالورية (سُعرة ، وحدة الحرارة)
calorífico حَرُوريّ، مُسعِر القيمة الحَرارية
calorígeno مُولِّدُ الحَرارة أو الطاقة
calorimetría قياسُ السُعرة، قياسُ الحَرارة
calorímetro مِقياس الحَرارَة، مقياس السُعرات
caloripuntura بَزَل بالحرارة، وَخْزٌ حَراري
caloriscopio مُبيِّنُ الكالوري (جهاز لبيان السُعرات في الأغذية) ، مِكشافُ الكالورية
calostro أولُ حليب يخرج من الثَّدي بعد أو قبل الولادة
calota قَلَنسُوة، المنطقةُ العُليا من الرأس
calquitis إلتهابُ العينين الشَّبهي، إلتهابُ العينين لفركهما بيدين متلوثين بالنحاس الأصفر
calvacina كالباثينا (مادة مضادة للأورام)
calvaria قبة (تشريح) ، قِحَف
calvario غِطاء القِحَف، القبة، قِحَف
calvicie صَلَع
calx كِلس، جِير، العَقِب (تشريح)
callo دُشبَذ، ثَفَن (نسيج صلب يتكون في منطقه إنكسار العظم أثناء الترميم) ، قساوةٌ في الجِلد بسبب الإحتِكاك
callosidad دُشبذ، ثَفَن، شَثَن (عظمي)
calloso له علاقة بالجِسم شبهُ الصلب (في النخاع)، ثَفَنيّ
callosomarginal شَثَنيّ هامشي متعلق بالتلافيفِ الثفنيةِو الهامِشيَّة، ثَفَنيّ حافوي، له علاقة بالجسم شبه الصلب والأخدود الجانبي
callus شَثَن، ثَفَن
cámara آلةُ تصوير، عِلبة، صندوق، غُرفة
anterior del ojo *الغرفة الأماميَّة للعَين*

cambogia

lúcida *غرفةٌ صافية*
ocular *غرفةُ العَين*
posterior del ojo *الغُرفة الخَلفيَّة للعَين*
cambogia صَمغٌ راتِنجيّ
camecefalia فَطح الرأس
camecefálico أفطحُ الرأس، عَريضُ الرأس
cameloide خليَّةٌ جَمَليَّة، (خلية حمراء توجد عادة في دم الإبل) ، خليَّةٌ حَمراء إهليلجية
cameprosopia فَطحُ الوَجه، قِصرُ الوَجه
cameprosópico قَصيرُ الوَجه، أفطحُ الوجه
campimetría قياسُ حقلِ الرُّؤيَة
campímetro مقياسُ حقلِ الرُّؤية، مِقياسُ الساحة البَصَرية المركزية
campodactilia=camptodactilia إنثِناءُ إصبَع أو الأصَابع المُستديم
campoespasmo=camptocromia إنثِناء الجذع إلى الأمام ، إنعطافُ الجذع التَّشنجي
campotomía جراحة عصبية لمعالجة الباركينسون
camptocormia إنثناء الجذع إلى الأمام
camptodactilia إنثناء مستديم لإصبع أو كل الأصابع
campylobacter جِنسٌ من الجراثيم
canabinol مُرَكَّبٌ حشيشي، زيتُ القِنَّب
canabismo التَّسمُّم بالحشيش، إدمانُ الحَشيش
canal قناة
abdominal *القَناةُ البطنيَّة*
alimenticio *القَناةُ الغذائية*
auditivo *قناةُ مجرى السمع*
de Eustaquio *قناةُ النفير(اوستاكيو)*
nasolacrimal *القناةُ الأنفيَّة الدَّمعيَّة*
neural *النَّفَقُ العَصَبي*
óptico *القناة البصريَّة*
seminal *القنيَّةُ المنويَّة*
vaginal *القناةُ المَهبِليَّة*
canalículo قُنيَّة (ج.قنيات) ، نُفَيق
biliar *القنية الصفراوية*
lagrimal *القُنيَّة الدَّمعيَّة*
timpánico *النُّفيقُ الطبلي*
canalización إستِقنَاء، تشكيلُ أوتكوينُ قناة
canaloplastia رأبُ أوخياطةُ قناة
canas شَيب
canavalina (كانافالينا (مادة مضادة للجراثيم)
cancelosos بشكلٍ إسفنجيّ أو شَبَكي
cancericida قاتِل السَرطان أو الخلايا الخَبيثَة
cancerígeno مُسببُ السَرطان
cancerismo سَرطانيّ
cancerización تَسَرطُن
cancerofobia خوفٌ أو هَلَعٌ من الإصابةِ بالسَّرطان
canceroso سَرطانيّ
cancriforme نظيرُ السَّرطان
cancroide شبهُ السَّرطان، سَرطانٌ جِلديّ
candela شَمعَة (للإضاءة أو التسخين أو للترشيح)
candicina مُبيدٌ للمبيضات
candida المُبَيضَّة (جنس من الفطريات)
albicans *المُبيضَّة البَيضاء*
candidemia وجودُ المُبيضَّات في الدَّم
candidiasis داءُ المُبيضَّات
candiduria بيلةُ المُبيضَّات
caniblaismo آكِلُ المَثيل (أكلُ الحي لمثله)
canino كَلْبيّ، نابيّ (تشريح)
cannabis الحَشيش (القِنَّب الهندي)
canon قانون
canoso أشمَط، أبيضُ الشَّعر
cantariasis الداءُ الذُّرَّاحي
cantárida الذُّرَّاح (الذباب الإسباني المجفف)
cantaridismo التَّسمُّم بالذُّرَّاح
cantectomía إستئصال الموق أو اللحاظ
cantitis إلتهابُ المُوق او اللِّحاظ
canto سابقة بمعنى المُوق أو اللِّحاظ (زوايا العَين)
cantolisis إفتكاك المُوق، شَقُ المُوق
cantoplastia رأبُ المُوق (زاوية العين)
cantorrafia رَفو المُوق (زاوية العين)
cantotomía بَضعُ المُوق، بَضع اللِّحاظ
cánula قُنيَّة
canulación إقنَاء، إدخَالُ القُنيَّة
capa طَبَقَة
capacidad سَعَة، قِدرَة، مَدَى
craneal *السَعَة القحفيَّة*
de absorción *سَعَةُ الإمتصاص*

de respuesta funcional residual *السَعَة الوظيفيَّة المتبقيَّة*
inspiratoria respiratoria vital *السَعَة التَّنفسيَّة الحَيويَّة*
capilar شُعَيرة، شَعري
capilariasis داءُ الشَعاريات
capilaridad الخاصةُ الشَّعريَّة
capilaritis اِلتهابُ الشُعيرات
capilaropatia إعتِلالٌ شُعيري
capilaroscopia الفحصُ المِجهري للشُعيرات
capillaria الشعارية (جنس من الديدان)
capital له علاقة بالرأس، ذو أهميَّة
capitatum العظمُ الكبير في الرُسْغ
capitellum رأسٌ عظميّ أو نتوءٌ صغير في مِفصل، رُوَيس عَضدي
capitonaje تَنجيدُ الكِيسة(نمط من الخياطة الجراحية)
capítulo رُوَيْس عَظمي، نتوءٌ صغير في مَفصِل
capreolado حَوالِقي (مُتلوٍ كحوالِقِ الكرمَة) ، مُتَعرِّج
capriloquismo ثُغاء(صَوت الماعِز)
caprina معَزي (من الماعز)
cápside الغِطاءُ البروتيني للفيروسات، مِحفَظَة حُمَويَّة
capsómera الغطاء البروتيني لقسيم فصيصي في الفيروسات، قُسيم قَفَصي
cápsula مِحفَظَة، غلاف عضو، كَبسولَة
articular *المِحفَظة المَفصِليَّة*
cápsula de Bowmann *محفظة بومان(في الكلية)*
de Glisson *محفظه غليسون*
golomerular *محفظة الكبيبة*
capsulación حفظ ، تَغليف
capsulectomía إستِئصالُ أو فتقُ المِحفَظة
capsulitis اِلتِهابُ المِحفَظة
capsulolenticular مِحفظيٌّ عَدَسي
capsuloma ورمٌ مِحفظيّ
capsuloplastia رأبُ المِحفَظة
capsulorrafia رَفو المِحفَظة
capsulotomía فتحُ أو فتقُ المِحفَظة
captación اِلتِقاط
captopril كابتوبريل (خافض للضغط)
caquéctico دنفية، دنفي
caquexia الدَّنَف(حالة خلل بدنية عميقة ومتطورة بسبب تسمم أو ورم)
cancerosa *دَنَف سرطاني*
mercurial *دنَفُ التَّسمُّم الزِئبقي*
tropical *دنف مداري*
caquidrosis تَعرُّقٌ ذو رائِحةٍ كريهة
caquinacion قَهقهةٌ، ضحكةٌ عالية غير مُبَرَّرة
carácter خاصة، نوعيةُ طبيعةُ كائنٍ أو شيئ
caracterología عِلمُ خصائِص الشَّخصيَّة
carbamacepina كارباماثيبينا (دواء مسكن)
carbamida كرباميدا، بَولة
carbenicilina كربينيسلينا (مضاد حيوي)
carbimazol كربيماثول (دواء لفرط الدرقية)
carbogaseoso مُشَرَّبٌ بغاز ثاني أكسيد الكربون
carbohemia تأكسُد غير كامِل للدَّم، كَربونيةُ الدَّم
carbohemoglobina كاربو هيمو غلوبينا، يَحمور كربوني، ثاني أوكسيد الكربون والهيموغلوبينا
carbohidrato هيدرات الكربون، كربوهيدراتو
carbohidraturia بيلةٌ كربوهيدراتورية
carbofuscina مُلونٌ للجراثيم
carbolismo تسممٌ فينولي
carboluria بيلةٌ فينولية، فينول في البَول
carbón فَحم
carbonato كربونات، فحمَات كربون
carbonemia فرطُ ثاني أوكسيد الكربون في الدَّم
carbonización تَفَحُّم، تكربن
carbono كربون، فَحم
carbonuria بيلةٌ كربونية، وجودُ مركبات كربونية في البول
carboxihemoglobina كاربوكسي هيموغلوبينا
carboxilación تَفَحُّم
carbromal كاربرومال (دواء مهدئ)
carbunco جَمرَة، دُمَّل كبير
carbuncular جَمْريّ
carbunculosis داءُ الجَمْرات
carbutamida كاربوتاميدا (دواء خافض للسكر)
carcajada ضحك ، قَهقَهة
carcenemia دَنَفٌ سَرطاني
carcinectomía إستِئصالُ السَّرطان
carcino سابقة بمعنى سَرَطان
carcinoembrionario سَرطان جنيني
carcinofilia أُلفَةُ النسيج السَّرطاني

carcinogénesis

carcinogénesis التَّسَرطن، تَولُّدُ السَرطان
carcinogenicidad السَّرطنة
carcinógeno مُسَرطن، مُولِّد السَّرطان
carcinoide سَرطاني
carcinolisis إنحِلالُ السَّرطان، تَلفُ السَّرطان
carcinolítico حَالٌّ للسَّرطان، مُتلِفُ السَّرطان
carcinoma سَرطانة ، وَرمٌ سَرطاني
alveolar وَرمٌ سَرطاني سِنْخيّ (في الرئة)
basocelular(في الجلد) سرطانة الخلايا القاعدية
de células cilíndrica سَرطانة الخلايا الإسطوانية
de células escamosas سرطانة الخلايا الحرشفية
de células gigantes سرطانة الخلاياالعملاقة
epidermoide وَرمٌ سَرطاني بشراوي
heptocelular
وَرمٌ سَرطاني خلايا كبدية
hepatoma ورمٌ كبديّ
indifernciado سَرطانة بَسيطة
infiltrativo سَرطانة مُنتشِرة
lenticular سَرطانة عَدَسِيّة
medular وَرمٌ سَرطاني نخاعي
tuberoso سرطانة عُجَريّة
carcinomatofobia فزعُ أو رهبَة السَّرطان
carcinomatosis داءٌ سَرطانيٌّ مُنتشر
carcinomatoso سَرطاني ، نَظيرُ السَرطان
carcinomectomía إستِئصالُ السرطان
carcinomelcosis تَقرُّحٌ سَرطانيّ
carcinosarcoma سَرطان عَفلي
carcinosis السَّرطنَة، داءُ سرطانٍ مُنتشر
carcinostático كابِحُ السَّرطان، مُوقف نُمو السَرطان
cardamomo حَبُّ الهال، هيل
cardiaco قَلبيّ، له علاقة بالقَلب
cardiagra ألمُ الفؤاد النِّقرِسي، ذُبحةٌ صَدريَّة
cardialgia وجعٌ قلبيّ
cardiámetro مِقياسُ أبعاد القَلب
cardiamorfía تَشوُّهُ شكل القَلب
cardianestesia تَخديرُ القَلب
cardineuria نقصٌ في قوةِ القَلب
cardiastenia ضَعفٌ قَلبيّ، وَهَنٌ قَلبي
cardiataxia إضطرابُ القَلب، عدمُ التناسق في ضربات القَلب
cardiectasia تَوسُّعُ القَلب
cardiectomía خَزعُ جزءٍ من فؤادِ المَعِدة
cardinal رئيسي، هام، أوليّ
cardio- سابقة بمعنى قَلب أو له علاقة بالقَلب
cardioacelerador مُسرِّعُ القَلب
cardioactivo له فعاليَّة في القَلب، مُؤثر في القَلب
cardioangiografía تَصويرُ القَلب والأوعيةِ الدَّمويَّة
cardioangiología مبحثُ القَلب والأوعية الدَّمويَّة
cardioaórtico قَلبيٌّ أبهَريّ
cardioarterial قَلبيٌّ شِريانيّ
cardiocariógrafo التصويرُ الطوري للقلب، جهازٌ لتنسيقِ صورةِ وحركَةِ القَلب
cardiocalasia إرتخاءُ الفُؤاد
cardiocele إنفِتاقٌ قَلبي
cardiocentesis بَزلُ القَلب
cardiocinético مُحرِّكُ القَلب، منَبِّهُ القَلب
cardiocirculatorio قلبيٌّ دَورانيّ
cardiocirrosis تلَيُّفُ الكَبِد قلبيُّ المَنشأ
cardioclasis تَقطُّعُ عَضلةِ القَلب
cardiodiafragmático قلبيٌّ حِجابيّ
cardiodilatador مُوسِّعَةُ الفُؤاد
cardiodinámica الدِيناميكيَّة القَلبيَّة
cardiodinia ألمُ القَلب
cardiodiosis توسيعُ النهاية القَلبيَّة للمَعِدة
cardioesofágico قلبيٌّ مَريئي
cardiofobia فَزعٌ من المَرض القَلبي
cardiófono مِسماعُ القَلب
cardiofrenia فزعٌ وهميٌّ قَلبي
cardiogénesis تَكوُّن القَلب
cardiogénico قَلبيُّ المَنشأ
cardiografía صورةٌ قلبيَّة
cardiógrafo مِخطاطُ القَلب
cardiograma مُخطَّطُ القَلب
cardiohépatico قلبيٌّ كَبِديّ
cardiohepatomegalia تَضخُّمٌ القَلب والكَبِد
cardioide نظيرُ القَلب، شبيهُ القَلب
cardioinhibidor مُثَبِّطٌ قَلبيّ، يُضعف قوة نبضات القلب
cardiolisina حَالٌّ للقَلب
cardiólisis حلُّ القَلب من إلتصاقاتِه بما حَولِه

cariocenesis

C

cardiolito حَصَاةٌ قلبية
cardiología طِبُّ القلب، مَبحثُ القلب
cardiólogo طبيبُ القَلب
cardiomalacia لِيْنُ عَضلةِ القَلب
cardiomegalia تَضخُّم القَلب
cardiomelanosis الداءُ الميلاني القَلبي، قَتاميَّة القَلب بوجودِ الميلانينا في أنسجته
cardiometría قياسُ قوةِ القَلب
cardiómetro جهازُ قياس قوة القلب
cardiomioliposis تَنكُّسُ القلب الشَّحميّ، شُحامُ القلب
cardiomiopexia تَثبيتُ عَضلةِ القَلب
cardiomiotomía شَقُّ عضلةِ القَلب
cardiomotilidad حَركيَّةُ القَلب
cardionecrosis نَخَرٌ قلبيّ، مَوتُ خلايا القلب
cardionector مُنظِّمُ دقاتِ القلب
cardioneumático قلبيٌّ تَنفُّسيّ
cardioneumógrafo جهازُ قياسٍ قلبي تنفُّسي
cardioneurosis داءُ عَصَبيٌّ قَلبي
cardiomentopexia تثبيت الثَّرْب بالقَلب(عبر الحجاب الحاجز)
cardiopalmia خَفقانُ القَلب، رَجفُ القَلب
cardiopaludismo ملاريا قلبيَّة
cardiópata مريضٌ بالقَلب
cardiopatía مرضٌ قَلبيّ
cardiopericardiopexia تَثبيتُ القلب بالتأمور
cardiopericarditis إلتهابٌ قلبيٌّ تأموريّ
cardiopilórico فؤاديٌّ بوَّابيّ
cardioplastia رأبُ القَلب، رأبُ المَري والمَعِدة
cardioplejía شَلَلُ القلب
cardioptosis تَدلي القَلب، هُبوطُ القلب
cardiopulmonar قلبيٌّ رِئويّ
cardioresonancia تشخيصُ القلب بالرنينِ المغناطيسي
cardirrafia رَفو القَلب، خياطَةُ القَلب
cardiorrenal قَلبيٌّ كُلَويّ
cardiorrexis تَمزُّقُ القَلب
cardiosclerosis تَصلبُ القَلب
cardioscopio مِنظارُ باطن القَلب
cardioselectivo إنتِقائيُّ القَلب، له تأثيرٌ أكثر في القلب
cardiosfigmógrafo مِخطاطُ القَلب والنَّبض
cardiosínfisis إلتصاقٌ جِداري حَشوي للقلبِ بالتأمور
cardiospasmo تَشنُّجُ القَلب، عدمُ إرتِخاء المصرة المريئية المَعِدية
cardiosplenopexia تثبيتُ القَلب بالطحال
cardiosquisis تحريرُ القلب من إلتِصاقاتِه وخاصة إلتصاقاتُ التأمور
cardiotacómetro مِقياسُ سرعة دقات القَلب
cardioterapia مُعالجةُ أمراضِ القَلب
cardiotirotoxicosis الإنسِمامُ أو الإعتِلالُ القَلبي الدَّرقي
cardiotocografía تخطيطُ قلب الجَنين وإنقباضات الرَّحِم في المَخاض
carditomía بَضعُ أو شقُّ القَلب، شقُّ فؤاد المَعِدة
cardiotónico مُقوٍ للقَلب
cardiotopometría قياسُ مِساحَة أصمِّيَّة القَلب
carditóxico سَامٌ للقَلب
cardivalvular صَمَّامٌ قَلبي
cardiovalvulitis إلتهابُ الصَمَّامات
cardiovalvulotomía شقٌ أو بَضعُ القَلب والصمَّام
cardiovascular قلبيٌّ وعائيّ
cardioversión تقويمُ نَظم القلب بالصدمةِ الكهربائية، وقفُ الرَّجفان الإرتعاشي في القلب
carditis إلتهابُ النَسيج الضَّام في القَلب
cardol سائل زيتي مؤرج
carfología تَمزيقُ الدِّثار(حركات غير إرادية لليدين أثناء الحمى أو الإرهاق))
carga شحنة، وزن
cariado مُسَوَّس، مَنخور
cariapsis إتِّحادُ النَّوى
cariénquima العَصارَةُ النوويَّة، لِنفَا النَّواة
caries تَسَوُّس، نَخْر
carina أرِينة، جُؤجُؤ، سَهمُ القَص
traqueal *جؤجؤ الرُّغامى*
carinado مُزَورَق، بشكلِ زَورَق، ذو أرِينة
cario سابقة بمعنى نواة
cariocenesis الإنقسامُ أو إنشِطارُ الخليَّة، الإنقِسامُ الفتيلي

cariocito خليَّةٌ ذات نَواة ، خليَّةٌ مُنَّواة
carioclasis تفتُّتُ النَّواة
cariococo نوعٌ من الجراثيم داخل نواة بعضِ الحيوانات
cariocroma صبغُ النَّواة، عَصبونٌ صَبُوغُ النَّواة
cariocromatófilo صَبوغُ النَّواة، نَواةٌ أليفةُ الصبغة
carіófago بالِعَة النَّواة
cariófilo القرنفل
cariogamia إقترانٌ نَووي
cariogénesis تَكوُّنُ النَّواة
cariogónada مِنسَلُ النَّواة، نُويّة
cariolinfa العُصارة النوويَّة، لِينفا النَّواة
cariolisis إنحِلالُ النَّواة
cariología مبحث نواة الخليَّة، علم النوى
cariomegalia تَضَخُّمٌ خَلويّ
cariómera قسيمٌ صُبغي، قُسيمٌ نووي، رأسٌ نطفي
cariómito خيطُ النَّواة الصُّبغي، كروموسوما
cariomitoma الشبَكةُ النَّوويَّة المُلونَّة
cariomitosis إنقسامُ النَّواة الفتيلي، التَّخَيُّط
carioplasma هُيولى النَّواة
carioplastina جَوهَرُ الخَليَّة
carioplasto نَواةُ الخليَّة
carioquilema عُصارةُ النَّواة
carioquinesis ضُمورُ النَّواة
cariorretículo شَبكيَّةُ النَّواة
cariorrexis تَمَزُّقُ أو تَفككُ النَّواة
cariosoma جُسيمٌ نَووي
cariostasis إرتياحُ أو إستِراحَةُ النَّواة بين الإنقسام النووي
carioteca غِشاءُ النَّواة
cariotipo نَمطُ النَّواة، التَّركيبَة الكروموسوميَّة أو الصِّبغيَّة لنَواةِ الخَليَّة
cariozoico مُستوطنٌ في الخَلية، موجود في نَواة الخلية، طُفيلي نَووي
carmalum صبغٌ يحتوي القِرمِز والشب والماء
carminativo طاردُ الأرياح من الجِهاز الهَضمي
carminófilo سهلُ التَّلوُّن بالقِرمِز، أليفُ القِرمِزي
carne لَحْم
carnificación تَلحُّم، تَغيرُ الأنسِجة إلى شكلٍ لَحْميّ
carnitina حَمضٌ أميني

carnívoro لَحميُّ التَّغذي، آكِلُ اللَّحم
carnofobia فَزَعٌ من أكلِ اللَّحم
carnosidad لَحْميّ، نموٌ لَحْمي غير طبيعي
carnosina كارنوسينا (مركب يحتوي على أيتيدينا وألانينا في العضلات)
carnosinasa إنزيم كارنوسينا
carnosinemia فرط الكارنوسينا في الدَّم
carnoso لَحْميّ
caro لحمٌ أو نسيجٌ عضلي
carota جَزَر
carotenasa كاروتيناسا (إنزيم جَزَرِّيّ)
carotenemia تَجَزرُنُ الدَّم، تلونُ الدَّم بصبغِ الجَزَرين
caroteno كاروتينو، جَزَرين، صبغٌ يوجد في الجَزَر والخِضار ولونه أصفر أو برتقالي
carotenodermia إصفِرارُ الجِلد، تَجَزرُن الجِلد
carotenosis جَزرَنَة (من الجزر)، تَجَزرُن الدَّم
carótico متعلق بالشِّريان السباتي
caroticotimpánico سُباتي طَبلي
carótida الشِريانُ السُباتي
carotidinia ألمُ الشِريان السُباتي بسببِ ضغط الدَّم
carotinemia فرطُ الكاروتين في الدَّم، تَصفرُنُ الدَّم
carpalia رُسغيّ، سِنْغي
carpectomía إستِئصالُ الرُسغ الكلي أو الجزئيّ
carpo رُسُغ، العِظامُ الثمانية المُكوِّنَة للرُسغ
túnel del carpo *النفقُ الرُّسغيّ (يَمُر فيه العصب الوسطي)*
capofalángico *رُسغيٌّ سلاميّ*
carpometacarpiano *رُسغيٌّ سنغيّ*
carpopedal *رُسغيٌّ قَدميّ*
carpoptosis تَدَلِّي الرُّسغ، إستِرخاءُ الرُّسُغ
carro عَرَبَة
cartilagina غُضروفين (بروتين الغضروف)
cartilaginoso غُضروفيّ
cartílago غُضروف
articular *غُضروف مَفصِليّ*
calcificado *غُضروف مُتَكَلِّس*
cricoide *الغُضروف الحَلقي*
hialino *غُضروف زُجاجيُّ الشفافية*
cartilagotrópico مُوَجِّهُ الغُضروف، أليفُ الغُضروف

catarata

C

cartiliginificación تَغضرُف
cartiliginiforme غُضروفيُّ الشكل
carúncula لُحَيمَة، لَخَصة، عُرْف (نتوء لحمي)
cascada شَلاَّل
cáscara القِشرة، لحاءٌ نباتيّ
caseasa إنزيمةٌ حَالَّة للألبومينا
caseificación تَجَبُّن
caseína كاسيينا، جُبنين (بروتين في الحليب)
caseinato مِلحُ الكاسين
caseinógeno مُوَلِّدُ الكاسين
caseosis تَجَبُّن
caseoso جُبنيّ ، مُتَجَبِّن
caseosuero مَصلٌ مُضادٌ مُستَحصَل من الكاسين
caseum جُبْن
casionogenato مِلحُ الكاسين (خميرة حالة الجبن)
caso حالَة، قَضيَّة
caspa قِشرةُ الرَأس
casquete قُبعَة، طاقيَّة
castración خِصاء، إخْصَاء
castrar يَخْصِي، يستَأصِلُ الغُدَد التناسليَّة
castroide نظيرُ الخَصِي، خَصيّاني
casual عَرَضي، طَارِئ، غير متوقع
casualidad صُدفة، مُصادفة
casuística إحصاء الحوادث، دراسة الحوادث
cata- بادئة بمعنى ضِدّ، نحوِ الأسفل، تَحت
catabasial جُمجُمة مُنخفِضَةُ القاعِدة
catabasis تراجعُ المَرض
catabiosis إنحِلالُ الخلايا، تَراجُع الحيويَّة
catabolergia الطاقةُ المُنتقِضَة (الطاقة الناتجة عن تحلل مكونات الأغذيه في الجسم)
catabólico تَقويضي ، إنتِقاضي
catabolismo تَحلُّلُ مكوّنات الأغذية في الجِسم لتكون الطَّاقة ، إنتِقاض
catabolito المُنْتَقَض، حاصلُ التَّقويض
catacausis إحتِراقٌ تِلقائيّ
catacrótico مَثلومُ هابِطة النَّبض (قطع الموجة الهابطة في النبض)
catacrotismo تَثلُّمُ هابطة النَّبض
catadicrotismo التَّثلُّم الثُّنائي لهابطةِ النَّبض(خلل في النَّبض حيث يظهر موجتين في المنحني الهابط لمخطط النبض)
catadídimo مِسخٌ مُلتَحم الأسفل
catadióptrico إنعِكاسي إنكِساري، يَعكُس ويَحرف
catafasia تكرارُ اللَّفظ، نُطقٌ مُضطرب
catafilaxis فشلُ المَناعَة، إنهيارُ مقاومة العَدوى
catáfora غيبوبةٌ مُتقطعة
cataforesis رحيلُ الشوارِد بالتياراتِ الكهربائية، رحلان مِهبطي
cataforia هبوطُ مِحور النَّظر
catafrenia ضعفٌ عَقلي يتجهُ نحوَ التراجع
catagénesis تراجعٌ نكوصي إلى الوضعِ الطبيعي، تَدَّهور
catagmático دواءٌ مساعِدٌ على جَبرِ كسورِ العِظام
catalasa كاتالاسا(إنزيم يحفز إنحلال فوق أكسيد الهيدروجين إلى ماء وأكسجين في الدَّم)
catalepsia الجُمود، الجُمدَّة (حالة تشنج عضلي في الأطراف)
cataleptiforme جُمدانيُّ الشكل
cataleptoide تَجَمُّدي، جُمداني
catálisis تَحفيز
catalítico مُحَفز، دواءٌ بديل
catalizador حَفَاز، وسيط
catalogía ثَرثَرَة
catamenia الطَّمث، الحَيض
catamenial حَيضيّ، طَمثي
catamenogénico مُحرّضُ الحَيض
catamnesis متابعة المريض بعد الخروج من المشفى
catapasma دواءٌ مَسحوقيّ يُذَرُّ على السطحِ العَليل
cataplasia تَدنٍ، ضُمور الأنسجة لتعودَ لشكلها الجنيني، تَطوُّر رَجعي
cataplasma كمادَةٌ، لبخَة
cataplejía نوبَة جُمود، فقدانُ القوَّة العَضليَّة بفعل نفسي
catarata سَادّ، (الماء الأزرق) ، العَدَسة الكَدِرَة
  azul *سَادّ أزرق*
  blanda *سَادّ طري*
  calcáreo *سَادّ كلسي*
  capsular *سَادّ محفظي*
  complicada *سَادّ مضاعفة*
  diabética *سَادّ سكرية المنشأ*
  dura *سَادّ صلبة*

cataratogénico

inmadura *سَادّ غير ناضجة*
madura *سَادّ ناضجة*
senil *سَادّ هرميَّة*
subcapsular *سَاد تحت المحفظة*
traumatica *سَادّ رضحية*
zonular *سَادّ منطقية*
cataratogénico مُولِّدُ السادّ
cataratopiesis قَدْحُ السَادّ
(طريقة قديمة لمعالجة السادّ)
cataria نباتٌ زكيُّ الرائِحة
catarral نَزلِيّ
catarro نَزْلَة ، إلتِهاب غِشاء مُخاطي
catarsis تَسهيلٌ، تَنْفيس عن العواطفِ المَكبوتَة، تنظيف الأمعاء بالمُسَهِّل
catártico مُسَهِّل، مُلَيِّن
catastato مَحصولُ التقويض
catatasis تَمديد، شَدّ (لرأب كسر عظمي)
catatermómetro مقياسُ القدرة التبريديَّة للهواء على الجِسم، مقياسُ الحَرارة التهابطي
catalimia خللٌ عقليّ
catatonía شُذوذُ الحَرَكة الفُصامي، جُمود
catatónico جُموديّ، جامِد، مُصابٌ بشذوذِ الحَركة الفُصامي
catatricrotismo شُذوذٌ نَبضيّ، تَثلُّثُ النَّبض
catatropía إحولالٌ سفلي تَركيزي
catecolamina هرمون الأدرينالينا والنورأدرينالينا من مُفرزاتِ غُدَّة الكظر
catecú خلاصة الكادُ الهندي
catelectrotonía فرط إستِثارة العَصَب عند المهبط
catenoide سِلسِلاني، سُلسليُّ التَرتيب
cateresis الضَّعف من تناولِ الأدوية
catéter قَثْطَر، قِثْطار
cateterismo قَثْطَرَة
cardiaco *قَثطَرة قلبيَّة*
cateteróstato وِعاءٌ لإحتواءِ وتعقيم القَثَاطير
catexis تركيزٌ فِكري، تركيزٌ عاطِفي
catgut خيطٌ جراحيٌّ من مِعَى الغَنم قابل للإمتصاص
catión أيون مُوجِبُ الشحنة
catisofobia تعذُّرُ الجُلوس لمدةٍ طويلة
catódico مَهبِطي، مَنْفذ سلبي
cátodo مَهبِط
catolito كَهرلٌ مَهبِطي
catóptrico مَبحثُ المرايا (إنعكاس الصور) أو إنعكاس الضوء
catoptrofobia الخَوفُ من النَّظرِ إلى المِرآة، هلعُ المَرايا
catoptroscopio جهازٌ لفحصِ الأشياء حَسب الضوء المَعْكوس
catotropía إنكِفاءٌ محوري الرُّؤية، الإحِولالُ السفلي
caucho كاوتشوك، المطَّاط
cauda ذَنَبٌ، ذَيل
de caballo *ذيلُ الفرس، القِسم الأسفل من النفق الفِقري*
caudal ذَنَبيٌّ، ذيليّ
caudatum النَّواةُ المُذَنَّبَة
caulobácter جُرثوم العنيقا
caumestesia شُعورٌ بحَرقة من حَرارةٍ مُنخفِضَة
causa سَبَبٌ، عِلة
causal سَبَبيّ، عِليّ
causalgia حراق، ألمٌ عَصَبي مُحرِق بسببِ عِلةٍ في عَصَب
causalidad تَسَبُّب
caústico كاوٍ، حَارِق
cauterio كَيّ، مِكوَاة
cauterización كَيٌّ، المُعالجَة بالكَيّ
cava الوريدُ الأجوَف، أجوَف، فارِغ
caval متعلق بالتَّجويف، متعلق بالوَريدِ الأجوَف
cavascopio مِنظارُ التَّجويف
caverna كَهف، تَجويف، مَغَارة
caverniloquia صوتُ هَمسٍ كَهفيّ
cavernitis إلتِهابُ التَّجويف
cavernoma وَرَمٌ كهفيّ
cavernoscopia تنظيرُ التَّجويف
cavernoso مُتكهِّف، كَهفيّ
cuerpo *الجِسمُ الكَهفيُّ للقضيب*
cavernostomía فَغرُ التَّجويف
cavidad جَوف، تَجويف، كَهف
cavitación تَكهُّف، تَجويف
cavitario جَوفيّ، كَهفِي
cavitis إلتهابُ الوريد الأجوَف

celialgia

C

cavografía صورةُ الوريد الأجوَف
cavovalgus قَدَمٌ وكعَاءٌ مُقوَّسَة
cavus أجوَف، مُقوَّس
ceásmico مُستدامُ الشقوق أوالفَجوات الجَنينيَّة
cebador مادةٌ بِطانيَّة
cebocefalia قرديَّةُ الرأس، سَعدانيَّةُ الرأس
cecal أعورَيّ، متعلق بالأعوَر
cecectomía إستئصال الأعور، خزع الأعور
cecocele قيلةٌ أعوَريَّة، فتقٌ أعوَري
cecocólico أعوَريٌّ قولونيّ
cecocolostomía مُفاغَمة أو تَفمُّم أعوَريٌّ قولونيّ
cecoileostomía مُفاغَمة أو تَفمُّم أعوريَّةٌ لفائفية
cecopexia تثبيتُ الأعوَر
cecoplicación تَثنية الأعوَر ، تَطويَّة الأعوَر
cecoptosis تَدلّي أو هُبوطُ الأعوَر
cecorrafia رَفو الأعور، خِياطةُ الأعور
cecosigmoidostomía مُفاغَمة أو تَفمُّم أعوريٌّ سينيّ
cecostomía فغرُ الأعوَر، شقُّ الأعوَر
cedazo منخل، غِربال
cefalalgia صُداع، ألمُ الرأس
cefalea صُداع
cefaledema وَذمَةُ الرأس، إرتِشاحٌ مائي في أغشية الرأس
cefalexina ثفاليكسينا (مضاد حيوي)
cefálico رأسيّ، له علاقة بالرأس او الجُمجُمة
cefalina ثفالينا (مادة موجودة في النسيج الدماغي وصفار البيض)
cefalización تَكوُّن الرأس، نُموُّ الرأس(في الجنين)
cefalocatártico مُنَظِّف الرأس، مُنقي الرأس
cefalocaudal رأسيٌّ ذَنَبي
cefalocele قيلةٌ رأسية، فتق رأسي
cefalocentesis بَزلٌ رأسي
cefalocisto كيسةٌ رأسية، يَرقانَةٌ شَريطيَّة
cefalocordio جزءٌ داخلُ الرأس للحَبلِ الظهري الجنيني
cefalodactilia تَشوُّهُ الرأس والأصابع
cefalódimo توأم ملتصق الرأسين (مِسخ)
cefalodinia صُدَاع، وَجَع رأس
cefalofaríngeo رأسيٌّ بَلعوميّ
cefalogenesis تَكوُّنُ الرأس، تَخلُق الرأس في الجنين
cefalógiro متعلق بدورانِ الرأس
cefalograma مُخطَّط الجُمجُمة
cefalohematoma ورمٌ دَمويٌّ رأسيّ
cefalohidrocele تجمعُ سائلٍ في الرأس، إستِسقاءٌ دِماغيّ
cefalómelo مِسخٌ له طرف إضافي نامٍ من رأسِه
cefalomenia طَمثٌ رأسيّ، طَمثٌ أنفي
cefalomertría قياساتُ الرأس
cefalonía ضَخامَةُ الرأس وتَصَلُّبُ الدِماغ
cefalopágo متحدُ القَحفين (مسخ)
cefalopatía إعتِلالٌ في الرأس، مَرضٌ في الرأس
cefalopélvico رأسي حَوضي (رأس الجنين وحوض الأم)
cefaloplejía شَلَل رَأسي، شللُ عضلاتِ الوَجه والرَأس
cefalópodo رأسياتُ الأرجل (من الرَّخويات)
cefalorraquídeo دِماغي نخاعي، رأسي سيسيائي
cefalosporina ثفالوسبورينا (مضادٌ حيوي)
cefalosporiosis بُواغٌ دِماغي، داءُ رأسيات الأبواغ
cefalóstato مُثبِّتُ الرأس (للتصوير الشعاعي)
cefalóstilo الإبرةُ الرأسيَّة، النِهاية الأمامية للحَبْلِ الظهري
cefalotétano كُزَازٌ رأسيٌّ مخيّ
cefalotina ثفالوتينا (مضاد حيوي)
cefalotomía بَضعُ الدِماغ، خَزع الرأس
cefalotorácico رأسي صَدري
cefalotoracópago مِسخ مُتَّحد الرأس والصَدر
cefazolina ثفالوثينا (مضاد حيوي)
ceguera عَمَى
ceja حاجب العين
celario الظِّهارة الوُسطى
celda حجرةٌ مُغلقَة
cele لاحقة بمعنى وَرَم، فتاق، إنتِفاخ
celéctomo مِخزَعَة، مِقطَعَة، آلة لقطعِ الأورام أو أخذِ خزعة من نسيج
celenterón الجوف المَعدي البِدائي، الرَّبَض البدائي
celi- بادئة بمعنى جَوف، بَطن
celiaca داءٌ جوفي، مَرضُ الأحشاء
celiaco متعلق بالبَطن، جَوفي
celialgia ألمٌ بَطني

celiaquía

celiaquía داءُ جِهاز الهضم
celiectomía إستِئصالُ عُضوٍ بَطني
celio بادئة بمعنى البَطن
celiocentesis بَزْلُ البَطن
celiocolpotomía فتحُ البَطن عن طريقِ المهبِل
celioenterotomía فتح الأمعاء بطنياً
celiogastrotomía بَضعُ أو فتح المَعِدة بطنياً
celiohisterectomía بَضعُ الرَّحِم عن طريق البَطن
celioma وَرَمٌ بطنيّ
celiomiomectomía إستِئصال الوَرمُ العَضلي بشق البَطن (إستئصال الرَّحم عن طريق البطن)
celiomiositis إلتِهابُ عَضلات البَطن
celioparacentesis بَزْلٌ بَطني
celiopatía مرضٌ بَطنيّ
celiopiosis تَقيُّحٌ بَطني
celiorrafia رَفو أو خِياطة البَطن
celiosalpingectomía إستِئصالُ البوق الجوفي بشق البَطن
celioscopia تنظيرُ البَطن
celiotomía فَتحُ أو شقُ البَطن
celitis إلتِهابٌ بطني
celo بادئة معناها (له علاقة بالتجويفِ أو البَطن)
celofán ثيلوفان (ماده الثيلالوس)
celoma الجَوفُ العَام
celómico متعلق بالتَّجويفِ العَام
celosomía فتقُ الأحشاء في الجَنين، فتقُ الأحشاء
celosomo مِسخ مَفتوق الأحَشاء
celotomía بضعُ الفَتق، قَطعُ الفَتق
celovirus نوعٌ من الفيروسات
celozoico طُفيلي جَوفي، طَفيليُ التَّجاويف المِعَويَّة
célula خَليَّة
celular خَلَويّ
celularidad الخَلَويَّة
celulasa إنزيم الثيليلوز
celulicida مُبيدُ الخَلايا، مُتلفُ الخَلايا
celulípeto أليفُ الخَليَّة، مُتجِهٌ نحوَ الخَليَّة
celulitis إلتهابُ النسيج الضَّام الرَّخو الخَلاَليّ، إلتِهابُ النسيج الخَلوي
celuloide مُرَكَّبٌ صِناعيّ
celulomonas نوعٌ من الجراثيم
celulosa ثيلولوز، المادةُ المكونة لجدران الخلية النباتية
celurífugo مُبتعدٌ عن الخليَّة، مُنافي الخليَّة
cementación تَمليْط، سَمنَتَة، لَصق بالمِلاط
cementina إيسمنتين، مِلاطين
cementitis إلتِهابُ مِلاط أو إسْمِنت السِّن
cemento إسْمِنت، مِلاط، لِصاق
cementoblasto خليَّةٌ مُولِّدةٌ للمِلاط، أرومَة مِلاطيَّة
cementocito خليَّة مِلاطيَّة
cementoclasia تَفتُّت المِلاط، تآكلُ المِلاط
cementoexóstosis مَليطةٌ سِنيَّة
cementogénesis تَولُّدُ أو تَخلُّقُ المِلاط
cementoma وَرَمٌ مِلاطي
cementopatía متعلق بأمراضِ المِلاط
cementoperiostitis إلتِهابٌ مِلاطيٌ سِمْحاقي، إلتهاب المِلاط والسِمْحاق
cementosis تَسَمْنُت، تَمَلُّط
cenadelfo مِسخٌ مُتكافئُ التوأمين المتصلين
cenencefalocele قيلةٌ أو فتقٌ دِماغي بدون تشكيل كيسة
cenestesia إحسَاسٌ شامِل، الحِسُّ العَام
ceniza صفوة، رَمَاد
cenobio خلايا مُستقِلَّة مُشتركة بنفسِ المحفظة
cenobium خلايا تَشترك بمحفظةٍ واحِدة
cenogénesis التَّخَلُّقُ البيئي المُستَحدَث، ظُهورُ صفات جديدة خلال التَّطوُّر حسبَ مُستجِدات البيئة
cenosis تَفريغٌ مَرَضيّ
cenotipo النمطُ الأصلي، النَمَطُ الأول الذي يُشتَقُ منه بقية الأنمَاط
censor رَقيب، من يمنع وصول شيئ
censura الرَّقابَة
centesimal مِئويُ التجزِئَة
centibar سنتيبار (وحدة ضغط تساوي عِشر ضغط جوي)
centígrado سنتيغراد، درجة حرارة مئوية
centigramo سنتيغرام، جزء واحد من مئة من الغرام
centilitro سنتيليتر، جزء حجم تساوي ١٠ سم٣
centímetro سنتيمتر ، جزء من مئة من المتر
centimorgan وحدةُ قياس المسافة بين نقطتين على خرائط الصبغيات
centinormal وحدة قياس نظامية (واحد بالمئة من القوة النمطيَّة)

cerumen

C

centípedo ، حيوان من المَفصِليات (حريشة) أم أربع وأربعين
central مَركزي، وسط متوسط
centricipucio وسطُ هَامةِ الرأس، قُرصُ الرأس
centrifugación تَنْبيذ، إبعَاد عن الوَسط
centrífugo مُبعد عن الوسط، نَابِذَة، جِهاز طَردٍ مَركزي
centrilobular مُتعلق بمركز الفُصَيص، فُصيصيٌّ مَركزي
centriolo مُرَيكِز، جسيم في النَّواة أو الهُيولى
centrípeto جاذِب، مُتَّجِهٌ نحوَ الوَسط، جَابِذ
centro وَسَط، مَركز
centrocinesia حرَكَة مَركزيَّة التَّنبيه، حركةٌ تابعة لمنبه مَركزي
centrodesmo رِباطُ الجِسمين المَركزيين في بعض الأوائل
centroencéfalico مركزي الدماغ
centrofosia حسٌ بصريٌ ذاتيّ مَركزيُّ المَنشأ البصري، شُعور رؤية مُنشأة المراكز البَصريَّة
centrolecital بيضةٌ مركزيَّةِ المُحّ (الصفار)
centrómero قُسيمة مَركزية
centronúcleo النَّواةُ المركزيَّة
centroplasma الجِبْلة المَركزيَّة، مَركزيَّةُ السيتوبلاسما
centrosclerosis تَصَلُّب مَركز العَظم
centrosfera كُرةٌ مَركزيَّة
centrosoma الجِسمُ المركزي وجسيماه
centrostáltico له علاقة بمركز الحَرَكَة
ceptor مُتَقبِّل (مُستَقبِل في الجهاز العصبي)
cera شَمع
cerámica خَزَف، خَزَفيات
cerasina صمغٌ نباتيّ (من عدة أشجار)
cerato مَرهَمٌ شَمعيّ
cercaría المُذَنَّبة، مرحلةٌ يرقانيةٌ لمذنبةِ المثقوبات
cercaricida مُبيدُ المُذنَّبات
cerclaje تَطويق، تَحويط
cercomonas المُذنَبَّة (حيوان أولي)
cerda هُلبَة (ما غلظ وصلب من الشعر)، خنزيرة
cereal حَبّ، ما يُؤكَلُ من الحُبوب
cerebelitis إلتهابُ المُخيخ
cerebelo مُخيخ
cerebelorrubral مُخيخيٌّ حَمراويّ، له علاقة بالمخيخ والنَّواة الحَمراء
cerebeloso مُخيخيّ
cerebelospinal مُخيخيٌّ نُخاعيّ
cerebración النَشاطُ الذهني، النشاطُ المُخي
cerebral دِماغي
cerebriforme دِماغيُّ الشكل
cerebrífugo خارجٌ من الدِماغ، يَبعُدُ عن الدِماغ
cerebrípeto وارِدٌ نحوَ المُخ
cerebritis إلتهابُ الدِماغ
cerebro مُخ، دِماغ
cerebrocardiaco مُخيٌّ قَلبي
cerebrocelebeloso مُخيٌّ مُخيخيّ
cerebrofisiología علمُ وظائفِ المُخ
cerebrología علمُ المُخ، مِبحثُ المُخ
cerebroma وَرَمٌ مُخيّ
cerebromalacia تَطري المُخ، تَليُّنُ المُخ
cerebromeníngeo مُخيٌّ سِحائيّ، له علاقة بالمخ والسَحايا
cerebromeningitis إلتهابُ الدِّماغ والسَّحايا
cerebrón مادةٌ بلَّوريَّة في النُّخاع
cerebroocular مُخّي عَيني
cerebropatía مرضٌ مُخّي، إعتِلالٌ مُخّي
cerebrosa سُكَّر مُخيّ
cerebrosclerosis تَصَلُّب مُخيّ
cerebrosidosis تَشحُّم مُخيّ
cerebrosis مَرضٌ مُخيّ
cerebrospinal مُخيٌّ نخاعيّ، مُخيٌّ شَوكيّ
cerebrostomía فَغرُ المُخ
cerebrotomía بضعُ الدِّماغ، تشريحُ الدِّماغ
cerebrovascular مُخيٌّ وعائيّ
céreo شبيه بالشَمع، شَمعي
cerio الثيريو،عنصر فلزي (العنصرثمانية وخمسون)
cerolisina حالُّ الشَمع، مُفَرِّطُ الشَمع
ceroma وَرَمٌ شَمعيّ
ceroplastia صِنعُ النماذج التَّشريحيَّة من الشَمع، القولبة الشَمعيَّة
ceruloplasmina ثيرولوبلاسمينا (غلوبولينا ألفا٢ الناقلة لكل النحاسِ في البلاسما)
cerumen صِمْلاخ، شَمعٌ يتكوَّنُ في الأُذن

ceruminoma

ceruminoma وَرَمُ الغُدَّد المُكوِّنة لشمعِ الأُذن، ورم الغدد الصِملاخيَّة
ceruminoso له علاقة بشمعِ الأُذن، صِملاخي
cerusa كربونات الرَصَاص، إسفيداج
cervical رَقبي، له علاقة بالعُنْق
cervicectomía فَتحُ العُنُق، بَضعُ عُنُق الرَّحِم
cervicitis إلتهابُ العُنق، إلتهابُ عُنُق الرَّحِم
cervicoaxial عُنقيٌّ إبطيّ
cervicobraquial عُنُقيٌّ عَضُديّ
cervicocolpitis إلتهابُ عُنِق الرَّحِم والمَهبِل، إلتهاب عُنُقيٌّ مَهبِلي
cervicodinia ألمٌ عُنُقي
cervicodorsal عُنُقيٌّ ظَهْري
cervicofacial عُنُقيٌّ وَجْهي
cervicolabial عُنُقيٌّ شَفَوي
cervicooccipital عُنُقيٌّ قَذالي
cervicoplastia رأبُ الرَقبة، جراحةٌ مُرمِمَّة للعُنُق، تقويمُ العُنُق
cervicoscapular عُنُقي كَتِفي
cervicotorácico عُنُقي صَدري
cervicovaginitis إلتِهابُ العُنُق والمَهبِل
cervicovesical عُنُقي مَثاني
cervímetro مقياسٌ عُنُقيّ، مِقياسُ عُنُق الرَّحِم
cérvix عُنُق، رَقَبَة
cerviz مُؤخِرة الرَّقبة، قَفا الرَّقَبة
cesación إنتِهاء، تَوَقُّف عن
cesio عنصرٌ معدنيّ (العنصر الخامس والخمسون)
cetoácido حَمض أسيتوني
cetoacidosis حُماض أسيتوني
cetoaciduria بيلةٌ أسيتونية
cetogénesis تولُّدُ الأسيتون
cetona الأثيتونا، الأسيتون، خَلُون
cetonemia وجودُ الأسيتون في الدَّم
cetonuria بيلة أسيتونية
cetoplastia تَكوُّنُ الأجسام الخَلونيَّة أو الأسيتونية
cetosa سُكَّر الثيتوس، ثيتوس
cetosis فرطُ تولُّدُ الأجسام الخَلونيَّة في الجِسم
cetosteroide أستيرويس خلوني أو كيتوني
cetosuria بيلة كيتوزية
cianocobolamina فيتامين ب١٢
cianófilo أليفُ الأزرق، يَصْتَبغ باللونِ الأزرَق
cianógeno سيانوخنو، غازٌ سَامّ
cianopsia رُؤيةٌ زَرقاويَّة
cianosis زُراق، إزرِقاقُ الجِلد
cianuria بيلةٌ زَرقاء، تبولٌ أزرَق
ciática النَّسا، ألم على إمتِداد العَصَب الوَركي
ciático عِرقُ النَّسا، العَصبُ الوَركي
cibernética علمُ عمليات التَّواصُل والتَّحكُّم في الحيوانات والآلات
cicatricial نَدَبي
cicatriz نَدَبَة
cicatrización إنداب، تَنَدُّب
cicatrizar يَنْدَبُ، يترِكُ نَدَبَة (الجرح)
cíclico دَوْري، حَلَقي
ciclitis إلتهابُ الجِسم الهَدَبيّ
ciclo دَورة، دارَة
ciclocéfalo مُفرَد العَين وعديمُ أعضاء الشَّم (مسخ)
ciclocoroiditis إلتهابُ الجِسم الهَدَبي والمشيميَّة
ciclodiálisis فَصلُ الجِسم الهَدَبي، تَحريرُ الجِسم الهَدَبي
cicloforia إحولالٌ تَدويري
ciclofosfamida ثيكلوفوسفاميدا، عقار مُضادٌ للأورام
cíclope أحادي العين وناقص لأعضاء الشَّم (مسخ)
ciclopejía شَلَلُ العَضلة الهَدَبيَّة
ciclopía أحاديَّة العَين وغيابُ الأنف، سكيلوبية
ciclopropano ثيكلوبربانو (مخدر عام)
ciclosis دورانُ الهيولى في الخليَّة
ciclospasmo تَقلُّصُ عضلات التَّكيُّف في العَين
cicloterapia المُعالجَة بالدَّرَّاجَة
ciclotimía ذو مزاجٍ دَورَوي بين الكآبة والإهتياج
ciclotomía شَقُّ الجِسم الهَدَبي
ciclótomo مِبضعُ الجِسم الهَدَبي
ciego أعْمَى، ضَرير، الأعور(تشريح)
ciema جَنين
ciemología عِلمُ الجَنين
ciencia عِلم
científico عالِم، علامَة، عِلميّ
cierre غَلق، إغلاق، قفل
cifoscoliosis حَدَبٌ حَنَفي (تَقَوُّس خلفي وجانبي)
cifosis حُدَاب (تَقَعُرُ العمود الفقري العلوي ونتوء الظهر)
cigocito خليَّةٌ لاقِحَة، خلية مُلقحة

cinetoscopia

C

cigodactilia إلتِصاقُ الأصابع
cigoma الناتِئُ الوَجْنيُّ الصُّدغي، العظمُ الوَجني
cigomático وَجني
cigomaticofacial وَجنيٌّ وَجْهيّ
cigomaticofrontal وَجْنيٌّ جَبْهيّ
cigomaticomaxilar وَجْنيٌّ فكيّ
cigomaticotemporal وَجنيٌّ صُدُغي
cigomaxilar وَجنيٌّ فَكيٌّ عُلويّ
cigosfere مَشيجٌ لاقِحي(أحدُ مشيجين البوغ اللقحي أو الإقتراني)
cigosis إقتِرانٌ لاقِحيّ، إقتِرانُ وحيدي الخليَّة جنسياً بإندماجِ النواتين
cigosperma بُوغٌ لاقِحي، بوغٌ إقتِرانيّ
cigospora بُوغ لاقِحي أو إقتِراني
cigostilo الفِقرةُ العُصعُصيَّة الأخيرة
cigoto بيضةٌ مُلقَّحَة
ciguatera تَسمُّم بالأسماكِ المَدارية
ciliado مُهَدَّب، ذو أهداب
ciliar هَدَبيّ، رِمْشيّ
ciliaroscopio مِنظارُ هَدَبي، منظارُ العَين الهَدَبيَّة
ciliarotomía بضعُ الجِسم الهَدَبي
ciliata الهَدَبيات، أوليّات تَتَحركُ بأهدابِها
ciliectomía خَزعُ جِسم الهَدَبي، قطعُ الجِسم الهَدَبي
cilindro إسطوانة
cilindroma وَرَم إسطواني الخَلايا
cilindruria بيلةُ الإسطوانات
cilio هَدَب (ج أهداب)، رِمش
ciliotomía بضعُ الهَدَب، شقُ الهدب أو العَصَب الهَدَبي
cilosis تَهدُّب، إرتِعاش الجَفْن
cilósomo بارزُ الأحشاء(مسخ)
cimasa ثيماسا (خميرة، إنزيم)
cimasis تَخَمُّر
cimbocefalia رأسٌ قاربي أو زورَقي الشَكل
cimetidina ثيماتيدينا(دواء شاف لقرحة المعدة والعَفج)
cimóforo الجزءُ الفعَّالُ من الإنزيم، القِسمُ حامِل الخَميرة
cimogénesis تَولُّدُ الإنزيم أو الخَميرة
cimógeno مُولِّدُ الخَميرة
cimoide خَميراني
cimólisis إختِمار، تَحلُّل إنزيمي
cimonema الفُطور الخيطيَّة الإختِماريَّة
cimoproteina بروتين خَميريّ، بروتين حالّ له فعل الإنزيم
cimosa ثيموسا (إنزيم يحول السكريدات الثنائية إلى أولية)
cimosis تَخمُّر، مرض عَدواني
cimótico تَخمُّري، له علاقة بمرضٍ عدواني
cinantropía تَوهُّم الإستِكلاب (من يتوهم بأنه كلب)
cinc زنك (العنصر الثلاثون)
cincalismo التَّسَمُّم بالزنك
cinclisis رَجفَة (حركة سريعة ومتكررة)
cinchona كينا (شجر)
cineangiocardiografía تصويرُ القَلب والأوعية سينمائياً
cineangiografía تصويرٌ سينمائي للأوعية
cinedensigrafía تصويرٌ سينمائي للأحشاء
cineflebografía تصوير سينمائي للأورِدَة الدَّموية
cinemascopia التنظيرُ السينمائي
cinemática عِلمُ الحَركات (خاصة الجسمية)
cineplastia بَترٌ لعضوٍ مع ضمانِ الحَرَكة، البَتْرُ التَّقويمي
cinérea سِنْجابي، رَمادي (المادة الرماديَّة في الجملة العصبية)
cinerradiografía التصويرُ الرونتجي السينمائي
cinesalgia ألمُ الحركة العَضليَّة، ألمٌ حَرَكي
cinesia حَرَكي، الحَركاتُ الجسديَّة
cinesímetro مِقياسُ الحِسّ الحَركي، مِقياسٌ كَميّ لحركة الجِسم
cinesiología عِلمُ الحَرَكة
cinesioneurosis عُصابٌ حَركيّ، عُصابُ الحَرَكة
cinesiterapia المُعالجَة بالحَرَكة
cinesódico ناقِلُ التَّدفقُ الحَركيّ، ناقِلُ الدَّفع العَصَبي
cenesteriómetro مِقياسُ حِسّ الحَرَكة
cinestesia حَاسَّةُ إدراكِ الحَرَكَة، حِسُّ الحَرَكة
cinética الحَرائِك، حَرَكي
cinetocito كُريَّةٌ حَركيَّةٌ تُشبه الصُّفَيحات
cinetogénico مُوَلِّدُ الحَرَكَة، مُحَرِّك
cinetoplasta جُبيلَةُ الحَرَكة
cinetoscopia تَصويرُ الحَرَكات، كَشفُ الحَركات

cinetosis

cinetosis إضطرابٌ حَرَكيُّ المَنشأ
cinetosoma الجُسيم القاعِدي
cíngulo حِزَام، نِطاق (التلفيف الحزامي في المخ)
cinocentro جُسَيم مَركزي
cinofobia رُهابُ الكِلاب، كَلَب كاذب
cinoplasma جِبلَة وظيفيَّة، الجِبلَة الفَعَّالة في الخَلية
cinorexia الجوعُ الكِلابي، النَّهَم، الشَّرَه
cinta شَريط، شَريطة
cintilla شَريطٌ رَفيع
cintura خَصر، خاصِرَة، حِزام
cinturón حِزام، نِطاق
cionectomía قطعُ اللَّهاة، خَزعُ اللَّهاة
cionitis إلتِهابُ اللَّهاة
cionoptosis تَدلي اللَّهاة
cionorrafia رَفو اللَّهاة، خياطةُ اللَّهاة
cionotomía بَضعُ اللَّهاة
ciotomía بَترُ اللَّهاة
ciótomo مِبضعُ اللَّهاة
circadiano يَوميّ (نظام يومي له علاقة بالإعادة المنتظمة لمظاهرمثل الأكل والنوم....)
circanual سَنوي، نظام عاماوي (يتكررسنوياً)
circinado حَلقي، دائِري
circonium الثركينيوم (العنصر الأربعون)
circuito دَارَة (ج دوائر)، دَورَة، دارَةٌ كهربائية
circulación دَوَران
colateral *دوران دَموي رادِف*
coronaria *دوران الدَّم التَّاجي*
extracorpórea *دوران خارج الجسم*
placental *الدوران المَشيمي*
portal *الدوران البابي*
pulmonar *الدرزان الرِّئوي*
circulación sistémica *الدوران العام، في كل الجسم*
circular دائِري، حَلقي
círculo دائِرة، حَلَقة
de Willis *دائرة ويليس (دائرة الشرايين المتفرعة في قاع المخ)*
circum بادئة بمنى حَول أو مُحيطٌ بِ
circumanal حَولَ الشَّرج
circumoral حَولَ الفَمَ
circumorbital حَولَ الحَجاج
circumpolarización التَّدويرُ الإستقطابي (تدوير الشعاع يميناً أو يسارا)
circumrenal حَولَ الكُليَة
circuncisión قَطعُ القُلفَة، خِتان، طهور
circunducción حَركةٌ مَخروطيَّة، حَركة دائريَّة (للعين)
circunferencia مُحيط، دائِرة
circunflejo مُنعَطِف، مُقَوَّس
circungemal حَوْلَ البُرعم العَصَبي
circunscrito مُحَدَّد، مَحْدود، مُحاطٌ بشكلٍ مُحدَّد
circunvallado مُحَوَّط، مُحَاط
circunvolución تَلفيف، لَفَّة، طَيَّة
cirógeno مُسَبِّب التَّشَمُّع، مُحدِثُ التَّشمُّع
cirronosis تَصَفُّرُ الجَنبة والصفاق (مرض جنيني)
cirrosis تَشَمُّع، تَلَيُّف
alcohólic *تَشَمُّع كحولي*
biliar *تَشَمُّع صَفراوي*
cardiaca *تَشَمُّع قَلبي*
de Charcot *تَشَمُّع صَفراوي أولي (تشمع شاركوت)*
de Laennec *تشمُّع كحولي (تشمع لاينيك)*
grasa *تَشَمُّع دُهني*
hepática *تَشَمُّع كبدي*
portal *تَشَمُّع بابي*
posthepatitis *تَشَمُّع بعد إلتهاب كبدي*
cirrótico تَشَمُّعي، تَلَيُّفي
cirsectomía قَطعُ أو إستِئصال الدَّوالي
cirsenquisis تَصلُّبُ الدَّوالي
cirso سابقة بمعنى دَوالي
cirsocele قيلةٌ دواليَّة
cirsodesis ربطُ الدَّوالي
cirsoftalmía دوالي أوعيةُ الدَّم في المُلتَحِمة العينية
cirsoide شبهُ الدُّوالي، شبيهُ بالدَّوالي
cirsónfalo دواليُّ السُّرَّة
cirsotomía بَضعُ الدَّوالي
cirugía جِراحة
cirujano طبيبٌ جَرَّاح
cisplatinium ثيسبلاتينوم (عقار لمعالجة سرطان المبيض والخصى)
cistadenoma وَرمٌ غُدِّيٌّ كِيسي
cistalgia ألمُ المَثانة

citoblasto

C

cistatrofia ضُمورُ المَثانة
cistauquenitis إلتهابُ عُنق المَثانَة
cistauquenotomía بَضعُ عُنقُ المَثانَة
cistectasia تَوسيع عُنقُ المَثانَة
cistectomía إستِئصالُ المَثانَة
cisteína ثيستائينا(حمض أميني)
cistelcosis تَقَرُّحُ المَثانَة
cistencéfalo كيسُ الرأس، كيسٌ رأسي بدلاً عن الدماغ (مسخ)
cistendesis رَتقُ جرح في المَثانَة أو المَرارَة
cisteretismo هياجُ المَثانَة، فرطُ حساسيَّة المَثانَة
cisterna صِهريج، مكان مُغلَق يحتوي سائل
cisterna de Silvio *صِهريج الحفرة الجانبية للمُخّ (سيلفيو)*
cisterna interpeduncular *الصِهريج بين السويقتين في المُخ*
cisterna magna *الصِهريج الكبير في المُخ*
cisternografía تصويرُ الصِهريج في الدِّماغ شعاعياً
cisticerco الكِيسة المُذَنَّبَة (يرقة الدودة الشريطية)
cisticercosis داءُ الكِيسات المُذَنَّبَة
cístico كِيسيّ، حُويصليّ، مَثانيّ
cisticotoíma بَضعُ قناة المَرارة
cistiforme بشكلِ كِيسيّ، بشكلِ مَثانيّ
cistígero ذو أكياس، مُكَيَّس
cistina ثيستئينا، حمضٌ أميني(يسبب تشكيل حصيات في جهاز البول عند المعرضين وراثياً)
cistinemia وجودُ الثيسيئينا في الدَّم
cistinosis تَرَسُّب الشتيئينا في الأنسِجة
cistinuria بول ثيستئيني (وجودُ الثيسيئينا في البول)
cististaxis رُعافٌ أو نزيفٌ مَثانيّ
cistitis إلتِهابُ المَثانَة
cistitomía بَضعُ المِحفَظة (فتحُ مِحفظة عدسة العين)
cisto بادئة معناها كِيس ، مَثانَة
cistoblasto أرومَةٌ كِيسيَّة، الجَذعَة الكيسية
cistocarcinoma سَرطانَة كيسيَّة، سَرطانة ذاتُ أكياس
cistocele فتقٌ مَثانيّ، قيلةٌ مَثانيَّة، العَفَل (هُبوط المَهبِل والمَثانَة)
cistocolostomía تَفميمٌ مَثانيٌّ قولونيّ، مُفاغَرةُ المَثانَة بالقولون
cistodinia ألمٌ مَثانيّ
cistoenterocele فَتقٌ مَثانيٌّ مِعَويّ
cistoepiplocele فَتقٌ مَثانيٌّ ثَربيّ
cistoepitelioma وَرَمٌ ظِهاريٌّ كِيسيّ
cistofibroma وَرمٌ لِيفيٌّ كِيسيّ
cistografía تَصويرُ المَثانَة
cistoide كِيسيُّ الشَّكل ، مثانيُّ الشَّكل
cistolitectomía إستِخراجُ حَصاة المَثانَة
cistolitiasis تَحصِّي المَثانَة
cistolito حَصاةُ المَثانَة
cistoluteína صِبغٌ أصفرٌ من بعضِ أكياسِ المَبيض
cistoma وَرَم كِيسيّ (بخاصة في المبيض)
cistomerocele فتقٌ كِيسيٌّ فَخذيّ
cistómetro مِقياسٌ مَثانيّ، مِقياسُ ضَغط المَثانة
cistonefrosis تَضَخُّم الكُلْيَة، تَمدُّدُ الكُلْيَة
cistopexia تَثبيتُ المَثانة
cistopielitis إلتهابُ المَثانَة والحُويضنة الكُلْويَّة
cistoplastia تَقويمُ المَثانَة، رَأبُ المَثانَة
cistoplejía شَلَلُ المَثانة
cistoptosis تَدلِّي المَثانَة، هُبوطُ المَثانَة
cistorradiografía تصويرُ المَثانَة الإشعاعي
cistorragia نَزْفٌ مَثانيّ
cistosarcoma غَرنٌ كِيسيّ
cistoscopia تنظيرُ المَثانَة
cistospasmo تَشَنُّجُ المَثانَة
cistospermitis إلتهابُ الحُويصلَة المَنَويَّة
cistoquisis إنشقاقُ المَثانة
cistostomía فَغرُ المَثانَة (مفاغمة المثانة بجدار البطن لتفريغ االبول)
citotisis سُلُّ المَثانَة
cistotomía شَقُّ المَثانة
cistouretritis إلتِهابُ المَثانَة والإحليل
cistouretrografía تصويرُ المَثانَة والإحليل
cisura تلم [ج أتلام] أُخدُود
citarabina ثيتارابينا (دواء مضاد للأورام)
citeromanía شَبَق، غُلْمَة، هوسٌ جِنسيٌّ أنثَويّ
cito- سابقه بمعنى الخَليَّة
citoarquitectónico متعلق بالهَندَسَة الخَلَويَّة
citobiología الحَيويَاتُ الخَلَويَّة، بيولوجيا الخَليَّة
citoblasto أرومةٌ خَلَوية، نُواةُ الخَليَّة

citocentro

citocentro الجُسيم المَركزيّ للخليَّة
citocida مُبيدُ الخَلايا
citoclasis إنحِلالُ الخَلايا
citocromo صِبغٌ خَلَوي
citodendrita تَغَصُّنٌ خَلَوي (في الخلايا العصبية)
citodesma رابِطة الخَلايا ،المادةُ الرابطة للخَلايا
citodiagnóstico التَّشخيصُ الخَلَوي
citodiéresis إنقسامٌ خَلَويٌّ فتيليّ
citodiferenciación تَمايزٌ خَلَويّ
citodo خليةٌ عديمة النَّواة
citofagia إلتِهامُ الخَلايا
citofilaxis نشاطٌ خَلويّ، وِقاية خَلويَّة
citófilo أليفُ الخَليَّة، يَنجَذبُ للخلايا
citogénesis تَوَلُّد الخلايا وتطورها
citogenética الوراثيات الخلويَّة،علمُ الخلايا الوِراثيَّة
citoide نظيرُ الخليَّة، خلواني، شبيه الخَليَّة
citolinfa الهُيولي الشَّفافة، جبلةُ الخلية بدونِ النَّواة
citolisina حَالَّةُ الخَليَّة
citólisis إنحِلالُ الخَليَّة
citología عِلمُ الخَليَّة
citomaquia صِراعُ أو عِراكُ الخلايا الواقيَة ضِدَّ الجراثيم الغازيَّة
citomegalovirus نوعٌ من الفيروسات المُضخِّمة للخلية،(يمكن أن تُسبب إضطرابات خِلقيَّة في الجنين إذا أصابت الأم الحامِل)
citómero قُسيمَة خلويَّة
citometaplasia تبدُّل الخليَّة بالشكلِ أو الوظيفة
citometría عدُّ الكُريَّات وقياسها (الخلايا الدَّموية)
citomitoma بُنيةٌ ليفيَّةٌ لهَيولى الخَليَّة
citomorfosis تَشكلُ الخلايا، تَبدُّل الأشكالِ الخلويَّة
citón جِسم العَصَبَة، خليَّةُ العَصَبون
citopatología علمُ أمراضِ الخَلايا
citopenia فَقرٌ خَلَوي، قِلةُ الخلايا في الدَّم
citoplasma الهَيولى، سيتوبلاسما
citoquilema الجِبلَةُ الشَّفافَّة
citoquímica الكيمياءُ الخلويَّة
citoquina ثيتوكينا (بروتين يخرج من الخلية عندما يتعرض الجسم لفيروسات)
citoquinesis الحرائِكُ الخلويَّة، التَّغيراتُ في السيتوبلاسما أثناءَ إنقسامِ الخليَّة
citoscopia فحصُ الخَلايا
citosina أحد العناصر الأربعة في أ د ن (ناتج من تحلل الحمض النووي)، ثيتوسينا
citosoma جِسمُ الخليَّة (ما عدا النَّواة)
citostático مُسكِّن خلويّ، رُكودٌ خَلويّ
citostoma فتحةٌ فَمويَّة لبعضِ الزاحِفات
citotaxis ترتيبٌ وتَصنيفٌ خلويّ، تَوَّجهٌ خلويّ
citoterapia المُعالجةُ بالخلايا، العِلاجُ بخلايا حيوانيَّة
citotesis تَرميمٌ خلويّ
citotoxicidad سُميَّة الخَلايا
citotóxico سُمٌّ خلويّ
citotoxina سُمٌّ خلوي، ذيفانٌ خلويّ
citotrofoblasto الأرومةُ الخلويَّة المُغذيَّة
citotropismo تَوَّجهٌ خلويّ
citotroquina ناقِلٌ خلويّ
citozoico يعيش داخل الخَليَّة ، مُنجَذِبٌ للخليَّة
citratado يحتوي على الثيتراتو (سيتراتي)
citrato مِلحُ حامِض الثيتراتو(السِّتريك)
cítula بَيضةٌ مُلقَّحَة
cituria بيلةٌ خلويَّة، وجودُ خلايا عديدة في البَول
cladiosis مرضٌ فُطري جِلدي
clamastosis فِقدان أجزاءٍ من الخليَّة
clamatocito خليةٌ ضخمة من النسيج الضَّام
clamidiospora بُوغٌ مُتدَثِّر
clamidozoo كائنٌ مُتدَثِّر
clamp جهازٌ جِراحيٌّ للضَّغط ، مِلقَط
claramente بشكلٍ واضح
clarificación وضُوح
claro واضحٌ ، جَليّ
clasificación تَصنيف
clástico مُجَزَّئ، قابلٌ للتفكيك
clastotrix تقصُّفُ الشعر
claudicación عَرَج، ألمٌ عضليٌّ تقلصّي في عضلات الرِجل بسببِ نقصُ ترويَّة
    intermitente *عَرَج مُتَقَطِّع*
    venosa *عَرَج وريدي*
claustro مكانٌ مُغلق، حَاجِز، طبقةٌ من المادةِ السنجابية في المخ
claustrofilia حبُّ الأماكن المُغلقَة، وَلَعُ الإنعِزال
claustrofobia رُهابُ الأماكن المُغلقَة، رُهابُ الإنغِلاق

clorambucil

C

clava دُبيسَة، دَبَسَة، نَبُوت، مِطرَقة
clavelización تلقيحٌ بفيروسِ جُدَرِيُّ البقر
clavicotomía قطعُ التَّرقُوة، شقُّ التَّرقُوة
clavícula تَرقُوَة
clavículo ألياف (ألياف شاربي في الأسنان) ، ظُفَيْر
claviforme مُتَعَجِّر، بشكلِ دُبيسَة، دُبَيسيّ
claviformina مضاد حيوي فُطريُّ المَنشأ
clavipectoral تَرقُويٌّ صَدريّ
clavo ثَفن، قَرنٌ جِلديّ، مِسمارٌ ثَفَنيّ (في القَدَم)
cleid- سابقة بمعنى التَّرقُوة
cleidagra ألمٌ تَرقُويٌّ نِقْرِسيّ
cleidartritis ألمُ المَفصِل التَّرقُوي
cleido سابقة بمعنى تَرقُوة
cleidocostal تَرقُويٌّ ضِلعيّ
cleidocraneal تَرقُويٌّ قِحَفيّ
cleidotomía قَطعُ التَّرقُوة، كسرُ التَّرقُوة في الولادةِ العَسِيرَة
cleisagra ألمٌ تَرقُويٌّ نِقْرِسيّ
cleoide فتحةٌ مخلبيَّة (أسنان) جهازٌ لنَحتِ الأسنان
cleptofobia هلعُ السَرِقة، الخوفُ المَرضي من اللصوص
cleptolagnia شَبق السَرِقَة، لذة السَرِقَة
cleptomanía هوسُ السَرِقَة
clic صوت حاد قصير يمكن سماعه في بعض أمراض القلب، صوت معدني
climaterio إنقِطاعُ الطَّمْث، سِنُ اليأس
climatología عِلمُ المَناخ
climatoterpia المعالجةُ بتغير المناخ، المعالجةُ المناخيَّة
clímax أوج، ذروةُ الشَبق
clinartrosis إعوجاج المَفصِل، إنحرافُ المَفصِل
clínica عيادةٌ خاصة، عيادة، مُستشفى
clínico عياديّ، طبيب سريري (غير جراح)
clinocefalia تَسطُحُ الرَّأس
clinodactilia إنحِراف إصبع أو كل الأصابع
clinoides سَريري، سَريريُّ الشكل (بنية تشريحية في الرأس)
clinología عِلم تقوض الكائنات الحيَّة
clinómetro مِقياسُ إنحِراف العَين، مِنظارُ الإنحِرافات
clinostatismo الإستِلقاء
clinoterpia المُعالَجَة بالإستِلقاء أو مُلازمة الفِراش
clip مِشْبَك، جِهازٌ لتقريبِ طَرفيّ الجِرح
clisis لاحقة بمعنى إنجذاب إلى، تعاطُفٌ مع
clisma حُقنَة
clíster حُقنَة
clitoridectomía إستِئصالُ البَظْر
clítoris البَظْر
clitorismo تَضخُّم أو إنتصابُ البَظْر الدائِم
clitoritis إلتِهابُ البَظْر
clitoroplastia رأب البَظْر
cliterotomía بَضعُ البَظْر
clivografía تَصوير المَحدَرُ العَظميّ شعاعياً
clivus المَحدَر (تشريح)، مَحدَر عَظمي
cloaca مَذْرَق، مَبْرَز (مكان تفريغ البراز والبَول عند الحيوانات الدُّنيا)
cloacal مَذْرَقي، مَبْرَزي
cloacitis إلتهابُ المَذرَق
cloasma بَرَش، كَلَف
hepático *بَرش كبدي*
gravido *تلوُّنٌ قاتِم للجِلد أثناء الحَمل*
clofeniramina دواءٌ مضادٌ للتَّحسُّس
clofibrato دواءٌ خافضٌ لشحومِ الجِسم
clon وليدٌ مَثيل، وليدٌ مُستَّنسَخ
clona وليدٌ مَثيل، وليدٌ مُستَّنسخ
clónico إرتِجاجي، إرتِجافي
clonismo تَشنُّجٌ إرتِجافي
clono وليدٌ مَثيل، مُستَّنسَخ
clonógrafo مِخطاطُ الإرتِجاف
clonorquiasis مرضُ المُجَزَّآت الخُصويَّة الآسيويَّة (تنتشر في القنوات الصفراوية)
clonospasmo تَشنُّجٌ رَمَعيّ، تَشنُّجٌ إرتِجافي
clonus رَمَع، رَجَفان
cloracné عد كلوريُّ المَنشأ (حَبُّ الشباب كلوريُّ المَنشأ)
cloral كلورال
cloralismo التَّسمُّمُ بالكلورال
cloralosa كلورالاسا (مُخدِّر موضعي لحيوانات التجارب)
clorambucil كلورام بوسيل (مضاد للأورام)

cloramfenicol

cloramfenicol كلوام فينيكول (مضاد حيوي)
cloramina T كلورامينا ت (مُطّهر موضعي)
clorato كلورات، مِلح حمض الكلوريك
cloremia إفراطُ كلور الدَّم
clorhidria فرطُ حمض الكلورهيدريك
clórico كلوريك
cloridimetría إفراطُ الكلوريد في الدَّم
cloriduria بيلةٌ كلوريدية، بَول كلوريدي
cloro غازُ الكلور
clorobutanol كلوروبوتانول (دواء مضاد للجراثيم ومُسَكِّن)
clorófano كلوروفانو(صباغ أخضر في الشبكيَّة)
clorofila كلوروفيلا، يَخْضُور، المادةُ الخضراء في النباتات
cloroformismo إدمَان أو إعتياد الكلوروفورمو
coloformización التَّخديرُ بالكلوروفورمو
cloroformo كلوروفورمو (سائل كان بخاره يستعمل للتَّخدير)
cloroma ورَمٌ أخضَر
clorometría قِياسُ الكلور
cloromieloma الوَرَمُ الأخضر النِّقْوي (ورم أخضر ينمو في نَقي العِظام)
cloropexia تَثبيتُ الكلور في الأنسِجة
cloropía رُؤيةٌ خَضراء
cloroprivo مَحرومُ الكلوريدات
cloropsia رؤيةٌ خَضراء
cloroquina كلوروكينا (دواء ضد الملاريا)
clorosis فَرطُ كلور الدَّم
clorotiacida عَقارٌ مُدِرٌ للبَول
cloroxina كلوروكسينا (عَقارمضاد لقشرة الشعر)
clorpromacina كلوربروماثينا (دواء مهدئ ومضاد للقيئ)
clortalidona كلورتاليدونا (دواء مدر للبَول)
cloruresis بيلةٌ كلوريدية
clorurético مُدِّر الكلوريد
cloruria بيلةٌ كلوريدية، بَول كلوريدي
cloruro كلوريد
clostridium المطثيات (جنس من البكتريات غرام موجبة، لاهوائية)
clownismo تَهريج، حَرَكاتٌ بَهلوانيَّة

clunis رِدْف، أَليَة
cnemalgia ألم في الساق
cnémico,cnemio له علاقة بالساق
cnemoscoliosis حَنفُ الساق، مَيلُ الساق جانبياً
coacervato مُنعَقِد، مُكتَّلٌ في مرحلةِ التَّفكُّك
coadyuvante مساعد لعامل تفاعل، مساعد أو بديل لعقار أساسي
coaglutinación تَراصٌ شَامِل، تَلجُّن شَامل
coagulación التَّجَلطُ، التَّخثُّر
coagulante مُجَلِطٌ لبلاسما الدَّم
coagulasa إنزيم مُجلِط
cóagulo جَلطَة، خُثرَة
coagulopatía مرضٌ خُثري، إعتِلال خُثريّ ، إعتِلال تجلطي
coalescencia إلتِحامٌ، تَلاصُق
coana قِمْع، قِمْعُ الأنف، المِنْخَرُ الداخلي في الأنف
coartación تَضَيُّق
de la aorta *تضيُّق الأبهر*
coarticulación مَفصِل ليفيُ التَّشابُك
cobalamina كوبالامينا(مركب من الكوبالت له علاقة بالفيتامين ب١٢)
cobalto كوبالت (العنصر السابع والعشرون)
cobayo قبيعة، خنزير غاني (حيوان مخبر)
cobra حيَّةٌ سَامَّة، الكوبرا، حَيَّةُ النظّارة
cobre النحاس(العنصر التاسع والعشرون)
coca الكوكا، نباتٌ يُستخرج مِنه الكوكائين
cocaína كوكائين، قلويد بِلَّوريّ يُستَعملُ كمُخدِّرٍ موضعي
cocainismo تَسَمُّم بالكوكائين
cocainización تَخدِّير بالكوكائين
cocarboxilasa تَميمُ الكربوكيلاسا (إنزيم مساعد)
cocarcinógeno مُعَزِّزُ السَّرطَنَة، ما يساعدُ السَّرَطان
coccialgia ألمُ العُصعُص
coccidioides جنسٌ من الفُطريات المُتطَفِّلة، الكروِيانيات
coccidioidomicosis فُطار كروِياني
coccidiosis داءُ الفُطور الكروِيانية
coccidium كُرَويَّة، بُوغٌ من الأوالي
coccigectomía إستِئصالُ العُصعُص
coccigénico مُكَوَّريُّ المَنشأ

cole

C

coccígeo عُصعُصي، له علاقة بالعُصعُص
coccigodinia ألمُ العُصعُص
coccigotomía بضعُ العُصعُص، خَزَعُ العُصعُص
cocción غَلي، طَبْخ
cóccix عُصعُص (تشريح)
cocer يَغْلي، يَطْهي
cociente حاصِل، حاصِلُ قسمة
cóclea القَوقَعَة، حَلَزون الأُذن الباطِنَة (تشريح الأذن)
coclearia المِلعَقيَّة (نبات طبي)
cocleítis إلتهابُ القَوقَعَة (في الأذن)
cocleovestibular قَوقَعيٌّ دِهْليزيّ (في الأذن)
cocobacilo عُصَيَّة مُكوَّرة (نوع من الجراثيم)
cocociencia مُواكِبٌ للشُعُور، مُشتَرِكٌ بالشعُور
cocos المُكَوَّرة (جرثوم مُكوَّرُ الشكل)
cóctel خَليط، كوكتيل
coctolabil عَطوبٌ بالغَلي، تَلِفٌ بالغَليان
coctoprecipitina راسِبٌ بفعلِ عاملٍ حَرَاريّ
coctostable صَامِدٌ للغَليان، مُستقِرٌ على درجةِ الغَليان
codeína كوديئينا (مُسكِّنٌ للسعال)، مُسكِّنٌ قَلواني من الأفيون
codificación تَدوين، وَضعُ شفرة خَفِيَّة المَعنى
código دُستور، رامُوز، شفرةٌ خَفِيَّة المَعنى
codillón النِقطة الجَانبيَّة للفكِّ السُفلي
codo مِرفَق، كُوع
codón رامِزة، من عَناصرِ ال(د ن أ) الأربعة الأساسية للرَّمزِ الوِراثي
coeficiente مُعَامِل
de absorción *مُعامِلُ الإمتِصاص*
de difusión *مُعَامِل الانتِشار*
de expansión *مُعَامِل التَّوتُّد*
de viscocidad *مُعَامِل اللُّزوجَة*
coelario بِطانَةُ البَطن، الطبقَةُ المُتوسطَة
coenzima مُكَمِّل الإنزيم، تَميمُ الإنزيم
coexcitación إثارةٌ مُشتَرَكَة، إثارةٌ مُتواقِتَة
cofactor تَميمُ العَامِل
cofermento تَميمُ الإنزيم
cognición مَعرِفَة، إدرَاك
cohabitación جِماع، نِكاح
cohesión تَماس، تَرابط
cohesivo تَماسُكي، تَرابطي
coiloniquia تَقَعُّر الأظافِر، ظِفر بشكلِ مِلعَقة
coilorraquis تَقَعُّر العَمود الفِقري السُفلي، تَقعُّر القطن الأمامي
coisogénico حيواناتٌ متشابِهة وتختلف بصفةٍ واحِدة
coito جِماع، نِكاح
interruptus *جِماعٌ غير كامِل*
coitofobia فَزَعُ الجِماع، رَهبَةُ الجَماع
cojinete كُرسيُّ تَحميل، مَحْمِل
cojo أعرَج
cola غراء، صَمغ، ذَنَب، ذَيل
coladura سائل ناتج من التَّصفية، تَصفيَة، تَرويق
colagenasa كولاخيناسا (إنزيم)
colágeno كولوجين(مادة بروتينية من النسيج اللاحم)، مِغراء، بروتين ليفي
colagenólisis تَحلُّل الكولوجين
colagenosis أمراضُ الكولوجين، داء مِغراوي
colagogo مُدِرُّ الصَّفراء
colaneresis ثَرُّ الصَّفراء، فرط أحماض الصَّفراء
colangiectasia توسُّعٌ الأقنية الصَّفراويَّة
colangiocarcinoma سَرطانُ الأقنيَة الصَّفراويَّة
colangiodenoma وَرمٌ غُدِّي صَفراوي
colangioenterostomía مُفاغَرة صَفراويَّة مِعَويَّة
colangiogastrostomía مفاغَرة صَفراويَّة مَعِديَّة
colangiografía تصويرٌ شعاعي للقُنيات الصَّفراويَّة
colangiohepatoma ورَمٌ كَبِدي صَفراوي
colangiolitis إلتهابُ القُنيات الصَّفراويَّة
colangiolo قُنيَّة صَفراويَّة
colangioma ورَمُ الأقنية الصَّفراويَّة
colangiostomía فَغرُ القَناة الصَّفراويَّة
colangiotomía بَضعُ القَناة الصَّفراويَّة
colangitis إلتِهابُ الأقنية الصَّفراويَّة
colanopoyesis تَكوُّن الصَّفراء
colapso هبوط، إنهيار، إنخِماض
colasco إنسِكابُ الصَّفراء في البَرتون
colateral جانبي، رَادِف
colato ملح حامض الكوليك
colchicina كولشيثينا (دواءٌ ضد النِقرس)
cole سابقة بمعنى الصَّفراء

colecalciferol كولوكالثيفيرول (فيتامين د٣)
colcistagogo مُقَلِّصُ المَرارة
colecitalgia ألمُ المَرارَة
colecistectasia تَوسُّعُ المَرارَة
colecistectomía إستِئصالُ المَرارَة
colecistenterorrafia رفوٌ مَراريٌّ مِعَويّ
colecistenterostomía مُفاغَرةٌ مَراريَّةٌ مِعَويَّة
colecistitis إلتِهابُ المَرارة
colecisto المَرارَة ، حُويصَلةُ الصَّفراء
colecistocolostomía مُفاغَرةٌ مَراريَّة قولونية
colecistocolotomía بضعُ المَرارَة والقولون
colecistoduodenostomía مُفاغَرَة مَراريَّة إثنى عشريَّة
colecitografía تصويرُ المَرارة الشعاعي
colecistoileostomía مُفاغَرة مراريَّة لفائفيَّة
colecistolitiasis تَحصِّي المَرارَة
colecistolitotripsia تفتيتُ حَصَاة المَرارة
colecistonefrostomía مُفاغَرة مَراريَّة كُلويَّة
colecistopatía أمراضُ المَرارَة، عِللُ المَرارة
colecistoptosis تَدَلّي المَرارَة، هُبوطُ المَرارَة
colecistorrafía رَفوُ المَرارَة
colecistotomía فَغرُ المَرارَة
colectomía إستِئصالٌ كامِلٌ أو جزئيٌّ للقولون
coledocectomía قَطعُ قَناة الصَّفراء
coledocitis إلتِهابُ قَناة الصَّفراء
colédoco قناةُ الصَّفراء
coledocoduodenostomía مُفاغَرةُ قَناة الصفراء بالإثنا عشريَّة
coledocoenterostomía مُفاغَرةُ القَناة الصفراوية بالأمعَاء
coledocogastrostomía مفاغرة قناة الصفراء بالمعدة
coledocografía تصويرٌ شعاعي للقناةِ الصَّفراء
coledocolitiasis تَحصِّي في القناةِ الصَّفراء
coledocolito حَصَاةٌ في القناةِ الصَّفراء
coledcolitotomía إستِئصالُ حَصَاة من القناةِ الصَّفراء
coledcolitotripsia تفتيتُ حَصَاة القَناة الصَّفراء
coledoplastia رَأبُ القَناة الصَّفراء
coledorrafia رَفو القَنَاة الصَّفراء
coledostomía فَغرُ القَناة الصَّفراء
coledocotomía بَضعُ القَناة الصَّفراء
coledoscopia تنظيرُ القناة الصَّفراويَّة
colegitiasis حَصَاة صَفراويَّة
coleico حمض صَفراويّ
colelitiasis تَحصِّي صَفراوي (تحصي في المرارة)
colelitico متعلقٌ بالحَصَاة الصَّفراويَّة
colelito حَصَاةٌ صَفراويَّة
colelitotripsia تَفتيتُ الحَصَاة الصَّفراويَّة
colemesis قَيئٌ صَفراويّ
colemia وجودُ الصَّفراء في الدَّم
colemimetría قِياسُ صَفراء الدَّم
colepatía إعتِلالٌ صَفراويّ
coleperitoneo الصفاق الصَّفراوي
colepoyesis تَكوُّن الصَّفراء
coleprasina صبغٌ صَفراويّ
cólera الكوليرا، الهواءُ الأصْفر
coleresis إفرازُ الصَّفراء
colérico صَفراويُّ المزاج، ذو طَبعٍ حادّ
coleriforme شبيهٌ بالكُوليرا
colerigénico مُحدِثُ الكوليرا، مُسَبِّبُ الكوليرا
colerina إسهالٌ شبيهٌ بإسهالِ الكوليرا وأقل خطراً
coleroide شبيهٌ بالكوليرا، نَظير الكوليرا، كوليريّ
coleromanía فَزَعُ الإصابة بالكوليرا، رَهاب الكوليرا
colecistoquinasa كليثيستوكيناسا (إنزيم)
colecistopexia تَثبيتُ الصَّفراء، تَثبيتُ المَرارَة
colestasis رُكودٌ صَفراويّ، عدمُ حركة السَّائل الصَّفراوي
colesteatoma ورَمٌ كوليستيرولي
colesteatosis تَنَكُّسٌ كوليستيرولي
colesterogénesis تَحدُثُ الكوليستيرول، تَكوُّن الكوليستيرول
colesterol كوليستيرول (مادة دهنية ينتجها الكبد)
colesterolemía فرطُ الكوليستيرول في الدَّم
colesteroluria فرطُ الكوليسترول في البَول
colesterosis الداءُ الكوليستيرولي
coleterapía مُعَالجةٌ بأملاحِ الصَّفراء
colgajo سَديلة (ج سدائل)، شريحة تطعيم ذاتي

coloproctitis

colibacilemía	وجودُ العُصيّات في الدَّم
colibacilo	العُصيّة القولونيّة
colibacilosis	داءُ العُصيّات القولونيّة
colibaciluria	بيلةُ العُصيّات القولونيّة
cólico	مَغْص
apendicular	مَغصُ الزائدة الدوديّة
biliar	مَغصُ الصَفراء
intestinal	مَغصٌ معوي
pancreático	مغصٌ بنكرياسي
colicoplejía	مَغصٌ شللي
colicuación	إنمياع ، تَمَيُّع
coliculectomía	إستئصالُ البُنية التَّشريحيّة البارزة المَنوَيَّة ، إستئصال الأكيمة المَنوَيَّة
coliculitis	إلتِهابُ البُنية التشريحية البارزة المَنوَيَّة
colículo	بنية تشريحية بارزة قليلاً ، أكيمة
coliforme	قولونيُّ الشَّكل
colimación	إيزاءُ الأشعَّة (جعل الأشعة متوازنة)
colimador	ميزاءُ الأشعة (حاجب للأشعة وعادة من مادة الرصاص)
colina	كولينا (مادة موجودة في السائل الأصفر)
colinérgico	كُوليني الفِعل، عامل محصر للكولينا
colinesterasa	إنزيمٌ يُحلّلُ إسترات الكولينا
colinolítico	حالّ الكولينا
colinomimético	مُحاكي الكولينا، مُقلِّدُ الكولينا
colirio	قَطرةٌ عينية ، قُطور
colisepsis	تَعَفُّن قولوني
colisión	تَصادُم ، إصطِدام
colistina	كوليستينا (مضاد حيوي)
colitis	إلتهاب القولون
amebiana	إلتهاب القولون الأميبي
granulomatosa	إلتهاب القولون الحبيبي
isquémica	إلتهاب القولون الإقفاري
mucosa	إلتهاب القولون المُخاطي
seudomembranosa	إلتهاب القولون الغِشائي الكاذب
colitoxemia	تَسمم الدَّم بالعصيّات القولونيّة
colitoxicosis	ذيفان العُصيّات القولونيّة، تسمم بالعصيات القوتونية
colitoxina	تَسمّم بالعُصيّات (مادة موجودة في العصيات وتسبب ذِيفان)

coliuria	بيلةُ العُصيّات القولونيّة
collar	طَوْق
collarete	طُوَيق (طوق صغير)
coloboma	ثُلامة، نقص خلقي في نسج العين
colocentesis	بَزلُ القولون
coloclisis	تَروِيةُ القولون، سَقي القولون
colocáister	حقنةٌ قولونية
colocolostomía	مُفاغرة قولونيّة قولونيّة، تفمُ قولوني قولوني
colocromo	صباغٌ صَفراوي
colodispepsia	تُخمة قولونيّة
colofijación	تثبيتُ القولون
colofonia	صَمغُ الصَّنوبَر
cologénico	مُكوِّن الصَّفراء
colohematina	صبغ صفراوي
colohemotórax	تَدمّمي الجَنبَة الصَّفراوي، دَم وصفراء في الجنبة
colohepatopexia	تثبيتُ القولون بالكبِد
coloide	غِرواني (من الغِراء)
gelatinoso	غِرواني هُلامي
hidrófilo	غِرواني مُستَرطِب
liófilo	غِرواني مُستَذوِب
coloidoclasia	تَفَتُّت الغِروانيّات (تفكك الغِروانيّات في الجسم)
coloidofagia	بَلعمةُ الغَروانيّات
cololisis	تحرير القولون من الإلتِصاقات ، جراحة القولون
cololito	حَصاة صَفراويّة
coloma	وَرمٌ غَرواني
colon	قولون، المَعي الغليظ
colonalgia	ألمُ القولون
colonico	متعلق بالقولون، قولونيّ
colonización	إستِعمار
colonopatía	إعتِلال القولون ، أمراضُ القولون
colonorragia	نَزفُ القولون
colonorrea	ثرُّ القولون، إلتهاب القولون
colonoscopia	تَنظيرُ القولون
colopexia	تثبيت القولون
coloplicación	تثنية القولون (طعج)
coloproctitis	إلتهاب القولون والمُستقيم

coloptosis

coloptosis تَدلِّي القولون
color لون
coloración تَلوُّن
colorante مُلوِّن
colorímetro مِقياسُ اللَّون
colorrafia رَفو القولون
colorrea ثَرٌّ قولوني
colorrectal له علاقة بالقولون والمُستقيم
colosomo جوفي الجِسد (مسخ)
colostomía فَغرُ القولون
colotifoidea تيفيَّةٌ قولونيَّة، قولون مُصاب بالتيفوئيد
colovaginal قولونيٌّ مِهبَلي
colovesical قولوني مَثاني
colp- بادئة بمعنى مَهبِل
colpalgia ألمُ المَهبِل
colpatresia رَتقُ المَهبِل
colpectasia توسيعُ المَهبِل
colpectomía إستِئصالُ المَهبِل
colpeureterotomía فتح الحالب والمهبِل
colpeurinter موَّسعةُ المَهبِل، كيسةٌ لتوسيع المَهبِل
colpeurisis توسيعٌ جِراحيٌّ للمَهبِل
colpitis إلتِهابُ المَهبِل
colpo- سابقة بمعنى المَهبِل
colpocele قيلةٌ مَهبِليَّة
coploceliotomía بضعُ المَهبِل عبر البَطن
colpocistocele قيلةٌ مَهبِليَّة مَثانيَّة، فتقُ المَثانَة والمَهبِل
colpocistotomía فَغرُ فتق المَثانة عبر المَهبِل، بضع المَثانة
colpocistoureterostomía فغرُ المَثانَة والحالِب عبر المَهبِل
colpocitología الخلايا المَهبِليَّة (تشخيص خلايا المهبل)
colpocleisis غَلقُ المَهبِل جِراحياً
colpocistitis إلتهابُ المَهبِل والمَثانَة
colpodinia ألمُ المَهبِل
colpohiperplasia فرطُ التَنسُّج المَهبِلي
colpomicroscopia الفحصُ المجهري للمَهبِل
colpomiomectomía إستِئصالُ الرَّحِم عن طريق المَهبِل
colpoperineoplastia رأبُ المَهبِل والعِجَان
colpoperineorrafia رفو المَهبِل والعِجان
colpopexia تثبيت المَهبِل
colpoplastia رأبُ المَهبِل
colpopoyesis جراحةٌ رأبيَّةٌ لتكوين المَهبِل
colpoptosis تَدلِّي المَهبِل
colporrafia رفو المَهبِل
colporragia نزيفُ المَهبِل
colporrexis تَمزُّق المَهبِل
colposcopia تنظيرُ المَهبِل
colposcopio منظارُ المَهبِل
colpospasmo تَشنُّجُ المَهبِل
colpóstato مثباتٌ مَهبِلي
colpostenosis تضيقُ المَهبِل، إنغلاقُ المَهبِل
colpotomía فغرُ المَهبِل
colpoureterocistotomía فَغرُ المَثانَة والحَالب عبر المَهبل
colpoxerosis جَفافُ المَهبِل
cólquico اللحاح (نبات)
columela عُمَيْد، مُصَغَّر عَمُود
columna عَمُود
de Bertin *عامود برتين (في الكُلية)*
vertebral *العمودُ الفَقاري*
columnización تَعميد، إيقافُ تدلِّي الرَّحِم، إعْمَاد الرحم المُتدلِّي بالحَشو
coluria بيلةٌ صَفراويَّة
colutorio مَضمَضَة، غَرغَرة
coma سُبات، غيبوبَة
alcóhlico *سُباتٌ كحولي*
diabético *سُباتٌ سُكَّري*
hepático *سُبات كَبِدي*
irreversible *سُبات دائم*
metbólico *سُباتٌ تبادلي، إستقلابي*
urémico *سُباتٌ بَولي*
comadrona مُولِّدَة، قابِلة
comatoso مُصابٌ بالغَيبوبَة ، له علاقةٌ بالغيبوبَة
combustión إحتِراق
comedocarcinoma سرطانَة ثَدييَّة زُؤانيَّة
comedogénico مُحدِثُ الصَّمامة الدهنيَّة لسادةِ فتحة جُريب الشعرة

condilartrosis

C

comedomastitis إلتهاب قنيات الثدي
comedón سدةٌ دهنيَّة لغُدَّةٍ دهنيَّة، صَمَّامة دهنيَّة تسد فتحةَ جُريب الشَّعرة
comensal مُعايش، الجالس لتناول الطعام (جرثوم متَطَفِّل)
comensalismo تَعايُش (تعايش تستفيد منه الأطراف المشتركة من بعضها البعض)
comes شريانٌ أو وريدٌ مُرافقٌ لجِذعٍ عَصَبي
comestible صَالحٌ للأكل
comis شرابٌ من تَخَمُّرِ اللَّبن
comisura صِوار، نقطةُ إلتِقاءِ أطراف فتحة، مُلتَقى
labial de la boca *صِوار شفة الفَمّ*
comisurotomía بَضع نقطة إلتقاء لأطراف فتحة، بَضع الصِوار
compacto مُتماسِك، مُكتنِز
comparador مُقارِن
comparatibilidad مُقارنَة
compartimento فَجوَة، حَيِّز
compatible مُوافِق، مُلائِم
compensación تَعْويض
compensador مُعاوِض، مُعَوِّض
competencia أهليَّة، قدرة على، كَفَاءة
competición مُنافَسَة
complejo مُعَقَّد، مُركَّب
complementación تَتميم، إتمام
complementaridad تتام
complementario مُتَمِم، مُكَمِّل
complemento مُتَمِم، مُتَمِمَة
complementófilo أليفُ المُتَمِّم
complementoide له علاقة بالمُتَمِّم
complexión سَحْنَة، لونُ وشكلِ الوَجه، شَكلُ الجِسم
complexo مُعقَّد، مُرَكَّب
compliance إمتثال (المريض)، مُطاوعَة، موَافَقة
complicación تَعقيد، مُضَاعَفَة
complicado مُعقَّد، مُركَّب
componente مُكوِّن، جِزءٌ مِن، مُقَوِّم
compresa رِفادة، ضِمادَة، كِمَادَة
compresión تضيق، ضغط، كبس، إنضغاط
compresor ضَاغِط
comprimido مَضغوط، مَكْبوس
compuesto مُركَّب
compulsión قهر، إجبَار، إكرَاه
computadora حاسُوب، حَاسِب، كُمبيوتر
coputarizada حَاسوب، حاسوبيَّة، مُحَوسَب
comunicante مُوصِل، يتواصَل، يتفاهَم
comunicación تَواصُل، إتِصال
conación مجموعةُ أعمال، إعتِزام، نُزوع
conario الغُدَّة الصَنوبَريَّة
concanavilina مُستَخلَص مُضادٌ للأورَام
concatenación تَسلسُل، أحداثٌ مُتسلسِلة
concavidad تَقَعُّر
cóncavoconvexo مُقعَّر مُحَدَّب
concentración تَركيز، تَكثيف
concentrado مُركَّز، ركازَة
concéntrico مُتمَركِز، مُتَّحِدُ المَركَز
concepción حَمْل، حَبَل، مَفهوم
conceptivo حَملي، حَبَلي، متعلق بالمفهوم
concepto مفهوم، فكرة، تَصَوُّر
conciencia ضَمير، وِجدان
conclinación دوران العَين، إلتِواء
concocción طَبخةٌ دوائيَّة، هَضْم
concomitante مُصاحِب، مُرافِق
concotomía بَضعُ المَحارة
concótomo مِبضعُ المَحارة
concreción كُتلَة مُتَرَسِبة، حُصَيَّة
concrescencia نُموٌّ مُتصاحِب، إلتِحامٌ ملاطي لجذور الأسنان
concusión إرتِجاج
concusor جهاز لتطبيق ضربات خفيفه على الجسم (للمساج) ، مِدلَكة
concha مَحارة، صَدَفَة، تجويف، قُرَينَة
conchitis إلتِهابُ المَحارة
conchoscopio مِنظارُ المَحَارة
condensación تَكثُّف، رَصّ
condensado مُكثَّف، مَرصوص
condensador مُكثِّف
condensar يُكثِّف
condicionamiento تَكيُّف، إشرَاط، تَكييف
condilar لُقمي (تشريح)
condilartrosis لُقمي مَفصِلي

condilectomía

condilectomía إستئصال اللُّقيمَة (من الفك)
cóndilo لُقمة (حَيدٌ مُستدير في بعضِ العظام)
condiloideo لُقْمي
condiloma ورمٌ لُقْمي، ثُألولَة
condilomatosis أورامَ لُقميَّة
condilotomía قَطعُ اللُّقمَة (ورم جلدي ناتئ تتكون في الشرج أو الفرج)، ثُألولة
condral غُضروفي
condralgia ألمُ الغُضروف
condrectomía إستِئصالُ الغُضروف
condrificación تَغَضرُف
condrina كوندرينا (بروتين الغضروف) ، مادَّة تُحضَّر بغلي الغُضروف
condritis إلتهابُ الغُضروف
condro- بادئة بمعنى غُضروف، غُضروفي
condroadenoma وَرَم غُدِّي غُضروفي
condroangioma وَرَم وِعائي غُضروفي
condroblasto خليَّة جَذعيَّةُ غضروفيَّة
condroblastoma ورمٌ أرومي غُضروفي، ورم جذعي غُضروفي
condrocalcinosis تَكلُّس الغُضروف
condrocarcinoma سرطانَة غُضروفيَّة
condroclasto قاتِلةُ الغُضروف، ناقضة الغُضروف
condrocostal غُضروفي ضِلعي
condrocráneo قِحفٌ غُضروفيٌّ جَنينيّ
condrodermatitis إلتهابُ الغُضروف والجِلد
condrodinia ألمُ الغُضروف
condrodisplasia خللُ التَّنسُّج الغُضروفي
condrodistrofía الحَثَلُ الغُضروفي (نقص أو سوء التغذية)
condroendotelioma ورمٌ بِطانيٌّ غُضروفيّ
condroesqueleto هَيكلٌ غُضروفي
condrofibroma ورمٌ ليفيٌّ غُضروفي
condrofito نابِتَة غُضروفيَّة
condrogénesis تَكوُّن الغُضروف
condrogloso غُضروفيٌّ لِسانيّ،العَضلةُ اللاميَّة اللسانية (توجد أحياناً)
condrografía تخطيطُ أو وَصفُ الغُضروف
condroide غُضروفي
condroitina مادةٌ من مُكوناتِ الغُضروف
condrolipoma ورمٌ شَحمي غُضروفي
condrólisis تَحَلل الغُضروف ، تَفككُ الغُضروف
condrología عِلم الغضاريف
condroma ورمُ الغُضروف
condromalacia تَليُّن الغُضروف
condromatosis أورامٌ غُضروفيَّة ، ورَامٌ غُضروفيّ
sinovial *ورامٌ غُضروفي زَليلِيّ*
condrómera قُسيمٌ غُضروفي (جنين)
condrometaplasia حُؤول غُضروفي
condromioma ورَمٌ غُضروفيٌّ عَضَلي
condromixoma ورمٌ مِخاطيٌّ غُضروفي
condromucina مُخاطٌ غُضروفيّ
condromucoproteina بروتين غُضروفي مُخاطيّ
condrocito خليَّةٌ غُضروفيَّة
condronecrosis نَخَر غُضروفي
condroosteodistrofia الحَثل الغُضروفي العَظمي (نقص التغذية الغضروفي العظمي)
condropatía مرضٌ غُضروفيّ، إعتِلالُ الغُضروف
condroplasia تكوينُ الغُضروف
condroplastia رأبُ الغُضروف
condroporosis تخلخل الغضروف (تكَوُّن فجوات في الغضروف خلال التَّعظُّم)
condroproteina بروتين غضروفي
condrosarcoma ورمٌ عفلي غُضروفي، وَرَمٌ غُضروفيٌّ خبيث
condroseptum الوتيرة الغُضروفية، الجِدار الغُضروفي (في الأنف)
condrosina سُكَّر ثنائي
condrosis تَشكل الغُضروف، التَغضرُف
condrotomía بضعُ الغُضروف
condrótomo مِبضعُ الغُضروف
condroxifoideo غُضروفي رَهابي، غُضروفي خَنجري
conducción توصيل
conductabilidad موصلية
conductancia مواصلة
conducto قناة (ج قنوات)
arterial *القناة الشريانية*
coclear *القناة القوقعية (في الأذن)*
colédoco *القناة الصفراء*

consanguíneo

C

de Bellini النبيبات الكلوية المستقيمة (قنوات بيليني)
de Müller قناة الكلوة الجنينية الموسطة الإضافية (قناة موللر)
de Rivinus القناة اللعابية تحت اللسان (ريفينوس)
de Stensen(القناة النكفية) ستينسن ***قناه***
deferente القناة الناقلة
de Wirsung قناة ويرسنغ (القناة البنكرياسية)
lacrimal القناة الدمعية
pancreático القناة البنكرياسية
semicircular القناة الهلالية
torácico القناة الصدرية
conductor واصل
conectivo ضام
conectivo(tejido) النسيج الضَّام
conexión وصل
confabulación تخريف (من خرافات)
confección دواء مركب من عدة مواد (دواء محلى)
confertus متجمع، غير منتشر
configuración تهايؤ، شكل عام لجسم
confinamiento مخاض،إحتباس، إعتزال
conflicto صِراع
confulencia نقطة تلاقي، نقطة تلاقي أقنية
confluente مُتلاق مع، مُترافِد
conformación هيئة، شكل عام للجسم، تلاؤم
confricación سَحق
confrontación مُجابهة، مواجهة
confusión تخليط، إلتباس، فوضى
congelación إنجماد، تعقُّد، عضة الصقيع، تَجمُّد
congénere مجانس (من نفس الجنس)
congénito خلقي، ولادي
congestina مادة رافعة للضغط
congestion إحتقان
congestionado محتقن
congestivo إحتقاني
conglobado كرويُّ الشكل
conglomerado مكوَّم، متراكم، متكتِّل
conglutina بروتين نباتي
conglutinacion تراكم وإلتصاق النسج
conglutinina مراكمة النسج
congreso مؤتمر، مدارسة
congresal له علاقة بالمؤتمر
conidio (غبيره (بوغ لا جنسي من الفطريات
conidiospora بوغ غبيري
coniina سائل سام
coniófago بلعمة الغبار
coniofibrosis سُحار تليفي
coniolinfostasis سُحار ركودي، لمفي
coniologia علم الغبار
coniómetro مقياس الغبار
coniosis سُحار (مرض يسببه الغبار)
coniosporosis داء المتغابرات
coniotomia بضع المخروط المرن للحنجرة
conización إستئصال مخروطي من نسيج
conjugata القطر الأمامي الخلفي للحوض الأصغر
conjuntiva المُلتحِمة
conjuntivitis إلتهابُ المُلتحِمة العينية، الرمد
actínica إلتهاب المُلتحِمة السَفعي
aguda contagiosa إلتهابُ المُلتحمة المُعدي الحاد
aguda hemorrágica إلتهاب المُلتحِمة النزيفي
blenorragica إلتهاب المُلتحِمة بالثر المخاطي
catarral إلتهاب المُلتحِمة النزلي
epidémica إلتهاب المُلتحِمة الوبائي
membranosa إلتهاب المُلتحمة الغشائي
conjuntivoma ورم المُلتحِمة
conjuntivoplastia رأب المُلتحِمة
conminución تفتيت
conminuto مفتت
conmoción إرتجاج
cerebral إرتجاج المخ
medular إرتجاج النخاع
retiniana إرتجاج الشبكية
connato مولدي، وقت الولادة
cono مخروط
conoftalmía تَمخُرط العين (عنبة العين)
conoide مخروطيّ
conomiodinia مادة في المخاريط الشبكية في العين
consanguíneo ذو قربى، قريب

consanguinidad

consanguinidad قرابة برابطة الدَّم
consciencia وعيّ
consciente واعٍ، واعي
consejo نصيحة
consensual إتفاقي، توافقي
consentimiento موافقة
conserva محفوظ
conservador حافظ، ملتزم، تحفظي
conservante حافظ، واقي، واقٍ
consolidación تكثف، تجمُّد، تقوية
consonancia معادل، ملائِم
constante ثابت
constipación إمساك، (إمساك معوي)، زكام
constitución البنية
constricción إنقِباض، مصره
constrictor قابِض
consulta إستشارةُ طلب نصيحة، عيادةٌ طبيَّة
consultar يستشير
consunción مرضُ السل
consuntivo إستهلاتي، مَسلول
contacto تَماس، إتِصال
contador عَدَّاد
contagio عَدوى
contagioso مُعْدي
contaminación تَلَوُّث
contenedor حَاوِيَّة
contenido مُحتوي، مُحتَوى
contigüidad تَجاوُر
continencia حَصْر
urinaria *حَصرُ البَول*
contingencia إمكان حدوث، إحتمال وقوع، طارئ
continuado مُستَمِّر
contra ضِدّ
contraabertura فتحَة مُقابِلة
contracción تَقَلُّص
cardiaca *تَقَلُّص القَلب*
contracepción مَنعُ الحَمْل
contraceptivo مانِعَ الحَمْل
intrauterino مانِعَ الحَمْل
داخل الرَّحِم (عازل)
oral مانع حمل فَمويّ (حبوب منع الحمل)
contracoloración ملوّن مباين
contractilidad تَقَلُّصَات ، قُلوصيَّة
cardiaca تقلصات قلبية
contractura تَقَفُّع، تَقَلُّصٌ غير إراديّ
de Dupuytren *تقلص دوبيترين*
de Volkmann *تقلص فولكمان*
muscular *تقلص عضلي*
contradicción تَناقُض
contraestimulante مُخَمِّد، مُضادٌ للتَّنبيه
contraextensión مُضادٌ للتَّمديد
contragolpe هجومٌ عَكسيّ
contraincisión شق مقابل
contrairritación تهيج مقابل
contrairritante مهيج مقابل
contralateral الطرفُ المقابِل
contrapunción بَزلٌ مُقابل
contraste تباين بين شيئين، مادة ظليلية
contratransferencia نَقلٌ للطرفِ المُقابل
contravenoso مُضادٌ للسّم
contrvolitivo لا إراديّ
control رقابة، مُراقبة، تَحكُّم
cotusión رَضّ (أذى بدون جرح)
conus مَخروط، جِنسٌ من الرخويات
convalescencia نَقاهَة
convalesciente نَاقِه (من النقاهة)
convección وسيلةٌ لنقلِ الحَرارة
convergencia تَقارُب
conversión تَحويل
convertina إنزيم مُحوّل
convexidad تَحدُّب
convexo مُحدَّب
convexobasia تَحدُّب القاعِدة
convexocóncavo مُحدَّب مُقعَّر
convexoconvexo مُحدَّب من الوجهين
convolución تلفيف
convulsión إختِلاج
convulsionante مُسببٌ للإختِلاج
cooperatividad تعاون
coordinación تنسيق ، تناسُق

copiopía إرهاقُ البَصر
copodiscenesia التَعَب من الحركَة الروتينيَّة
copracrasia سلسُ البِراز (إسهال)
copragogo مُسْهِل
coprecipitina مرسبة مشاركة
copro- بادئة بمعنى البِراز
coproanticuerpo ضد برازي، ضِدّ البِراز
coprofagia أكلُ البِراز
coprofilia هَوسٌ جنسيٌّ برازي
coprofobia رُهاب التَّبرز، رُهاب البِراز
coprolagnia شَبَقٌ بِرازي، متعَة جِنسيَّة مَرضية متعلقة بالبِراز
coprolalia بُذاء، كلامٌ بَذيء يتضمنُ البِراز
coprolito تَحصِّي البِراز
coprología مبحثُ البراز
copromesis قيءُ البِراز، تَعدُّد التَّبرز
coproporfinuria بيلة كوبروبورفيرينية
coproporfiria الكوبروبورفيريا (مرض وراثي)
coproporfirina كوبروبورفيرينا
coprostasis إحتِباسُ البِراز
cópula حِبَاك، جِسمٌ رابط
copulación جِماع، مُضاجَعَة
coracoacromial غُرابيٌّ أخْرَميّ
coracoide العظم الغُرابي (في الكتف)
coracoideo غُرابي (في عظم الكتف)
coracoiditis إلتِهابٌ غُرابيّ
coral مَرْجان
coraliforme مَرجانيُّ الشَّكل
coralina كورالينا (كاشف مخبري)
corazón قلب
cordal حَبْلي، وَتَري
cordectomía إستِئصالُ الحَبْل الصَّوتي، قطعُ وتر، إستئصال الحَبل المنوي
cordial حميمي، قَلبي، وُدّي
cordiforme قَلبي، قلبيُّ الشَّكل
cordis قِمةُ القَلب
corditis إلتهابُ الحِبَال الصَّوتيَّة، إلتِهاب الحَبل المَنَوي
cordoblastoma ورمٌ أرومي حَبْلي
cordoma وَرَم الحَبل الصَّوتي، وَرَم الحَبْل المَنوي
cordón حَبْل (ج حِبال)
cordopexia تثبيت الحَبْل الصَّوتي
cordotomía قطعُ الحَبْل الصَّوتي
core- سابقة بمعنى الحدقة، لُبّ، مَركَز
coreclisis غلقُ القُزَحيَّة، إنطِباقُ القُزحيَّة، غَلْقُ الحَدقة
corectasis تَوسُّع الحَدقة
corectomía قطعُ جِزء من القُزَحيَّة
corectopía حَدقة مُنتبِذة، حَدقة في غير مكانها الطبيعي
corediálisis تفككُ القُزَحيَّة
corediástasis توسُّع الحَدقَة، توسيعُ الحَدَقَة
coriforme حَدقيّ، بشكل الحَدَقَة، بشكل راقِص
corélisis إفتِكاك الحَدَقَة، تفككُ الحَدَقَة
coremorfosis تَفصيلُ الحَدقَة، عَمل بؤبؤ إصطناعي
corenclisis غَلْقُ القزحيَّة (عملية جراحية لمعالجة الزَّرَق)
coreoatetosis كَنَعٌ رَقصيّ (حركات رقصية)، داء الرقص المُتشَنِّج
coroefrasia تَلفُّظ رَقصي، ثَرثَرَة
coreomanía هوسٌ رَقصي
coreómetro مِقياس رَقصي
coreoplastia رأبُ الحَدقَة، تصنيعُ البؤبؤ
corestenoma تَضَيُّقُ الحَدَقة
coretomedialisis تَحريرُ البُؤبؤ جراحياً
coretomía بَضعُ القَزحيَّة، خَزعُ القَزَحيَّة
coriáceo جِلدي
corial متعلق بمَشيماءِ الجَنين، مَشيمائي
coriandro الكُزبَرة (نبات من الفصيلة الخيميَّة)
coriaria الأهابية (جنس نبات من الفصيلة السذابية)
coribantismo هَذيانٌ هَياجي، هَوَسٌ جُنونيّ تَشَنُّجي
corioadenoma ورَمٌ غُدّي مَشيمائي
corioamnionitis إلتهابُ المَشيماء والسَّلى
corioangiofibroma ورَمٌ ليفيٌّ وعائيٌّ مَشيمائيّ
corioangioma ورَمٌ وعائي مَشيمائيّ
corioblastosis وَرَم أرومي مَشيمائيّ
coriocarcinoma سَرطانة مَشيمائيَّة
coriocele قِيلة مَشيمائيَّة
coriogénesis تكوُّنُ المَشيماء
corioma وَرَمٌ مَشيمائي
coriomeningitis إلتهاب السحايا والمشيميات، غشاء الجنين الخارجي

corion

corion المَشيماء (في الجنين)
coriónico مَشيمائيّ
corionitis إلتهابُ القَرنيَّة
corioepitelioma ورمٌ ظِهاري مَشيمائي
corioplacental مَشيمائي مَشيمي
corioretinitis إلتهابُ المَشيمَة والشَبَكيَّة
corioblastoma ورمُ أروميٌّ إغترابيّ (نسيج تكون في عضو غير العضو الأصلي)
coristoma وَرَمٌ إغتِرابي، نسيجٌ طبيعيّ لعضوٍ في غير موضعه
corium جِلد، الأدَمَة
coriza الزُّكام
cormatoptómetro مِقياسُ رُؤية الألوان
córnea القَرنيَّة (في العين)
corneitis إلتهابُ القَرنيَّة
córneo قَرنيّ
cornebléfaron إلتِصاقٌ جَفنيٌّ قَرنيّ
corneoiritis إلتهابُ القرنيَّة والقزحيَّة
cornificación تَقرُّن
cornucomisural قَرْنيٌّ صِواريّ
cornucopia قَرنُ الضَّفيرة المَشيمية
coroidectomía إستئصالُ الضَّفيرة المشيميّة (في البطين الجانبي للدماغ)
coroidrermia حَثَلُ المشيميَّة (في العين)
coroides المشيميَّة (في العين أو في الدماغ)
coroiditis إلتهابُ المشيميَّة (في العين)
coroidociclitis إلتهابُ المَشيمة والجسم الهُدبي
coroidoiritis إلتهابُ المَشيمَة والقَزحيَّة
corodiopatía إعتلال المَشيمَة
coroidorretinitis إلتهابُ المَشيمة والشبكيَّة
coromanía الوَلَعُ بالرَّقص
corómetro مقياس الحدقة، مِقياس البؤبؤ
corona تَاج
coronal إكليليّ، تَاجيّ
coronaria تاجيّ، إكليليّ
coronaria (arteria) الشّريان التَّاجي
coronaritis إلتهابُ الشّريان التَّاجي
coronavirus الفيروسة الإكليليَّة
coronoidectomía إستئصال الناتئ المِنقاري (للفك السفلي)
coronoides مِنقاريُ الشّكل، تاجِيُ الشّكل
coroscopia تَنظيرُ الحَدَقة والشبكية
corotomía بضعُ القَزحيَّة
corpórea أجْسَام
corpulencia بَدَانَة مُفرِطة
corpuscular كُريَويّ، جُسيميّ
corpúsculo كُريَّة، جُسيم
corrección تَصليح، تَصْحيح
correlación تَرابُط، عِلاقَة
corriente جَرَيان، مَجْرى
corrosión تَآكُل، تَحات
corrosivo آكَّال
corrugación تَجَعُّدُ الجِلد، تَغَضُّن
corse سترة، درع
cortar يَقطع، يَجْتَّث
corteza قِشرَة
cortical قِشريّ
corticectomía إستِئصالٌ جِزئي أو كلي لقِشرةِ المُخ
corticoadrenal قِشريٌّ كُظري
corticoaferente قشري وارد (الوارد إلى القِشرة)
coricobulbar بَصليٌ قِشريّ
corticocerebral قِشريٌّ مُخي (له علاقة بقِشرة المُخ)
corticoeferente قِشريٌّ صادِر
corticosteroide كوتيكوستيرويده (استيرويده من القشرة فوق الكُلية)
corticoide ، كورتيكويده، قِشراني(له فعل قِشراتي) من القِشرة الكُظرية
corticosterona هرمون تُفرزه قِشرة الغُدَّة فوق الكلية، كورتيكوستيرونا
corticotropina هرمون المُوجهة القِشريَّة
cortisol كورتيسول (تفرزه الغدة الكُظرية)
cortisona إستيرويده (هرمون تفرزه قِشرة الغدة الكُظرية)
coruscación شعورٌ بحرقةٍ في العَينين، تلألُوٌ بَصَري
corynebacterium الوَتَديَّة (جنس جراثيم)
coser يُخَيّط
costado جنب ضلعي، الخَاصِرَة
costalgia ألمٌ ضِلعيّ

costectomía قطعُ الضِلع
costífero حامِلُ الضِلع (مثل الفقرات الظهرية حاملة الأضلاع)
costiforme ضِلعيّ، بشكلِ ضِلعي
costilla ضِلع
costo بادئة بمعنى ضِلع
costoclavicular ضِلعيٌّ تَرْقُويّ
costocondral ضِلعيٌّ غُضروفيّ
costocondritis إلتِهابٌ غُضروفيٌّ ضِلعيّ
costocoracoideo ضِلعيٌّ غُرابيّ
costofrénico ضِلعيٌّ حِجابيّ
costogénico ضِلعيُّ المَنشأ
costoneumopexia تثبيتُ الرِّئة بالضِلع
costotomía قطعُ الضِلع
costótomo مِبضعُ الضِلع
costotransverso ضِلعيٌّ مُستعرضِيّ (له علاقة بالضلع والنتوء العرضي للفقرة)
costovertebral ضِلعيٌّ فِقَريّ
costra جُلبَة، قِشرَة
cotidiano يَوميّ
cotiledón الطفلق (نبات عشبي)
cotilopúbico حُقِّيٌّ عَانيّ
covarianza تباينٌ مُشتَرك (إحصاء)
coxa وَرك
coxalgia ألمُ الوَرك
coxartropatía إعتلالُ الوَرك
coxitis إلتِهابُ الوَرك
coxofemoral وَركي فَخذي
coxotomía فتحُ مَفصِل الوَرك
cozimasa تميم الزيماز (إنزيم)
craneal قَحِفي
craneneorraquisquisis إنشقاقُ القحِف والسيساء
cráneo قَحِف
craneoanfitomía قطعُ محيط القحِف (من أجل تخفيف الضغط عن الدماغ)
craneocele قيلةٌ قِحفيَّة
craneocerebral قِحفيٌّ مُخّي
craneoclasis شَدْخُ القحِف (هرس قحف الجنين الميت لإستخلاصه)
craneoclasto مِشداخ القحِف (جهاز لهرسِ القحف)
craneofacial قِحفيٌّ وَجهيّ
craneofaringioma ورَمٌ قِحفيٌّ بُلعُوميّ (ورم غدي نخامي)
craneóforo ماسك القِحف (يثبتُ الرأس لدراسة قياساته)
craneognomía دراسةُ شكل الرَّأس
craneolacunia تَجوُّفُ القَحِف
craneología علمُ أو دراسة القَحِف
craneomalacia تَليُّنُ القحِف
craneometría قياسُ القحِف
craneopatía إعتلالٌ قِحفي
craneoplastia رأبُ القحِف
craneosclerosis تَصلُّبُ القحِف
craneoscopia تَنظيرُ القحِف
craneostenosis تَضيُّق القحِف
craneostosis إغلاقٌ مُبكِّر لدرزات القحِف
craneotabes رَخاوَة وترقُّق القحِف (عند الإصابة بالزهري)
craneotomía فَتحُ أو ثقبُ القِحف
craneotripesis ثَقبُ القِحف
craniectomía قطْعٌ جزء من القِحف، فتحُ القِحف
cranitis إلتهابُ القِحف
crasis نوعية الدَّم
crateriforme أقنوي الشكل، قَدَحيُّ الشكل (بشكل فوهة البركان)
creatina كرياتينا (خليط نتروجيني عَضَلي)
creatinasa كرياتيناسا (إنزيم يساعد على تحويل الكرياتينا إلى كرياتينينا)
creatinemia فرط الكرياتينا في الدَّم
creatinina كرياتينينا (منتج عضلي فضلاتي يخرج مع البَول)
creatinuria بيلةٌ كرياتينية
creatorrea تَبَرُّز الألياف العَضليَّة (وجود بقايا لحوم غير مهضومة في البراز)
creatotoxismo تَسَمُّم باللُّحوم
creciente هِلال
crema مَرهَم، قِشدَة، كريم
cremación حَرقُ الجُثث
cremáster المُشَمِّرة (العضلةُ المُعَلِّقَة للخُصية)
crena فُرْضَة، حَزّ (إخدود، فج)

crenación تَفَرُّض، تَحَزُّز (شق، إخدود، فج)
crenocito كرية مفرضة (كرية حمراء بشكل نجمة أو مُحَزَّزة)
crenocitosis وجودُ الكُريَّات النَّجميَّة أو المُحَزَّزَة الشكل في الدَّم
crenología عِلمُ المياهِ المَعدنيَّة
crenoterapia المُعالجَةُ بالمياهِ المَعدنيَّة
creofagia أكلُ اللُّحوم
creosota كريوسوتا (مطهر و مضاد لإحتقان لب السن)
crepitación فَرقَعة
articular *فرقعة مفصلية*
crepitus فَرقَعة، فِساء (غازات البطن)
crepuscular غَلَسي، غَسَقي (قليل الإضاءة)
cresol كريسول(فينول من قطران الفحم)
cresomanía هوس الثراء (المريض يعتقد أنه ثري)
cresta *عُرف، قُنْزُعَة*
de gallo *عُرفُ الديك*
frontal *العُرفُ الجَبهي*
nasal *العُرفُ الأنفي*
púbica *عُرفُ العَانَة*
tibial *العُرفُ الظنبوبي*
cretinismo قَماءَة، فَدَامَة (نقص التطور بسبب مرض درقي)
cretinoide فدامي، شبيه الفدامة (نقص درقي)
crialgesia ألمُ البَرد
crianestesia تخدر التبريد، فقدُ حِسِّ البَرد
criba نَخل، إستِنقاء، غَربَلَة
cribación نَخْل، إستِنقاء، غَربَلة
cribiforme بشكل مِصفاة، مِصفائي، غِرباليُ الشكل
cribrum العَظمُ الغِربالي
cricoaritenoideo حَلَقي طِرْجَهالي
cricoidectomía قَطعُ الغُضروف الحَلَقي
cricoides حَلَقي، الغُضروف الحَلَقي
cricotiroideo حَلَقيٌّ دَرَقيّ
cricotomía بَضعُ الغُضروف الحَلَقي
cricotraqueotomía بَضع الغُضروف الحَلَقي والرُّغامى
criminología عِلمُ الجَريمة
crimodinia ألمٌ من البَرد، ألمٌ بَرديُّ المَنشأ

crin شَعرَة
criocirugia الجِراحة بإستعمال التَّبريد
crioglobulina غلوبولين بَردي، غلوبولين التَّبريد
crioglobulinemía غلوبولينات الدَّمُ المُبرَّد
criopatía إعتلالٌ بَردي، مرضٌ بسبب البَرد
crioprecipitación رسابة بَرديَّة، تَرَسّبٌ بَرديّ
crioproteína بروتين دَموي يتَرسَّبُ بالتبريد
crioscopía قياس درجه التجَمُّد (بقياس كمية المادة في المحلول)
cripta خبيئة، بنية تشريحية نسيجية، جُرَيب
amigdalina *الخَبايا اللوزيَّة*
dental *خبايا السن أو الجُرَيب*
criptestesia إدراك الخفايا، الحاسَّة السادِسَة
críptico خبيئي، خَفِيّ، خَبيء
criptitis إلتهابُ الخَبايا
cripto بادئة بمعنى الخَفِي، المُختَبِئ، مَخْفي
criptocéfalo خَفيُّ الرأس (مِسخ)
criptodidimo توأم خبيئ
criptoftalmía إختباء العين أو العَينين
criptogénico مَجهولُ الأصْل
criptoleucemia شكلٌ خَفيٌّ من مرضِ إبيضاضِ الدَّم
criptolito حَصَاة خَفيَّة (موجودة في جريب مثلاً)
criptomenorrea حَيضٌ خَفيّ (من الممكن ان يكون السبب إنسداد غشاء البكارة)
criptomnesia إختِفاء الخُصية أو الخُصيَتين
criptopodia إختِفاء القَدم بالتَّورُّم (ورمٌ يخفي القدم ويبقى ظاهراً الأخمص فقط)
criptopsiquismo النفسانيات الخفيَّة
criptorquidia إختفاء الخصية أو الخصيتين(عدم الهبوط إلى الصفن)
criptorrea إفرازٌ داخليّ، ثَرٌّ مُفرط
criptoscopia تنظيرُ الأنسجةِ بالأشعةِ السينية
criptosporidiosis داءُ خَفياتِ الأبواغ
criptotóxico ذو صِفاتٍ سامةٍ خفيَّة (تظهر أحياناً) ، خَفيُّ السُّميَّة
crisiasis تَضَرُّجٌ بالذَهب
crisis نَوبَةٌ، أزمَة
criso بادئة بمعنى الذَهب
crisoderma تَذَهُبٌ جِلدي، تلونُ الجِلد بلونِ الذَهَب
crisoterapia المُعَالَجَةُ بالذَهَب

cromopexia

C

crispación نفضانٌ عَضَليّ، تَقَلصٌ عَضَليٌّ نَفْضيّ
crispamiento نَفضَةٌ عَضَلِيَّة، نَفضَة
cristal بِلَّورَة
cristalbúmina ألبومين العَدَسة، ألبومين بِلَّوري
cristales بِلورَات
cristalina غلوبولين العَدَسَة في العَين
cristalino العَدَسة البِلَّوريَّة، بِلَّوري
cristalitis إلتهابُ العَدَسة البِلَّوريَّة، إلتهابُ العَدَسة في العَين
cristalización تَبَلْوُر
cristaloide بِلَّورَانِيّ
cristaluria بيلَةُ البِلَّورَات
crithidia الشعرورية (جنس طفيليات من السوطيات)
crítico حَرَج، نوبي، مُتَأزم
critococosis داء المستخفيات (داء بسبب كائنات مجهرية خفية)
cromafín أليف الكروم، صبوغٌ بإفراطٍ بمادةِ الكُروم
cromafinoma وَرَمُ أليفات الكروم
cromatelopsia خللٌ في رؤيةِ الألوان
cromátida شِقُّ الصِبغي
cromatina كروماتينا (الجزء الأكثر لوناً في الخلية)، صِبغين
cromatinorrexis تَفتُتُ الكروماتين
cromatismo الزيغُ اللوني، تَلَوُّنٌ شاذٌ
cromato كرومات، سابقة تدل على اللون
cromato- بادئة بمعنى اللون، الصِبغيَّة
cromatoblasto أرومَة صِبغيَّة
cromatocinesis حَرَكيّة الكروماتين
cromatodisopsia خَللُ رُؤيةِ الألوان
cromatófago آكلُ اللون
cromatóforo خليَّةٌ مُنتِجَةٌ أو مُخَزِنَةٌ لِلون
cromatoforotrópico مُختَصٌ بحامِلات الألوان
cromatógeno مُوَّلِدُ اللّون
cromatografía إستِشراب(عملية تحليل كيميائية لطيف الألوان)
cromatólisis إنحلال الصّبوغات، إنحِلالُ كروماتين النَّواة
cromatología عِلمُ الألوان، دراسةُ الألوان
cromatómetro مقياسُ رؤية الألوان
cromatoplasma الجبِلَة المُتلونة، الهَيولى المُلَوَّنَة
cromatopsia خَللُ رُؤية الألوان، رُؤيةٌ مُلَوَّنَة
cromatoseudopsia شعورٌ غير طبيعي بالألوان
cromatosis تَصبُّغ، تَلَوُّن
cromatosoma صِبغيّ (ج صِبغيات)
cromatotaxis إنجِذابٌ للكروماتين، إنجذابٌ لَونيّ
cromaturia بيلةٌ مُصطَبغة، بيلَةٌ مُلَوَّنَة
cromenteropatia إلتهابٌ مَعِديٌّ مِعويٌّ مُهَنيٌّ بسبب عُنصر الكروم
cromestesia إحِساسٌ مُصاحبٌ للونٍ مُعَيَّن
cromhidrosis تَعرُّقٌ مُلَوَّن
cromidio حُبَيبَةٌ صِبغيَّةٌ خَلَويَّة (خارِجُ النَوَّاة)
cromiolo حُبَيبَةٌ مُلَوَّنَة، حُبَيبَة صِبغيَّة في النَّواة
cromo الكروم (العنصر الرابع والعشرون)
cromobacterias المتصابقة (جنس من الجراثيم)
cromoblasto أرومةٌ صِبغيَّة
cromoblastomicosis فطار إصطباغي، الفُطارُ البُرعُميُّ المُلَوَّن
cromocistoscopia تنظير المثانة الملون
cromocito خليَّةٌ مُلوَّنة
cromocrinia إفرازُ لَون
cromodacriorrea دماع ملون (دمع)
cromodiagnosis تشخيصٌ لَوني، تشخيصٌ حسب تَغيُّرالألوان
cromofago مُتلفَة الصِباغ، آكلُ الألوان
cromófano صِباغٌ في مخروطِ الشَّبكيَّة
cromófilo أليفُ اللون (يتلون بسهولة)
cromófobo كارِهُ اللون
cromóforo حامِلُ اللون
cromofototerapia مُعالجةٌ بالضوءِ المُلَوَّن
cromogénesis تَوليدُ اللّون
cromógeno مُولِّدُ اللّون
cromoisomerismo تَصاوغٌ لَوني
cromómero قسيمٌة صِبغيَّة
cromómetro مِقياس رؤية الألوان
cromomicosis فُطَارٌ إصطِباغي، فُطارُ مُلَوَّن
cromonema خَيطُ الصِبغي، خيطٌ مُلَوَّن في الصِبغي
cromóparo مُولِّدُ اللون
cromopexia تَثبيتُ اللّون

cromoplasma

cromoplasma مادةٌ مُلونة في البلاسمة، المُصَوَّرة المُلَوَنَة
cromoplasto صَانِعَةُ اللَّون، بانيَّةُ اللَّون
cromoproteína بروتين مُلَوَّن
cromopsia رُؤيةٌ مُلَوَّنَة
cromorradiómetro مِقياسُ الشَّع اللوني
cromorretinografía تَصويرُ الشبكيَّة المُلَوَّن
cromorrinorrea ثَرٌّ أنفي مُلَوَّن
cromoscopia التَّشخيصُ بالتَّلوُّن، التَّشخيص بتَلوُّنِ البَول
cronoscopio مِنظارُ رؤيَة الألوان
cromosoma صِبغي (ج صبغيات)، جُسيمٌ خيطيٌ في نواة الخَليَّة حامِل الجينات
cromotóxico مُتلِفُ اليَحْمُور
cronaxia الزَمَنَة (أقل زمن ممكن يحتاجه تيار كهربائي لتنبيه عضلة أو عصب)
cronaxímetro جهازُ قِياس الزَمَنَة
crónico مُزمِن
croniosepsis إنتانٌ مُزمِن
crono- سابقة بمعنى الزَمَن
cronobiología متعلق بعلم البيولوجيا الزَمَنِي، تأثيرالزَمَن في الكائناتِ الحَيَّة
cronofarmacología تأثيرُ الزَمَن على الدَّواء
cronognosis إدراكُ الزَمَن
cronógrafo مِخطاطُ الزَمَن
cronosfigmógrafo مِخطاطُ النَّبض
cronotropismo إضطِرابُ الميقاتية(إضطراب ضبط التنظيم القلب)
crotina مادَّةٌ سَامَة
crounoterapia المُعَالجَة بالمياهِ المعدنيَّة
cruce تَقاطُع، تَهجين، هَجين
crudo خَام، نَيئ، غير مَطهي
crúor جُلطَة دَم
crup إنسِدادُ البَلعوم، خَانوق، خُناق
catarral *خانوق نزلي*
diftérico *خناق دفتريائي*
espasmódico *خانوق تَشَنجي*
crural سَاقِيّ، له علاقة بالسَّاق والفَخِذ
crus سَاقٌ أو ما يشابهه، رجل
crusta جُلْبَة، قِشرَة
de leche *قِشرَة رأس الرَّضيع*
cryptococo المُكَوَرَة الخَفيَّة
cuadrado مُرَبَّع
cuadrangular مُربَّعُ الزوايا
cuadrantanopsia عمًى رُبعي
cuadrante ربعية (ربع الدائرة)
cuadri- بادئة بمعنى الأربعة
cuadribásico رُباعيُ القَاعِدة
cuadríceps العَضَلَةُ رُباعيَّةُ الرؤوس (في الفخذ)
cuadrigémino رُباعيُ القوائِم، يشكل مجموعة من أربعة
cudrilátero رباعيُ الأضلاع، رُباعيُ السُطوح
cuadilocular رُباعيُ المَسْكن
cudrípara رابعة الحَمْل (إمرأه في حملِها الرابع)
cuadriplejía شَلَلٌ رُباعي (شلل الأطراف الأربعة)
cuadripolar رُباعيُ الأقطَاب
cudrisección إستِرباع، رُباعيُ المَقاطِع
cuadrivalente رُباعيُ التَّكافؤ
cuadrúpedo رُباعيُ الأقدَام
cuajada روب (في اللبن)، من ترويب اللبن
cuajo مِنفَحة (خُلاصة معدة المجترات)
cualidad جُودَة، كَيفيَّة، صِفَة
cualímetro مِقياسُ الجُودَة
cualitativo كَيفيّ
cuantímetro مِقياسُ الكَميَّة
cuantitativo كَمِّي
cuarentena مدةُ الحَجْر الصحي (في حالة الشك لإنتشار مرض)
cuartana رُبع (يتكرر كل أربعة أيام)
cuarzo كوارتز (شكل بلوري لثاني أكسيد السيليس)
cuasación تَجريش، تقسيمُ مادة إلى فتات
cuasia شجرة في أمريكا الجنوبية (كانت تستعمل في علاج الحمَّى)
cuaternario رُباعي، من أربعةِ مُكَّونات
cubeta برميل صغير، طشت، سطل
cubierta غِطَاء
cubilosa مادةٌ أوليَّة مُغذيَّة صَمغيَّة
cubital مِرفقي، زَنْدي
cubito عظمُ الساعِد
cuboides مُكَعَّبي

cubreobjeto سائرة
cucharilla ملعقة صغيرة، مكشطة صغيرة لكشط الرحم والأسنان، مجرفة
cuchicheo همسات
cuello عُنُق
cuenta حِساب، خرزة، سُبْحة
cuentagotas قُطّارة
cuerda حَبْل
cuerno قَرْن، ثُفن
cuerpo جسم ، كتلَة
amiláceo جسمٌ لشَوَي
calloso الجِسمُ الثَّفني
cavernoso الجِسمُ المُتكهِف في القضيب
estriado الجِسمُ المُخطَّط (جزء من نصف كرة الدماغ)
cuidados
intensivos عنايةٌ مُشدَّدة
culdoscopia تَنظيرُ جوف الحَوض، تنظيرُ أحشاء النساء الحَوضيّة عبر المَهبِل
culebra حيّة (حيوان)، حنش
culebrilla سَعفة (حبة صغيرة، إسم عامي لوصف مرض جلدي) ، قوباء
culex الباعِضة (جنس من البعوض)
culicida مُبيدُ البعوض
culícidos البَعوضيات (فصيلة من خيطيات القرن)
culmen قِمّة (الجزء العلوي الوجهي في قمةِ المخيخ)، قِمّة المخيخ، قِنّة
culombio كولومبيو (وحدة الكميّة الكهربائية)
cultivo زَرع، زُرَيْعَة، مَزرَعَة جُرثوميّة
cumarina كومارينا (دواء مانع لتخثر الدّم)
cuneiforme إسفيني، وَتديٌ الشكل، مِسماريٌ الشكل
cuneocuboide له علاقة بالعظمين الإسفيني والمكعبي
cuneoescafoide وَتديٌ زورقيّ
cuniculo نقْب (إسم الإخدود في الأطراف) ، جُحْر
cunnilingus لَعْقُ الفَرْج، التَّبْظير
cuña إسفين، وَتَد، قُصيص مخي
cupremia فرطُ وجودُ النُّحاس في الدَّم
cúpula عُنق، قِمّة، قبّة
cura عِلاج ، شفاء
curación مُعالجة
curanderismo تدجيل، تدجيل في العلاج
curandero مُعالِج دَجّال، طَبيبٌ دجّال
curare كوراره (عقار يشل العضلات ويرخيها في العمل الجراحي)
curativo شافي، مُعَالِج
curcumina صباغ نباتي، كُركُم
curetaje كَشْط، قَشْر، كَخت
curie كوري (وحدة النشاط الإشعاعي)
curieterapia مُعالجةٌ بالأشعةِ أو النَّظائر المُشِعّة، المُداواةُ بالرّاديوم
curio الكوريو (العنصر السادس والتسعون)
curso مَسلك، سبيل، فصلٌ دِراسيّ
curva مُنحَنى، خطٌ مُنحَنٍ
curvatura إنحناء، تَقوُّس
cuspidado النّابُ (أسنان) ، مُؤنَّف
cúspide شُرفة، قِمّة
cutáneo جِلديّ، له علاقة بالجِلد
cutícula القِشرةُ الخارجيّة من الجِلد، قُشَيْرَة
cutirreacción تفاعلٌ جِلديٌ تُشخَّص فيه بعض الأمراض المُعْدية وخاصةً السُلّ
cutis الجِلد

C

CH

CH

Chagas enfermedad de (مَرض شاغاس (داءٌ طفيلي معدٍ في أمريكا الجنوبية تسببه المثقبات وتنقله القُراد الضاربة

Chagasia الشاغاسيا (ذباب الأنوفيليس)

chagoma ورَمٌ شاغاسي(تورم جلدي بسبب لَدغ البَّق)

chailletia نوع شجر ثمره وبذوره سَامَّة

chalación بَرَدة (كيس في الجفن) ، حَثَرة جَفنيَّة

chancriforme قَرْحي، بشكلِ القَرْحَة

chancro قَرْح، غَرَنَة

erosivo *قَرْحٌ تآكلي*

indurado *قَرْحٌ مُتَصلِّب*

tuberculoso *قَرْحٌ سُلِّي*

chapa مرضٌ أفريقي يشبهُ السفلس

charlatan دَجّال

charlatanismo تَدْجيل، دَجَلٌ في مُمَارسَةِ مِهنة

charta وَرَقَة، راسوم

chartula وُرَيقَة

chinche البَّق، بَقُّ الفِراش

chalamydia المتدثرة (جنس من الجراثيم السلبية الغرام تتكاثر داخل خلايا العائل)

choque صَدْمَة (ج صدمات)

anafiláctico *صَدْمَة إستهدافيَّة أو تأقيه*

cardiaco *صَدْمَة قلبيَّة*

eléctrico *صَدْمَة كهربائيَّة*

hemorrágico *صَدْمَة نزفيَّة*

hipovolémico *صدمة نقص حجم الدم*

quirúrgico *صَدْمَة جراحيَّة*

chorioptes الأدمة (جنس من السوس)

D

dacnomanía هوسُ العَضّ(عض الآخرين أو عض النفس)
dacri- بادئة بمعنى الدَّمْع
dacriadenalgia ألمُ الغُدَّة الدَّمعيَّة
dacriadenectomía إستِئصالُ الغُدَّة الدَّمعيَّة
dacriadenitis إلتِهابُ الغُدَّة الدَّمعيَّة
dacriadenoscirro جَرذُ القناة الدَّمعيَّة
dacriagogatresia رَتقُ القناة الدَّمعيَّة
dacriagogo مُدِرّ للدَّمع، مُذرِفٌ للدَّمع
dacricistalgia ألمُ الكيس الدَّمعي
dacricistitis إلتِهابُ الكيس الدَّمعي
dacrielcosis تَقَرُّحُ الكيس الدَّمعي
dacrio- بادئة بمعنى الدَّمْع
dacrioadenitis إلتهابُ الغُدَّة الدَّمعيَّة
dacrioblenorrea سيلانٌ دَمعيّ مُخاطي ، دِمَاع
dacriocanaliculitis إلتهابَ المسَالاتِ الدَّمعيَّة
dacriocele قيلةٌ دمعيَّة، فَتقُ الكيس الدَّمْعي
dacriocistectasia تَوسُّعُ أوتَمدُّد الكيس الدَّمعي
dacriocistectomía قطعُ أوإستِئصال كيس الدَّمع
dacriocistoblenorrea إلتهابٌ حادٌّ للكيسِ الدَّمعي النزلي المزمن
dacriocistoptosis تَدلِّي كيس الدَّمع
dacriocistorrinostenosis ضِيقُ مَسَال الدَّمع
dacriocistorrinostomía مُفاغرة كيس الدَّمْع بالأنف، سَبر مَدْمعي أنفي
dacriocistostenosis تَضيُّق كيس الدَّمع
dacriocistotomía شَق كيس الدَّمع
dacriogammagrafía تصويرُ القُنيَّات الدَّمعيَّة الومضائي
dacriogénico مُدِرّ للدَّمع
dacriohemorragia ثَرٌّ دَمعيٌّ مُدَمَّى، دَمع مُدَمَّى
dacriolitiasis تَحصِّي القُنيَّة أو الكيس الدَّمعي
dacrioma وَرَمٌ دَمعي
dacrión الدُّمَيعَى، ملتقى الدَّمعي للعظام (الدمعي والجبهي والفكي العلوي)
dacriopiorrea سيلانٌ دَمعيٌّ قَيحيّ
dacriopiosis تَقَيُّحُ جِهاز الدَّمع
dacriops تَوَرُّمُ قناةُ الدَّمع
dacrioquiste كيسة في غُدَّةِ القُنيَّة الدَّمعيَّة
dacriorrea كثرةُ الدَّمع، دِماع، تَدفقٌ دَمعي
dacriosirinex نَاسورٌ دَمعيّ
dacriosolinitis إلتِهابُ القُنيَّة الدَّمعيَّة
dacriostenosis تَضيق القُنيَّة الدمعيَّة
dactiledema وذمة الأصابع، تَوَرُّمٌ مائي في الأصابع
dactiliforme بشكلٍ إصبَعي
dactilitis إلتِهاب الإصبع أو الأصابع
dáctilo سابقه بمعنى الإصبَع
dactilocampsodinia ثَنيُ الأصابع المُؤلِم، تَقَبُّضُ الأصابع المُؤلِم
dactilografía دراسة البَصَمات
dactilograma بَصمة (ج بصمات)، تُمَيِّز الأشخاص
dactilogriposis إنحِناءُ الأصابع الدَّائم
dactilólisis فَقدُ الأصابع، فَكُّ التلاصق بين الأصابع
dactilología التَّخاطب بلغةِ الأصابع
dactilomegalia ضَخَامةُ الأصابع
dactiloscopia فَحصُ بَصَمات الأصابع
dactilospasmo تَشنُّج الأصابع، كَنَع الأصابع
dafnia برغوثُ المَاء
daltonismo عَمَى الألوان وخاصة الأحمر والأخضر
damiana شجرة الداميانا (لها خواص مدرة للبول و محرضة للشهوة)
danza رَقص، رَقصَة
dañino مُؤذٍ، ضَارّ
dartoico سِلخي، شِبهُ الطبقة العَضَليَّة الليفيَّة
dartos السَّلخ، طبقة الصَّفَن العضليَّة الليفيَّة (النسيج المحيط بالخُصية وله خصائص عضلية تقلصية)
dartre مجموعة من أمراضِ الجِلد (النتض، الطَفَح، الصُّدف)
darwinismo الداروينية (له علاقة في أصل الأنواع وتطورها)
dasímetro مِقياسُ كثافة الغَازات
dasoterapia المُعالجَة بالسكنِ في حَرج صَنَوبَريّ
dato مَعلومَة، مُعطاة، بَيان

daturismo

daturismo إنسِمامٌ بالداتورة(نبات سام وطبي من الفصيلة الباذنجانية)
debate نقاش
debilidad ضَعْف، وَهْن
decalvante مُزيلٌ للشَّعر، مُملِط
decametonio دي كامينتونيو(مهدئ للعضلات)
decantación إبَانَة، إزالَة السَّائل الطافي فوق الرَّاسِب
decapitación فَصلُ الرَّأس
decapitador جهازُ فَصل الرَّأس، مِفصَل، قاصِل
decarbacina دي كارباثينا (مادة ضد السرطانات)
decepción خَيبَة، خَيبَةُ أمل
decibel دسي بل، وَحْدَة قِياس السمْع
decidua الغِشاءُ الساقِط (نسيج مخاطي في الرحم خلال الحمل يسقط بعد الولادة)
deciduitis إلتِهابُ الغِشاء الساقِط، إلتهابُ بطانة الرحم الساقطة
deciduo ساقِط، الغِشاءُ الساقِط
deciduoma ورَمٌ ساقطيّ، ورمٌ نُفاضيّ
decigramo ديسي غرامو، عُشر الغرام
decilitro ديسيليترو، عُشر الليتر
decímetro ديسيمترو، عُشر المتر
decinormal عُشر نظامي، عُشر العياري، عُشيري
declaración قَسَم، تَصريح، إعتِراف
delinación مَيلانٌ إلى، إنحِراف
declinador أداةُ تَبعيد، مُبَعِّد
declive الحَدْرة، مُنحَدَر
decocción طبخ، غَلي (دواء يحضر بالغَليان)
decoloración إزالَةُ اللَّون، فِقدانُ اللَّون طبيعياً
decorticación تَقْشير، نَزعُ القِشرة
decremento إنحِسار، هُبوط، نَقْص
decrepitación ظهورُ فقاقيع بسببِ التسخين، طَقطَقَة، فرقعة
decrepitud الأيامُ الأخيرة للمُسِّن، عَجز، ضعفُ الشيخوخَة
decrudescencia إنحِسارُ أعراضِ المَرض، خَفْض
decubicación إبْلال، دورُ الشفاء، الفترةُ بين زوالِ أعراض مَرض وبين الشفاء التَّام
decúbito إستِلقاء، إنبِطاح
  lateral *إستلقاء جانبي*
  prono *انبِطاح على البَطن*
  supino *إستلقاء على الظهر*
decusación تقاطُعٌ صَليبي، تَصَالب
decusado مُتصَالِب، مُتَقاطِع
dedentición تَساقُطُ الأسنَان
dediferenciación فقْدُ التَّمايز
dedo إصْبَع
dedolación جَلف، سَحْل، شَطْف، قطعٌ بشكلٍ مائل جزء من الجسم
defecación تَبَرُّز، تَغَوُّط
defecto نَقْص، عَيب، خَلل
defeminación زوالُ الأنوثَة
defensa دِفاع، حِمايَة، ذَود
deferente ناقِلٌ نحو الخَارج، أسْهَريّ، متعلق بالأسْهَر
deferentectomía إستِئصالُ الأسْهَر
deferentitis إلتِهابُ الأسْهَر، إلتِهابُ القَناة المَنَويَّة
deferroxamina ديفروكسامينا (دواء مضاد للتسمم الحديدي)
defervescencia هُبوطُ الحُمَّى، إقلاعُ الحُمَّى
defibrilación إزالةُ الرَّجَفان القَلبي، تَقويمُ نَظم القَلب بصدمةٍ كهربائيَّة
deficiencia عَوز، نَقص، قُصور (جَسدي أو عقلي)
déficit نَقص، عَوز، عَجز، قَصور
definición تَحديد، تَعريف، تَعيين
definir يُحدِّد، يُعرِّف، يُعيِّن
definitivamente بالنِهاية، بشكلٍ قَطعي، قطعياً
deflorscencia زوالُ الطَّفْح في الأمراضِ الطَّفحيَّة
defluvium تَمَرُط، سُقوطُ الشعر أو الأظافر
defluxión ضَياعٌ مُفاجِئ، سُقوط، تَمَرُّط الشعر، تمرُّط الأهداب
deformación تَشويه، تَغيرٌ شكلي إلى الأسوَء
deformidad تَشوُّه
defosforilización نَزعُ الفوسفات
defundación إستِئصالُ قاع الرحم، خَزْعُ القَعر
defurfuración تقشيرُ الجِلد حرشفياً
degenración تَنَكُّس، إنحِطاط، تَدَنٍ، فَساد، حؤول
  adiposa *تَنكُس الدهون*
  coloidea *فسادٌ غرواني*
  fibrosa *حؤول ليفاني*
  gris *تَنكسٌ سنجابي*

hepatolenticular تَنَكُّس كَبِدي عَدسي
lipoide تَنَكُّس شحماني
mucoidea تَنَكُّسٌ مُخاطي
quística تَنَكُّسٌ كيسي
senil تَنَكُّسٌ شيخوخي
degenerado مُنحط، منحَّل عقلاً وجسداً
degenerativo مُتَنَكِّس، مُنحَّط، مُتَدنّ
deglución بَلْع، إزدِراد
deglutible قابلٌ للبَلع، يُزدَرَد
degradación تنزيل دَرَجة، تَجريد، تَحقير، إنحطاط، تَحَلُّل
degustación تَذَّوق
dehidrocolato ديهيدروكولاتو (ملح حمض الهيدروليك)
dehidroepiandesterona (هرمون ذكري) ديهيدروابي أنديستورونا
dehidromorfina دهيدرومورفينا (شبيه المورفينا)
dehiscencia تَفَرُّز، تَفَتُّح، تَفَلُّق
delactación فِطام، إنقِطاعُ اللبن
delaminación تطبّق، إنفِصالٌ في طَبَقات
delantal مِئزَر، مَريول، وَزرَة
delección حذف، فقدٌ صِبغيّ، فقد
deletéreo ضَارّ، مُؤذٍ
delfinina ديلفينينا (دواء مسكن)
delgadez نِحَافة، رِقَة
delicuescencia ميوعيَّة، تَمَيُّع
delimitación الحَدُّ من، تَحْديد
delinear رسَم، خَطَّط
deliquio غَشَيان، إغْمَاء
delirante مُسَبِّب الهَذَيان، مصابٌ بالهَذَيان
delirio هَلوَسَة، هَذَيان
alcohólico هَذَيان كُحولي
febril هَذَيان حُمَّوي
toxico هَذَيان سُمي
delirium treme هَذَيان إرتِعَاشي، هَذَيانٌ ثَمَلي
delitescencia إختِفاءٌ فجائي لأعراضِ مَرض
delmórfico مُحدَّد الشَّكل، ذو حدودٍ واضِحَة
delmorfo مُحدَّدُ الشَّكل، حدودَه واضِحة
delta دلتا، شكل مُثلثي، الحرف الرابع من الأبجدية اليوناني

deltoideo بشكل مُثلثي، بشكلِ دلتا، الداليَّة
deltoide (musculo) العَضَلة الداليَّة
deltoideo (tuberosidad) الحَدبَة الداليَّة
delusión تَخَيُّل، وَهم، تَوَهُّم
delusional تَوَهُّمي، ضلالي، تَخيُّلي
demarcación الحدُّ الفاصِل، تَحديد، حَدّ
dematium المرياء (جنس من الفطريات)
demencia خَرَف، هبل، عَتَه
de Alzheimer خَرَف الزهايمر
paranoide خَرَفٌ زَوَراني
senil خَرَف شيخوخي
terminal خرف نهائي
tóxica خرف سُمّي
demente خَرِف، مَخبول، مَعتوة
demetilacion نزع مجموعة الميتيل (كيمياء)
demi- سابقة بمعنى النصف
demodéx الدُويديَّات، دودُ الشَّحم
demografía عِلمُ السكَّان، علمُ الشعوب والتغيرات في أوضاعِهم
demonofobia رُهابُ الشياطين
demonología دراسة ما يتعلق بالجِن والأرواح الشريرَة
demonomanía هوسُ الشياطين، مَسٌّ شيطاني
demulecente مُليّنٌ للجِلد، مُطّر
dendraxón خلية عصبية مِحوارها الإسطواني ينقسم إلى خيوط عندما يغادر الخلية
dendriceptor مُستقبِلة تَغصُّنيَّة (في خلية عصبية)
dendriforme مُتَغَصّن، بشكلِ غُصنيٍّ مُتَفرِّع
dendrita الزائدة الشَجَريَّة، إستِطالَة هَيُوليَّة من تفرُّعات الخَليَّة العَصبيَّة، تَشَعُّبٌ عَصَبي
dendrítico مُتغَصِّن، مُتفرِّع
dendrodentritico تَغصُّنيٌّ تَغصُّنيّ (تشابك بين خليتين عصبيتين)
dendrofagocitosis مُلتهِمُ الخلايا المُتَغصِّنة (العَصبيَّة)، بَلعمةُ التَّغصنات
dendroide مُتَغصِّن، مُتشعِّب (كأغصان الشجر)
dendrón غُصنَة عَصبيَّة
dengue حُمَّى الضَّنْك (مرض إنتاني حاد)
denidación فُرعة (تنكس وقذف بطانة الرحم في دورة الحيض)

densidad

densidad كثافة
densímetro مِقياسُ الكَثافه، مِكثَاف
denso كثيف، مَدكوك
densografía قياس كثافة فيلم التصوير
dentado مُسنَّن، ذو أسنان
dentadura بدلَة أسنان، مجموعة أسنان صِناعيَّة
dentagra ألمُ الأسنان، كُلابَّة لقلعِ الأسنان
dental سِنِّي
dentalgia ألمُ الأسنان
dentata فِقْرَة العُنق الثانية أو المِحوَر
dentatum النَّواة المُسننَّة
dentibucal سِني شِدقي
dentición تَسنين، مَنظومَةُ الأسنان الطبيعيَّة
primaria *الأوليَّة أو الأسنان السَواقط*
secundaria *البزوغ المتأخر*
permanente *البزوغ المتأخر أو الدائم*
dentículo ناتئٌ عظميٌ حادّ، سُنينَة
dentificación تكْوينُ الأسنان، تكوين العَاج
dentiforme سِنِّي الشَّكل
dentígero حاملِ سِن أو أسنان
dentilabial سِنِّي شَفوي
dentilingual سِنِّي لِساني
dentímetro جهازُ قياس الأسنان
dentina عَاجُ السنّ
dentinal عاجيّ
dentinificación تَكوُّن عاج السِّنّ
dentinitis إلتهابُ عاجِ السِّن
dentinoblasto أرومةٌ عاجيَّة، جذعة العَاج
dentinogénesis تكوُّن العَاج السِّني
dentinogénico مكَوِّنُ العَاج (في السن)
dentinoide نَظيرُ العاج السِّني
dentinoma ورَم عاجيٌ سِنِّي
dentinosteoide عاجيٌ عَظمي، ورَمٌ عاجيٌ عَظمي
dentíparo ذو أسنان
dentista طبيب أسنان
dentistería طبُ الأسنان
dentoalveolar سِنِّي سِنْخي
dentoalveolitis إلتهابٌ سِنِّي سِنْخي
dentoide سِنِّي، شبيهٌ بالسِّن
dentoidina المادةُ شبه العاجيَّة
dentolegal متعلق بقانون طبّ الأسنان
dentoma ورمٌ عاجيّ
dentonomía مصطلحات طِبِّ الأسنان
dentrífrico مُنَظِّف الأسنان
denudación تَعرِيَة، إزالة الظِّهارة الخارجيَّة
deolepsia هذيان التَّألُّه (توهم التَّملك من قِبل إله)
deontología آدابُ الطِّب، آدابٌ في ممارسةِ الطِّب
deorsumducción الإنحِرافُ السُفلي في إحدى العَينين
deorsumversión شفن سفلي، الحَولُ السفلي في إحدى العينين
dependencia تَبعيَّة، إعتِماد، عَلاقة، صِلَة
depilación إزالةُ الشَّعر
depilatorio مُزيلُ الشَّعر، مُمَرِّط
depleción نَفَاذ، إستِنزاف
depósito راسِب، رسابَة، ثُفل، خَزَّان، وديعة
depot مَخزَن، مُستَودَع (مكان في الجسم يُدَّخر فيه دواءٌ ما)
depravación إنحِراف، فَسَاد، تَقهقُر، تَردٍ للأسوء
depravado مُنحَرِف، فاسِد
depresión إكتِئاب، خُمود، إنخِفاض
depresivo مُكتَئِب
depresomotor مُخفِّض الحَركة، مُخمِّد الحَركة
depresor خافِض، مُخَمِّد
de la lengua *خافضُ اللِّسان*
deprimido مُكتَئِب، مُنقَبض نفسياً
deprivación حِرْمان، فقدان شيء مهم وضروري
dépsido نوع من مركبات البنزين (كيمياء)
depuración تَنْقيَة، تَصفيَة
depurador آلة للتَنقيَة
depurativo مُنظِّف، مُنقٍ، منقى
deradelfo مُتَحِّد السُّرَّة، توأم أحادي الرأس ومتصل بالسُّرَّة(مِسخ)
deranencefalia إنعِدام الرَّأس والدِّماغ والقسم العُلوي من الحَبلِ الشوكي (مِسخ)
dereísmo وَهمِيَّة، غير واقع، تَخيليَّة
dereístico تخيلي
derencefalocele فتق دماغي في العنق
derepresión إزالة الكبت عن الجينات
derivación تحويل، إشتقاق

derivado مُشتق
derm- سابقة بمعنى جلد
derma- سابقة بمعنى جلد
dermágeno مستضد جلدي
dermal جلدي
dermalaxia لينُ الجلد
dermalgia ألم الجلد
dermamiasis داء الجلد الذبابي
dermat- سابقة بمعنى جلد
dermatalgia ألم جلدي
dermataneuria خُدار الجلد العصبي
dermatauxa تضخم الجلد
dermatemia إحتقان الجلد
dermatergosis داء جلدي مهني
dermatitis إلتِهابُ الجلد
actínica *إلتِهابُ الجلد الشعاعي*
alérgica *إلتِهابُ الجلد الأرَجي*
atópica *إلتِهابُ الجلد التأتُّبي*
eritematosa *إلتِهابُ الجلد الحَمامَوي*
exfoliativa *إلتِهابُ الجلد التَّقشري*
dermatoanergia علل الجلد المهني
dermatoartritis إلتهابُ الجِلد والمفاصل
dermatoautoplastia ترقيع جلدي من المريض نفسه
dermatocele تهدُّل الجلد
dermatocelulitis إلتهاب الجلد والنسيج الخلالي
dermatocisto كيس جلدي
dermatoconiosis غبارية الجلد
dermatoconjuntivitis إلتهاب الحلد والملتحمة
dermatochalasis رخاوة الجلد
dermatodinia ألم الجلد
dermatodisplasia
dermatofagoides
dermatofibroma ورم ليفي جلدي
dermatofibrosarcoma ورم ليفي جلدي لحمي
dermatofibrosis تليف الجلد
dermatofilaxia وقاية الجلد
dermatofiliasis
dermatofilosis
dermatofítide طفحة فُطرية جلدية
dermatofito
dermatofitosis فُطار جلدي
dermatoftalmitis
dermatógeno مكونة الضد الجلدي
dermatoglifia بصمات الكفين والقدمين
dermatografía كتوبية الجلد
dermatógrafo جِهاز للكتابَةِ فوقَ الجِلد
dermatoheteroplastia ترقيعُ جِلدٍ مُغَاير (من جنس ثاني)
dermatólisis تَهدُّل الجِلد، تَليُّنُ الجِلد
dermatología عِلمُ الجِلد، علمُ أمراضِ الجِلد
dermatológico متعلق بأمراض الجلد
dermatólogo طَبيبُ الجِلد
dermatoma وَرمٌ جِلديّ
dermatomegalia تَهدُّلُ الجلد
dermatómero قُسيمٌ جِلدي، شُدْفة جِلديَّة
dermatomiasis إلتِهابُ الجِلد بيرقات الذُّباب
dermatomicina مُستضد فُطري جِلدي
dermatomicosis فُطارٌ جِلديّ
dermatomioma ورمٌ عَضَليٌّ جِلديّ
dermatomiositis إلتِهابُ الجِلد والعَضَل
dermatomyces فُطرٌ جِلديّ
dermatoneurología عِلمُ الأعصاب الجِلديَّة
dermatophilus جنس من البراغيث
dermatoplastia رأبُ الجِلد، تَرقيعُ الجِلد
dermatopolineuritis إلتِهابٌ عَصَبيٌّ جِلديٌّ مُتَعدِّد
dermatorragia نَزفٌ جِلديّ
dermatorrexis تَمَزُّق الشُّعيرَات الدَّمويَّة الجِلديَّة
dermatosis إعتلالٌ جِلدي، جُلاد
dematosoma جسيم مثخن مِغزلي الشّكل (في الإنقسام الخلوي)
dermatoparaxis تَهافُتُ أو تَساقُط الجِلد (مرض يصيب المواشي)
dermatotalasia مرضيَّةُ الجِلد لأي سبب (قرص أو ضرب)
dermatotropo مُوجِّهُ الجِلد، جَراثيمٌ تُصيب الجِلد، أليف الجِلد
dermatozoo حَيوانٌ طُفيليٌّ جِلديّ
dermatozoonosis مرضٌ جِلديٌّ طفيليّ
dermatrofia ضُمورُ الجِلد

dermenquisis

dermenquisis الحَقن تَحتَ الجِلد
dérmico أدَمي، جِلدي
dermis الأدَمة (الطبقة الداخلية للجلد)
dermoblasto أرومَة جِلديَّة
dermocima إندِماجٌ جِلدي (جنين ضمن جنين) مِسخ
dermoestenosis تَقَلُّصُ الجِلد
dermofiliaxis حِمايَةُ الجِلد من التَّعفُّن، صِيانَةُ الجِلد
dermofito فُطر جِلديّ
dermoflebitis إلتِهابُ أوردة الجِلد
dermófobo رُهابُ الأمراض الجِلديَّة
dermografismo كَتُوبِيَّةُ الجِلد، ما يُرسم على الجسم بالضَّغط أو الحَكّ
dermógrafo جِهازُ كِتابة الجِلد
dermohigrómetro مِقياس مُقاومة الجِلد
dermoide نظيرُ الجِلد ، جِلداني
dermoidectomía إستِئصال كيسة جِلدانيَّة
dermolipoma ورمٌ شحمي جِلدي
dermolisina حَالَّةُ الجِلد
dermólisis إنحِلالُ الجِلد، إهتِراءُ الجِلد
dermometría قياسُ مقاومة الجِلد (للتيار الكهربائي)
dermómetro مِقياس مقاومة الجِلد(للتيار الكهربائي)
dermatomicosis فُطار جِلديّ
dermatomiotomo البَضعة أو الصفيحة العَضَلِيَّة الجِلديَّة (في الجنين)
dermonecrótico نَاخِرُ الجِلد
dermoneuresis مرضٌ جِلديٌّ عَصَبي
dermoneurotrópico موجَّه للجِلدِ والأعصَاب
dermonosología تَصنيفُ أمراضِ الجِلد
dermopatía إعتِلالُ الجِلد، مُصابٌ بداءٍ جِلديّ
dermopático متعلق بإعتِلالِ الجِلد، إعتِلالُ الجِلد
dermopatología أمراضُ الجِلد
dermoplastia ترقيعُ الجِلد، رَأبُ الجِلد
dermorreacción تَفاعلٌ جِلديّ
dermosifilografía وصفُ تأثُّرات الجِلد بمرض السفلس
dermosifilopatia الأمراضُ الجِلديَّة السفلسيَّة
dermosinovitis،إلتِهابُ جِلدُ الجُراب الزَليلي إلتِهاب جِلديّ زَليلي
dermostosis تَكَلُّس جِلدي، تَعَظُّمٌ أدَمي

dermotáctil له علاقة بالإحساس الجلدي، لَمسٌ جِلديّ
dermotoxina تَسمُّمٌ جِلديّ، ذيفانٌ جِلديّ
dermotrópico مُنتَجٍ للجِلد
dermovacuna لَقاحٌ جِلديّ
dermovascular وِعائيٌّ جِلدي
derodídimo مُزدوِجُ الرَقبَتين، مُزدوجُ الرَّأس
derrame فائِض، فَيضُ السريان، سَيلان
derriengue أحد أشكال مرض الإستكلاب ويصيب البقر
derris نباتٌ بَحري تُستعَمل جذوره لقتلِ الحشرات
desacidificación إزالَةُ الحَمض، نَزعُ الحَمض
desacidificar ينزعُ الحَمض، يُزيلُ الحَمض
desactivación تَعطيل، إهمَاد
desagregación تَفكُّك، تَفَتُّت
desaguado مَنزوعُ الماء، نَاشِف، مُجفَّف
desalcoholización إزالةُ الكُحول
desalergización إزالةُ أو نَزعُ الأرجيَّة
desalineación إزالةُ المِلح، نَزعُ المِلح من مادةٍ ما
desalivación إنقطاعُ اللُّعَاب، جَفافُ الفَمّ
desamidación نزعُ الجذر الأميدي وإستبداله بجذر آخر
desamidasa إنزيم نازعُ الأميد
desaminación نَزعُ الجذر الأميني
desarreglo إضطِراب، خَلَل
desarrollo تُطَوُّر، نِمَاء
desarterialización إزالَة التَّشريُن، تحويلُ الدَّم الشِرياني إلى دمٍ وَريدي
desarticular تَفكيكُ أو خَلع المَفصِل، بَترُ المَفصِل
desasimilación عكس التَّمثل، تَنكيث، أيضٌ هَدمي، لاتَمَثُّل
desasimilar يَعكِسُ التَّمثُّل (يفكك المادة الى مركباتها الأصلية)
desaturación إزالةُ الإشباع (في الحموض الشحميَّة)
desaturasa إنزيم إزالة الإشباع
desbridamiento إنْضار، (إزالة المواد الغريبة والنسجة الميتة في الجرح لتسريع شفاءه)
descamación تَوَسُّف (إزالة الجلد الميت) ، تَقَشُّر
descanulación نَزعُ القُنيَّة (خاصة قنية البلعوم)

desmocitoma

descapsulación نَزعُ المِحفَظة
descarado وُقِح، قليلُ الحَياء
descarbonización إزالةُ الكَربون
descarga تَفريغ (كهربائي) ، تَصريف، طَرح
descemetitis إلتهابُ القَرنيَّة، إلتهاب غِشاء دِيسثيمت
descemetocele فَتقُ القرنيَّة(فتق غشاء ديسثيميت)
descendente نَازل، هابِط، منحَدر
descenso هُبوط، نُزول
descentrado غير مُركَّز
descerebración نزعُ الدِّماغ، تَخريبُ الدِّماغ
descalcificación فَقدُ الكِلس، نَزعُ الكلس
descloruración نَقصُ كلوريد البَول
descoagulante مُزيلُ المُخَثِّر
descompensación إنهيارُ المُعاوضة، قصور العضو في وظيفته
descompresión تخفيفُ الضَّغط
descongestivo مُزيلُ الإحتِقان
descontaminación إزالةُ التَّلوث
describir يَصِف
descubrimiento إكتِشاف
desear يرغب ، يَتَمنى
desecación تَجفيف
desecado مُجَفَف
desecante مُجَفِف
desecar يُجَفِف
desechable يُستَعمَل مرةً واحدة
desenibilización إزالِةُ التَّحسُس
desensibilizar يُزيلُ التَّحسُس
desequilibrio فقدانُ التَوازن
desfaunado مُبيدُ حيوانات المنطِقة
desfibrilador مُزيلُ الرَّجفان، مُوقِفُ الرَّجفان، يُقَوِّم نظم القَلب
desfibrinación إزالة الفبرينا (نزع الفبرينا من عينّة دمويَّة لمنع التخثُّر)
desfloración إفتِضاض، تَمَزُّق غِشاء البَكارة
desgaste إستِهلاك، تَلَف، تآكل
desgranulación إزالة الحُبيبات، بدونِ حُبيبات
desgrasado بدون دُهن، بدونِ دَسَم
desgusanar طردُ الديدان
deshematizar إزالةُ الدَّم، فقد الدَّم
deshidratación تجفاف، تناشف، نَزعُ الماء
deshidratante مُجفِّف، نازِعُ الماء

D

deshidrogenación نزعُ الهيدروجين، إزالة الهيدروجين
deshipnotizar يُوقِظُ من التَّنويم
dehumanización إزالة الصِفات البَشريَّة، تَوَحُش
desigual مُتفاوت، غير مُتساوٍ
desinfección تَطهير
desinfectación تَطهير، قَتل الجَراثيم
desinfectante مُطهِّر، مبيدُ الجراثيم
desinfectar يُطهِّر، يقتل الجراثيم
desinhibición إزالة الرَدع، إزالة التَثبيط
desinmunidad إنتزاعُ المَناعَة
desinmunizado مَنزوعُ المَناعَة، بدونِ مَناعَة
desinmunizar ينزعُ المَناعَة
desinsectación طردُ أو قتلُ الحَشرات
desinserción إنفِكاك، إنفِصال (إنفصال الوترمن مكان إتصاله بالعظم)
desintegración تَفتُّت، تَلاشي
desintoxicación إزاله السُّميَّة، علاجُ الإدْمان
desintubación نَزعُ الأنبوب (أنبوب التنفُّس)
desionización إزالةُ التأيُّن، إرجاعٌ إلى المعدن الأصلي، نَزعُ الشوارِد
deslumbramiento إبهار، بَهرُ البَصر، وَهَج
desmalgia ألمُ الرِباط
desmasculinización زوالُ الذُّكورة
desmectasia تَمدُّد الرباط، تمطُّط الرباط
desmembramiento بَترُ الطَرَف أو جزء منه
desmepitelio بِطانة الأوعيَّة الدَّمويَّة واللِّمفاويَّة
desmido دثمة (نوع من الطحالب)
desmielinización زوالُ الميالين، زوالُ الغُمُد المَيليني حول الأعصاب
desmineralización زوالُ التَّمَعدُن
desmiognato متحد الفك أو الرَقبَة (مِسخ)
desmitis إلتهابُ الرباط
desmo سابقة بمعنى الرباط
desmocito خليَّة رِباطيَّة، أرومَة ليفيَّة
desmocitoma ورمٌ رِباطيّ، ورَمٌ ليفيّ

desmocráneo

desmocráneo القِحْفُ الرِّباطي (في الجنين)
desmodinia ألمُ الرباط
desmoenzima إنزيمٌ رِباطيّ
desmógeno رِباطيُّ الأصل، رِباطيُّ المنشأ
desmografía وصْفُ الرِباط
desmohemoblasto النسيجُ المتَوسط، الأرومة الرباطيَّة الدَّمويَّة
desmoide ورمٌ رِباطيّ، رِباطيّ، له علاقة بالرباط
desmolasa ديسمولاسا (إنزيم)
desmología عِلمُ الرَّبط، فن رَبط العَصَائب
desmon رَابِطة
desmona رَابِطة، رابِط مُتمِّم للجسم المُضادّ
desmopexia تَثبيتُ الرباط
desmopicnosis تَقْصيرُ أربِطَةِ الرَّحم (جراحياً)، ثخانة أربطة الرَّحم
desmoplasia تَكوُّن النَسيج اللِّيفي
desmorfinización إزالة المورفينا
desmorrexis تَمزُّقُ الرباط
desmosina ديسموسينا (حمض أميني)
desmosis إعتِلالُ النَسيج الضَّام
desmosoma جُسيمٌ رابِط
desmostomía قطعُ الأربِطة
desmotropismo مُماثلة التَّركيب الكيمياوي
desmucosación إزالة قسم من الغِشاء المُخاطي، نَزعُ الغِشاء المُخاطي
desnaturalización إزالةُ صِفة طبيعيَّة، مَسخُ الخواصّ الطبيعيَّة
desnervación نزعُ الأعصَاب، قَطعُ الأعصَاب
desnicotinizado مُنتَزَعُ النيكوتين
desnitrificación تَحرير النتروجين، نَزعُ النتروجين أو الآزوت
desnitrogenación إزالة النتروجين
desnucleado بدون نَواة، مَسلوبُ النَّواة
desnutrición سُوء أو نقصُ التغذية
desobsruyente مُزيلٌ للإنسِداد، مُسَهِّل
desodorante مُزيل للروائِح
desorganización فَوضى، عَدمُ ترتيب
desorientación تَيهان، ضَياع
desosificación إزالة التعظُّم، نَقصُ التعظُّم
desoxi منزوع ذَرَّة أكسجين
desoxiazúcar سُكّر منقوصُ الأُكسجين
desoxidación إنقاصُ الأكسجين، خَسْفُ الأكسجين
desoxigenación بدون أكسجين، إزالة الأكسجبن
despancreatizacion منزوعُ البَنكرياس
despantenol دواء له مفعول الفيتامين، فيتاميني المفعول
despeciación فقدانُ الصِّفات النَّوعيَّة
despersonalización تبدُّدُ الشخصيَّة، ضَياعُ الشخصيَّة
despigmentación إزالة الصِّباغ، فقدان الصِّباغ
despistaje تَحرٍ (تحري)، فحصٌ جَماعي
desplazamiento إزاحَة، إنتِقال
despolarización إزالة الإستِقطاب
despolarizador مزيلُ الإستِقطاب
despolarizar يزيلُ الإستِقطاب
despolimerización إزالةُ البَلمَرة، نَزعُ البَّلمَرة
desprendimiento إنفصِال، نَزْع
de retina *إنفصالُ الشبكيَّة*
desproporción تَفاوُت، لاتَناسُب
desproteinización إزالة البروتين
despumación إزالة الرَّغوَة
destiroidismo الحِرمانُ الدَّرَقي
destiroidizar يَنزعُ الدَّرَق، يَحْرِمُ الدَّرَق
destorsión إصلاحُ الإنحِنَاء، إرجاعُ الإنفِتال
destoxificación عِلاجُ الإدمَان، إزالة السُميَّة
desulfovibrio مُنتزعة الكبريت (من الجراثيم)
desulfurasa إنزيم نازِع السلفوراسا
desunión تَفريق، إنفِصال، إنقِلاع
desvanecimiento سريعُ التَّلاشي، مُضمحِل
desviación إنحِراف، إنعِطاف
desvío إنعِطاف، مُنعَطف
desviómetro مِقياسُ الإنحِراف
desvitalización زَوالُ الحَيويَّة، إزالَة الحَيويَّة
detector كاشِف
detelectasia إنهيار، هُبوط، وَهَط، إنحِطاط
detención تَوقُّف، إيقاف، القَبضُ على
detergente مُنَظِّف
determinación تَحْديد، تَقْدير، تَعْيين
determinante مُحدِّد، مُعيِّن
detrición الحتّ، التَّفتُّت، السَّحْل

detrito نُفايات، حُتات، فَضَلات
detritus حُتات، فَضَلات، نُفايات
detrodesviación إنحِرافٌ خَلفي، تَراجُع
detrusión الإخراج بالقوة، الدَّفع، الطَّرْد
detrusor دافِع، طارِد
detumescencia إنحِسارُ الوَرم، فَشُّ الوَرَم، إرتخاء النُّعوظ (بعد القذف المنوي)
deutencéfalo الدِّماغُ المُتوسِّط
deuteranomalopía عَمَشُ الأخضر (ما يسبق عمى الأخضر)
deuteranopía عَمَى اللونين الأخضَر والأحمَر
deuterar يُعالَج بالهيدروجين الثَّقيل
deuterio هيدروجين ثَقيل
deutero سابقه تعني ثاني
deutrograsa شَحمٌ يحتوي هيدروجين ثَقيل
deuterohemofilia ناعورٌ ثانوي، نزفٌ دمويٌّ بسبب نقص المُخثِّرات
deuteromices الفُطور الناقِصة
deuteromiceto فُطرُ الناقص
deuterón نواة الهيدروجين الثَّقيل
deuteropatía إعتلالٌ ثانوي، إعتِلالٌ ثانوي لآخر
deuteroplasma الهَيُولى الثانويَّة
deuterosoma الجُسيم الثانوي
deuterotocia وِلادة لاجِنسيَّة
deuterotoxina القِسم الثاني من المجموعةِ الثلاثية لمضادِّ التَّسمُّم
deutilosoma نَواةُ البَيضة الثَّانويَّة، النَّواةُ الناضِجة للبيضَة
deuto سابقة بمعنى ثاني
deutón نَواة الهيدروجين الثَّقيل
deutonefrón الكُلية الجَنينيَّة الثانويَّة
deutoplamolisis إنحِلالُ المُحّ، إضمِحلالُ الهيولى الثانويَّة
deutoporción القِسمُ الخَلفي لبعضِ الأوائل
devasación زوال التوعية، زوال التغذية الدموية لنسيجٍ ما
devolución تَراجُع، إعَادَة
devorativo بالِع، يَبلعُ بدونِ مَضْغ
dexicavina دواءٌ مُخدِّر، دكسيكابينا
dexiocardia قَلبٌ يميني
dexiotrópico مُتجه لليَمين، يَمينيُّ الإتِجاه
deximetasona دكسيمتاسونا(دواء جلدي موضعي)
dextraural يُحسنُ السَّمع بالأُذنِ اليُمنى، أيمَنُ السَّمع
dextrina موادٌ ناتِجة من إنحِلالِ النَّشا
dextrinizar يحول إلى ديكسترين
dextrinosis الداء الدِّكستريني (تجمع السكريات المتعدده في نسيج من الجسم)
dextrinuria بيلةٌ دِكسترينيَّة
dextro أيمَن، يَميني
dextrocardia قلبٌ يميني، قلبٌ في الجهةِ اليمينيَّة
dextrocardigrama مُخطَّط القَلب الدَّال على الإنحِراف اليَميني، مُخطَّط القَلب الأيمن
dextrocerebral متعلق بالمُخ الأيمن، تَفوُّق النَشاط الذهني الأيمن
dextrocompuesto مُركَّب يميني
dextrocular مُتفوقُ العَين اليُمنى، يَستعمِل العَين اليمنى أكثر من اليُسرى
dextrofia رُهابُ اليمين
dextrogastria مَعِدة على اليمين، يَمينيَّةُ المَعِدة
dextrógiro مُتجِهٌ لليمين، يدورُ نحوَ اليمين
dextrograma مُخطَّط أيمني
dextroinclinación إحولالٌ يميني، إنحِرافٌ يميني
dextromentol ناتج أكسدة المنتول
dextroocularida تفَوُّق العَين اليمنى، يَمينيُّ الرُّؤية
dextropedal يُفضِّل أستِعمال القَدم اليمنى
dextroposición وضعٌ يميني
dextrosa الغلوكوز، سُكَّر العِنَب
dextrosinistral من اليمينِ إلى اليسار، يُحسنُ إستعمال (أضبط) كِلتا يديه
dextrosuria بيلةٌ ديكستروسيَّة
dextrotorsión إحولال يميني، فَتلٌ أيمن، ثَنيٌ يميني
dextrotrópico مُتجِه لليمين، يميني الانتِحاء
dextroversión تَحوُّلٌ أو دورانٌ يَميني
deyección تَبرُّز، غَم، إكتِئاب
di- بادئ بمعنى ثنائي
diabetes مرضُ السُّكَّري، الزَّرب، البُوال
insípida *فرطُ البُوال، البُوالة التَّفِهَة*
melitus *الدَّاءُ السُّكَّري، الزَّربُ السُّكَّري*
diabétide مَرضٌ جِلديٌّ سُكَّري، طَفحَةٌ سُكَّريَّة

diabetógrafo

diabetógrafo مِخطاطُ السُّكَّر في البَول
diabetómetro مِقياسُ سُكَّر البَول
diabolepsia مَسٌّ جِنِّي، إعتقادُ المُصاب بأن الشيطان مُسيطرٌ عليه
diabrosis قَرحَةٌ ثاقِبَة، ثَقبة تآكليَّة، إنثِقابٌ قَرْحي
diabrótico مُقرِّح، آكَّال
diacele البُطينُ الثالث في الدِّماغ
diacelia البُطين الثالث في الدِّماغ
diacenesis طَورُ التَّحرُك الخلالي (في الإنقسام الإنصافي حيث تختفي النُّوية والغشاء النَّووي)
diacetato ثنائيُّ الأسيتات، مِلح حمض الخَل الثنائي
diacetilo سائِلٌ أصفَر له رائحة الزُبدَة، ثنائي الأسيتيل
diacetonuria بيلة ثنائي الأسيتات، بيلة حمض الخل الثنائي
diaceturia بيلة ثنائي الأسيتات
diácido حمض ثنائي القاعِدة
diaclasia إعادةُ كسر العَظم لتقويمه (جراحه) ، كسر تقويميّ
diaclasto جِهازٌ لثقبِ الجمجمة(في الجنين)، مِفْدَخ
diacorema بِراز، غائِط
diacrino مُفرَزٌ إلى الخارج، يُفرَز بشكلٍ مباشر كمصفاة(في الكُلوة)
diacrisis تَشْخيص، إفرازٌ مَرَضي
diactínido مُنفِذ الأشعة الكيميائيةِ التأثير ،ناقِلُ الأشعة
diad جذر ثُنائي، ثُنائيُّ التكافؤ
diadérmico عبر الجِلد، خِلال الجِلد
diadermo ثُنائية الأديم
diadococinesia تَناوبيَّةُ الحركات العَضَليَّة، القدرة على الحركةِ العَضليَّة في إتجاهين متعاكسين
diáfano غشاء شفَّاف، شفّاف
diafonómetro مِقياسُ الشفوفية للسوائل والهواء
diafonoscopia تنظيرٌ شفوفي لتجاويفِ الجِسم
diafonoscopio مِنظارشفوفي لتجاويفِ الجِسم
diafemetría متعلق بقياسِ حِس اللَّمس، قياسُ حِس اللَّمس
diafisario جدلي، سَاقي، له علاقه بجِسمِ العَظم
diáfisis سَاق، قَصَبة، جدل، جِسمُ العظمِ الطويل، عمد العظِم الطويل
diaforesis تَعرُّقٌ غزير

diafragma حِجاب، الحِجابُ الحَاجز
anticonceptivo *عَازِل أنثوي لمنع الحَمل*
diafragmatocele فَتقُ الحِجاب، فتق الحِجابِ الحَاجز
diagnosticar يُشَخِّص
diagnóstico تَشْخيص، عِلمُ التَّشخيص
diágrafo مُخطِّط، مِخطاط
diagrama رسمٌ تخطيطي، رسمٌ بياني
dial عدَّاد، قرص دوَّار مُرقَّم في منتصفه إبرة للتوقيت
dialectrólisis المُدَواة الإيونيَّة
dialilo ثُنائي الأليل
diálisis تَفرِقَة عناصر بواسطة الرَّشح، الدَّيلزَة
diamagnético المغناطيسيَّة المُجاورة
diámetro قُطر
diamida ثُنائيُّ الأميد
diamina أمين ثنائي
diamorfosis التَّطوُّر العَادي، التَّخلقُ السليم
dianoético عَقلي، منطِقي
diantebraquial إزدِواجيّ الساعد (مِسخ)
diapasón شَوكَة رنانَّة (لفحص السمع)
diapédesis إنسِلال، إنسِلالُ الكُريَّات الدَّمويَّة عبرالأوعيَّة الدَّمويَّة
diapiesis تَقيُّح
diapiresis إنسِلال، إنسِلال الكريَّات الدَّمويَّة عبر الأوعيَّة الدمويَّة
diaplacentario عبر المَشيمَة، خِلالُ المَشيمَة
diaplasis تَجبيرُ كسرِ عَظمٍ أو ردُّ الخَلع المَفصِلي
diaplexo ضفيرة البطين الثالث المشيميَّة
diapófisis الناتِئُ المَفصِلي العُلوي للفِقرَة
diaquesis جُنون، تَشَوُّش عَقلي
diaquilón مُشمَّعٌ لاصِق (يستعمل لعلاج الحروق والجروح)
diaquinesis طورُ التَّحرُّك الخلالي (في الإنقسام الخلوي الأول
diarrea إسْهَال
diártrico ثنائي المَفصِل
diartrosis مَفصِل زليلي
diascopia تَنظيرٌ شفوفي
diascopio مِنظارٌ شفوفي (جهاز تشخيص بواسطة تسليط الضوء)

diasóstico نظيف، صِحيّ
diasquisis إستِفراق، فقد وظيفي عصبي بفعلِ آفةٍ دماغيَّةٍ بعيدة عنها، فَصلٌ وظيفي بين خلايا عَصبيَّة
diastalsis تَقَلُصٌ إنعِكاسي (في جهاز الهضم)، إنعِكاس، تردُّد
diastasis إنفِراقُ العَظم (فصل ما يكون عادة متصل)
diastema فَلَج، فرقة بين سِنَيْن، فُرْجَة
diastematocrania فَرق قِحَفي، إنشِطار طولاني قِحَفي خِلقي
diastematomielia إنشِطارُ الحَبْل الشوكي الطولاني، إنشِطار نُخَاعي(وراثي)
diatematopielia إنشِقاقٌ طولاني للحَوض، إنشِقاق حَوضي (وراثي)
diáster النَجمُ المُزدَوِج أو التَّقطُّب ذو النجمين (طورفي إنقسام النواة غير المباشر)
diastereoisomerismo تَماكُبٌ نَجمي (نوع من الأيسومرية البصرية، حالة تصاوغية بصرية)
diástole إنبِساط، إنبِساطَةُ القَلب
diastrófico مِعوَّج
diataxia رَنَخٌ مُزدَوِج، رَنَخٌ في جانبي الجِسم
diatela سَقْفُ البُطَين الثالث في الرَّأس
diaterma مُنفِذٌ للحَرارَة
diatérmico مُنْفِذٌ للحَرارَة، متعلق بإنْفاذِ الحَرارَة
diátesis قابليَّة، تأهُب
diatomeas مَشْطور (شكل من الطحالب المشطورة)
diatómico ثُنائيُ الذَّرة، ثُنائيُ القاعِدة أو الحَمض
diauquenos مُزدَوِج الرَّأس والعُنق (مِسخ)
diáuxico ثُنائي خُطواتِ النُّمو، إزدواجِ فترة النُّمو (كل فترة على غذاء مختلف عن السابق)
diaxona ذو مِحوَرَين، خَليَّة عَصَبيَّة ثُنائية المِحوار
diazepam دياثيبام (دواء مهدئ)
diazo دياثو(سابقة تدل على من يحمل ذرتين من الأزوت)
diazoma الحِجابُ الحَاجِز
diazonal ثُنائيُ المِنطَقَة
dibásico ثُنائيُ القاعِدة، ثُنائي الهيدروجين
dibiosis القِدرَة على التَّأقلم الهوائي أو اللاهوائي (في المجهريات)
diblástula أريمة ثنائية الطبقة
dibotriocefalo العَوساء(نوعٌ من الديدان الشريطية)
dibraquia تَضاعُفُ الذِراع، إزدِواجُ الذراع (مِسخ)
dibucaína ديبوكائينا (بنج موضعي)
dibutil ثُنائي البوتيل
dicéfalo ذو رَأسَين (مسخ)
dicéntrico ذو مَركزين، ذو قسمين مَركزيين (في الصبغيات)
dicetona كيتون ثنائي، أثيتونا ثنائي الكربونيل
dicíclico ثُنائيُ الحَلقَة
dicigótico ثنائي الثيجوت، إزدِواجيُ اللاقِحَة
dicliditis إلتِهابُ الصَّمَّام (خاصة في القلب)
diclidostosis تَعظُّم الصَّمَّامات الوريديَّة
diclidotomía فَتحُ صَمَّام، شَقُّ مِصرَاع
dicloruro ثنائي الكلوريد
dicogenia تَنَوُّعُ التَّخَلُّق، تَنَوُّع تكوُّن الأنسِجة حسب البيئَة
dicomofilia إزدِواجُ الأنصِباغ
dicoria إزدِواجيَّة البؤبؤ، إزدِواجيَّة الحَدَقَة
dicorial ذو مَشيمتَين
dicotomía إنفِصام، تَفرعٌ ثنائي، إنقِسامُ إلى جزئين
dicroísmo ثُنائيةُ اللَّون (إذا نظرنا من جهتين في بعض البلورات)
dicromatismo رُؤيَةُ اللَّونين (رؤيةُ لونين فقط من الألوان الثلاثة الرئيسية)
dicromato مُبْصِرُ اللَّونين (مصاب بفقدان المخاريط الخاصة بأحد الألوان)
dicromatopsia إبْصَارُ اللَّونين، رُؤيةُ لونين من الألوانِ الثلاثة الرئيسية
dicroto ثُنائيُ التَّلَثُّم، يَنبِضُ مَرتين مع كل خَفقَة
dictiodaulus شَابِكَةُ الجِذع (جنس من الديدان)
dictiocito خَليَّةٌ مُتعَدِّدَةُ الأوجُه
dictioma ورَمٌ ظِهَاريٌّ هَدَبي شَبكي جَنيني، ورمٌ في الشَّبكيَّة
dictiosoma جُسيمٌ مُتَشبِّك
dictiotene طور التَّشبُّك في الخلايا الجنسيَّة قبل البلوغ
dicumarina ديكومارينا (دواء مانع للتخثر)
didactilismo يَدٌ أو قَدَم ذات إصبعين فقط، ثنائية الأصابع
didelfia إزدِواج الرَّحِم
didimitis إلتِهاب الخُصيَة

dídimo

dídimo مُزدَوِج، تَوأمي
diecio ثُنائيُ الجِنس، ثنائيُ المَسكن
diecoscopio مِسماعٌ مُزدَوَج (لسماع صوتين مختلفين معاً)
dieléctrico نقلُ تأثيراتِ الكهرباء بالتَّماس لا بالتوصيل، عَازِل كَهرُبائي
diembrión تَخلُّق أو تَكَوُّنُ ثنائي الجَنين، إزدِواجيَّةُ الجَنين (من بيضة واحدة)
diencefálico متعلق بالدِّماغِ البيني
diencéfalo الدِّماغ البيني
diencefalón الدِّماغُ البيني ، الدِّماغُ المُتَوسِّط
diente سِنّ (ج أسنان)
diéresis إقتِطاع، إنفِصال بالشَّق، تَقَسُّم، إفتِراق
diesófago إزدِواجُ المريء
diestro أيمَن، يَستعمل اليَّد اليُمنى أحسن من اليُسرى
dieta غِذاء، نِظامٌ غِذائيّ، حِميَة
difalia إزدِواجُ القَضيب
difásico ثُنائيُ الطَّور
difenandiona ديفيناندِيونا (دواء مانع للتخثر)
difenidol ديفينيدول (دواء مضاد للقيئ)
difenilamina ديفنيل أمينا (دواء مضاد للديدان)
difilobotriosis داء العوساء ، داء الشريطيات العوسائية
difiodonte ثُنائيُ التَّسنين (أسنان سواقط وأسنان دوائم)
difuencia سُيولَة (سهولة التحول الى سائل)، تَمَيُّع
difonía إزدِواجُ نَغم الصَّوت، صَوتٌ مِزدَوِج
difosgeno ثُنائيُ الفوسجين، غَازٌ خَانِق
difracción إنْعِراج، تَشتيتُ الضَوء
difteria دفتيريا، مَرضُ الخُناق
basica *خُناقٌ قاعدي*
falsa *خُناقٌ كاذب*
gangrenosa *خُناقٌ مُواتي*
maligna *خُناقٌ خبيث*
difteroide شبيهُ الخُنَاق، خُنَاقيّ، شبيهُ الدفتِريا
difterotoxina التَّسمُّم بالخُنَاق، ذِيفانُ الخُنَاق
diftongia إزدِواجُ نَغَم الصَّوت، إشمام
difusión إنتِشار ، نُفُوذ
difuso مُنتَشِر، مُتَشَعِّث
digamético مُزدَوِجُ الأعراس، مُزدَوِجُ الخَلايا التَّناسُليَّة
digástrico ذو بَطنين، العَضَلَةُ ذاتِ البَطنين
digénesis تَناوبُ الأجيال، تَعَاقُب الأجيال
digestión هَضم
digestivo متعلق بالهَضم، هَضْمي، مُساعِدٌ للهَضم
digitación تَصَبُّع (من إصبع)
digital إصْبَعي، رَقمي، له علاقه بالإصبَع أو الأرقام
digitalina ديخيتالينا، غلوكسيدو قلبي(عقار يُؤثر على إنقِباض القلب)
digitalismo تَسَمُّمٌ بالديختالينا
digitalización إعطاءُ الديختالينا بشكلٍ دائِم
digitiforme شبيهُ الإصْبَع، إصْبَعيُّ الشَّكل
digitoplantar له علاقة بالأصَابِع والقَدَم، إصبعي أخْمَصيّ
digitoxina ديخيتوكسينا (دواء مقوٍ للقلب)
diglosia ثُنائيُ اللِّسَان، لِسَانٌ مَشقوق
dignato ثُنائيُ الفَكّ (مِسخ)
digoxina ديغوكسينا،عقار ديخيتالي (عقار قلبي)
dihíbrido هَجين ثُنائي، إبنٌ لأبوينِ يَختلِفان بِصِفَتين
dihidrato ثُنائيُ الهيدروكسيل
dihídrico ثُنائيُ الهيدروجين
dihisteria ثنائي الرَّحِم، إزدِواجِ الرَّحِم
dilaceración تَمَزُّق، تَفَلُّع
dilatación تَمْديد، تَوسْيع
dilataor مُوسِّع، مُمَدِّد
dilatar يُوسِّع، يُمَدِّد
dilución تَخْفيف، تَرْقيق
diluente مُخَفِّف، مُرقِّق
dimelia ثُنائيُ الطَرَف، وجودُ طرفين في موضعِ طَرف واحد
dimensión بُعد (جمع أبعاد)
dimercaprol ديميركابرول (مادة ضد التسمم بالأرسنيك)
dímero ثُنائي
dimetálico ثُنائي الفلز ، ثُنائيُ المَعدن
dimetria إزدِواجيَّةُ الرَّحِم
dimorfismo إزدِواجيَّةُ الشَّكل
dimorfo ثُنائيُ الشَّكل

diplopiómetro

dimorfobiótico ثُنائيُّ الشَّكل الحَيوي (كائن يعيش مرحلتين في حياته، حياة طفيلية وأخرى غير طفيلية)
dina دينا (وحدة قياس القوة)
dinámico ديناميكي، حِراكي، يملكُ قِدرَة وطَاقَة
dinamo سابقة بمعنى القوَّة، الطَاقَة، القِدرَة
dinamóforo حامِلُ الطَّاقَة، حامِلُ القِدرَة
dinamógeno مُولِّدُ القِدرة، مُولِّدُ الطَاقَة
dinamógrafo مِخطاطُ قوة التَّقلُّص العَضَلي
dinamómetro مِقياسُ قوة التَّقلُّص العَضَلي
dinamoneurón عَصَبٌ حَرَكي نُخاعي
dinamopático يُؤثِّرُ في الأداءِ الوظيفي أو الحركي، متعلق بالإعتِلالِ الحَرَكي
dinamoscopia تَنظيرُ الأداء الحَرَكي لعضوٍ ما، فَحصُ القُوَّة
dinéurico ثُنائيُّ العَصبون، عَصبون ثُنائيَّة المِحوار
dínico خاصُ بالدُّوار، نافِعُ للدُّوار
dinitrato ثُنائيُّ النترات
dinofobia رَهبَة الدُّوار
dinomanía الهَوَسُ بالرَّقص
dinucleótido ثُنائيُّ النَوَويد
diodon ديودون، مُركبٌ يودي (يستعمل كظليل في التنظير الشعاعي)
digenismo الرجوعُ إلى الحياة الطبيعيَّة، المَيلُ للتَّنَسُّك
dioico ثُنائيُّ المَسكن، مُنفَصِل الجِنس
diopsímetro مِقياسُ حَقل الرُّؤيَة
dioptometría قِياسُ قوة إنكِسار العَين
dioptoscopia تَنظيرُ إنكِسار العَدَسَة
dioptría، وحدة قياس إنكِسار العدسة البَصريَّة، وحدة لقياسِ قُوة الإنكِسار في العَدَسات
diosa إلِهَة، إلاهَة
dioscorea جنسٌ من النباتات تُستَعمل كمُدِرٍ للبَول
diovulatorio ثُنائية الإبَاضَة، تَضعُ بَيضتين
dióxido ثاني أوكسيد
dipéptido ببتيدو ثُنائي، بروتين نَاتِجٌ عن حَمضَين أمينين
dípigo مُزدوِجُ الحَوض (مِسخ)
dipiridamol عقار يمنع التَّخثرات الشَّاذَّة في الشرايين
dipirona مُسَكِّن وخَافِض للحَرارَة

diplacusis سَماعُ صَوتين، إزدِواجُ السَّمَع
diplasmático ثُنائيُّ الهُيولى (في الخلية)، ذو مادتين جِبْلِيَّة ولاجِبْلِيَّة
diplejía شَلَلٌ مُزدَوِج، شَلَلٌ يُصيبُ الأجزاء المتناظرة في الجسم
diplo- سابقه بمعنى التَّضَاعُف، ضِعْف، ثُنائي
diploalbuminuria بيلةٌ ألبومينيَّة مُزدوِجَة
diplobacilo عُصيَّة مُزدَوِجَة
diplobacteria بكتيريا مُزدَوِجَة
diploblástico مُزدَوِجُ الطبقات المُنتشَة، مُزدَوِجُ الأرومَة
diplocardia إزدِواجُ القَلب (مِسخ)
diplocarión نَواةٌ مُزدَوِجَة، نَواة تحتوي ضِعف الصِّبغيات أو رُباعية الصِّبغيات
diplocefalia إزدِواجُ الرَّأس
diplocéfalo مُزدَوِجُ الرَّأس
diplococemia وجودُ المُكوَّرات المُزدوِجَة في الدَّم
diplococo المُكوَّرة المُزدوجة
diplococoide ذو شكلٍ مُكوَّر مُزدوِج
diplocoria إزدِواجُ الحَدَقَة
diploe الطَبَقةُ الإسفِنجيَّة الموجودة بنقي العَظم بين لوحتي القحف
diplofase الطَّورُ الضعفاني، طَور الصِّبغيات المُزدوجة، صَفحة مزدوِجة
diplofonía تَضاعفُ الصَّوت، إزدِواجُ نَغمُ الصَّوت
diplogénesis تَكوُّن المِسخ المُزدَوِج
diplograma صورةٌ شعاعية مُزدَوِجَة
diploico مُضاعف، مُزدوج
diploide مزدوِجُ الصِّبغيَّات
diplomado مُجَاز، حائِز على دِبلوما
diplomelituria ظُهورُ سُكَّرفي البَول في مرضِ السكر أوغيره أوعَدَمِ ظُهورَه
diplomielia إزدِواجُ النُّخاع (شق طولي في النخاع ويظهر وكأنه مزدوج)
diplonema كروموسوم مُضَاعف
diploneural مُزدوِجُ العَصَب
diplópago تَوأمان مُتَّصِلان
diplopía إزدِواجُ الرُّؤيَة
diplopiómetro مِقياسُ الشَّفَع أو إزدِواجُ الرُّؤيَة

D

diploscopio جهازٌ لكشفِ الرُّؤيَة بالعينين، مِنظارُ الشَّفَع أو إزدِواجُ الرُّؤيَة
diplosoma الجُسيم المُضاعَف، صِبغي جِنسي مُزدَوج
diploteno مَرحَلةُ التضَاعف في الطّورِ الأول من الإنقِسامِ الإنتِصافي
diploteratología عِلمُ المِسوخ المُلتصِقَة
dipodia إزدِواجُ القَدم
diprofilina ديبروفيلينا(دواء للربو والتشنج القصبي)
diprósopo مُزدَوجُ الوَجه (مسخ)
dipseis عَطَشٌ شَديد
dipsofobia فَزعٌ مَرَضي من تناولِ الكُحول
dipsoterapia علاجٌ بالعَطَش، المُداواةُ بالإستِعطاش
dípteros ذاتُ الجناحين (بعض الحشرات مثل الذباب والبعوض)
diptroscopia تَنظيرُ إنكِسار البَصر
diqueilia إزدِواجُ الشَّفَة
diqueiria إزدِواجُ اليَد، إزدِواجُ إحدى اليَدين في ذراع واحِد
directoscopio مِنظارٌ مُباشَر
dirigación تَوجِيه، تَسْيير
dirigomotor مُنَظِّمُ العَضَلات، مُوَجه عَمل العَضَلات
dis- بادئة بمعنى فصل، نَقص، خَلَل، سُوء، عِسْر
disacárido ثُنائيُّ السكاريدو
disacriduria وجودُ ثُنائيُّ السكاريدو في البَول
discausia خللُ السمع، ثِقَلُ السَّمع
disacusis خللُ السمع، ثِقَلُ السَّمَع
disadrenalismo خَللُ الوَظيفة الكُظريَّة
disafia خَللُ حِسِّ اللَّمس
disalelognatia شُذوذ تَكوُّن الفَكين، خَلل تَناسب الفَكين
disanagnosia عسر فهم بعض الكلمات
disantigrafía عُسْرُ الكِتابَة، عُسْرُ النَّسْخ
disarmonía عَدَمُ الإتِساق،عَدمُ التَّناسُق
disarteriotonía خَللُ ضَغطِ الدَّم، خَللٌ في ضَغطِ الشِريان
disartria عُسْرُ التَّلفُّظ، متعلق باللُّكنَة
disartrosis تَشوُه مَفصِلي، إعتِلالُ مَفصِلي
disautonomía خَللُ الوظَائِف المُستقلّة، خَللُ الجهازِ العَصَبي المُستَقِل
disbalance عَدَم التَّوازُن
dibarismo خَللُ الضُغوطيَّة (تفاوت الضغط الخارجي والضغط الداخلي في الجسم)
disbasia عُسْرُ المَشي
disbulia خَللُ الإرَادَة، ضَعفُ الإرادَة
discefalia شُذوذُ تَكوُّن الجُمجُمَة
disciforme قُرْصيُّ الشَّكل
discinesia عَدمُ القِدرَة على القِيامِ بحركات
discisión تَشريط، قَطع
discitis إلتِهابُ القُرْص
disclinación تَدْوير وحْشي عُلوي للعينين، إنحراف العَينين
disco قُرص، أو بادئة بمعنى قُرص
discoblástico متعلق بالأرَيمة القُرْصيَّة
discoblástula الأرَيمَة القُرصيَّة (جنين)
discogásrtula المُعيدَة القُرْصيَّة (جنين)
discogénico قُرصيُّ المَنشأ
discografía تَصويرُ القُرْص (القرْص بين الفِقرات)
discoide قُرصيُّ الشَّكل
discoimesis عُسْرُ النَّوم
discolia خَللُ الصَّفراء
discomicosis الفُطريات القُرصيَّة
discondroplasia خَللُ أو شُذوذُ التَّغضرُف
discondroteosis خَللُ التَّعظُّم الغُضروفي (يؤدي إلى قِصَرِ الأطراف)
discopatía إعتِلالٌ قُرصيّ (القُرص بين الفِقرات)
discoplacenta مَشيمة قُرصيَّة
discorde فقد تَوافِقُ الأصوات، عَدم إنسِجام، تَنافُر
discoria تَشوُه الحَدَقة، خللُ البؤبؤ
discrasia الحَثَل، حثل الدم، سُوءُ المَزاج
sanguínea *حَثَلُ الدَّم، خللٌ دَمَوي*
discreto مُنفَصِل، مُنعزِل، لايُحبُ الظُهور، مُنفَرِد
discrinismo إضطِرابُ الإفرَاز، إضطِرابُ إفرازات الغُدَّد الصُم
discromatopsia إعتِلالُ رُؤيَة الألوان
discromía خَلل التَّلوُّن، تَغَيُّرُ لَون الجِلد
discronismo خَللُ التزامُن، يتعلقُ بخللِ العلاقة الزَّمنيَّة، إختلافٌ وَقتيّ
discusivo مُبدِّد، مُشتِّت
disdiaclasto مزدوجة الإنكسار، قُرْصٌ مُزدوج الإنكِسار

disnea

D

disdiadococinesia عَدمُ القِدرة على الحَرَكَةِ العضلية في إتجاهينِ متعاكسين
disdipsia عُسْرُ الشُّرب
disecar يَسلخ، يُشَرِّح
disección تَشْرِيْح، تَسْليخ
disector مُشَرِّح، مَبحث قواعِدُ التَّشريح
disembrioma وَرَمٌ مِسخيّ
diseminado مُنتَثِر، مُنتَشِر
disencefalia تَشَوُّهُ الدِماغ
disentería زُحَار
diseño تَصميم، رَسم، مُخطَّط
diseretisia تَعبُ أو كَلَلُ التَّنبُّه للمؤثِرات، ضعف إثارة الحِس
disergasia إعتِلالٌ عَقليّ
disergia خَلَلُ التَّناسُق الحَرَكي
disestesia خَلَلُ الإحسَاس
disfagia عُسْرُ البَلع
disfasia خَلَلُ الكَلام بجملٍ صَحيحَة أو مَفهومَة، عُسر التَلَفُّظ
disfemia خلل الكلام نَفسيُّ المَنشأ، تَأتَأة، لُثغَة
disfonía خَلَلُ الصَّوت، البَحَّة (بسبب خلل في الأوتار الصوتية)
disforia عُسْرُ البَلع
disfrasia خَلَلُ النَطق (بسبب علة دماغية)، عُسر التَكَلُّم
disfrenia ذهان ثانوي، مَرَضٌ نَفسانيٌّ ثانَويّ
disfunción خَلَلُ الأداءِ الوَظيفي، عُسْرُ الوَظيفة
disgalactia خَلَلُ أو عُسْرُ إفرازِ اللَّبن أو الحليب
disgammaglobulinemia خَلَلُ غاما غلوبولين الدَّم
disgenesia خَلَلُ التَكوُّن
disgenitalismo خَلَلُ التكوُّن الجِنسي، تَشَوُّهٌ تَناسُليّ
disgenopatía خَلَلٌ التَّخلُّق، خَلَلٌ النموُّ البَدَني
disgerminoma وَرمُ الأرومات الإنتاشيَّة ، ورم خبيث في الخصية أو في المبيض
disgeusia خَلَلُ حِسِّ الذَّوق، فقدانُ المَذاق
disglandular مُختَلُّ الغُدَّد، مُختلُّ وظائِف الغُدَّد
disglicemia شُذوذ محتويات سُكَّر الدَّم، خَلَلُ إستِقلاب سُكَّر الدَّم
disglobulinemia خَلَلُ غلوبولين الدَّم
disgnatia شُذوذٌ في تَطَوُّر الفَكين
disgnosia خَلَلٌ مَعرِفي، خَلَلُ الفِهم
disgonesis خَلَلٌ وظيفيّ في الأعضاءِ التَّناسُليَّة
disgrafía خَلَلُ الكِتَابة
disgramatismo خَلَلُ قواعِد الكَلام، خلل النَّحَويَّة (بسبب علة مركزية)
dishematopoyesis خَلَلُ تَكوُّن الدَّم
dishepatía خَلَلُ وظائِف الكَبِد
dishidrosis خَلَلُ التَّعرُّق
dishormonal خَلَلٌ هُرمونيّ
disinergia خَلَلُ التَآزُ، خَلل تَآزُر العَضَلات
disinmunidad خَلَلُ في المَنَاعَة
disinomenia ديسينومينيا (مركب كيميائي قلوي)
dislalia خَلَلُ النُّطق (بسبب خلل في اللسان)، عسر التَكَلُّم
dislexia خَلَلُ القراءة، عُسْرُ القِراءَة
dislipidosis شُذوذ إستِقلاب الشَّحميَّات
dislipoproteinemia شُذوذُ البروتين الشَّحمي في الدَّم
dislocación خَلع، إنفِصال، إنفِكاك
dislogía عُسْرُ التَّعبير، خَلَلُ المنطِق
disloquia تَعطُّلُ الصَرف النِفاسي، خَلَلٌ في طرحِ السائِل بعد الوِلادَة
dismadurez خَلَلُ النَضج، نَقصُ النَضج
dismegalopsia خَلل الرُّؤية المُكَبِّرَة (رؤية الأشياء أضخم من حجمها الطبيعي)
dismelia خَلَلُ تَكوُّنِ الأطَرف أو أحدها
dismenorrea عُسْرُ الطَّمْث، ألمُ الحَيض
dismetabolismo خَلَلُ الإستِقلاب، خَلَلُ الأيض
dismetría خَلَلُ القِياس، خَلَلُ تقدير القِياس
dismimia خَلَلُ الإيمَاء، خَلَلُ التَّعبير بالإشَارة
disminución إنقَاص، تَخْفيف
disminuir يَنقُص، يَخُف
dismiotonia خَلَلُ التَّوتُر العَضَلي
dismnesia خَلَلُ الذاكِرة، إضطِرابُ الذاكِرة
dismorfismo تَشَوُّه، خَلَلُ البُنية
dismorfofobia رُهابُ خَلَلُ البُنيَة، رُهابُ التشَوُّه
dismutación تَبادُل، تَظَافر (تبادل بين طرفين ما يخسره الأول يربحه الآخر)
disnea ضِيقُ النَفَس، ضِيقُ النَفَس أثناءَ الحَرَكَة

disociación

disociación تَفارُق، تَفَكُّك، إنفِصَام
disódico ثُنائيُّ الصوديوم
disodontiasis عُسْرُ الإثْغَار، قُصورٌأو عُسرٌ في نمو الأسْنان
disogenia إزدِواج النُضج الجِنسي (في مرحلتي اليرقة و البلوغ)
disolución ذَوبَان، إنْحِلال
disolvente مُذيب، حَالّ
disomnia إختِلالُ النَّوم
disomo مِسخ مُضَاعَف
disopia خَللُ الرُّؤيَة
disorexia خَللُ أو ضَعفُ الشَّهيَّة
disorganoplasia خَللُ تكوُّن العُضو
disosmia خَللُ الشَّم
disóstosis خَللُ التَّعظُّم، خَللٌ في تَكوينِ العِظَام
dispareunia عُسْرُ الجِمَاع أو ألمُ الجِماع (عند المرأة)
dispensario مُستوصف لتوزيعِ الأدوية وتقديم الخَدَمات الطِبيَّة الأوليَّة
dispepsia عُسْرُ أو سُوء الهَضم، تُخْمَة
dispermia إخصَابٌ بحيوانينِ مَنَوين
dispersidad تَبعثُر، تَشَتُّت
dispersión تَشتُّت، بَعثَرة، إنتِشار
dispersoide شبهُ مُبَعثَر، شبه الشُّتاتَة، شُتَاتَاني
dispirema إنقسامُ الخليَّة الحَلَزوني(في الإنفسام الخلوي غير المباشر)
displasia خَللُ التَّنَسُّج، ثدن، حَثَل
de cadera *خَلل التوضع الوركي (في حديثي الولادة)*
epifisaria *خلل التنسج المشاشي*
disposición إستِعداد
dispragia ألمُ أداءِ الوَظيفة
disproteinemia شُذوذ بروتين الدَّم
disqueratosis خللُ التَّقرُّن، سوء التَّقرُّن
disquesia عُسْرُ التَّغوُّط، ألمُ التَّغوُّط
disquinesia خَللُ الحَركة، تَعطُّل الحَركاتِ الإراديَّة
disquiria عُسْرُ التَحَسُّس باليَد
disrafia قُصورُ الإلتِحَام، عدم إتمامُ التَّدريز، نقص الرَّتْق
disritmia خَللُ النُّظْم
distal سُفلي
distasia عُسْرُ الوُقوف
distaxis رَنَحٌ جِزئي، عَدَمُ تَناسُق الحَرَكة
disteleología مبحثُ الأعضاءِ الناقصة أو المُندثِرَة
distendido مُتَّسع، مُتَمَدِّد
distensibilidad قابليةُ التَّمدُّد، قابليَةُ التَّوسُّع
distensión تَمدُّد، تَمَطُّط، تَوَسُّع
distimia إكتئاب عقلي، غَمّ
distintamente تَمايز، فَارِق
distiquia إزدواج صف الأهداب على الجفن وإنقِلابها
distiquiasis إزدواج صف الأهداب على الجفن وإنقلابها
distiroidismo خَلل تَنشوُ الدَرقيَّة، نَقصُ وظائف الدَّرَق
distitia عُسرُ الإرضَاع
distobucal شِدقيٌّ وَحْشي
distocervical عُنقيٌّ وَحْشي
distocia عُسْرُ الوِلادة، ألمُ الوِلادَة
distoclusal إنطِباقٌ وَحشيّ (أسنان الفك السفلي تتراجع إلى الوراء عند الإنطباق)
distolabial شَفويٌّ وَحشي (أسنان)
distolingual لِسانيٌّ وَحشي (أسنان)
dístoma ذاتُ الفويهين (جنس من الديدان)، ديستوما
distomiasis داءُ المثقوبات ذات الفويهين
dístomo مُزدوجُ الفَمّ (مسخ)
distomolar رَحًى وحشيَّة، رَحَى زائِدة (أسنان)
distonía خَللُ التَوتُّر
distopía خَللُ تَوضُّعُ العُضو، عُضو في غير مكانه الطبيعي
distorsión إنفِتال، تَحْريف، تَشْويه
distoversión إنحِرافٌ وَحْشي (في الأسنان)
distracción شُرود، إفتِراق، شُرود الذِهن، خَلعٌ (مَفصِلي) لا إزاحي
distractibilidad شروديةُ الذِّهن
distribución تَوزيعٌ، تَقْسيم
distrigmia تَفَلُّقُ الشَّعر، إنشِقاق الشَّعر في نهاياتِه
distripsia خَللٌ تريبسيني، خَللُ الهَضم المِعَوي لنقص التريبسين
distrix تَفَلُّقُ الشَّعر، إنشِقاقُ الشَّعر في نهاياته

distrofia حَثَل، سُوء أو فسَاد التَغذيَّة
disulfato ثُنائيُ السلفات
disuria عُسْرُ التَبول
disustitución مُزدوجِ الإستِبدال
desvitaminosis خَللٌ فيتاميني
disvolución التَقهقُر، التَّنكُس
disyunción إنفِصال، إنفِكاك
diszoopermia خلل التَكوُّن المَنَوي
ditio ثُنائي
diuresis غَزارَةُ البَول، إدْرَارُ البَول
diurético مُدِرٌّ للبَول
diuria بَول نَهاري، كثرةُ البَول في النَهار
diurno نَهاريّ
divagación شُرودٌ ذِهني، كلامٌ غير مُترابِط
divalente ثُنائيُ التَكافؤ
divariación إفتِراق، تَباعد
divergencia مُتباعِد، مُفتَرِق، مُنفَرِج
diverticular رَتْجيّ، بشكلِ الرَّتْج، رَدْبي
diverticulectomía إستِئصالُ الرَّتج
diverticulitis إلتِهابُ الرَّتْج او الرُّتوج
divertículo رَتْج، رَدْب، (كيس ينتؤ من جدار عضو أجوف كالقولون أو المثانة)
divertivulograma صُورةُ الرَّتْج
diverticulopexia تَثبيتُ الرَّتج
diverticulosis الرُتَاج، داءُ الرُتوج
división إنقِسام، تَجزئَة، تَقْسيم
divulsor مُوسِعَّة، مَوسعْ
diyodotirosina هرمون الدَرقيَّة، بشير التيروسينا
dócil هَيِّن، سَهل
docimasia فحص تحليلي للتأكدِ من وجودِ مادة في عضو ما
doctrina مَذْهَب، عَقيدة
dogmatista عَقَائِدي
dolencia دَاء، وَجَع
dolico سابقة بمعنى الطول، طَويل
dolicocefalia إستِطالة الرَّأس
dolicocéfalo طويلُ الرَّأس
dolicocolon قولون طَويل
dolicodero طويلُ االعُنق
dolicofacial طويلُ الوَجه
dolicomórfico طويل و رفيع البنية
dolicosigma إستِطالةُ القولون السيني
dolicostenomelia إستطالةُ ونَحافَة الأصابِع
dolor ألَم، وَجَع
dolorífico مُؤلِم، مُوجِع
dominancia سِيادَة، سَيطَرة
donador مُتبَرِّع، مَانِح
donovanosis داءُ الدونافونيات (الورم الحبيبي الإربي)
dopa دوپا (حامض أميني يستعمل كعلاج في الباركينسون)
dopamina دوبامينا (ناقل عصبي مركزي، نقصه يسبب الباركينسون)
dopaminérgico دوبَّاميني الفعل
Doppler. دُبلر
doppler(efecto) ظاهرةُ دوبْلِر (تَغَيُّر تَرَدُد الصَوت من مَصدر يقترب أويبتعد عن السامع)
dopple color *دوبلِر مُلَوَن*
dorafobia خَوفٌ مَرَضيٌ من جِلد الحَيوانات
dormancia سُبات ، هُجوع
doroespinal ظَهريٌ نُخاعيّ ، ظهريٌ صَلبي
doromanía الوَلعُ المَرضيُ بالعَطاء، حُبُ العَطاء المَرَضي، هَوَسُ الوَهب
dorsal ظَهْري
dorsalgia ألَمُ الظَهر
dorsi سابقه بمعنى ظَهراني
dorsiflexión إنثِناءٌ ظَهراني (إنثناء للخلف)
dorso ظَهْراني، ظَهْري
dorsoanterior ظَهراني أمَامي
dorsoescapular ظَهْراني كَتِفي
dorsointercostal ظَهراني وَربي
dorsolumbar ظَهراني قَطَني
dorsomedial ناصِفُ الظَهر، ظَهري وَسطاني
dorsonasal ظَهري أنْفي
dorsonucal ظَهري عُنقي، خَلف العُنق
dorsorradial ظَهراني كعبري
dorsoventral ظَهْري بَطني
dosimetría قياسُ الجُرعات (الشعاعية)
dosímetro مِقياسُ الجُرعات (الشعاعية)
dosis جُرعَة، أخْذَة
dorsoposterior ظَهراني خَلفي

douglascele

douglascele فَتقٌ دوغلاسيّ، فتقٌ مَهبِليٌّ خَلقيّ
douglasitis إلتِهابُ جَيب دوغلاس مستقيمي رحمي)
dourina داءٌ شللي بالطفيلات المثقبية في الخيلِ والحمير
doxogenico ذِهْنيُّ المنشأ، ذو تكوين إدراكي
dracontiasis داء التنيانات (ديدان خيطية مستديرة)
dracunculosis متعلق بداء التنيانات (ديدان خيطية مستديرة)
dramatismo مَأسَويَّة، فَخفخَة هوسيَّة، تَمثيليَّة
drapetomania هَوسُ التَّشرُّد أو الضَياع
drástico حَاسِم، شَديدُ المَفعول
dren مَصْرِف، قناةُ تَصْريف
drenar يُصَرِّف، يُفَرِّغ
drenaje تَصْريف، تَفْريغ، نَزْح
drepanocitosis وجودُ الكُرَيَّاتِ الحُمرِ المِنجليَّةِ الشَّكل، فقرُ الدَّم المِنْجَلي، الأنيميا المِنْجَليَّة
droga عَقار، دَواء
dromo سابقة بمعنى التوصيل، السُرعة، الجَري
dromofobia رَهبَةُ الرَّكْض
dromógrafo مِقياسُ التوصيل، مِقياسُ سُرعَة
dudenocólico عَفَجي قُولوني
duodenografía صُورةٌ شعاعية للعَفَج
duodenohepático عَفَجي كَبِدي
duodenoileostomía مُفاغَرَة أومُفاغَمة عفجية لَفائفيَّة
duodenolisis تَحريرُ الإثنا عَشري
duodenopancreatectomía إستِئصالُ العفج والبنكرياس
duodenorrafía خياطةُ العَفَج، رَفو العَفَج
dudenoscopia تَنظيرُ العَفَج
duodenostomía فَغرُ العَفَج، وصْلُ العَفَج بجدارِ البَطن
duodenotomía بَضعُ العَفَج (الإثنا عَشري)
duodenoyeyunostomía مُفاغَرة أو مُفاغَمَة عَفَجيَّة صَائِميَّة(الإثنا عَشري بالصائِم)

دوران الدَّم، مُخَطَّطُ السُرعة
dromomanía هوسُ التِّجوال، ولَعُ الشُّرود
dromotropismo حَافِزُ النَاقِليَّة العَصَبيَّة
dromotropo مُوَجِّه أو مُؤثِّر في توصيلِ الليفِ العَصَبي
dropacismo نَتفُ الشَّعر بالشريطِ اللاصِق ، نزع الشَّعر باللُزوق
drusas بَراريق شَفَّافَة (تجمع لمادة صفراء في شبكية العين)
dualismo الثُنائيَّة، ثُنائية العَقل والمادَّة،
dualista المُعْتَقِد بالثُنائيَّة، ثُنائي
ductal قَنَوي، مَسَالي
duodenectomía إستِئصالُ العَفَج، خَزعُ العَفَج
duodenitis إلتِهابُ العَفَج
duodeno إثنا عَشري، العَفَج
duodenocistostomía مُفاغَرة عَفَجيَّة مَراريَّة
duodenocolangeitis إلتِهابُ العَفَج والقَناة الصَّفراويَّة الجامِعة
duodenocoledocotomía شَقُّ العَفَج والقَناة الصَّفراويَّة الجامِعة
duoparental ثنائي الوالدين، من عنصرين ذكري وأنثوي
duplicación تَضَاعُف
duplicado مَثني، مَطوي، مُضاعَف، نَسخةٌ مُطابِقة
duplicidad إزدِواجيَّة، تَضاعُف
duplicatura ثَنيَة، طَيّ
dural قَاسي، جافي
duramadre الأمُّ الجَافِيَة، الغِشاءُ الخارجي للدِّماغ والحَبْل الشوكي
duraplasia رأبُ الأمِّ الجَافِيَة
durematoma وَرَمُ الأمِ الجَافِيَة الدَّموي
dureza قَساوَة، صَلابَة
duritis إلتِهابُ الأمِّ الجَافِيَة
durmancia هُجُوع، سُبَات
duroaracnitis إلتِهاب الأمِّ الجافِيَة والعنكبوتية

E

ebriedad سُكَر ، ثمل ، نَشوة
ebullición غَليان ، فَوران
eburnación تَعَجُّج (من العاج) العَظم أوالغُضروف
ecbólico مُعَجِّلُ الوِلادَة، عَقار يُقَلِّصُ الرَّحم فيُسرِّ عُ الوِلادَة
eccefalosis إستِخراجُ الدِّماغ
eccema إكزيما، إلتِهابٌ جِلديٌّ يُسببُ الحَكَّة وأحياناً التَّقَشُّر
de contacto *إكزيما اللَّمس*
herpética *إكزيمٌ هِربسيَّة*
eccematide طَفَحة إكزيميَّة
eccematógeno مُسَبِبُ الإكزيما، مُنشأ الإكزيما
eccematoide شبهُ إكزيمي
eccentrocondrodisplasia داءُ التَعَظُّم المُتَعدِّدُ المراكِز (مما يُشَوِّه العَظم)
ecciesis حَملٌ خَارِجَ الرَّحِم
ecdémico غَيرُ مُستَوطِن، دَخيل، مَرضٌ طَارِئ
ecdisis إنسِلاخ، تَبديلُ الجِلد الخَارجي
ecfilaxis عَجْزُ العَوامل الدِّفاعيَّة في الدَّم، عَجزُ الأجسام المُضَادَّة في الدَّم
ecforia إحياءُ أثَر
eclabio إنقِلابُ الشَّفَة، الشَّنَف
eclampsia تَسَمُّمٌ حَمْلي، شَنَجٌ نَفاسيّ
eclamsismo سُمِيَّة حَمْليَّة
eclecticismo إنتِقاء، إصْطِفاء، إختيارُ الأفضَل
eclisis غَشَيان، غَشْيةٌ طَفيفَة
ecmnesia نِسيانُ الحَوادِث الجديدة، فَقدُ الذّاكِرة للحوادثِ الحَديثَة
eco صَدَى
ecoacusia سَماعٌ شَخصي لإصْداءٍ صَوتية تَخَيُّليَّة
ecocardiografía تَخطيطُ صَدَى القَلب
ecocleación إستِئصالُ القَوقَعة من الأُذن الدَّاخليَّة
ecoencefalografía تَخطيطُ صَدَى الدِّماغ
ecofonía صَدى صَوتي يُسمعُ بالمِسمَاع في الصَدر
ecofotonía رَبْطُ بعض الأصْوات مع بعضِ الألوان، تَصْدية الألوان
ecofrasia صَدًى لَفْظيّ، إعادة لفظ كلمات الآخرين لا إرادياً
ecogénico جِسم يُصدِرُ صَدًى أثناء التَّصوير بالأمواج فوق الصَّوتيَّة، مُرَجِّعُ الصَدَى
ecografía تَصويرٌ بالأمواجِ فوقَ الصَّوتيَّة، إيكوغرافيًا
ecolalia تَرديدُ ألفاظِ الآخرين لا إرادياً
ecología عِلمُ البيئَة
ecomanía هَوسٌ إضطرابيٌّ مَنزليّ، إختِلالٌ عَقليٌّ مع الأقارِب، سَيطَرةٌ في المَنزل وخُنوعٌ خَارِجَه
encondroma وَرَمٌ غُضروفيٌّ ظَاهر، وَرَمٌ غُضروفي حَميد على سطحِ غُضروفٍ أو عَظم
encondrosis وَرَمٌ غُضروفيٌّ ظَاهِر، وَرَمٌ غُضروفي حَميد
encodrotómo مِبضَعُ الغُضْروف، مِبضَع النَّسيج الغُضروفي
economía إقتِصاد، تَدبير الأمور
ecopatía عِلَةُ تَرديدُ الكلامِ أو الحَرَكات
ecopraxia تَقليدُ حَركاتِ الآخرين لا إرادياً
ecoprótico مُقَلِّدُ حَركات الغَير لا إرادياً
ecoquinesis تَقليدُ الحَرَكَات، تَصديَةُ الحَرَكات
ecosistema مَنظومةٌ بيئيَّة، تَوافق بيئي بين الكائنات الحَيَّة وغير الحَيَّة
ecrino مُفرِز، نَاتِج
ecrinología عِلمُ الإفرَازَات الخَارجيَّة
ecrisis إبرَاز، تَغَوُّط
ectacolia تَوَسعٌ قولوني
ectasia تَوَسُع، تَمَدُّد
ectental أديمي، متعلقٌ بالطَّبقتين الظَاهِرة والباطِنَة من الجِلد
ecterógrafo مُخطِّط حَرَكات الأمعَاء
ectetmoide كتلتا العَظم الغِربالي الجَانبيَّتان
ectima قَرحَةُ القوباء، قَرْحَة، أكثيما
ectimiforme قُوبائيٌ أو بَثريائيُ الشَّكْل
ectipia إنحِرافُ النَّمط، خروجٌ عن المُعتَاد
ectireosis عَدمُ وجود الغُدَّة الدَرقيَّة أو فَقدُ وظيفتها
ecto سابقة بمعنى خَارجي أوظَاهِري
ectoantígeno مُستَضَدٌ خارجيّ، مُسْتَضَد خارجِ البكتيريا

ectobiología

ectobiología دراسةُ سَطح الخَليَّة، بيولوجيا سَطح الخَليَّة
ectoblasto الأدَمَة الخارجيَّة، الأرُومَة أو الطبقَة الظَاهِرة
ectocardia قلبٌ في غير موضِعِه، قلبٌ مُنْتَبِذ
ectocinérea المَادَّة السِّنجابيَّة الخارجيَّة في قِشرةِ المُخ
ectocítico خارجُ جِدارِ الخليَّة
ectocolon إتِساعُ القولون
ectocolostomía مُفاغَرة أومُفاغَمَةُ القولون عبر جدار البَطن
ectocóndilo اللُّقمة الظاهِرة أو الوحشيَّة للعَظم (نتوء مُدَوَّرفي طرفِ العَظم)
ectocuneiforme عَظمٌ إسفينيٌ جانبيّ
ectodermo الأديمُ الظَاهِر، الأديمُ الخَارجي
ectodermosis ، داءُ الأديمُ الظَاهر، داءُ الأديمُ الخارجي
ectoesqueleto الهَيكلُ الخارجي
ectoenzima إنزيم خارجُ الخَليَّة (يعيش على سطح الجلد)
ectófito نباتٌ طُفيليٌ خارجيّ
ectógeno مُتكَوِّنٌ خارج الجِسم
ectoglia الدَبقُ العَصَبيُ الخارجي، طبقَةٌ رقيقةٌ خارجية من الأنبوبِ النُخاعي في الجَنين
ectogluteo العَضَلَةُ الأليَوِيَّة الخَارجية أو القُصوى
ectogonía تأثيرُتكوُن الجَنين على الأمّ
ectolecito خَارجيُ المُحّ
ectólisis تَحلُّل الهُيولى الخارجيَّة، إنحِلالُ الجِبْلَة الظَاهِرة
ectómero قُسيم أديمي خارجي، قُسيمَة خارجيَّة
ectomía قَطعٌ جِراحيّ، إستِئصال، جَذع
ectomorfo مُتَشكِّل خارجاً
ectonuclear خارج النَّواة
ectópago مِسخٌ توأمي جانبي إلتِحام الجَذعين
ectoparásito طُفيليٌ خارجِي، طُفيليٌ يَعيشُ على سطح الجسم
ectoperitonitis إلتِهابُ الصِفاقُ الخارجي
ectopia إنتِباذ، تَواجد عُضوٍ في غيرِ موضعِه الطبيعي
ectópico مُنتبِذ، موجودٌ في غير موضِعه الطبيعي، شَاذ
ectoplacenta مَشيمةٌ خارجية (في القوارض)
ectoplasma هُيولى خارجيَّة، البلاسما الخارجيَّة، الغِشاءُ الهُيولي
ectoplástico متعلِّقٌ بالغِشاء الخَلَوي، مُشَكّلٌ على السَطح
ectoplasto هُيولى خارجيَّة
ectopotomía إستِئصالُ الجَنين المُنتَبِذ عبر البطن، إستِئصلال محتويات كيس الحَمْل عبر البطن
ectopterigoideo الجَناحيَّة الوحشيَّة (تشريح)
ectopterigoideo العضلة الجَناحية الوحشية
ectosarco االبلاسسما الخارجيَّة(في الأوائل)
ectoscopia تنظير خارجي، ملاحظة حركات البطن والصدر
ectosfera الكُرة الخارجيَّة
ectostosis تَعظُّم خارجي، تَعظُّم برَّاني، تَعظُّمٌ تحت غلافِ الغُضروف
ectosugestión إيحَاءٌ خارجي، إيحَاءٌ من شخصٍ ثاني
ectotoxemia تَسممٌ خارجي، تَسَّمم من خارجِ الجِسم
ectotrix فُطور شَعريَّة خارجية تنمو داخل الشَّعر
ectozoo طُفيليٌ خارجيّ
ectrodactilia إنعِدامُ الأصابع كلياً أوجزئياً في اليَّد أو القَدَم
ectrogenia إنعدامُ جزءٍ من الجِسم خِلقيَّاً
ectromelia غيبةُ طرفٍ أو أكثر خِلقيَّاً
ectromelo معدوم أو مُشَوَّهُ طرف أو أطراف
ectropión الإنقِلابُ الخارجي للجَفن، الشَّتَر
ectrosindactilia إلتِصاقُ الأصابِع مع غيبةِ بَعضِها
ectrosis إجْهاض، إسْقاط، إجْهاضُ المَرَض
ectrótico إجْهاضيّ، مُجهِض، إجهاضُ المَرض قبل تَفَاقُمُه
ecuación مُعَادَلة
ecuador خَطُ الإستِواء
echovirus فيروسة مِعَوِيَّة
edad عُمْر، سِنّ
cronológica *العُمر الزمني*
mental *العُمر العَقلي*
edema وَذمَة، زيادةُ السوائِل بينِ خلايا الجِسم
edematización تَوذُّم

electrobioscopia

edematógeno مُوَذِّم، مُسببٌ للتَّوذُّم
edematoso مُتَوذِم، وَذْميّ
edentado فاقِدُ الأسنان
edeocéfalo مِسخٌ بعينٍ واحِدة وبدونِ فَمٍ وأنف بشكل قَضيب
edeología دراسةُ الأعضاءِ التَّناسُليَّة
edipismo أودِيبيَّة، فقء العينين الذاتي
efecto فِعْل، تأثير، نَتيجَة
efector مُؤَثِّر، مُفْعِل
eferente صَادر، مُصَدِّر من المَركز، نَابِذ
eferente (arteria) *شريان مُصَرِّف، شريان نابِذ*
eferente (conducto)
قناة مُصَدِّرة تحمل الإفرَازات
efervescente فَوَّار، فوران
eficaz ناشِط، فَعَّال، كُفء
eflorescencia تَزَهُّر، طَفْح، آفَةٌ جِلديَّة
efluvio إنبِعَاث، تَسَاقط، سُقوطُ الشَّعر
efluxión إسقَاطُ البيضَة اللاإرادي في الأيامِ الأولى من الحَمْل
efracción إضعَاف، الفَتحُ بالكسر
efusión إنسِكاب، إندِفاق، تَجَمُّع سوائِل، إنصِباب
articular *إنصِباب مِفصَلي*
hemorragica *إنصِباب نَزفي*
pericadrdial *فرطُ سوائِلٍ في الشغاف*
pleural *فرطُ سوائِلٍ في تجويفِ الجَنبة*
egagrópilo تشكيلُ مادَّة حَصَويَّة في المَعِدة أو الأمعاء
egersis يقظةٌ شديدة، أرقٌ مَرَضي، حَذَر
egesta غائِط، مَوادٌ مُفْرَزَة، مُفْرَغات
egilopia،(خُرَاجٌ ثاقِب في المُوق الإنسي) الغَرْب قَرحَةٌ في الزاويةِ الدَّاخليَّة للعَين
ego الأنَا، الذَّات
egobroncofonía الثُّغَاء(صوت الماعز)، إعتلالُ رنة الصَّوت في الإعتلالِ الرِّئَوي، الثُّغَاء الشُّعَبي
egocéntrico أنَاني، مِركزيُّ الذَّات
egofonía ثُغَاءُ الصَّوت، الصَّوتُ عالي الطَّبَقة كثُغاء المَاعز
egoísmo أنَانيَّة، حُبُّ الذَّات
egomanía أنَانيَّة مُفرطَة، أنانيَّة هوسيَّة
egosintónico مُتنَاغِمٌ مع ذاتِه، مُنْسَجِمٌ مع ذاتِه

eiconómetro مِقياسُ إختِلاف الصُّورَة في العَينين
eideísmo رؤيةُ مَشاهِدِ سَبَق رؤيتها أوتَخيُّلها، قراءة الصُّور بالبَصيرة
eidógeno مادةٌ ذاتُ قِدرة على تغيير شكلِ عُضوٍ جنيني
eidoptometría قياسُ حِدَّة البَصَر، قياسُ إبصارية الأشياء
eimeria إيميريا (جنس طفيليات في الخلايا الظهارية)
eisantema طَفَحٌ مُخاطيّ
eisódico وارِد، مُتَّجِهٌ نحو المَركز
eje مِحوَر
ejercicio تَمرين، تَدريب، مُمَارَسَة
elaboración إعدَاد، تَحضير، تَجهيز، تَهيئة
elacina نَسيجٌ إنحِلالي مَرِن، نَسيجٌ مَرِنٌ مُتَنكِّس (تجاعيد المسنين)
elación شُموخ،غَطرَسَة، زَهوة، نَشوةُ زُهو
elasticidad مُرونَة، مَطاطيَّة، قِدرةُ الأجسام على إستِعادةِ شَكلِها بعدَ المَطِّ
elástico مَرِن، مَطَّاطيّ
elastina إيلاستينا(نسيج بروتوني أصفر اللون ويشكل العنصر الأساسي في تركيب النسيج الضام المرن)
elastogel هُلاميَّة مَرِنَة
elastoide شِبهُ المَرِن
elastólisis إنحِلالُ النسيج المَرِن
elastoma ورَمُ النَّسيج المَرِن
elastómetro مِقياسُ المُرونَة
elastopatía إعتِلالُ النَّسيج المَرِن
elastorrexis تَمزُّقُ النَّسيجِ المَرِن
elastosis تَنكُّسُ النَّسيجِ المَرِن،خَلَلٌ في النسيجِ المَرِن
eléboro بَقْلَةُ الرَّمل
electro سابقه بمعنى كَهرباء
electroacupuntura الوَخزُ بالإبرِ المُكهرَبَة
electroanalgesia تَسكينُ الألمِ الكَهرَبائي
electrobasógrafo مِخطَاط ثِقَلُ الخَطَوات الكهربائي (لتحديد الوزن على كل رِجلٍ أثناء المشي)
electrobiología عِلمُ البيولوجيا الكهربائيَّة
electrobioscopia تَحَرّي وجودِ أو غيابِ حياةٍ في الجِسم بواسطةِ تمرير تيار كَهرَبائي

E

electrocardiografía

electrocardiografía تَخطيطُ كَهرَبيَّة القَلب
electrocardiógrafo مِخطاطُ كهربائيَّة القَلب
electrocardiograma مُخَطَّط كَهرَبائيَّة القَلب
electrocatálisis تَحفيزٌ كَهرَبائي، الوَساطَة الكَهرَبائيَّة
electrocauterio الكَيُّ بالكَهرباء، مِكواةٌ كهربائيَّة
electrocirugía الجِراحَةُ الكَهربائيَّة
electrocoagulación تَخثيرُ الدَّم الكَهربائي لوقفِ النَّزيف
electrocontractilidad تَقَلُصيَّة كَهربائية (تَقَلص العضلات بالكهرباء)
electrocución صَعقٌ كَهربائي، الوفاةُ أو شبهُ الوفاة بالشّحْنَة الكهربائيَّة
electrochoque صَدْمَة كهربائيَّة
electrodiagnosis التَّشخيص الكَهربائي
electrodo مَسرى كَهربائي، قُطب، إلكترود
electroencefalografía تَخطيطُ كَهربائيَّة الدِّماغ
electroencefalograma مُخطَّط كَهربائيَّة الدِّماغ
electrofisiología الفيزيولوجيا الكَهربائيَّة
electroforesis حَركةُ الجُسيمات المَشحونَة تحت تأثير تيَّار كَهرَبائي، إستِشْرَاد، كَنْفَرَة
electróforo مُولِّدُ الشحنات الكَهربائيَّة السَاكِنة بالتَّحريض
electrografía التَّصويرُ الكهربائي، التَّخطيطُ الكهربائي
electrohemostasis وقْفُ النَّزيف كهربائياً، إرقاء كهربي
electroinmunodifusión إنتِشارٌ مَناعيٌّ كَهرَبائي
electrolepsia الرَّقصُ الكَهربائي، الحَركاتُ العَنيفَة غير الإراديَّة بعد التَّعرُّض لتيارٍ كهربائي
electrólisis تَحَلُّلٌ كَهرَبائي، كَهْرَلَة
electrólito كَهْرَل، مُنْحَّل كهرباوي، عُنصرٌ مُفَكَّك بالتَّحليلِ الكَهرَبائي
electrolitotricia تَفتيتُ الحَصى كهربائياً (خاصة حصى الكلية)
electromagnetisimo الكَهرومِغناطيسيَّة، المِغناطيسيَّة الكهربائيَّة
electromanómetro مِقياسُ الضَّغط الكهربائي (للغازات والسوائل)
electrómetro مِقياسُ الكهربيَّة
electromiografía تَخطيطُ كَهربيَّة العَضَل
electrón إلكترون، كُهَيرَب (وحدة كهربية سلبية)
electronarcosis تَخْديْر أو تَنْويم كهربائي
electronegativo سَالِبُ الشّحنَة الكهربائيَّة
electroneurografía تَخطيطٌ عَصَبيٌّ كَهربائيّ
electroneurólisis إفتِكاكُ العَصَب بإبرةٍ كهربائيَّة تَحريرٌ عَصَبي بالكَهرباء
electrónica إلكتروني، إلكترونيَّة
electropatologia الأمراضُ الكَهربائيَّة
electropirexia رفعُ درجَة حَرارَة الجِسم كَهرَبائياً
electropismo الإنحِيازُ الكَهربائي نحو السَالِب أو المُوجِب
electroquímica الكيمياءُ الكَهرَبيَّة
electrorretinografía مُخَطَّطُ كهربائيَّة الشَّبَكيَّة
electroscopio مِقياسُ الشَّحناتِ الكَهرَبَائيَّة
electrosol خُلالَة كهربيَّة (محلول غرواني لمعدنٍ يُستَحضَر من تحليل كهربائي)
electrostático كَهربي رَاكِد، كَهربي سَاكِن
electrotaxis الإنتِحاءُ الكَهرَبَائي سَلباً أو إيجابياً
electroterapia المُدَاوَاةُ بالكَهرباء
electrotermia مِحرارٌ كَهربائي، مُولِّدُ حَرارَة من الكَهرَبَاء (يستعمل ضد الألم)
electrotermoterapia المُعالجَة بالحَرارةِ الكهربائيَّة
electrótomo مِبضَع كَهرَبائي، مِقطَعٌ كَهرَبائي
electrótono التَّوتُّرُ الكَهرَبائي
electrotrépano مِثْقَب كَهرَبائي
electrovagograma مُخَطَّط كَهربائي للعَصَبِ العاشر (العصب المُبهم)
electroversión التَّقويمُ الكَهربائي لإضطرابِ نُظُمِ القَلب
elefantiasis داءُ الفِيل (تَضخُّم خاصة بالساقين بسبب إنسداد الأوعية اللِّمفاويَّة)
gingival *تَضخُّمُ اللِّثَة*
neuromatosa *داءُ الأورامِ العصبية الفِيلي*
ocular *تَضخُّمُ الأجفان المُزمِن*
eleidina مادَّةٌ زيتيَّة في الجِلد
elemental أوَّلي، أساسي، عُنْصُري

emenopatía

elemento عُنْصُر
eleoma وَرَمٌ زيتي(ورم يسببه وخز الأنسجة بالزيت)
eleómetro مِقياسُ الزَّيت
eleopatía إعتِلال زَيتي
eleoterapia المُداواةُ بالزَّيت
elevación إرتِفاع، رَفع
elevador رافِع
eliminación إزالَة، طَرح، تَخلُّص مِن
elinguación نَزعُ اللِّسان
elinina إيلينينا(الجزء البروتيني الشحمي من الكرية الحمراء)
elipsoide مِغزَلي أو إهليلَجيُّ الشَّكل
eliptocito كُريَّة إهليلجيَّة حَمراء (كرية حمراء سهلة التكسر كثرتها يسبب فقر الدم الإهليلجي)
eliptocitosis تَكَثُّر المغزليات في الدَّم، فَقرُ الدَّم الإهليلَجي أو المِغزلي (أنيميا وِراثيَّة)
elitritis إلتِهابُ المَهبِل
elitro بادئة بمعنى مَهبِل أو مَهبِلي
elitrocele فَتقٌ مَهبِلي
elitroclasia تَمزُّق المَهبِل
elitroclesis سَدُّ المَهبِل
elictroplastia تَقويمُ المَهبِل، رَأبُ المَهبِل
elitroptosis تَدلِّي المَهبِل
elitrorrafia خياطَةُ المَهبِل، رَفو المَهبِل
elitrotomía قَطعُ المَهبِل
elixir شَرابٌ كُحولي يُستَعمل في الأدويةِ السائِلَة
elongación مَطّ، تَطويل
eluato حَاصِلُ الشَّطف أو الغَسيل
elución فَصلُ مَادَّة بالشَّطف أو الغسيل
elutriación شَطف، تَصويل، غَسيل
emanación نَفيح، إنبِعاث، فَيض
emancipación تَحَرُّر، إنعِتاق، إعتَاق
emasculación إستِئصال أعضاء ذكورية، خِصاء، بَترُ القَضيب
embalsamamaiento تَحْنيط
embarazada حبلى، حامِل (للمرأة)
embarazo الحَبَل، الحَمل
ectópico *حَمل مُنتبِذ، خارِجُ الرَّحِم*
falso *حَمل زائِف*
histérico *حَمل وَهمي،حمل هراعي*
uteroovarico *حَمل رَحمي مَبيضي*
embolectomía نَزعُ الصِّمَّة أو السِّداد من وعاء دَمويّ
embolia سِدَّة دَمويَّة وِعائيَّة، صِمَّة
aérea *إنصِمام بفقاقيَّة هوائيَّة*
infecciosa *إنصِمامٌ إنتاني*
tumoral *إنصِمامٌ وَرَميّ*
embolización صمو وعاء دموي (لمعالجة نزيف داخلي)، تَكَوُّن الصِّمَّة
émbolo صِمَّة، سِداد، صَمَّامَة
embololalia ثَرثَرة، حَشو كلماتٍ بدونِ معنى
embriaguez الثَمل، السُكْر
emberiectomía إستِئصالُ الجَنين في حالةِ حَمْل خارجِ الرَّحِم
embriocardia نَظمٌ جَنيني، تسرع القلب كقلب الجنين
embrioctonía قَتلُ الجنين، إتلافُ الجَنين
embriogénesis تَكوُّن الجَنين، تَخلُّق المُضْغَة
embrigrafía تَخطيطُ مَعالِمِ الجَنين
embriología عِلمُ الجَنين
embrioma وَرَمٌ جَنيني
embriomorfo جَنينيُّ الشَّكل
embrión جَنين، مُضْغَة
embrionario جَنيني، مُضْغي
embrionización إنتِكاسٌ إلى الشَّكلِ الجَنيني، تَمضُّغ
embriopatía إعتلالٌ جَنيني
embrioscopio مِنظارُ الجَنين، مِنظارُ المُضْغَة
embriotocia إجْهَاض، إسْقاطُ الجَنين
embritomía تَقطيعُ الجَنين في الولادةِ العَسِرة
embriótomo مِبضَعُ الجَنين
embriotoxon ظليليةٌ خِلقيَّةٌ في طرفِ القرنيَّة
embriotrofia تَغذيَةُ الجَنين
emberiulcia تَقطيعُ الجَنين المَيِّت آلياً لإستِخراجه
embrocación مروخ، تَدليك بسائل مَنطقة ألم عضلي في الجسم
emenagogo مُنَشِّط الحَيض، مُطمِث
emenología عِلم أوبَحث الحَيض
emenopatía إعتِلالُ الحَيض، إعتِلالُ الطَّمث

E

emergencia

emergencia حادِثَة إسعافيَّة
emesis قَيئ
gravidarum قيئ الحَامِل أو الحَبلى
emetatrofía ضمورٌ ناتِج عن القَيئ
emético مُقَيِّئ، مَادة مُقيئة
emeticología علمُ المُقَيِّئات، أبحاثُ المُقيِّئات
emetina إيميتينا (قلواني يستعمل كمقيئ)
emetocatártico مُقيِّئ ومُسَهِّل
emétrope سَويّ أوسَديدُ البَصَر
emetropía سَويَّةُ النَّظَر، سَدادُ البَصَر
emigración هِجرة
eminencia بُروز، بَارِز
emisario مِسْرَب، مِشْبَر
emisión تَسريب، إصْدَار، قَذْف، إنبعاث
emoción إنفِعَال، إنفعالٌ عاطِفي
emocional إنفِعَالي، عَاطِفي
emoliente مُليِّن، مُطَرٍ، مُلَطِّف
emotividad إنفعاليَّة
emotivo إنفعالي، مُنفَعِل
emparejamiento تَوفيقٌ بين، جَمعٌ بين
empaste تَرصيصٌ أو كِساء السِّن (من أسنان)، طلاء سَميك
ampatía تَعاضُدٌ إنفِعالي، الشُّعورُ أو الإشتِراك بمشاعرِ الغَير
empeine ظاهِرُ القَدَم، قَوسُ القَدَم
empiema دُبيلة، ذات الجنب القيحيَّة، تَجَمُّعٌ صَديديّ
empiesis تَقَيُّحٌ، تَصَدُّد
empiocele قيلَةٌ قيحيَّة
empireuma شياط (رائحةُ مواد عضوية على وشك الإحتراق في وعاءٍ مغلق)
empirismo طِبَابَة إختياريَّة، طِبابَة تَجريبيَّة، شعوذة، مجموعةُ المعلومات المُستقاة من الخِبرَة
emplasto لَزقَة
emprostótonos تَقَوُّسٌ أماميّ
emptisis نَفْث وخاصةً نَفْثُ الدَّم
emulgente مُصَرِّف، مُنَقٍ، مُصَفٍّ (شريان أو وريد كلوي)
emulisina إنزيمٌ يذوبُ في الماء
emulsión مُستَحْلَب (سائل يحتوي على جزئيات غير ذائبة)
emulsivo قابلٌ للإستِحلاب
emulsoide شِبهُ مُستَحلب
emuntorio مُصَرِّف، مُفرِّغ
enalapril دواءٌ خافِضٌ للضَّغط
enanismo قَزَامَة
enano قَزَم
acondroplastico قزمٌ قصيرُ العُنق وضيِّق المنكبين مع قِصَر الألواح واليدين
asexual لا جنسي
hipofisario قَزامة نُخاميَّة
hipotiroideo قَزَامَة قصور الدرقيَّة
pituitario قزامَة نُخاميَّة
enantema طَفحٌ داخلي وخاصةً في الأغشيةِ المُخاطية كالفَمّ
enantiobiosis تعايشٌ مُضادّ، يضاد أحدُ المتعايشين نُموُّ الآخر
enantiomorfismo التَّماثُل المِرآوي، التَّماثُل الصُوري
enantiomorfo مقابل مرآتي، مُتَماثِلٌ بالشَّكل
enantiopatía إعتلالٌ مُضَادّ (قد يُشفي من إعتلال آخر)، مَرضٌ مُضَادّ
enantrópico مَرضٌ باطني بشري المنشأ
enarquiocromo خليَّةٌ عَصبيَّة تحتوي على مادة ملونة شَبكيَة الشَّكل، داخِلُ الشَبكة الصبغيَّة
enartritis إلتِهابُ مَفصِلٍ حُقِّي
enatrodial له علاقة بالمَفصِل الحُقِّي
encajar أولَجَ، أدخَلَ، ثَبَّتَ في مكانِه
encantis زائِدةٌ لحميَّةٌ في المَاق أو الزاوية الداخلية للعَين
encapsulación تَغَمُّد، تَمَحْفُظ
encarnado ناشِب، ظِفرٌ غَارِز
encefalalgia صُدَاع، وجَعُ رأس
encefalauxa تَضَخُّمُ الدِّماغ
encefalemia إحتِقانُ الدِّماغ
encefálico دِماغيّ، له علاقة بالدِّماغ
encefalítico مُصابٌ أو متعلقٌ بالتِهابِ الدِّماغ
encefalitis إلتِهابُ الدِّماغ
encéfalo دِماغ
encéfalo- بادئة بمعنى دِماغ
encefaloarteriografía تَصويرُ شرايين الدِّماغ

encefalocele فتقٌ في الدِّماغ خِلقيَّة أو رَضخيَّة

encefalocistocele فتق دماغي مكيس

encefaloclástico بقايا هَدمُ الدماغ، آثار إعتِلال دِماغي

encefalodiálisis تَليُّنُ الدِّماغ

encefalodisplasia خللُ التَّنسجُ الدِّماغي، إعتلال دماغيٌّ خِلقي

encefalografía صورةٌ شعاعيَّة للدِّماغ

ecncefaloide شبيهٌ بالدِّماغ، ورَمٌ دِماغيّ

encefalolito حَصاةٌ دِماغيّة

encefalología عِلمُ الدِّماغ

encefaloma ورمٌ دِماغيّ

encefalomalcia تَليُّنُ الدِّماغ

encefalomeningitis إلتِهابُ الدِّماغ والسَّحَايا

encefalomeningocele فَتقُ الدِّماغ والسَّحَايا

enceflomeningopatía إعتِلالُ الدِّماغ والسَّحَايا

encefalómero قُسيمٌ دِماغيّ

encefalómetro مِقياسُ الدِّماغ

encefalomielitis إلتِهابُ الدِّماغُ والنُّخاعُ الشَّوكي

encefalomielopatía إعتِلالُ الدِّمَاغ والحَبْلِ الشَّوكي

encefalonarcosis ذهولٌ دِماغيّ، غَيبوبَة بسببِ مَرضٍ دِماغي

encefalopatía إعتِلالٌ دِماغي

encefalopiosis خُرّاجٌ دِماغي، تَقيُّح دِماغي

encefalopsia ترابطٌ لَونيٌّ كلاميّ، حالةٌ يربط فيها المريض بعض الألوان مع بعضِ الكلمات

encefalorragia نَزفٌ دِماغيّ

encefalosclerosis تَصلُّبُ الدِّماغ

encefaloscopia تَنظيرُ الدِّماغ

encefalosepsis إنتانٌ دِماغيّ

encefalosis مَرضٌ دِماغيٌّ، داءٌ دماغيّ

encefalospinal دماغيٌّ نُخاعيّ

encefalotlipsis إنضِغاطُ الدِّماغ

encefalotomía تَشريحُ الدِّماغ

encelialgia وجعُ أحد الأحْشَاء البَطنيَّة

encelitis إلتِهاب أحد الأحْشَاء البَطنيَّة

enciesis حَمْلٌ طبيعيّ، حَبَلٌ طبيعيّ

encinta حَامِل، حَبْلَى

enclavar سَمَّرَ (دق مسمار)، خَرقَ، إختَرَق

enclítico مائِل(تشير إلى ميلان رأس الجنين بالنسبة لمحور الحوض) أثناء المخاض

encolpiso مُدواةٌ مِهبليَّة (مداواة عبر المِهبَل)

encondroma وَرَمٌ غُضروفيٌّ داخِل العَظم

encondrosis غُضروفيّ

encopresis سَلسُ الغائِط، سَلسٌ برازيّ (غير عضوي)

endangiitis إلتِهابُ باطِنَة الأوعِيَة

endagio بطانةُ الوعاء

endaórtico متعلق ببَاطِنَةِ الأبْهَر

endaortitis إلتِهابُ باطنةِ الشِّريانِ الأبْهَر

endarterectomía إستِئصالُ باطِنَة الشِّريان (المسدود)، خَزعُ بِطانَة الشِّريان

endarteritis إلتِهابُ باطِنِ الشِّريان

endemia مَرَضٌ مُستَوطِن

endémico مُستَوطِن، مَرَضٌ مُستَوطِن

endemiología عِلمُ الأمراضِ المُستوطِنَة

endérgico تفاعلٌ يُعطي طاقَة

endergónico تَفاعلٌ يمتصُ طاقَة (تفاعل كيميائي)

enderon باطِنُ الجِلد، أدَمَة

endidura شُقٌ، تَلَم

endo- بادئة بمعنى باطِن

endoabdominal داخِلُ البَطن

endoaneurismorrafia رَأبُ أمُّ الدَّم

endoantitoxina مضادٌّ سُميٌّ داخليّ، مضادٌّ للتَّسمم ضمنَ الخليَّة المُوَلِّدة للسُّم

endoapendicitis إلتهابُ باطِن الزائِدة الدُّوديَّة

endoauscultación تَسمُّعٌ داخِلي

endobacilar داخِلُ العُصيَّة

endobiosis تَطفُّل، طُفيلي

endoblasto الأديمُ الباطِن، نَواةُ الخليَّة

endocardio الشَّغَاف، الطبقةُ الداخليَّة للقلب

endocarditis إلتِهابُ الشَّغَاف

endoceliaco ضِمنُ تَجويفٍ في الجِسم

endocelular داخِلُ الخليَّة

endocervical متعلق بباطِنِ عُنقِ الرَّحِم

endocervicitis إلتِهابُ الغِشاء المُخاطي لِعُنقِ الرَّحِم

endocistitis إلتِهابُ بِطانة المَثانَة

endocito مَضمونُ الخَليَّة

endocitosis

endocitosis إلتِهامٌ خَلَوي(جسمٌ غريبٌ عن الخليَّة يُضافُ إلى الهَيولى حيث يَتُّم إلتهامه وإحتساؤه)
endocolitis إلتِهابُ الغِشاء المُخاطي للقولون
endocondral داخِلُ الغُضروف
endocorion الطبقةُ الباطِنيَّة للمَشيمَة
endocorpuscular داخلُ الكُريَّة
endocraneal قِحَفيٌّ داخليّ
endocráneo داخِل القِحْف
endocranitis إلتِهابُ بِطانة القِحْف
endocrinastenia إضطِرابٌ هرموني بسببِ الوَهن
endocrino متعلق بالغُدَّدِ الصُّمّ
endocrinología عِلمُ الغُدَّد الصُّمّ
endocrinopatía إعتِلالُ الغُدَّد الصُّمّ
endocrinosis داءُ الغُدَّد الصُّمّ
endocrinoterapia المُعالجة بمفرزاتِ الغُدَّد الصُّمّ
endodermo الأديمُ الباطِن
endodiascopia تَنظيرٌ باطِني
endodoncia طِبُّ لُبِّ الأسنان
endodontitis إلتهابُ لُبِّ الأسنان
endoectotrix فُطرٌ طُفيلي يُشكلُ بُزيزات على الشّعر
endoenteritis إلتهابُ بِطانَةِ الأمعَاء
endoenzima إنزيم داخِل الخَليَّة
endoexotérico باطِني خارِجي
endofasia تَكريرُ داخِلي للأصْوات
endófito نَباتٌ طُفيليّ
endofebitis إلتهابُ بِطانة الوريد
endoftalmía إلتِهابُ باطِن العَين
endogamia زواجُ الأقارِب أو المُقَرَّبين
endogástrico متعلقٌ بباطنِ المَعِدة
endogastritis إلتِهابُ بِطانة المَعدة
endógeno داخِليّ، ناشِئ من الدَاخِل
endoglobular داخِل الكُريَّات
endognatio وسطُ الفَك العُلوي
endointoxicación تَسمُّمٌ داخِلي
endolaberintitis إلتِهابُ التِّيه الغِشائي للأُذن
endolaríngeo داخِلُ الحَنْجَرة
endolinfa اللِّمفُ الدَاخِلي، سَائِل التِّيه الغِشائي للأُذن
endolisina إندوليسينا (مادة خلوية قاتلة للجراثيم)

endometreoctomía إستِئصالُ بِطانة الرَّحِم
endometría قِياسُ سِعةُ تَجويف
endometrio بِطانة الرَّحِم أو الغِشاء الداخلي للرَّحِم
endometrioma وَرمُ بِطانة الرَّحِم
endometriosis نَسيجٌ رَحميّ خارج الرَّحِم
endometritis إلتِهابُ بِطانة الرَّحِم
endomiocarditis إلتِهابُ الشَّغاف وعضَلة القَلب
endomisio غُمد الألياف العَضَليَّة، غِشاءُ الألياف العَضَليَّة
endomorfia بنيَّة يسيطرفيها نَسيجُ الأديم الباطِن
endonasal داخِلُ الأنْف
endoneural داخِلُ العَصَب
endoneurio غُمدُ اللِّيف العَصَبي
endoneuritis إلتهابُ غُمدُ اللِّيف العَصَبي
endonuclear داخِلُ النَّواة
endoparásito طُفيليٌّ باطِنيّ
endopélvico داخِلُ الحَوض
endoperiarteritis إلتِهابُ بِطانة الشِّريان وظِهارتِه
endopericardio له علاقة بالشَّغاف والتَأمور
endopericarditis إلتَهابُ الشَّغاف والتَأمور، إلتهاب بِطانة القَلب وظِهارتِه
endoperitoneal داخِلُ الصِّفَاق
endoplasma هَيْولى باطِنة
endoplasto نَواةُ الخَليَّة
endoprótesis أنبوبُ تَفْتيح(يستعمل لفتح أو توسيع الأوعية المتَضيقة)
قالِب وِعائي ***vascular=stent***
endoquiste بِطانة الكيسة
endorfina مجموعةُ مَوادٍّ تُخَفِفُ الآلام
endorradiografía صورةٌ شعاعية لرؤيةِ الأعضاء الداخليَّة
endorrinitis إلتِهابُ الغِشاء المُخاطي للمَجاري الأنفيَّة
endosalpingitis إلتِهابُ بِطانة بوق فالوبيو
endosarco الجِبلَة الداخليَّة (في الأوالي)
endoscopia تَنظيرٌ باطِني
endoscopio مِنظارٌ داخِليّ
endosecretorio مُفْرِزٌ داخِلي (كالغُدَّد الصُّمّ)
endosepsis إنتَانٌ باطِني

endosmómetro مِقياسُ التَناضُح الداخلي، مِقياسُ التَنافذ

endosmosis تَناضُحٌ داخِلي (تيار خارجي داخلي في التناضح)

endosoma جَوهَر الخَليَّة، مادَّة تملأ جسم الخَليَّة

endospora بُوغٌ داخلي، بُوغٌ ينمو داخِل غِشاء

endosqueleto هيكَلٌ داخِليّ

endosteítis إلتِهابُ باطِنة العَظم

endosteoma ورَمُ باطِنِ العَظم

endostio السِمحَاقُ الداخلي، الباطِنة العَظميَّة

endotelial بِطاني

endotelio بِطانَة، بِطانةُ الأوعية الدَّموية واللِّمفاويَّة والقَلب والتَّجاويف المَوجودة في الجِسم

endotelioblastoma ورَمٌ أرومِيٌّ بِطانيّ، ورَمٌ جذعي بِطانيّ

endoteliocito خَليَّةٌ بِطانيَّة

endotelioide شبيهٌ بالبِطانَة

endoteliosina مُضادُّ أجسامٍ يُحلِّل النسيج البَاطِني

endotelioma ورَمٌ بِطانيّ

endoteliosarcoma غَرنٌ بِطاني، ورَمٌ بِطانيّ

endoteliotoxina ذِيفانٌ بِطانيّ، تَسَمُّمٌ بِطاني وخاصة في الأوعية الدَّموية

endotelitis إلتِهابُ الباطنيَّة

endotermia مَصُّ الحَرارَة

endotiropexia تثبيتُ الدَّرَق

endotoxemia تَسمُّمٌ دَمويٌّ داخِليّ

endotoxina سم باطِني تُفرزه بَعض الجَراثيم في الجسم عندما تَموت، مُسَمِّمٌ باطِني

ebdotraqueal داخِلُ الرُّغامى

endotraqueitis إلتِهابُ بِطانَة الرُّغامى

endotrix فُطر يَنمو ويَبوغُ داخِل قصبة الشَّعر

endouretral داخلُ الإحْليل

endouterino داخِلُ الرَّحِم

endovacunación تَناولُ اللِّقاح فَموياً

endovenoso داخِلُ الوَريد

enema حُقنه شرجيَّة

opaco *حُقنة شرجية بالباريوم للتصوير الشعاعي*

contraste *حُقنة مضاعفة بالباريوم ثم بالهواء للتباين*

energética طَاقيّ، قِدرةٌ على إنجازِ عَمَل

energía طَاقَة، قِدرة

enérgida ذو طاقةٌ حَيَّة

energómetro مِقياسُ الطَاقَة

enervación وَهنٌ عَصَبي، قَطعُ العَصَب كلياً أو جزئياً، نَزعُ الأعصَاب

enfermadad مَرضٌ، داءٌ، عِلة

aguda *مرض حاد*

crónica *مرض مُزمِن*

contagiosa *مرض مُعدٍ*

endémica *مرض مُستَوطِن*

epidémica *مرض وافد*

pandémica *مرض جارف*

profesional *مرض مهني*

tropical *مرض مَداري*

enfermería مستوصف، قسم عناية طبية، غرفة تمريض

enfermizo مريض، عاجز، واهن

enfermo مريض، عليل

enfisaterapia العلاج بالغاز، العلاج بواسطه النفخ في تجويف باطني

enfisema نُفاخ، انتفاخ

alveolar *نُفاخ سنخي*

atrófico *نُفاخ ضموري*

gangrenoso *نُفاخ غنغريني*

obstructivo *نُفاخ إنسدادي نُفاخ إيعاقي*

pulmonar *نُفاخ رئوي*

subcutáneo *نُفاخ تحت الجلد*

traumatico *نُفاخ رضحي*

enfisematoso نُفاخي، منتفخ

enfluran سائل يمزج مع الاكسجين للتخدير

enfraxis إنسِداد، إنحِشار

enfriamiento تبريد

engaño خطأ، خدعة، خديعة

engañoso خِداع، مُخادع، مُخاتل

engastrio جنين في بطن جنين

engendrar يُولِّد، يُربي، يُنجب

englobamiento بلعَمَة، ضَم، إحتضان

engrafía الأثرُ المنطبع

engrama الأثر الدائم في الفيزيولوجيا العصبية

enlace

وعلم النفس، أثرٌ دائم، إنطباعٌ دائم
enlace رابِط (ج روابط)
ĺónico رابطٌ ايوني
hidrofobo رابطٌ كاره الماء
polar رابطٌ قطبي
enoftalmos خوص، غرق غير عادي للعينن في مُحجريهما
enóstosis تَعظُّمٌ داخلي، تَعظُّمٌ داخل العظم
enquilema أساسُ نَواة في الخَليَّة
enquima عُصارةُ الأنسِجة، عُصارة باطِنيَّه
enquiresis التَّمرينُ اليَدَوي
enquistado مُتَكَيِّس
enquistamiento تَكَيُّس
ensayo تَجرِبَة
ensiforme سيفيُّ الشَّكل، رُهابي، خِنجَريُّ الشَّكل
ensisternón الرُهابَة ، القَصُّ الخِنجَري
ensónfalo مِسخٌ تَوأميٌّ مُستقِل السُّرتين
enstrofia شَتَرٌ داخلي (إنقلابُ حافة الجفن السفلى إلى الداخل)
entameba الأميبة الباطنية (تتطفل على الأمعاء)
éntasis تَشنُّجٌ مُضَيِّق، تَشنُّجٌ إنقِباضيّ
entelequia إكتِمال، كَماليَّة
enteopicóndilo لُقَيمة العَضُد الإنسيَّة
enter بادئه بمعنى أمعاء
enteradenitis إلتِهابُ الغُدَّد المِعَويَّة
enteral مِعَوي
enteralgia ألمٌ مِعَوي
enterangienfraxis إنسِدادُ الأوعيَّة الدَّموية المِعَويَّة
enterauxa تَضَخُّم جِدار الأمعَاء
enterectasia تَوسُّعُ الأمعَاء
enterectomía قطعُ الأمعَاء، إستِئصال جزء من الأمعَاء
entereografía تَخطيط حرَكَة الأمعَاء
entérico مِعَوي
enteritis إلتِهابُ الأمعاءِ الدقيقة
entero سابقة تدل على الأمعَاء، مِعَويّ
enteroanastomosis تَفاغرٌ مِعَويّ، تَفَمُّمٌ مِعَوي
enteroantígeno مُستَضدٌ مِعَوي، مُستضدٌ من منشأ مِعَوي
enteroapocleisis إقتِطاعٌ مِعَوي، عزلُ قسم من المَعي
enterobacteriáceas البكتريات المِعَويَّة (بعضها ممرض)
enterobiasis داءُ الدِّيدانِ الشَّرجيَّة
enterobiliar مِعَوي صَفراوي
enterocele فَتقٌ مِعَوي، قيلَةٌ مِعَويَّة
enterocentesis بَزلُ الأمعَاء
enterocinesis التَّمَعُّج المِعَوي، الحَركةُ المِعَويَّة
enterocisto كيسٌ مِعَوي
enterocistocele فَتقٌ مِعَويٌّ مَثَاني
enterocistoma جِرَابٌ مِعَويٌّ كيسي
enterocisto خليَّةٌ مِعَويَّةٌ بِطانيَّة
enterocleisis إنسِدادُ المَعي، غَلقُ المَعي، خياطَةُ المَعي
enteroclisis حُقنَةٌ مِعَويَّة (غذائية أو علاجية)
enterococo جَرثومَةٌ مُكَوَّرةٌ مِعَويَّة
enterocolecistostomía مُفاغَرةٌ مِعويَّة مَراريَّة
enterocolectomía إستِئصالُ المَعي الدقيق والقولون(إستئصال اللفائفي والقولون الصاعد)
enterocolitis إلتِهابٌ مِعَويٌّ قولوني
hemorrágica إلتِهابٌ معوي قولوني نَزفي
necrotizan إلتِهابٌ مِعَويٌّ ناخر قولوني
pseudomembranosa إلتِهاب مِعَويٌّ قولوني غشائي كاذب
regional إلتِهابٌ مِعَويٌّ قولوني ناحي
enterocolostomía مُفاغَرةٌ مِعَويَّة قولونيَّة، تفمم مِعَوي قولوني
enterocrinina إنتيروكرينينا (هرمون)
enterodinia وَجَعٌ مِعَوي
enteroenterostomía مُفاغَرةٌ مِعَويَّة مِعَويَّة، تفمم مِعَوي مِعَوي
enteroepiplocele فتقٌ مِعَوي ثَربي
enterogástrico مِعَويٌّ مَعِدِي
enterogastrona إنتيروغاسترونا (هرمون)
enterógeno مِعَويُّ المنشأ
enterohepatitis إلتِهابٌ مِعَويٌّ كَبِديّ
enterohepatocele فتقٌ سُرّي كبدي مِعَوي
enterohidrocele فَتقٌ مِعَوي مائي

enteroidea الحُمَّياتُ المِعَوية (التيفوئيد وغيرها)
enerólisis إفتكاكُ الأمعَاء، تَحَرُّرُ الأمعَاء من اللِصاق
enterolitiasis تَحصِّي مِعَوي، وجود حَصى في الأمعَاء
enterolito حَصَاةٌ مِعَوية
enterología طُبُّ الأمعَاء، علمُ الأمعَاء
enteromegalia تَضَخُّمُ الأمعَاء
enterómera قُسَيمةٌ مِعَوية(جنين)
enteromerocele فتقٌ مِعَوي في أعلى الفَخِذ
enteromiasis تَدُّودُ الأمعاء
enteromicosis داءٌ مِعَويٌّ فُطريّ
enteromonas المعائية (من الحيوانات الأوالي)
enteron الأمعاءُ الدَقيقة
enteroneuritis إلتِهابُ أعصاب الأمعَاء
enteronitis إلتِهابُ الأمعَاء
enteroparesia خَزَلُ الأمعَاء، إرتِخاءُ الأمعَاء وتوسُّعها
enteropatía إعتلالٌ مِعَوي
enteropeptidasa إنزيمٌ مِعَوي
enteropexia تَثبيتُ الأمعَاء
enteroplastia رأبُ الأمعَاء
enteroplejia شَلَلُ الأمعَاء
enteroplexia ضَفْرُ الأمعَاء (وصلُ الأمعَاء)
enteroproccia شَرجٌ يُصنعُ الأمعَاء
enteroptosis تَدلي الأمعَاء، هُبُوطُ الأمعاء
enteroquinasa إنتيروكيناسا (إنزيم معوي)
enteroquinina إنتيروكينينا (هرمون)
enterorrafia رَفو الأمعَاء، خياطَةُ الامعَاء
enterorragia نَزفٌ مِعَوي
enterorrenal مِعَويٌّ كُلوي
enterorrexis تَمَزُّقُ الأمعَاء
enteroscopia تَنظيرُ الأمعَاء
enterosepsis إنتانٌ مِعَوي
enterospasmo تَشنُّجٌ مِعَوي
enterostasis ركودٌ مِعَوي
enterostaxis نَزفٌ مِعَوي
enterostenosis تضيُّقٌ مِعَوي
enterostomía فَغرٌ مِعَوي
enterótomo مِبضعُ الأمعَاء

enterotoxemia ذيفان الدَّم المِعَوي
enterotoxina ذيفانٌ مِعَوي
enterotrópico مُوجِهٌ للأمعَاء، أليفُ الأمعَاء
enterovesical مِعَوي مَثَاني
enterovirus فيروس مِعَوي
enterozoo حيوانٌ طُفيليٌّ مِعَوي
entesis إرتِكازُ العَضَلَة، الرباطُ العَضَلي على العَظم
entetobiosis الإعتمادُ على المَغروسات الميكانيكية
entidad كَيان، وجُود
entiris غِشاءُ القَزحيَّة الخَلفي
entlasis كَسرٌ غائِر الشّقف في الجُمجُمة
ento- سابقة بمعنى داخلي
entocele فَتقٌ داخلي (داخل الجسم)
entocito مُحتويات الخَليَّة
entocondrostosis تَعظمٌ غُضروفي باطني
entocórnea بِطانة القَرنيَّة
entocoroides بِطانة المَشيمية
entocraneal داخل الجُمجُمَة
entocuneiforme العظمُ الإسفيني الداخلي (في القَدم)
entodermo الأديمُ الباطِن
entófito نباتٌ باطِني طُفيلي
entoftalmia إلتِهابُ باطِن العَين
entómera تَكوُّن الأديم الباطِن
entomión النقرَة الداخليَّة في عظمِ الجُمجُمة
entomo مِقطَع، مِشرَط
entomología علمُ الحَشرات
entópico في مكانِه الطبيعي
entoplasma الجِبْلَة الباطِنيَّة
entóptico في باطِن العَين
entoptoscopia تَنظيرُ باطِن العَين
entorno مُحيط ، بيئَة
entorretina باطِنُ الشبكيّة (في العين)
entosarco الهَيولى البَاطِنة
entostoblasto جَذعَة نواة النُّويَّة الفرضيَّة
entótico داخِلُ الأذن ، باطِن الأذن
entotimpánico طَبْليٌّ داخِلي
entozoo حيواناتٌ طُفيليَّة داخليّة
entrada مَدخَل
entrenamiento تدريب، تَمرين

entripsis تَمريخ، دَهنٌ بالمَروخ
entropía إنقِلابٌ للداخل
entropión شَتَر داخلي (إتجاه حافة الجفن السفلى إلى الداخل)
enucleación إستِئصالٌ كامِل، قَلعٌ كامِل
enuresis سَلَسُ البَول
envenenamiento تَسمُّم
envoltura غِلاف، ظَرف
enzima إنزيم(بروتين يسرّع التفاعلات الكيميائية)
enzimólisis تَحللٌ بالإنزيمات
enzimología علمُ الإنزيمات
enzimopatía إعتلالٌ إنزيمي (إعتلال ينتج عن عدم وجود الإنزيمات أو قلة فعاليتها)
enzimuria تواجُد الإنزيمات في البَول
eonismo اليُونيَّة (إرتداء لباس الجنس الآخر)
eosina أوزينا، صَبغٌ سيتوبلاسمي أحمَر
eosinofilia فَرطُ أليفات الأيوسين في الدَّم
eosinófilo أليفُ اليوزين، سهل الإصطِباغ بالإيوسين
eosinopenia قِلَّة الكُريات أليفات الإيوسين
epactal فائِض، زائِدٌ عن العَدَد
eparsalgia إضطِرابُ الجهد المؤلِم
eparterial فوقَ الشِّريان
epencéfalo المُخَيخ
ependimario بِطانة الدِّماغ وقناة الحَبْل الشَّوكي المَركزيَّة، البِطانة العَصبيّه
ependimitis إلتِهابُ البِطانة العصبيّة
epéndimo بِطانة عصبيّة
ependimoblasto أرومةُ البِطانة العَصبيّة
ependimoblastoma الوَرَمُ الأرومي البِطانيُّ العَصَبي
ependimoma وَرَمٌ بِطانيّ عَصَبي
epi- سابقة معناها فَوق، عَلى، بَعد
epialopregnanolona (هرمون حملي يوجد في بول الحامل)
epiblasto الأدَمة البَرانيّة، الأديمُ الظَاهر
epibléfaron ظُهارُ الجَفن
epibolia تَغَلُّف، نُموُّ جزء من الجَنين يُغلِّف جزء آخر
epicanto غِطاءُ المُوق، الثَنيَّة في المُوق في أعلى الأنف
epicardias عَلاية الفؤاد، القِسم السُفلي من المَريء
epicardiectomía إستِئصال التأمور
epicardio التأمور الحشوي، ظِهارَة القَلب (ما يغطي القَلب وأجزاء من الأوعية الدموية)
epicauma قَرحَة قرنيَّة سطحيَّة (في العَين)
epicistitis إلتِهابُ ما فوق المَثَانَة
epicistotomía شَقُّ المَثَانَة فوقَ العَانَة
epicito تَغَلُّفُ خليَّة أو حيوان من الأوالي
epicomo مُعتَلِيُّ الفروة(مِسخ أحد التوأمين رأس فقط)
epicondialgia وجَعُ اللُّقيمَة
epicondilitis إلتِهابُ اللُّقيمَة (مرفق لاعبي التنس إذا كانت الإصابة خارجياً ومرفق لاعبي الغولف إذا كانت داخلياً)
epicóndilo لُقيمَة، فوقَ اللُّقمَة (نتوء عَظمي تتصل به أوتار العضلات)
epicoracoideo فوقَ الناتِئ الغُرابي في اللَّوح
epicordal فوقَ الحَبْل الظهري
epicorion فوقَ المَشيمَة
epicostal فوقُ الضِّلع، على الضِّلع
epicráneo فوقَ القِحْف، ظِهارةُ القِحْف
epícrisis تحليلٌ نقدي لحالةٍ مرضيةٍ بعد إنتهائها
epicrítico حسَّاسٌ جداً (الألياف العَصبيَّة دقيقةُ الحساسية)
epicrosis تَدْليك بالخَبطِ أو اللَّطم
epidemiología عِلمُ الأوبِئَة
epidermis بَشَرةُ الجِلد، البَشَرة
epidermización تَبَشُّر، الإكتِساء بالبَشَرَة
epidermodisplasia خللُ تَنسُّج البَشَرة، خَللٌ نمائي بَشَرويّ
epidermofitosis فُطارٌ بَشَروي
de los dedos del pie *فُطرٌ جِلديٌّ بين أصابع القَدم*
epidermoide وَرَمٌ بَشَرانيّ، بَشَرانيّ
epidermólisis إنحِلالُ البَشَرة
epidermoma نَاميةٌ جِلديَّة، ثُؤلُول
epidermopoyesis تَكوُّنُ البَشَرة، تَأدُّم
epidermotrópico بَشَروي التَّوجه
epididmectomía إستئصالُ البَربَخ
epididimitis إلتهابُ البَرْبَخ
epidídimo البَربَخ (أنبوب حَبلي تنضج فيه

الحيوانات المنويَّة ويتم نقلها)

epididimoorquitis إلتهابُ البَربَخ والخُصية

epididmotomía بَضعُ البَربَخ

epidural فوقَ الأمُّ الجَافيَة

epifenómeno ظاهِرة عارِضَة

epifisario مُشاشي، كردوسي

epifisiodesis تثبيتُ المُشاشة

epifisiólisis إنفِصالُ المُشاشة

epífisis مُشاشة، نهايةٌ غضروفيَّةٌ قُرصية الشَّكل لعظم طويلٍ عادةً

  cerebral *الغُدَّة الصَنوبَريَّة*

epifisitis إلتِهابُ المُشاشة

epifisiopatía إعتِلالُ الغُدَّة الصَنوبريَّة، إعتِلالُ المُشاشة

epifora إنهيارُ الدَّمع، دُمَاع

epigámico بَعدَ الِلّقاح

epigaster البنيَّة الجنينيَّة التي يتكون منها القولون

epigastralgia وجعُ الشُّرسُوف

epigastrio الشُّرسوف، أعلى وسَط البطن

epigastrios معتلي الشرسوف (مسخ)، التوأم المتطفل يعتلي شرسوف الآخر

epigastrocele فتقٌ شُرسوفيّ

epigénesis التَّخلُّق التَّطوري المتوالي اللابنيوي، النُّشوء اللابنيوي

epigenética عِلم التَّخلُّق المُتعاقِب، علمُ أو دراسة النُّشوء اللابنيويّ

epiglotectomía إستِئصالُ الفَلْكة

epiglotis الفَلْكة، لِسانُ المِزمار، غَلْصَمة

epiganto مِسخ خَنكي خلقي (التوأم المتطفل موجود في فك الأخر)

epigonal فوقَ الأعضاء التناسليَّة، فوق منسلي

epihioideo فوقَ اللامي، فوقَ العظمِ اللامي في الحنجرة

epilación نَتفُ الشَّعر من جذوره وتَدميرُ البُصيلات

epilamelar فوقَ الغِشاء القاعِدي

epilatorio مُزيلُ الشَّعر

epilepsia الصَّرْع، تَشنُّج مع نوباتِ غَيبوبَةٍ أحياناً

  cortical *صَرْعٌ قِشْري*

  criptógena *صَرْعٌ غامِضُ المنشأ*

  focal *صَرْعٌ بؤري أو في منطقة محددة في الدِّماغ*

  gran mal *الصَّرْع الكبير (غيبوبة مع سلس بول)*

  histérica *صَرْعٌ هستيري*

  Jackosoniana *صَرْعٌ جاكسوني (يبدأ في طرف ثم ينتشر إلى باقي الأطراف)*

  pequeño mal *الصَّرْع الصغير*

epileptiforme صَرْعاني، يُشبِه الصَّرْع

epileptógeno مُسببٌ للصَّرْع

epileptología عِلمُ الصَّرْع

epiloia=esclerosis tuberosa تَصَلُّبٌ عُجري (خلل دماغي وراثي)

epilosis أصْلَع، بدونِ شَعْر

epimandibular فوقَ الفَك السُفلي

epimenorragia فرطُ الطَّمْث (أقل من ٢١يوم)

epimenorrea قِصَر فَتراتِ الطَّمْث، طَمثٌ قصير الفَترات

epímero مُصاوغٌ صِنوي، أحد أيسومِرين

epimorfosis تَشَكُّلٍ سَطحيّ

epinefrectomía إستِئصالُ الكُظريَّة

epinefrina=adrenalina إبينفرينا أو أدرينالينا، كُظرين

epinefrinemia وجودُ الإبينفرينا أو الأدرينالينا في الدَّم

epinefritis إلتِهابُ الغُدَّة الكُظريَّة

epinefros الغُدَّة الكُظريَّة، الغُدَّة فوقَ الكُليَة

epineural فَوقَ الغِمد العَصَبي

epineurio غِمدُ العَصَب

epinosis حالةٌ مَرَضيَّة ثانويَّة وهميَّة

epiorquio فوقَ الخُصيَة (تشريح)

epiótico فوقَ الأُذن، على الأذن

epipial فوقَ الأمِ الحَنُون

epiplectomía=omenectomía إستِئصالُ الثَّرب

epipleural فوقَ الجَنْبَة

epiplocele فَتقٌ ثَربيّ، بيلةٌ ثَربيَّة

epiploenterocele فتقٌ مِعَويٌ ثَربيّ

epiploítis إلتِهابُ الثَّرب

epiplomerocele فتقٌ ثَربيٌّ فَخذي

epiplón الثَّرب، غِشاءٌ شَحميٌّ يُغطي الأمعاء وهو طيَّة من الصفاق

E

epiplonfalocele

epiplonfalocele فَتقٌ ثَربيٌّ سُرّي
epiplopexia تَثبيتُ الثَّرب في الأنسجةِ المُجاوِرَة
epiploplastia تَقويمٌ بالثَّرب (إستعمال جزء من الثرب لتقويم الأعضاء المعرضة في جراحة البَطن)
epiplorrafia رَفو الثَّرب، خياطةُ الثَّرب
epirrotuliano فوقَ الرَّضَفَة
episclera النَّسيجُ الضّام المُحيط بالصُّلبة (في العَين)، ظَاهِر الصُّلبَة
episcleritis إلتهابُ مُحيطُ الصُّلبَة، إلتهابُ ظَاهِر الصُّلبة(في العَين)
episclerótica ما فوقَ الصُّلبَة (في العين)
episio- سابقة بمعنى الفَرْج
episiocele فَتْقٌ فَرْجي
episioclisia إغلاقُ الفَرج، سَدُّ الفَرج
episioelitrorrafia رَفوُ الفَرج والمِهبَل
episioplastia رأبُ الفَرج
episiorrafia رَفو الفَرج، خِياطةُ الشُّفرين
episiostenosis تَضيُّق الفَرج
episiotomía بَضعُ الفَرج، شَقُّ العِجان والفَرج لتسهيل عمليةِ الوِلادة ومنعُ التَّمزُّق
episodio نَوبيّ، على نَوبَات، حَلقةٌ في سلسلةٍ إستِطراديَّة
epispadias إحليلٌ فَتيق عُلويّ، مَبال فوقاني له فَتحةٌ في ظهرِ القَضيب
epispinal فوقَ العَمود الفِقري، فوق الصُّلب
episplenitis إلتِهابُ مِحفظة الطِّحال
epistasis تَغطيةُ صِفة وراثيَّة، وقفُ تَدفُّق فَيض أو سَلس، وقفُ الإفْرَاز
epistaxis نَزيفٌ أنفيّ، رُعاف
epistemología حُبُّ المعرِفة،علمُ المعرفيات
episternal فوقَ القَصّ
episternón أعلى القَصّ
epistotonos تقوسٌ أماميّ
epistrófeo =axis المِحوَر، الفِقرة الرقبيَّة الثانية
epitálamo فوقَ المِهاد، قسم من الدماغ المتوسط يحوي الجِسم الصَنوبري
epitalaxis توسُّف أو تقَشُّر الظِّهارة (خاصة غشاء المعي المخاطي)
epitarso الظُّفرَة الخِلقيَّة (في العَين)
epitela الشراع النخاعي العلوي
epitelial ظِهاري، له علاقة بالخلايا الظِهارية
epitelio ظِهارة، الطبقة التي تكسو الأسطح الداخلية والخارجية للجسم
ciliado *ظِهارة هدباء*
columnar *ظِهارة عمودية*
cuboide *ظِهارة مكعبة*
escamosos *ظِهارة حرشفيَّة*
estratificado *ظِهارة طبقية*
glandular *ظِهارة غدية*
olfatorio *ظِهارة شميَّة*
epitelioblastoma وَرَمٌ أرومي ظِهاري
epiteliogenético متعلق بالتكاثر الظّهاري
epitelioide شبيه بالظِّهاري، ظِهراني
epiteliolisina حالَّة الظِّهارة
epiteliólisis إنحلال الظّهارة، إنحلال الطلائية
epitelioma وَرَمٌ طِلائي أو ظِهاري
adamantino *وَرَمٌ ظِهاري مينائي*
basocelular *وَرَمٌ ظِهاري قاعدي الخلايا*
epiteliomatosis *داءُ الأورام الظِّهارية المنتشرة، تَسرْطن*
epiteliosis تكاثر ظِهاري
epiteliotoxina ذيفان ظِهاري
epiteliotrópico ظِهاريُ التوجه
epitelización تظهرُن، تطلي، تنامي الخلايا المرممة حول الجرح
epitendón غمد الوتر، النسيج المغطي لوتر العضلة داخل الغمد
epítesis جراحةٌ تقويميّةٌ، تجبير
epitiflitis إلتهابُ الزائِدة الدوديّة، إلتهابُ ما حول الأعور
epitifilón الزائدةُ الدودية
epitimpánico فوق الطبلة، متعلق بالردب فوق الطبلة
epitónico شديد التوتر
epitriquio بشرةٌ جنينيَّة، بشرة فوق الشعر في الجنين
epitróclea البكيرة، لقمة عظم العضد الأنسيّة، فوق البكرة (تشريح)
epituberculosis سلّ مخفف، سلّ فوقي، وَرَمٌ حنجري سلّي
epizoario طفيليٌّ حيواني خارجي، وبائي حيواني
epizoo طفيليٌّ حيوانيٌّ خارجيّ

epmisio غمد العضلة
EPOC (enfermedad pulmonar obstructiva crónica) مرض رئوي سادّ مزمن
época عصر ، عهد، زمان
eponimia منسوب أو متعلق بإسم
eponiquio فوق الظفر
epooforectomía إستئصال عضو روسينميلر
epoóforo نسيج فوق مبيض أثاري، عضو روسينميلر
épulis وَرَمٌ لِثوي
epulofibroma وَرَمٌ لِثوي لِيفي
epulosis=cicatrización ندب، نَدبَة
equidae الفصيلة الخيلية، الخيليات
equidnina سُمُّ الأفاعي
equidnovacuna مضادُّ لسُمِّ الأفاعي
equilibración مُوازَنَة، إيجادُ التوازن
equilibrio تَوازُن، إتزان
equimolecularidad مُتوازنُ الجزئيات
equimosis كَدمةٌ، إنسيابٌ دمويٌّ مَرئيُّ تحتَ الجِلد
equinococo المُشْوكَة، المُشْوكَة الشريطيَّة
equinococosis داءُ المُكورات المُشوكة
equinoftalmía إلتِهابُ الجَفن الشَّوكي (تَبرُّزُ الرموش كالشوك)
equinosis تَشوُّك الكُريَّات الحُمر، تَحزُّز الكريَّة الحَمراء
equinovaro الحَنَفُ الأبخسي المُقوَّس، قدم قفداء فدعاء
equinulado شُويكي، ذاتُ أشواكٍ دقيقة
equipamiento معدات، أجهزة
equipar جَهَّز، أعَدَّ، زَوَدَّ
equipo فريق، فرقة، طاقِم
equiseto ذنبُ الخيل، نباتٌ يُستخرجَ منه عقار مُدِّر للبَول
equivalencia تَكافؤ، مُساواة القيمة
equivalente مُتساوٍ، مُتكافئ
equum طعامُ الكِفاية للمُحافظَةِ على الوزنِ خلالَ جهد مُعيَّن
erasión كَشط، تَجريف
erbio,Er إربيو، عنصر فلزي نادر

erección إنتِصاب، نُعوظ، رَفع
eréctil إنتصَابيٌّ، ناصَب، نَعوظ
erector ناصِب، مُشيِّد، بَانٍ
eremacausia فَسادُ الموادِ العُضويَّة، تأكسُد المواد العضويَّة
eremofobia رَهبَة الوَحْدة أو العُزلَة
erepsina إيريسبينا (خمائر معوية)
erético مُهيِّجٌ للأعصَاب
eretismo تَهَيُّج، فرطُ التَّأثر بالمنبهات
eretisofrenia تهيُّجٌ عقليٌّ مُفرط
eretítico مُهيِّج الأعصَاب
ergasia طاقةٌ ونشاطٌ عملي، مَجموعة الوظائِف والإنفِعالات للفَرد
ergástico نَشيط، يَملكُ طاقةً كامِنة
ergatoplasma الهَيولى العامِلة، الهَيولى النَشيطَة
ergio-ergo بادئة معناها عَمَل
ergocalciferol إرغوكالثيفيرول - فيتامين د
ergodinamógrafo مِخطاطُ العَمل الديناميكي
ergóforo ناقِلُ الطَّاقة
ergógrafo مُخطَّطُ الطَّاقة العَضَليَّة
ergograma مُخطَّط الطَّاقة، مُخطَّط الطَّاقة العضَليَّة
ergometrina إرغوميترينا (عقار إرغوني يقلّص الرحم)
ergómetro مقياسُ قوةِ العضَلات
ergonomía هَوسُ العَمل، هوسُ الجِهد
ergostato آلةٌ لتمرينِ العَضَلات
ergotamina إرغوتامينا (مهيّج لعضلات الرَّحِم)
ergoterapia المُعالَجة بالحركةِ البَدنيَّة
ergotismo الإرغوتية (التسمم بالجودر الملوث بالإرغوت)
ergotoxina إرغوتوكسينا (قلواني إرغوتي سامّ)
erisífaco آلةٌ لإرتِشافِ عَدسة العَين السَّادَّة
erisipela الحُمْرَة(مرضٌ مُعدٍ جِلدي وتحت الجلد تسببه المكورات السُّبحيَّة)
erisipelatoso حُمراوي، حامِلُ الحُمرَة
erisipeloide نظيرُ الحُمرة، شبيهُ الحُمرَة
eritema الحُمَامَى(إحمرار الجلد بسبب إحتقان الأوعية الشعريّة الدمويّة)
acrodínico *حُمَاميّ مع وجعِ الأطراف*
anular centrifuga *الحُمَامى الحَلَقيَّة النابِذة*

eritematoso

epidémica *الحُمامى الوبائيَّة*
infantil *حُمَامى الحَفَّاضَات(عند حديثي الولادَة)*
marginal *الحُمامى الجانبيَّة*
multiforme *الحُمامى متنوعَةُ الشَّكل*
nodosa *الحُمامى العُجْريّة أو العَقِدة*
eritematoso حُماميّ
eritrasma وَذَخ، إحمِرارُ الأرفاغ، إنتانٌ مُزمن لتحت الإبط والفخذ والخصيتين
eritredema إعتلال أعصَاب مُتَعدِّدَة (عندالأطفال)
eritrismo إحمِرارُ الشَّعر واللحيَّة عند ذوي البَشَرة السَمراء
eritroblastemia فرطُ الأرومات الحُمر في الدَّم
eritroblasto أرومةُ الكُريَّةِ الحَمراء
eritroblastoma وَرَمُ الأرومات الحُمر
eritroblastopenia نَقصُ الأرومات الحُمر
eritroblastosis داءُ الأرومات الحُمر، داءُ الجذعيات الحُمر
eritrocatálisis بلعَمةُ الكُريَّات الحُمر
eritrocianosis زُراق إحمراري، الزُرقة الإحمرارية (زرقة إحمرارية للجلد في الصَّعيق)
eritrocitemia داءُ فرطُ الكريَّاتِ الحُمر
eritrocito الكريَّة الحَمراء
eritrocitofagia إلتِهامُ الكريَّاتِ الحُمر
eritrocitolisisna حالَّةُ الكريَّاتِ الحُمر
eritrocitólisis إنحلالُ الكُريَّات الحُمر
ertrocitometría قياسُ الكريَّاتِ الحُمر
eritrocitómetro مِقياسُ الكريَّاتِ الحُمر، مُعِدُّ الكريات الحُمر
eritrocitorrexis تَمزُّقُ الكريَّاتِ الحُمر
eritrocitosis داءُ فرط الكريَّاتِ الحُمر
eritrocitosquisis إنقِسامُ الكريَّاتِ الحُمر
eritoclasis تكسُّر الكريَّاتِ الحُمر
eritrocloropia رؤيةُ اللونين الأحمر والأخضر فقط
eritrocromía تَلوُّن الجلد
eritrodermia إحمِرارُ الجِلد
eritrodoncia صبغةُ الأسنان باللونِ البني الأحمَر، إحمِرارُ الأسنان
eritrofagia إلتِهامُ الكريَّاتِ الحُمر
eritrófilo يتَلوَّن بسهولةٍ بالأحمَر، أليفُ الأحمَر
eritrofobia كرهِ اللَّونُ الأحمَر، رَهبَة الخَجَل
eritróforo حامِلُ اللَّون الأحمَر
eritrofosia إحْساسٌ تَخيُّلي باللونِ الأحمَر
eritrogénesis تكوُّن الكُريَّاتِ الحُمر
eritrogonio مولِّدُ الكرَيَّاتِ الحُمر
eritroide إحمِراريّ، مائِلٌ للحُمرة
eritroleucemia فِقر دمّ يتميز بكُريَّات دمٍ بيضاء وحَمراء غير ناضِجة، إبيضاضُ وإحمِرار الدَّم
eritroleucoblastosis إبيضاض وإحمِرار البدائيات الدمويَّة، يرقانُ الوليد الخَطِر أو الوخيم
eritrolisina حالَّة الكريَّاتِ الحُمر
eritrolisis إنحِلالُ الكريَّاتِ الحُمر
eritromelalgia إحمِرار الأطراف المُؤلم
eritomelia إحمرارُ الأطراف
eritrometría مِقياسُ الكُريَّاتِ الحُمر(عَدُّ الكريات)
eritromicina مُضاد حيوي، إريترومَيثينا
eritrón دورانٌ دمويٌّ للكريَّاتِ الحُمر مع أرومتها
eritroneocitosis وجودُ كريَّات حُمر جديدة ناقِصة النُموُّ في الدَّم
eritoparásito طُفيليُّ الكُريَّاتِ الحُمر
eritropatía إعتِلالُ الكُرَيَّاتِ الحُمر
eritropenia قِلةُ عَدد الكرَيَّاتِ الحُمر
eritroplasia التَّنسُّج الأحمَر
eritropoyesis تَكوُّن الكُريَّاتِ الحُمر
eritopoyetina مُعزِّز تكوُّن الكُريَّاتِ الحُمر(هرمون)
eritroprosopalgia إحمِرار الوَجه المُؤلِم
eritropsia رُؤيةٌ حَمراء
eritropsina حُمرة الشبكيَّة، إحمِرار الشبكيَّة
eritrosa داءُ الإحمِرار
eritrosedimentación تَصفيَّةُ الكُريَّاتِ الحُمر، تَرسُّب أوتَثَفُّل الكُريَّات الحُمر
eritrosina ملحٌ صَودي يُستعمل كصباغ للأنسجة
eritrosis داءُ الإحمِرا، إصطباغُ الجِلد باللونِ الأحمر، إحمرارٌ خَجَلي غير طبيعي
eritruria بَولٌ أحمَر
erógeno غُلميّ، مُثيرٌ للرَغبةِ الجِنسيَّة
erosión تَآكل، تَحات
erotismo شَبَق، غُلمَة
erotofobia رَهبةُ الجِنس، رهبةُ الشَّبَق
erotógeno مُثيرٌ للشَّهوةِ الجنسيَّة، شَبَقي

erotómano ذو ولعٌ جنوني بالجِنس، مهووسٌ شَبَقي
erotópata مُعتَلّ الشَّهوة الجِنسيَّة، مُنحرفُ المُيولُ الجنسيَّة، مُختلُ الشَّبقيَّة
erotopatía إعتلالُ الشَّهوة الجنسيَّة، خَللٌ شَبَقي
errante تائِه، ضَائع
errino مُعَطِس، زاكِم، عقار يزيد الإفرازات الأنفيَّة
error خَطأ، غَلط، غلطَة
erubescencia إحمِرارُ الجِلد
eructo تَجشُّؤ، جُشَاء
erupción طَفْح، بُزوغ
petequial *طَفْحٌ نَمْشي*
escafocefalia الجُمجُمة الزَورقيَّة
escafohidrocefalia الجُمجُمة الزَورقيَّة الإستِسقائيَّة
escafoide زَورَقي، عَظمٌ زورقيُّ الشَّكل في الرسغ أو القَدم
escafoideo زورَقيُّ الشَّكل، عظمٌ زَورَقيُّ الشَّكل
escafoiditis إلتِهابُ العَظم القاربي أو الزورقي
escala سُلَّم، قياس، مِيزان
escaladura حرقٌ بالماءِ السَاخِن، سَمط
escalenectomía إستِئصال العَضَلةِ الأخمعيَّة
escaleno العَضلةُ الأخمعيَّة (عضلة رَقبيَّة)
escalenetomía بَضعُ العَضَلَة الأخمعيَّة
escalera سُلَّم، دَرَج
escalofrío قَشعريرَة، بَرداء
escalpelo مِشرَط، مِبضَع
escama صَدَفة، حَرشَفَة
escamocelular صَدَفيُّ الخَلايا
escamonea الإسقمونيا(نبات يُستخرج منه مُسهل)
escafoesfenoidal صُدغيٌّ وَتَدي
escafoparietal صَدفيٌّ جِداريّ
escamoso صَدفيٌّ، حَرشَفي
escamotemporal صدفيٌّ صُدغيّ
escape شُرود، إفلات
escápula لَوحُ الكَتِف
escapulalgia ألمُ لَوحِ الكَتِف
escapular لَوحيّ، كَتِفي
escapulario لَوحيَّة، كتفيَّة
escapulectomía خَزعُ لوحِ الكَتِف
escapuloclavicular كَتفيٌّ تَرقَوي
escapulodinia وجعُ الكَتِف، وجعٌ لَوحي
escapulohumeral كَتفيٌّ عَضديّ، لوحيٌّ عَضدي
escapulopexia تثبيتٌ جراحي للوحِ الكَتِف
escara ندبَة، نَدبُ إلتِئام الجِرح
escarificación تَشريْط
escarificador مِخْدَشَة، مِشْرَطَة
escarlatina الحُمَّى القِرمَزيَّة
escarlatinela قِرمَزي
escarlatiniforme شبيهٌ بالقِرمَزي، قِرمَزي الشَكل
escarlatinoso قِرمَزي
escarótico سَالِخ، أكَّال
escatacracia سلسُ الغائِط، سَلَسُ البِراز
escatemia تَسمُّم الدَّم الهَضميُّ المَنشأ
escato سابقة بمعنى بِراز
escatofagia أكلُ البِراز
escatofilia إلفَةُ البِراز
escatología بحثُ البِراز، علمُ البِراز
escatológico بِرازيّ
escatoma وَرَمٌ بِرازيّ
escatoscopia مُعاينَة البِراز
escelalgia ألمِ الساق
esceptofilaxis وقايةٌ مناعيَّةٌ بجرعاتٍ صغيرةٍ من المادةِ الأرجَة
escibaliforme بَعريّ
escíbalo بَعرَة (كتلة برازية قاسية في الأمعاء)
escifoide فِنجانيُّ الشَّكل
escila العُنصُل (نبات طبي)
escilismo الإنسِمام بالعُنصُل
escintigrafía تَصويرٌ ومضانيّ
escintigrama تسجيلةٌ إشعاعيَّةٌ مُشِعَّة بعد حقن الجسم بنظائر مشعة
escintilación لَمعَان، ومَضَان
esciopodia ضِخَمُ القَدمين وخاصةً عند الأطفال
escirro صَلدي لِيفي، سابقة بمعنى سَرطاني صَلدي
escirroide صَلود لِيفي، نَظيرُ السَرَطان الصَّلد
escirroma سَرَطانٌ صَلد
escisión إستِئصال، إقتِطاع
escisura شَقّ، ثلمَة، أخْدود
escitis=dermatitis إلتهابُ الجِلد

escitoblastema

escitoblastema بداءاتُ الجِلد (الجِلد الجنيني)
escleral صَلَبوي
esclerectasia تَوسُّع الصُّلبَة
esclerectoiridectomia قَطعُ الصُّلبَة والقَزَحيَّة
esclerectomía شقُّ الصُّلبَة، بضعُ الصُّلبَة
escleréctomo مِبضعُ الصُّلبَة
escleredema وذمةٌ صُلبَة
esclerema تَصلُّب، صَلدَمَة
esclerencefalia تَصلُّب الدِّماغ
escleriasis تَصَلُّبُ الجَفن، تَصَلُّبُ الجِلد
escleriritomía شَقُّ الصُّلبَة والقَزَحيَّة
escleritis إلتِهابُ الصُّلبَة
esclero- سابقة بمعنى الصَّلابَة، التَّصَلُّب (خاصة صلبة العين)
escleroadiposo شَحميٌّ صُلبيّ
escleroblastema نسيجٌ جنيني مُولِّد للعَظم، مأرمة العظم
esclerocatarata سَادٌّ صَلب
escleroconjuntivitis إلتِهاب الصُّلبة والمُلتحِمة
esclerocórnea متعلقٌ بالصُّلبَة والقَرنيَّة
esclerocoroiditis إلتهابُ الصُّلبَة والمَشيميَّة
esclerodactilia تَصلُّب الأصابع
esclerodermia تَصَلُّب الجِلد
esclerodesmia تَصلُّب الرِّبَاط، تصلُّب الرُّبُط
escleroftalmía تصَلُّب حَوافِ القَرنيَّة
esclerógeno مصلِّب، يُسببُ التَصلُّب
escleroide مُتصَلب، صَلداني
escleroiritis إلتِهابُ الصُّلبة والقَزَحيَّة
escleroma ورمٌ صُلْب
escleromalacia تَلَيُّن الصُّلبَة
escleromeninge=duramadre الأمُ الجافيَة
esclerómera قسيمةٌ صُلبة
esclerómetro مِقياس الصَلابة
escleromixedema وذمةٌ مُخاطيَّة صَلبة
escleroniquia تصَلُّب الأظافِر، جَفاف الأظافر
escleronixis نَقبُ الصُّلبَة، بَزلُ الصُّلبَة
esclerooforitis إلتِهابُ المَبيض التَصلُّبي
escleroplastia تقويم الصُّلبَة
escleroproteína البروتينات الصُّلبة
escleroqueratitis إلتِهابُ الصُّلبَة والقَرنيَّة
esclerosado مُتَصلِّب
esclerosante مُصَلِّب
esclerosar يَصَلِّب، يتَصَلَّب
esclerosis تصَلُّب، تَصلُّد الأنسِجة
arterial *تصَلُّبٌ شِرياني*
difusa *تصَلُّب مُنتشر*
lateral *تصَلُّب جانبي*
amiotrofica *تصلب ضُموري*
escleroso صَلب، مُتَصلِّب
esclerosqueleto الهيكلُ العَظميُّ الداخِلي الليفي المَنشأ
esclerostenosis ضِيقٌ وتَصلُّب
esclerostomía فَغرُ الصُّلبَة
escleroterapia المُعالَجة التَصَلُّبيَّة (معالجة الدوالي بتخثير الدَّم في الوريد وسدِّه)
esclerótica الصُّلبَة، بياض العين وهي الغِشاء الصَّلب
esclerótico تَصلُّبي، مُتَصلِّب
esclerotitis إلتهابُ الصُّلبَة
esclerótoma مبضعُ الصُّلبَة
esclerotomía قطع الصُّلبَة
escobón ماسَحَة، مسحة
escoleciasis داءُ اليرقات
escoleciforme رُؤيسيُّ الشَّكل، شبيه برأس الشريطية
escolecoide دُوديُّ الشَّكل
escolecología علمُ الديدان
escólex رأسُ الدُّودة الشَّريطيَّة، رُؤيسُ الدُّودة الشَّريطيَّة
escoliocifosis جَنَف حُدابي
escoliorraquítico جَنَفٌ رَخَديّ
escoliosimetría قياسُ الإنحِناء، قياسُ الجَنَف
escoliosis جَنَف، إنحِناءُ العمود الفِقري إلى جانب (خاصة منطقة الصدر والبطن)
estática *جَنَفٌ وضعيّ*
raquitica *جَنَفٌ رَخَدي*
escolopsia دَرزٌ حَروك ، درز بين عظمين دون تعطيل الحركة
escoplo مِغرَفَة، آلة تَجويف
escopofilia تَلذُّذُ الرُّؤية(أن يراه الآخرين

esfenótico

ويراهم) شَبَقُ المُشاهَدة

escopofobia الخَوفُ من الرُؤيَة (الخوف من أن يراه الآخرين)

escopolamina إسكوبولامينا (قلواني نباتي مسكن يوسع الحدقة ويشِل العضلة الهدبية)

escopómetro مقياسُ الكَدَر في التحاليل، مِقياسُ العَكَر

escoracracia سلسُ البِراز

escorbuto البَثَع، الإسقربوط، (داء بسبب نقص فيتامين ج)

escordinema تثاؤب وقلة في الهِمَّة، تَمَطٍّ

escorpión عَقرَب

escoto سابقة بمعنى ظَلام، ظَلامي

escotodinia دُوارٌ مُظلِم، دُوارٌ عَتَمي، ألمٌ في الرأس ودُوار مع عَشا في البَصر

escotofilia إلفةُ الظَلام، حُبُّ الظَلام

escotofobia رَهابُ الظَلام

escotografía التَّصويرُ الشُّعاعي

esclerosis تَصلُّب، تَصلُّد

escotoma كُمنَة (بقعةٌ مظلمة في البَصر بسبب علة في الشَّبكيَّة أو في المُخ)

escotomatoso كُمْني، عُتْمي، مُتعلق بالعَتمَة

escotómetro مِقياسُ أبعاد الكُمْنات

escotomización تَكوُّنُ الكُمْنات

escotomógrafo مِخطاطُ الكُمْنة

escotopía الرُؤيةُ الليليَّة، تَكيُّفُ العَين للرُّؤيةِ في الظَّلام

esfacelo نسيجٌ مَيِّت، مُوات، خُشارَة

esfaceloderma مُواتُ الجِلد، نَسيجٌ جِلدي مَيِّت، غنغرينا الجِلد

esfagitis إلتِهابُ الحَلق

esfenión نقطةُ الزاوية الوتَديَّة للعظمِ الجِداري، وُتيدة

esfeno- بادئة معناها وَتَدي أو إسفيني

esfenobasilar وَتَديٌ قاعِديّ

esfenocéfalo ذو رأسٍ وَتَدي، مِسخ إسفينيُ الرَّأس

esfenocigomático وَتديٌ وَجنيّ

esfenoetmoideo وتَديٌ غِربالي

esfenofrontal وتَديٌ جَبَهي

esfenoidal متعلق بالعظمِ الوَتدي، شبيهٌ بالوَتَدي

escototerapia المُعالجةُ بالعَتَمةِ، المُعالَجة بالتَّظليم

escozor حَرقةٌ

urinario *حَرقةُ البَول*

escribomanía=grafomanía هَوس الكِتابة

escrobiculado مُجوَّف، ذو حُفيرات

escorbículo حُفَيرة، تَجويف

E

escrófula سُلُّ العُقد اللِّمفاويَّة في الرَقبة، خَنازيريَّة

escrofuloderma سُلُّ الجِلد، تَدرُّن الجلد

escrotal صَفَني، خُصياني

escrotitis إلتِهابُ الصَّفن، إلتِهابُ الخُصيَة

escroto الصَّفَن، الخُصيان(كيسُ الخُصيتين)

escrotocele فتقٌ صَفَني، قيلةٌ صَفنيّة

escrúpulo ريبةٌ، حيرةٌ، تَحفُّظ، تَوَرُّع

escrupulosidad تَحفُّظ، شدةُ الإرتياب، شدَّة التدقيق

esculina إيسكولينا (مستخلص نباتي مُسكِّن)

escutiforme دَرَقيُّ الشكل، تُرسيُّ الشَّكل

escútula قِشرةٌ، دُريقةٌ، الغُضروفُ الدَرَقي، ترسُ الأُذن

Escherichia coli الإشريكيَّة القولونيَّة (جرثوم عضوي معوي)

Escherichia الإشريكيَّة (جرثوم عضوي من بكتريا الأمعاء)

esencia جَوهَر، عُطر، كُنه، مَاهيَّة

esencial جَوهري، ضَروري، أسَاسي

esfacelación تَموُّت، إنتاجُ نسيجٍ مَيِّت، إصابَةٌ بالغنغرينا، نَخرٌ

esfenoides العظمُ الوَتَدي، وَتَدي، إسفيني

esfenoiditis إلتِهابُ العَظم الوَتَدي، إلتِهاب الجيب الوَتَدي

esfenoidotomía بَضعُ العَظم الوَتدي، شَقُّ الجيب الوَتَدي

esfenomalar وتَديٌّ وَجني

esfenomandibular وتَدي فَكيٌّ سُفلي

esfenomaxilar وتَدي فَكي عُلوي

esfenooccipital وَتَدي قَذالي

esfenopalatino وَتَدي حَنَكي

esfenoparietal وَتَدي جِداري

esfenótico وَتَدي أُذني

esfenotripsia

esfenotripsia هَرسُ الجُمجمة (في الجنين)،
esfenoturbinal وَتَدي إنفِتالي، وَتَدي محَاري
esfera كُرَة
esferestesia إحساسٌ كُرويٌّ هستيري(الشُّعور الهستيري بلمسِ كُرة)
esférico كُرَوِيّ
esferocito كُريَّةٌ حَمراء كرويَّة (كريَّة شاذة محدبة الوجهين)
esferocitosis فرط الكُريَّات الحُمر الكُرويَّة الصَغيرة
esferoide كُرويُّ الشَّكل
esferoma ورمٌ كُرويّ
esferómetro مِقياسُ التَّحدُّب، مقياسُ التَّكور
esférula كرةٌ صغيرة، كُريَّة
esfígmico نَبضاني، نَبضيّ
esfigmo- **بادئة بمعنى نَبض، نَبضيّ**
esfigmocardiógrafo مِخطاط النَّبض وضرباتُ القلب
esfigmocronógrafo مِخطاطُ النَبض المُؤقت، مِخطاطُ النَّبض ذو التسجيل الذاتي
esfimografía تَخطيطُ النَّبض
esfigmógrafo مِخطاطُ النَّبض
esfigmoide نَبضانيّ، شبيهُ النَّبض، نَظيرُ النَّبض
esfigmomanómetro مِقياسُ ضَغطِ الدَّم
esfigmopletismógrafo مِخطاطُ تَبدُّلات الحَجم والنَّبض، مِخطاطُ النَّبض وتَغير حَجم العُضو بعد إمتلائه بالدَّم
esfigmoscopia فحصُ النَّبض
esfigmosístole مُخطَّط النَّبض الإنقِباضي
esfingolípido الشَّحمياتُ السفِنغوليَّة
esfingolipidosis شُحامٌ سفِنغولي (داء وراثي بسبب ترسب الشحم السفنغولي داخل الخلايا)
esfingomielinosis التنَكُّس الميلانيني السفِنغولي
esfínter المَصرَّة، الصَّارَّة (حلقة عضلية تَسدُّ وتفتحُ مسلك طبيعي)
de Oddi *مَصرَّةُ أودي (مَصرَّة القناة الصفراوية البنكرياسية)*
anal *مَصرَّةُ الشرج*
esfinteralgia ألمُ المَصرَّة
esfinterectomía خَزعُ المَصرَّة
esfinteriano مَصرِّي
esfinterismo تَشنُّج المَصرَّة
esfenteritis إلتِهابُ المَصرَّة
esfinterólisis إفتكاكُ المَصرَّة
esfinteroplastia تَقويمُ المَصرَّة، رأبُ المَصرَّة
esfinteroscopia تَنظيرُ المَصرَّة(خاصة مصرَّة الشَّرج)
esfinterotomía شَقُّ المَصرَّة
esfirectomía إستئصَالُ المِطرَقَة أو العَظم المَطرقي (في الأُذن)
esfuerzo جَهد، مَجهود، طَاقة
esmegma لَخن، الموادُ المُفرزَة من الغُدَّد الشحمية (كغدد تحت القلفة)
esmegmático لَخني، لهُ علاقة بالموادِ المُفرزة من الغُدَّد الشَّحميَّة
esmegmolito حَصَاة قُلفويَّة، حَصاة مشكلة من إفرازات الغُدَّد الشَّحميَّة
escataforia إنحِرافٌ سُفلي داخلي (في العَين)
esódico وارد، مُتَّجه نحو المركز
esofagectasia تَوسُّعُ المَريء
esofagectomía إستئصال جزئي أو كُلي للمَريء
esofagitis إلتِهابُ المَريء
péptica *إلتهابٌ مَريئي هَضمي*
por reflujo *إلتِهابٌ مَريئي إرتجاعي*
esófago المَريء
esofagocele فَتقُ المَريء
esofagodinia ألمُ المَريء
esofagogastroscopia تنظيرُ المَريء والمَعِدَة
esofagogastrostomía مُفاغرةٌ مَريئية مَعِديّة
esofagografía صُورةُ المَريء
esofagomalacia تَليُّن المَريء
esofagoptosis هُبوطُ المَريء، تَدَلّي المَريء
esofagoscopia تَنظيرُ المَريء
esofagostenosis تَضيُّق المَريء
esofagostomía فَغرُ المَريء، تَفميمُ المَريء
esofagotomia شَقُّ المَريء
esoforia إحولالٌ إنسيّ، إنحِرافٌ داخِلي
esogastritis إلتهابُ بِطانَة المَعِدة
esoporogonia تكاثُر الحَيوانات البُوغيَّة
esosfenoiditis إلتِهابُ العَظم الوَتَدي أو الإسفيني

esotropía حَولٌ داخلي، مَيلان العينين نحوَ الأنف
espacial فَضَائي
espacio فَضاء، فَسحة
espagiria متعلق بالعلاج الكيميائي القَديم
espalda مُؤخَرة، ظَهر
espanopnea ضِيق أو عُسرُ التَّنفُّس
esparganosis داءُ اليرقات الشريطيَّة
espasmo تَشنُّج، تَقلُّص عَضلي
bronquial تَشنُّج قصبي
labial تَشنُّج شَفوي
respiratorio تَشنُّج تَنفُّسي
tónico تشنج توتري
espasmodermia تَقَلُّصُ الجِلد
espasmódico تشنُّجي، تَقلُّصي
espasmofilia نُزوعٌ للتَّشنُّج، إلفةُ التَّشنُّج
espasmógeno مُشنِّج
espasmólisis حَلُّ التَّشنُّج
espasmolítico حَالُّ التَّشنُّج، مُرْخي التَّشنُّج
espasmología بحثُ أو علمُ التَّشنُّج
espasticidad تَشنُّج، تَشنُّجٌ عَضليّ
espástico تَشنُّجي، تقبضي، شَلَليّ
espátula مِسواط، مِسوَط (مِسواط لخفضِ اللسان وفحصُ الحَلْق)
de farmacéutico مِسواطُ الصيدلي
especialista أخِصائي، إختِصَاصي
especie نَوع، صِنف
específico نَمُحدَّد،علاجٌ فعَّال في مرضٍ مُعيَّن، خاص، نوعي
especifidad نَوعيَّة
espécimen نَموذج، عَيِّنَة
espectinomicina إسبكتينوميثينا (مضاد حيوي)
espectro طَيف، شَبَح
cromático طَيفٌ لَوني
de absorción طَيفُ الإمتِصاص
solar طَيفُ الإنعِراج الشَّمسي
espectrofotometría قياسُ الضوء الطَيفي
espectrometría قياسُ الطَيف
espectrómetro مِقياسُ الطَيف
espectropolarímetro مقياسُ الإستِقطاب الطَيفي
espectroscopia التَّنظيرُ الطَيفي
espectroscopio مِنظار الطيف
espéculo مِنظار تجاويف
espera إنتظار
esperma نطفةٌ منويّةٌ
espermaceti ناطف الحوت
espermacrasia قلة النطاف
espemaducto القناةُ المنويّة
espermático نطفيٌّ، منويٌّ
espermática(arteria) الشريان المنوي
espermático(canal) القَناة المَنَوية
espermático cordón الحَبْل المَنَوي
espemátide أرومةُ النُّطفة، أرومةُ الحيوان المَنَوي
espermatina إسبرماتينا، مَنَوين (مادة زلاليَّة في المني)
espermatismo تكوُّنُ المَني، تَدفُّق المَني
espermatitis إلتِهابُ الحَبْل المَنَوي، إلتهابُ الأسْهَر
espermatoblasto أرومَةٌ نُطفيَّة
espermatocele قيلةٌ نُطفيّة
espermatocistectomía إستِئصالُ الحُوَيصلات المَنَويّة
espermatocistitis إلتِهاب الحُويصلات النُطفيَّة
espermatocito خَليةٌ مَنويَّة
espermatocistotomía بَضعُ الحويصَلات المَنَويَّة
espermatóforo سليفُ الخَليَّة النُطفيَّة
espematogénesis تكوُّنُ المَني والحيوانات المَنَويَّة
espermatogénico مُولِّدُ المَني والخلايا المَنَويَّة
espermatogonio سَليفُ الخَليَّة النُطفيَّة
espermatoide نُطفاني، نَظيرُ المَنِيّ
espermatólisis إنحِلالُ النُطاف
espermatomerita قُسيمٌ مَنَوي
espermatopatía إعتِلالٌ مَنَوي
espermatorrea نَزُّ المَنِيّ، ثَرٌّ مَنَوي
espermatospora بِزرَةُ النُّطفَة، أرومَةُ النُّطفَة
espermatosquesis إنقطاعُ المَنِي

espermatóvum بيضَةٌ مُلَقَّحَة
espermatozoide نُطفَة
espermatozoo حيوانٌ مَنوي، نُطفَة
espermaturia بيلةٌ مَنَويَّة
espermectomía إستِئصالُ جزء أو كُل الحَبْل المَنَوي
espermicida مُبيدٌ للنِّطَاف (يُستعمل كمانعٍ للحَمْل)
espermina نُطفين، مركَّبٌ قاعِدي نُطفي
espermoblasto أرومَةُ النُّطفَة
espermatoflebectasia دَوالي الحَبْل المَنَوي، دوالية الوريد المنوي
espermolito تَحصِّي في القَناه المَنويَّة، حَصَاةٌ مَنَويَّة
espermoneuralgia ألمُ الحَبل المَنَوي العَصَبي
espermoplasma جبلةُ النِّطاف
espermosfera كِتلةٌ أرومِيةٌ نَطفيَّة
espermospora بِزرَةُ النُّطفَة، سَليفة الخَليَّة النُّطفيَّة
espica رباط جبصيني لحوض الطفل
espícula شُويكَة، سُنيبِلَة
espina شَوكة، العَمودُ الفِقري
bífida *العمود الفِقَري المفلوح*
de la escapula *شَوكة الكَتِف*
iliaca *الشَّوكة الحَرقفيَّة*
espinal شَوكي، نُخاعي، متعلق بالعمود الفِقَري
espinilla حَرف الظنبوب
tibial *قَصبَة الرِجْل*
espinobulbar شَوكي بَصَلي، له علاقه بالحَبْل الشوكي والنخاع البصلي
espinocerebeloso شَوكي مُخَيخي
espinoglenoide شَوكي حُقِّي، له علاقه بشوكة الكتف والتجويف الحُقي
espinoso شَوكي، نُخَاعي
espinterismo تَرَائي الوَمضَات، الشَّرَرُ البَصَري
espinterómetro جهاز لقياس التغيرات في أنبوب الأشعة السينية
espinteropía تَخيلٌ بَصَري، رؤيةٌ وَمَضيَّة
espiradenoma ورمُ غُدد العَرَق، ورمٌ غُدِّي عَرَقي
espiral حَلَزوني، لَولَبي
espirema شِلَّة (شبكة الإنقسام الفتيلي في النواة في الدور الطليعي)، كبكوبة
espirilemia وجود الحَلزُونيّات في الدَّم
espirilo الحُلَيزينات (جنس من الجراثيم)
espirilosis داءُ الحَلزُونيّات
espíritu رُوح، نفْس
espirituoso رُوحي، كُحولي
espiróforo جهازُ التَّنفُّس الإصطناعي، مِنفاسٍ صُنْعي
espirografía **تَخطيطُ التَّنفُّس**
espirógrafo مِخطاطُ التَّنفُّس
espiroide لَولَبيُّ الشَّكل
espirometría قياسُ السِعة الحَيويَّة للرئتين
espirómetro مِقياسُ النَّفَس
espiroqueta المُلتَوية، اللَّولَبيَّة (جنس من الجراثيم)
espiroquetemia تواجُدُ الملتويات في الدَّم
espiroquetólisis إنحِلالُ المُلتويات
espiroqueturia بيلةُ المُلتويات
espiroscopio مِنظارُ التَّنفُّس
esplacnapófisis النُّتوءُ الحَشَوي، عظمٌ مرتبط بالجهاز الهضمي
esplacnectesia حِسٌّ حَشَوي
esplacnectopia إنزِحالُ الأحشَاء
esplacnenfraxis إنسِدادٌ حَشَوي
esplácnico حَشَوي، له علاقة بالحَشَا
esplacnicotomía بضعُ العَصَب الحَشَوي
esplacno سابقة بمعنى حشوي، له علاقة بالحَشَا
esplacnocele فتقُ الأحشَاء
esplacnografía تَصويرُ الأحشَاء
esplacnolito حَصَاة حَشَويَّة أو مِعويَّة
esplacnología علمُ الأحشَاء
esplacnomegalia تَضخُّم الأحشَاء، ضِخَم الأحشاء
esplacnomicria صِغَرُ الأحشَاء
esplacnopatía إعتِلالُ الأحشَاء
esplacnopleura الجَنبَة الحَشَويَّة (جنين)، جِدارٌ حَشَويٌّ جنيني
esplacnoptosis تدلِّي الأحشَاء، هُبوطُ الأحشاء
esplacnosclerosis تَصلُّبُ الأحشَاء
esplacnoscopia تنظيرُ الأحشَاء
esplacnosqueleto الهيكلُ الحَشوي
esplacnotomía فتحُ الأحشاء، تَشريحُ الأحشَاء

espondilolistesis

E

esplacnodiastasis إنزياحُ الأحشَاء
esplenicectomía قَطعُ أو خَزعُ جزء من العصب الحَشَوي
esplenadenoma ورمٌ غُدّي طِحَالي
esplenalgia ألمُ الطِحال
esplenatrofia ضمور الطِّحَال
esplenauxa تَضَخُّم الطِّحال
esplénculo طِحَال إضافي
esplenectasia تَضخُّمُ الطِّحَال
esplenectomía إستِئصالُ الطِّحَال
esplenelcosis تَقرُّح الطِّحَال
esplenenfraxis إحتِقانُ الطِّحَال
esplénico طِحَالي
esplenio ضِمادة، شريط، الجزء الخلفي من الجِسم الجسم الثَّفني في المُخ
esplenitis إلتهابُ الطِّحال
esplenización تَطحُّل، تكون نسيج شبيه بالطحال خاصه في الرئة (إحتقان رئوي شديد)
espleno- سابقة بمعنى الطِّحَال
esplenoblasto أرومَة طِحاليَّة (خلية)
esplenocele فتقُ الطِّحال
esplenocito خلية طِحاليَّة
esplenocólico طِحالي قولوني
esplenodinia ألمُ الطِّحال
esplenofrénico طِحالي حجَابي، له علاقه بالطحال والحِجاب الحاجِز
esplenografía تصويرُ الطِّحال
esplenohepatomegalia ضَخَامة طِحاليَّة كَبديَّة
esplenolinfático طِحاليٌّ لمفيّ
esplenolisina حالّ الطِّحَال
esplenólisis تَلفُ الطِّحَال، إنحِلالُ الطِّحَال
esplenoma ورمُ الطِّحَال
esplenomalacia تَليُّن الطِّحَال
esplenomedular طِحاليٌّ نِقْيي
esplenomegalia تَضخُّم الطِّحَال
esplenometría قياسُ الطِّحَال
esplenomielógeno طِحاليٌّ نُخَاعيّ
esplenomielomalacia تليُّن الطِّحال والنُّخَاع
esplenonco وَرَمٌ طِحَاليّ
esplenonefroptosis هُبوطٌ طِحَاليٌّ كلُوَي
esplenoneumonía إلتِهابٌ رِئويّ تطحليّ
esplenopancreático طِحَاليٌّ بنكرياسي، طِحالي مُعَثْكَليّ
esplenopatia إعتلالُ الطِّحال
esplenopexia تَثبيتُ الطحال المُتَنَقِّل
esplenoportografía تصوير وريد الباب بطريق الطحَال
esplenoptosis تدلِّي الطِّحَال،هُبوطُ الطِّحَال
esplenoqueatosis تَصلُّبُ الطِّحال
esplenorrafia خياطة الطحَال
esplenorragia نزفٌ طِحَاليّ
esplenorrenal طِحَاليّ كُلويّ
esplenosis تَطْحَال (وجود عدة أنسجة طِحاليَّة في جوف الصِّفاق)
esplenotomía بَضع الطِّحَال
espodógeno فَضَلاتيُ المَنْشأ، مُكوَّن من الفَضَلات
espolón مِهماز، نُتوء عَظمي
espondilalgia ألمٌ فِقاري
espondlartritis إلتِهابُ المَفاصِل الفِقاريَّة
espondilartrocace سُلُّ الفَقار، سُلُّ الصُّلب، نَخر الفَقار
espondilexartrosis خلعُ فِقَرة
espondilicema هُبوطُ الفِقرة (عادة بسبب تلين الفقرة التالية السفلى)
espondilitis إلتِهابُ الفَقار
  anquilopoyetica *إلتِهابُ الفَقار القَسَطيُّ المُشَوِّه*
  deformante *إلتِهابُ الفَقار المُشَوِّه*
  reumatoide *إلتُهابُ الفَقار الروماتويدي أو الرَّثياني*
  traumática *إلتهابُ الفقار الرضحي*
  tuberculosa *إلتهابُ الفَقار السُّلي*
esponiloartropatía إعتِلالُ الفَقار
espondilocace سُلُّ الفَقار، نَخَر الفقار
esponilodesis إلتِحامُ الفَقَار
espondilodímico توأمان مُندمِجا الفَقار
espondilodinia ألمٌ فَقاري
espondilólisis إنحِلالُ الفَقَار
espondilolistesis إنزلاقٌ أمامي لفَقرة فوق الفقرة التالية السفلى (خاصة الفقرات القطنية)

espondilomalacia

espondilomalacia تليُّن الفَقَار
espondilopatía إعتلالٌ فَقاري
espondilopiosis قياحٌ فَقاري، تقيُّحُ الفَقار
espondilosindesis دمجُ الفَقرات، إلتِصاقٌ فَقاري
espondilosis تَصلُّب المَفاصِل بين الفَقرات، قَسَطٌ فَقاري
espondilosquisis إنشِقاقُ الفَقار
espondiloterapia المُداواة الفَقاريَّة، مُعالجة العمود الفَقري
espongiforme إسفنجيُ الشَّكل
espongioblasto الأرومَةُ الإسفنجيَّة
espongioblastoma وَرَمُ الأرومة الإسفِنجيَّة
espongioide إسفنجيُ الشَّكل
espongioplasma جِبلَة إسفَنجيَّة
esponja إسفَنجَة
espontáneo عَفوي، تِلقائي
espora بُوغ
esporádico فرادي، مُتفرِّق، مُتشتِّت
esporangio حَافِظ البُوغ ، وِعاءُ البُوغ
esporicida مُبيدُ الأبواغ
esporífero حَامِل الأبواغ
esporíparo مُولِّد الأبواغ
esporoblasto أرومَة بُوغيَّة
esporocisto كيسةُ الأبواغ
esporóforo حامِل البُوغ، ناقِلُ البُوغ
esporogénesis التَّكاثر البُوغي
esporogenia تَكاثُر الأبواغ
esporogénico مُوَلِّد الأبواغ
esporonto بُوغٌ متكامِل
esporoplasma جِبلَة بُوغيَّة
esporo بُوغ
esporotricosis داءُ الشَّعريَّات المُبوَّغة
esporozoíto حيوانٌ بُوغيّ
esporozoo البُوغيَّات
esperozoosis داءُ البُوغيَّات
espórula بُوغٌ صغير، بُويَغ
esporulación تَبوُّغ
esprúe ذَرَب، عدمُ الإمتِصاص المُزمن، إسهالٌ مزمن في بعضِ البلادِ الحارَّة

espudio كاذِب، غير أصْيل، زائف
esputo بَلْغَم، قَشْع
hemoptoico *بَلغَمٌ دَمويّ*
esquelalgia ألمُ الرِّجل أو السَاق
esquelético هيكليٌّ، متعلق بالهيكَلِ العَظمي
esqueletización تَجريدُ الهَيكل من النَسيجِ الرخو، هيْكَلَة، إهتِزال، هُزالٌ شَديد
esqueleto هَيكَل، هيكَلٌ عظميّ
esqueletógeno مكوِّنُ الهيكَل العَظمي، مُكوِّن العَظم
esqueletografía تَصوير الهَيكَل العَظمي
esquema مُخطَّط، خِطَّة
esquemático تَخطيطي، تَرسيمي
esquenitis إلتِهابُ غُدد سْكين (غدد القنية المجاورة للإحليل الأنثوي)
esquigrafía التَّصوير الشُّعاعي، تَصوير رونتجن
esquiametría تنظيرُ الشَبكيَّة
esquiámetro مِقياسُ التَّعرُّض للأشِعَّة، مِقياس شِدَّةِ الأشِعَّة
esquiascopio مِنظارُ الشَبكيَّة
esquilectomía إستِئصالُ الشظايا العَظميَّة
esquindilesis مَفصِل شَقِّي، مَفصِل ميزابيّ
esquistasis إنفِلاق، إنشِقاق
esquisto بادئة بمعنى شَقّ، فَلْق
esquistocéfalo مَفلوق القِحف (مسخ)
esquistocelia إنشِقاقُ البَطن
esquistocistis إنشِقاقُ المَثانة
esquistocito كُريَّةٌ حَمراء مُنشقَّة
esquistocitosis فرطُ الكُريَّات المُنشَقَّة في الدَّم
esquistocormo مُنفَلِقُ البَدَن (جنين مسخي)
esquistoglosia إنشِقاقُ اللِّسان
esquistomelia إنشِقاق أحد الأطراف
esquistomicida مبيدُ المُنشقات
esquistoprosopia شَقٌّ وَجهي (في الجنين)
esquistorraquis إنشِقاقُ الصُّلب، إنشِقاقُ السيساء
esquistosis السُّحارُ الرِّئوي التَّغبُّري (داء رئوي يصيب عمال قطع الحجارة)
esquistosoma المُنشقات الجِسم، المُنشَطِرات (جنس من البلهارسية)

esquistosomía إنشقاقُ البَدن (مسخ)
esquistosimiasis داء البِلهارسيَّات، داءُ المُنشقَّات
esquistotórax إنشِقاقُ الصَّدر (مِسخ)
esquistotraquelo مُنشقُّ الرَّقبَة (مِسخ)
esquisofasia إنفِصامُ النُّطق، نُطقٌ غير مفهوم
equizofrenia الإنفِصام العَقلي، الفُصَام
catatónica شُذوذ الحركة الفُصامي
paranoide إنفصامٌ زوراني
simple إنفصامٌ بسيط
esquizofrenico مصابٌ بالفُصامِ العَقلي
esquizofrenosis داءُ الفُصام العقلي
esquizogiria إنشِقاقُ التلافيف (المُخيَّة)
esquizogonia التَّكاثُر الإنفِلاقي
esquizoide شبيهُ الفُصام، فَصيم
esquizomicetos الفُطريات المُنشقَّة
esquizoniquia تَشقُّقُ الأظافِر
esquizonto المتقسمة (من الطفيليات)
esquizotonía تَفصُّم التَوتُّر(في عضلات الأطراف) إذا إشتدَّت الباسِطات في الرجُل تشتَّد قابِضات الذراع
esquizotriquia إنشِقاقُ الشَّعر
esquizoito حيوانٌ قسيميّ، يتولَّدُ بالإنشِطار
estabilidad إستِقرا رٌ، ثُبوت
estable مُستَقِرّ، ثابت
estación مَحطَة، مَوقِف
estacionario مُستَقِر، مُتوقف
estactómetro نَقَّاطَة، قَطَّارة، مِقياسُ القَطرات
estadio طورٌ مَرَضي، مَرحَلة، مَلعبٌ مُدرَّج
estadística إحصائيات
estado طَور، حَالَة، وضع، دَولة
álgido حالَة صقيعيَّة
criboso حالة إستِنقائية
de erupción طورُ الطفْح
de transición الطور الإنتقالي
epiléptico حالَة الصَرع
paranoico حالة زورانية(زهان كبريائي)
refractorio حالَةٌ مُستَعْصيَة
estafil- سابقة بمعنى عُنقُودي، لَهاتي
estafilectomía قطعُ اللَّهاة
estafiedema وذمةُ اللَّهاة
estafilematoma نزفُ اللَّهاة
estafilino متعلقٌ باللَّهاة، عُنقوديُ الشَّكل
estafilión نُقطةُ اللَّهاة، حَلَمَة
estafiloangina ذُبحَة لَهاتيَّة، إلتِهابٌ لَهاتي
estafilococemia عُنقوديَّة الدَّم، إنتانُ الدَّم بسببِ المُكوَّرات العُنقوديَّة
estafilococia الإنتانُ بالمُكوَّرات العُنقوديَّة
estafilocócido مبيدُ المُكوَّرات العُنقوديَّة
estafilococo العُنقوديَّة، جرثوم عُنقودي يُسببُ الإنتَان
estafilococcis عدوى بالعنقوديات
estafilodermia إنتانُ الجلد بالمُكوَّرات العُنقوديَّة
estafilodiálisis إسترخاء اللَّهاة، إرتِخاء اللَّهاة
estafilolisina حالَّة عُنقوديَّة
estafiloma عِنبَة(انتباج أو نتوء في الصلبة أو القرنية)
estafilomatoso عِنبي، شبيه بالعِنبَة
estafilonco ورمُ اللَّهاة
estafiloplastia رأبُ اللَّهاة
estafiloptosis تدلِّي اللَّهاة
estafilosquisis إنشِقاقُ اللَّهاة
estafilotomía بضعُ أو بَتر اللَّهاة
estafilotómo مِبضع أو مِشرط اللَّهاة
estafilótoxina ذيفانُ المُكوَّرات العُنقوديَّة
estafilotrópico أليفُ المُكوَّرات العُنقوديَّة
estafio- سابقه بمعنى عُنقودي، لَهاتي
estafisagria عشبة القمل(البذور السامة لنبات العائق)
estalagmometría قياسُ الضغط السطحي للسوائل العُضويَّة
estándar قياسيّ، مِعيار، عياري
estano قَصدير، تَنك
estaño قصدير، تنك
estapedectomía قطع العظم الرّكابي وتَبديلهُ بإصطناعي (في الأُذن الوسطى)
estapédico رِكابي، العَظمُ الرّكابي (في الأذن الوسطى)
estapedioplastia رأبُ الرّكاب، رأبُ العَظم الركابي (في الأُذن الوسطى)

estapediotenotomía

estapediotenotomía بضعُ وتر العَضَلة الرِّكابيَّة
estapediovestibular رِكابيٌّ دهليزيّ
estasiomorfia شُذوذ بسببِ توقف التَّطور، تشوه رُكودي
estasis رُكود، تَوقُّف
estático ساكِن، مُتوازن، رَاكِد
estamocinesis إيقافُ التفتّل في إنقسامِ الخليَّة
estatocisto كيسةُ توازن في تيهِ الأُذن
estatoconía =otoconia غُبارُ في الأُذن التوازن
estatolito غَبرة التَّوازن، حَصَاة أذنية
estatura قِوام، طولُ الشَّخص
estatural له علاقة بالقامة

estatuvolencia تَنويمٌ ذاتي
estauroplegia شلل متَبَادَل(شلل عضلات الوجه من جانب والطرفين من الجانب الاخر)
estaxis=heorragia نَزف
esteapsina=lipasa عُصارَة البَنكرياس
esteasinógeno مُوَلِّد اللبياسا، مولِّد الإستيابسينا
estearrea فرطُ إفراز الغُدَّة الدُهنيَّة، إسهالٌ دُهني
esteatitis إلتِهابُ النَّسيج الدُهني
esteato- سابقة بمعنى دُهني، شَحمي
esteatocele قيلةٌ شَحميَّة
esteatocistoma كيسٌ شَحمي
esteatógeno مُولِّد الشَّحم
esteatólisis حَل الدُهون قبل إمتِصاصها
esteatoma ورمٌ شَحمي
esteamatosis ورمُ دُهني مُتَعدِّد
esteatopigia تَشحُّمُ العَجُز أو الرِّدف، كِبرُ الكَفَل (خاصة عند النساء)
esteatorrea فرطُ إفراز الغُدَّة الدهنيَّة، إسهَال دُهني
esteatosis تنكُّس دُهني
hepática *تنكُّس الكَبدِ الدُهني*
estefanión التُّويجى، نُقطةُ التاج (في الجمجمة)
estelectomía إستِئصالُ العقدة النَجميَّة
estematología علِمُ الحَواس
estenión الضّبيقي (نقطة في المنطقة الصدغية)
esteno- بادئة بمعنى ضيّق، تَضَيّق
estenocardia تَضيُّق القَلب، ذَبحَة صدريَّة
estenocefalia تَسنُّم الرأس، تَضيُّق الرأس
estenocoria تَضيُّق، ضِيق
estenocrotafia ضِيقُ الصُدغين
estenometria قياسُ قوةِ العَضَلات
estenopeico ضَيِّقُ الفَتحة، ضَيِّقُ الثُقب
estenosado مُضَيَّق، مُتَضيِّق
estenosis تَضَيُّق
aórtica تَضيُّق الأبهَر
mitral تَضيُّق تاجِي
pilórica تضيق البَوَّاب
pulmonar تضيُّق رِئوي، تَضَيُّق الفتحة بين الشريان الرئوي والبطين الأيمن
valvular تضيُّق الصِّمام
estenostomía ضَيِّق الفَمّ، ضَيِّق الفَتحة
estenotérmico قليلُ الإحتمالِ للحَرارة
estenótico مُتَضيِّق
estenotórax تَضَيُّق الصَّدر
estequiología علمُ العَناصر الخلويَّة النَسيجيَّة، فِسيولوجيا الخلايا
estequiometría قياسُ العَناصر الدَّاخِلة في تفاعل كيميائي
ester إستر (ملح عضوي كُحولي)
estercobilina صفراوين البِراز
estercobliinógeno مولِّد الصفراوين
estercolito حَصَاة بِرازيَّة
estercoráceo بِرازيّ
estercoral بِرازي، له علاقة بالبِراز أو الغائِط
estercorina إستركورينا (مادة في البراز)
estercoroma ورَمٌ بِرازيّ
estéreo بادئة بمعنى ثلاثي الأبعاد
estereognosis إدراك طبيعة الأشياء حسب شكلها أو متانتها
esterograma صُورةٌ مُجسَّمة
estereómetro مِقياسُ التَّجسُّم
estereopsis الرؤيةُ المُجسَّمَة
esterequímica دراسةُ تَوزعُ الذَّرات في مركبٍ كيميائي
estereosquigrafía صُورةُ التَّنظير المُجسَّم
estereroisomerismo تَزامُرٌمِجسامي، تَماثُل التَّركيب الجزيئي والبُنيوي

estéril مُعقَّم، عَقيم، عاقِر
esterilidad عُقم، خُلوّ من الجراثيم
esterilización تعقيم ، طَردُ الجراثيم
esterilizador مُعقِّم، جهاز للتَّعقيم
esterilizar يُعَقِّم
esternal قَصّيّ، له علاقة بالقَصّ
esternalgia ألمُ القَصّ
esternebra قُسيمٌ قصّيّ
esternoclavicular قَصّيٌّ تَرقويّ
esternocleidomastoideo قَصّيٌّ تَرقَويٌّ خُشّائي
esternocostal قَصّي ضِلْعيّ
esternódimo إندِماجُ القَصَّين (مِسخ)
esternohioideo قَصّي لاميّ
esternoide شبيهٌ بالقَصّ
esternón القَصّ
esternópago مُندمجُ القَصَّين (مِسخ)
esternosquisis إنشِقاقُ القَصّ
esternotiroideo قَصّيٌّ دَرَقي
esternoide قَصّيُّ الشَّكل
esternotomía بضعُ القَصّ
esternotraqueal قَصّيٌّ رُغامي
esternovertebral قَصّيٌّ فَقاري
esteroide إسترويده (مركب من الشَّحمانيَّات)
esteroidogénesis تَوليدُ الإستيرويده
esterol إستيرول (مركب إستيرويده كُحُولي)
esterólisis إنحلالُ الإستيرول
esterometría قياسُ التَكَعُّب، قياسُ التَّجسيم
esteroplasma الجِبلَة الصُّلبة
esterotáxico تَوضُّع دقيق في الفَضاء، جِراحة التوضيع التجسيمي
esterotáxica (cirugía) تحديدُ نقطة العَمليَّة قبل البدء
esterotropismo التَّوضيع التجسُّمي
estertor شَخير، تنفُّس عَسير لاوَعيي
bronquial شَخير قصبي
cavernoso شَخير كهفي
gutural شَخير حلقي
laríngeo شخير حنجري
estertoroso شَخيري

estesia حِسّ، شُعور
estesioblasto أرومَة حِسيَّة (خلية جنينية)
estesiofisilogía فيزيولوجيا الحَواس والإحْسَاس
estesiógeno مُولِّد الشُّعور، مُولِّد الإحْسَاس
estesiología عِلمُ الحس والحواس
etesiomania مس الإحسَاس الإنحِرافي
estesiómetro مِقياسُ الحِس، مِقياسُ حِس اللَّمس، مِحسَاس
estesioneuroblastoma ورمٌ أرومي عَصَبي حِسيّ، ورمٌ أرومي عَصَبي شمّي
estesioneurona عَصبون حِسيّ
estesioneurosis إضطراب أعصَاب الحِس
estesioscopia فَحصُ الإحساس
estesódico ناقل الحس، ناقل الإحساس
estético الجَماليَّات، علم الجَماليات
esteto سابقة بمعنى الصَّدر
estetografía تخطيط حركات الصَّدر
estetómetro مقياس إتساع الصَّدر
estetoscopia الفحصُ بالسَّماعَة
estetoscopio سَمَّاعَة، مِسماع
estibamania إستيبامينا (عقار إستُعمل قديماً لعلاج الليشمانيا)
estibialismo التَّسمم بالانتيمُون
estiércol بِراز
estigma سِمَة، علامَة ذات ميزَة مرئيَّة
estigmatismo تَميُّز بالسِّمات
estigmatización وَسْم، تَكوينُ السِّمات
estibestrol إستيبيسترول (من أدوية سرطان الثدي)
estilete مِسبار رفيع، خنجر صغير، مِروَد
estilicidio تَقَطُّر، تنقيط
estilogloso إبْري لِساني(العَضلة الإبريَّة اللِّسانيَّة)
estilohioideo إبْريٌّ لاميٌّ، متعلق بالعظم اللاَّمي والنُّتوء الإبْري
estiloide إبْريُّ الشَّكل، بشكلٍ طويل ومُدبَّب
estiloides إبْريُّ الشَّكل
estiloiditis إلتِهاب الأنسِجة المُجاورة للنَّاتئ الإبْري
estilomastoideo إبْري خُشّائيّ
estilomaxilar إبْريٌّ فَكيٌّ عُلويّ
estilostixis=acupuntura المُعَالجة بوخز الإبر
estimulación تَنبيه، تَحْريض

estímulador

sexual تَحريضٌ جِنسي
estimulador مُنَبِّه، مُحَرِّض
estimulante مُنبِّه، حَاث، مُنعِش
alcohólico مُنبّه كُحولي
cardiaco مُنبِّه قلبي
cerebral مُنبِّه دِماغي
respiratorio مُنبّه تَنَفُّسي
estímulo مُنبِّه، مُحَرِّض
estiómeno قَرحَة قَاضِمة، قَرحَةُ الفَرج مع ضخَامته بسببِ سُل أو وَرَم
estipsis المُعالجَة بالقابِضات، إرقاء، إمسَاك
estíptico قابِض، دواءٌ قابِض ومُوقِف للنَّزف، مُمسِك
estiramiento تَطويل، مَدّ
estival صيفي
estnia قوة، نشاط
estoiquiometría قياس العَناصر التي تدخل في تفاعل كيميائي
estoma فمّ، ثُغْر، فَوهَة
estomacace إلتِهابُ الفَم التَقرُّحي
estómago مَعِدة
estomatalgía ألمُ الفم
estomatitis إلتِهابُ الفَم
aftosa إلتِهابُ الفَم القِلاعي
alérgica إلتِهابُ الفَم الأرجي
ulcerativa إلتِهاب الفَم التَقرُّحي
estomatocace إلتِهابُ الفَم التَقرُّحي
estomtodinia ألمُ الفَم
estomatodisodia=halitosis رائِحة الفم الكريهة، بَخر الفم
estomatolalia خنّة، التكلُّم عِند إنسِداد المَنْخِرين
estomatología طِبُّ الفَم
estomatomalacia تَليُّن الفَم
estomatomicosis فُطارُ الفَم
estomatonecrosis إلتِهاب الفَم الغنغريني، نَخر الفَم
estomatonoma آكِلةُ الفَم، إلتِهاب الفَم الغنغريني
estomatopatía إعتِلالُ الفَم
estomatoplastia جِراحةُ تقويم الفَم، رأبُ الفَم
estomatorragia نزفٌ فَموي
estomatoscopio مِنظارُ الفَم
estomatosquisis إنشِقاقُ الفَم، إنشِقاقُ الشَّفَة
estómetro=exoftamómetro مِقياسُ جُحوظِ العَين
estomocéfalo فَمويُّ الرَأس (مِسخ)
estomodeo تَجويفُ الفَم الأولي في الجَنين، الفَم البِدائي
estoraque بلسمُ الأصطُرَك (نبات مُنَبِّه)
estornudo عَطْس، عُطَاس
estornutatorio مُعَطِّس، مُسببٌ للعُطاس
estrábico أحول، حَولي
estrabismo الحَوَل
convergente الحَوَل الأنسي
divergente الحَولُ الوَحشي
espasmódico حَولٌ تَشنجي
intermitente حَولٌ مُتَقطِّع
estrabismómetro مِقياسُ الحَوَل
estrabometría قياسُ الحَوَل
estrabotomía بضعُ الحَوَل (بقطع وتر عضلة في العين)
estradiol إيسترلديول (هرمون)
estramonio نباتٌ طُبيّ
estrangalestesia حِسُّ الإختناق
estrangulación خَنْق، إختِناق
estrangular يَخنُق
estranguria تَقطُّر البَول المُؤلم (بسبب علة في المثانة أو الإحليل)
estratificación تَنَضُّد، تَطبُّق
estratificado مُنضدٌ في طبقات، مُطَبَّق
estratiforme طبقيُّ الشَّكل
estrato طَبقَة
estrecho ضَيِّق، مَضيق
estrefenopodia حَنَف فَحَجي، إنفِتالُ القَدم الأنسي
estrefexopodia حَنَف رُوحي، إنفِتالُ القَدم الوَحشي
estrefopodia حَنف أبْخسي، القَفَد
estrefosimbolia إبصَار مَقلوب، قراءة مقلوبة (كما ترى في المرآة)
estrella نجم
estreptobacilo السَلسليّة (جنس من الجراثيم)، عُصيات سَلسليَّة

estreptobacteria جراثيم سلسليّة
estreptococo العِقديَّة، المُكَوَّرة العِقديَّة (جنس من الجراثيم)
estreptodornasa إستريبتودورناسا (عِقدية حالَّة للقيح)
estreptolisina إستريبتوليسينا (ذيفان عِقدي حال للكُريَّات)
estreptomicina إستريبتوميثينا (مضاد حيوي)
estreptomicosis داءُ المُتسلسلات
estreptoquinasa إنزيم حَالٌّ للخُثر الدَّموية (تطورة المكورات العقدية)
estreptosepticemia تَسمُّم الدَّم بالمُكوَّرات العِقديَّة
estreptotrix العِقديَّة الشَّعريَّة
estrés كَرْب، ضَغط، إجْهاد، ضَائِقَة
estria خَط، حُز
del embarazo ***خُطوط الحَمْل*** *(تبدو على بطن الأم الحامل)*
estriación تَخطُط، تَحزيز
estriado مُخطَّطي، جِسمٌ مُخطَّط
estribo الرِّكاب، عَظمُ الرِّكاب (في الأُذن)
estricnina إستيكرينينا (مادة قلوانية سامة)
estricnismo التسمُّم بالإستيكرينينا
estrictura تَضيُّق، ضِيق
estridente صَريري، أجَش
estridor صَرير، صَرْصَرَة
dental *صَريرُ الأسنان*
estriduloso صَريري
estriol إستريول (هرمون إستروخينو)
estro وداق، وَدَق، إلهام (شِعري)، نَزو
estróbilo تَفتيلُ الدُّودَة الشريطيَّة
estrobiloide تَفتيليُّ الشَّكل، نَظير الدُّودَة الشريطيَّة
estroboscopio إستريوسكوبيو (منظار دَوامي تظهر فيه الصور المتحركة ثابتة)
estrofantina إستروفانتينا، مُقوٍ للقلب قَصيرُ المَفعول
estrofocefalia إنفِتال الرَأس (مِسخ)
estrófulo طَفْحٌ حَطاطي(في الأطفال)
estrógeno مدق، إستروخنو
estroma السَّدى، النَسيجُ الداعِم لعُضو
estromatólisis حَلُّ السَّدى
estromatosis داءُ السَّدى
estrona إسترونا، هرمون إستروخينو
estroncio إسترونثيو (العنصر الثامن والثلاثون)
estrongilosis داءُ الأسطوانات (نوعٌ من الدود)
estropajo ماسِحة، مِمسَحَة، لِيفَة
estroma السَّدة، نسيجُ الدعم حولَ عُضو
estructura بناءٌ، تركيب، تَكوين، هَيكل
estruma سلعَة، دِراق، ورمٌ غُدِّي
estrumectomía إستِئصال السَّلعة (الورم الغُدِّي) أو قسمٌ منها
estrumíprivo متعلقٌ بحرمان الدَرقيَّة، متعلق بفقدان الدَرقيَّة
estrumitis إلتِهابُ الدَرقيَّة
estuche غِلاف، غِمد
estupefaciente مُذهِل، مُدهِش، مُسبِّبٌ للذُّهول
estupor ذُهُول، إنشِدَاه، دَهشَة، خَبَل
estuporoso ذُهُولي، مَذْهول
etamocarditis إلتهابُ نَسيج القلب الضَّام
etanal إيتنال (ألدهيدو إيتيلي)
etano إيتانو، غاز هيدروكربوني مُشبَع
etanol إيتانول، كُحول إيتيلي
eteogénesis تَوالد لاجِنسي
éter أثير، سَائلٌ طيَّار مُخدِّر
etéreo أثيري
eterificación إستِحصالُ الأثير من الكُحول
eterización التَّخديرُ بالأثير
eteromanía الوَلعُ بالأثير
eterómetro مِقياسُ الأثير
ética عِلمُ الأخلاق
etilismo الإنسِمامُ بالكُحول الإيتيلي
etílico إيتيلي
etilo إيتيلو، الجذر الكُحولي وحيدُ التكافُؤ
etiolación شُحابُ الجِلد، إصفِرارُ الجِلد لعدم التعرض لأشعة الشَّمس
etiología السَببيات، مبحثُ أسبابِ المَرض
etiopatología المُسببَّات المَرضيَّة
etiotrópico دواءٌ ضدّ المُسبِّب للمَرض
etmocéfalo غِرباليُّ الرَأس (مسخ)
etmofrontal جَبَهي غِربَالي
etmoidal غِربالي، مُنخَلي (تشريح)

etmoidectomía

etmoidectomía خَزعٌ غِربالي أو إستِئصالُ غِربالي
étnico عِرقي، سُلالي، إثْني
etnobiología بيولوجيا السُلالات
etnografía وصفُ السُلالات البَشريَّة، الجغرافيا الأثْنيَّة
etnología علمُ السُلالات البَشريَّة
etología علمُ السُلوك (عند الحيوانات)
etrotomía شَقُّ البَطن
eu- سابقه بمعنى سَوي، حَسن، سَليم، حَقيقي
eubiótica علمُ الحَياة الصحيَّة
eucaína أوكائينا (بديل للكوكائين في الطب البيطري)
eucalipto الإيوكاليبتوس (الكافور أو الكينا)
eucaliptol زيت الإيوكاليبتوس
eucapnia سَوائيَّة ثاني أوكسيد الكربون في الدَّم
eucinesia سَويةُ الحَرَكات
euclorhidria سَوية حامِض الكلورهيدريكو في المَعِدة
eucolia سَويَة الصَّفراء
eucrasia إستِواء المزاج، حُسنُ الحَال
eucromatina صِبغين حَقيقي
eucromatopsia سَوائيةُ رُؤية الألوان
eucromosoma صِبغيٌّ سَويّ
eudiaforesis سَويةُ التَعرُّق
eudiemorrisis سَويةُ دوران الدَّم
eudiómetro مِقياسُ نقاوة الهواء
euestesia سَوائية الإحْسَاس، سَلامةُ الإحْساس
euflavina إيوفلابينا (دواء مطهر للجلد)
eufonía تَناغُم، تَرخيمُ الصَّوت
euforia نَشوَه، مَرح، شَمَق (نشاط ومرح الجنون)
eugamia سَوائية الإعرَاس، إتِحاد الأمشاج السَّليم
eugenesia تَحسينُ النَسل، مبحث تَحسين النَسل
euglobulina غلوبولينا حَقيقية
euglucemia سَوية سُكَّر الدَّم
euloropsis عيونٌ مائِلة مُنغوليَّة
eumenorrea سَويَّةُ الحَيض
eumetría سَوائيَّة القياس، سَويَّةُ مدى الحَرَكة
eumicetos الفُطريات الحَقيقيَّة (قسم من الفطريات)
eunoia سَوائية العقل، تَيقُّظ الذِهن، قوةُ الإرَادَة
eunuco خَصِيّ (ج خصيان)
eunucoidismo خَصيانيَّة، خَصيتين غير عامِلتين
euosmia رائِحةٌ طيِّبَة، سَوائيَّة الشَّم
eupirena سَويُّ النواة
eupirexia حمّى خَفيفية، حَرارَة خَفيفَة
euploide توازُن الصِّبغيات، سَويُّ الصيغة الصِّبغيَّة
eupnea يُسرُ التَّنفُّس، سَوائيَّةُ التَّنفُّس
eupraxia سَويَّة تَناسُق الحَرَكات، سَوائيَّةُ الأداء
euquilia سَوائيَّة الكيلوس
euricéfalo عَريضُ الرَّأس
eurión العُريضَى (نقطة في طرفي القطر العرضي للقحِف)
euriopía فَرطُ إتِساع فتحة العَينين
eurisomático دعداع (قصير القامة عريض الجسم)
euritérmico إحتمالُ العيش في عدةِ دَرجات من الحَرَارَة (بكتريات)
euritmia سَويَّةُ النَّبض، إنتِظامُ النَّبض
eusístole إنقِباضَة سَويَّة
eusitia سَويَّة الشهيَّة للطعام، الشَّهية العاديَّة
eusplacnia سَويَّة الإحشَاء
eusplenia سَويَّةُ الطِحال، سَوائيَّة وظائف الطِحال
eutanasia مَوتٌ هادِئ مُريح، تَيسير المَوت في الأمراضِ العَصيَّة المُؤلِمَة
eutéctico سَهلٌ وثابت الإنصِهار والتَّجميد، ثَابتٌ المقومات بعد الصَّهر أو التَجَمُّد
eutiforia سوائية التَآزي (وضع العينين عمودياً أثناء النظرللأمام)
eutimismo سَوائيَّةُ التُوتَة، سَوائيَّة المَزاج
eutiroidismo سَوائيُّة الدَرقيَّة، نَشاطٌ دَرقي جيِّد
eutocia وِلادةٌ طبيعيَّة، وِلادَة سَهلَة
eutópico صَحيحُ المَوضِع، في الموضِع السَّويّ
eutrofia جُودة التَّغذية، حِسنُ التَّغذية
evacuación تَفريغ، تَغوُّط، إخْلاء
evacuante مُفرِّغ، مُسَهِّل
evaginación إندِلاق، بُروز للخارج
evaporación تَبَخُّر
eventración إنبِثاق أو بُروزُ الأمعَاء عبر جدارالبطن، فَتقٌ بَطنيّ
eventual مُحتَمل، إحتِمالي
eversión الإنقِلاب أو الإلتِواء الى الخارج

evidente واضِح، جَليّ
eviración فَقدُ القُدرة الجِنسيَّة في الرجل، تَأنُّث، خِصَاء
evisceración إخراجُ الأحشَاء
evitación إجتِناب، تَجَنُّب
evocador=inductor مُحَرّض، مُستَثير
evolución تَطوُّر
evulsion قَلع، إقتِلاع
ex- سابقة بمعنى خارج، دون
ex vivo خارجُ الجِسم الحَيّ
exacerbación إشتِداد، تَفاقُم
exaltación تَعاظُم، تَفخيم، غُلاء
examen فَحص، إمتِحان، إختِبار
examinación تَفَحُّص، إخِبار
exangüe مُسْتَنزَفُ الدَّم، بدونِ دَمّ
exania تَدلّي أو هُبوطُ المُستقيم عبر الشرج
exantema طَفْحٌ ظاهِر، طَفْحيَّة (طَفْحٌ مرافق لمرض آخر)
súbito *طَفْحٌ ظاهر فجائي (طفح وردي طفولي يشبه الحُميراء)*
vesicular *طفح حويصلي*
exantrópico خارجُ جِسم الإنسان (عامل ممرض خارجي)
exarteritis إلتِهابُ الطبقة الخارجيَّة من الشِّريان، إلتِهاب ظِهارة الشِّريان
exarticulación بَترٌ عند المَفصِل، بَترُ جزء من المَفصِل
excalación إستِبعاد، إنفِقاد
excarnación إجتِلام (إزالة الأنسجة الزائدة)
excavación تَكَهُّف، تَجويفٌ بالحَفر
excavador مِجرَفَة، مُجَوِّف
excementosis تَسَمْنُت، تَملُّط، تكوُّن المِلاط
excéntrico خارجُ المَركَز، شَاذّ
excerebración نَزعُ الدِّماغ، إستِخراج الدِّماغ (في الجنين الميت)
excernante مُسهِّل، مُفرِّغ
exceso زيادَة، فَرط
excicloforia إحولالٌ تَدويريٌّ خَارجي
excipiente سِواغ (مادة بدون فعالية تضاف للدواء ليصبح مستساغ للتناول)
excision إقتِطاع، بَتر، إستِئصال
excitabilidad إستثارية، قابلية الإثارة، قابِليَّة التَّهيُّج
excitable سَريعُ الإثارَة، مُستَثار
excitación إستِثارَة، تَحريض
excitador مُحرّض، مُثير
excitante مُثير، مُحرّض، مُستَثير
excitoanbólico مُثيرُ البِناء الأيضيّ
excitocatabólico مُحَرّضُ الإنتِقاض
excitometabólico مُثيرُ التَطَوُّر
excitomotor مُثيِّر أو مُحرّض للحَرَكَة
excitosecretor مُحرّضُ الإفراز
excitovascular مُثَيِّر أو مُحرّض وِعائي
exclave جزءٌ مَفصول، قِسمٌ مُنفَصل عن عُضو
exclusión فَصْل، عَزْل، إستِبعاد
excocleación تَجريفُ الجَوف، جَرْف
excoriación تَسحُّج، كَشط، كَشطُ القِشرة
excrecencia نُتوءٌ شَاذّ، بُروزٌ سَطحي
excreción تَبرُّز، إفراغ
excremento بِراز، غائِط
excreta بِراز، مُفرَّغات
excretar يُفرز، يُفرّغ
excretor مُفَرّغ ، إفْراغي، إفرَازي
excursión شوط (المسافة التي يقطعها عضو)
exemia نَزعُ السائِل من الدَّم، ضَياعُ سوائِل الدَّم
exencefalia خُروجُ الدِّماغ من القحف (مِسخ)
exencéfalo مُخْتَرِجُ الدِّماغ، دِماغه خارج القِحف
exenteración إجتِثاث الأحشَاء
exenteritis=peritonitis visceral إلتِهابُ ظِهارة الأمعاء، إلتِهاب الصّفاق الحَشَوي
exéresis جَذّ، إستِئصال
exérgico مُطلِقٌ للطَّاقة، مُطلِق للعمل
exergónico مُطلقٌ للطَّاقَة
exesión إهتِراء، تآكل السَّطح
exflagelación تَسوطٌ خارجي
exfoliación تَقشُّر، إنقِشار
exhalación فَوح، فَوَحان، إنبِعاث، إنتِشار، طردُ سائل أو غاز عبر الجِلد أو الرِّئتين
exhausto مُنهَك، مُضنى، مُستَنْفَذ، فارِغ
exhibición إبرَاز، إظْهار، عَرض

exhibicionismo

exhibicionismo النزعةُ الاستِعراضيَّة المُعبرة عن عن حبِ الظهور وبغرضِ الإثارة الجنسيَّة، التَّعرِّي

exhibicionista مُكشَف العَورة، مُحبٌ للظهور، إفتِضاحي

exhilarante مُنعش، مُبهج، مُفرح

exhumación نَبشُ القبر، إخراج الجثَّة من القبر

éxito مَخرج، نَجاح، تَوفيق

exo- بادئة بمعنى خارج أو خارجي

exocardia إنتِباذُ القَلب خِلقياً

exocataforia إحولالٌ سُفلي وَحشيّ

exocitosis إعتِلال خلويٌّ خارجي، إيماس (قذف الخليةلمحتوياتها التي لاتخرج عبر جدارها)

exocolitis إلتِهاب مُحيط القولون أو ظَهارتُه

exocorion المَشيمة الخارجيَّة

exocrino خارجيُّ الإفراز

exodoncia علم قلعِ الأسنان

exoenzima إنزيم بَرَّاني

exoesqueleto هيكلٌ خارجي

exoforia إحولالٌ وَحْشِي، إحوِلالٌ خارجي لإحدى العينين أو للعينين

exoftalmos جُحوظ، جُحوظ المُقلَتين

endocrino جُحوظ غدَي

maligno جُحوظ خبيث

pulsatil جُحوظ نابض

tirotoxico جُحوظ درقي

exogamia زواجُ غير الأقارب، تَزاوجُ الأباعِد

exogastrico له علاقة بمحيطِ المَعِدة

exogastritis إلتِهاب مُحيط المَعِدة

exogénico خارجي المَنشأ

exognatia فَقَم

exognatio الفكُ العُلوي (ناتئ الفك العلوي)، الفُقم الخارجي

exohemofilaxis صِيانَة الدَّم الخارجيَّة (حقن مادة لتخفض حساسية الَّدم)

exohisteropexia التَّثبيت الخارجي للرَّحِم

exometritis إلتِهاب النَسيج المُحيط بالرَّحِم

exónfalo=hernia umbical فَتق سُرِّي

exopatia خارجي الإعتِلال، إعتِلال خارجي المَنشأ

exoplasma الغِشاء البلازمي، الجِبلةُ البَرَّانيَّة

exorbitismo جُحوظ المُقلتين، بُروز العَين من الحِجاج

exormia مرضُ جِلديٌّ حَطاطي

exosepsis إنتانٌ خارجي المَنشأ

exoserosis نزٌّ مَصلي

exósmosis تناضُح خارجي

exosplenopexia التثبيت الخارجي للطِحَال

exospora ظَهارة البُوغ، الطبقة الخارجية للبُوغ

exosqueleto الهيكلُ الخارجي

exostosectomía إستِئصال العَرَن، إستِئصال النتوءالعَظمي الحَميد

exóstosis عَرَن، نتوءٌ عَظميٌّ حَميد

exotelioma ورمٌ سِحائي

exotérico خارجي المَنشأ، مكوَّن خارج الجِسم

exotermico مُطلق للحَرارة، ناشِر للحَرارة

exótico دَخيل، غَريب، أجنبي

exotoxina ذيفانٌ خارجي

exotropía حَولٌ وحشي، حَولٌ خارجي، خَزر

expansión تَمدُّد، تَوسُّع، إنتِشار، تَبسُّط

expectación تَوقُّع، إنتِظار، تَرَقُّب

expectancia مأمول، مُتوقَّع

expectoración تقشُّع، نَفث، طَردُ البَلغم

expectorante مُقشِّع، طَارد للبَلغَم

expeler يَنبثِق، يدفَع للخارج

experimento تَجرُب، إختِبار

expiración زفير، إنتهاء الصلاحيَّة (للدواء)، إنتهاء الأجَل

expirar يزفر، تنتهي صلاحيته(للدواء)، يموت

expiratorio زَفيري، زَفير، إنتهاءُ صَلاحية (للدواء)

explantación الزرعُ خارجاً

exploración إستِقصاء، إستِكشاف

exploratorio إستِقصائي

explosión إنفِجار

exposición عَرض، تَعَرُّض

expresión عصر، تعبير، محيّا

expresividad تَعبير، تعبيريَّة

expulsión طَرد، إبعَاد، دَفع

exsicacion تَنشيف، تَجفيف

exsicante مُنَشِّف، مُجَفِّف

éxtasis وَجْد، إستِغراق، نَشوة، إنجِذاب

eyección

extemporáneo في غير وقته، في غير أوانه، غير متوقع
extensión بَسط، إمتِداد، تَمديد
extensor باسِط (عضلة)، مُمَدِّد
extensor(musculo) عضلة باسطة
extenuar أرهقَ، أنهكَ، أضْنَى
exterior خارجي، في الخارج
externo خارجي، ظاهر
exteroceptivo خارج الإستقبال
exteroceptor مُستقبِل خارجي، مُتقبِّل حِسّي خارجي
extinción إطفاء، إنطِفاء، إخمَاد
extirpación إستِئصال، جَذّ، إنتِزاع
extorsion فتلٌ للخارج
extra- سابقه بمعنى خارج عن، بالإضافةِ إلى
extraarticular خارج المَفصِل
extraligamentoso خارج الرِّباط
extramastoiditis إلتِهاب ظاهر النَاتئ الخُشَّائي، إلتِهابٌ حولَ الناتِئ الخُشّائي
extramedular خارج النُخاع
extramural خارج الجِدار
extraño دَخيل
extranuclear خارج النَّواة
extraocular خارج المُقلَة، خارج العَين
extraparenquimatoso خارج المتن، خارج اللُحمَة
extrapélvico خارج الحَوض
extrapericárdico خارج التأمور
extraperitoneal خارج الصِّفاق
extrapiramidal خارجُ السَبيل الهَرَمي، خارجُ المَسارات الهَرَميَّة أو المُخيَّة الشَّوكيَّة
extraplacentario خارج المَشيمَة
extrpleural خارج الجَنبَة أو البلورة
extrapulmonar خارجُ الرِّئة
extrasístole إنقباضة خارجة، إنقِبَاضَة مُنتَبَذة
extrasomático خارج الجِسم
extratimpánico خارج الطَبل
extratorácico خارج الصَّدر
extratraqueal خارج الرُّغامى
extrauterino خارج الرَّحِم
extrabronquial خارج القَصَبة، خارج الشُعَب
extrabucal خارج الفَم
extracapsular خارج المِحفظة
extracardiaco خارج القَلب
extracarpiano خارج الرُسْغ
extracción إستِخراج ، قَلع
extracelular خارج الخليَّة
extracerebral خارج الدِّماغ
extracorporal خارج الجِسم
extracraneal خارجُ القِحف
extracto خُلاصة ، مُستَخْرَج
extractor قالع، آلةُ إستِخراج أو إقتِلاع
extradural خارج الجَافيَّة
extraembrionario خارج الجَنين
extrahepatico خارج الكَبِد

extravaginal خارج المهبل، خارج الغمد (في الوتر)
extravasación تسرُب، تسرُب الدم إلى الانسجة المحيطة
extravascular خارِج الوِعاء (الوعاء الدَّموي ..)
extremidad طَرف، نِهاية
extrínseco خَارجي، خارجيُ المَنشأ
extrofia إنتِكاس خِلْقي داخلي خارجي
vesical *إنقلابُ باطن المَثانَة إلى الخارج*
extroversión إهتمامٌ بأمور الغير، إنتِكاس خارجي (لعضو)
extrovertido إنبِساطي، مهتم بالأمور الخارجية
extubación نَزعُ الأنبوب (خاصة من الحنجرة بعد التخدير)
exuberante طافِح، وافرٌ جداً، فَيَّاض
exudado نَضْحَه، نَضْيح
exudativo نَضْحي
exumbilicación فَتقٌ أو بُروزُ السُرَّة
exusción نَضْح
exuviación تَسلُّخ، إنقِشار، تَساقط (أسنان اللبن)
eyaculación قَذْف، قَذْفُ أو دَفْقُ المَني في الجماع
eyaculador قاذِف، دافِق
eyección قَذف، طَرح فضَلات، طَرد

E

F

fabela الفُوَيلَة (غضروف متعظم ينمو على العضلة التوأمية الساقيّة)
fabismo فُوال، فَقْرُ دمٍ وِراثي إنزيمي مُتعلق بأكل الفول غير المطبوخ
faceta جانِب، سطيح، وُجيْه (من وجه)
facetectomia قَطعُ الوُجيه، خَزْعُ السُّطَيح
facial وَجهي
facies سَحْنَه، سِيماءُ الوَجه، وَجه
facilitación تَيسْير، تَسهيل
facio سابقة بمعنى الوَجه
faciobraquial وَجهي عَضُدي
faciocefalalgia ألمٌ رأسيٌّ رَقبي
faciocervical وَجهيٌّ عُنقي
facioescapulohumeral وَجهيٌّ كَتِفي عُنقي
faciolingual وَجهيٌّ لِساني
facioplastia رأبُ الوَجه
faciopleјía شَلَلُ الوَجه
faco سابقة بمعنى عَدَسة (عدسة العين)
facocele قيلةُ العَدَسَة، إنزِياحُ عَدَسة العَين
facocistectomía قطعُ أو إستِئصال مِحفظَة العدسة العَينيَّة
facocistitis إلتِهابُ مِحفظة العَين
facocisto مِحفظةُ عدسَة العَين
facoide عدسيُّ الشَّكل
facoidoscopio مِنظارُ العَدَسة، مِنظارُ تَكَيُّف العَدسة
facólisis إزالةُ العَدسة، تذويبُ العَدسة
facoma ورمُ العَدسة
facomalacia تليُّن العَدسة
facomatosis داءُ الأورام العَدسيَّة المُنتشِرة
facometacoresis إنزياحُ العَدسة
facómetro مِقياس قوة الإنكِساريَّة في العَدسَة، مقياس تَكيُّف العَدسَة
facoplanesis تَرجرُجُ العَدسة، تِجوالُ العَدسَة
facosclerosis تَصلُّبُ العَدسَة، سَادٌّ صَلب
facoscopio مِنظارُ تَكيُّف العَدسَة

factor عامِل، مُعامِل
facultad قِدرةٌ طبيعيَّة، كُليَّة
facultativo مُخَيَّر، إختياري
fagia لاحقة بمعنى إلتِهام، أكل
fago سابقة بمعنى البَلعَمَة، الأكل، آكَّال
fagocariosis بَلعمةٌ نُوويَّة، إلتهامُ نُواةُ الخليَّة
fagocito خليَّةٌ بَلعميَّة، خليَّة آكَّالَة
fagocitosis بَلعَمة، إلتِهامُ البكتريات والأجسام الغَريبَة
fagomanía الهَوسُ بالأكل
fagopirismo حسَاسيَّة على بعض المأكولات، حَرقةٌ غِذائيَّة
falange سُلامَى، أحد أصابع اليَّد أو القَدم
falangectomía بَترُ إصبْع، إستِئصالُ السُّلامَى
falangitis إلتِهابُ السُّلامَى
falangización ترجيب(فصل الأصابع الملتصقة)، فَصلُ السُّلامَى جِراحياً
falaz مُخطئ، واهِم، خادِع
falcial مِنجَلي، متعلق بِمِنجَل المُخّ
falciforme بشكلِ مِنجَل أو فاصِلة، مِنجَليّ
falcula مِنجَلُ المُخيخ
falectomía إستِئصالٌ كُليٌّ أو جزئيٌّ لقناةِ فالوبيو
fálico قَضيبيّ
falitis إلتِهابُ القَضيب
falo القَضيب
falocapsis تَقَوُّسُ القَضيب المُنتَصِب
falodinia ألمُ القَضيب
falotomía بَضعُ القَضيب
falsificación تَزييف، تَزوير
falso كاذِب، مُزَيَّف، مُزوَّر
familia عائِلة، أسرة، فَصيلَة
familiar عائِلي، أسَريّ
fanerogénico ظاهِرُ السَبَب، مَعروفُ السَبَب، دالٍ على مرضٍ مَعروفُ السَبَب
faneroscopia تَنظيرٌ إظهاري (طريقة لدراسة الجلد)، تَنظيرٌ كَشفيّ
fango الطِّين، طِينٌ طِبيّ
fangoterapia المُعالجَة بالطِّينِ البُركاني
fantascopio جِهازٌ يُسهِّلُ التَقارب بين العَينين
fantasía تَخَيُّل، وَهْم

faveolado

fantasma شَبَح
faquitis إلتِهابُ العَدَسة
farádico تيّارُ التَّحْريض، تيَّار فاراداي
faradímetro مِقياسُ التَّيار الفاراداي
faradio فاراديو (وحدة القدرة الكهربائية)، وحدةُ المُواسعَة الكهربائيَّة
faradismo تيَّارُ التَّحريض
faradocontractilidad التَّقلصيَّة الفاراديَّة
faradopalpación الجِسُّ الفاراداي
farigoplejía شَللُ البُلعوم
faringe البُلعوم (أنبوب عضلي مخاطي بين الفم والمري)
faringectomía إستِئصالُ جزء من البُلعوم
faríngeo بُلعوميّ
faringismo تَشنُّج البُلعوم
faringitis إلتِهابُ البُلعوم
faringoamigdalitis إلتِهابُ البُلعوم واللوزتين
faringocele قيلةٌ بلعوميَّة، فتقٌ بُلعومي
faringodinia ألمُ البُلعوم
faringoesofágico متعلقٌ بالبُلعوم والمَري
faringogloso متعلق بالبُلعوم واللِّسَان
faringolaringitis إلتِهاب البُلعوم والحَنْجَرة
faringólisis شَللُ البُلعوم
faringolito حَصَاة بُلعوميَّة
faringomicosis فُطار بُلعومي
faringoparálisis شَلَلٌ بُلعومي
faringopatía إعتِلالٌ بُلعوم
faringoplastia تَقويمُ البُلعوم
faringoqueratosis تَقَرُّن البُلعوم
faringorragia نَزفٌ بُلعوميّ
faringorrinitis إلتِهابُ البُلعوم الأنفي
faringoscopia تَنظيرُ البُلعوم
faringospasmo تَشنُّجُ البُلعوم
faringostomía فَغرُ البُلعوم
faringotomía شَقُّ البُلعوم
farinómetro مِقياسُ الدَّقيق
farmacéutico صَيدَلي
farmacia صَيدليَّة
fármaco دَواء، عَقار
famacocinética الحَرائِكُ الدَّوائيَّة، تَعامُلُ الجِسم مع الدواء
farmacodiagnosis التَّشخيصُ الدَّوائي
farmacodinamia الديناميكيَّة الدَّوائيَّة (دراسة تأثير الأدوية في الجسم)
farmacóforo حامِلُ الخَاصَّة الدَّوائيَّة، ناقِلُ خاصة الدَّواء
farmacología عِلمُ الأدويَّة، عِلمُ خواص الأدويَّة وأفعالها
farmacomanía الهَوَسُ بتناوُل الأدوية
farmacopea دُستورُ الأدوية، دُستورُ الصَّيدَلة
fármaco دَواء
fascia لِفَافة، نَسيجٌ لِيفيٌّ يُغلِّفُ عَضَلةً أو عضواً
braquial ***اللِّفافة العَضُديَّة***
crural ***اللِّفافة الفخذيَّة***
lata ***اللِّفافة العَريضَة***
fasciculación إرتِجافٌ حُزميّ (حركاتٌ عضليَّة سريعة وضئيلة غير إرادية تحت الجِلد)
fascículo حُزمَة ألياف، حُزيمَة
cerebroespinal الحُزيمَة المخيَّة الشوكيَّة
fasciectomía إستِئصال اللِّفافة
fascinación إفتِتَان، سحر، رَوعَة، إستِهواء
fasciodesis تَثبيتُ اللِّفافة (بالعظم)
fasciola المُتورِّقة، الشُّريطيَّات (جنس من الديدان المثقوبات)
fascioliasis داء المُتوارِقات، داءُ الشريطيَّات (يصيب الكبد وقنوات الصفراء)
fascioplastia تَقويمُ أو رأبُ اللِّفافة
fasciorrafia رَفو اللِّفَافة، خِياطةُ اللِّفافة
fasciotomía فتحُ اللِّفافة جِراحياً
fascitis إلتِهابُ اللِّفَافة
fase طَوْر (ج: أطوار)، مَرحَلَة
fastigatum مُدبَّب، مُؤنَّف
fatal مُميت، قاتِل، لا مفرَ مِنه، مَكتوب، مُحتَّم
fatiga تَعَب، إرهَاق، مَشَقَّة
fatifgabilidad قابلِيَةُ التَّعب
fauces حَلْق، حُلقوم
faucial حَلقي، مَزْرَدي
faucitis إلتِهابُ الحَلق
fauna حيواناتُ منْطِقَة مُعيَّنة، حَيوانات بَلدٍ مُعيَّن
faveolado لهُ تَجاويف، مُنَخْرَب، ذو أسناخ

favide طَفْحةٌ جِلديَّة حساسيَّة
favismo فَقْرُ دَمٍ وراثي بسببِ حسَاسيَّة ضِدَّ الفول، فُوَال
favo قَرَع جِلدي
febricida عَقَّارٌ خافِضٌ للحُمَى
febrícula حُمَّى خفيفة
febrifaciente مُحدِث أو مُسَبِّب الحُمَّى
febrífico مُحدِثُ الحُمَّي
febrífugo طارِدُ الحُمَّى
febril حُمَّوي ، مَحْمُوم
fecal غائِطي، بِرازي
fecalito حَصَاةٌ غائطيَّة
fecaloide غائِطيُّ الشَّكل
fecaloma كُتلةٌ غائطيَّة في المُستَقيم
fecaluria بيلةٌ غائِطيَّة
fecha تاريخ
fécula نَشا، راسِب
feculento نَشَويّ، مُثْفِل، غائِطي
fecundación تَلقيح، إخصَاب
fecundar يُخصِّب، يُلقِح
fecundidad خُصوبيَّة، خِصْب
felación لَعْقُ القَضيب
femenino أنْثَوي
feminidad أنُوثَة
feminismo إستِئنَاث، الأنُوثيَّة
feminización تَأنيث، تَطوُّر صِفات أنثويَّة في الذُكور
feminonúcleo سَليفَة النَواة الأنثويَّة
femoral فَخِذي
femorocele قيلةٌ فَخِذيَّة
femorotibial فَخِذيٌّ ظنبوبي
fémur عظمُ الفَخِذ
fen سابقة بمعنى المظهر، سابقة بمعنى مشتق بنزيني
fenacetina دواء مسكن وخافض للحرارة
fenestración فَتحُ نافِذة جِراحيَّة، تَخْريمٌ، تَثْقيب
fenestrado مُخَرَّم، ذو نَوافِذ
fenialanina حمض نووي لا غنى عنه في النُموُّ
fenilcetonuria بيلة الفينيل كيتونا(قصور وراثي في أيض الفينيل ألانينا)
fenilo فنيلو، جذر أحَادي التكافؤ
feno بادئة بمعنى مشتق بنزيني
fenobarbital فينوباربيتال(دواء مهدئ ومنوم ومضاد للإختلاج)
fenocopia نُسخةٌ مظهريَّة، نُسخَة نَمطيَّة ظاهرياً
fenogreco حُلْبَة (نبات من القرنيات يستعمل للعلاج وللأكل)
fenol فينول، حامِضُ الكربوليك
fenómeno ظاهِرة، حَدَث، مُدهِش، أمرٌ عَجيب
fenomenología علمُ وصف الظَّواهر، مَبحَث الظَّواهر
fenoprofén فينوبروفين (دواء مضاد للإلتهاب)
fenotiacina فينوتياثينا (دواء نفساني التأثير ويخفف القيئ والغثيان)
fenotipo النَمطُ المَظهري، الصِّفاتُ المميِّزة لكائِن
feocromo قاتِمُ الصِّبغ
feocromoblasto أرومَة الكروماتينيَّة القاتِمَة
feocromocitoma ورمُ الخلايا الكروماتينيَّة القاتِمَة
fermentación تَخمُّر
fermentemia دمٌّ خَميري
fermento خَميرة
fermentogeno مُولِّد الخَميرة، مُحدِثُ الإنزيم
fermentoide بشكلِ خَميرة، خَمراني
ferrado مشحونٌ بالحديد، يحتوي حديد أو مُتَّحد بالحديد
férrico حديديّ (يحتوي حديد ثلاثي التكافؤ)
ferritina بروتين غَنيٌّ بالحَديد(يتواجد خاصة في الكبد والطحال)
ferroalbuminico له علاقة بالألبومينا والحديد
ferrocinética حَركيَّات الحَديد في الجِسم
ferrocolinato مركبٌ لعلاجِ فَقْر الدَّم الحَديديّ
ferropexia تَثبيتُ الحَديد
ferroproteina بروتين حَديدي
ferroso حديدُ ثنائي التَّكافُؤ
ferroterapia المُداوةُ بالحَديد
ferruginoso بِلَونِ صَدأ الحَديد، يحتوي على الحديد أو صَدأ الحَديد
fértil خصبٌ، غير عَقيم
fertilicina مادةٌ موجودةٌ في الغِشاء البلازمي للبُويضَة (يعتقد أنها تجذب الحيوانات المنوية للإخصاب)
fertilidad خُصوبَة
fertilización إخصَاب

fibroidectomía

férula جَبيرة (رباط من الجس لتجبير كسر العظام)
fervescencia إرتفاع الحَرارَة في الجِسم ، سُخونَة
festinación سَيرٌ قصيرُ الخُطى و مُتَسَرّع (مرضى الباركينسون)
fetal جَنينيّ
fetalismo إجتِنان (بقاء الميزات والخصائص الجنينية بعد الولادة)
feticidio قتلُ الجَنين
feticultura النَظافة أثناء الحَمْل
fetiche الفِتْيشَة (شيئ أو غرض يعتقد أن لها قوى خارقة أو تتحقق به شهوة جنسية)
fetichismo الفَتْيشية(عشق الشيئ جنسياً)
fetichista فِتيتشي الولع (عاشق الشيئ أو الغرض جنسياًللإعتقاد بقدراته الخارقة)
fétido نَتِن، ذو رائحةٍ كَريهة
feto جَنين
fetografia تَصويرُ الجَنين
fetometria قِياسُ الجَنين وخاصةً الرأس
fetoplacentario جنينيٌّ مشيميّ
fetoproteina بروتينٌ جنينيّ
fetor نَتَن، رائِحَة كريهة
hepatico *نَتَنٌ كَبِدِي*
fiat فليكُن، فليُركَب (صيدلة)، فليُصنَع
fibra لِيفَة
fibrila لِييف
fibrilación تَنكُسٌ لِيفيّ، رَجفانُ القَلب، إختِلاجٌ ليفيٌّ عَضَليّ
auricular *رَجَفان أُذيني*
venticular *رَجفانٌ بُطيني*
fibrilar لُييفي
fibriloblasto أرومَةٌ لِيفيَّة، أرومَة السِّن المُكوِّنَة للعَاج
fibriloceptor مُتقبِل لُييفي
fibrilogénesis تَكوُّن اللُّييفات
fibrilólisis إنحِلالُ الألياف
fibrilla لُييف (لِيف صغير)
fibrina ليفين، فيبرينا، مادةٌ تُنتَجُ في الدَّم خِلال التَّخثُّر
fibrinacion تَليُّف، تَليفُن
fibrinasa العامِل الثالث عشر لتَخثُّر الدَّم
fibrinocelular لِيفيني خَلَويّ، له علاقة بالليفين والخَليَّة
fibrinogenasa فيبريوخيناسا (إنزيم)
fibrinogenemia فرطُ وجودُ مُكوِّنُ الليفين في الدَّم
fibrinogénesis تَكوُّن الليفين
fibrinógeno مُكوِّن الليفين
fibrinoide بشكل الليفين، نظيرُ الليفين
fibrinolisina إنزيمٌ حالٌّ لليفين
fibrinólisis إنحلالُ الفيبرينا
fibrinopenia نقص مُكوِّنُ الفيبرين في الدَّم
fibrinoquinasa مُنَشِّطُ الليفين
fibrinosa لِيفيني، زُلالوز لِيفيني
fibrinoso لِيفيني
fibrinuria بيلةٌ لِيفينيَّة
fibro بادئة بمعنى اللِّيف ، لِيفي
fibroadenia تَنكسٌ غُدّيٌّ لِيفيّ
fibroadenoma وَرَمٌ غُدّي لِيفيّ
fibroangioma وَرَمٌ وعائيٌّ لِيفيّ
fibroareolar لِيفيٌّ هَلَليّ (نسيج يحتوي أليافاً وبينها فراغات هوائية)
fibroblasto أرومَةٌ لِيفيَّة
fibroblastoma وَرَمٌ أروميٌّ لِيفيّ
fibrocarcinoma سَرطانٌ لِيفيّ
fibrocartílago غُضروفٌ مُلَيَّف(له مرانة الغُضروف ومتانة الألياف)
basilar *غضروف مليف قاعدي*
semilunar *الغضروف المليف الهلالي*
fibrocaseoso لِيفيٌّ جُبْنيّ
fibrocito خَليَّة لِيفيَّة من النسيج الضَّام
fibrocondritis إلتِهابٌ غُضروفيٌّ لِيفيّ
fibroelástico لِيفيٌّ مَرِن (له خاصية الإمتِطاط)
fibroelastosis فرطُ نُموُّ النَسيج المَرِن اللِّيفي
fibroencondroma وَرَمٌ غُضروفيٌّ باطِنيّ لِيفيّ
fibroepitelioma وَرَمٌ ظِهاريٌّ لِيفيّ
fibrogénesis تَكوُّن الألياف
fibroglia الدِبْق اللِّيفيّ
fibroglioma وَرَمٌ دِبقيٌّ لِيفي
fibroide وَرَمٌ ليفيّ، وَرَمٌ شبهُ لِيفيّ
fibroidectomía إستِئصالُ الوَرَم اللِّيفي الرَّحمي

F

fibrolipoma وَرَمٌ شَحميٌّ لِيفي، شَحمومٌ لِيفيّ
fibroliposarcoma ساركومَة شَحميَّة لِيفيَّة، غَرَنٌ شَحميٌّ لِيفيّ
fibroma وَرَمٌ لِيفي (حميد)
fibromatoide نَظيرُ الوَرَم اللِّيفي
fibromatosis وُرامٌ لِيفي، داءُ الأورام اللِّيفيَّة
fibromectomía إستِئصالُ الوَرَم اللِّيفي
fibromembranoso غِشائيٌّ لِيفيّ
fibromioma وَرَمٌ عَضَليٌّ لِيفيّ
fibromiositis إلتِهابٌ لِيفيٌّ عَضَلي
fibromiotomía بَضعُ الوَرَم العَضَلي اللِّيفي
fibromixoma وَرَمٌ مُخاطيٌّ لِيفيّ
fibromixosarcoma ساركومَة لِيفيَّة مُخاطيَّة، ورمٌ مُخاطيٌّ لِيفيٌّ خَبيث
fibromuscular عَضَليٌّ لِيفيّ
fibronectina بروتين لاصِقٌ لخَلايا النسيج الضّام
fibroneuroma وَرَمٌ عَصَبي لِيفيّ
fibronuclear لِيفيٌّ مُنَوي، منوى الألياف (مُشكّل من أليافٍ تحتوي نواة)
fibroosteoma وَرَمٌ عَظْميٌّ لِيفيّ، وَرَمٌ لِيفيٌّ مُعَظَّم
fibropapiloma وَرَمٌ حُلَيميٌّ لِيفي
fibropericarditis إلتِهابُ التأمور اللِّيفي
fibroplasia تَنَسُّجٌ لِيفيّ ، تَرميمٌ لِيفيّ ، تَلَيُّف
fibropólipo سَليلة ليفيَّة ، مُرَجَّل(ورم في غشاء مخاطي) ، لِيفيّ
fibropsamoma وَرَمٌ لِيفيٌّ رَمليّ
fibropurulento لِيفيٌّ قَيْحيّ
fibroquístico كِيسيٌّ لِيفيّ
fibrorreticular شَبَكيٌّ لِيفيّ
fibrosarcoma سَركومة لِيفيَّة، وَرَمٌ لِيفيٌّ خَبيث في النَّسيجِ الضَّام
fibroseroso لِيفيٌّ مَصْليّ
fibrosis تَلَيُّف
  idiopática pulmonar *تَلَيُّفٌ رِئَويٌّ مَجهول السبب*
  uterina *تَلَيُّف الرَّحِم*
fibrositis إلتهابٌ ليفيّ
fibrosos لِيفيّ
fibrótico متليّف
fibrotórax تليّفٌ صدريّ
fibrotuberculosis سُلٌّ مُلَيَّف
fibroxantoma وَرَمٌ أصْفَر لِيفي
fibula الشَظيَّة، القَصَبةُ الصُّغْرى، عَظمُ السَّاق الخارجي
fíbular شَظَويّ ، شَظِيّي
fibulocalcáneo شَظَويٌّ عَقِبي (تشريح)
ficología علمُ الطَّحالِب
ficomicetos الفُطريات الطَّحلبيَّة
ficomicosis فُطار طَحلبيّ
fidicinales=musculos lumbricales عَضلاتُ اليَّد الخَراطينيَّة
fiebre حُمَّى، حَرارةٌ مُرتَفِعَة
  aftosa *الحُمَّى القِلاعيَّة*
  amarilla *الحُمَّى الصَّفراء*
  del aborto *حُمَّى الإجهَاض*
  intermitente *الحُمَّى المُتقطعة*
  neumónica *ذاتِ الرِّئَة*
  remitente *الحُمَّى المتَرَددة*
  tifoidea *الحمَّة التيفيَّة*
figogaláctico مُوقِفُ إفرازِ اللَّبن
figura شَكل، صُورة
fijación تَثبيت، تَرْسيخ
fijador مُثبِّت، مُرسِّخ
fijar يُثبِّت، يُرسِّخ
filactotransfusion=inmunotransfusion صفاق مُمَنِّع
filopresión إنضِغاطٌ خَيطيّ، ضَغطٌ خَيطيٌّ على وعاء دموي
filaforma خيطيّ، بشكلٍ خَيطيّ
filamento خَيط
filaria فيلاريا، الخَيطيَّات(نوع من الديدان المتطفلة على الأنسجة تحت الجلد)
filariasis داء الفيلاريا
filarioidea(الفيلاريَّات (فصيلة من الديدان المُدوَّرة
filaxia تَوقيَة، وِقايَة من العَدوى
filete شَبَكَة، عِصَاب، شريط طويل نَحيف متشعب من الألياف العصبية
-filia لاحقة بمعنى صداقَة، ميلان إلى
filiforme خَيطيّ، خَيطيُّ الشَّكل

filipuntura غرز سلك (غرز سلك أو خيط في أمِ الدم لتَخثُّر الدَّم داخِلها)
filodio ورقيُ الشَّكل
filogenia متعلق بتطوُّرِ السُّلالات أو القبائل
filopodio رِجلٌ كاذِبَة خَيطيَّة
filovaricosis دَوالي خيطيَّة
filtrable رَشُوح
filtración تَرشيح، تَرشُّح، تَصفِيَة
filtrado رَشاحَة، مُرَشَّح
glomerular *الراشِحُ الكُبيبي(في الكلية)*
filtro مِصْفَاة، مُرَشِّح
filum خَيط، شُعبَة، تقسيم أولي في عالم الحيوان أو النبات
fima وَرَمٌ جلديٌّ مَحصور، دَرَنَة
fimatologia=oncología علمُ الأورَام
fimbria خَمَل، هُدْب (بنية تشريحية ذات حواف مهدَّبة وخاصة الطرف المبيضي من خرطومِ فالوبيو)
fimbriatum الجِسمُ الخَمَلي، الجِّسم المُهدَّب
fimbriocele قِيلةٌ خَمَليَّة، فَتْقٌ هَدَبي (في قناة المبيض)
fimosis تَضيُّق القُلْفة، شبَم (يعالج بالختان)
final نِهاية
fisalifora خلايا ذات تجاويف تحتوي مخاطين وكولوجين
fisiatría الطُّبُ الطبيعي، المُداوَاة بالعواملِ الطبيعيَّة
física فيزياء، علم القوانين والعوامل الطبيعة
físico فيزيائي، جسماني، طبيعي
fisiocracia الشِّفاءُ الطبيعيّ من مَرض
fisiogenesis=embriología علمُ الجَنين
fisignomía الفِراسَة، السَّحنَة وقَسَماتُ الوُجه
fisionomista خبيرٌ بدراسةِ السَّحنَة وقَسَماتُ الوجه، فَرَّاس
fisiólisis إنحِلالٌ طبيعيٌّ لنسيجٍ ما
fisiología علمُ وظائِف الجِسم
fisiológico الفيسيولوجية، علم وظائِف الجِسم
fisiólogo فيزيولوجي، باحِث عِلم وظائِف الجِسم
fisiometría قِياسٌ فيزيولوجي، قِياسُ الوظائِف الفيزيولوجيَّة
fisión إنشِطار، إنفِلاق

fisionomía عِلمُ النَّواميس الطبيعيَّة، علمُ قوانين الطبيعَة
fisiopático إعتِلالٌ بَدَني
fisiopatología تأثيرُ المَرض في وظائِفِ الأعضاء، فسيولوجيا الأمرَاض
fisioterapia مُعَالجَة فيزيائيَّة
fisíparo مُتكاثِرٌ بالإنشِطار
fisocefalia نُفاخُ الرأس، وجودُ غاز في بُطينات الرأس
fisocele قِيلةٌ غازيَّة، وَرَمٌ غازي مَحصور
fisohematómetra إنتِفاخُ الرَّحِم بالدَّم والغَاز، نُفاخُ الرَّحم المُدَمَّى
fisómetra تطبُّل الرَّحِم الغَازي، وجودُ غاز في الرَّحِم
fisopiosalping نُفاخُ البُوق القَيحي (هواء قيحي في البوق)
fisostgmina إزرين (عقار لمعالجة الغلوكوما)
fístula ناسُور، قناة غير طبيعية
abdominal *ناسُور بَطني*
anal *ناسُور شَرجي*
arteriovenosa *ناسور شرياني وريدي*
biliar *ناسُور صَفراوي*
lacrimal *ناسُور دَمعي*
rectovesical *ناسُور مستقيمي مثاني*
urinaria *ناسُور بَوليّ*
fistulatomo مِبضَعُ النَّاسُور
fistulectomía إستِئصال النَّاسُور
fistulización تَنوسُر، تَشكيلُ ناسُور
fistuloso ناسُوري
fistulotomía بَضعُ النَّاسُور
fisura شُق، فَلق
fitalbúmina ألبومين نَباتي، زُلال نَباتي
fitalbumosa زلالول نَباتي
fitobezoar بازهر نَباتي (ورم مَعِدي مشكل من مواد نباتية)
fitogénesis تَخلُّق نباتي، منشأ وتَطوُّر النَبات
fitogeno نباتيُ المَنشأ أو المَصدَر
fitohemaglutinina راصّةٌ دمويَّة نباتيَّة
fitohormona هُرمون نَباتي
fitoide نباتي الشَّكل والخَصائِص

fitomitógenos

fitomitógenos مُعَزِزٌ نباتي (مادة نباتية تُحفِّز الإنقسام التفتلي)
fitonosis مَرضٌ نباتيُّ المَنشأ
fitoparásito طُفيليٌّ نَباتيّ
fitopatología دراسة أو علم أمراض النَباتات
fitoplasma جِبْلَةٌ نباتيَّة
fitoquimica الكيمياء النباتيَّة
fitosis داءٌ نباتي طُفيلي
fitoterapia المُداواة بالأعشاب ، المُعالجَة بالنباتات
fitotoxina ذِيفانٌ نباتي
fláccido رَخُو ، رَهل ، مُتَهَدِّل
flagelación تَسوّط ، شبق الجلد ، جَلد ، ضَربٌ بالسَوط
flagelado مُسَوَّط ، سَوطي ، ذو سِياط
flagelo سَوط
flagelos سُويط ، أهدَاب
flagelosis داءُ السَّوطيَّات
flanco الخاصِرة ، جَنب
flato ريح ، غَازُ البَطن
flatulencia تَطبُّل البَطن (من الغازات)
flavina صِبغ أصْفر يذوبُ في المَاء
falvobacterium الصُفريَّة (جنس من الجراثيم)
flebalgia ألمٌ وريديّ
flebangioma أمُ دمٍ وريديَّة
flebectasia تَوسُّع الأورِدة ، دَوالي
flebectomía قَطعُ الوَريد
flebenfraxis إنسِدادُ الوريد
flebexairesis إستئصال الوريد
flebismo إنتِباجُ الوريد المُنسَّد، إنتِفاخٌ غير عادي للوريد
flebitis إلتهابٌ وريدي
fleboclisis تَسريبٌ وريدي، حَقن سائِل أو مائِع في الوريد
flebografía=venografía تَصويرُ الوريد
flebolito حَصَاةٌ وريديَّة
flebología عِلمُ الأورِدة
flebomanómetro مِقياسُ الضَّغط الوريدي
fleboplastia رأبُ الوريد، تَقويمُ الوريد
fleborragia نَزفٌ وريدي
feborrexis تَمزُّقُ الوريد
flebosis إعتِلالُ الوريد (غير الإلتهابي)
flebostasis تَركيدُ الوريد، بُطءُ جَريان الدَّم في الوريد
flebotomía =venesección بَضعُ الوريد، فصد الوريد
flebotrombosis جُلطَةٌ وريديَّة، خُثارٌ وريدي
flegmasía إلتِهابٌ وريدي
alba *الإلتهاب الوريدي الأبيض، يصيب النساء بعد الولادة*
flemón إلتهابٌ مَوضعيّ حادّ للنسيج الضَّام دون تقيُّح
flexibilidad مُرونةٌ، لِيونةٌ
flexible مَرنٌ، ليِّنٌ
flexímetro مِقياسُ المُرونَة، قياسُ الإنثِناء (في حركة المفصل)
flexión إلتِواء، ثَنيٌ، إنعِطاف
flexionar يَلوي، يَثني
flexema حنية، إنحِناء
flexor مُثْني، ثانٍ (لمَفصِل)
músculo *العضلة الثانية أو العاطِفَة لمَفصِل*
flexuoso=tortuoso متعرّج، متموّج
flexura ثَنيَة، عَوجَة، عَطفَة
hepática *الثَنيَة الكَبِديَّة*
sigmoidea *الثَنيَة السِّينيَّة*
flictena فُقاعة، حُويصَلة في الجِلد(من حرق جلدي سطحي)
flocilación نَدْف (حركة غير إرادية لليدين لمريض يعاني الهذيان أو الحمى)، شبيهٌ بنَدفِ الصُوف
floculación تَنديْف، نَدف، ترسُّب (للمواد المعلقة في محلول)
flocular نَدفي، مُتَندِّف
flóculo النّدفَة (فصيص صغير في المخيخ)
flogocito خليَّة إلتِهابيَّة
flogocitosis فَرطُ الخَلايا الإلتِهابيَّة
flogógeno مُلْهِب، مُوَلِّدُ الإلتِهاب
flora نَبيت، المَجموعة النَباتيَّة لإقليم مُعيَّن
intestinal *النَّبيتُ الجُرثومي المِعَوي*
flucitosina دواءٌ مُضادٌ للفطريات
flucticuli مَوجَات صَغيرة
fluctuación تَموُّج، تَراوُح
flufenisal فلوفينيسال (دواء مسّكن)

fluidismo السُيوليّة، نظرية الأخلاط (نظرية طبية تقول بأن كل العلات من السوائل)
fluido سائِل، مائِع
ascítico *سائِلُ الإستِسقاء*
cerebrospinal *السَّائِلُ المُخي الشوكي*
seminal *السَّائِل المَنَوي*
sinovial *السَّائل الزُلالي بين المَفاصل وفي غمدِ بعض الأوتار العضلية*
flujo جَريان، إنسياب، فَيضان
fluke دُودَة مَثقوبة مُتطَفِلة
fluor الفلور (العنصر التاسع)
fluoresceína صِباغٌ متألِق، مادَّة مُلونة
fluoreceinuria بيلةُ المادَّة المُلونة، بيلَةٌ وَمَضائيَّة
fluorescencia تألُق (خاصة بعض الأجسام للإضاءة)
fluorescente مُتألِق، تألّقي
fluorómetro مِقياسُ التألّق
fluoroscopia تَنظيرُ التَألّق، تَنظيرٌ فلوريّ
fluoroscopio مِكشافُ التَألُّق (يَعرِض صورة الأشعة السينية على شاشة)
fluorosis التَّسمُّم بالفلور
fluoruracilo فلوروروأوراثيلو (عقار مضاد للأورام الخبيثة)
fluoruro فلورورو (مزيج الفلور مع مادة ثانية)
fluroxeno مُخَدِّر عام
flutter رَفرَفَة، إرتِعاش
auricular *رفرفة أذنية*
ventral *رفرفة بطينية*
fobia رُهاب، خَوف
fobofobia رُهابُ المَخاوِف
focal بُؤرِي، موضعي
fócil أحدُ عِظام السَّاق أو السِاعد
focímetro مِقياسُ البُعد البؤري (لعدسة)
foco بُؤرَة، مَركزُ الإصَابة
focomelia فَقْميَّةُ الأطراف، تطوّرٌ غير عادي للأطراف، غَيبةُ الطَرفين العُلويين
foliáceo وَرَقيٌّ الشَّكل أو البُنيَة
folicular جُريبيّ، بشكلِ جُرَاب
foliculina فوليكولينا (هرمون إيسترونـي من المبيض)
foliculitis إلتِهابُ الجُريبَات

folículo جُراب، جُرَيب
linfatico *جُريبٌ لِمفي*
ovárico *جُريبٌ مَبيضي*
foliculoma ورمٌ جُريبيّ
foliculosis داءُ الجُريبَات (فرطُ الجُريبات اللِّمفيّة)
fomentación تَكْميد (بكِمادَة عِلاجيَّة)
fomento كِمادَة عِلاجيَّة، حَرارَة، سُخُونَة
fomes ناقِلةُ عَدوى، أداةُ العَدوى
fon سابقة بمعنى الصَّوت
fonación تَصويْت، إصْدَارُ صوتٍ
fonastenia وَهَنُ الصَّوت، ضَعْفُ الصَّوت
fondo قَعْر، قَاع، عُمُق
fonema وَحدةٌ صَوتيةٌ صُغرى، وَحدة لفظيَّة
fonendoscopio سَماعةٌ مُضخِّمَة (لسماع أصوات باطنية)
fonético صَوتي، لَفظي
foniatra مُدَرِّبُ التَلَفُّظ
foniatría مُعالجة عُيوب اللَّفظ
fono- سابقة بمعنى صَوت
fonocardiografía تَخطيطُ أصواتِ القَلب
fonocardiograma مُخطَّط أصوات القَلب
fonofobia عَدمُ التَّكلُّم (بسبب ألم)، رُهاب الصَّوت، رهابُ رفع الصَّوت
fonograma مُخَطَّط الصَّوت
fonomanía هَوسُ الصَّوت
fonopsia إستِلوان صَوتي (الشعور برؤية ألوان عند سماع صوت معيّن)
fonoscopia تَسمُّعٌ قَرعي (تحديد عُضو بالتَّسَمُّع القَرعي)
fontactoscopio مِقياسُ النَشاط الإشعاعي في المياه المعدنيَّة
fontanela يافوخ، غُضروفٌ بين قطع العظم في جمجمة الوليد
anterior *اليافوخ الأمامي*
bregmatica *اليافوخ الهاميّ*
esfenoidal *اليافوخ الوتدي*
frontal *اليافوخ الجبهي*
lambdoidea *اليافوخ اللأمي*
mastoidea *اليافوخ الخشائي*

F

occipital اليافوخ القذالي أو الخلفي
fontículo يافوخ
foración ثُقب
foramen ثُقبَة، ثَقْب
anterior del cóndilo الثُّقب اللقميّ الأمامي
ciático mayor y menor الثقب الوركي الأكبر والأصغر
cigomaticofacial الثُّقب الوَجنيُّ الوَجهيّ
condilar posterior الثُّقبُ اللقمي الخلفي
de Luschka ثُقبَة لوشكا (الفتحة الوحشية للبطين الرابع)
de Magendie ثُقبَة ماجندي (الفَتحَة الوَسطيَّة للبُطين الرابع)
de Monro الثُّقبة بين البطينات في الدماغ (ثُقبة مونرو)
esfenopalatino الثُّقبَة الوتديَّة الحَنكيَّة
espinoso الثُّقبَة النُّخاعيَّة
estilomastoideo الثُّقبة الإبرية الخشائية
etmoidal الثُّقبة الغرباليَّة
infraorbitario الثُّقبة تحتَ الحجاج
mandibular الثُّقبة الفكيَّة السُفلى
mentoniano الثُّقبة الذقنيَّة
obturador الثُّقبة السداديَّة
occipital الثُّقبة القذاليَّة
óptico الثُّقبة البَصريَّة
oval الثُّقبة البيضويَّة
redondo mayor الثُّقبة المُدوَّرة الكبرى
singular الثُّقبة المُفردَة
supraorbitario الثُّقبَة فوق الحجاج
tiroideo ثُقبَة الغُضروف الدَّرقي
transverso الثُّقبة المُستعرضة
yugular الثُّقبة الوداجيَّة
foraminífero مُثقَّب
foramínula ثُقَيب
fórceps مِلقط
forcipresión ضَغطٌ بالمِلقَط
forense الطَّبيبُ الشَّرعي
foresis لاحقة بمعنى النقل، رَحَلان، تَرحيل
forma شَكل، هَيئَة، مَظْهَر

formación تَشَكّل، تَشْكيل، تَكْوين
formativo تَشكيلي، مُكَوِّن، مُشَكِّل
formiato فورمياتو (ملح حمض الفورميك)
formicación تَنَمُّل، حَكَّة
formiciasis التَّسمُّم بعضِّ النَّمل
formol فورمول (يستعمل كمُطهِّر)
fórmula وَصفَة، صِيغَة، مُعادَلة
formulación تَركيبَة أو وَصفَة مُحَضَّرة
formulario كُتيِّب الوَصفَات (الطبيَّة)
fornicado قَبَويّ، مُقوَّس، زاني، فاسِق
fórnix قَبو
cerebral القَبو الدِّماغي
faríngeo قَبو البُلعوم
foro ساحةٌ عامَّة
forocito خَليَّة ضَامَّة، أرومَةٌ ضَامَّة
forología مَبحَث ناقِليُّ الأمراض
forómetro مِقياسُ الإحِولال
forúnculo دُمَّل، حبَّة
fosa حُفرَة، نُقرَة
acetabular الحُفرة الحُقِّيَة
cerebral الحُفرة المُخيَّة
condilar الحُفرة اللقمية
coronoidea الحفرة الإكلانيَّة للعضد
cubital الحُفرَة المرفقيَّة
de Morgagni حُفرة مورغاغني (الحُفرة الزورَقيَّة للإحليل)
navicular ó escafoidea الحُفرة الزورَقيَّة
iliaca الحُفرة الحَرقفيَّة
infraespinoso الحُفرة تحت شوكة الكَتِف
lagrimal الحُفرة الدمعيَّة
mandibular حُفرة الفَكّ السفلي
nasal الحُفرة الأنفيَّة
oval الحُفرة البيضويَّة
ovárica حُفرة المَبيض
pterigoidea الحُفرة الجناحيَّة للعظمِ الوتدي
pterigopalatina الحُفرة الجِناحيَّة الحَنكيَّة
radial الحُفرة الكُعبريَّة للعضد
submandibular الحُفرة تحت الفَكِ السُفلي
supratonsilar الحُفرة فوقَ اللَّوزة
temporal الحُفرة الصُّدغيَّة

fractura

trocanterica الحُفرة المدوريّة
yugular الحُفرة الوداجيَّة
fosfaturia بيلَة فُوسفاتية
fosfeno شَررُ العَين (إحساس إبصاري موضوعي بإثارة الشبكيَّة والعين مغلقة)
fosfocreatina فوسفوكرياتينا(فوسفات في النسيج العضلي)
fosfoglicérido شَحمٌ فُسفوري
fosfomicina فسفوميثينا (مضاد حيوي)
fosforesceina فُسفوري، وَمضٌ فُسفوري لاحَراري
fosforilación فَسفَتَة
foforismo تَسمُّم بالفُوسفور
fósforo الفُسفور، عنصر لا فلزي سَامّ
fosforuria بيلَةٌ فوسفاتيَّة (فوسفات حُرّ)
fosfuro فوسفورو(خليط من الفسفور مع عنصر آخر)
fosgeno فوسوخنو (غاز سام)
fosita حُفَيرَة، نُقَيرَة
fotalgia ألمُ النُّور الساطِع، ألمٌ عَينيٌ بسببِ حدَّةِ الضَّوء
fotalocromía تَغيُّرُ اللَّون الأساسي بفعلِ الضَّوء
fotestesia الإحسَاسُ بالضَّوء
fótico ضَوئيّ
fotismo ضَوائيَّة، حِسٌ ضَوئيٌ أو لونيٌ مُواكبٌ لمنبهات غير إبصَاريّة
foto بادئة بمعنى الضَّوء
fotoactínico سَفْعيٌ ضيائي (يَنشر شعاعات ضوئيَّة)
fotobiología عِلمُ الأحياء الضَّوئيّ، عِلمُ تَأثير الضَّوء في الكائناتِ الحيَّة
fotocatálisis تَحْفيزٌ ضَوئيّ، تَحريضٌ ضَوئيّ
fotocoagulación تَخْثيرٌ ضَوئيّ (بإستعمال الليزر أو أيّ نور ساطع على نقطة)
fotodermatosis إعتِلالُ الجِلد بسببِ الضَّوء، جِلادٌ ضَوئي
fotodinia ألمٌ عَينيٌ بسببِ الضَّوء
fotodisforia عَدمُ تَحمُّلُ الضَّوء بصرياً
fotodromía إنتِحاءٌ ضَوئيّ(تحرُّك الخلايا والمجهريات بفعلِ الضَّوء)
fotoelectricidad الكَهرباءُ الضَّوئيَّة، كَهرَضَوئي
fotofobia رُهابُ الضَّوء، شِدَّةُ حَساسيَّة العَينين للضَّوء
fotografía صورةٌ فوتوغرافيَّة
fotólisis الإنحِلالُ بالضَّوء
fotolito مُنحَلٌ بالضَّوء، ما يَنتِجُ عن الإنحِلالِ بالضَّوء
fotometría مِقياسُ شِدَّة الضَّوء
fotómetro مِقياسٌ ضَوئيّ
fotomicrografía التَّصويرُ المِجهريّ
fotón فوتُون، جِسمٌ يحتوي طَاقة مُشِعَّة، كَمٌّ كهربائي مِغناطيسيّ
fotopatía إعتلالٌ ضوئي
fotopsia تَرائي الوَمضات (بسبب إعتلال الشَّبكيَّة)
fotoptometría قياسُ الضَّوء المُبصَر، قياسُ حدَّة إدراكِ البَصر
fotoquímica الكيمياءُ الضَّوئيَّة
fotorradiómetro مِقياسُ إختِراقية الأشّعة السينيَّة
fotorreacción تَفاعلٌ ضَوئي، التَّفاعلُ بفعلِ الضَّوء
fotorreceptor مُستَقبِلَة ضَوئيَّة
fotorretinitis إلتِهابُ الشبكيَّة الضَّوئي (بسبب التعرض المباشر للشمس)
fotoscopia تَنظيرٌ تَألقي بالأشعةِ السينيَّة، تَنظير ضِيائي
fotosensible مُتحسسٌ للضوء
fotosíntesis التَّخليقُ الضوئي
fotoactismo انتِحاءٌ ضَوئي، حركةُ الخلايا بفعلِ الضوء
fototerapia المُعالجَة بالضوء أو الأشعة فوق البنفسجيَّة
fototropismo تبدُّل اللَّون بفعلِ الضَوء، الإنتِحاءُ الضَوئي
foturia بيلةٌ فلوريّة، بيلة لمَّاعَة
fóvea نَقرَة، حُفرَة
foveola حُفَيرة، نُقيرَة
fracción جزء، كَسرٌ حِسابي
fraccionamiento تَجزيء
fraccionario تَجَزُئيّ، مُجَزأ
fractura كَسر، كَسْرٌ عَظميّ
abierta كَسْرٌ مَفتوح
articular كَسرٌ مَفصلِي
cerrada كَسرٌ مُغلَق(الجلد غيرممزق)

F

fragiforme

conminuta كَسرٌ مُفتّت
de Barton كسر بارتون (كسر كعبري مفصلي)
de Benne كَسر بينيت (كسر قاعدة السنغ الأول)
de Colles كسر كوليس (كسر النهاية السفلى للكعبرة وانزياح المعصم خلفيا)
de Galeazzi , de Monteggia كسر مونتيجيا (كسر عظم الزند تحت المرفق وانزياح الكعبرة)
de Pott كسر بوت (إنكسار الطرف السفلي للشظيَّة وانزياح الركبة والقدم نحو الخارج) الركبة والقدم نحو الخارج)
de Shepherd كسر شيبرد (كسر القعب)
en tallo verde كَسرُ الغصن النَّضير
espontanea كسر تلقائي
espiral كَسْرٌ حَلزوني
estrellada كسر نجمي
impactada كسر منحشر
neoplásica كَسرٌ ورَمي
patológica كسر مَرَضي
simple كَسرٌ بسيط
subperiostica كسر تحت السّمحاق
fragiforme شبيهٌ بتوتِ الأرض، فريزي، فَروالي الشَّكل
fragilidad هَشَاشة
fragilocito كُريَّة هَشَّه
fragilocitosis فرطُ الكُريَّات الهَشَّة
fragmentación تقطُّع، تَجزِئَة، تَقسيم
fragmento قِطعة، جزء، شقفَة
frambesia داء العُلق، داء مَصعيّ، داء مداري
frambesioma الورَمُ العُلَّيقي، الوَرَمُ المَصعيّ
francio الفرانسيوم (العنصر السابع والثمانون)
frasco حَوجَلة، قارورَة، زُجاجَة
frasera الفرازيرة (جنس من النباتات)
frecuencia تِكرار، ذَبذَبة
fremito حَسيس، حَفيف
fren بادئة بمعنى الحِجَاب
frenalgia ألمُ الحِجَاب
frenectomía شَقُّ العَصَب الحِجَابي، خَزعُ العصب الحِجَابي
frenesí غَضَبٌ جنوني، هياجٌ هَوَسي شديد
frenético مَعتُوه، مَمْسُوس
frenicectomía قطعُ عصب الحِجَاب أو جزء منه
freniclasia هَرْسُ العَصَب الحِجَابي
frenicoexéresis قَلعُ العَصب الحِجابي، خَزعُ العصب الحِجَابي
frenicotomía بَضعُ العَصَب الحِجَابي
frenitis إلتِهابُ الحِجاب
frenocólico حِجابيٌّ قولونيّ
frenocolopexia تَثبيت القُولون بالحِجاب
frenodinia ألمٌ حِجَابي
frenogástrico حِجابي مَعِدي
frenoglótico حِجابيٌّ مِزماريّ
frenógrafo مِخطاطُ حَركات الحِجَاب الحَاجز
frenohepático حِجابيٌّ كَبِديّ
frenología علم القِوى العَقليَّة حسب شكل الرَأس
frenoplejia شَلَلُ الحِجاب، شَلَلٌ عَقلي فجائي
frenosecretorio لاجِمُ الإفراز، مُوقِفُ الإفراز
frenospasmo تَشنُّج الحِجاب
frenosplénico حِجابيٌّ طِحَاليّ
frenoptosis تَدلِّي الحِجَاب
frenotomía بَضعُ اللِّجام، بضعُ قَيدِ اللِّسَان
frente أمَام، جَبْهَة
frénulo لُجيم، لُجام
lingual لِجامُ اللِّسان
freudiano فرُويدي، له علاقةٌ بنظرياتِ فرويد في التَّحليل النَفْسي
friable سَهلُ التَّفَتُّت، هَشّ
fricción إحتِكاك
fricopático مُسبِبٌ للرعدة، مُسبِبٌ للهَزَّة، مُسبِبٌ للرَّعشَة
frigidez بُرودة، بُرودَة جِنسيَّة وخاصةً عند النِساء
frigolábil مُتلَفٌ بالبَرد
frigorífico مُبَرِّد
frigostable صامِدٌ للبُرودَة، ثَابِتٌ على التَّبريد
frigoterapia المُعَالجَة بالتَّبريد
frontal جَبهيّ
frontípeto جَبهيُّ التَّوجُه
frontomalar جَبهيٌّ وَجني
frontomaxilar جَبهيٌّ فَكيٌّ عُلويّ
frontonasal جَبهيٌّ أنفِيّ

frontooccipital جَبهيٌّ قِذاليّ
frontoparietal جَبهيٌّ جِداريّ
frontotemporal جَبهيٌّ صَدغِيّ
frote حَف، حَفيف
fructosa فركتوزا، سُكَّر الفاكِهة
fructosemia وجود الفركتوز (سكر الفاكهة) في الدَّم
fructosuria وجود الفركتوز(سكر الفاكهة) في البَول
frustración فَشَل، إحبَاط، خَيبَة
frutarianismo التَغذيّ بالفواكِه فقط
fruto فاكِهة
fucosidosis داءٌ عَصَبيٌّ إحشَائيٌّ وِراثيّ
fucsina فوكسينا، صِبغٌ بُنيُّ اللَّون يُستعمل كمُطهِّر وفي شرائِح الفَحص المِجهري
fuerza قُوَّة، عَزم
fuga شُرود، هُروب
fulguración إصْعَاق، إزالةُ نسيج بالحَرق أو بالحرارة (بإبرة كهربائية)
fulgurante صَاعِق، بارِق، شَديدُ المُداهَمة
fulminante خاطِف، مُفاجِئ
fumigación تَبخير، إستدخان (إستعمال بخار أو دخان للتطهير)
función وظيفَة، شُغل، عَمَل
funcional وظيفي، عَمَلي
fundamento أساس، قاعِدة
fundectomia إستِئصالُ القَاع
fúndico قاعيّ، قَعريّ
fundiforme قاعيُّ الشَّكل
fundoplicación تَثنيةُ القَاع، طَيُّ القَاع
fundus قاع، قَعْر
fundusectomia استِئصالُ قاع المَعِدة
fungicida مُبيدُ الفُطور
fúngico فُطري
fungiforme بشكلٍ فُطريّ، كَمَئي
fungistasis كَبحُ الفُطور، وقفُ نُموّ الفُطور
fungoide شبيهٌ بالفُطر
fungosidad تَفَطُّر، نُموٌّ فُطري
fingoso فُطري
funicular حَبليّ
funiculitis إلتهابٌ حَبليّ، إلتهابُ الحَبل المَنَوي
funículo حبلة، الحَبلُ السُّرّي، الحَبل المَنَوي
funiculopexia تَثبيتُ الحَبل المَنَوي
funiforme حَبليُّ الشَّكل
funis حَبْل، الحَبْل السُّرّي
fúrcula الفُريقة، ذاتُ شُعبتَين، شُويكَة، نتوءٌ بشكلِ حَدوة في الحَنجَرة المُضغيَّة
furfuráceo نُخاليّ، شبيهٌ بالنُخَالة، مُتحَرشِف
furibundo هائِج، ثائِر
furor غَضَب، تَهيُّج، غَضبٌ شَديد
furosemida فوروسيميدا (دواء مدر للبَول)
furuncular دُمَّلي، ذو دَمامِل
furunculosis تَدَمُّل، داءُ الدَّمامِل، طَفَح دُمَّلي
fusaridiosis فُطارٌ جِلديٌّ في الخَيل
fuscina صِباغٌ بُنيٌّ في ظِهارة الشَّبكيَّة
fusiforme مِغزَليُّ الشَّكل، بشكلٍ مِغزليّ
fusión إنصِهار، إندِماج
fusocelular مِغزليُّ الخَلايا، ذو خلايا مِغزليَّة
fusopirilosis الداءُ المِغزَليَّات والحَلزونيَّات
fusopiroquetosis داءُ المِغزَليّات واللَّولَبيَّات

F

G

G رمز تسارع الجاذبية
g رمز الغرام ، غم
Ga رمز الغاليوم
Gadolinio عنصر كيميائي نادر (يستعمل كمادة ظليلية في التصوير بالرنين المغناطيسي)
gafas نظّارات
galactacrasia إختلال اللبن، عيب في لبن المُرضع
galactasa إنزيم لَبَني
galactemia وجود اللبن في الدم
galactidrosis عَرَقٌ لَبَني ، تَعَرق سائل لَبَني
galactina هرمون حاث لإفراز اللبن (تفرزه الغدة النخاميّة)
galactisquia تثبيط إفراز اللبن، التوقف عن إفراز اللبن
galacto- سابقة بمعنى لبَني
galactoblasto أرومة لَبَنيّة
galactoflebitis إلتهاب الوريد اللبني الشكل، إلتهاب الوريد الفخذي الأبيض المؤلم
galagtocele كييسة لبنيَّة، قيلة لبنيَّة
galactófago لَبَنيُ التغذي، يتغذى باللبن
calagtófigo مثبّط الألبان، حابس اللبن
galactoflisis طفح لبني، حويصلة جلديّة تحتوي سائل لبني
galactoforitis إلتهاب قنوات اللبن
galactóforo قناة لبنيّة
galactógeno مدرُّ اللبن أو الحليب
galactogogo مدرُّ اللبن أو الحليب
galactografía تصوير قنوات الثدي
galactoma تورُّم لبنيُّ المنشأ
galactómetro مقياس كثافة اللبن
galactopexia تثبيت سكر اللبن بواسطة الكبد
galactópira حمَّى اللبن بسبب إحتقان الثديين
galactoplania إفراز اللبن خارج الغدد اللبنيَّة، إلبان نقيلي
galactoposia غذاء لبني
galactopoyesis تكوُّن اللبن
galactoquinasa إنزيم يفسفر سكر اللبن(الغلوكوسا)
galactorrea فرط درِّ اللبن (خارج حالات الإرضاع)
galactosa سكر اللبن، غالاكتوسا
galactosemia وجود سكر اللبن في الدم (بسبب خلل وراثي)
galactósidos غالاغتوسيدو يحتوي سكر الغلوكوز
galactosis إفراز اللبن، تكوُّن اللبن في الغدد اللبنيَّة
galactostasis ركود اللبن، إنقطاع اللبن
galactosuria وجود سكر اللبن في البول
galactoterapia المداواة باللبن
galactotoxina ذيفان لبني، سمٌّ يتكون في اللبن
galactoxismo التسمم باللبن الملوَّث
galactotrofia تغذية لبنيَّة، تغذية مقصورة على اللبن
galacturia بيلة لبنيّة اللون
galato ملح حامض العَفص
galeantropia رجلٌ قُطيٌ (توهم المريض بأنه قطٌّ أو بداخله قطٌّ)
galegina فصيلةٌ نباتيَّة سامَّة
galénicas أدوية غالينية مُستحضَرة من العضويات
galenismo الغالينية، له علاقة بنظريات وتعاليم غالينوس
galeropia رؤيةٌ واضحة، رؤية فائقة بسبب شذوذ في آليةِ الرؤية
galio الغاليو، العضو الحادي والثلاثون
galón غالون، وحدة قياس للحجم (٤،٥ ليتر)
galope عَدو، خَبب، خللٌ في تنظيم ضربات القلب
galvánico غلفاني، خاص بالتيار المستمر
galvanismo غلفانية، المُعالجة بشحناتٍ كهربائية مُنخفضة
galvanización مُعالَجة غلفانية
galvanocuaterio كيِّ غلفاني
galvanocirugia إستعمالُ التيار الغلفاني في الجِراحة
galvanocontractilidad قلوصيَّة غلفانيَّة
galvanólisis تحللٌ كهربائي، إنحِلالٌ كهربائي
galvanómetro مقياسٌ غلفاني
galvanopalpación جسٌ غلفاني
galvanopuntura بزلٌ غلفاني

galvanotaxis إنجذابٌ غلفاني
galvanoterapia المُعالجة بالتيار الغلفاني
galvanotermia إنفاذٌ حَراريّ غلفاني
galvanotropismo توجهٌ غلفاني
gameto مشيج، عرس، خليةٌ تناسُلية
gametoblasto أرومةٌ عرسية، أرومَة مشيميَّة
gametocida مُبيدُ الأعراس، مُبيدُ الخلايا التناسليَّة
gametocito العرسية،الخليَّة المولدة للخلايا التناسليَّة
gametofito النامية العرسية، النامية المشيميَّة
gametogénesis تكوُّن الأعراس، تكوُّن الخلايا التناسليَّة
gametogénico مكوِّن الأعراس، مكوِّن الأمشاج
gametogonia توالدٌ تعرسي، تكوُّن الأعراس
gametologia دراسةُ الأعراس
gametotrópico متوجهٌ للأعراس
gámico جنسي، تناسلي
gamma غامًا، الحرف الثالث من الألفباء اليونانية
gammaglobulina غامّاغلوبولينا، بروتين بلازمي يكون مضادات واقية من العدوى
gammagrfía تصوير ومضائي، التخطيط لأشعة غامًا بعد حقن الجسم بمادة مشعة
gammagrama مخطط غامّاني
gammapatía إعتلال غامّاني (خلل في تكون الغلوبولينات المناعية)
gamo سابقة بمعنى الزواج، سابقة بمعنى الإعراس
gamobio مُعتاشٌ عرسي
gamofagia إبتلاع عرسي
gamogenesis تكاثرٌ جنسي، تكاثر بالأعراس
gamonto العرسية
gamsodactilia تعقف أصابع القدو، قدم مخلبيَّة
gancho صنارة، شص
gangliado ذو عُقَد
gamgliectomia إستئصال العُقدة
gangliforme عُقَدي الشكل
ganglio عقدة عصبيَّة، ورمٌ كيسي في وترٍ زليلي عادةً في الرسغ
gangliocito خليَّة عقدية
gangliocitoma ورمٌ عُقَدي خلوي
ganglioglioma ورمٌ دَبقي عُقَدي
gangliolitico مثبط العُقَد، مسبب شلل نشاط العقد العصبيَّة
ganglioma ورمٌ عُقَدي
ganglion ورمٌ كيسيّ في وترٍ زليلي رسغي
ganglionado ذو عُقَد
ganglionar عُقَدي
ganglionectomia إستئِصالُ العُقدة
ganglioneuroblastoma الورمُ الأرومي العصبي العُقَدي
ganglioneuroma ورم عصبي عقدي (في الجملة العصبية الودية)
ganglionitis إلتهاب العقدة
ganglionostomía فَغرُ العُقدَة، فَغرُ وَرم كيسي في غمدِ وتر زليلي عَضلي
gangliósido شحوم غلوكوزية تنتشر في أنسجة الجملة العصبيَّة
gangliosidosis حالة تراكم الغنغليوسيدات في أنسجة الجملة العصبيَّة
gangliosimpatectomía إستئصال الغُدَّة الوديَّة (السيمباتيكية)
ganglitis إلتهاب العقدة
gangoso تقرُّح أنفي حلقي
gangrena غنغرينا، تعفن الأنسجة بسبب إنقطاع التروية الدَّمويَّة
diabética *غنغرينا مرض السكر*
gaseosa *غنغرينا غازية*
senil *غنغرينا شيخوخية*
gangrenosis تموُّت، تغنغر، تطور الغنغرينا
gangrenoso غنغريني، مواتي، مُصابٌ بالغانغرينا
ganoblasto=ameloblasto أرومةُ الميناء
garganta الحَلْق
gárgara غَرغرَة
gargarismo غَرغرَة
gargoilismo غرقلبَّة، حثلٌ مُتعدد
gas غاز، أرياحُ المَعِدة وقناةُ الهضم
alveolar *غاز سنخي*
lacrimogeno *مسيل للدمع*
gasa شاشٌ أو قطنٌ يُستعمل في الجراحَة
gaseosa ماءٌ غازيّ
gaseoso غازيّ
gases غازات
tóxicos *غازاتٌ سامَّة*

gasógeno مُولِّد الغاز
gasolina بترول
gasometría قياسُ الغاز
gasómetro مقياسُ الغاز
gasserectomía إستِئصالُ عُقدة غاسر (العقدة ثلاثية التوائم)
gaster مَعِدة
gasto cardiaco دَفقُ القلب (حجم الدم المضخوخ في دقيقة واحدة)
gastradenitis إلتهابُ غُدد المَعِدة
gastralgia وجعَ المَعِدة
gastralgocenosis ألمُ خُلوِ المَعِدة، ألم المعدة عندما تكون خالية
gastratrofia إلتهابُ المَعِدة الضموري، ضُمورُ المَعِدة
gastectasia توسُّع المَعِدة
gastrectomía إستئصال المعدة
gastrina غاسترينا، هرمونٌ تُفرزه المَعِدة
gastrinoma ورمُ الخلايا المُفرزة للغاسترينا
gastritis إلتهابُ المَعِدة
  atrófica *إلتهاب معدي ضموري*
  erosiva *إلتهاب معدي تسلُّخي*
  poliposa *إلتهاب المعدة السَّليلي*
  química *إلتهاب المعدة الكيميائي*
  tóxica *إلتهاب المعدة السُّمي*
gastro- بادئة معناها مَعِدة
gastroadinámico لا ديناميكيةِ المَعِدة، مُرْخٍ للمَعِدة
gastroalimentación تغذيةٌ قسريَّة عن طريقِ المعدة
gastroanastomosis مفاغرةٌ مَعِدية
gastroatonia رخاوةُ المَعِدة، وهنُ المَعِدة
gastroblenorrea إفرازٌ مُخاطيٌّ مَعِدي مُفرط
gastrobrosis إنثِقابُ المَعدة بسببِ قَرحَة، فَغرُ المَعِدة
gastrocámara آلة تصويرِ المَعدة
gastrocardiaco مَعديٌّ قلبيّ
gastrocele قيلةٌ مَعديَّة، كيسة مَعِدية
gastrocelo الجوفُ المعوي (معي بدائي في الجنين)
gastrocinesógrafo مِخطاط تموّج المَعِدة
gastrocnemio عَضلةُ الساق الخلفيَّة، العضلةُ التوأمية الساقيّة
gastrocólico معِدي قولوني
gastrocolititis إلتهابُ المعِدة والقولون
gastrocoloptosis هبوطُ المعِدة والقولون
gastrocolostomía مفاغرةُ المعِدة والقولون، مفاممة معِدية قولونية
gastrodiafanoscopia تنظيرٌ مِضوائي مَعوي، تنوير المعِدة للكشف
gastrodiálisis إنفصال الطبقة المخاطية المعدية، إنخشار المعدة
gastrodídimo مندمج البطنين (توأم مندمج البطنين)
gastrodinia وجعُ المعِدة
gastrodisciasis داء قرصيات البطن (جنس من المثقوبات)
gastrodisco القرص المعيدي (في الجنين)
gastroduodenal معِدي إثنا عشري
gastrodoudenectomía إستئصال المعِدة والإثنا عشري
gastroduodenitis إلتهاب المعِدة والإثنا عشري
gastroduodenoscopia تنظير المعِدة والإثنا عشري
gastroduodenostomía مفاغرة معدية والإثنا عشري
gastroenteralgia وجع المعِدة والأمعاء
gastroenteritis إلتهاب المعِدة والأمعاء
gastroenterocolitis إلتهاب المعِدة والأمعاء والقولون
gastroenterocolostomía مغاغرةٌ معِدية معوية قولونية
gastroenteropatía إعتلال المعِدة والأمعاء
gastroenteroplastia رأبُ المعِدة والأمعاء
gastroenteroptosis تدلي المعِدة والأمعاء
gastroenterostomía بضع المعِدة والأمعاء
gastroepiploico معِديٌّ ثربي
gastroesofágico معِديٌّ مريئي
gastroesofagitis إلتهابُ المعِدة والمريء
gastroesofagostomía مفاغرة المعِدة بالمريء
gastrofibroscopia منظارُ المعِدة الأليافي

gelatinoso

gastróforo محمل المعِدة (أداة جراحية)
gastrofotografía تصويرُ المعِدة الفوتوغرافي
gastrofrénico معِديٌّ حِجابي
gastrogastrostomía مفاغرةٌ معِدية معِدية
gastrogénico معِدي المنشأ
gastrógrafo مخطاط حركة المعِدة
gastrohepático معِديٌّ كبديّ
gastrohepatitis إلتهابُ المعِدة والكبد
gastrohidrorrea سيلان معدي
gastrohipertónico مُفرطُ توتر المعِدة
gastrohisterectomía الإستئصالُ البطني للرحِم
gastrohisteropexia تثبيتُ الرحِم البطني
gastrohisterotomía شقُ البطن والرحِم، العملية القيصريَّة
gastroileítis إلتهابُ المعِدة واللفائفي
gastroileostomía مفاغرةٌ معِدية لفائفية
gastrointestinal معِديٌّ معوي
gastrolienal معِدي طحالي
gastrolisis تحريرُ المعِدة، إفتكاكُ المعدة
gastrolitiasis تكوُّن الحصى المعِدية
gastrolito حَصَاة مَعِديَّة
gastrología دراسة المعِدة، مبحثُ المعِدة
gastromalacia تليّن المعدة
gastromegalia تضخم المعِدة، ضخامةُ المعِدة
gastromelo مسخٌ ذو ساقٍ زائدة تتصل بالبطن
gastromicosis فُطار معِدي
gastromiotomía شَقُّ المَعِدة، بَضعُ عضَلُ المَعِدة
gastromixorrea ثَرٌّ مَعِديٌّ مُخاطيّ
gastrona غاسترونا(هرمون مثبط لإفراز الحمض المعدي)
gastroneumónico له علاقة بالمَعِدة والرِّئَة
gastropancretitis إلتهابُ المَعِدة والبنكرياس
gastroparálisis شَللُ المَعِدة
gastroparietal مَعِديٌّ جِداري
gastropatía إعتِلالُ المَعَدة
gastroperiodinia ألمٌ مَعِدي دَوريّ
gastroperitonitis إلتِهابُ المَعِدة والصَّفاق
gastropexia تَثبيتُ المَعِدة
gastropilorectomía إستِئصالُ بَواب المَعِدة
gastroplastia رأبُ المَعِدة
gastroplejía شَلَلُ المَعِدة
gastroplicación تَثنيةُ المَعِدة
gastroptosis تَدلِّي المَعِدة، هُبوطُ المَعِدة
gastropulmonar مَعِديٌّ رِئوي
gastrorrafia رَفوُ المَعِدة، خياطةُ جِرحٍ في المَعِدة
gastrorragia نَزفٌ مَعِدي
gastrorrea ثَرٌّ مَعِدي، زيادةُ الإفرازات المَعِدية
gastrorrexis تَمزقُ المَعِدة
gastroscopia تَنظيرُ المَعِدة
gastroscopio مِنظارُ تَشخيص المَعِدة
gastrosis أمراضُ المَعِدة
gastrosplénico مَعِديٌّ طِحَاليّ
gastrosquisis إنشِقاقُ البَطن الخلقي
gastrostaxis رَعف معدي، إلتِهابُ المَعِدة النَزفي
gastrostenosis تَضيُّق المَعِدة
gastrostomía فَغرُ المَعِدة، فَتحُ المَعِدة
gastrosucorrea ثَرُّ العُصَارَة المَعِدية، زيادة إفرازات المعدة
gastrotimpanitis تَطبُّل المَعِدة
gasrotoma فَغرةٌ مَعِديَّة، ناسور مَعِديّ
gastrotomía بضعُ المَعِدة، شَقُّ المَعِدة
gastrotomo مِبضعُ المَعِدة، آلة شَقُّ المَعِدة
gastrotonómetro مِقياسُ ضَغط المَعِدة
gastrotoracópago توأم مُوحَّدُ البَطن والصَّدر
gastrotoxina مادةٌ مُسمْمة للمَعِدة
gastrotrópico مَعِديُّ التَّوجُه
gastroyeyunocólico مَعِديٌّ صَائِميٌّ قولونيّ
gastroyeyunostomia مُفاغَرة مَعِديَّة صائميَّة
gástrula المُعَيدَة، مَعِدة جنينيَّة تَتلو الأريمَة
gastrulación تكوُّن المُعيدَة
gatimo سَلسٌ مُستَقيمي أو مَثاني، سلسٌ مُستَقيميٌّ مثانيّ
gel جِلّ، هُلامَة، مادَّةٌ غَروانيَّة
gelación تَهليُم، تَهلُم، تَجمُّد
gelasmo ضحكٌ هستيريّ، ضحكٌ مُصطَنَع
gelatina خيلاتينا، هُلام
gelatinasa إنزيم جيلاتيني يحوُل الجيلاتين إلى سائل
gelatinifero مُولِّدُ الهُلام
gelatinización تَهلُّم
gelatinoide شبهُ هُلامي، نَظيرُ الهُلام
gelatinolítico حَالٌّ للهُلام
gelatinoso هُلامي، جلاتيني

gelatosa

gelatosa جيلاتوسا (ألبومينا مشكلة من تمييع الهلام)
gelosa غِراء
gelosis جُماد، عكدة (كتلة نسيجية جامدة)
gelotripsia تَفتيتُ الجِل
gelsemina جيلسيمينا، مادَّةٌ نباتيَّةٌ سَامَّة من الياسمين الأصْفر
gemación تَبرعُم، أحد أشكال تَكاثُرُ الخَلايا
gemelo تَوأم
gemelípara وَلُودُ تَوائِم، (أنثى تَلِد توأما)
geminación تَوأمَة، إنتام
geminado تَوأمي
gémino تَوأم
gen وِرْثَة، وَحْدَةُ الوِلادَة، وَحْدَة الوِراثَة، خِن
alélico *خِن أليلة*
complementario *خِن مُتَمِم*
letal *خِن مُميت*
recesivo *خِن صَاغر*
gen لاحقة بمعنى المُنَشِّأ ، مُكَوِّن
geneógeno=congenital خِلقي، وِلادي
generación جِيل، تَوَلُّد
general عَامّ، عُمومي، شَامِل
generalmente بشكلٍ عام، بشكلٍ شَامل
generalización تَعميم، تَعَمُّم
generativo تَولُّدي، تَناسُلي
género جِنس (ج أجناس)
genésico تَوالدي
genesiología علمُ التَّولُّد، مَبحث التَّولُّد
génesis خَلق، نُشوء، تَوليد، تكَوُّن
genesistasis كَبحُ التَّولُّد، وقفُ التَّولُّد، قَطعُ التَولُّد
genética جِيني، وِراثي، خَلقي، نُشوئي
genetista إختِصاصيُّ الوراثيات، خَبيرٌ بعلمِ الوراثَة
genético جِيني
geniano ذَقني
geniculado رُكَيبي، يُشبهُ الرُّكبَة، مُنحنٍ كالرُّكبَة
genículo رُكَيبيَة
genio سجيَّة، عَبقَري
geniogloso الذَقنيَة اللِّسانيَّة
geniogloso العَضَلة الذَقنيَة اللِّسانيَّة
geniohioideo الذَقنيُ اللاميّ
geniohioide(músculo) العَضَلة الذَقنيَة اللاميَّة
genión ذَقن، نُقطة على قمةِ الحَدبة الذَّقنيَّة
genioplastia رأبُ الذَقن
geniqueiloplastia رأبُ الذَقن والشَّفَة
genital تَناسُلي
genitales الأعضاءُ التناسُليَّة
genitocrural تَناسُليٌّ فَخذيّ
genitoplastia رأبُ الأعضَاء التناسليَّة
genitourinario بَولي تَناسُلي
geno سابقة بمعنى الجَنين، الجِنْس، التَّوالُد
genoblasto الأرومَة المُتوالِدَة، نُواةُ البيضَة، المُخصَّبة الخَلية الجِنسيَّة النَاضِجة
genodermatosis داءٌ جِلديٌّ وِراثي
genoma مَجين، مَجموعَةُ العَوامِل الوِراثيَّة، مجموعة الجينات في الكائِن
genotipo نَمَطٌ جِنيني، طِرازٌ جنيني
gentamicina خنتاميثينا، مُضادٌ حَيويّ
genu الرُّكبَة، رُكبَة
recurvatum *رُكبَة مقوسة للخَلف(طرقاء)، رُكبَة معوَّجة*
valgo *رُكبَة حَنفاء، سَكَك الرُكبتين، تَقرُّب الرُكبتين*
varum *رُكبَة فَحجاء، تَباعُدُ الرُكبتين*
genuclasto جهازٌ لإزالَة الإلتِصاقات في الرُّكبَة
genucubital رُكبيٌّ مَرفقي
genufacial رُكبيٌّ وَجهي
genupectoral رُكَبيٌّ صَدريّ
geofagia أكلُ التُراب
geofago آكِلُ التُراب
geomedicina الطُّبُ الجغرافي، طبُ البيئَة
geotaxis إنجذابٌ نحوَ الأرض
geotropismo الإتِجاهُ نحوَ الأرض أو الإبتِعادُ عنها، تَوجُّه جاذِبي
gereología طِبُ الشَّيخُوخَة
geriatría متعلق بأمراضِ الشَّيخوخَة، طِبُّ الشَّيخوخَة
germanio الخرمانيو (العنصر الثاني والثلاثون)
germen جُرثومَة، الرُّشَيم، جَنينُ البِذرَة
germicida قاتِلُ الجَراثيم، مُتْلِفُ الجَراثيم
geminación إنتَاش، إنبات
germinal إنْتاشي، جُرثُومي
germinoma وَرَمٌ إنْتاشي
germógeno مُكوِّن البُذيرة، مُنشِئ الخلايا الجنسيَّة

glándula

gerocomía رعايَةُ المُسنين
gerodermia جِلدٌ شَيخيّ، جِلدٌ شايخ
gerodoncia طُب أسنَان المُسِنين
geromarasmo وهن الشيخوخة، هزال الشيخوخة
geromorfismo هرمٌ شَيخوخيٌ مُستَمِر
gerontotoxon قوسُ الشَّيخوخَة
gestación حَمْل، حَبَل
gestacional حَمْلي، حَبَلي
gestágeno مساعد الحمل (ذو فعاليّة هرمونية بروخسترونية)
gestaltismo نَظريةُ التَّكوين الكُلي
gestante حَامِل، حَبلى
gestosis تَسممٌ حَمْليّ، داءُ الإنسِمَام الحَمْلي
geumafobia رَهبَة الأذواق
giardia الخياردِيا، جِنسٌ من الحيوانات الأوائل ذاتُ سِياط
giardiasis داءُ الخياردِيات
gibosidad إحدَيدَاب
giba حَدبَة
giboso أحدَب
gigante عُملاق
gigantismo عَملقَة، عَرطليَّة
gigantoblasto أرومَةٌ عُملاقَة، أرومةٌ عَرطليَّة
gigantocito خليَّة عُملاقَة
gigantosoma عَملقَة
gimnasia تمارينٌ رياضيَّة
gimnocito خليَّةٌ عاريَة
gimnoplasto هَيولَى عاريَة، جِبلة بدونِ سِياج
gimnospora بزرةٌ عاريَة، بوغٌ عارٍ
ginandrismo خُنُوثَة
ginandromorfismo إزدواجُ الصِّفات الجنسيَّة، ذكريٌ أنثويّ، الخُنثيَّة
ginatresia رتقُ الأعضاءِ التناسليَّة الأنثويَّة
gine- سابقة بمعنى أنثى، إمرأة
gineceo نِسائي
gineco سابقة بمعنى أنثي، له علاقة بالمرأة
ginecoide إنثوي، نسواني
ginecología طُبُّ النِساء، عِلمُ أمراضِ النِساء
ginecomanía شَبَق
ginecomastia تَثدي الرَّجُل، تَضخُّم الثَّدي عندَ الرَّجُل
ginecopatía إعتِلالٌ نِسائيٌ، عِلةٌ نِسائيَّة
ginefobia رُهابُ النِساء، كَرَهُ النِساء
gingival لَثوِيّ
gingivalgia ألَمُ اللَّثة
gingivectomía قَطْعُ اللَّثة
gingivitis إلتِهابُ اللَّثَّة
gingivoglositis إلتِهابُ اللِثَّة واللِّسان
gingivolabial لَثويٌ شَفَوي
gingivoplastia رأبُ اللِّثَّة
gingivosis داءٌ لِثوي
ginglimo رزيّ
ginglimoide مَفصِل رزّاني، مفصل رزّانيُّ الشكل
ginogénesis تَكوُّن أنثَوي
ginopatía إعتِلالٌ نِسائِي، عِلةٌ نِسائيَّة
ginoplástica جِراحةٌ رأبيَّة نِسائيَّة، تقويمُ الأعضاء التناسُليَّة النِسائيَّة
giración إلتِفاف، لَفّ
girectomía خَزعُ التَّلفيف، قَطع التَّلفيف
girencéfalo دِماغٌ تَلفيفي، تَلفيفاتُ الدِّماغ
girocroma خليَّةٌ عَصَبيَّة تظهر مادتَها المُلونَة بشكل حَلقي أو بشكل خاتِم
girómetro مِقياسُ التلافف، مِقياسُ التَّلافيف
girospasmo تَشَنُّجٌ دَوَّار، تَشنُّج الرأس الدَوَّار
gitalina خيتالينا، (دواءٌ مقوٍ للقَلب)
glabela المَقطِب، مَفرقُ الحَاجبين
glabro أجْرَد، أملَط، فَاقِدُ الشَّعر
glacial جَليدِي
gladiado سَيفيُ الشَّكل، خِنجري
gladiolo سَيف، جِسمُ القَصّ (قطعة القَصّ الوسطى)
glande حَشَفة، نِهايةُ القَضيب
glandilema مِحفَظةُ الغُدَّة
glándula غُدَّة
de Bowman *غُدَد بومان (الغدد الشمية)*
de Brunner *غُدَد برونر (الغدد الإثنا عشرية)*
bulboureteral *الغُدَّة البَصليَّة الإحليليَّة*
de Cowper *غُدَّة كوبر (الغُدَّة البصليَّة الإحليليَّة)*
intestinal *غُددُ المَعي*

G

lagrimal *الغدد الدمعيّة*
mamaria *الغُدد الثدييّة*
paratiroide *الغدد الدريقية*
parotídea *الغُدَّة النَكَفيَّة*
pineal *الغُدَّة الصَنوبريَّة*
sublingual *الغُدَّة تحت اللّسان*
submandibular *الغُدَّة تحت الفك السفلي*
maxilar *الغدة تحت الفك*
suprarrenal *الغدَّة الكظرية*
timica *الغُدَّة التوتيَّة*
tiroidea *الغُدَّة الدرقيَة*
glandular غُدّيّ
glanduloso **غُدَيديّ، يحتوي على غُدَد، ذو غُدَد**
glaucoma غلاوكوما، الزَّرَق(إعتلال يتميز بزيادة الضَّغط في العَين)، الماءُ الأسود
glacosuria إفراز الإنديكان (سكر نباتي أصفر اللون) في البَول، بيلةٌ فِضيَّة
glenohumeral حُقّيّ عَضُدي
glenoide حُقّاني، يُشبِه الحُقّ
glenoide(fosa) الحفيرة القريبة القعر
glia=neuroglia دِبقٌ، دِبقٌ عَصَبيّ
gliacito خليَّةٌ دِبقيَّة عَصَبيَّة
glial دِبقٌ عصَبي
glibenclamida غليبنكلاميدا (دواء خافض للسُّكَّر)
glicerato مِلح حَامض الغليثرينا
glicérido غليثريدو (مستحضر دوائي محلول بالغليثرينا)
glicerina غليثرينا (مادة تستخرج من الزيوت والشحوم)
glicerito مُركبٌ غليثريني
glicerofílico أليفُ الغليثيرول
glicerol غليسرين
glicerosa سُكَّر غليثريني
glicol غليكول، كحول ثُنائي التكافؤ
gliobacteria الجِراثيمُ الدِّبقيَّة
gliobastoma ورمُ الأرومَة الدِّبقيَّة
glioblasto أرومَة دِبقيَّة
gliocitoma ورمُ الخَلايا الدِّبقيَّة
gliofagia بلعَمةُ الخَلايا الدِّبقيَّة
gliofibrilar لِيفيٌّ دِبقيّ
gliógeno دِبقيُّ التَّكوين، دِبقيُّ المَنشأ
glioma ورمٌ دِبقيّ، دِبقوم
gliomatosis إفراطُ الدِّبق، تَدَبُّق
gliomatoso دِبقيٌّ وَرَمي، متعلق بالورمِ الدِّبقيّ
glioneuroma ورمٌ دِبقيٌّ عَصَبي
gliosa المادَّة السِّنجابيَّة في الحَبْل الشَّوكي، مَادَّة رصاصيةُ اللَّون في النُّخاعِ الشَّوكي
gliosarcoma سَاركومَة دِبقيَّة
gliosis دُباق، الإفراطُ في نُموّ النَسيج الدِّبقي العَصَبي
gliosoma جُسيمٌ دِبقيّ، حُبيبَة دِبقيَّة
gliscruria بِيلةٌ دِبقيَّة
glisonitis اِلتِهابُ مِحفظَة غليسون (مِحفظة حول فصيصات الكَبِد)
globina غلوبينا، برُوتين اليَحْمُور
globinómetro مِقياسُ الغلوبين (يَحمور الدَّم)
globo كُرَة
globular كُرَوِي
globularia جِنسٌ من الأعشاب
globulina غلوبولينا، كريين، بروتينا لا تَذوبُ في الماء
globulinuria بيلة غلوبولينيَّة
glóbulo كُرَيَّة
globulosa كُرَويّ
globus كُرَة، لُقمة
glomectomía إستِئصال الكُبَّة
glomerular كُبَيبي
glomerulitis اِلتِهابُ الكُبَيبات
glomérulo كُبَيبَة
glomerulonefritis اِلتِهابٌ كُبَيبي كُلوي، اِلتِهابُ كُبَيبات الكُليَة
glomerulopatía إعتِلالُ كُبيبات الكُليَة، إعتِلالٌ كُبَيبي
glomerulotropina مُوجِهةُ الكُبيبات
glómico كُبّي
glomo كتلةُ أوعيةٍ دَمويَّة كَهفيَّة، كبَّة
carotido *كبَّة سباتيَّة*
coroideo *كبَّة مشيمانية*
yugular *كُبَّة وَداجيَّة*
glomoide كُبيّ، شبيهٌ بالكُبَّة

glutatión

glomus كتلةُ أوعيَة دَمويَّة كَهْفيَّة، كُبَّة
glosagra نِقرسٌ لِساني، ألمٌ نِقرسي في اللِّسان
glosal لِساني، متعلق باللِّسان
glosalgia ألمُ اللِّسان
glosectomía إستِئصالُ اللِّسان
glositis إلتِهابُ اللِّسان
gloso سابقة بمعنى اللِّسان
glosocele بُروزُ اللِّسان
glosocinestético حِسُّ حركة اللِّسان،له علاقة بحس حركة اللِّسان
glosocoma إنكِماشُ اللِّسان
glosodinamómetro مِقياسُ حَركة اللِّسان
glosodinia ألَمُ اللِّسان
glosoepiglótico لِسانيٌّ مِزماريّ، لِسانيٌّ فَلْكي
glosofitia سَوادُ اللِّسان
glosógrafo مِخطاطُ حَركةُ اللِّسان
glosohioideo لسانيٌّ لاميّ
glosoide شبيةٌ باللِّسان
glosología وصفُ اللِّسان، مَبحثُ اللِّسان
glosonco تورُّمٌ لِساني
glosopaltino حَنَكيٌّ لِسانيّ
glosopatía إعتِلالُ اللِّسان، عِلةُ اللِّسان
glosopirosis حراق اللِّسان، حُرقَة اللسان
glosoplastia رأبُ اللِّسان
glosoplejía شَللُ اللِّسان
glosoptosis تَدلِّي اللِّسان
glosorrafia خياطةُ اللِّسان، رَفو اللِّسان
glososcopia فَحصُ اللِّسان، مُعايَنَة اللِّسان
glosospasmo تَشَنُّج اللِّسان
glosostéresis=glosectomía إستئصال اللسان، غَيبةُ اللِّسان
glosostomía شَقُّ اللِّسان، بَضعُ اللِّسان
glosotriquia لِسانٌ شَعري، إشعرار اللسان
glossina جنس من الذباب اللاذع، ذُباب تسِه تسِه
glótico مِزمَاري
glotis المِزمَار، زَردَمة (تشريح)
glucagón هُرمون غلوكاغون (تفرزه خلايا ألفا البنكرياسية)
glucagonoma ورمٌ يَنشأ من خلايا ألفا في البنكرياس التي تُفرز الغلوكاغون

glucasa إنزيم سُكَّري، إنزيم يُحوِّل النَشاء إلى سُكَّر
glucatonía وَهن غلوكوزي، صدمة الإنسولين (بسبب إفراط الإنسولين)
glucemia إرتِفاعُ السُكر في الدَّم
glucida سَكَّرين
gluco سابقة بمعنى سُكَّر، حُلوُ المَذاق
glucocinina غلوكوثينا (إنسولين نباتي)
glucocorticoide هُرمون قِشراني سُكَّري
glucogénesis تَكوُّنُ السُكَّر
glucogenolisis تَحلُّلُ الغلوكوز
glucoguesia حلاوةُ المَذاق، طَعمٌ حُلو المَذاق
glucólisis تَحلُّل السُكر
gluconeogénesis إستِحداثُ السُكَّر
glucopenia قِلةٌ أو نقص السُكَّر
glucopexia تَثبيتُ السُكَّر، خَزنُ السُكَّر
glucopoliuria بوالة سُكريَّة
glucoproteína بروتين سُكَّريّ
glucorraquia فرطُ السُكَّر في السائِل الشَوكي، سُكَّر السَيساء
glucorrea ثَرٌ سُكَّري، سَيلانٌ سُكَّري
glucorregulación تَنظيمُ السُكَّر
glucosa غلولوكو، سُكَّرُ العِنَب
glucosialia وجود السَّكَّر في اللُّعاب، لُعابٌ سُكَّريّ
glucosialorrea فرطُ اللُّعاب السُكري، سَيلان لُعابي سُكري
glucósido غلوكوسيدو (مشتق من السكر)
glucosómetro مِقياسُ سُكَّر البَول
glucosuria بيلةٌ سُكَّريَّة، بَول سُكَّريّ
glucotaxis تَوزُّع السُكَّر في أنحاءِ الجِسم (في أنسجة الجسم)
glucotropico أليفُ السُكَّر، سُكَّرُي التَّوجُه
glucuresis بيلةٌ سُكريَّة، فرطُ السُكَّر في البَول
glutamato مِلح حَمض الغلوتومات
glutámico غلوتاميكو
__ácido__ حامض الغلوتوماتيكو (من الأحماض الأمينية الأساسية)
glutamina غلوتامينا
glutargina غلوتارجينا (غلوتومات الأرخنينا)
glutatión غلوتاتيون

G

glutationemia وجود غلوتاتيون في الدَّم
glutationuria وجود غلوتاتيون في البَول
gluten غلوتِن، غُروين، بروتين موجود في الحُبوب
glúteo العَضَلة الأَليَويَّة
gluteofemoral أليِيٌّ فَخذِيّ
glutoinguinal أليِيٌّ أربيّ
glutina غِراءٌ نباتي، لَزوج، دَبوق
glutinoso لَزِج، غَرَوي
glutitis إلتهابُ الأليَة
glutoscopio تَنظيرُ الأليَة
gnatalgia ألَمُ الفَكّ
gnático فَكيّ، خَدِّي
gnatión نُقطَة الذَّقن(النقطة الأكثر إنخفاضاً على الخط المتوسط للفك)
gnatocéfalo(رأسه هو فكه) مِسخٌ فَكيُّ الرأس،
gnatodinamómetro مِقياسُ قوة إطباق الفَكين
gnatodinia ألم ُالفَكّ
gnatoplastia رأبُ الفَكّ
gnatosquisis فَلعُ الفَكّ، شَقٌّ خِلْقي في الفَك، شَرم الفَكّ
gnosia المَعرِفَة، المَقدِرة على الإدراك والتَّعرُّف
gnotobiótica علمُ الحيوانات المِخبريَّة المُعقَّمة (يُربَّى في بيئة لا جرثومية)
goma صَمْغ
gomoso صَمْغي
gónada قُند، المَبيض أو الخُصيَة، غُدَّة تَناسليَّة
gonadal قُندي، غُدِّي تَناسُلي
gonadectomía إستِئصال الغُدَّة التَّناسُليَّة، إستئصال الخُصيَة أو المَبيض، إزالَةُ القُند
gonadoblastoma وَرَمٌ أرومي قُندي، وَرَمٌ أرومي بالغدةِ التناسليَّة
gonadogénesis تَكوُّن القُند، تَخلُّق الغُدَّد التَّناسليَّة
gonadopatía إعتِلالُ الغُدَّد التَّناسليَّة، عِلةٌ قُنديَّة
gonadopausia تَوَقُّفُ الغُدَّد التَّناسليَّة، فقدُ النَشاطُ القُنديُّ في الشيخوخَة
gonadoterapia المُعَالجَة القُنْديَّة (المعالجة بهرمونات الخُصية والمَبيض)
gonadotropina مُنَشِّط مِنْسَلي، مُنَشِّطُ الغُدَّد التَّناسليَّة
gonagra نِقرسُ الرُّكبَة
gonalgia ألمُ الرُّكبَة
gonangiectomía إستِئصالُ ناقل المَني، إستئصال الأسْهَر
gonartritis إلتِهابُ مَفصِل الرُّكبَة
gonatrocace تَوَرُّم الرُّكبَة الأبيض (في السل)
gonatromeningitis إلتهابُ الغِشاء الزُّلالي للرُّكبَة
gonartrosis داءُ مَفصِل الرُّكبَة
gonartrotomía بَضع مَفصِل الرُّكبَة
gonatocele وَرَمُ الرُّكبَة
gonecisto الكيسة المَنويَّة، الحُويصَلة المَنويَّة
gonecistopiosis تقيُّح الحُويصَلة المَنويَّة
gonfiasis خَلخَلةُ الأسنان
gonfosis مَفصِل وتدي لا حِراكي (لمَفصِل الأسنان)، مَفصِل مَرتَج
gonio سابقة بمعنى زاوية
goniocele قِيلةُ الرُّكبَة
goniocraneometria قياسُ زوايا القِحف أو الجُمجُمة
gonioma وَرَمٌ مِنْسَلي، ورمٌ ينشَأ من الخَلايا التناسليَّة
goniómetro مِقياسُ الزَّوايا
gonión رأسُ زاوية الفَكِ السُّفلي
gonioscopio مِنظارُ الزاوية العَيني (لتنظير زاوية الحجرة الأمامية للعين)
goniotomía بَضعُ الزاوية (عملية فتح قناة شلم لعلاج الزَّرَق الخِلقي في العين)
gonitis إلتهابُ الرُّكبَة
gono سابقة بمعنى الرُّكبَة، بمعنى الأعضاء التناسلية، بمعنى البذرة
gonoblenorrea إلتِهابُ المُلتَحِمة السَّيلاني
gonocampsis إنثِناءُ أو تَقَوُّسُ الرُّكبَة المستديم
gonocele قيلةٌ مَنويَّة
gonocito خليَّة جنسيَّة أروميَّة
gonococemia وجودُ المُكَوَّرات البُنيَّة في الدَّم
gonocócico متعلق بالمُكوَّرات البُنيَّة
gonococo مُكَوَّرَة بُنيَّة، مُسببُ داء السَّيلان
gonóforo عضوٌ جِنسيٌّ إضافيّ
gonomería تَعازلٌ صِبغي، دمج غير كامل للصبغيات الوالدية

griposo

gononefrótomo جزءٌ من الأديم المُتوسِّط الذي يتطوَّر في الأعضاءِ التناسليَّة والإفرازيَّة في الجَنين
gonorrea داءُ السَّيلان (تَعقيبة)، إلتِهابٌ يسببهُ مُكوَّر السَّيلان
gonosoma كروموسوم جِنسيّ، صِبغيٌّ جِنسي
gorget مُوجِّهُ إستخراجِ الحَصَاة من المَثَانة
gorgojo يَرقة، حَشرة في اللَّحم المُتَفسِّخ
gota نِقطة، قَطَرة
gota a gota قَطْرةٌ فقَطْرة، تستيل (التغذية الوريدية)
gotoso نِقرسي، مُصابٌ بالنِقرس
grácil نَحيف، نَحيل، ضَامِر
gradatim بالتَّدريج، تدريجياً
gradienteمُعدلُ الزيادة في كميةٍ مُتَغيِّرة، مُتدرِّج،إنحِدار
de temperatura *تدرُّج درجات الحرارة*
del potencial *تَغيُّر الجهد بين نقطتين*
grado درَجَة، مَدى
grafia مُخَطَّط، خط، كِتابة
grafico مُخطَّطي، خَطيٌّ بياني، خطوطي
grafito متعلق بالرصاص الأسود، غرافيتو ، كربون مُعَدَّن
grafoanálisis تحليلُ الشَّخصية من نمطِ الكتَابة اليدويَّة
grafología علم الكِتابة اليَدويَّة، علمُ الإستدلال الخَطيّ
grafopatología باثولوخيا الكِتابة، دراسة الأمراض المُتعلقة بخطوطِ اليَّد
graforrea ثَرُ الكِتَابة، هوسُ الكِتابة
grafospasmo شَنَج الكِتَابَة
gragea مُلبَّسة، مُستَحضرٌ دوائيٌّ حبوبي، حَبَّةُ دواء مُلَبَّسَة
gramnegativo جرثوم سَلْبيُّ الغرام (لايُصطتبغ بصباغ غرام)

gramo غرام (وزن)
grampositivo جرثوم إيجَابيُّ الغرام، يُصطتبغُ بصباغ غرام
gran mal الصَّرعُ الكبير
grande كبير
grano حَبَّة
granulación تَحَبُّب، تَبَرْغُل
granular حُبَيبيّ
gránulo حُبيبَة
granuloblasto أرومةٌ حُبيبيَّة
granulocito خليَّةٌ مُحَببَّة، خليَّةٌ حُبيبيَّة
granulocitopenia قِلةُ الكُريَّات البيضاء المُحَببَّة
granulocitopoyesis تكوُّن المُحَبَّبات
granuloma ورمٌ حُبيبي
granulomatosis أورامٌ حُبيبيَّة متعَددَّة
granulomatoso متعلق بالوَرمِ الحُبَيبي
granulopenia قِلةُ المُحَبَّبات
granuloplasma الهَيولى البَاطِنة
granulopoyesis تَكوُّنُ المُحَبَّبات، تَكوُّن الكُريَّات المُحَببَّة
granulosis حُباب، تَشكُّلُ كتلة حُبيبات
grapa عقراب، أداةٌ كلابية تشدُّ طرفي الجرح
grasa دِهن، شَحْم
gratificación جزاء، مكافأة
grave خَطير، خَطِر، وخيم
gravedad جاذِبيَّة
grávida إمرأة حامِل، حَبْلَى
gravidez الحَمْل، الحَبَل
gravídico حَمْليّ، متعلقٌ بالحَبَل
gravidismo الحَمْل، الحَبَل
gravidocardiaco قَلبيٌّ حَمْليّ، متعلق باضطرابات لقَلب أثناء الحَمْل
gravidopuerperalحَمْلي نفاسي، متعلق بالحمل والنفاس

gravímetro مِقياسُ الثِّقل النَّوعي
gravistático إنجذابيّ، إنجِذابيٌّ رُكوديّ
grefótomo مِشراح، مُقطِّع الطَّعم
gregaloide تَجَمُعاني، قطعاني
grieta شَقّ، فَجوَة

grifosis تَقَوُّس
griocroma خليَّة عصبيَّة جزأها المُلَّون حُبيبيُّ الشَّكل
gripe النَّزلةُ الوافِدة، إنفلُونزا
griposo نَزليّ، متعلق بالنَّزلَة، إنفلُونزي

G

gris

gris لون رَمادي، لون رَصَاصي،السِنْجابيَّة (مادة في الجهاز العصبي)
grisefulvina دواءٌ مُضادٌ للفطريات الجِلديَّة
grito صَرخَة
grupo فِئة، مجموعة، زُمرَة
grupos sanguíneos فَصائِل الدَّم، فِئاتُ الدَّم، زمر الدَّم
guanina غوانينا(إحدى القواعد في د ن أ)
guanóforo حامِلُ الغوانينا
guanosina غوانوسينا(مُركّب يدخل بتركيب د ن أ، ر ن أ)
gubia إزميل مُقعَّر(إزميل لقطع وإزالة العظام)
guía مُرشِد، دليل، كتيِّبُ تَوضيح
guillotina مِقصَلة
gusano دُودَة
gustación تَذوُّق، حِسُّ الذَّوق
gustatismo ذَوق محرَّض
gustatorio ذَوقي، تَذوُّقي
gusto ذَوق، شرف
gustometría مِقياسُ الذَّوق
gutorotetania تَكَزُّزٌحَلقي، كَزاز حَلْقي
gutural حَلْقي
guturofinía صَوتٌ حَلْقي

H

habena لِجام، عِنان، شريطُ المِهادُ البَصَري
habénula عِنان، لُجَيم (بنية تشريحية تشبه لجام الفرس)، خيوط المِهاد البَصَري
habitable قابِلٌ للسَكَن
habito عادَة، أهبة، بُنية جسمانيَّة
asténico *بُنيةٌ واهِنَة*
leptosomático *بنيةٌ نَحيفة*
pícnico *بنيَّةٌ قصيرة غليظة*
habón بَثرَةٌ مائيَّة
habromanía هَوَسٌ إنشِراحي، الشَّمَق
habronema الحَبليَّاتُ الرَّشيقَة، جِنسُ ديدان يصيب الخَيل
habronemiasis داءُ المرشقات، داءُ الحَبليات الرَّشيقَة، إلتهابُ الجِلد الحُبيبي (في الخَيل)
hachís الحَشيش، القِنّب الهِندي
hadefobia رهابُ الجَحيم، الخَوف من جهنَّم
haemoproteus المتنجعة (جنس من البوائغ الدموية)
hafalgesia ألمٌ لَمسيّ، ألمٌ في مواضعٍ غير مؤلمة عادة
hafnio هافنيو (العنصر الثاني والسبعون)
hailmucoid=ácido hialuronico
حمض الهيالورنكو، مُخاطانيُّ الجِسم الزُّجاجي للمقلة
halazona هالاثونا (دواء مطهِّر)
halistéresis عَوزُ أملاح الكالسيوم، تَليُّن العِظام
hálito زَفير
halitosis نَفَسٌ كَريه، رائِحَة فَمٍ كَريهَة
halmatogénesis التَّغيُّر المُباغِت، إختِلافٌ قَفزِي (تغير النَّمط من جيل لآخر)
halo- بادئة بمعنى المِلح، هَالَة
halófilo مُعتَاش بالمِلح، أليفُ المِلح
halógeno هالوجين (عنصر من الهالوجينات كالكلور والبروم...)
haloide شَبيهُ المَلح، هالوجيني
halómetro مِقياسُ لقِطرِ الكُريَّات الحُمْر حسبَ هَالَة الإنعِراج
haloperidol هالبيريدول (دواء مهدئ ومضاد للقيء)
halótano هالوتانو (بنج إستِنشاقي)
hallazgo كَشْف (حالة مرضية)
hallus إبْهامُ القَدَم
hallux إبْهامُ القَدَم
halomegalia تَضَخُّم إبهام القَدَم
hamamelis المشتركة (جنس من الأشجار)
hamartia عَيبَة (عيب خلقي)، عَيبٌ جَسَديّ
hamartoma وَرَمٌ عَابي، وَرم خَلَليُّ النَّسيج (تَشكُّل يشبه الورم داخل نسيج سالم)
hamartomatosis داءُ الأورام العَابيَّة (عقد تشبه الورم)
hamartoplasia نُمو مُفرط مُعيب ، تَنَسُّج خَلَلي
hamartritis إلتهابُ المَفاصلِ المُتزامِن
hamatum العظمُ الكُلاَّبي، العَظمُ الشِّصِّيّ
hambre جُوع
hámster قداد (حيوان من القوارض)، جُرذ أرنَبي(حيوان مخبري)
hamular شِصِّيّ، كُلاَّبيّ
hamulus الشِّصّ، شُصيص، ذو نهاية معقوفَة
hansenula الهانسينولا (نوع من الخمائر)
hap سابقة بمعنى اللَّمس، لَمسي
hapaloniquia تَليّن الأظافِر، نُعومَةُ الأظافِر
haplo- سابقة بمعنى بسيط، فَردي
haplobacteria جَراثيمٌ بدونِ خيوط، جَراثيمٌ بَسيطة
haplofase الطَّورُ الفَردانيّ (الصِبغي)
haploide فَردانيّ، أُحاديُّ الصِّبغيَّات
haplopatía مرضٌ بدونِ مُضاعفات، إعتِلالٌ بَسيط
haploscopio مِنظارٌ مِحوَريُّ البَصَر
haplotipo النَّمطُ الفَردانيّ
hapteno ناشِبَة، مُوَلِّد المُضاد الجُزئي
háptico لَمْسي
hapto سابقة بمعنى اللَّمس
haptófilo أليفُ النَّاشِبَة
haptofóro نَاشِبَة، قابِضٌ جزئي
haptoglobina هابتوغلوبينا
haptómetro مِقياسُ حِسِّ اللَّمس
harina دَقيق، طَحين

H

harmonía

harmonía تَوافُق، تَناغُم
haustración تقبُّب، تَقَبُّبُ القولون
haustral قُبَيبيّ (قُبيبات القولون)، ذو ثَنيات
haustro قُبيبَة، قُبيبَة قولونيَّة
haz حُزمَة، رِزمَة
hebefrenia نوعٌ من فِصامِ الشَّخصيَّة، جُنونُ المُراهَقَة
hebético بلوغي، مُراهِق
hebetud بَلادَة، بَلاهَة
heboide فِصامٌ خَفيف
hecatómero يَنْشَعِب الى شعبتين، خلايا عَصَبيَّة إمتداداتها تنقسم إلى فرعين وتنتهي على أحد طرفي النُّخاع
heces بِرَاز، غَائِط
hectina مُرَكَّب زَرْنيخي
hectisia له علاقة بالسِّل أو بالتَّسمُّم
hectogramo هيكتوغرام، مِئَة غرام
hectolitro هيكتوليتر، مِئة ليتر
hectómetro هيكتومتر، مئة متر
hedatresia رَتْقُ الشَّرج
hedonía تَلذُّذ، فَرطُ الإنشِراح
hedonismo مَذهبُ اللَّذَّة، التَكرُّسُ للإنشِرَاح
hedonofobia رُهابُ اللَّذَّة، رَهبَةُ الإنشِراح
hedrocele=prolapso rectal قِيلةٌ شَرجيَّة، تَدَلي المُستَقيم
helcoide قَرحي، شبيةٌ بالقَرحَة
helcología عِلمُ القُروح
helcoma قَرحَة قرنيَّة
helcosis تقرُّح، تكوُّن قَرحَة
helecho سرخس (نبات لازهري وعائي)
heliación تَشميس، إستِشماس
hélice كِفافُ الأُذن، لَفَّة حَلَزونيَّة
helicina هليثينا (غليكوسيدو)
helicino حَلَزوني الشَّكل، لَولَبي
helicoencefalitis إلتِهابُ الدِّماغ بسببِ ضَربةُ الشَّمس
helicoide لَولَبيُّ، حَلَزونيّ
helicopoda مشية مُلتوِيَة، مَشيَة حَلَزونيَّة
helicoproteina بِرُوتين حَلَزوني
helicotrema المَمَرُ الحَلَزوني، ثَقبُ القَوقعَة (تشريح)
helio- سابقة بمعنى شَمسي، شَمْس
heliofobia رَهبةُ الشَّمس
heliopatia إعتِلالٌ شَمسيّ
heliosis ضَربَةُ الشَّمس
heliotaxis إنجِذابٌ شَمسيّ، إنتِحاءٌ نحَو أو بَعيدٌ عن نورِ الشَّمس
helioterapia مُعَالجَة شمسيَّة
heliotropismo تَوجُّةٌ شَمسيّ
hélix الحِلزّ، جنس من القواقع، كِفافُ الأُذن
helmintagogo طاردُ الدِّيدان
helmintemesis قَيءُ الدُّود
helmintoma وَرَمٌ دُوديّ
helmintiasis داءٌ دِيداني
helmenticida مُبيدُ الدِّيدان
helmíntico دِيدانيّ
helmintismo تَدَوُّد
helminto دُودَةٌ طُفيليَّة، دُودَة مِعَويَّة
helmintofobia خَوفُ الدِيدان، هَلعُ الدِّيدان
helmintología عِلمُ الدِّيدان الطُفيليَّة، مَبحثُ الدِّيدان الطُفيليَّة
helo- سابقة بمعني ظفر، قَرن، مِسمار، ثَفَن
heloma قرن جِلدي، ثَفَن، ثالولَة
helotomía إستِئصَالُ القُرون الجِلديَّة، إستِئصالُ الثَفَن
hem سابقة بمعني دَّم
hema سابقة بمعنى دَّم
hemabarómetro مِقياسُ الكثافَةِ النَوعيَّة للدَّم
hemacitómetro عَدَّادَةُ الكُريَّات
hemacitozoo طُفيليُّ خَلايا الدَّم، حَيوانُ الخلايا الدَّمَويَّة
hemacromatosis دَاءٌ صِباغي دَّمَويّ
hemadeno غُدَّةٌ صَمَّاء
hemadostenosis تضيُّق وعائي دَمويّ
hemafeína هيمافيئينا (مادة صباغية بُنّيَّةٌ تتشكل في البَول والدَّم بعد تَخَرُّب الهيموغلوبينا)
hemafeísmo وجودُ الهيمافيئيا في البَول
hemaferesis فصادة مُقَومَات الدَّم، فَرزُ مُقَومات الدم ونقلَها
hemaglutinación تَراصٌ دَمَويّ

hemaglutinina رَاصَةٌ دَمويَّة
hemagonio=hemocitoblasto أرومَةُ الكريَّات
hemal دَمويّ
hemanálisis تَحليلُ الدَّم
hemangiectasia تَوسُّعٌ وِعَائيّ
hemangio سابقة بمعنى وِعَاء
hemangioblasto أرومَةٌ وِعائيَّة
hemangioblastoma وَرَمٌ أروميٌّ وِعائيّ
hemangioendotelioblastoma وَرَمٌ أروميٌّ بطانيٌّ وِعَائيّ
hemangiofibroma وَرَمٌ ليفيٌّ وِعَائيّ
hemangiolipoma وَرَمٌ شَحميٌّ وِعَائيّ
hemangioma وَرَمٌ وِعَائيّ
hemangiomatosis أورَامٌ وِعائيَّةٌ دَمويَّة
hemapófisis غُضروف ضِلعي دَموي
hemartrosis تدمِّي المفصَل
hemateína هيماتينا
hematemesis قيءُ الدَّم
hematencéfalo تدمِّي الدِماغ
hemático دَّموي
hematidrosis تَعرُّقٌ مُدَمَّى، عَرَقٌ دَمَويّ
hematimetría عَدٌّ دَمَويّ، تعدادُ كُرياتِ الدَّم
hematina هيماتينا، مَادَّةٌ مُشتَقَّةٌ من الهيماتوليكسينا بالأكسَدة
hematinemia وُجودُ هيماتينا في الدَّم
hematinuria وجود هيماتينا في البَول
hematocatarsis غَسلُ الدَّم
hematocefálico رَأسٌ مُتَدَمِّ
hematocefalo مُدَمَّى الرَأس (في الجنين)
hematocele قيلَةٌ دَمَويّة
hematocelia تَدَّمي الصِفَاق، تَجمعُ الدَّمِ في الصِفَاق
hematocisto تَدَّميُ المثَانَة، تَدَّمِي الكِيْسَةِ
hematocolpos تدمِّي المهبَل، تَجَمعُ دَمِ الحَيضِ في المهبَل
hematocrial مُتَغيِّرُ الحَرَارَة
hematocrito الهيماتوكريتو، حَجمُ الكُرَّياتِ الحُمر المَكدوسَة
hematocromatosis دَاءٌ صِباغِيٌّ دَمَويّ
hematoencefálico دَمَويٌّ دِمَاغِيّ
hematofagia إبْتِلاعُ الدَّم
hematófago بَالِعَةُ الدَّم
hematógeno دَمَويُّ المَنشَأ
hematohialina هيالينا دَمَويَّة
hematoide شَبيهٌ بالدَّمِ، نَظيرُ الدَّم
hematomieloporo نُخَاعٌ متدَّمٍ، تَجويفٌ في النُخاع بِسببِ نَزيْف
hematolinfangioma وَرَمٌ وِعائيٌّ دَمَويٌّ لمفيّ
hematología الدَّمَويات، عِلمُ الدَّمَويات
hematólogo طَبيبٌ أخِصَائيٌّ بالدَّم
hematoma وَرَمٌ دَمَويّ
hematómetra تَدَّميُ الرَحِم
hematometria القياسَاتُ الدَّمَويَّة
hematomielia تَدَّميُ النُخَاع
hematomielitis إلتِهابُ النُخاعِ المُدَّمَّى
hematonefrosis كُلاءٌ دَمَويّ
hematonfalocele فَتقٌ سُرِّي دَميّ
hematopiesis تَكوُّنُ الدَّم
hematoquecia بِرازٌ دَمَويّ
hematoquiluria بِيلةٌ دَمويَّة كيلوسيَّة
hematorraquis تَدَّمي النُّخاع
hematorrea نَزفٌ غَزير
hematosalpinge تَدَّمي البُوق
hematoscopia تَنظيرُ الدَّم
hematoscopio مِنظارُ الدَّم
hematosqueocele تَدَّمي الصَفَن، صفنٌ مُتَدَّمِ
hematotímpano تَدَّمي الطَبَل
hematotóxico سَامٌ للدَّم
hematuria بِيلةٌ دَمَويَّة
hemeralopía عمًّى نَهاري، عَشاوَة
hemeritina هيميريثين (مادة في دم ديدان الأرض)
hemi- سابقة بمعنى نصفي، شِقِّي (في أحد نصفي الجسم)
hemiacromatopsia عمًّى لَوني نِصفي، رؤية نِصفيَّة
hemiageusia فَقدان الذَّوق النِصفي
hemialgia ألمٌ شِقِّي، ألمٌ جانِبي
hemianacusia صَمَمٌ شِقِّي، طَرَش في جانبٍ واحد
hemianalgesia تَسكينٌ شِقِّي
hemianestesia خَدَرٌ شِقِّي، خَدَرٌ نِصفيّ

hemianopía

hemianopía عمًّى شِقِّي، عَمًّى نِصفيّ
hemianopsia عَمًّى نِصفيّ
hemianosmia فَقدُ حِسِّ الشَّم الشِقِّي
hemiataxia رَنَحٌ(مِشية مضطربة) شِقِّي، رَنحٌ نِصفيّ
hemiatetosis كَنَعٌ (إنقباض وإنضمام) شِقِّي، تَشنج ويباسَة نِصفيَّة
hemiatrofia ضُمورٌ شِقِّي
hemiautotrófico مُغذٍ ذاتَه جزئياً
hemibalismo رَقصٌ نِصفيّ، قَمَزٌ نِصفيٌّ أو شِقِّي
hemicardia نصفُ قَلب
hemicefalia إنعِدامُ نصف المُخ
hemicéfalo عَديمُ المُخ (مِسخ)
hemicerebro نِصفُ كُرَة المُخ
hémico دَمَويٌّ، دَّميّ
hemi- سابقة بمعنى شِقِّي، في أحدِ نِصفي الجِسم، نصفي، جزئي
hemicolectomía إستِئصالُ نِصفُ القُولون
hemicorea رَقصٌ شِقِّي
hemicránea الشَّقيقة، صُدَاعٌ نِصفيّ
hemicraneosis تَعَظُّم القِحف النِصفي
hemicromosoma صبغي نِصفي
hemidiafragma نِصفُ الحِجاب
hemidisergia فَقدُ التَآزُر الشِقِّي، عدم تآزر نِصفي
hemidisestesia خَللُ الحِس الشِقِّي
hemiepilepsia صَرعٌ شِقِّي
hemifacial متعلقٌ بشَق الوَجه
hemifalangectomía إستئصال نِصف أو جزء من السلامى
hemihipalgesia نقصُ حِسّ الألَمُ الشِّقِّي
hemihiperstesia فَرطُ حِسّ الألَمُ الشِّقِّي
hemihipertonía فرطُ التَوتُّر الشِّقِّي
hemihipertrofia ضَخامةٌ شِقِّيَة، ضَخامَةٌ نِصفيَّة
hemilateral شِقِّي
hemilesión آفَّة شِقِّيَة، آفَّةٌ نِصفيَّة
hemimelia نِصف الطَّرف
heminefrectomia الإستِئصالُ الجزئي للكُليَة
hemiopía عمًّى شِقِّي أو رُؤيةٌ نِصفيَّة
hemianopia رُؤيةٌ نِصفيَّة، عَمًّى نِصفيّ
hemiopsia عَمىً شِقِّي، رُؤيَة نِصفيَّة
hemípago مَسيخان مُلتصقا الصَّدرين
hemiparesia فالِجٌ نِصفيٌّ خَفيف
hemiparestesia إعتِلالُ الحِسّ النِّصفي، نَقصُ الحِسّ النِّصفي
hemiplejía فَالِج، شَلَلٌ نِصفيّ
hemisacralización تَعَجُّز شِقِّي
hemisección=bisección تَنْصيف، قَطعٌ نِصفيّ
hemiseptum شَقُّ الحَاجِز، نِصفُ الحَاجز
hemisferio نِصفُ الكُرَة
cerebeloso *نِصفُ الكُرة المُخَيخيَّة*
cerebral *نِصفُ الكُرَة المُخيَّة*
hemisfigmia نَبضٌ مَشطُور، نبضين مع كلِ دقَّةِ قلبٍ واحِدة
hemitórax شقُّ الصَّدر، نِصفُ الصَّدر
hemo- سابقة بمعني دَّم
hemobilinuria وجودُ اليوروبلينا في الدَّم والبَول
hemoblasto أرومَةُ الكُريَّات
hemocatéresis تخرُبُ الكُريَّات الدَّمويَّة
hemoceloma الجَوفُ العَام الدَّموي (مكان تَكوُّن القلب الجنيني)
hemocito كريَّة دموية
hemocitoblasto أرومَةُ الكُريَّات
hemocitólisis إنحِلالُ الكُريَات
hemocitoma ورَم كريَّاتي
hemoclasis إنحِلالُ الدَّم
hemocolecisto تَدَّمي المَرارَة
hemoconcentración تَركُز الدَّم
hemoconia غُبيرات دَمويَّة
hemoconiosis كَثرةُ الغُبيرات الدَّمويَّة، تَغبُّر الدَّم
hemocrinia وجودُ هُرمون في الدَّم، وجودُ مادَّةٌ تفرزها الغُدَّد الصَّمَّاء في الدَّم، هُرمونيَّةُ الدَّم
hemocromatosis داءُ تَرسُّبُ الأصبِغة الدَّمويَّة، إفراطٌ في تَجمُّع الحديد في الأنسِجَة
hemocromogeno مُكوِّن صبغ الدَّم
hemocultivo زَرعُ الدَّم، زَريعَةٌ دَمويَّة
hemodiagnosis تَشخيصٌ بفحصِ الدَّم
hemodiálisis ديالٌ دَمويّ، تَرشُّحُ الدَّم، إزالةُ فَضلات الدَّم بالكُليَةِ الصِناعيَّة

hemodilución تَخفيفُ الدَّم، تَرقِيقُ الدَّم
hemodinámica ديناميكا الدَّم، الدَّورَةُ الدَّمويَّة
hemofilia النَاعُور، نُزاف
hemofiltración تَرشِيحُ الدَّم
hemoflagelado سائِطَة دَمويَّة (ذاتُ سِياط)
hemofórico نَاقِلُ الدَّم
hemoftalmos تَدَّمي العَين
hemofuscina هيموفوسئينا (صِباغ دموي)
hemoglobina هيموغلوبولينا، خِضابُ الدَّم، يَحمُور
hemoglobinemia وجودُ الهيموغلوبولينا الحُرَّة في الدَّم، تَخضُّبُ الدَّم
hemoglobinómetro مِقياسُ الهيموغلوبولينا، مقياس اليَحمُور
hemoglobinopatía إعتِلال هيموغلوبيني، إعتلال خِضابيّ
hemoglobinuria بيلةٌ هيموغلوبينيَّة، بيلةٌ يَحموريَّة
hemograma الصِّيغَةُ الدَّمويَّة، بَيانُ الدَّم
hemohistioblasto أرومَة مُنسَجَّة دَمويَّة
hemolinfa لمفٌ دَمويّ
hemolisado حاصِلُ الإنحِلالُ الدَّمويّ
hemolisina حَالَّة دَمويَّة
hemólisis إنحِلالُ الدَّم، فَرزُ الخُضاب من الكُريات
hemolítico حَالٌّ للدَّم
hemolítica(anemia) فِقر الدَّم الإنحِلالي
hemomediastino تَدَّمي المُنصِف، حَيزوم مُدَمَّى
hemómetro مِقياسُ الهيموغلوبولينا، مِقياسُ الدَّم
hemonphilus مُستدميَة (فُطور محبة للدم)
hemopatía إعتِلالٌ دَموي
hemopatología دراسةُ أمراض الدَّم
hemoperfusión عُبور الدَّم في أجهزة خارج الجِسم
hemopericardio تَدَّمي التَّامور
hemoperitoneo تَدَّمي الصِّفاق، تَدَّمي البريتون
hemopexia تَخَثُّر الدَّم، تَجلُّط الدَّم
hemopexina مُجَلِّط الدَّم
hemophilus مُستَدمِيَة (فُطور مُحبَّة للدَّم)
hemopielectasia تَوَسُّع حوضَ الكُليَة المُدَمَّى
hemopoyetina مُكوِّنَة الدَّم
hemopsonina طَاهِيَة دَمويَّة
hemoptisis نَفثُ الدَّم، بَصقُ الدَّم
hemorragia نَزْف
arterial *نَزْفٌ شِريانـي*
capilar *نَزْفٌ شَعري*
venoso *نَزْفٌ وَريدي*
hemorrágico نَزفيّ
hemorragina هيموراخينا (في بعض السموم)
hemorroidal بَاسوري
hemorroides بَواسير
hemorroidectomía إستِئصال بَاسور أو بواسير
hemosalpinx بُوقٌ مُدَمَّى
hemosiderina هيموسيديرين، حَديدُ الدَّم
hemosiderosis داءُ تَرسُّب الهيموسدِيرينا (صباغ أصفر غَامق يحتوي على الحَديد)
hemospermia تَدَمِّي المَنِيّ
hemostasia قَطعُ النَزْف، إرقَاء
hemostasis قَطعُ النَزيف
hemostático مُرقِئ الدَّم، قَاطِعٌ للنَزْف (بتضييق الأوعية)
hemóstato مِلقَطٌ قاطِعٌ للنَزْفِ الدَّموي، مُوقِفُ النَزْف
hemoterapia المُعَالجَة بالدَّم
hemotórax تَدمِّي الجَنبَة، صَدرٌ مُدَمَّى
hendidura ثَلم، شَقّ
henna حِنَّاء
henogénesis تَولُّدُ الكائِن، أصْلُ الكائِن
heparina هِبَّارينا، كَبِدين (دواء مُميِّع للدَّم)
heparinemia وجود الهِيبَّارينا في الدَّم
heparinizar يُعالَج بالهِيبَّارينا
hepat- سابقة بمعنى كَبِد
hepatalgia أَلمُ الكَبِد
hepatauxia تَضخُّم الكَبِد
hepatectomía قَطعُ الكَبِد
hepático كَبِدي
hepaticoduodenostomía مُفاغَرَةُ القَنَاة الكَبديَّة بالإثنا عَشريَّة
hepaticoenterostomía مُفاغَرَةُ القَناة الكَبِديَّة بالأمعَاء

hepaticogastrostomía مُفاغَرةُ القَناة الكَبديَّة بالمَعِدَة
hepaticola طُفيليٌّ ديدانيٌّ كَبِديّ
hepaticoliasis داءُ الشُّعَّاريَّات (طُفيلي ديداني كَبِدي)
hepaticolitotomía إستخراجُ الحَصَاة بشَقِّ القَنَاة الكَبِديَّة
hepaticolitotripsia تَفتتُ الحَصَاة الكَبِديَّة
hepaticostomía فَغرُ القَناة الكَبِديَّة
hepaticoyeyunostomía مُفاغَرة كَبِديَّة صَائِميَّة
hepatismo إعتِلالٌ كَبِدي
hepatitis إلتِهابُ الكَبِد
amebiana *إلتِهابُ الكَبِد الأميبي*
anicterica *إلتِهابُ الكَبِد اللايرقاني*
crónica *إلتِهابُ الكَبِد المزمن*
epidémica *إلتِهابُ الكَبِد الوبائي*
fulminante *إلتِهابُ الكَبِد الخاطف*
infecciosa *إلتِهابُ الكَبِد الإنتاني*
sérica *إلتِهابُ الكَبِد المَصلي*
transfusional *إلتِهابُ الكَبِد التَّالي لنقلِ الدَّم*
viral *إلتِهابُ الكَبِد الفيروسي*
hepatización تَكَبُّد
hepato- بادئة بمعنى كَبِد
hepatobiliar كَبِديٌّ صَفراويّ
hepatocarcinogénesis تَسرطُنُ الكَبِد
hepatocarcinoma سَرطانَةُ الكَبِد
hepatocele فَتقٌ كَبِدي، قِيلةٌ كَبِديَّة
hepatocelular متعلق بالخلايا الكَبِديَّة
hepatocirrosis تَشمُّع الكَبِد
hepatocístico كَبديٌّ مَراري
hepatocito خليَّةٌ كَبِديَّة
hepatocolangioduodenostomía مُفاغَرَة صَفراويَّة إثنا عشريَّة
hepatocolangioenterostomía مُفاغَرةُ الأقنيَة الكَبِديَّة بالمِعى
hepatocolangiogastrostomía مُفاغرة صفراوية مَعِديَّة، مُفاغَرةُ الأقنيَة الكَبِديَّة بالمَعِدة
hepatocolangiostomía فَغرُ القَناة الكَبِديَّة
hepatocolangitis إلتِهابُ الكَبِد ومجاري الصَّفراء

hepatodinia ألمُ الكَبِد
hepatodistrofia حَثَلُ الكَبِد، ضُمورُ الكَبِد
hepatoduodenostomía مُفاغَرة كَبِديَّة إثنا عشرية
hepatoentérico كَبِديٌّ مِعَوي
hepatoenterostomía مُفاغَرة الكَبِد بالمِعى
hepatófago بَلعَمُ الخلايا الكَبِديَّة
hepatoflavina فيتامين ب٢من مَنشأ كَبِدي
hepatoflebitis إلتِهابُ أورِدَة الكَبِد
hepatoflebotomia تَصويرُ أورِدَة الكَبِد
hepatofugal مُبتَعِد عن الكَبِد، صَادرٌ عن الكَبِد
hepatogástrico كَبِديٌّ مَعِدي
hepatografía صورَةُ الكَبِد الشُّعاعي
hepatoide كَبِداني، شَبيهُ الكَبِد
hepatois إضطِرابٌ كَبِدي
hepatolenticular كَبِديٌّ عَدَسي
hepatolienomegalia تَضَخُّم الكَبِد والطِّحَال
hepatolisina حَالُّ الكَبِد
hepatólisis إنحِلالُ النسيج الكَبِدي، إنحِلالُ الخلايا الكَبِديَّة
hepatolitectomía نزعُ الحَصَى الكَبديَّة
hepatolitiasis تَحصِّي الكَبِد
hepatolito حَصَاةٌ كَبِديَّة، حَصَاة مَراريَّة
hepatología دراسةُ الكَبِد، مبحثُ الكَبِد
hepatoma وَرَمٌ كَبِدي
hepatomalacia لِينُ الكَبِد، رَخوةُ الكَبِد
hepatomegalia ضَخَامَة الكَبِد
hepatomelanosis الداءُ الميلانيني الكَبِدي
hepatonefritis إلتِهابٌ كَبِديٌّ كُلَوي
hepatónfalo قِيلةٌ سرِّيَّة كبدية، فَتقٌ كَبِديّ سُرِّي
hepatopatía إعتِلالٌ كَبِدي
hepatoperitonitis إلتِهابُ الكَبِد والصِّفاق
hepatopetal مُتَّجِه نحوَ الكَبِد
hepatopexia تَثبيتُ الكَبِد
hepatopleural كَبِديٌّ جَنَبيّ
hepatorrafia رَفْوُ الكَبِد، خِياطَة الكَبِد
hepatorragia نَزفٌ كَبِديّ
hepatorrea سَيلانُ الصَّفراء، ثَرُّ الصَّفراء
hepatorrenal كَبِديٌّ كُلويّ
hepatorrexis تَمزُقُ الكَبِد

hepatoscopia تَنظيرُ الكَبِد
hepatosplenitis اِلتِهابُ الكَبِد والطِّحال
hepatosplenomegalia ضَخامةُ الكَبِد والطِّحال
hepatosplenopatía إعتِلالٌ كَبِديٌّ طِحَاليّ
hepatostomía مُفاغَرةُ الكَبِد، فَغرُ الكَبِد
hepatoterapia مُعالَجَة بخلاصِةِ الكَبِد
hepatotomía شَقُّ الكَبِد، بَضعُ الكَبِد
hepatotoxemia تَسمُّمُ الدَّم الكَبِدي
hepatotoxina ذِيفانٌ كَبِدي
hepatotrópico مُنحازٌ للكَبِد، كَبِديُّ التَّوجُه
hepatoyugular كَبِديٌّ وِداجيّ
hereditario وِراثي
herodoataxia رَنحٌ وِراثيّ
herdofamiliar وِراثيٌّ عائِليّ
heredolúes سِفلِسٌ وِلاديّ
heredopatía إعتِلالٌ وِراثيّ
herodosífilis سِفلِسٌ وِراثيّ
herencia وِراثَة
autosómica بالصبغي الجَسدي
dominante سائِدَة
ligada al sexo متعلق بالجنس
herida إصَابة ، جرح
hermafroditismo خَنَث ، خُنُوثَة
hermético مُحكَمُ السَّد
hernia فَتْق، فِتَاق
abdominal فَتْقٌ بَطنيّ
cerebral فَتْقٌ دِماغي
ciática فَتْقٌ وِرك
completa فَتْقٌ تام
congénita فتقٌ وِلادي
diafragmática فَتْقٌ حِجابيّ
directa فَتْقٌ مُباشِر
discal فَتْقٌ طَبَقيّ
diverticular فَتْقٌ رَتجي
escrotal فَتْقٌ صَفَني
esofágica فَتْقٌ مَريئي
estrangulada فَتْقٌ مُختنِق
femoral فَتْقٌ فَخِذي
de hiato فتق حجابي
incompleta فَتْقٌ غيرُ تَام
indirecta فَتْقٌ غيرُ مُباشر
inguinal فتقٌ أربي
Interna فَتْقٌ داخِليّ
irreducible فَتْقٌ لا رَدُود
muscular فتقٌ عَضَليّ
de pared abdominal
فتقُ الجِدارُ البَطني
umbilical فتقٌ سُرّي
vaginal فَتْقٌ مَهبِليّ
ventral فَتْقٌ بَطنيّ
vesical فتقٌ مَثانيّ
herniación تَفَتُّق، إنفِتاق
herniado مَفتُوق
hernial فَتقي
hernioide شبيهٌ بالفَتْق
herniolaparotomia شَقُّ البَطن لبَضعِ الفَتق
hernioplastia رَأبُ الفَتق
herniopuntura وَخزُ الفَتْق
herniorrafia خِياطةُ الفَتْق
herniotomía رَتقُ الفَتق، بَضعُ الفَتق
herpangina الذُّباح الهربسي، الذُّباح الحَلَني
herpes هربس، حَلأ
zóster حَلأٌ نِطاقيّ
herpesvirus حُمَةُ الحَلأ
herpético حَلَني
herpetiforme حَلَنيُّ الشَّكل
herrumbre صَدَأ
hersaje تَمشيطُ الأعصَاب
heter سابقة بمعنى مُختلِف، مُتباين، مُغاير
hetreadelfia إختِلافُ المَسيخَين
heteradenia إختِلافٌ غُدَديّ، شُذوذٌ غُدَدي
heterauxesis تَضخمٌ مُختلِف، تَباينُ النُمو
heterecio مُتعَدِّدُ المُضيف، طُفيليٌّ متعدد العائل
heterestesia تَباينُ الحِسّ
hetero- سابقة بمعني غير، مُختلِف، مُتباين
heteroaglutinina رَاصَّة مُتباينَة، راصَّة غيريَّة
heterocéfalo مِسخ برأسين مُختلِفين
heterocelular مُختلِفُ الخَلايا
heterocinesia تَغايُر الحَرَكَة

heterocrina

heterocrina مُتَنوعُ المُفرَزات، مُتغايرُ الإفْرَاز
heterocrisis بُحرانٌ مُتَنوّع، نوبَة شَاذَّة
heterocromía تَغايرُ التَّلوُّن
heterocromo مُختلِف اللَّون
heterocromosoma مُختلِفُ الصِّبغيَات
heterocronía تَغايرُ التَّوقيت، إختِلافُ الزَمَن
hetreódimo أحد التوأمين ذو رأس وعنق وصدر يلتصق بمقدَّمة الآخر(مِسخ)
heterodonto مُتباينُ الأسنَان، مُتغايرُ الأسنَان
heteroerotismo شَبقٌ غيريّ، شَبَقُ المُغاير
heterofanía إختِلافُ المُناسبات ، تَغايرُ الأعراض
heterofasia تَكلُّمٌ مُخالِفٌ للمَقصود
heteroforia إحوِلال
heteroftalmia إختِلافُ مِحوَر العَينين أو لونيهما، تَغايرُ العَينين
heterogamético مُتغايرُ الأعراس، مُختلِف الأمشَاج
heterogamia تَكاثرٌ مُتغايرُ الأعراس، تَناوبٌ جِنسي
heterogangliónico مُختلِف العُقَد، مُتغاير العُقَد
heterogénesis تَغايرُ الأجيال، تَناوبُ الأجيال، تناسل لا جِنسي
heteroinfección عَدْوى مُغَايرة
heteroinmunidad مَناعَةٌ مُغَايرة
heteroinoculación تَلقيحٌ مُغَاير
heterolisina حَالٌّ مُغَاير
heterólisis إنحِلالٌ مُغاير
heterólogo مُختَلفُ التَّكْوين، مُخْتلِفُ الطبَائع
heterómero مُتكوِّنٌ من أجزاءٍ غيرَ مُتسَاويَة، متغاير الأبْعَاد
heterometropía تَغايرُ الإنكِساريَّة، تَغايرُ مُعامل الإنكِسار في العَين
heteromorfosis إختِلافُ أو تباين الشَّكل
heterónimo مُغايرُ التَّسميَة
heterópago مِسخ مُتغايرُ الحَجم (من توأمين)
heteropancreatismo تَغايرٌ بنكرياسي جزئي
heteropatía فَرطُ الحَساسيَّة للمُنَبِهات، مُعالجَة إخلاقية (إحداث حالة لدى المريض تضاد المرض)
heteroplasma نَسيجٌ غيروي، نَسيجٌ مُغَاير
heteroplastia تَنسُّج مُغاير، نُمو نَسيج مُغاير
heteroploidía تَغايرُ الصِّبغيَّات
heteropsia إبصَارٌ مُغاير، تَغايرُ الرُّؤيَة في العَينين
heteróptica رُؤيَة مُضَلِّلَة، رؤية مُتغايرَة
heteroquilia تَغايرُ الكيلوس، تَغايرُ العُصارَة
heteróquiro مُتغايرٌ مِرآتيّ، مُغايَرة اليمين واليَسار
heteroscopio مِنظارُ الإحولال
heterosexual مُغايرُ الجِنس، متعلق بالجِنسِ المُغاير
heterosmia شمٌ مغاير، إختلافُ الروائح
heterosoma صِبغيَّةُ الجِنس
heterósporo مُتغايرُ البُوغ
heterosugestión إيحَاءٌ غيريّ، إيحَاءٌ من الغَير
heterotaxia توضُّعٌ مُغاير، إنتِباذ
heteroterapia مُعالجَة مُغايرة، مُعالجةُ الأعْرَاض وليسَ المَرضُ نَفسه
heterotermo مُتغيرُ الحَرَارة
heterotonía تَغايرُ التَّوتُّر
heterotopía تَوضُّع مُغاير
heterotransplante طَعمٌ غَيري
hetertricosis تَباينُ أشكال الشَّعر في الجِسم
heterotrofia مُغاير التَغذيَة، غَيريُّ التَّغَذِّي
heterotropía إحوِلال، حَوَل
heterovacuna لَقاحٌ مُغاير
heteróxeno تَغايرُ العَائِل، إختِلاف المُضيف
heterocigoto زيجوت مُغاير، مُتباينُ الزِّيجوت
hexacrómico سُداسيُّ الألوان
hexadactilia تَسدُّسُ الأصابع
hexosa هيكسوسا (سكر)
hialino زُجَاجيّ
hilalinosis تَزَجُّج، تَنكُّسٌ زجَاجيّ
hialinuria بِيلةٌ زُجاجيَّة
hialitis إلتِهابُ الجِسمُ الشَّفَّاف، إلتِهابُ الغِشاء الشفَّاف
hialo سابقة بمعنى شَفَّاف، زُجاجيّ
hialógeno هيالوجين، هيالوخنو، مادَّة شفَّافة توجد في الغُضروف والجِسم الزجاجي
hialómera القُسيمَة الشفَّافَة
hialonixis ثَقبُ الجِسم الزُّجاجي
hialoplasma الجِبلَة الشَّفَّافة

hialoserositis الإلتِهابُ المَصليُّ الشَفُوفي، إلتهابُ المَصليّات التزَجُّجِي
hialosis تَحلُّلُ الجِسم الزجاجي، تنكس الخلط الزجاجي
hialosoma جُسيمٌ شَفَّاف
hialotomo الجِبلَة الشفَّافَة
hialuronidasa هيالورونيداسا، إنزيم تتلف حمض الهيالورونيكو
hiato فَوهَة، نُقْرَة، فُرجَة
esofagico *فوهة مَريئيَّة*
hibernación إسبَات شَتَوي، إشْتَاء
hibridación تَهجين
hibridismo هِجونَة، تَهْجين
híbrido هَجين، حاصِلُ تَزاوج نَوعين مختلفين
hibridioma وَرَمٌ هجين
hidantoína هيدانتوإينا (دواءٌ للصَرع)
hidátide عُداري، عَدَري
de Morgagni *عَداري مورغاغني في الخصية*
hidatídico كِيسَةٌ عُداريَّة ، عُداريَ
quiste hidatídico *كيسة عُداريَّة*
mola hidatiforme *رَحًى عُدارِيَّة في الرَّحِم*
hidatidosis داءُ الكيسَات العُداريَّة
cerebral *مخيَّة*
hepática *كبديَّة*
pulmonar *رئوية*
hidatidostomía فَغرُ الكِيسَة العُداريَّة وتَجفيفَها
hidatiduria بيلةٌ عُداريَّة
hidatiforme كيسمائِيُ الشَّكل، شبيهٌ بكيسِ المَاء، عُداريُ الشّكل
hidatismo لَقْلَقَة، صَوتُ حَركةِ السوائِل في جَوف أو كَهف
hidatoide الغِشاءُ الزُجاجي، الغِشاء شبهُ الشَفَّاف، الخلط المائي
hidiatría المُعالجَة المَائيَّة
hidradenitis إلتِهابُ الغُدَّد العرَقيَّة
hidradenoma وَرَم غُدِّي عَرَقي
hidragogo مُدِرّ مَائي، مُسهِّل مَائي، مُفرِغَةُ الماء
hidramnios مَوَهُ السَّلى، إستِسقاء السَّلى
hidranencefalia موَهُ الدِماغ
hidrangiología علمُ الأوعية اللِمفيَّة
hidrangiotomía بضع الأوعيَّة اللِّمفيَّة
hidrargiria تَسَممٌ بالزِّئبق
hidrargirio الزِئبَق (العنصر الثمانون)
hidrargiromanía هَوسٌ زِئبقيُ المَنشأ
hidrargirosis التَّسمُّم بالزئِبق
hidrartrosis مَوَهُ المفاصِل، إستِسقاء المَفاصِل وتَورُّمها
hidratación تَمَيُّه
hidratado مُمَيَّه، مُتحدٌ مع المَاء
hidrato هيدراتو، مُركَّب يحوي جزئيات مائيَّة
hidráulica حَركيات السوائِل
hidremia مَوَهُ الدَّم
hidrencefalocele قِيلةٌ مَوهيَّة دِماغيَّة، قِيلةٌ دماغية كِيسيَّة
hídrico مَائي
hidrion أيُون هيدروجين (H)
hidro- بادئة بمعنى مائي، مَوَهي، هيدروجين
hidroa حُصَاف، طَفَحٌ جِلديّ، فُقاع
hidroadipsia عدمُ التَّعطُّش للمَاء، عَدَمُ العَطَش
hidrobléfaron وَذمَةُ الأجفَان، إستِسقاءُ الأجفَان
hidrocarbonismo الإنسِمامُ الهيدروكربوني
hidrocarburo هيدروكاربورو ، مُركبٌ يحوي الكربون والهيدروجين فقط
hidrocéfalo متعلق بمَوَهِ الرَّأس
hidrocefalocele قِيلةٌ دِماغيَّة كِيسيَّة
hidrocele قِيلةٌ مائيَّة، تَجمعُ سِائل في
escrotal *تَجمعُ سِائل في الخُصية*
hidrocelectomía إستِئصال قِيلةٌ مائيَّة
hidrocenosis بَزلُ الإستِسقاء
hidrocinética عِلمُ حَركيَّات المَوائِع
hidrocirsocele قِيلةٌ مائيَّة دَواليَّة (دوالي الحَبْل المَنَوي)
hidrocistoma ورمٌ كيسيٌّ مُمَيَّه
hidrocolecisto مَوَه المَرارة
hidrocleresis إفْرازٌصَفراويٌّ مُمَيَّه، مَوَهُ الصَّفراء
hidrocolpos كِيسَةٌ سائِليَّة مِهبليَّة، مَوَه المِهبَل
hidrocortisona هيدروكورتيزونا، هُرمون تُفرِزهُ الغُدَّد الكظريَّة ويستحضر إصطناعياً
hidrodictiotomía قَطعُ أو بَضعُ الشَبكيَّة لتصريفِ السوائِل

H

hidrodipsomanía

hidrodipsomanía هَوسُ العَطَش، عَطشٌ نَفسيّ
hidroeléctrico كَهرمَائي، كهرَبائي مَائِي
hidrofilia ألفَةُ المَاء، إستِرطاب، إمتِصاصيَّةُ الماء
hidrofisómetra وجودُ سوائِل وغاز في تَجويفِ الرَّحِم
hidrofobia رَهبَةُ المَاء، داءُ الكَلَب
hidroftalmos مَوَه المقلة، مَوَهُ العَين
hidrogel هُلامَة مائيَّة، خِل مائي
hidrogenasa إنزيم هيدروجيني
hidrógeno الهيدروجين (H)
hidrogimnasia الرِّياضَة المَائيَّة
hidrohematonefrosis كُلاء دموي موهي، كلاء مائي دموي، مَوَهُ الكُليَة المُدَمَّى
hidrohimenitis إلتِهابُ غِشاءٍ مَصْلِيّ
hidrolábil مُتْلَفٌ بالمَاء، مُتَغيرٌ بالماء
hidrolasa خَميرةٌ حَالَّة
hidrólisis التَّحليلُ بالمَاء، إنحِلالٌ بالمَاء
hidroma وَرمٌ مَائيّ
hidromeningitis إلتِهابُ السَّحايا الإستِسقائي
hidromeningocele قِيلةٌ سَحائيَّة مائيَّة
hidrometra إستِسقاء الرَّحِم
hidrometría قياسُ الوزن النَوعي للسوائِل
hidrómetro مِقياسُ الوزن النَوعي للسوائِل
hidrometrocolpos مَوَه رَحِميٌّ مَهبِلِيّ
hidromicrocefalia صِغرُ الرَّأس المَوهي
hidromielia مَوَه نُخاعي
hidromielocele قِيلةٌ نُخاعيَّة مَوهيَّة
hidromioma وَرَمٌ عَضلِيٌّ مَوهيّ
hidronefrosis مَوَه الكُليَة (بسبب إنسِداد الحَالب)
hidroneumatosis مَوَه الأنسِجة الغَازي
hidroneumoperitoneo تَجمُّع سائل وغاز داخل الصِّفاق، إستِرواح الصِّفاق المَوهي
hidroneumotórax تَجمُّع سائل وغاز داخِل الجَنبَة، إستِرواحُ الصَّدر المَوهي
hidrónfalo مَوَه القضيب
hidropancreatosis مَوَه البنكرياس
hidropenia نقصُ المَاء، قِلةُ مَاء الجِسم
hidropericardio مَوَهُ التَّأمور
hidropericarditis إلتِهابُ التَّأمور المَوهي
hidroperión سائِلٌ حَولَ البَيضَة، مَوَه مُحيطُ البَيضَة
hidroperitoneo مَوَهُ الصِّفاق، إستسقاء الصِّفاق، مَوه البَريتون
hidrpesía إستِسقاء، تَجَمُّعٌ مَصْلي مَرَضي
hidropexis تَثبيتُ المَاء
hidrópico إستِسقائِي، مَوَهيّ
hidropígeno مُحدثُ المَوَه، مُسَبِّب الإستِسقاء
hidropionefosis مَوَه الكُلوَة القَيْحي
hidroplasma سائِل الهُيولى، مَوَه الهُيولى
hidropoyesis تكوُّن العَرَق
hidroquiste كِيسٌ مائِيّ
hidrorraquis مَوهُ القَنَاة الفِقْريَّة
hidrorrea ثَرٌّ مائِيّ
hidrosalpinge مَوَه البُوق، قِيلةٌ بوقيَّة
hidrosarcocele قِيلةٌ مائيَّةٌ لَحميَّة، قِيلةٌ عَضليَّة مائيَّة
hidrosol خُلاَلَة مائيَّة(محلول غرواني يتشتت في الماء)
hidrosoluble ذَوَّابٌ في المَاء
hidrosquesis إنقِطاعُ العَرَق
hidrostática عِلمُ تَوازنُ السوائِل
hidrotaxis إنجِذابٌ مائِيّ
hidroterapia المُعالجَة المَائيَّة
hidrotimpano مَوَهُ الطَّبل (في الأذن)
hidrotionemia وجودُ سلفيد الهيدروجين في الدَّم
hidrotomía الفَصلُ أو السَّلخُ بحقنِ الماء بِشدة
hidrotórax مَوَهُ الصَّدر
hidrouréter مَوَهُ الحَالِب
hidruria بِيلةٌ مائيَّة، بَولٌ مَيِّة
hidruro هيدرورو، هدريد، مُركبٌ من الماء وعنصر آخر
hielo جَليد
hiemal شَتَوي
hieralgia ألمُ العَجُز
hierba عشبَة
hierolistesis إنزلاقُ أو إنزِياحُ العَجُز
hierro الحديد (العنصر السادس والعشرون)
hifa خيطُ الفُطر، غُصينٌ فُطرِي
hifedonia قِلةُ الإنشِراح، نقصانُ التَّلَذُّذ

hígado كَبِد
cirrótico *تشمع أو تَليفٌ كَبِديّ*
de estasis *كَبدٌ ركودي*
higiene علمُ الصِحَّة، نَظَافة
higienista إختصاصيٌّ بعلمِ الصِحَّة والنَظافَة
higroma وَرَمٌ مائِيّ
higrometría قِياسُ الرُّطوبَة
higrómetro مِقياسُ الرُّطوبَة
higroscópico مُسترَطِب، ماصٌّ للرُّطوبَة
hijo bilógico ولدٌ طبيعيّ، إبنٌ طبيعيّ
hila ضِمادَة كتَّانيَّة أو قُطنيَة
hilas ضِمادة
hiliar نَقيريّ، سُرِّي
hilico خاصٌ بالأنسِجة الأوليَّة (جنين)
hilio النَّقِير، نُقْرَة، سُرَّة (دخول الأوعية الدموية والأعصاب إلى عضو)
pulmonar *النَّقيرُ الرِّئَوي*
renal *النَّقيرُ الكُلَوي*
hilitis إلتِهابُ النَّقير
hilo بادئة بمعنى المَادَّة
hilogenesis تكوينُ المادَّة الأوليَّة
hilología عِلمُ المَواد الأوليَّة
hilopatismo المَرضيَّة المادِيَّة(إضطرابُ المادَّة هو سبب المرض)
hilosistólico إنقِباضٌ شامِل أو كامِل
hilotropía تَحوُّلٌ طَوريّ (من غاز إلى سائل إلى جامد)
hilozoísmo مَذهبُ حياتيَّة المَواد، حياتيَّة المَادَّة
himantosis تَطاوُلُ اللَّهاة
himen غِشاءُ البَكارة
himenectomía قَطعُ غِشاءِ البَكارَة
himenitis إلتِهابُ غِشاء البَكارة
himenologia عِلمُ الأغشية والتَّراكيبُ الغِشائيَّة
himenopterismo التسمُّم بلدغِ غشائيات الأجنِحَة
himenorrafia خياطَة البَكارَة
himenotomía بَضعُ البَكارة
hinchazón إنتِفاخ
hioepiglótico لامِيٌّ مِزماريّ
hioide لامِيّ، العَظم اللأَمِيّ
hioideo لامِيّ، العَظم اللأَمِيّ
hueso hioides *العَظم اللأَمِيّ*
hioscina هيوسثينا (دواء مُسكِّن)
hiotiroideo دَرَقيٌّ لاميّ
hipacidemia نقص حَمضيَّةُ الدَّم
hipamnios نقصُ السابياء، نَقصُ ماء النُخُط
hiparterial تحتَ الشِريان
hipaxial تحتَ المِحوَر
hipazoturia نقصُ النتروجين في البَول
hipencéfalo جذعُ الدِّماغ (الدماغ المتوسط والجسر والبصلة)، المُخُّ الجنيني
hipénquima النَسيجُ التحتاني في الجَنين
hiper- بادئة معناها فوق، فَرْط
hiperabsorción فَرْطُ الإمتِصاص
hiperacidez فَرْطُ الحموضَة
hiperactividad فَرْطُ النَشاط
hiperacusia إحتِدادُ السَمَع، رهافَةُ السَمَع
hiperadenosis تَضخُّمُ الغُدَّد
hiperadiposis فَرْطُ السُّمنَة
hiperadrnalismo فَرْطُ الكُظْريَّة، فَرْطُ أدرينالِيَّة الدَّم
hiperadrenocorticalismo فَرْطُ إفراز قشر الكظر
hiperafia فَرْطُ حِسِّ اللَّمس
hiperalbuminosis فَرْطُ الألبومينا في الدَّم وسوائل الجِسم
hiperalgesia فَرْطُ الحِس بالألم
hiperalimenación فَرْطُ التَغذيَّة
hiperamilasemia فَرْطُ أميلاسة الدَّم
hiperandrogenismo فَرْطُ مُولِّدُ حَاثَة الذُكوريَّة
hiperbetaproteinemia فَرْطُ بروتينات الدَّم
hiperbilirubinemia فَرْطُ البيليروبينا في الدّم
hiperblastosis فَرْطُ الأَروميَّة
hiperbraquicefálico فَرْطُ قِصرُ الرَّأس
hiperbulia فَرْطُ التَثَبُّت، فَرْطُ العِناد، فَرطُ الإرادَة المَرَضيّ
hipercalcemia فَرْطُ كالسيوم الدَّم
hipercalcipexia فَرْطُ تَثبيتُ الكالسيوم
hipercalciuria فَرْطُ كالسيوم البَول
hipercaliemia فَرْطُ بوتاسيوم الدَّم

H

hipercapina

hipercapina فَرْطُ ثاني أوكسيد الكربون في الدَّم
hipercarbia فَرْطُ ثاني أوكسيد الكربون في الدَّم
hipercatabolismo فَرْطُ التَقويْض
hipercatarsis إسهَالٌ شَديد
hipercelularidad فَرْط الخلويَّة
hipercetonuria فَرْطُ كيتونيَّة البَول
hipercetonosis فَرْطُ الكيتونيَّة
hiperciesis الحَمْلُ على الحَمْلِ
hipercinesia فَرْطُ النَشاط الحَرَكي، فَرْطُ الحَرَكة
hipercitosis فَرْطُ الخَلايا، فَرْطُ الكُريَّات البيض
hiperclorhidria فَرْطُ حمض الكلورهيدريو
hipercoagulabilidad فَرْطُ التَّخثُّر، فَرْطُ التَّجلُّط
hipercolesterolemia فَرْطُ كوليسترول الدَّم
hipercolia فَرْطُ إفراز الصَّفراء
hipercoloración فَرْطُ التَّلوين
hipercondroplasia فَرْطُ التَنَسُّج الغُضروفي
hipercoria شَبعٌ مُبَكِر، سِرعَة الشَّبَع
hipercormatopsia فَرْطُ الرُؤيَة المُلَوَّنة، رؤية مُفرِطَةُ التَّلوُّن
hipercrialgesia فَرْطُ الإحسَاس بالبَرد
hipercrinia زيادةُ إفرازات الغَدَد الصَّماء
hipercromatismo فَرْطُ الإصطِباغ
hiperdactilia زيادةُ عَدَد الأصابع
hiperdicrotismo فَرْطُ إزدِواجُ النَّبْض
hiperdinamia فَرْطُ الجِهد، فَرْطُ النَشاط العَضلي
hiperdistensión فَرْطُ التوسُّع
hiperdiuresis فَرْطُ البَول
hiperémesis فَرْطُ القَيء، تَقيُّئ
del embarazo *تقياء الحمل أو الحبَل*
hiperemia تبيُّغ، تَجمعٌ دَمويٌّ في منطقة
hiperencéfalo مَكشوفُ الدِّماغ (مِسخ)
hiperergasia فَرْطُ النَشاط
hiperesoforia إحولالٌ عُلويٌّ داخِلي
hiperesplenismo فَرْطُ الطِّحاليَّة
hiperestenia فَرْطُ القُوَّة، شِدَّةُ التوتُّر
hiperestrogenismo فَرْطُ إفرَاز المودقات، فَرطُ الودقيَّة، فَرطُ الإستروجينية
hiperextensión فَرْطُ التَمديد، فَرْطُ البَسط
hiperfagia فَرْطُ الأكل، فَرْطُ الإلتِهام
hiperferremia فَرْطُ حَديد الدَّم
hiperflexión فَرْطُ الإنعِطاف، فَرْطُ الثَّني
hiperfonía فَرْطُ التَصويت، فَرْطُ الصَّوت
hipergalactosis فَرْطُ إفرازِ اللَّبَن
hipergammaglobulinemia فَرْطُ كُريين غَامًا في الدَّم، فَرْطُ غاما غلوبولين الدَّم
hipergastrinemia فَرْطُ غاسترين الدَّم
hipergénesis فَرْطُ النُمُوّ، ضَخَامة، تَضَخُّم
hipergeuestesia رهافَةُ حُسِّ الذَّوق، فَرطُ التذَوُّق
hipergliceridemia فَرْطُ غليسيريدات الدَّم
hiperglicistia فَرْطُ سُكَّر الأنسِجَة
hiperglicurraquia فَرْطُ سُكَّر السائِل النُّخاعي الشَّوكي
hiperglobulinemia فَرْطُ الغلوبيولين في الدَّم
hiperglucemia فَرْطُ سُكَّر الدَّم
hiperglucosuria فَرطُ سُكَّر البَول
hipergonadismo بكورة النمو الجنسي، فَرْطُ النمو الجنسي
hiperhidratacion فَرْطُ السوائِل في الجِسم، تَموُّه الجِسم
hiperhidrosis فَرْطُ التعرُّق
hiperhormonal فَرْطُ نَشاط الغُدَّد الصُّم، فَرْطُ الهرمونات
hiperinmunidad فَرْطُ المَناعَة
hiperinmunoglobulinemia فَرْطُ الغلوبولينا المَناعي في الدَّم
hiperinsuflación فَرْطُ الإنتِفاخ
hiperinsulinismo فَرْطُ الأنسولينيَّة، صَدمةُ الإنسولين (هبوط سُكر الدَّم)
hiperleucocitosis فَرْطُ الكُريَّات البيض
hiperlipemia فَرْطُ شُحوم الدَّم
hiperlipidemia فَرْطُ شَحميات الدَّم
hiperlipoproteinemia فَرْطُ بروتينات الدَّم الشَّحميَّة
hipermaduro مُتعدي سِنُ النُّضج، مُفرِطُ النُّضج
hipermastia تَضخُّم الثَّديين
hipermetropía مَدُّ البَصَر، طولُ البَصر
hipermiotonia فَرْطُ التَوتُّر العَضَلي
hipermiotrofia تَضخُّم العَضَل
hipermnesia حِدَّةُ الذَاكِرة، فَرْطُ التَّذكُّر

hipermnesico قَويُ الذَاكِرة
hipermotilidad فَرْطُ التَحرُّك
hipernefritis إلتِهابُ الكُظْر
hipernefroma سَرطانٌ كُلوَيٌّ كُظْراني
hiperoniquia ضَخامَةُ الأظفار
hiperopia مدُ البَصَر، طولُ البَصَر
hiperosmia فَرْطُ حِسُّ الشَّم
hiperosmolaridad فَرْطُ الأسمُوليَّة
hiperóstosis فَرْطُ التَعظُّم
hiperoxaluria فَرْطُ الأوكسالات في البَول
hiperoxia فَرْطُ الأكسجين في الجِسم
hiperparatiroidismo فَرْطُ نَشاط الدريقيات
hiperpatía فَرْطُ حِسُّ التَّألُّم
hiperpepsia فَرْطُ الإفراز المَعِدي، إرتِباكُ الهَضم
hiperperistalsis فَرْطُ التَّمعُّج (المِعَوي)
hiperpirexia فَرْطُ الحَرارَة
hiperplasia فَرْطُ التَّنسُّج
hiperpnea لَهْث، فَرْطُ التَّنفُّس
hiperpraxia فرطُ تنسيق الحَرَكات، شِدَّةُ الإضطِراب
hiperproteosis فَرْطُ تَناول البروتين، داءُ البروتينيَّة
hiperpselafesia فَرْطُ حِسُّ اللَّمس
hiperqueratosis فَرْطُ التقرُّن الجِلدي
hiperquilia فَرْطُ إفراز المَعِدة
hiperresonancia فَرْطُ الرَنين
hiperrespuesta إستِجابة مُفرطَة، رَدٌّ مُفرط
hipersecreción فَرْطُ الإفرَاز
hipersensibilidad فَرْطُ الإحْسَاس، فَرْطُ التَّحسُّس
hipersexualida فَرْطُ الرَغبَة الجنسيَّة
hipertaraquia فَرْطُ الهيوجيَّة العَصَبيَّة، فَرْطُ التَشوُّش
hipertelia كَثرةُ الحُليمات
hipertelorismo فَرْطُ التَباعُد (بين عضوين متماثلين في الجسم)
ocular *فَرْطُ تَباعُد الحَجاجين*
hipertensión إرتفاعُ ضَغط الدَّم، فَرْطُ ضَغط
esencial *إرتفاع ضغط الدم الأساسي (غير معروف السبب)*
intracraneal *فَرْطُ الضَّغط داخِل القِحف*
labil *فَرطُ ضَغط الدَّم اللامُستقِر*
maligna إرتفاع ضغط الدم الخبيث
portal *البابي في الكبد*
pulmonar *ارتفاع ضغط الدَّم الرئوي*
renal *فَرْطُ ضَغط الدَّم الكُلوي*
vascular *إرتفاعُ ضَغط الدَّم الوعائي*
hipertensor مُحدِث لفَرطِ ضَغط الدَّم، رافِعُ الضَّغط
hipertermia فَرْطُ الحَرارة، فَرْطُ إرتِفاع درجة الحَرارة(أحيانا للعلاج)
hipertimia فَرْطُ الإنفِعال، تَصَرُّف خيالي وغير جَدي
hipertiroidismo فَرْطُ الدَّرقيَّة، فَرْطُ إفراز الدَّرقيَّة
hipertonía فَرْطُ التَّوتُّر العَضَلي
hipertoxicidad فَرْطُ السُّميَّة
hipertricosis فَرْطُ الشَّعر في الجِسم، شَعرانيَّة
hipertrofia فَرْطُ النُموّ، ضَخامَة، زيادة النُموّ
hipertrofico ضِخَم، مفرط النمُوّ
cardiopatía hipertrofica *إعتلال قلبي ضخامي*
gastritis hipertrófica *إلتهاب المعدة الضخامي*
estenosis hipertrófica del piloro *تضيق بوابي ضخامي*
neuropatía hipertrófica *إعتلال عصبي ضخامي*
hipertropía إحولال فوقاني
hiperventilación فَرْطُ التَهويَة
hiperviscosidad فَرْطُ اللُّزوجَة
hipervitaminosis فَرْطُ الفيتامين
hipnagogo مُنَوِّم، نَومي
hipnalgia ألمٌ نَومي، الألمُ في النَّوم
hípnico نَوميّ
hipno سابقة بمعنى النَّوم
hipnogénico مولِّد النَّوم، مُنَوِّم
hipnoide شَبيهُ النَّوم أو التَّنويم
hipnolepsia نَومٌ ثَقيل، سبخ، نَومٌ مُضطرب
hipnología عِلمُ التَّنويم
hipnopómpico تابع للنَّوم، باقٍ بعدَ النَّوم
imagen hipnopómica *صُورَة سابِقة للإستيقاظ*

hipnosis تَنويم، تَنويم مِغناطيسي
hipnoterapia المُداوة بالتَّنْويم
hipnotismo التَّنْويم المِغناطيسي
hipnotista مُنَوِّم بالإيحاء
hipnotizar يُنَوِّم (بدون أدوية أو إيحائيا)
hipo سابقة بمعنى ضَعف، نَقص
hipo سابقة بمعنى تَحت، دون
hipoacidez نَقصُ الحُموضَة
hipoactividad قِلة أو قُصورُ النَشاط
hipoacusia ضَعفُ السَمَع
hipoadenia قُصور النَشاط الغُدِّي
hipoadrenalismo قُصورُ الكُظَر، ضَعف نشاط الكُظريَّة
hipoafectividad بلادة العَاطِفة، ضَعفُ العاطِفة
hipoalbuminemia هُبوط ألبومين الدَّم
hipoaldosteronismo نَقصُ الألدوستيرونيَّة
hipoalimentación نَقصُ التَّغذيَّة
hipoalonemia قِلةُ أونَقصُ أملاح الدَّم
hipoazoturia نَقصُ نتروجين البَول
hipobaropatía إعتِلالُ نَقص الضَّغطيَّة
hipobetalipoproteinemia نَقصُ بروتينات الدم الشَّحميَّة البيتائيَّة
hipobilirrubinemia نَقصُ بيلوريبنيا الدَّم
hipoblasto الأريمَة التَحتانيَّة
hipobulia ضَعفُ الإرادَة
hipocalcemia نَقصُ كالسيوم الدَّم
hipocalcipexia نَقصُ تَثبيتُ الكالسيوم
hipocalciuria نَقصُ كالسيوم البَول
hipocaliemia نَقصُ بوتاسيوم الدَّم
hipocampo حِصانُ البَحر، قَرنُ آمون في الدِّماغ
hipocapnia نَقصُ أكسيد الكربون في الدَّم
hipocarbia نَقصُ أكسيد الكربون في الدَّم
hipoceloma القِسم الأسفل من الجَوف العَام للجِسم
hipocinesia نَقصُ الحِراك، قِلةُ النَشاط
hipocistotomía شَقُّ المَثانة من الأسفل (من العجان)
hipocitosis نَقصُ كُريَّات الدَّم
hipocloremia نَقصُ كلوريد الدَّم
hipoclorhidria نَقصُ حمض الكلورهيدريكو في المَعِدة
hipocoagulabilida نَقصُ الخُثوريَّة (في الدَّم)
hipocolesterolemia نَقصُ كوليستيرول الدَّم
hipocomplementemia نَقصُ المُتِمِّمة في الدَّم
hipocondría المَرَاق، وسْوَاسٌ مَرَضي، وسواس بالمَرض
hipocondrio القِسمُ العُلويُّ الجانبي من البَطن، المَرَاق، المنطِقَة تحتَ الغضروفيَّة
hipocordal أمامُ العَمود الفِقري
hipocrático بوقراطيّ
hipocratismo البوقراطيَّة (مذهب في الطب)، المعالجة بالطرقِ البوقراطيَّة
hipocrino نَاقِص الإفراز الصَّمَّاوي، قِلةُ الإفراز البَاطِني
hipocromía نَقصُ الإنصِباغ، نَقصُ يَحمور الكُريَّات الحُمْر، شُحوبِ اللَّون
hipocupremia نَقصُ نحاس الدَّم
hipodactilia نَقصُ الأصابِع
hipodermatomía شَقُّ اللَّحم، الشَّقُ تَحتَ الجِلد
hipodermis تَحتَ الجِلد، النَّسيجُ تحت الجلد، اللُّحْمَة
hipodermoclisis الحَقن تَحتَ الجِلد
hipodermolitiasis تَحَصي تَحتَ الجِلد، وجود حَصَيَّات كِلسيَّة تحتَ الجِلد
hipoendocrinismo نقص أو ضَعفُ إفراز الغُدد الصُّم
hipoesoforia إحْوِلال تَحتاني إنسي
hipofaringe البُلعوم التَّحتَاني
hipoferremia نَقصُ حَديد الدَّم
hipofisario نُخَاميّ
hipofisectomía إستِئصالُ الغُدَّة النُّخاميَّة
hipófisis النُّخاميَّة، الغُدَّة النُّخاميَّة
hipofisitis إلتِهابُ النُّخاميَّة
hipofonía ضَعفُ الصَّوت، خُفوت الصَّوت
hipoforia إحولالٌ تَحتاني
hipofosfatasia نَقصُ الفُوسفات
hipofosfatemia نَقصُ فوسفات الدَّم
hipofunción قُصورٌ وظيفيّ، ضَعفُ النَشاط
hipogalactia نَقصُ إفرازُ اللَّبَن
hipogammaglobulinemia نَقصُ غامَّاغلوبولينا في الدم

hipogástrico تحت مَعِدي، خَثْلي
hipogastrio الخَثْلَة (جزء البَطن بين السُرة والعَانَة)
hipogénesis نَقصُ التَكوُّن
hipogenitalismo نَقصُ نُموُّ ونَشاط الأعضاء التناسليَّة
hipogeusia ضَعفُ حِس الذُّوق
hipoglandular نَقصُ نَشاط الغُدَّة ا، قُصورٌ غُدَدِي
hipoglucemia نَقصُ سُكَّر الدَّم
hipognato بارِزُ الفَكَ السُّفلي، أكْشَم
hipogonadismo قُصورُ الغُدَدُ التناسليَّة، قُصورُ القُنْديَّة
hipohidrosis نَقصُ التعَرُّق، قِلَةُ العَرَق
hipohormonal ناقِصُ الإفراز الهُرموني، ناقص الهُرمون
hipolinfemia نَقصُ لمفاويات الدَّم
hipolipoproteinemia نقص البروتينات الشحمية في الدم
hipomagnesemia نَقصُ مغنزيوم الدَّم
hipomanía هَوسٌ خَفيف
hipomastia ضَآلَةُ الثَّديين
hipomenorrea قِلةُ الطَّمث، طَمثٌ شَحيح
hipómera القُسيم السُّفلي
hipometabolismo نَقصُ الإستِقلاب، نَقصُ الأيْض
hipomixis نَقصُ الإفْراز المُخاطيّ
hiponanosomía مُنتَهى القَزامة، قَزَامة مُفرطة
hiponatremia نَقصُ صوديوم الدَّم
hiponmesis ضَعفُ الذاكِرة
hipoparatioidismo قُصورُ الدُّريقَات
hipopesia نقصُ الإفراز المَعِدي
hipoperistaltis نَقصُ التَّمعُّج (المعوي)
hipopexia نَقصُ التَّثبيت
hipopión تَقَيُّح حجرة العَين الأماميَّة
hipopituitarismo قُصورُ النُّخاميَّة
hipoplasia نَقصُ التَّنسُّج
hipopnea ضَعفُ التَّنفُّس
hipoproteinemia نَقصُ بروتينات الدَّم
hipoprotrombinemia نَقصُ بروترومبين الدَّم
hipoquilia نَقصُ الكيلوس، نَقصُ المُستحلب الهضمي، نَقص مُفْرز عُصارَة المَعِدَة
hiporreflexia ضَعفُ المُنعَكسات
hiposalemia نقصُ مِلح الدَّم
hiposecreción نَقصُ الإفرَاز
hiposensibilidad نَقصُ التَّحَسُّس، نَقصُ الإحْساس
hiposexualidad ضَعفُ أو نَقصُ الرغبَة الجِنسيَّة
hiposmia ضَعفُ الشَّمّ
hipospadia مَبالٌ تَحْتاني (إحليلٌ يُفتح في سَطح القَضيب السُّفلي)
hiposplenismo قُصورُ الطحال
hipostasis رُكود الدوران، رُسُوب
hipostenia وَهَنٌ شَديد، ضَعفٌ شَديد
hipostenuria نَقصُ تركيز البَول
hipostipsis قَبضٌ خَفيف، إمْسَاكٌ خفيف
hipotálamo الوِطاء، تحتَ المِهاد، تحتَ السَّرير البَصري في الدِّماغ(تشريح)
hipotelorismo تقارب (بين عضوين أو جزئين من الجسم)
hipotenar ضَرَّةُ اليَد (تشريح)، بُخَيصَة
hipotensión نَقصُ الضَّغط
arterial *نَقصُ الضَّغط الشرياني*
hipotensor خافِضُ الضَّغط
hipotérmico هُبوطُ الحَرارَة ، هابِطُ الحَرارَة
coma hipotérmico *غيبوبة هبوط الحرارة*
hipotermia خَفضُ الحَرارَة، إنخِفاضُ الحَرارَة
hipótesis فَرَضيَّة
hipotiroidismo قُصورُ الدَرَقيَّة
hipotiroideo قاصِر الدَرقيَّة
hipotonía نَقصُ التوتُّر، نَقصُ الضَّغط
hipotónico ناقِصُ التَوتُّر ، ناقِصُ الضَّغط
hipotoxicidad نقصُ السُّمِيَّة
hipotrepsia نقصُ التَغذِيَة
hipotricosis نَقصُ الشَّعر ، المرط
hipotrofia تَضاؤلُ الحَيويَّة، نَقصُ التَّغذيَة
hipotropia حَوَلٌ تَحتاني
hipoventilación نَقصُ التَهويَة
hipovitaminosis نَقصُ الفيتامينات، عَوَزُ الفيتامينات
hipovolemia نَقصُ حجم الدَّم
hipoxemia نَقصُ أكسجين الدَّم

H

hipoxia

hipoxia نَقصُ الأكسجين في نسيجٍ أو عُضوٍ
hippus رَقصُ البُؤبُؤ، كَنعُ الحَدَقَة
hipromelosa مُلَزِّجٌ ومُزَلِّق للقَرنيَّة
hipso سابقة بمعنى الإرتفاع
hiposcefalia تَسنُّم الرَّأس
hipurato ملح حامِض الهيبوريك
hipurgia العِنايةُ بالمَرضى
hipuria فرطُ حَمض الهيبوريك في البَول
hircismo رائِحةُ الإبط
hircus شَعرُ الإبط
hirsutismo كثْرَةُ الشَّعر، الشَّعرانيَّة (خاصة عند النساء)
hirudina هيرودينا (دواء مضاد للتَّخثُّر)
hirudiniasis داءُ العَلَق
huridinización وضعُ العَلَق على الجِسم
hirudinizar يحقن الهيرودينا (لمَنعِ التَّخثُّر)
hirudo عَلَقَة
histafín أليفُ الأنسِجَة
histaminemia وجودُ الهيستامين في الدَّم
histaminia صَدمَة هيستامينيَّة
histanoxia عَوزُ الأنسجة للأكسجين
histeralgia ألمُ الرَّحِم
histeratresia إنسِداد الرَّحِم
histerectomía إستِئصال الرَّحِم
histéresis تخلُّف، تَلاكؤ، فشل التوقيت بين ظاهرتين بينهما صِلَة
histerurínter مُوسِّع فَم الرَّحِم
histereuresis تَوسيعُ فُوهَة الرَّحِم
histeria هستيريا
histerobubonocele فَتقٌ أربي رَحِمي (فتق أربي يحتوي الرَّحِم)
histerocarcinoma سَرطانٌ رَحمي
histerocatalepsia هستيريا جُمدويَّة أوتَخشبيَّة
histerocele قِيلةٌ رَحميَّة، فَتقُ الرَّحِم
histerocleisis سَدُّ عُنق الرَّحِم (الجراحي)
histerodinia ألمُ الرَّحِم
histeroepilepsia هستيرية صَرْعيَّة
histerografía تَصويرُ الرَّحِم الشُّعَاعي
histeroide شبيه الهستيريا، هستيري
histerolaparotomía شَقُّ الرَّحِم بطريق البَطن
histerólisis إفتِكاكُ الرَّحِم، تَحريرُ الرَّحِم
histerolito حَصَاةُ الرَّحِم
histerología مَبحثُ الرَّحِم، عِلمُ الرَّحِم
histeromalacia لَينُ الرَّحِم
histeromanía هستيريا مُفرطَة الفَعاليَّة
histerómetro مِقياسُ الرَّحِم
histeromioma ورمٌ عَضلي رَحِمي
histeromiomectomía إستِئصال الوَرمُ العضلي الرَّحمي
histeroneuroastenia وَهن عَصَبي هستيري
histeropatía إعتِلالُ الرَّحِم
histeropexia تَثبيتُ الرَّحِم
histeropía إضطرابُ الرُّؤيَة الهستيري
histerorrafia خياطةُ الرَّحِم
histerorrexis تَمَزُّقُ الرَّحِم
histerosalpingografía تصويرُ الرّحِم والبوقين شعاعياً
histeroscopia تنظيرُ الرَّحِم
histeroscopio مِنظارُ الرّحِم
histerospasmo تَشنُّجُ الرَّحِم
histerotomía شَقُّ الرَّحِم
histerotraqueloplastia تقويمُ عُنق الرّحم
histerotraquelorrafia خياطةُ عُنق الرَّحِم
histerotrquelotoía شَقُّ عُنق الرَّحِم
histerotraumatismo هيستيريا رَضحيَّة
histidina هيستدينا، حامض أميني
histidinuria بِيلةٌ هيستيدينية
histio سابقة بمعنى نَسيجيّ
histioblasto أرومَة نَسيجيَّة، جَذعَة نَسيجيَّة
histiocito خليَّةٌ نَسيجيَّة
histiocitoma ورمُ الخَلايا النَّسيجيَّة
histiocitosis كَثرَة أو تَكثُّرالخلايا النَّسيجيَّة
histo- سابقة بمعنى النَّسيج
histoclástico نَاقِضَة النُّسُج (خلية)، مُزعْزِعَةُ النُّسُج
histocompatible تَوافُقٌ نَسيجيّ، مُلاءَمَة نَسيجيَّة
histocromatosis تَلوُّنُ الأنسِجَة، إعتِلالٌ صِباغي نَسيجيّ، إعتِلالُ الجِملةُ البِطانيَّة الشبكيَّة
histodignosis التَّشخيصُ النَسيجي
histiodiálisis تَفتتُ الأنسِجة، إنحِلالُ الأنسِجة

homogénesis

histodiferenciación تفريقُ الأنسجة، تَمايزُ النسيج
histofluorscencia تألقٌ نَسيجي
histogénesis تنسُّج، تكوُّن النَسيج
histografía توصيف أو وصفُ الأنسِجَة
histoide نَسيجيُّ الشَّكل والمَنشأ
histoincompatible تَنافرٌ نَسيجيّ، عدم تَوافق نَسيجيّ
histólisis إنحِلالُ النُسُج
histología علمُ الأنسِجَة، التَّشريحُ المِجهَري
histoma ورمٌ نَسيجي
histometaplásico متنسِّج، مُحرِّض التَّبدُّل الكامل للأنسِجَة
histona هيستونا، بروتين بسيط
histopatología علمُ أمراض الأنسِجَة
histoplasma النَّوسَجَة، فُطرٌ طُفَيلي
histoplasmosis داءُ النوسجات
histoquímica الكيمياءُ النَسيجيَّة
historrexis تَمزُّق النَّسيج
histoterapia المُداواة بالأنسِجَة
histotomía تَشريحُ الأنسِجة
histótomo مِشراح، مِبضعُ الأنسِجة
histótrofo غِذاءُ الأنسِجَة
histotrombina ترومبينا نَسيجيَّة
histotrópico نَسيجيُّ التَّوجُه، مُنتِجٌ للأنسِجة
histrionismo تَمثيليَّة، تَمثيلٌ هستيريائي
hoja وَرَقة
holándrico مُورِثٌ ذَكري، ذَكريُّ الإنتِقال، (يُورث من لذَّكر كلياً)
holergasia إعتِلالٌ عَقليٌّ متقدِّم أو كبير
holmio الهولميو (العنصر السبع والستون)
holo- سابقة بمعنى كامِل، شَامِل
holocardio جنين بدون قلب (مِسخ)
holoantígeno مُستضدٌّ كامِل
holoblástico تامُ الإنقِسام
holocéfalo كامِلُ الرَّأس
holocrino إفرازيٌّ شامِل (الغُدَّة المُفرزة لخلاياها المُنحَلَّة مع إفرازاتها العاديَّة)
holodiastolico شامِلُ الإنبِساط، إنبِساطٌ كامِل
holoenzima الإنزيمُ الشَّامِل (إنزيم يتكون من الصميم والتميم)
holofitico يَتغَذى كالنَّبات
hologamia إقتِرانٌ شامِل، حين يتساوى حَجمُ وتركيب الخَلايا التناسليَّة مع بقية خلايا الجسم
hologénesis التكوُّن الشَّامل، شُموليَةُ الخلق(نظرية)
hologínico أُنثَوي الإنتِقال، مُوْرَثٌ نِسائي
holomorfosis التَّكوين الكَامِل، تَرمُمٌ شامِل
holorraquisquisis إنشِقاقُ العمود الفِقري الكامِل
holosquisis إنقسامٌ غير مُباشر، إنشِطار
holotonía تَوتُّرية شامِلة، تَشنُّجٌ شامِل في عضلات الجِسم
holotopía تَوضُّع عام، مَوضِعُ العُضو بالنسبةِ لِلكُل
holotrico كامِلُ الأهداب، مُغطًّى بالأهداب بشكل كامِل
holozoico يتَغذَّى كالحيوان، يُشبهُ الحيوان في كيفية تَغذيَتِه
homalocéfalo مُسَطَّحُ الرَّأس
homalografía دراسة المسطحات التشريحية، تشريح القِطاعات المسَطَّحة لعضوٍ ما
hombro كَتِف
homeo- سابقة بمعنى التماثل، مِثل، شبيهٌ بِ
homeomorfo مِثليُّ الشكل، مُتَشابِه الأشكال
homeopatía مُعالجَة مِثليَّة
homeoplasia تَنسُّج مِثليّ، رَأبٌ مُجانِس
homeostasis الإستِتباب، الإستقرار المتجانس
homicidio قتلُ الإنسَان
homicultura تَربيةُ الجنسُ البَشَري
homina=humano بَشَري
homo- سابقة بمعنى مِثْلي، مُتَجانِس
homocéntrico ذو مَركزٍ واحد، مُتماثِل المَركز
homocládico مُتماثِل الفروع، مُتجانِس الأغصان
homócrono مُتماثِل الزَّمَن
homodonto مُتماثِلُ الأسنان
homódromo مِثليُّ المَسار، مُتشابِه الإتِّجَاه
homogenización تَجْنيس
homogéneo مُتَجانِس
homogénesis تَجانُس

H

homólisis إنحِلالٌ مُتَجانِس، حَلٌّ مثلي (إنحلال الخلية بنسيج متماثل)
homología مُطابَقَة، مُمَاثلة
homólogo مُطابِق، مُمَاثِل، نَظير
homoplastia تَقويمٌ مُتَجَانِس، زَرعٌ مُماثِل
homosexual مُنجَذِبٌ للمُمَاثِل، مُشتهي المُمَاثِل، لِواطِي(للذكر) ، سِحاقِيَّة (للأنثى)
homosporo مُتماثِلُ الأبواغ
homoestimulante مُنَبِّهُ المَثيل (يحرض العضو الذي ينتسب إليه)
homotipo نَمَطٌ مثلي، مَثيلٌ مُجانِب
homotransplante طُعمٌ مُماثِل
homotropismo التَّجاذُبُ المُتَجَانِس
homozigoto زيجوت مُتماثِلة الأليات (في الزوج الصبغي)، اللاقِحَة المُماثِلَة
homozoico متعلق بالحيوان المثلي
homúnculo قَزَم متناسبُ البُنيَة والأعضاء
hongo فُطر
hordeolum شُعيرَةُ الجَّفن، شَعير
hormesis تأثير إستنهاضي لجرعات صغيرة من مادة حين جرعاتها الكبيرة لها تأثير معاكس، حَثُّ الحَرَكَة
hormión القُليدَى، نُقطةُ الطَقِيَّة (نقطة ملتقى العظم الوتدي بالعظم القذالي)
hormona هُرمون
- ***adrenocprticotropa*** *مُوَجِه لقِشر الكَظر*
- ***cortical*** *قِشري*
- ***gonadotropica*** *موجِّه للغدَد التناسليَّة*
- ***inhibidora*** *مانعة*
- ***luteinizante*** *هرمون لوتنة*

hormonal هُرموني
hormonoterapia مُعالجَة هُرمونيَّة
horóptero مَسرحُ البَصَر
horripilación إنتِصابُ الشَّعر
hpspital مُستشفى
hospitalización دخولُ المستشفى
hoz مِنجَل
- ***del cerebro*** *مِنجلُ المُخ*

hueco تجويف، أجْوَف، غائِر
huella بَصمَة، أثَر
huesecillo عُظيمَة
hueso عَظم
- ***astrágalo=talus*** *عَظم الكاحِل*
- ***calcáneo*** *عَظم العَقِب*
- ***carpo*** *عظم الرُّسْغ*
- ***cigomático*** *العظم الوَجني*
- ***coxal o iliaco*** ***عظم** الوَرك*
- ***cuboides*** *العظم المُكعَّبي*
- ***cuneiforme*** *العظم الإسفيني*
- ***escafoides*** *العظم القاربي*
- ***esfenoides*** *العظم الوَتَدي*
- ***esponjoso*** *العظم الإسفنجي*
- ***etmoides*** *العظم الغِربالي*
- ***femur*** ***عظم** الفَخذ*
- ***frontal*** *العظم الجَبهي*
- ***grande del carpo*** *عظم الرُّسغ الكبير*
- ***hioides*** *العظم اللامي*
- ***humero*** *عظم العُضد*
- ***innominado*** *العظم اللامسمى*
- ***lagrimal*** *العظم الدَّمعي*
- ***malar*** *العظم الخَدِي*
- ***nasal*** *العظم الأنفي*
- ***occipital*** *العظم القَذالِي*
- ***palatino*** ***العظم** الحَنَكي*
- ***parietal*** *العظم الجِداري*
- ***peroné*** *عظم الشَظية*
- ***piramidal*** *العظم الهَرَمي*
- ***pisiforme*** *العَظم الحُمّصي*
- ***pubis*** *عظم العَانَة*
- ***radio*** *عظمُ الكُعْبُرة*
- ***semilunar*** *العظم الهِلالي*
- ***temporal*** ***العظم** الصَّدغي*
- ***tibia*** *عظم الظُّنبوب*
- ***timpánico*** *العظم الطَبلي*
- ***trapecio*** *العظم المُربَّعي*
- ***trapezoide*** *العظم المُنحرفي*
- ***unciforme*** *العظم الكُلابي*
- ***vómer*** *عظم المِيْكَعَة*
- ***vormiano*** ***عظام** دَرزِيَّة*

huesos عَظم ، عِظَام

huéspede مُضِيف
huevo بَيضَة
humectación تَرطيب
humectante مُرَطِّب
humedad رطوبَة
humedecer يُرطِّب
húmedo رَطب، نَدي
humeral عَضُدي
húmero عَظمُ العَضُد
humeroescapular عَضُديٌّ كَتِفيَ
humerorradial عَضُدي كُعْبُري
humidificar يُرَطِّب
humidificador مُرَطِّب
humor خلْط، سَائل بَدَني
cristalino *الخلط البلوري*
vítreo *الخِلط الزجاجي*
humoral خِلْطِي (من سوائل الجسم أو ما له علاقة بها)

I

iantinopsia رُؤيةٌ بَنفسجيَّة
ibuprofeno دواء مسكن ومضاد للإلتهاب
icnograma بَصمَة القَدَم
icor مَهْل، غَثيث (سائل القرحة أو الجرح)
icoremia= septicemia إنتَانُ الدَّم، تَسمُّمُ الدَّم
icoroide شبيهٌ بالقَيح، مَهلاني
icorrea سَيلانٌ مَهليّ، سَيلانٌ قَيحيّ
icorremia إنتانٌ دمويّ، تَسمُّم الدَّم
ictamol إيكتامول (مضاد موضعي للعدوى)
icteria يَرقَان، صُفار
ictericia يَرقَان
acolúrica يرقانٌ عديمُ البيلة الصَّفراويَّة
colestática يرقان رُكودُ الصَّفراء
obstructiva يرقان إنسِداديّ
tóxica يرقان سَام
ictérico يَرقَاني
icteroanemia فِقر دم يَرقاني
icterógeno مُسبِّب اليَرقان
icterohematuria بيلةٌ دمويَّة يرقانيَّة
icterohemoglobinuria بيلةُ اليَحمور اليَرقانيَّة
icterohepatitis إلتِهابٌ كَبديٌّ يَرقانيّ
icteroide شبيهٌ باليَرقان
ictiocola صِمغ سَمَكيّ
ictioide سَمكيُّ الشَّكل، نَظيرُ السَّمَك
ictiosarcotoxismo التَّسمُّم بلحِم السَّمك السَّام
ictiosis سُماك (مرض جلدي تنكسي يتميز بالجفاف وتشكل حراشف)
ictitoxemio تَسمُّمٌ بالسُّم السَّمكي
ictus نَشبَة، ضَربَة، هَجمةٌ مُفاجِئة
idea فِكرة، تَصوُّر، خاطِرَة، رأي
ideación تفكير، إفتكار، تَكوُّنُ الفِكرة
ideal مِثالي، غير عادي، أمثَل
idealización إضفاءُ المِثاليَّة
identidad هُويَّة، ذاتيَّة
identificación تَعرُّف، تَعيين الهُويَّة
ideodinamismo إثارةُ فِكرة
ideoglandular فِكريٌّ غُدّي
ideomotor فِكريٌّ حَركي
idio سابقة بمعنى ذاتيّ، الذَّات
idioaglutinina رَاصَّة ذاتيَّة
idiblasto جَذعَة ذاتيَّة
idiocia عَتَه، بَلاهَة خِلقيَّة
idiocromatina كرُوماتين ذاتيّ
idiocromidio كرُوماتين خارجي ذاتيّ
idifóro الحَامِلَة الذَاتيَّة
idiofrenia إنحِرافٌ عقليّ
idiogenesis التَّولُّد الذاتي
idioglosia لُغة ذاتيَّة
idiograma مُخطَّطٌ ذاتيّ
idioheteroaglutinina راصَّةٌ مُغايِرة ذاتيَّةُ التولُّد
idioheterolisina حالَّة مُغايرة ذاتيَّة التَولُّد
idiohipnotismo تَنويمٌ ذاتيّ
idioimbécil مَعتوه ، أبلَه
idioisoaglutinina راصَّة إسويَّة ذاتيَّةُ التَّولُّد
idioisolisina حالَّةٌ ذاتيَّةُ التَّولُّد
idiolalia لغَة ذاتيَّة، لغة مختصة بالمتكلم
idiolisina حَالٌّ ذاتيّ
idiomera قُسَيمَة ذاتيَّة، قُسيمٌ صِبغيّ
idiomuscular عَضَليٌّ ذاتيّ
idioneurosis عُصَابٌ ذاتيّ
idiopatía عِلَّة ذاتيَّة، عِلَّة مجهولة السبب
idiopático ذاتيُّ العِلَّة، غَامِضُ السَّبَب، مَجهولُ السَّبَب
idioplasma الجِبلَة الذاتيَّة
idiorreflejo مُنعَكَس تِلقائي
idiorretinal شَبَكيٌّ مَحض، مختص بالشبكيَّة فقط
idiosincrasia البُنيَة الخاصَّة، إنفِعالٌ ذاتيّ
idiosoma الجُسيم الذاتيّ (في النطفة)
idiospasmo تشنُّجٌ مَحدود، تشنُّجٌ موضَّع
idiota أهبَل
idiotez هَبَل
idiotipo مِثالُ التَّولُّد، نَمَط ذاتيّ، مِثَالُ الخِلقَة
idiotopía التَّوضُّع التِّلقائِي، علاقة التَّوضُّع بين أجزاء نفس العضو
idiotrópico ذاتيُّ التوجُّه، مركَّزٌ على الذَّات
idioventricular بُطينيٌّ ذاتيّ

igniextirpación الإستِئصالُ بِالكَيّ
ignioperación الجِراحَةُ بالكَيّ
ignipuntura كَيّ نقطي، كيّ بالإبر
ignis نار
ilaqueación سَحبُ الأهداب النَاشِبَة، تَرميمُ الأهداب
ilegítimo زائِفٌ، غير شَرعيّ
ileítis إلتِهابُ اللفائفيّ
regional *إلتِهاب اللفائفي الناحي*
terminal *إلتِهاب اللفائفي النهائي*
Ileo- سابقة تدل على المِعَى، اللفائِفي
ileocecal لفائِفيٌ أعوري
ileocecostomía مُفاغرةُ اللفائفيّ بالأعوَر
ileocolico لفائفيٌ قولونيّ
ileocolitis إلتِهابُ اللّفائفي والقولون
ileocolostomía مُفاغرة لفائقيَّة قولونيَّة
ileocolotomía شَقُّ اللفائفي والقُولون
ileoileostomía مُفاغَرة لفائِفيَّة لفائفيَّة
ileoproctostomía مُفاغَرةُ اللفائِفي بالمُستقيم أو بالشَّرج
ileorrectal لفائِفيٌ مُستقيمي
ileosigmoide لفائِفيٌ سينيّ
ileosigmoidostomía مُفاغَرةُ اللفائِفيُّ بالسيني
ileostomía فَغرُ اللّفَائِفي
ileotomía شَقُّ أو بَضعُ اللفائِفي
iliaco له علاقة بعَظمِ الحَرْقَفة
iliadelfo توأمٌ مُندمج الحَوضين
Ilio- سابقة تدل على (حَرْقَفة) أو علاقة بعظمِ الحَرْقَفة
iliococcígeo حَرقَفي عُصعُصي
ileocolotomía بَضعُ القُولون الحَرقَفي
ileocostal حَرْقَفيٌ ضِلعي
iliofemoral حَرقفيٌ فَخْذي
iliofemoroplastia رأبٌ حَرقَفيٌ فَخْذي
iliohipogástrico حَرقَفيٌ خَثَلي
ilioinguinal حَرقفيٌ أربيّ
iliolumbar حَرقفيٌ قَطَني
ilion الحَرْقَفة، العَظمُ الحَرْقفي
iliopectíneo حَرقَفيٌ عانيّ
iliopélvico حَرقَفيٌ حَوضي
iliopsoas حرقفي كشحي
musculo iliopsoas *العَضَلة الحَرقَفيَّة الكَشحيَّة*
iliopubico حَرقفيٌ عانيّ
iliosacro حَرْقَفيٌ عَجُزيّ
iliospinal حَرقفيٌ شَوكيّ
iliotibial حَرقَفيٌ قَصَبيّ، حَرقَفيٌ ظَنبوبي
tracto iliotibial *السَّبيلُ الحَرقفي الظَنبوبيّ*
iliotoracópago توأمان مُتحِدان من الحَوض إلى الصَّدر
iliotrocantérico حَرقفيٌ مَدْوَريّ
ilium الحَرقَفة، عَظمُ الحَرقفة
iluminación نُورانيَّة، إضَاءَة
iluminismo توهُّم الوَحي، تَخيلٌ نُوراني، إشرَاق
ilusión تَخيُّل، إنخِداع، وَهم، غُرور
ilusorio إنخِداعي، تَخيُّلي، خادِع
ilutación المُدَاوَاةُ بالطِّين، مُعالَجَة بالحَمَّام الطيني
ima الأسفَل (السفلى في التشريح)، الأعمَق
imagen صُورَة، خَيال
imago يَافِعة (المرحلة البالغة في نُموّ الحَشرات)
imán مِغناطيس
imbécil أبلَه، أحمَق، مَعتوه
imbecilidad بُله، حَمَاقَة
imbibición تَشرُّب، تَبليل
imbricado مُتَراكِب
impacción إنحِشار، تَكثيف
fecal *إنحِشارُ البِرَاز*
impalpaple مُتعذِّرُ الجِس، لا يُلمَس، غير مَحسُوس
impaludación المُعالَجة بالبُرَداء، المُعالَجَة بالحُمَّى أو بالملاريا
impedancia عائِق، معاوَقَة
impenetrable كَتيم، لايُمكِن إختِراقه، لا يُنفَذُ مِنه
imperativo حتمي، محتَّم، آمِر
impercepción عدمُ الإدراك، عَدمُ الإحساس، عدمُ الرؤيَّة
imperforación إنسِداد، رتق، عدمُ الإنثِقاب
imperforado غير مَثقوب، مَسدُود
imperioso إجباري، إكراهي، إضطراري، مُتَعَجرِّف
impermeable كَتيم، لايتَخَلله السَّائِل، مَسيك
impertiginización قَوبَأة، تَقَشُّر
impetiginoso قُوبائيّ، تَقَشُّري، حَصَفيّ

I

impétigo

impétigo قُوباء، إنتانٌ جِلدي بسببِ الجَراثيم العقذية أوالعُنقوديَّة
folicular *حَصَف أو قُوباء جُريبيَّة*
vulgar *قُوباء شائعَة*
implantación زَرْع، غَرْس، إنغِراس، تَوطين
implantar يَغرِس، يُنشئ
impotencia عُنَّة، عدم قدرة ، عَجز ، ضَعْف
impregnación تشرُّب، إشرَاب، تَحبيل
impregnar يُشرِب، يُحبِل، أشرَبَ
impresión أثر ، إنطِباع
impresionante مُؤثِّر
imprevisto غير مُنتَظر
improvisado مُستَنبَط ، مُرتَجَل
impúber مُجرَّد من الشَّعْر، غير بالِغ
impúdico قليلُ الحَياء
impulsión إندِفاعٌ، نَزوَة
impulso دفعة، دفع، مُحفِّز
In- سابقة بمعنى في، داخل، علامة نفي
inacción عدمُ الحَركَة، ضعف الإستِجابَة
inacidez فقد الحموضة،لا حموضة
inactivación خمول، تعطيل، عدم فَعاليَّة
inactivo خامِل، مُعَطَّل، غير فَعَّال
inadecuado غيرُ لائِق، غير كافٍ
inanición خواء، سغاء (حالة عدم الأكل)
inapetencia قِلَّةُ الشهوة، عدمُ الرغبَة
inarticulado لا مِفصَلي، لا مُتمفصِل
inasimilable مُتَعَذِّر التَّمثُّل، لا يُتمثَّل
inaxon لا مِحوَري
inaxona لا مِحوَري
incadescente تَوهُّج
incapacidad قُصور ، عَجز
incarceracion إنحِباس، حَجز
incarcerado مُنحبِس، مُحتَجز
hernia incarcerada *فتق مُنحَبس*
incesto غشيان المحارم (الجماع بين ذوي القربى المُحرّم زواجهم)
incicloforia إحوِلالٌ تدويري إنسي، دورانٌ للدَّاخِل
inciclotropia حَولٌ إنسيّ، حَولٌ نحوَ الدَّاخِل
incidencia وقوع، حَدَث
incidente عارِض، حَادِثَة
incineración تَرميد (تحويل إلى رماد)، إحراقُ الجُثَث
incipiente بادِئٌ، وشيك
incisión شَقّ، قَطع، بَضع
incisivo قاطِع، ثَنيَّي
incisor قاطِع (ج قواطع)، ثَنيَة
incisura ثُلمة، حزَّة
incitante مُحَرِّض، مُهيِّج
inclinación ميلٌ إلى، إجتِناح، مَيَلان
inclusión إندِماج، شَمل
incoherencia لا تَرابُط، عدمُ التَّناسُق
incomodo مُتعِب، غير مُريح
incompatibilidad تَنافُر، عدم تَوافق
incompatible مُتنَافِر، لا مُتوافق
incompetencia عدم الجَدَارة، عَدمُ الكفاءَة، إنعِدام الأهليَّة
inconsciente عدمُ الإدرَاك، اللاشُعور
inconsistencia تَقلُّب، عدمُ الثَبَات
incontinencia سَلَس
fecal *سلسُ البِراز*
rectal *سلس شَرجِي*
urinaria *سلسُ البَول*
incoordinación عَدم تناسُق، عَدم إنتِظام
incorporación تَضمين، ضَمّ، إندِماج
incremento عِلاوَة
incretógeno مسبب إفراز داخلي، هرموني المنشأ
incretologia طُبُّ الغُدَّد الصُم
incretopatia إعتِلالُ الغُدَّد الصُم
incretorio متعلق بالغُدَّدِ الصُم، صَمَّاوي
incretoterapia المُداوَاة بالإفرازاتِ الدَّاخليَّة، معالجة هُرمونيَّة
incrustación تَلبيس، تَرصْيع
incubación حَضَانَة، تَفْريخ
periodo de incubación *فَترةُ الحَضَانَة (بين الإصابة بالمرض وظهور أعراضه)*
incubadora حاضِنَة
incubo كَابوس
incudal سَنداني، متعلق بالعَظمِ السَّنْداني

infradiafragmatico

incudectomia نَزعُ السَّندان، إستِئصالُ السَّندان
incudiforme سَندانيُّ الشَّكل
incudostapedio سَنداني رِكابي
incurable عُضال، لايَبْرأ، لا يُشفى
incurvado مُقوَّس، مُنحنٍ إلى الداخِل
indentacion تَحزيز، تَسنين، تثلُّم
indicación دَلالَة، إشارَة، علامَة
del tratamiento دواعي المُعالَجة
indicador دَليل، الإصبع السبَّابة، مُؤشِّر
índice مُعامل، دليل، مؤشر، سبَّابة، مَنسب
cardiaco منسب قلبي
cefálico منسب رأسي
cerebral مَنسب مخي
indifereciacion لا تَمايز، عدم التَّميُّز
indiferente غير مُبال، حيادي
indígena أهلي، بَلدي، واطِن
indigestión عسرُ الهَضم، سوءُ الهَضم
indigesto عسيرُ الهَضم، لا يُهضَم
indigitacion إنغِماد، إنغِلال
indigo نيل، نيلي
indirecto غير مُباشر، مُنحِرف
indirrubina إنيروبينا (مادة صباغية في البول)
indiscriminado غير مُمَيِّز، غير مفرِّق
indisposición تَوعُّك
individualización تَنمِيَةُ أو نُمو الشخصيَّة، إفتِراد
indolente غير مُؤلِم
inducción تَحريض
inducido مُحرَّض
inductancia تَحرُّض، مُحارَضَة
inductor مُحَرِّض
induración صَلابَة، قَساوَة، جُساوة
indurado مُتَصَلِّب
indurativo تَصَلُّبي
ineficaz غير فعَّال
inelástico غير مَرِن، عديمُ المَرانة
inercia عَطالة، قُصُور، خُمول
inerte هامِد، خامِل
inervación تَعْصيب، إمْدَادٌ بالعَصَب
inespecífico لا نَوعي، غير خَاص
infancia طُفولَة

infanticidio قاتِلُ الطفل، قتلُ الوليد
infanticultura تربيَةُ الأطفال
infantil طُفولي
infantilismo طفالَة
infartación إحتِشاء، تَحَشٍّ
infarto إحتِشاء
cerebral مُخي
mesentérico إحتِشاءٌ مساريقي
del miocardio إحتِشاءُ عَضَل القلب
infausto غير مفضَّل
infección إنتَان، عَدوى، إصابَة، خَمَج
infeccioso إنتَاني، مَعدِي
infecundidad عُقم، عُقْر
inferior أسفَل، سُفلي
inferolateral سُفلي جَانِبي
inferomediano سُفلي وَسطي
inferoposterior سُفلي خَلفي
infertilidad عُقم
infestación عَدوى بالطفيليَّات، إحتِشار
infibulación تَكميم، تَبكيل، وضعُ خاتم لسَدِّ القلفة في الذَّكر أو لتشويه الأعضاء التناسليَّة للأنثى
infiltración إرتِشاح، رَشح، تَسرُّب
infiltrar يَرتَشِح، يُرَشِّح
inflación نفخ، إنتِفاخ
inflamación إلتِهاب
inflamatorio إلتِهابيّ
inflexión إنعِطافٌ للدَّاخِل، إنثِناءٌ للدَّاخل
influenza إنفلونزا، النَّزلَةُ الوافِدَة
Infra- سابقة بمعنى تحت، دون، سُفلي
infraaxilar تحتَ الإبْط
infraccion كَسرٌ جزئي (في العظم)، كَسرٌ ناقِص
infraclavicular تحتَ التَّرقُوَة
infracomisura تحت الصِّوار (في المخ السفلي)، تحت المِهاد
infraconstrictor المُضيِّقة السُّفليَّة للبُلعوم (عضلة)
infracortical تحت اللِّحاء ، تحت القِشرة
infracostal تحتَ الأضْلاع
infracotiloideo تحتَ الحُقّ، تحتَ الحُفرَة الحُقيَّة (في عظم الحوض)
infradiafragmatico تحتَ الحِجَاب الحَاجِز

I

infraescapular

infraescapular تحت لَوحُ الكَتِف
infraespinoso تَحتَ الشَّوكَة
musculo infraespinoso *العَضَلَة تحت الشَّوكة*
infraesternal تحت القَصّ
infraglenonidea تحتَ الجَوف الحُقّاني
infraglotico تحت المزمار
infrahioideo تحت العَظم الّلامي
inframamario تحت الثَّدي
inframandibular تحت الفَك السُفلي
inframaxilar تحت الفَك العُلوي
inframamilar تحت حلمةُ الثَّدي
infraorbitario تحت الحِجاج
infrapatelar تحت الرَّضَفة
infrapsiquico تحت مُستوى الشُّعور
infrarrojo تحتَ الأحمَر
radiación infrarroja *الأشِعَة تحت الحمراء*
infratemporal تحت الصُدغ
infratentorial تحتَ الخَيمَة (تحت الخيمة المُخيخيَّة)
infratonsilar تحت اللَّوزَة
infratraqueal تحتَ الرُغامى
infratroclear تحتَ البَكَرة
infratubarico تحتَ البُوق (الرَّحِمي)
infratubarico تحتَ النَّفِير (السَّمعي)
infraturbinal القُرَينَة السُّفليَّة، المَحارة السُّفليَّة
infraumbilical تحت السُّرَّة
infricción فَرك، دَلك، تَمرِيخ
infundibular قِمَعيّ
infundíbulo قِمَع
infusión نَقيعٌ، مَنقوع
infusorios النُّقاعيَّات (المهدبات)
ingeniería genética هَندسَة وِراثيَّة
ingesta المَأكول، مَأكولات
ingestión إبتِلاع، أكْل
ingle الأرْب، الأُرْبيَّة (تشريح)، المنطقة بين البطن والفَخذ
ingravescente مُتفاقِم، مُتَزايد
ingrediente مكوّن، مادة التركيب، مُقَوِّم، مادَّةٌ مُؤَلِفَة
ingreso إدْخَال، دُخول
inguinal أُربِي

inguinoabdominal أُربيٌّ بَطنيّ
inguinodinia ألَمٌ أربي
inguinoscrotal أُربيٌّ صَفَنيّ
inhalación إستِنشَاق، نَشْق
inhalador جِهازٌ للإستِنشاق، مُنَشِّق
inhalar يَستَنشِق، يَنشُق
inherente فِطري، مُتأصِّل، طبعي، مُلازِم، مُرتَبِط
inhibición مَنع، كَبح، إثبَاط، نَهي، رَدِع
inhibidor مُثبِط، مانِع، رادِع
inhibir يمنع، ينهى، يُثبط، يَردَع
inhibitorio مُبْطِل، مُثْبِط، مانع
iniaco قَفائي (من نقطة الحدبة القذاليَّة الوَحشيَّة)
inicial أوَّليّ، بدائي، إبتِدائيّ
iniencefalia قَفويَّةُ الدِّماغ، إنقِذالُ الدِّماغ
iniódimo مِسخٌ تَوأمي مُتَّحِد بالقَفَا، مُتَّحِد القَذَالين
inión القَمَحْدوَة (الحدبَة القَذاليَّة الوحشيَّة)، نُقطَةُ القَفَا
iniops مُتبايِنُ الرَّأسين (مسخ)
initis إلتِهابُ النَسيج اللِّيفي أو العَضَلي
injerto طُعم، تَطعيم
inmaduro غير ناضِج، غير بالِغ، فُج
inmediato فَوري، عاجِل، مُباشِر، مُجَاوِر
inmersión غَطس، غَمْر، تَغْطيس
inmiscible غير قابِل للمَزج، غير قابِل للخَلط
inmovilización تثبيت (كسور)، توقيف، مَنْع عن الحَرَكَة
inmune مَنيع، مُمنِع، مَناعي، مُعفى من
inmunidad مَنَاعَة
activa *مَناعَة فاعِلة*
adquirida *مَناعَة مُكتَسبَة*
artificial *مناعَة إصطِناعيَّة*
congénita *مناعَة خِلقيَّة*
materna *مَناعَة أمُوميَّة*
natural *مَناعَة طبيعيَّة*
pasiva *مَناعَة مُنفَعِلة*
inmunización تَمنيع، تَحصين
inmunizante مُمنِّع، مُحصِّن
inmunoanalisis مقايسة مناعيَّة
inmunobiología البيولوجيا المناعيَّة
inmunoblasto أرومَة مناعيَّة
inmunoblastoma ورمٌ أرومي مناعي

inmunocatálisis وَسَاطَةُ المَنَاعَة
inmunocirugía الجِراحة الممنَّعة
inmunocito خليَّة مَناعيَّة
inmunocitoadherencia اِلتِصاقٌ خلوي مَناعي
inmunocitoma وَرمٌ مَناعي
inmunocompetencia أهلية مناعية
inmunocomplejo مُعَقَّد مَناعيّ
inmunoconglutinina ملزبة مناعيَّة
inmunodeficiencia عَوَزٌ مَناعيّ
síndrome de inmunodeficiencia adquirida (SIDA) *متلازمة العوز المناعي المكتسبة*
inmunodepresión كَبْتٌ مَناعيّ
inmunodiagnosis تَشخيصٌ مَناعيّ
inmunodifusión اِنتِشارٌ مَناعي
inmunodominante سائد مَناعياً
inmunoelectroforesis نَقل التَّمنيع الكَهربي (وسيلة لتمييز البروتينات)، رَحَلانٌ مَناعيّ
inmunoensayo مُقايسَة مناعيَّة
inmunoestimulacion تَنبيهُ المَنَاعَة
inmunofiltración تَرشيحٌ مَناعيّ
inmunofisiología الفيزيولوجيا المَناعيَّة
inmunofluorescencia تألُّقٌ مَناعيّ
inmunogenética مُكوِّن المَناعَة
inmunogenicidad إستِمناع، تَكوينُ المناعَة
inmunogénico مناعي، مُوَلِّدُ المَناعَة
inmunógeno مُستَثيرُ المَناعَة، مُستَمنِع
inmunohematología مَبحَث المَناعَة الدَّمويَّة
inmunohemólisis إنحِلالُ الدَّم المَناعيُّ المَنشأ
inmunoincompetente غير مُؤهَل مَناعياً
inmunología مَبحَثُ المَناعَات
inmunológico مَناعيّ
inmunólogo عالِمٌ بالمَناعَة
inmunomodulación تَعديلٌ مَناعيّ
inmunoparesis إستِجابَة مَناعيَّة غير ملائِمَة
inmunopatogenia إمْراضٌ مَناعيّ
inmunopatología المَرضيّات المَناعيَّة
inmunopotencia فاعِليَّة مَناعيَّة
inmunopotenciación تَأييدٌ مَناعيّ
inmunopotenciador مُؤيِّدُ المَناعَة
inmunoprecipitación تَرسيبٌ مَناعيّ
inmunoprofilaxis إتِّقاءٌ مَناعيّ
inmunoproliferativo تَكاثُريٌّ مَناعيّ
inmunoproteina بروتينٌ مَناعيّ
inmunoquímica كيمياءٌ مَناعيَّة
inmunoquimioterpia مُعالجَة مناعيَّة كيميائيَّة
inmunorepuesta إستِجابيَّة مَناعيَّة
inmunorradiometría قياسٌ مَناعيٌّ إشعَاعِيّ
inmunorreacción تَفاعلٌ مَناعيّ
inmunorreactivo مُفاعِلُ المَنَاعَة
inmunorregulación تَنظيمُ المَنَاعَة
inmunosupresión كَبتُ المَنَاعَة
inmunosupresor كابِتُ المَنَاعَة
inmunoterapia مُضادُّ السُّم
inmunotransfusión نَقلُ الدَّم المُمَنِّع
innato فِطْري ، خِلْقي
innocuo غير مُؤذٍ، عديمُ الأذى
inominado لا مُسمَّى، لا إسميّ
Ino- بادئة بنعنى نَسيجٌ ليفيّ أو ضَّام أو عَضَلي
inoblasto أرومَةُ النَّسيج الضَّام، أرومَة ليفيَّة
inoccipucia إنعِدام الفِصِّ القَذالي
inocito خليَّةٌ ليفيَّة
inocondritis اِلتِهاب غُضروفي لِيفي
inocondroma ورَمٌ غُضروفيٌّ لِيفي
inoculable قابِلٌ للتَّلقيح
inoculación تَلقيح، تَطعيم
inocular يُلَقِّح، يُطَعِّم
inocuo مأمون، غير مُؤذٍ
inofragma حجاب ليفي (في العضل)، غِشاء لِيفيّ
inoglia=fibroglia دَبَقٌ لِيفي
inomiositis اِلتِهابٌ عَضَليٌّ لِيفي
inoperable عَصيُّ الجِراحَة، غير قابِل للجِراحَة
inorgánico غير عُضويّ، لاعُضويّ
inosclerosis تَصلُّبٌ لِيفي
inoscopia التَّشخيصُ اللِّيفي، التَّنظيرُ اللِّيفي
inosculación تَفمُّم، مُفاغَرة، مُفاوهَة
inosemia كثرةُ الليفين في الدَّم
inositis اِلتِهابُ اللِّيف العَضَلي
inositol إينوسيتول (سُكَّر الليف أو سُكَّر العضل)
inosituria بيلةُ سُكَّر اللِّيف

I

inosuria

inosuria بيلةٌ سُكَّر الِّليف، كثرة الليفين في البول
inotagma تَرتيبٌ لِيفيّ
inotrópico عَضَليُّ المَفعول، مُؤثِّر في التَّقلُّص العَضَلي
inquilino طُفيليّ، مُساكن (يعيش داخل المضيف ولا يقتات منه)
insalivación إرضَاب، إستِلعَاب (إمتزاج اللُّعاب بالطعام)
insalubre غير صِحِّي
insania خَبَل، جُنون
insano أخبَل، مَجنُون، مُختَلُّ العَقل، غير سَليم
insaturado غير مُشْبَع
inscripción تَسجيل، نَقش، جزء من وصفة طبية، كِتاب
insecticida مُبيدُ الحَشرات
insecto حَشَرَة
inseminación إمْنَاء، إخصَاب، تَلقيْح
artificial *إمْنَاء إصطِناعي، تَلقيحٌ إصطِناعي*
insenescencia التَّقدُّم في العُمر، التَّشيُّخ
insensible عديمُ الحِسّ، عديمُ الإدرَاك
inserción غَرْز، مغرز، إدرَاج، إدخال
insidioso غَدَّار، مُخادِع
insípido عديمُ الطَّعْم
insolación ضَربَةُ شَمس، إستِشمَاس
insoluble غير ذوَّاب، لا يُحَل
insomnio أرَق، سُهَاد
insorción إنمِصاص، حَركَة إمتصاصيَّة
inspección فحصٌ بالعَين، مُعَاينَة
insperesión رَشّ، ذَرّ
inspiración شهيق، تَنَشُّق، وحي
inspiratorio شَهيقيّ
inspirómetro مِقياسُ الشَّهيق، مِقياسُ التَّنفُّس
inspiación إعقَاد، تَثْخين
inspisador مُعَقِّد، عاقد
instilación تَستيل، إدخَال تدريجياً، تَقطير تَنقيط
instintivo غَريزي، فِطْري
instinto غَريزَة، سَليقَة، مَيلٌ فِطري
instrumentación إستِعمالُ الأدوات
instrumental آليّ، أدَاتيّ
instrumento آلَة، أدَاة
insucacion النَّقع، إنْقَاع
insuficiencia قُصُور
aortica *قُصُورٌ أبهَرِيّ*
cardiaca *قُصورُ القَلب*
pulmonar *قُصورُ الرِّئَة*
renal *قُصورٌ كُلَويّ*
repiratoia *قُصورٌ تَنَفسِّي*
insuflación نَفْخ
insuflador مِنفَاخ
insula جزيرة
insular جزيري
insulina إنسولين
insulinemia فَرطُ الإنسولين في الدَّم
insulinogenesis تَكوُّن الإنسولين
insulinoide نَظيرُ الإنسولين
insulinoma تَورُّم إنسوليني، ورمُ جُزر لانغرهانس
insulitis إلتِهابُ خلايا الإنسولين
insulto إهانَة، طَعن، شَتيمَة
insusceptilidad مَنَاعَة، عدم قابلية العَدوى
integración دَمجٌ، تَكامُل
integumentario جِلدي، غِطائِي
intugumento جِلد، لِحاف، غِطاء
intelecto عَقلٌ، ذِهْن
inteligencia ذَكاء
intemperancia إفرَاط، شَرَه، إسْرَاف
intención مَأرَب، مَقصَد، نيَّة، غَرَض
intensidad شِدَّة، عُنْف
intensificación تَشديد
intensimetro مِقياسُ شِدَّة
intensivo شَديد، عَنيف
intento مُحاوَلة، تَجرُبَة
Inter- بادئة بمعنى "بين" ، "ما بين"
interaccesorio بينَ النُّتوءات الإضافيَّة
interacción تَفاعلٌ بَينيّ
interacinar بين العُنبات
interalveolar بين الأسْنَاخ
interaritnoideo بين الطِّرجهاليَّين
interarticular داخِل المَفصِل، بينَ المَفاصِل
intercalado مُقحَم
intercanalicular بين القُنيَّات

intercapilar بين الأوعية الشّعرية
intercarpiano بين الرُسغيات
intercerebral بين نصفي كرة المخ
interclavicular بين التَّرقوتين
intercolumnar بين الأعمدة
intercondíleo بين لُقمتين
intercondral بين الغضاريف
intercostal بين ضِلعين أو اكثر
intercostohumeral بين الأضلاع والعَضد
intercrural بين ساقين، بين فَخِذين
intercurrente مُتدَخِل
interdental بين سِنَّين أو أكثر
interdigitación تشابك، تَعشيق
interdigital بين إصبعين أو أكثر
interescapular بين اللوحين
interespacio فُرجة
interespinal بين ناتئين شوكِيين أو أكثر
interfascicular بين حُزيمات
interfase بين طورين في إنقسام الخليَّة، ما بين مانعين غير ممزوجين
Interfemoral ما بين الفخِذين
Interferencia تداخُل
Interferón بروتين خلوي مُضاد للفيروسات (إنترفيرون)
Interfibrilar بين اللُّفيبات
interganglionar بين العُقد
interglúteo بين الأليَتين
intergrado مرحلة بينيَّة
interlabial بين الشفتين، بين الشَّفرين
interleucina جسماني مناعي (إنترلوثينا)
interlobular ما بين فِصَّين أو أكثر
intermamario بين الثَّديين
intermandibular بين رأس زاويتي الفك السفلي
intermaxilar بين العظمين الوجنيين
intermediario وسيط
intermedio متوسط
intermeníngeo بين السَّحايا
intermenstrual بين حيضين
intermenstruo الفترة بين حيضين
intermisión فترة فاصلة
intermitente متقطِّع
intermuscular بين العضلات
interneurona بين عصبونين أو أكثر
internista طبيب داخلي، طبيب مختص بالأمراض الباطنية
interno داخلي، إنسي
Internodular بين عُقدتين أو أكثر
Internuclear بين النَّوى
Internuncial متوسط بين عصبوين
Interoceptor مُستقبل داخلي(يستجيب لمنبهات إحشائية)
Interorbital بين الحَجاجين
interóseo بين العِظام، ما بينَ عَظمَتين
interparietal بينَ الجُدران، بينَ الجِداريين، بين العظمين الجِداريين
interparoxistico بين إشتِدادين، يَحدثُ بينَ هجمتين إنتيابِتين
interpeduncular بين السُّويقات، ما بين سُويقتين (في الفقرات)
interpolación نَقلُ نَسيج، إستيفاءٌ داخِلي (إحصاء)
interpolar ما بين القُطبين
interposición تَوضيعٌ بَيني، إقحَام
interprotometaméro بين القسامات الأوليَّة
interpúbico بين عَظميَ العَانَة
interrenal بينَ الكُليتين
interrumpido مُنقطِع
interrupción إنقِطاع، قَطع
del embarazo *إجهاضٌ محَرَّض*
intersección تَقاطُع
intersexo بين الجِنسين، مُختِلطُ الجِنسين، خُنثى
intersexualidad إختِلاطُ صِفات الجِنسَين
intersticial خِلالي
intersticio خِلال، مَنفَذ، فُجَّة
intertarsal بين الرُصغيّات، بينَ عظامِ الرُصغ
intertrigo تَسميط، مَذح، (إلتِهاب الجلد في أماكن الإحتكاك في الجسم)
intertrocantéreo بينَ المَدْوَرين
línea intertrocntérea *الخَطُ بين المَدَوَرين*
intervalo فَترَة، فاصِلَة، مُدَّة
intervención مُداخَلة، تَدخُل، تَوسُّط، عملية

I

intervalvular

intervalvular بينَ الصِمامات، بينَ المَصاريع
interventricular بينَ البُطينين
intervertebral بينَ فِقرَتين
intestinal مِعَويّ، مِصراني
intestino مِعي، مِصران
intima باطِنَة (الشِّريان أو الوريد)
intimal متعلق بالبَاطِنَة
intimitis إلتِهابُ البَاطِنَة (إلتِهابُ البَاطِنَة الشِّريانيَّة أوالوريديَّة)
intolerancia عَدم تَحمُّل
intoxicación تَسمُّم، سُكْر، ثَمَل
intra- سابقة بمعنى داخِل، في الدَّاخِل
intra vitam أثناءُ الحَياة
intraabdominal داخِلُ البَطن
intraarterial داخِلُ الشِّريان
intraarticular داخِلُ المَفصِل
intrabronquial داخِلُ القَصَبة
intracapsular داخِلُ المِحفَظَة
intracardiaco في القَلب، داخِلُ القَلب
intracarpal داخِل المِعصَم
intracartilaginoso داخِلُ الغُضروف
intracelular داخِلُ الخليَّة
intracerebral داخِلُ المُخ
intracolico داخِلُ القُولون
intracraneal داخل الجُمجمُة، داخِل القِحْف
intradérmico داخِلُ الأدَمة، أدَمي
intradermorreacción تفاعُلٌ أدَمي، تفاعلٌ داخل الجِلد
intraduodenal داخِلُ العَفَج، داخل الإثنا عشري
intradural داخل الجافيَة، تحتَ الأمُّ الجافيَة
intraespinal داخِلُ القَناة الشوكيَّة
intrafetación تكوُّن جَنين داخِل جَنينٍ آخر
intragástrico داخِلُ المَعِدة
intraglandular داخِل الغُدَّة
intrahepático داخِل الكَبِد
intraintestinal داخِلُ الأمعاء
intralaminar داخِلُ الصُّفاحة، داخِل الشَّريحَة، داخل الصَفيحَة
intralaríngeo داخِل الحَنْجَرة
intraligamentoso في الرِّباط
intralobular داخِلُ الفُصَيص
intramamrio في الثَّدي
intramedular داخِلُ الحَبْل الشوكي، داخل النخاع، داخل النِقي
intramembranoso داخِلُ الغِشاء
intramural داخِلُ الجِدار
intramuscular في العَضَل
intranasal داخِلُ الأنْف
intranatal أثناءَ الوِلادَة
intranuclear داخِل النُّواة
intraocular داخِلُ مُقلةَ العَين
intraoral داخِلُ الفَّم
intraorbitario داخِلُ الحِجَاج
intraóseo في العَظم
intraparenquimatoso داخِلُ اللُّحمَة
intraparietal داخِلُ الجِدار
intrapélvico داخِلُ الحَوض
intrapericárdico داخِلُ التأمور
intraperitoneal داخِلُ الصِّفاق
intrapirético خِلال إرتِفاع درَجة الحَرارَة
intrapleural دَاخِل الجَنبَة
intrapontino داخِلُ الجِسر
intrapulmonar داخِل الرِّئَة
intrarrectal في المُستقيم، داخِلُ المُستقيم
intraselar داخِلُ السَّرج
intrasinovial داخِلُ المَفصِل الزَّليلي
intratimpánico داخِلُ التَجويفُ الطَّبليّ
intratorácico داخِلُ الصَّدر
intratraqueal داخِلُ الرُّغامى
intraureteral داخِلُ الإحليل، داخِلُ الحَالِب
intrauterino داخِلُ الرَّحِم
intravaginal داخِلُ المَهْبِل
intravasación إنسِكابٌ داخلي (داخِلُ الوِعاء)، نضحٌ وِعائيّ
intravascular داخِلُ الوِعاء
intravenoso في الوَريد، داخِلُ الوَريد
intraventricular داخِلُ البُطَين
intravesical داخِلُ المَثانَة
intravitre داخِلُ الجِسم الزُّجاجيّ
intrínseco ضِمني، داخِليُّ المَنشأ، في الدَّاخِل

intro سابقة بمعنى داخِل أو ضِمن
introflexión إنحِناءٌ للدَّاخِل، تَنيٌّ للدَّاخل
introito فَوهَة، مَدخَل
intromisión إدخَال، إيلاج
introspección مُراجعَةُ الضَّمير، تَحليلٌ ذاتيّ، تأمل باطِني
introversión إنثِناءٌ للدَّاخِل، إنطِواء
intubación تَنبيب، أنْبَبَة (إيلاج أنبوب للتخدير)
endotraqueal تَنبيبٌ رُغاميّ
nasal تَنبيبٌ أنفِيّ
oral تَنبيبٌ فَمَويّ
intubador أُنبوبَة، مِنبَلب
intumescencia إنتِباج، إنتِفاش، تَثخين
intususcepción إنغِمادٌ مِعَويّ، إنغِلاف
inula الرَّاسن (جنس نبات)
inulina إنولينا، نَشا نَباتي
inunción تَمْريخ، دَهْن
invaginación إنغِماد، إنغِلاف
invalido عاجِز، مُقْعَد
invasión غَزْو، إغارَة
inversión إنقِلاب نحوَ الدَّاخِل
inversus مَقلوب
invertebrado لا فِقَاري
invertido مَقلوب، مُنحَرِف، لُوطي
inveterado مُتعسِّر الشفاء، مُزمِن
in-vitro في الزُّجاج، في الأنبوب
in-vivo في الجِسمِ الحَيّ
involución إنتِكاس، نُكوص، أَوْب
involucro غِلاف، كِساء
involuntario لا إرَاديّ، متعلق بالحَرَكة اللاإرادية
inyección حُقنَة، زَرْق
inyectable قابِلٌ للحَقن، حَقون
inyectado مَحقون، مَزْرُوق
ion أيون، شارِدَة
iónico شارِدي، أيوني
ionización التَّشادُر، التشريد، التَّأين
ionogénico مكون الشوارد، مولد الأيونات
ionómetro مِقياسُ التَّأيُن، مِشْرَاد
ionona أيونونا (مادة عطرية)

ionoterapia المُعالَجَة الأيونيَّة، المُدَاوَة بالشَوارِد
iontoforesis رِحَلان أيونيّ، إستِشْرَاد
iotacismo كَثْرةُ إستِعمال حرف الياء في الكلام، يَأيَأة
ipecac عِرقُ الذَّهب(الجذور المجففة لنبات مُقَيء)
ipsolateral على الجانِبِ نَفسه، بنفسِ الجَانِب
irascibilidad سُرعَةُ الغَضَب، نَزَق
iridal قَزَحي
iridalgia ألمُ القَزَحيَّة
iridauxesis تَثخُّن القَزَحيَّة
iridectasis تَوسُّعُ البُؤبُؤ
iridéctomía قطعُ القَزَحيَّة
iridectomo مِبضَعُ القَزَحيَّة
iridectropión شتر قزحي خارجي، إنقلاب للخارج للقزحيَّة
iridemia نزف القزحيَّة
iridenclesis حصر القزحيَّة، تعليق القزحيَّة، إنحباس القزحيَّة في جرح أو شق
irideremia غيبة القزحيَّة، إنعدام القزحيَّة
iridesis ربط القزحيَّة، تثبيت جزء من القزحيَّة
iridio الإيريديوم (العنصر السابع والسبعون)
iridoavulsión قلع القزحيَّة
iridocapsulitis إلتهاب القزحيَّة والمِحفظة
iridocele فتق قزحي
iridociclitis إلتِهاب القزحيةً والجسم الهدبي
iridocinesis حركة القزحيَّة
iridocoloboma ثُلامة القزحيَّة، شُقاق القزحيَّة (تشويه خلقي)
iridoconstrictor مضيِّقة الحدقة (العضلة مضيِّقة الحدقة)
iridocoroiditis إلتهاب القزحيَّة والمشيميَّة
iridodiagonsis التشخيص القزحيَّة
iridodiálisis تحرير القزحيَّة، تخليص القزحيَّة
iridodonesis إرتجاف القزحيَّة
iridoleptinitis ضمور القزحيَّة، ترقق القزحيَّة
iridomalacia تلين القزحيَّة
iridomotor متعلق بحركة القزحيَّة
iridonco تورُّم القزحيَّة
iridopatía إعتلال القزحيَّة
iridoperifacitis إلتهاب محفظة العدسة والقزحيَّة

iridoplejía شلل القزحيَّة
iridoptosis تدلي القزحيَّة، بوط القزحيَّة
iridoqueratitis إلتهاب القزحيَّة والقرنيَّة
iridorrexis تمزق القزحيَّة
iridosclerotomia بضع أو شق القزحيَّة والصلبَّة
iridostéresis نقل القزحيَّة، إستئصال القزحيَّة
iridotasis مدُّ القزحيَّة، شدُّ القزحيَّة، مطُّ القزحيَّة
iridotomía شَقُّ القزحيَّة
irido سابقة بمعنى القزحيَّة
iris جِنسٌ من الزنبق
irradiación تَشَعُّع
irreducible مُتَعسِّرُ الرَّد، لا يُرَد
fractura irreducible *كَسرٌ غير رَدُود (من غير الممكن عودته لما كان عليه)*
hernia irreducible فَتقٌ غير رَدود
irregular شاذٌ، غير مُنتَظم
irrespirable غير صالِح للتَّنفُّس، غير ممكن تَنَفسه
irreversible لا يُعكَس، لا يُقلَب
irrigación ري، إرواء
irritabilidad قابليَة الإثارة، قابليَة التَّهيُّج
irritable قابل للتَحرُّش، قابل للتهيُّج
irritación تهيُّج
irritante مُهيّج، مُثير
irritativo تَهيُّجي
isócrono تَواقُت
isco سابقة بمعنى الكَبت
iscuria إحتِباسُ البَول
isomería تَماكُب، تصَاوُغ، تساوي الأجزاء (تشابه في التركيب)
óptica *تَصَاوُغ بَصري*
isomerismo تَشاكُل، تَماكُب، تَصَاوُغ
isómero مُصاوِغ، مُمَاكب (مشابهٌ في التركيب ومختلف في الترتيب)
isométrico مُتساوي القِياسات
isometropía تَساوي إنكِسارُ العَينين
isomorfismo تَساويُ الشَّكل
isomorfo متساوي الشَّكل، مُتشَاكِل، مُشابه شَكلاً
isoniacida إيسونياثيدا (دواء للسُّل)
isopatía المُعالجَة بالدَّاء

islote جزيرة
islotes جُزيرات
de Langerhans *جُزيرات لانجرهانس في البنكرياس*
isoaglutinación تراصٌ أسوي
isoaglutinina راصَّة إسويَّة
isoanticuerpo جِسمٌ مُضادٌ مِثلي
isoantígeno مُستَضِدٌ إسوي، مُولِّدُ المُضاد المثلي
isocelular مُتساويُ الخَلايا
isocitoisis تساوي الخَلايا
isocoria تَساوي البُؤبُؤين
isocortical القِشرَة الإسويَّة
isocromático مُتَّسقُ اللَّون، ذو لونٍ واحِد
isocromosoma صِبْغي إسوي، صِبْغي متساوي الأذرُع
isocronismo تساوي المُدَّة
isodactilia تَساوي الأصابِع
isodinámico متَّسق القُوَّة، مُتساوي الطَاقَة
isoeléctrico مُتساوي التَكهرُب
isoenzima نَظيرٌ إنزيمي، إنزيم أسْوي
isoforia تَساوي تَوتُّر عضَلات العَينين
isogamia إنْسَال مُتماثِلُ الأمشَاج
isohemaglutinina راصَّة دمويَّة إسويَّة
isohemolisina حَالَّة دَمويَّة إسويَّة
isolisina حالٌ مُتساوٍ
isolisis إنحِلالٌ مُتَساوٍ

isopía تساوي إبصَار العَينين، تساوي الرُّؤيَة
isosmótico مُتَسِقُ الضغط التَناضُجي
isostenuria بِيلةٌ مُتسقة الكَثافة
isotérmico متساوي الحَرارَة
isotipo نمطٌ إسويّ
isotonía تَوتُّر مُتساوٍ
isotónico مُتساوي التَّوتُّر
isótopo نَظير
isotoxina ذِيفانٌ مُتشَابِه
isotrópico مُوحَّد الخَواص، مُتسقُ الإتِجاهات
isquemia نقصُ التَّروية، إقفَار، فِقر دَم مَوضِعي
isquesis إحتِباس، أسر

isquial وَرِكي، إسِكيّ
isquialgia وجعُ الوَرِك
isquidrosis إحتِباسُ العَرَق، إنقِطاعُ التَّعرُّق
isquio سابقة بمعنى الوَرِك، عَظمُ الوَرِك
isquiocele فتقٌ وَرِكيّ
isquiococcígeo وَرِكيٌّ عُصعُصيّ، إسكيٌّ عُصعُصيّ
isquiodimo مِسخان مُتحدَّان عند الحَوض
isquiofemoral وَرِكيٌّ فَخذيّ، إسِكيٌّ فَخذيّ
isquion الوَرِك، عَظمُ الوَرِك، الإسِك
isquiopago مِسخان مُتحدان عند الوَرِكين
isquiopúbico وَرِكيٌّ عانيّ، إسِكيٌّ عاني
isquiorrectal وَرِكيٌّ مُستقيميّ، إسِكيٌّ مُستقيمي
istmectomía خَزعُ البَرزَخ
ístmico بَرزَخيٌّ، عُنقيّ
istmo بَرزَخ، عُنق
isuria بِيلةٌ إنتِظاميَّة، تَبوُّل مُتَّسق
iter مَعبَر، قناة
iteral مَعبَري
ixodes اللَّبُود (جنس من القُراد)
ixodiasis داءُ الألبَاد
izquierda يَسار

J

Jabón صَابون
jalapa شَبُّ الليل (جنس من الازهار)
janiceps مُزدوجُ الوَجه (مِسخ)
janocéfalo مُزدوجُ المُّخ (مِسخ)
jarabe شراب
jargonafasia حِبسة راطِنة، كلامٌ غير مَفهوم
jenerización تَمنيع (تَلقيح) بفيروسِ الدّاء المُخَفَف
jeringa مِحقَنَة
jugo عَصير
julio جول (وحدة الطاقة والحرارة)
juntura مَوْصِل، إلتِحام، إلتِصَاق
cartilaginosa مَوْصل غُضروفي
fibrosa مَوْصِل ليفي
sinovial مُوصِل زَليلي
juvenil يَفَعي، حَدَثْ، صِبياني، فَتَوي

K

Kilo كيلو
kilocaloría كيلو كالوري
kilogramo كيلوغرام
kilolitro كيلو ليتر
kilometro كيلومتر
kitasamicina كيتاساميثينا (مضاد حيوي)
klebsiela الكليبسييلة (نوع من الجراثيم المِعَويَّة)
kuru الكورو ، مَرضٌ عَصبي مُميت (بسبب إلتهام مُخ جثة إنسان)

JK

L

laberintectomía خَزعُ التِّيه، إستِئصال التِّيه
laberíntico تيهيّ
laberinitis إلتِهابُ التّيه، إلتِهابُ الأُذنِ الباطِنة
laberinto التِّيه
olfatorio *التّيه الشمّي*
óseo *التّيه العَظمي*
laberintotomía شَقُّ التّيه
labialismo تَكلُّمٌ شَفَوي، تَلفُّظ شَفوي
lábil غير مُستقر، غير ثابت، مقلقل، مُتَغَيِّر
labilidad عدم الإستقرار، قلقلة، لا ثبات
labio- سابقة بمعنى شَفَة أو شفوي
labioalveolar شَفويٌ سِنخي
labiocorea رَقصٌ شَفَوي، رَجفانٌ شَفَوي
labiodental شَفَوي سِنّي
labioglenoideo شَفَا الحُقَّة
labioglosofaríngeo شَفَوي لِساني بلعومي
labioglosolaríngeo شَفوي لِساني حَنجَري
labiógrafo مُخطّط شَفَوي، مُخطِّط حَركات الشفتين
labiolingual شَفَوي لِساني
labiología علم الشِّفاه، دراسةُ حركات الشِّفاه
labiomental شَفَويٌ ذَقني
labiomicosis داءٌ فُطريٌ شَفَوي
labionasal شَفَويٌ أنفي
labiopalatino شَفويٌ حَنكي
labioplastia رأبُ الشَّفَة
labiotenáculo مِلقطُ الشَّفة
labítomo ملقط قاطع
labor مِهنة، عَمل
laboral مِهني، عَملي
labrocito خليةٌ بَدينة
labrum شَفَة، حرف، حَافَّة، شَفا
acetabular *شَفا الحُق*
glenoideo *شَفا الحُقَّة*
lacerable قابِلٌ للتَّمزيق، قابل للتَّجريح
laceración تَمزيق، إنهتاك
lacerado مُمَزَّق، مُمَزَّع، تَعيس
lacrimacion إنهِمالُ الدَّمع، تَدَمّع
lacrimasa إنزيمٌ دَمعي
lacrimonasal دمعيٌ أنفِي
lacrimotomía شَقُّ كيسٍ أو غُدَّةِ الدَّمع
lacticidemia وجودُ حمضِ اللَّبن في الدَّم
lactaciduria بيلةُ حَمض اللَّبن
lactación دَرّ، إرضَاع
lactagogo مُدِرُّ اللَّبن
lactoalbúmina زلالُ اللَّبن
lactante الرَّضيع
lactasa خَميرةُ سُكَّر اللَّبن
lactato مِلحُ حَمض اللَّبن، لَبنات
lactescente لبنيَّة الشَّكل
lacticemia وجودُ حَمض اللَّبن في الدَّم
láctico لَبنيّ
lactífero ناقِلُ اللَّبَن، مُفرِز اللَّبن
lactificación التلبُّن، تَكوين حَمض اللَّبن
lactífugo قاطِعُ اللَّبن، قامِعُ إفراز اللَّبن
lactígeno مُفرِزُ اللَّبن
lactígero مُولِّد اللَّبن، مُفرز اللَّبن
lactina سُكَّر الحَليب
lactívoro يَتغذى بالحَليب
lacto- سابقة بمعنى لَبَن أو لَبني
lactobacillus العُصيَّة اللَّبنيَّة، المُلَبِّنة
lactobutirómetro مِقياسُ زبدة اللَّبن
lactocele قِيلةٌ لَبنيَّة
lactoconio غُبيراتٌ لَبنيَّة
lactodensímetro مِقياسُ كَثافة اللَّبن
lactoflavina فيتامين ب ٢
lactogénesis إفرَازُ اللَّبن
lactogeno مُحفِّزُ الألبان، مُدِرّ اللَّبن
lactoglobúlina غلوبولين اللَّبن، كُريين اللبن
lactómetro مِقياسُ كثافة اللَّبن
lactoproteína بروتين اللَّبن
lactorrea ثَرُّ اللَّبن، سَيلانُ اللَّبن
lactosa سُكَّرُ اللَّبن
lactoscopio مِقياسُ زبدةِ اللَّبن، مِقياسُ الدهن في اللَّبن

lactosuero مَصْل اللَّبن
lactosuria بِيلةٌ لاكتوزية، بِيلةُ سُكَّر اللَّبن
lactoterapia المُعالجَة باللَّبن
lactotoxina سمُ اللَّبن
lactovegetariano لَبني نباتي، يعيشُ على اللبن والنبات
lactuca فَصيلةُ الخَس
lacúnula جُويبَة، فجوة صَغيرَة
lachesis القصقاص(جنس من الحيات السامة)
ladilla قَملُ العَانَة
lado جانب، جَنب، ناحيَة
lago بُحيرَة
lagoftalmos عينٌ أرنبيَّة (حالة عدم التمكن من غلق العين تماماً)
lágrima دَمعَة
lagrimal دَمعيّ
laguna بُحيرة، ثَغرَة، فَجوَة
lagunar جوبي، فَجوي
laiosa لايوسا (مادة توجد في بول مرضى السكر)
lalación طَمطمَة طِفليَّة، شَكلٌ طِفليٌّ للكَلام
lalitaría مَبحثُ ومعالجة إضطرابات النَّطق
lalo- سابقة بمعنى الكلام
lalofobia رَهبَة التَّكلُّم
lalognosis معرِفَة الألفاظ، فَهمُ الكَلام
laloneurosis عُصابُ النُّطق
lalopatía إعتِلالُ النُّطق
lalopatología علمُ أمراض التَّكلُّم
laloplejía شَلَلُ أعضاء التَّكلُّم
lalorrea ثَرثَرَة
lambda الحرف الإغريقي الحادي عشر، لامدا
lambdacismo تَلفُّظُ اللام رَاء
lambdoideo لامي (شبيه بالحرف الإغريقي لامدا)
lambert لامبيرت (وحدة سطوع الضوء)
lamblia اللمبلية المِعَويَّة
lambliasis داء اللمبليَّات المِعَويَّة
lamelar صَفيحيٌّ، ذو شرائح
lamella شَريحَة، صَفيحَة
lamina صَفيحة، رَقيقة
cribo *الصَّفيحة المَصْفَويَّة*
dental *الصفيحة السنية*

laminación التَّصفيح
laminado مُصفَّح، مُركب من صفائِح
laminagrafía تصويرٌ صَفيحيٌّ شُعاعي
laminar صَفيحيّ
laminaria جِنسٌ من الأعشابِ البَحريَّة
laminectomía إستِئصال الصَفيحة (الفِقرية) ، إستِئصالُ القَوس الخَلفيَّة للفِقرة
laminitis إلتهاب الصفيحة
laminotomía شق الصفيحة
lámpara مصباح، قنديل
lamprofonía وضوح الصوت، صفاء الصوت
lana صوف
lancelado مُونَّف، مسنن
lanceta مبضع، مشرط، واخزة
lancinante رامح، واخز
lanolina صوفين، دهن صوف الغنم
lanugo زغب، شعر ناعم (كشعر الجنين)
laparectomía خزع البطن
laparo سابق بمعنى خصر، بطن
laparocele فتق بطني
laparocistectomía إستئصال الكيسة بطريق البطن
laparocolecistotomía شق المرارة البطني
laparocolectomía خزع القولون، إستئصال القولون بطريق البطن
laparocolostomía تفمم القولون بطريق البطن
laparoenterostomía مفاغرة المعى بشق البطن
laparoenterotomía بضع المعى بطريق البطن
laparogastroscopia تنظير المعدة بطريق البطن
laparogastrostomía تفمم معدي بطريق البطن
laparogastrotomía شق المعدة بطريق البطن
laparohepatotomía بضع الكبد بطريق البطن
laparohisterectomía إستئصال الرحم بطريق البطن
laparohisterotomía بضع الرحم بطريق البطن
laparoileotomía شق اللفائفي بطريق البطن
laparomitis إلتهاب العضلات البطنية
laparomiomectomía إستِئصَال وَرَم عضلي بشق البطن
laparomonodidimo توأمان مُندَمِجا المُؤخرة

laparonefrectomía إستِئصَال الكلية بطريق البطن (بشق الخصر)
laparorrafia خياطة البطن، رفو البطن
laparosalpingectomía إستئصال البوق بشق البطن
laparosalpingooforectomía إستئصال البوق والمبيض بطريق البطن
laparoscopia تنظير البطن
laparoscopio منظار البطن
laparosplenectomía إستئصال الطحال بطريق البطن
laparotiflotomía شق الأعور بطريق البطن
laparotomafilia ولع فتح البطن (رغبة المريض في جراحة البطن)
laparotomía شق البطن
lapinización تلقيح الأرانب (توهين الفيروس بإمراره في الأرنب)
lapsus زلة، زلقة
 lingual *زلة لسان*
lardaceína شحمين، بروتين يظهر في الداء النشواني (تحول النسج النشويدي)
lardáceo شحمي، شبيه بالشحم
laringalgia وجَعُ الحُنجُرَة
laringe الحُنجرة
laringectomía إستِئصَال الحُنجرة
laríngeo حُنجري
laringismo تشَنُّج الحُنجرة
laringitis إلتِهاب الحُنجرة
 aguda catarral *إلتِهاب الحُنجرة النزلي الحاد*
 atrófica *إلتِهاب الحُنجرة الضموري*
 cronica catarral *إلتهاب الحُنجرة النزلي المزمن*
 cruposa *إلتِهاب الحُنجرة الخناقيَ*
 membranosa *إلتهاب الحُنجرة الغشائي*
 sifilítica *إلتِهاب الحُنجرة السفلسي*
laringo سابقة بمعنى الحُنجرة
laringocele قيلة حُنجرية
laringocentesis بَزَل الحُنجرة
laringofaringe البلعوم الحُنجري
laringofaríngeo حُنجري بلعومي
laringofaringitis إلتهاب الحُنجرة والبلعوم
laringofisura شَقّ الحُنجرة
laringofonía صَوتُ الحُنجرة
laringografía تَصْوير الحُنجرة
laringograma صُورَة الحُنجرة
laringología مبحث الحُنجرة
laringomalacia تليُّن الحُنجرة
laringoparalisis شَلَلَ الحُنجرة
laringopatía إعتِلال الحُنجرة
laringoplastia رأب الحُنجرة
laringoplejía شللُ الحُنجرة
laringoptosis تدلي الحُنجرة
laringorrafia رَفو الحُنجرة
laringorragia نزيفٌ حُنجريّ
laringorrea ثرٌّ حُنجريّ
laringorrinología علم الحُنجرة والأنف وأمراضهما
laringoscleroma تصلُّب الحُنجرة
laringoscopia تنظيرُ الحُنجرة
laringoscopio منظارُ الحُنجرة
laringospasmo تشنُّج الحُنجرة
laringostasis خانوق
laringostato مثبِّت بالحنجرة، جهاز لحفظ الراديوم داخل الحنجرة
laringostenosis تضيُّق الحنجرة
laringostomía فغر الحنجرة ، تفميم الحنجرة
laringostroboscopio منظار الحنجرة الإضطرابي
laringotisis سلُّ الحنجرة
laringotomía بضع الحنجرة
laringotraqueal حنجريٍّ رغاميّ
laringotraqueitis إلتهاب الحنجرة والرُّغامى
laringotraqueotomía بضع الحنجرة والرُّغامى
laringovestibulitis إلتِهاب دهليز الحنجرة
laringoxerosis جفاف الحنجرة
larva يَرَقة
larvado خفي ،مقنَّع
larval يرقاني
larvicida مُتلِف اليرقات
láser ليزر(تضخيم الضوء بانبعاث الإشعاع المنبَّه)
lasitud إنهاك، عياء

L

latencia

latencia كُمون، تستر
latente كامِن، مُستَتِر
lateral جانبي، وحشي
lateralidad التجانب، الميل إلى جانب دون الآخر،حركة جانبية
lateralizado نحو الجانب
lateroabdominal بَطنِيّ جانبي
laterodesviación إنحِرافٌ جَانِبيّ
lateroducción حركةٌ جانِبيَّة (خاصة للعين)
lateroflexión إنثِناءٌ جانبي
lateropulsión إنْدِفاع جَانبي
laterotorsión إنْفِتَال جانبي
lateroversión تَحويلٌ جانبي، إنقِلاب جانبي
látex لاتكس، عصيرٌ لَبَنيٌّ تُفرزهُ بعض النباتات، عصارة بعض النباتات
latido نَبض، ضَربَة، خَفَقان
latir يَنبُض، يَخْفُق
latirismo التسمُّم بالجُلُبَّان (جنس من النباتات)
latirógeno مُولِّدُ اللاثِيريَّة (الجلبان)
latissimus العريض، الأعرَض
musculo latisimus dorsal
العضلة الظَّهريَّة العَريضَة
laudable مَمدوح، حَمِيد
leishmaniasis cutánea=botón de Alepo
حَبَّة حَلَب = داءُ اللَّشمانيَّات الجِلدي
leishmaniasis infantil داءُ اللَّشمانيَّات الطِّحالي الطِّفلي
leishmaniasis visceral Kalazar الحَشَوي كلاأزار
leishmanicida مُتلِف اللَّيشمانيا
leishmaniosis اللَّشمانيَّة
lejía سائِل قَلوي(كلور وأملاح أخرى)
lema زُهم جفني، عَمَص العَيْن، شَحم جفني، مُفرز الغُدد المَيبيونيَّة
lémico طاعُوني، وَبائي
lemmoblasto أرومَة غِمديَّة
lemmocito خَليَّة غِمديَّة (خليَّة مشتقَّة من العرف العصبي) ، خَليَّة مُقشَّرة
lemnisco لِفَافة ، شَريط ، فَتيل
láudano صبغُ الأفيون

lavado غَسْل ، غَسْيل
de cerebro *غسيلُ مُخ*
gástrico *غسيل مَعِدة*
peritoneal *غسيل الصِّفاق*
sanguineo *غسيل الدَّم*
lavándula الخُزامى (جنس نبات)
lecitovitelina ليثيتوفيتالينا (مستحضر للأوساط الزراعية)
laxante مُليِّن، مُطرِّي
lazareto مستشفى الأمراض المُعْديَة
lecanópago توأمان مُلتَحِما الحَوض
lecitalbúmina ألبومين ليسيتيني، ألبومين صَفارُ البَيض
lecitina ليسيتين، مُحِّين، صَفَارُ البَيْض
lecitinasa خَميرةُ المُحِّين
lecitenemia وجودُ الليسيتن في الدَّم
lecito- سابقة بمعنى المُحّ
lecitoblasto جَذعةُ الصَّفار، أرومَة المحِّين
lecitoproteína بروتين محِّي
leche حَليب
legionela الفيلقيَّة(جنس جراثيم من فصيلة الفيلقيات)
legionnelosis داءُ الفيلقيَّات
pneumophila *الفيلقيَّة المُسترِوحة*
legra مُبتِر، سكِّين ذو حَدَّين
leio- سابقة بمعنى أمْلَس
leiodermia فَرطُ مَلاسة الجِلد
leiomioma وَرَمٌ عَضَليٌّ أملَس
leiomiosarcoma سَركوما عَضَليَّة مَلسَاء
leiotrico أمْلَسُ الشَّعر
leishmania ليشمانيا
(حيوان طفيلي من ذواتِ السِّياط)
leishmaniasis داءُ اللَّشمانيَّات
lemografía وصفُ الطَّاعون أو وصفُ وَباء
lemoparálisis شَلَل المَريء
lemostenosis تَضَيُّق المَريء
lengua لِسَان
geográfica *لسانٌ جغرافي*
lente عَدَسَة، عَدَسَةُ العَيْن
acromática *لا لونيَّة*

astigmática *لانقطيَّة*
bicóncava *مُقَعَّرَةُ الوَجْهين،*
bifocal *ثنائية البُؤرة*
de contacto لاصِقَة
lentectomía إستِئصَال العَدَسَة
lenticela غُدَّة عَدَسيَّة الشَّكل، غُدَّة تحت قاعِدة اللِسان
lenticono عَدَسَة مَخْروطة، مَخروط العَدَسَة (نتوء مخروطي في عدسة العين)
lenticula النواة العَدَسِيَّة، شامَة
lenticular عَدَسيّ، متعلق بالعَدَسَة البَلوريّة
lenticuloestriado عَدَسيّ مُخَطَّطِيّ، متعلق بالنَّواة العَدَسيَّة والجِسم المُخَطَّط
lenticuloóptico عَدَسيّ بَصَريّ
lenticulotalámico عَدَسيّ مِهادي، متعلق بالنواة العَدَسيَّة والسَرير البَصَري
lentiforme عَدَسيُّ الشَكل
lentiginosis داءُ الشّامات، بَرَش، نمش
lentiglobo تَكوُّرُ العَدَسة
lentigo عُديسَة، شامَة، خَال، نمشة
lentilla عَدَسَة لاصِقة
lentitis إلتِهابُ عَدَسَة العَين
lentoptosis هُبوطُ العَدَسَة
leñoso خَشبي، حَطبي
leontiasis الجُهام، داء السحنة الأسدية
leotrópico منحَازٌ لليَسار، يدورُ من اليمينِ لليسَار
lepídico قِشري، حَرْشَفي
lepidoma ورمٌ قِشري، ورمٌ حَرشَفي
lepidópteros حَرشفيَّات الأجنِحة (نوع من الحشرات)، ذواتُ الأجنِحة القِشريَّة
lepidosis داءٌ قِشري
lepocito خليَّة مُحَرشَفة
lepotrix تَحرشُف الشَعر، إعتِلال فُطاري للشَّعر
lepra الجذام، البَرَص
leprechaunismo مَرضُ الجِنّ، مجموعة وعقليَّة إعتلالات جسميَّة
leprólogo إختصاصي الجُذام
leproma وَرَم جُذامي
leprosería مستشفى أو ملجأ المَجذومين، مُجذَمة
leproso جُذامي، مَجذوم
leprostático كابِحُ الجُذام

leptandra جذورُ زهرة الحَواشي
lepto- سابقة بمعنى نَحيف، رَقيق
leptocefalia ضيقُ الرَّأس ونحافتُه، الصَّعل
leptocéfalo طويلُ الرَّأس ونحيفُه، أصعَل
leptocito خليَّة أو كُريَّة نَحيفة
leptocitosis كَثرةُ الخَلايا النَحيفَة
leptocroa نَحافةُ الجِلد
leptodactilia نَحافةُ الأصابع
leptodonto نَحيفُ الأسنان
leptodermico رَقيقُ الجِلد
leptofonía رِقَةُ الصَّوت
leptomeninge السَّحايا الرقيقة(تشمل الأم الحنون والعنكبوتية)
leptomenenigioma ورمُ السَّحايا الرَقيقة
leptomenengitis إلتِهابُ السَّحايا الرَقيقة
leptomonas المَمشوقَة (جنس طفيليات من رتيبة المثقبانيات)
leptonema التَّخطيطُ الرَقيق، طور الخيوطِ النحيلة (من الإنقسام الخلوي)
leptoprosopia طويلُ الوَجه وضيِّقه، نَحافة الوجه
leptorrinia إستِطالة الأنْف مع نَحَافتِه
leptosomático نَحيفُ القوام، نَحيفُ الجِسم
leptospira البَريميَّات الرَقيقة
leptospirosis داءُ البَريميَّات الرقيقة، داءُ اللولبيات النَحيفة
leptospiruria بِيلةُ البَريميَّات
leptothrix الشّعريَّات الرقيقة (نوع من البكتريا)
leptotricosis داءُ الشّعريَّات الرقيقَة
leptotriquia الشّعريَّات الرقيقَة، جراثيمٌ سليمة في الفَمّ
leptus جِنس الرَّقيقات كالخَنافس، اليَرقوقة
leresis ثَرثَرة الشَّيخوخة
lesbiana سحاقيَّة، مُساحِقَة، لوطيَّة
lesbianismo السِّحاق
lesión آفَّة
letal مُهلِك، مُميت
letalidad هَلاك، نسبةُ الوفيَّات من مرضٍ مُعيَّن
letargo نوام، وَسَنٌ (نُعَاسٌ) عَقلي، سُبَات
leucemia إبيضاضُ الدَّم، لوكيميا
aguda *إبيضاضٌ حاد*

leucémide

crónica *إبيضاضٌ مُزمن*
eosinofila *لوكيميا حَمضيَّة*
granulocitica *حبيبيَّة إبيضاضية*
mieloblastica *إبيضاضُ الدَّم النِّقيي المَنشأ*
leucémide طَفحَةٌ إبيضاضيَّة
leucemoide شبهُ إبيضاضي، نَظيرُ إبيضاض الدَّم
leucina لوثينا، الأبيض،حمضٌ أمينيٌّ موجودٌ عادة في البَنكرياس والطِّحَال
leuco- بادئة بمعنى أبيض
leucoaglutinina راصَّة الكُرَيَّات البيض
leucoblasto أرومَة بيضاء
leucoblastosis داءُ الأرومَات البيض
leucodinia مُتلِفَة الكُريَّات البيض
leucocinesis حَركة الكُريَّات البيض
leucocito كُرَيَّة بَيضاء
ácidofila *كُرَيَّة بَيضاء حَمِضَة*
basofila *كُرَيَّة بَيضاء قَعِدَة*
neutrofila polimorfonuclear *كُرَيَّة بَيضاء كُريَّة عدِلَة بيضاء متَعدِّدَة شَكلِ النُّوى*
leucocitolisina حالَّة الكُرَيَّات البيض
leucocitólisis إنحِلال الكُرَيَّات البيض
leucocitología عِلم الكُرَيَّات البيض
leucocitoma وَرَم الكُرَيَّات البيض
leucocitopoyesis تَكَوُّنُ الكُرَيَّات البيض
leucocitosis كَثرةُ الكُرَيَّات البيض
leucicitoterpia المُعالَجة بالكُرَيَّاتِ البيض
leucocitotoxina سُم الكُرَيَّات البيض
leucocituria بِيلةُ الكُرَيَّات البيض
leucoderivado مُشتَقٌ أبيض
leucodermia الوَضَح، البياضُ، البَهَق
leucodistrofia حَثَلُ المادَّة البيضاء، إضطرابُ تغذية المادَّة البيضاء في الدِّماغ
leucoedema وذمَةٌ بيضاء، خَزَب (وَرمُ الجلد غير المؤلم) أبيض
leucoencefalitis إلتِهاب بيضاء الدِّماغ
leucoeritroblatosis كَثرةُ أرومات الكُريَّات البيض والحُمر
leucograma بَيان الكُرَيَّات البيض، مُخَطَّط الكُرَيَّات البيض
leucoma غُفاءَة، كَثافَة القرنيَّة، ظَليلةُ القرنيَّة
leucomaína موادّ شبه قلويَّة تَتكون من حاصِلاتِ الأيض
leucomielitis إلتِهابُ المادَّة البيضاء في النُّخاع الشَّوكي
leuconecrosis نَخرُ أبيض، خُشارةٌ بَيضاء
leuconiquia وَبَشُ الأظافِر، إبيضاضُ الأظافِر
leucopatía إعتِلالُ الكُرَيَّات البيض، إبيضَاض الجلد
leucopedesis إنسِلالُ الكُرَيَّات البيض
leucopenia قِلَّة الكُرَيَّات البيض
leucoplaquia اللُّطاخُ الأبيَض (إلتهاب الأغشية المُخاطيَّة الأبيض) ، طَلَوان، الصُّدَاف
bucal *لطاخ أبيض شِدقي*
cervical *لطاخ أبيض عُنقي*
del pene *طَلَوان القَضيب*
simple *طَلوانٌ بَسيط*
vulvar *طَلوانُ الفرج*
leucoplasia طَلَوان، طُلاوة، طُلاء
leucoplástida مُكوِّنَة البياض، جُبيلَة بيضاء
leucopoyesis تكوُّن الكُرَيَّات البيض
leucopoyetina مُوجِّهة تكوين الكُرَيَّات البيض
leucoprofilaxis إكثار الكُرَيَّات البيض الوِقائي، الوقاية بالكُرَيَّات البيض
leucopsina أبيضٌ بَصَري (مادة عديمة اللون)
leucoqueratosis اللُّطاخ الأبيض، التَّقَرُّنيَّة البيضَاء
leucorragia ثَرٌّ أبيض غَزير
leucorrea ثرٌّ أبيَض، سَيلانٌ أبيض
leucosarcoma ساركومَة إبيضاضيَّة
leucosis تكثُّر نسيج الكُرَيَّات البيض، داءُ التَّبيُّض
leucotaxis تَجَمُّع الكُريَّات البيض، إنجِذاب الكريات البيض
leucoterapia المُدَواة بالكُرَيَّات البيض
leucotomía بَضعُ الفَصِّ الجَبْهي،خَزعُ المادَّة البيضاء في فَصِ الدِّماغ الجَبْهي
leucótomo مِقطع أو مِبضع الألياف أو المادَّة البيضاء
leucotóxico سَامٌ أو مُتلِفٌ للكُرَيَّات البيض
leucotoxina سُم الكُرَيَّات البيض
leucotriquia الشيبُ المَوضِعي (إبيضاضُ الشَّعر في أماكنٍ مُحدَّدة)
leucocitogénesis تَولُّد الكُرَيَّات البيض

ligamento costoclavicular

levadura خميرَة، خَمير
levicelular أمْلَس الخَلايا
levitación تَعلقٌ في الهواء، هَلوَسةُ العَوم (الشُّعور الوَهمي بالعَومِ في الهَواء)
levo- سابقة بمعنى أيْسَر
levocardia أيسَريَة القَلب
levocardiograma مُخطَّط كَهربيَّة البُطين الأيسر
levodopa عامِلٌ ضد مَرض الباركينسون
levoducción دَوران العَين لليَسار
levorrotación تَدْويرٌ يَساري
levorrotatorio مُدَوِّر لليَسار، أيسريُّ التَّدوير
levotorsión إنفِتالٌ يَساري، مَيلانٌ لليَسار
levoversión تَحويلٌ يَساري، دورانٌ لليَسار
levulosa سُكَّرُ الفواكه
levulosemia=fructosemia سُكَّرُ الفواكه في الدَّم
levolusuria بيلةُ سُكَّر الفواكه
levuride إلتِهابٌ جِلدي مُتَحشِّف
lewisita لويسيتا (أحد غازات الحرب القاتلة)
ley قانون، شَريعَة
liasa إنزيم
libido شَبَق، غُلمَة، شَهوَة
libra ليبرة، رطل إنكليزي
libre حُر، طَليق، مُخَيَّر
licantropía إستِئذاب، تَوهُّم المَريض بأنه ذِئب
licomanía جُنونٌ ذِئبيّ (المريض يتَصوَّر بأنه ذِئب)
licopenemia وجودُ اليكوبينو في الدَّم (مادة موجودة في عصير البندورة)
licopeno صِباغٌ كاروتاني
licorexia جُوعٌ كَلبيّ، جوعٌ ذِئبيّ
licuefacción إسَالَة، تَميُّع
licuefasciente مُسَيِّل، مُمَيِّع
licuescente قابِلٌ للإسالة، سُيول
lidocaína ليدوكاينا (مخدِّر موضعي)
liendre صُؤابَة، بيضَة القَمل
lientería الجُحاف، إسهالٌ يحتوي على طعامٍ غير مهضوم
lienúncleo طحال إضافي
ligación رَبْط، تَرابُط

ligado مُرتَبِط
ligadura رَبطَة، رِباط
elástica رَبطَة مَرِنَة أو مطاطيَّة
oclusiva ربطة سَادَّة
soluble رَبطَة ذَوْوبَة
ligamento رِبَاط
acrmioclavicular الرِّباط الأَخْرَمي التَّرْقَوي
ancho del útero الرِّباطُ العريض للرَّحِم
atlantoaxial , anular الرِّباطُ الحَلقي
apical الرِّباط القُمِّي
arqueado الرِّباط المُقوَّس
bifurcado الرِّباط المُشَعَّب
braquial الرِّباط العَضُدي
calcaneofibula الرِّباط العَقِبي الشظوي
calcaneocuboideo الرِّباط العَقِبي النَّرْدي
calcaneonavicular الرباط العقبي الزورقي
conoideo الرِّباط شبهُ المَخروطي
coracoacromial الرِّباط الغُرابي الأخْرَمي
coracoclavicular الرِّباط الغُرابي التَّرْقَوي
corniculado الرِّباط القُرَيني
costoclavicular *الرِّباط الضلعي التَّرْقَوي*
costocoracoideo *الرِّباط الضلعي الغُرابي*
cricotiroideo *الرِّباط الحَلقي الدَّرقي*
cuadrado *الرِّباطُ المُربَّع*
deltoideo *الرباط الدَّالي*
epidimoescrotal *الرِّباطُ البَرْبَخي الصَفَني*
esfenomandibular *الرباط الوَتَدي الفَك*
espinoglenoideo *الرِّباط الشَّوكي الحُقاني*
esplenorrenal *الرِّباط الطحالي الكُلوي*
estiloideo *الرِّباط الإبري اللامِيّ*
estilomandibular *الرِّباط الإبري الفَكيّ*
estrellado *الرباط المخططي*
falciforme del hígado *الرِّباط المَنجلي للكَبِد*
de Falopio *(رباط فالوب (الرباط الأربي*
frenicocolico *الرِّباط الحِجابي القُولوني*
frenicoesplenico *الرِّباط الحِجابي الطِّحالي*
fundiforme *الرِّباط المقلاعي*
funiculoepidedimal *الرِّباط بين الحَبل المَنوي والبَرْبَخ*

L

Ligamento gastroesplenico

gastroesplenico الرِّباط المَعِدي الطِّحالي
gastrofrenico الرِّباطُ المَعِدي الحِجابي
glenohumeral الأربِطة الحُقانيَّة العَضُديَّة
glenoideo الرِّباط الحُقاني
hioepiglotico الرِّباط اللامي لِسان مزماري
iliofemoral الرِّباط الحَرْقَفي الفَخذي
iliolumbar الرباط الحرقفي القطني
iliotrocanterico الرِّباط الحَرْقَفي المُدَّوري
infundibulopelvico الرِّباط القُمعيّ الحَوض
inguinal الرِّباط الأربي
interclavicular الرِّباط بين التَّرقُوتين
interdigital الرِّباط بين الأصابع
interespinoso الرِّباط بين السَّناسِن
interfoveola الرِّباط بين النُّقيرات
intertransverso الرِّباط بين النَّواتِئ الفِقريَّة المُستَعرِضَة
isquiofemoral الرِّباط الإسكي الفَخذي
lacunar الرِّباط الجوبي,
de Lisfranc رِباط ليسفرانك (في القَدم)
lumbosacro الرِّباط القَطني العَجزي
odontoideo الرِّباط السِّنِّي للمحور
ovariouterino الرِّباط المَبيضي الرَّحِمي
de Petit رِباطُ بتيت (الرباط الرَّحمي العَجزي)
petroesfenoidal الرِّباطُ الصَخري الوَتَدي
pisihamato الرباط الحمِّصي الكلابي
pisimetacarpiano الرِّباط الحمِّصي السَّنَعي
de Poupart رِباط بوبار (الرِّباط الأربي)
pterigoespinosos جناحي شوكي
pterigomandibular رِباط جناحي فكي
pubofemoral الرِّباط العَاني الفَخذي
puboprostatico الرِّباط العَاني البروستاتي
radiocarpal الرِّباط الكُعْبُري الرُّسغي
radiocubital الرِّباطُ الكُعْبُري الزَّندي
redondo uterino الرِّباط المُدَوَّر الرَّحِمي
sacrociatico الرِّباط العَجزي الوركي
sacroespinoso الرِّباطُ العَجزي الشَّوكي
sacrotuberoso الرِّباط العَجزي الحدبي
subpubico الرِّباطُ تحتَ العَانَة
supraespinoso الرِّباط فوق الشَّوكة
supraescapular الرِّباط فوقَ الكَتِف
suspensorio de Gerdy رباط جيردي (الرباط المعلّق للإبط)
suspensorio الرِّباط المُعَلِّق
talanocalcaneo interóseo الرباط الكاحلي العقبي بين العظام
talanonavicular الرِّباط الكاحِلي الزَّورَقي
talanofibular الرِّباط الكاحِلي الشَّظوي
temporomandibular الرِّباط الصُّدغي الفَكي
tibiofibular الرِّباط الظَّنبوبي الشَّظوي
tiroepiglotico الرِّباط الدَّرقي اللِسان مزماري
transverso del atlas الرِّباط المُستعرض للفقرة الحَامِلة
transverso الرِّباط المُستعرض
trapezoide الرِّباط شبهُ المُنحرف
triangular الرِّباط المُثَلثي
ligamentos رباطات ، أربطة
alares الأربِطة الجَناحية
amarillos الأربطة الصَّفراء
arqueados الأربطة المُقوسَّة
costotransversos الأربطة الضلعية المُستعرِضَة
cruciformes الأربطة الصَّليبيَّة الشَّكل
dentado الرِّباط المُسنَّن
esternocostales الأربطة القَصِّيَّة الضلعيَّة
esternopericardiacos الأربطة القصَّيَّة التأمورية
de la nuca الأربطة القفوية
palpebrales الأربطة الجفنيَّة
patelares الأربطة الرَّضفيَّة
pectineos del iris الأربطة المشطيَّة القَزحيَّة
pilóricos الأربطة البَّوابيَّة
plantares الأربطة الأخمصيَّة
redondo del hígado الرِّباط المدوَّر الكَبِدي
redondo del utero الرِّباط المدوَّر الرَّحِمي
sacroiliacas الأربطة العجزية الحَرْقَفية
sacrocoxigeos الأربطة العجزية العُصعُصيَّة
talocalcaneo الأربطة الكاحلية العقبية
tiroaritenoides الأربطة الدَّرقية الطرجهاليَّة
venosos الأربطة الوريديَّة
vestibular الرِّباط الدِّهليزي

vocales _الأربطة الصَّوتيَّة_
ligando مُركَّبٌ تَرابُطي، رُبَيطَة
ligasa ليغاسا (إنزيم رابط)
ligazón مُرتَكِز، رابِط، إرتِباط
ligroína سائِلٌ طَيَّار
limbo حَافَّة، حَرف، طَرَف
limen عَتَبَة
limfoma linfocítico لِمفومَة لِمفاويَّة (لمفومة الخلايا ب)
liminal حَدِّي ، عَتَبيّ
liminómetro مِقياس درجة حَفز أو حَث وَتر العضلة، مِقياسُ العَتَبَة
limitación تَحديد، حَصْر
limite حَدّ
limo جير، وَحل، طين، طَمي
limosis جوعٌ مَرَضي، جوع غير عادي
limoterapia مُعالَجَة بالصّيام
linaza بِزر الكَتَّان
lincomicina لينكوميثينا (مضاد حيوي)
linctus لَعُوق، مَعجون، جنين
línea خَط، سَطر
línea alba _الخَطُ الأبيض_
lineal خَطيّ
linfa اللِّمفا أو اللِّنفا (سائل يميل للصفرة موجود في الأوعية اللمفيَّة)
linfadenectasia تَوسُّع الغُدَّد اللِّمفيَّة
linfadenectomia إستِئصالُ العُقَد اللِّمفيَّة
linfadenia تَضَخّم العُقَد اللِّمفيَّة
linfadenitis إلتِهابُ الغُدَّد اللِّمفيَّة
linfadenoide نَظيرُ الغُدَّدُ اللِّمفيَّة
linfadenoma ورمٌ لِمفيٌّ غُدِّي
linfadenopatía تَضخُّم العُقد اللِّمفيَّة، إعتِلالٌ عقدي لِمفاويّ
linfadenosis داءُ الضَّخامَة اللِّمفيَّة، تَضخُّمٌ عُقديٌّ لِمفيّ
linfagiectasia تَمدُّدُ الأوعيَة اللِّمفيَّة
linfagiografía تَصويرُ الأوعية اللِّمفيَّة
linfagogo مُدِرُّ اللِّنفا
linfagiología علمُ الأوعية اللِّمفيَّة
linfangioma وَرَمٌ وِعائيٌّ لِمفيّ
linfangioplastia رأبُ الأوعِية اللِّمفية
linfangiosarcoma ورمٌ وِعائي سَركومي
linfangitis إلتِهابُ الأوعيَة اللِّمفيَّة
linfático الأوعيَة اللِّمفيَّة
linfatismo الحَالَّة اللِّمفيَّة
linfatitis إلتِهابٌ لِمفيّ
linfatólisis إنحِلالٌ لِمفيّ
linfectasia تَوسُّع لِمفيّ
linfedema وَذمَةٌ لِمفيَّة
linfo سابقة بمعنى لِمفي، لِنفي
linoblasto أرومَةٌ لِمفاويَّة
linfoblastoma ورمٌ أروميٌّ لِمفاويّ
linfoblastosis تَكثُّر الأرومات اللِّمفيَّة في الدَّم
linfocinesis الدَّورانُ اللِّمفي
linfocito خَليَّة لِمفيَّة ، كُريَّة لِمفيَّة
linfocitoma ورمٌ لِمفاويٌّ خَلويّ
linfocitopenia قِلةُ اللِّمفاويات
linfocitosis تَكثُّرُ اللِّمفاويات
linfoepitelioma ورمٌ ظِهاريٌّ لِمفيّ
linfógeno مُكوِّن اللِّمف
linfoglándula عُقدة لِمفيَّة
linfografía تَصويرُ العُقَد اللِّمفية شعاعياً
linforanuloma وَرمٌ حُبيبيٌّ لِمفيّ
linfogranulomatosis داءُ التَّوَرُّمُ الحُبيبيُّ اللِّمفاويّ
maligna =Hodgkin _داءُ التَّورُّم الحُبيبيُّ اللمفاوي الخَبيث أو داءُ هودجكن_
linfoide شبيهُ النسيج اللِّمفاوي
linfoidectomía إستِئصالُ نَسيج لِمفاويّ
linfología مبحثُ الجِهاز اللِّمفي
linfoma ورمٌ لِمفيّ
angioinmunoblástico _ورمٌ العُقد اللِّمفيَّة ذو الأرومات المناعيَّة الوعائيَّة_
de células mixtas _ورم لمفي متعدد الخلايا_
de células T _ورمٌ لِمفيٌّ تائيّ (خلايا تائية)_
histiocítico _لِمفومَة مُنَسجة (ساركوما الخلايا الشبكية)_
de Hodgkin _لِمفومَة هودجكين_
inmunoblástico _ورمٌ لِمفي ذو الأرومات المناعيَّة_

linfopatía

***linfocítico** (B لمفومة لِمفاويَّة (لمفومة الخلايا*
***maligno linfoblástico** لمفومةخبيثة أرومية*
linfopatía إعتِلالٌ ليمفيّ
linfopenia قِلّة اللِّمفاويات
linfopoyesis تَنَسُّج ليمفاوي، تَكَوُّنُ النَسيج الليمفيّ
linfoproliferativo تَكاثريٌّ ليمفي
linfoquina ليمفوكينا
linforrea سَيلانُ الليمفا
linforreticular ليمفيٌّ شَبَكيّ
linforreticulosis داءٌ شَبكيٌّ ليمفاويّ
linfosarcoma ورَمٌ لَحميٌّ ليمفيّ
linfotoxina تَسمُّم ليمفاوي
linfotrofia تَغذيَة لمفيَّة
lingual لِساني
linguatula اللُّسينات (جنس من مفصليات الأرجل)
linguatuliasis داءُ اللُّسينات
lingüiforme لِسانيُ الشّكل
lingula لُسَين، اللُّسَين المُخيخيّ
lingulectomía إستِئصالُ أو خَزعُ اللُّسَين الرِّئوي
linguodental لِسانيٌّ سِنيّ
linguogingival لِسانيٌّ لَثَويّ
linguopapilitis إلتِهابُ الحَلمات اللِّسانيَّة
linimento مِرهم، مَرُوخ
linina كتانين، مادةٌ مُركبة من خيوطٍ موجودة في نواة الخليَّة
linitis إلتِهابُ المَعِدة الخَيطي، الإلتِهابُ الخَيطيّ
plastica *تَصلُّبُ المَعِدة*
lino بِزرُ الكَتَّان
linoleína دُهنُ زيتِ الكَتَّان
liofilización تذوُّب
liparocele فَتقٌ شَحميّ، ورَمٌ شَحميٌّ صَفَنيّ
liparodisnea ضِيقُ نَفس السَمين أو البَدين
liparónfilo ورَمُ السُّرَّة الشَّحمي
lipasa خَميرةٌ حَالّة للشَّحم
lipasuria بِيلةٌ شَحميَّة
lipectomía جَثُّ الشَّحم، إستِئصالُ الشَّحم
lipedema وَذمَةٌ شَحميَّة
lipemia فَرطُ شَحم الدَّم
lípido شَحم ، دَسَم
lipidosis شُحَام (داءُ إختزان الشحم)
lipiduria بِيلةٌ شَحميَّة
lipiodol زيت يُوديّ
lipo- سابقة بمعنى شَحميّ
lipoadenoma ورَمٌ غُدِّيٌّ شَحميّ
lipoartritis إلتِهابُ الشَّحم المَفصِليّ
lipoblasto أرومَةٌ شحميَّة
lipoblastoma ورَمُ الأرومات الشَّحميَّة
lipocele فتقٌ شَحميّ
lipocito خَليةٌ شَحميَّة
lipoclasis إنحِلالٌ شَحميّ
lipocondrodistrofia سوءُ التَّغذية الغُضروفي الشَّحمي، حَثَلٌ غُضروفيٌّ شَحميّ
lipocondroma ورمٌ غُضروفيٌّ شَحميّ
lipocromo صِباغٌ شَحميّ، صِباغٌ ذوَّابٌ بالشَّحم
lipodiéresis تَفكُك الشَّحم
lipodistrofia حَثَلٌ شَحميّ، سوءُ التَّغذية الشَّحمي
lipofagia إمتِصاصُ الشَّحم، ذوبانُ الشَّحم
lipofanerosis داءٌ كُلويٌّ شَحميّ
lipofibroma ورمٌ ليفيٌّ شَحمي
lipofilia إلفةُ الشَّحم
lipófilio أليفُ الشَّحم، ميَّال للشَّحم
lipóforo ناقِلُ الشَّحم
lipofuscina صِباغٌ شَحميٌّ في العَضلات
lipogénesis تَولُّد الشَّحم
lipogénico مُولِّد الشَّحم
lipogranuloma ورمٌ شَحميٌّ حُبيبيّ
lipoide شبيهُ الشَّحم
lipoidosis التَّشَحُّم
lipólisis تَحلُّل الشَّحم
lipolítico حَالُّ الشَّحم
lipoma ورمٌ شَحميّ
lipomatosis شُحام
lipomatoso مُصابٌ بالورمِ الشَّحميّ
lipomería غَيبَة أحد الأطراف
lipometabolismo التطوُّر الشَّحمي
lipomicrón دقيقة شحميّة
lipomioma ورمٌ عَضليٌّ شَحميّ
lipomixoma ورمٌ مُخاطيٌّ شَحْميّ
liponefrosis داءٌ كُلويٌّ شَحْميّ
lipopatia إعتِلالٌ شَحميّ

lipopenia نقصُ أو قِلة الشَّحم
lipopexia خَزنُ الشَّحم
lipopolisacárido مُتعدِّد السكاريد الشَّحمي
lipoproteína بروتين شَحميّ
lipoproteinemia فرطُ البروتين الشَّحمي في الدَّم
liposarcoma ورمٌ شَحميٌّ عَضَلي، ساركومَة شَحميَّة
liposis تَشَحُّم
liposoluble ذُوُوبٌ في الشَّحم
liposoma جُسيمٌ شَحمي
lipostomía ضُمورُ الفَم، إنعِدامُ الفَم
lipotimia فَقدُ الوَعي، إغمَاء
lipotrofia تشحُّم، فَرطُ الشَّحم البَدَني
lipoxigenasa أكسيجيناز شحميَّة
lipsotriquia هرُّ الشَّعر، فقد الشَّعر
lipuria بيلةٌ شَحميَّة
liquen حَزَاز جِلدي، أُشنة، بَثرة جِلديَّة
plano *حَزازٌ مُبَسَّط، طفحٌ جلديّ*
liquenificación تَحزُّز
liquinoide حَزازيُّ الشَّكل، شبهُ الحَزاز
liquor شراب، سائِل
cerebrospinal *السائِلُ الدِّماغي النُّخاعي*
pericadico *السائِل التاموري*
lisado حصيلةُ إنحِلال الخَلايا
lisencefalia إنعِدامُ التلافيف المُخيَّة
lisiado أعرَج، ذو آفة
lisímetro مِقياسُ الإنحِلال
lisina حَالَّة، حَالّ
lisis إنحِلال، تَحلُّل
lisofobia رهاب الكَلَب، الخَوفُ من الكَلب
lisosoma يَحلول، جُسيمٌ حَالّ
lisozima ليزوثيمة (إنزيم)
lisozimuria بيلة ليزوريمية
lista قائِمة، لائحَة، بَيان
listeria الليستريا (جنس من الجراثيم)
listeriosis داءُ الليستريات
listerismo قواعِد التَّطهير الجِراحي(حسب الجرَّاح لِستر)
litagogo طارِدُ الحَصى
litangiuria حَصى الجِهاز البَولي

litargirio مَرتَك (أول أكسيد الرصاص)
litectasia إستِخراجُ الحَصى بتوسعِ المَجاري
litemia له علاقة بتَحصي الدَّم
litiasis الداءُ الحَصَوي، تَكوُّن الحُصيَّات
lítico حَصَوي
litio الليتيوم (العنصر الثالث)
lito سابِقة بمعنى حَصاة
litocenosis تَفريغُ الحَصَى
litocistotomía إستِخراجُ الحَصَاة بشقِ المَثانَة
litoclastia تَفتيتُ الحَصَى
litoclasto مُفتِتَةُ الحَصَى
litoclisma حَقنُ مادة في المَثانَة لتفتيتِ الحَصَاة
litoconion مِهراسُ الحَصى، مِسحَقَةُ الحَصَاة
litogénesis تكوُّنُ الحَصَى
litolabo مِلقَطُ الحَصَاة
litolpaxia تَفتيتُ الحَصَى
litoisis إذابَةُ الحَصَى، إنحِلالُ الحَصَى
litolito حَالَّة الحَصى
litonefria داءٌ كُلويٌّ حَصَوي
litonefritis إلتِهابُ الكليَة الحَصَوي
litopedion جَنين مُكلَّس
litoquelifopedión تَحجُّر الجنين مع أغشيته
litoquelifos تَحجُّر الأغشية الجَنينيَّة
litotomía إستِخراجُ الحَصَاة
litótomo مِشرَط إستِخراجُ الحَصَاة
litotresis ثَقبُ الحَصَاة، نَقرُ الحَصَاة
litotricia تَفتيتُ الحَصَاة، الرَّضح
litotripsia الرَّضح، تَفتيتُ الحَصَى
litoxiduria بيلةٌ زانثينية
litro ليتر (وحدة قياس)
lituresis تبوُّل رَملي
livedo تزرُّق
levidoide التزرُّق الجلدي، كمداني، تزرُّقي
levetina مادةٌ برُوتينيَّة في صَفارِ البَيض، ليفيتينا
lividez زُرقة، دُكنة
cadavérica *الزُّرقَة الرِّمِّيَّة*
livido مُتزرّق، رَصاصيُّ اللَّون، أدكَن
livor mortis زُرقة رِمِّيَّة، زُرقَة
lixiviación إستِغسال، حَلحَلة
loa اللوا (جنس من الديدان المدورة)

lobar فَصّي
atelectasia *إنخِماصٌ فَصّي*
atrofia *ضُمورٌ فَصّي*
enfisema *نُفاخ فَصّي*
neumonía *إلتِهابٌ رئَويٌّ فَصّي*
lobectomía إستِئصالُ الفَص
lobelia لوبيليَّة (عشب دوائي)
lobitis إلتِهابُ الفَص
lobopodia قَدمٌ فَصيّة، قَدمٌ كاذِبة
lobotomía بضعُ أو خَزع الفَص
lobulacion تَفَصُّص
lobulado مُفصَّص، ذو فُصيصَات
lobular فُصيصيّ
lobulillo فُصَيص، فِلقَة الفَص
lóbulo فَص
caudatus *الفَصُّ المُذَنَّب*
frontal *الفَصُّ الجَبهي*
occipital *الفَصُّ القَذالي*
parietal *الفص الجِداري*
temporal *الفص الصُّدغي*
local مَكان، مَوضِع
localización تَوضيع
localizado مَوضَّع، مُتوضِّع، مَحصورٌ محلياً
loción دُهون، غسول، مَحلول
loco مَجنون
locomoción تَنقُّل ، تَحرُّك
locomotor حركي، تحركي، مُحَرِّك
aparato locomotor *الجِهازُ التَّحركي*
ataxia locomotora *رَنَحٌ تَحركي*
loquial هُلابيّ ، نِفاسيّ
loquiocito خَليَّةٌ هُلابيَّة
loquiocolpos تَمَدُّدُ المَهبِل بالهُلابَة
loquiómetra إحتِباسُ الهُلابَة
loquiometritis إلتِهابُ الرَّحِم النِّفاسي
loquiorrea ثَرُّ الهُلابَة
loquios نِفاسَة، مُفرَازَات النُّفاس
loquiosquesis حَصرُ الهَلابَة
loquirragia فَيضُ الهُلابَة
lordoscoliosis قَعَسٌ جَنفيَ
lordosis القَعَس، الفَطَأ

lóculo مَسكن، حجرَة، فَجوَة
locum مَقَام، مَكان
locum tenens *قائم مقام آخر، طبيب نائب أو بديل*
locura جُنون
locus مَوضِع، مَكان، بُقعَة
lofodonton قَنزعيُّ الأسنان، أسنانٌ ذات عُرف
logadectomía قطعُ أو خَزعُ جُزء من المُلتَحِمة
logaditis إلتِهابُ الصُّلبَة
logafasia الحبسة التعبيرية الحَرَكيَّة، فقدُ قُوَّةُ التعبير الحَرَكيَّة
logagnosia بَكَمُ الكَلام، حَبسةٌ كلاميَّة، فقدُ قُوَّةُ التَّعبير
logagrfía بَكَمُ الكِتابَة، حَبسةٌ كِتابيَّة
logamnesia النِّسيان، حَبسةُ الإدراك
logastenia وَهَنُ الكلام
logoclonía تَردُّدُ الكلمات
logomanía مَسٌّ ثَرثَري، هَذر
logopedia مَبحثُ عُيوب التَّكلُّم، طبُّ التَّكلُّم
logoplejía شَلَلُ أحد أعضاء التَّكلُّم، شلل أعضاء التَّكلُّم
logorrea الثَرثَرة، هذر
logospasmo تَشَنُّج اللَفظ
lomo القَطَن، الصُّلب
longessimus dorsi العضلة الطُّولى الظَّهريَّة
longevidad تَعْمير، طُولُ العُمر
longitud طُول
lumbricosis داءُ الديدان الخَراطينيَّة
lumbrical خَراطينيّ
lordótico أقْعَس، أفْطَأ
loxartrosis مَفصِل مائِل
loxoftalmía حَوَل
loxotomía بَترٌ مائِل، قَطعٌ مائِل
lúcido واضِح، صَافي الذِّهن، مُدرِك، لامِع
luciferasa إنزيمٌ وَضَّاء
luciferina جِسمٌ بَلُوريٌّ وَضَّاء
lucoterapia المِعالَجة بأشِعَّة الضَّوء
lues السِّفلِس، الدَّاءُ الإفرنجي
luético مُصابٌ بالسِّفلِس
lumbago ألمٌ قَطَني

lumbalgia ألمُ الظَّهر
lumbar قَطَني
lumbarización إتِحاد الفِقَرة العَجُزيَّة الأولى مع النَّواتئ المُستَعرِضَة للفِقَرة القَطَنيَّة الخَامِسة ، تَقَطُّن
lumbocostal قَطنيٌّ ضِلعيّ
lumbocrural قَطنيٌّ فَخِذيّ
lumbodinia=lumbago ألمٌ قَطنيّ
lumbodorsal قَطنيٌّ ظَهريّ
lumbosacro قَطنيٌّ عَجزيّ
musculos lumbricales *العَضلاتُ الخَراطينية (في اليَّد والقَدم)*
lumbricus جِنسٌ من الديدان، الخَراطِين
lumen لَمعَة، ضَوءٌ في أنبوب
luminífero ناقِلُ النُّور
lunar قَمَري، هِلالي، شَامَة
lunático مَجنون، غَريبُ الأطوار، شَاذّ
lunatismo دَاءٌ قَمَريّ (داءُ سَيرُ النائِم في ليلةٍ مُقمِرة)
lúnula de la uña هُلَيل الظُّفر
lúnula هُلَيل، قُمَير
lupa عَدسَة مُكبِّرة
lupia ورمٌ جَفنيٌّ كِيسيّ
lupiforme ذِئبيُّ الشَّكل
lupinosis الإنسِمامُ بالتُّرمُس
lupoide نَظيرُ الذأبة
lupus الذئبة، ذَأبة، ذَأب
eritematoso *ذأب حُماميّ (إحمراري قُرصي)*
vulgar *ذَأبٌ شائع*
luteína صِباغٌ شَحميٌّ أو أصفَر في الجِسمِ الأصْفر
luteínico مُتعلق بالجِسمِ الأصْفَر، لُوتيني
luteinización لُوتَنة، إنبِثاق البيضَة من جُرَيبات غراف
luteohormona هُرمون الجِسم الأصْفَر، بروخيسترونا
luteoma ورمُ الجِسم الأصْفَر، ورمٌ لُوتينيّ
luteotropina الهُرمون المُوجِّه للجِسم الأصْفر
luxación خَلْع، إنخِلاع، فكُّ المَفصِل
luz ضَوء، نُور
llaga جرح، قَرحَة

L

M

maceración تَعَطُّن، تَعطين، نَقْع
macradenia ضِخَمُ الغُدَّد، كَبيرُ الغُدَّد
macro بادئة بمعنى ضَخْم، عَظيم، كَبير
macrobiosis التَّعْمير
macroblasto أرومَة كبيرَة، كُريَّة حَمراء مُنوَّاة كَبيرة
macroblefaria ضَخَامَة الجَفْن
macrobraquia كِبرُ الذراعين
macrocardio ضَخَامةُ القَلب
macrocefalia ضَخَامةُ الرَّأس
macrocito كُريَّة حَمراء كبرويَّة، خَليَّة ضَخمَة
macrocitosis ضَخامَة الكُريَّات
macrocnemia كِبَر السَاقين
macroconidio بزيرَة كبرويَّة، غُبَيرة كبروية
macrocornea ضَخَامةُ القرنيَّة
macrodactilia ضِخمُ الأصابع
macrodistrofia فَرطُ النُّمو اللامُتناسِب، نُموّ زائِد
macrodontia ضخَامة الأسْنَان
macrodontismo كِبَر الأسنان
macroencefalia كِبَر الرَّأس، ضِخَمُ الدِّماغ
macroeritroblasto كُريَّة حَمراء ضَخمَة، أرومَة حَمراء كبرويَّة
macrófago خليَّة بَلعميَّة كبيرة، مُلتَقِمة كَبيرَة
macrofagocitos خليَّة بَلعميَّة كَبيرة
macroftalmia ضَخَامةُ المُقلَة
macrogameto مَشيجٌ (خليَّة جِنسيَّة أحاديَّة) ضَخم، عِرسٌ(خليَّة جنسيَّة أحاديَّة) كُبرَوي
macrogametocito خلية مَشيجيّة ضَخْمَة
macrogénesis العَملَقَة، ضَخامةُ التَّكوُن
macrogenitosomia ضخامة الجِسم والأعضاء التَّناسليَّة
macroglia الدَّبق الكبروي، ضَخَمُ اللُّحمَة العَصبيَّة
macroglobulina غلوبين ثقيلُ الوزن النَوعي
macroglobulinemia وجودُ الغلوبولين الكُبروي في الدم
macroglosia ضَخَامةُ اللِّسان
macrografía كتابَة كُبرويَّة، غَلاظةُ أحرف الكِتابَة
macrolinfocito لِمفاويَّة كبُرويَّة، لِمفيَّة ضَخمَة
macromanía هَوسُ العَظَمة
macromastia ضَخَامة الثَّديين
macromelia ضَخَامةُ الأطراف
macrómera قُسيمٌ كُبرويّ
macromolécula كَبيرُ الجزيئات
macroniquia ضَخَامَةُ الأظافِر، طولُ الأظافِر
macronodular ضِخَم العُقيدات
macronúcleo نَواةٌ كُبرويَّة، النَّواةُ الكبرى
macropatología وصفُ الأمراض العَينيَّة، وصفُ الأمراض بالعَين وبدونِ مِجهَر
macroplasia ضِخَم النُموّ، ضَخَامةُ التَّنسُّج
macropodia ضَخامَة القَدمين
macropolicito مفصَّصة النوى الكبروية، مُتَعدِّدَةُ فُصوصِ النَّواة
macroprosopia كِبَرُ الوَجه
macropsia الرُّؤيَة المُكبَّرة
macroquilia ضَخَامَة الشَّفتين
macroquímica الكيمياءُ العَينيَّة
macroquiria ضِخم أو كِبر اليدين
macroquiste كِيسةٌ كَبيرة
macrorrinia كِبر أو ضَخَامةُ الأنف
macroscelia كِبَرُ السَّاقين، ضَخامَة السَّاقين
macroscopia الفَحصُ بالعَين
macroscópico كبير، عِياني، يُرىء بالعَين
macrosis ضِخَم، ضَخَامَة
macrosmático مُفرِطُ الشَّم، مُرهَفُ الشَّم
macrosplacnico كُبير الأحشَاء، ضِخَمُ الأحشَاء
macrospora بُوغٌ كبير
macrosterognosia التَّحَسُّس اللَّمسي المُكبِّر، ضَخَامةُ التَّجسيم
macrostomía الشَّدَق، إنشِقاقُ جانِبيّ الفَمّ
macrotia ضَخَامَةُ الأذن
macrótomo مِقطَعٌ كَبير
mácula بُقعة، لَطخة
córneal *بُقعَةُ القَرنيَّة*
luteínica *بُقعَة لُوتينيَّة (متعلق بالجسم الأصفر في المَبيض)*
macular بُقعي
maculopapular بُقعي حَطاطي
maculovesicular بُقعي حُويصلي

madarosis فقدان شَعر الحَاجبين والأهدَاب، مَرَط الأجفان والحَواجِب
maduración نضج، رُشد
madurar يَنضُج
madurez نُضوج، رُشد
maduro نَاضِج، راشِد
maduromicosis الفُطار المادوري
magenta أرجُواني، أحْمر أرجُواني
magma صُهارة، عُجانة، معلَّق مائِي
magnesemia فرطُ مغنزيوم الدَّم
magnesia مغنيزيا (أكسيد المغنزيوم)
magnesio المغنزيوم (العنصر الثاني عشر)
magnetismo المَغناطيسيَّة
magnetización التَّمغنُط، المَغنَطَة
magneto وحدةُ العَزم المَغناطيسي
magnetómetro مِقياسُ المغناطيسيَّة
magnetoterapia المُدواة المغناطيسيَّة
magnetrón أنبوبٌ مُولِّد لِموجات كهرومغناطيسية قَصيرة جداً
magnificación تَكْبير، تَعْظيم
magnum كَبير
hueso magnum *العَظمُ الكبير (في الرُّسْغ)*
maíz ذُرَة
mal داء، بَلِيّة
malabsorción سوءُ الإمتِصاص
malacia تليُّنٌ، لَدَانَة
malaco- سابقة بمعنى التَّليُّن
malacoma تليُّنٌ مَرَضي
malacoplaquia تَبقُّعٌ لَيِّن
malacosarosis تَرَهُّلُ اللحم
malacosis تَليُّن
malacósteon لِينُ العِظام
maláctico مُليِّن
malar وَجنيّ، خدِّي
malaria المَلاريا، البَرداء
malárico بُردائي، ملاريوري
malariología مبحثُ المَلاريا
malarioterapia المُعَالجَة بالمَلاريا
malasimilación سوءُ التمَثُّل
malato مِلح حامِض التُّفاح
maldesarrollo سوءُ النُمُوّ
maldigestión سوءُ الهَضم
maleable قابِلٌ للطَّرْق
maleación نَفضانٌ مِطرقي، إنتِفاضٌ عَضَلي خاطِف
maleína مالئين (خلاصة جراثيم الرعام)
maleolar كَعبي، مِطرَقي
maléolo كَعب
maleotomía خَزعُ المِطرقَة
malformación شَوَه، دَمَامَة
malignidad خُبث، خباثة، حُقد
maligno خَبيث
hipertensión maligna *إرتِفاع الضَغط الخبيث*
tumor maligno *ورمٌ خبيث*
malignograma بيانُ الخُبث
malnutrición سوءُ التَّغذية
maloclusión سوءُ الإنغِلاق وسوءُ إنطِباق الفَكيَّن
malocorion المَشيمَة الإبتدائية
malposición سُوءُ الوَضع، سوء الوَضعيَّة، سوءُ الوظيفة
malpraxis سوءُ المُمَارسَة، سود إستِعمال المِهنَة
malta مالتا (الشعير النابت)
maltasa ملتاز، إنزيم سُكَّر الشَّعير
maltosa ملتوز، سُكَّر الشَّعير
maltosuria بِيلةٌ مالتوزيَّة
maltratar أساءَ المُعامَلة، عَاملَ بعُنف، عامَلَ بقُسوَة
malunión سُوءُ الإلتِحام
mama ثَدي
mamalgia ألمُ الثَّدي
mamectomía إستِئصالُ الثَّدي
mamelón حَلمَة
mamila حَلمة
mamiliforme حَلَميُّ الشَّكل
mamilitis إلتِهابُ الثَّدي
mamogénesis تكوُّن الثَّدي
mamografía تَصويرُ الثَّدي
mamoplasia نُموُّ النَسيج الثَّديي
mamoplastia رأبُ الثَّدي
mamotropina مُوجِهَة الثَّدي
manaca مناقة (نبات برازيلي)

M

mancha

mancha بُقعَة، لطخَة
manchete طَوق، طُويق(طَوقٌ حول عُنق النطفة)
mandíbula الفَكُّ السُفلي
mandibulofaríngeo متعلقٌ بالفَكِ السُفليّ والبُلعُوم
mandril مِمْسَكُ العُدَّة، شِياق، خيط معدني ضمن إبرة أو مِسبار أو قُصَيبَة
manganeso منغنيز
manganismo التَّسمُّم بالمنغنيز
mango قَبضَة، يَد، مِقبَض
manía هَوَس، عادَة غَريبَة
maniaco =maniático مَهوُوس، مُصابٌ بهَوَس
manicomio مشفى المَجانين
manierismo تَصَنُّع، تَكلُّف (في الأدب والفَن)
manigrafía وصفُ الجُنون، وصفُ الهَوَس
maniluvio حَمَامُ يَدَ
maniobra مُناورَة، تَحريك، حَرَكَة
manipulación تَداوُل، مُعالجَة باليَدين
maniquí دُميَة تَشريحيَّة، ماثِل، تمثال من خَشب
manitol مانيتول، كُحولٌ يُستَعمل كمدرٍ للبَول
mano يَدَ
en garra يَدٌ مِخلَبيَّة
manómetro مِقياسُ ضَغط الغازات والسوائِل
manosa السُكَّر البَسيط
manoscopia قِياسُ كثَافة الغاز
manual يَدويّ
manubrio قَبضَة، ذِراع تَدوير
manubrio esternal قَبضَة القَصّ، يدُ القَصّ
manus اليَّد
mapeo مَوضَعَةٌ (للجينات في الصبغيات) وضع، خريطَة أو مجموعَة عناصر من نفس الجنس
marásmico ناقِصُ التَغذيَة، هَزِل
marasmo سَغَل، قُحول، هَزَل
marasmoide شَبيهُ السَغَل، سَغلاني
marca عَلامَة، وسمَة
marcador مُسجِّل، واسِم
marcadores وَسم
marcapaso ناظِمَة
cardiaco ناظِمَة قلبيَّة
implantado ناظِمة مَغروسَة
marcar عَلَّم، وَضَعَ عَلمَة

marcha مِشية، سَير، مَشي
atáxica مِشية رَنحيَّة
cerebelosa مِشية مُخية
hemipléjica مِشيةُ الفالِج
senil مِشيةُ الشَّيخوخَة
marchito ذابِل، ذاوٍ
marfil عَاج
margaritoma ورمٌ كولستيرولي
margen هامِش، حَدّ
marginal هامشي، حدّي
marihuana الحَشيش (القنَّب الهندي)
marinoterapia الإستِشفاء البَحري
mariposa فراشة
marsupialización تَوْخيف، تَجَيُّب، طريقة عمل جراحية
martillo مِطرقَة، المِطرقَة (عُظَيمة في السَّمَع)
masa كِتلَة
masaje تَدليك، تَمسِيد
masajista مُدلِّك، مُمَسِّد
mascaladenitis إلتِهابُ غُدَد الإبْط
mascalonco تورُّم الإبْط
másacra قِناع
masculinidad ذُكوريَّة
masculinismo إستِرجال
masculinización إذْكار، تَرَجُّل، مِذكاريَّة
masculino ذَكَري، مُذكَّر
masculinovoblastoma ورمٌ شَحميٌّ مَبيضي
masetérico مَاضِغي (متعلق بالعضَلة المَاضِغة)
masetero ماضِغ
músculo masetero العَضلَةُ المَاضِغَة
masivo كُتلي، جَسيم، مُتَراص
masoquismo المَاسوجيَّة، إنحِراف الشَّهوة الجِنسيَّة
masoquista ماسوجي، نوعٌ من الشذوذ الجِنسي
masoterapia المُعالَجة بالتَّدليك
mastadenitis إلتِهابُ الثَّدي
mastadenoma ورمٌ غدّيٌّ ثَديي
mastalgia ألمُ الثَّدي
mastatrofia ضُمورُ الثَّدي
mastectomía إستِئصالُ الثَّدي
mastelcosis تَقرُّح الثَّدي

mecanorreceptor

masticación مَضغ
masticatorio مَضغيّ
mástico المصطكى (شجر له ثمر يميل للمرارة ويُستخرج منه صمغ يُعلَك)
mastigoforo الشوائط (شعيبة من الأوائل)
mastigote سائِط، حامِل السِّياط
mastitis إلتِهابُ الثَّدي
masto سابقة بمعنى الثَّدي، سابقة بمعنى الخُشاء
mastocarcinoma سرطانُ الثَّدي الغُدِّي
mastocito خليَّة بدينَة
mastocitoma ورمُ الخلايا البَدينة
mastocitosis كَثرَةُ الخلايا البَدينة
mastocondroma ورمٌ ثَديِيٌّ غُضروفي
mastocondrosis تَورمٌ ثديِيٌّ غُضروفي
mastodinia ألمُ الثَّدي
mastoecamoso خُشائيٌّ صَدفيّ
mastografía تَصويرُ الثَّدي شعاعياً
mastoidalgia ألمُ الخُشاء
mastoidectomía خَزعُ أو قطعُ الخُشاء
mastoideo خُشائيّ
mastoides الخُشاء (النتوء الحَلمي للعظمِ الصُدغي)
antro mastoides *غار الخُشاء*
fontanela *ليافوخ الخُشائي*
hueso *العَظم الخُشائي*
proceso *الناتِئ الخُشائي*
mastoiditis إلتِهابُ الخُشَّاء
mastoidotomía شَقُّ الخُشَّاء
mastomenia الطَّمثُ الثَّديي، حَيضٌ ثَديي
mastonco ورمُ الثَّدي، تَوَرُّم الثَّدي
mastooccipital خُشائيٌّ قذالي
mastoparietal خُشائيٌّ جِداري
mastopatía إعتِلالٌ ثَديي
mastopexia تَثبيتُ الثَّدي
mastoplasia تَنسُّج الثَّدي، فَرطُ تَنسُّج الثَّدي
mastoplastia رأبُ الثَّدي
mastoptosis تَدلِّي الثَّدي
mastorragia نَزفٌ ثَدييّ
mastoscirro صَلادَةُ الثَّدي، تَصلُّد الثَّدي
mastosis ثُداء، ثدائيَّة
mastotomía بَضعُ الثَّدي

masturbación إستمناء باليد، جَلدُ عَمَيرَة، الخَضخَضَة
mate غير لامِع، غير مَصقول، باهِت
materia مادَّة، هُيولى
material مادَّة، مادِّي
genético *مادَّة خَلقيَّة أو وِراثيَّة*
maternal أُمومِيّ، متعلق بالأم
maternidad أُمومَة، دارُ التَّوليد
matraz مَطرَة (وعاء زجاجي يستعمل في الكيمياء)
matriz رَحِم، مَنبَت، قالِب
ósea *قالبٌ عَظميّ*
maxilectomía إستِئصالُ الفَك العُلوي
maxilitis إلتِهابُ الفَك العُلوي
maxilodentario متعلق بالفَكِّ العُلويِّ والأسنَان
maxilofacial فكٌّ عُلويٌّ وجهيّ
maxilofaríngeo فكٌّ عُلويٌّ بُلعوميّ
maxilolabial فَكٌّ عَلوي شَفوي
maxilomalar وَجنيٌّ فَكيّ
maxilomandibular متعلق بالفَكَّين العُلوي والسُّفلي
maxilotomía بَضعُ أو فَكُّ الفكِّ العُلوي
máximo أقصى، حَدٌّ أقصى، أعظَم
mazo سابقة بمعنى الثَّدي، مِطرَقَة
mazodinia ألمُ الثَّدي
mazopexia تَثبيتُ الثَّدي
mazoplasia فَرطُ تَنسُّج الثَّدي
meatal صِماخي، مَبالي
meato صِماخ، قَناة، فَتحَة، فَوهَة، مَبال
meatómetro مِقياسُ الصِّماخ، مِقياس المَبال
meatorrafia رَفو الصِّماخ | المَبال
meatoscopia تَنظيرُ الصِّماخ | المبَال
meatoscopio مِنظارُ الصِّماخ| امبَال
meatotomía شَق المَبال، بَضع الصِّماخ
mecánica آليَّة، علمُ الآلات
mecanicista ميكانيكي
mecánico ميكانيكي، آلي
mecanismo آليَّة، آلة، تقنية
mecanogimnasia تمارينٌ عَضليَّة ميكانيكية
mecanología علمُ الآليات
mecanorreceptor مُستَقبِل ميكانيكي (لقياس المطّ أولضَغط)

M

mecanoterapia المُعالجَة الآليَّة
mecnotermia الحَرارَة الآليَّة
mecismo تَطاوُل
mecistocefálico مُتطاوِل الرَّأس
mecistocirrhus متطاولة الهدابة (جنس من الديدان المدورة)
meckelectomía خَزعُ عُقدة ميكل(تحت الفك)
mecocefálico مُتطاوِلُ الرَّأس
mecómetro مِقياسُ طولِ الوَليد
meconio عِقيٌ، غائِطُ الجَنين
mecoiorrea سَيلانٌ عِقْييّ، ثَرُّ العِقِييّ
meconismo إدمَانُ الأفيون
media وَسَط، مُتَوسِّط
aritmética *مُتَوسِّط حِسابي*
geométrica *وَسَط هَندسي*
mediación وَساطة، تَوَسُّط
medial وسَطي، مُتَوسِّط
mediano مُتوسِّط
mediastínico مُنَصِّفي، حَيزومي
mediastinitis إلتِهابُ المَنصِّف، إلتهابُ الحَيزوم
mediastino المُنصِّف، الحَيزوم
mediastinografia تَصويرُ المُنصِّف أو الحَيزوم بالأشِعَّة
mediastinopericarditis إلتِهابُ المُنصِّف والتأمور
mediastinoscopia تَنظيرُ المَنصِّف
mediastinotomía بضعُ المَنصِّف، بَضع الحَيزوم
médica طَبيبة
medicable قابِلٌ للتَّداوي، قابِلُ الشِّفاء
medicación المُدَاوَاة، التَّطبيب، التَّداوي
medicado مشبَّعٌ بدَواء
medical طِبيّ
medicamento دَواء
medicamentoso دَوائي
medicastro دَجَّال
medicator مِدواء
medicina التَطبيب، عِلمُ الطُّب ، دَواء
clínica *الطُّب السَريري*
comparativa *الطُّب المُقارن*
geriátrica *طِبُّ الشَّيخوخَة*
legal *الطُّب الشَّرعي*
nuclear *الطُّب النَووي*
preventiva *الطُّب الوِقائي*
tropical *الطُّب المَداري*
medicinal طِبيٌّ، دَوائِي
médico طَبيب
de familia *طَبيبُ العائِلة*
residente *الطَّبيب المُقيم*
general *الطبيبُ العَام*
jubilado *الطبيب المُتقاعِد*
medicolegal طِبِّيٌّ شَرعي
medicopsicología الطُّب النَفسي
medocoquirúrgico طِبِّي جِراحيّ
medicosocial طِبِّيٌّ إجتِماعي
medida قِياس
medio بيئَة، وَسَط، وَسيط
de cultivo *بيئَةُ الزَرع*
mediofrontal جبهي ناصِفي
mediolateral جَانبي ناصِفي
medionecrosis نَخرُ الطبقة الوُسطى للوعاء (الأورطي)
medioocipital متعلق بمنتصِف القَذَال
meditación تَأمُّل
médula لُب، نُخاع
espinal *الحَبْلُ النُّخاعي، النُّخاع الشَّوكي*
ósea *نِقِي نُخاع العَظم*
medulación تكوُّن اللُّب، تَكَوُّنُ النُّخاع
medulado نُخاعي، ذو لُب
medular نُخاعي، لُبِّي، نِقيِي
medulectomía إستِئصال اللُّب، خَزعُ اللُّب
medulitis إلتِهابُ النُّخاع، إلتِهابُ النِقي
medulización النُّخاعيَّة
meduloartritis إلتهابٌ نُخاعيٌّ مَفصِلي، إلتِهاب النِّقي في المَفصِل
meduloblasto أرومَة نُخاعيَّة
meduloblastoma ورمٌ أرومي نُخاعيّ (في المخيخ) ، ورمٌ مُخيخيّ مُرَكَّبٌ من خلايا اللُّحمَة العَصَبيَّة
meduloterapia عِلاجٌ نُخاعي، عِلاج (باستور) للوقاية من مرضِ الكَلَب
medusa المدوسَة (السمك الهلامي)

mefítico نَتِن الرَّائِحة، وَخيم
mega سابقة بمعنى الضَّخَامَة، سابقة بمعنى ميغا
megacardia تَضخُّم القَلب، قَلبٌ كَبير
megacriocito النَّوَّاء، خلية نقيية، الخَلِيَّة الأمُّ للصُّفيحات الدَّمويَّة، خليَّة كبيرة متعَدِّدَة النواة
megacriocitosis تكثر الخلايا النقيية، كثرةُ النوَّاءات، كثرةُ متعدِّدَة النَّوى
megaciclo مليون دورة، وحدة توتر كهربائية
megaciego تَضَخم الأعوَر، ضَخامَةُ الأعوَر
megacolédoco توسُّع قَناة الصَّفراء
megacolon تضَّخم القُولون، ضَخامَةُ القُولون
aganglíónico *تضخم القولون الخِلقي، (توسع القولون بإنعدام العُقَد)*
idiopático *تضَّخم القُولون المَجهول السبب*
tóxico *تضَّخم القُولون السَّام*
megadontismo ضَخامَةُ الأسنان
megaduodeno ضَخامةُ الإثنا عشري
megaesófago ضَخامَةُ المريء
megaencefalia ضَخَامَةُ الدماغ
megalgia ألمٌ مُبرح ، ألمٌ مُفرِط
megalo سابقة بمعنى الضَّخامة أو العَرطَلة
megaloblasto الأرومَة الضَّخمَة
megalocefalia ضَخَامَةُ الرأس
megalocito كُريَّة ضَخمَة
megaloclítoris ضَخامة البَظر
megalocórnea ضَخَامَة القَرنيَّة
megalodactilia ضَخَامةُ الأصابع
megaloftalmos ضَخَامةُ المُقلَة
megalogastria كِبرُ المَعِدة
megaloglosia ضَخَامَة اللِّسان
megalomanía جُنونُ العَظَمة، هَوسُ العَظَمة
megalomelia ضَخَامَة الأطرَاف
megalopía الرُّؤيَة المُكبَّرة
megalopsia رؤيَّةٌ ضخاميَّة، رؤيَّة مُكبَّرة
megaloquiria غِلظُ اليَدين، ضَخَامَةُ اليَدين
megaloscopio عَدسَة مُكبِّرَة
megalotimo ضَخَامةُ التُوتَة، كِبَرُ التِّيموس
megalouréter توسُّع الحَالِب
megasoma حَجمٌ ضَخم، كِبَرُ الجِسم
megaspora بُوغٌ كَبير
megavejiga توسُّع المَثانَة
megoftalmo ضَخَامَةُ الحَجاج، كِبَرُ العَين
megoftalmos ضَخَامَةُ المُقلَة، كِبَر العَينين
meibomitis إلتِهابُ غُدَدُ ميبوميوس
meiosis إنتِصاف، الإنقِسام المُنَصَّف
mejilla خدَ
mejora تَحَسُّن
mejoría تَعافي، تَحَسُّن
melagra ألمُ عَضَلات الأطراف، وجَعُ الأطرَاف
melalgia وَجَعُ الأطرَاف
melancolía سَوداوي، السَّوداويَّة، كآبَة
melanemesis القَيءُ الأسوَد
melanemia إسوِدادُ الدَّم، وجودُ صِباغٌ أسْوَد في الدم، وجودُ الميلانين في الدَّم
melanífero حامِلُ الميلانين أو حامِل أي صِباغ أسْوَد
melnina ميلانينا، صِبغٌ قاتِم يوجد في الجلد والشعر والمادة السوداء في الدِّماغ
melanismo التَّقتُّم، المِلانيَّة
melano سابقة تعني أسْوَد، قَتامِي، يحتوي على الميلانينا
melanoblasto أرومَة سَوداء، أرومَةُ المِلانيَّة
melanoblastoma وَرمُ أرومَة المِلانينيَّة
melanocarcinoma ورمٌ ميلانيني خَبيث
melanocito خليَّة ميلانينيَّة
melanoderma فرطُ الميلانينا في الجِلد، قَتامُ الجِلد
melanodermatitis إلتِهاب الجِلد الميلانيني أو السُّحامي
melanoepitelioma ورمٌ ظِهاري ميلانيني، سرطان جِلديٌّ سُحامي
melanóforo حامِلة الميلانينا، ناقِلة السُّحامين
melanogénesis تكوُّن الملانينا، تكوُّن السُّحامين
melanógeno مُكوِّن السُّحامين، مُكوِّن الملانينا
melanoglosia لِسانٌ سَحاميني، لِسانٌ قتاميني، لسان أسْوَد
melanoide سَحاماني، قَتاماني، ميلانيني الشَّكل
melanoma وَرمٌ ميلانيني
benigno *ورمٌ ميلانيني حَميد*
juvenil *ورمٌ ميلانيني يَفعي*
maligno *ورمٌ ميلانيني خَبيث*
melanomatosis وُرام ميلانيني

M

melanismo

melanoniquia فَرطُ ميلانين الظُّفر، سُحام الظُّفر
melanopatía إعتِلالٌ ميلانيني، إعتِلال سُحامي
melanoplaquia تلطُّع ميلانيني، تلطُّخ ميلانيني
melanoprecipitación تَرسُّب ميلانيني أو سُحامي
melanosarcoma سَركوما سُحاميَّة، سَركوما ميلانينية
melanosis سُحام، قَتام
melanotriquia قَتامَة الشَّعر، إسوِدادُ الشَّعر
melanuria بِيلةٌ ميلانينية، بِيلةٌ سُحامية
melasma كَلَف، تَبقُّعُ الجِلد الميلانيني
melena تغوُّطٌ أسْوَد
melfalán عقار ضد السرطان
melioidosis شبهُ الرُّعام (مرض إنتاني جرثومي)، الداءُ الرُّعاماني
melisa ملِّيسة (جنس نبات من الفصيلة الشفوية)
melito مُعسَّل، دَواء عَسَلي
melitosa سُكَّر نباتي، سُكَّر زُجاجيُّ الشَّكل
melitosialia غلوكوزيَّة اللُّعاب، لُعاب مُعسَّل
melituria بِيلةٌ سُكريَّة
melitúrico متعلق بالبَول العَسلي أو السُكَّري
melómelo مِسخٌ زائِد الأطرَاف
melonco ورمٌ وَجنيّ، تورُّم خَديّ
meloplastia رأبُ الخَدّ، تقويمُ الأطراف
melorreostosis التَّعظُّم الشبيهُ بالشمعَة الذَّائِبَة
melosalgia وجَعُ الأطراف
melosquisis إنشِقاقُ الخَدّ
membrana غِشاء
  adamantina *غِشاء مينائيّ*
  celuar *غِشاء خَلويّ*
  geminal *غِشاءٌ مُنتِش*
  decidual *الغِشاءُ الساقِط*
  limitante *الغِشاءُ المُحدِّد*
  obturadora *الغِشاءُ السِّدادي*
  peritoneal *الغِشاءُ الصِّفاقي*
  sinovial *الغِشاءُ الزُّليليّ*
  timpánica *الغِشاءُ الطَّبلي*
membranectomía إستِئصالُ الغِشاء
membranoide غِشاوائي، نظيرُ الغِشاء
membranoso غِشائِي
mendelismo المندليَّة (نسبة لقوانين مِندل)
memoria ذاكِرة، حَافِظَة، بَحث، بَيان
menacma عُنفوانُ الحَيض، قِمةُ الشَّهريَّة
menadiona ميناديونا (مشتق للفيتامين ك)
menalgia ألمُ الحَيْض
menarquia بدءُ الحَيْض
menetagrófito الشعروية الذقانية (جنس من الفطريات)
meningematoma دمة السَّحايا، ورمٌ دموي سَحَائي
meníngeo سَحائي
meningeocortical سَحَائي لِحائي
meninges سَحَايا
meningioma ورمٌ سَحَائي
menengiomatosis داءُ الأورام الليفيَّة السَحَائيَّة
meningismo تهيُّجٌ سَحَائي
meningitis إلتِهابُ السَّحَايا
  amebiana *إلتِهابُ السَّحايا الأميبي*
  cerebral *إلتِهابُ السَّحَايا المُخيَّة*
  eosinofila *إلتِهاب السَّحايا الحمضي*
  epidémica *إلتِهابُ السَّحايا الوبائي*
  purulenta *إلتِهابُ السَّحايا القَيحي*
  septicémica *إلتِهابُ السَّحايا بإنتانِ الدَّم*
  tuberculosa *إلتِهابُ السَّحايا السُّلي*
meningo- بادئة بمعنى سَحَايا
meningoarteritis إلتِهابُ الشرايين السَّحائيَّة
meningoblastoma ورمٌ أروميٌّ سَحَائي
meningocele قِيلةٌ سَحَائيَّة
meningocito خليَّةٌ سَحَائيَّة
meningococemia إنتَانُ الدَّم بالمُكَوَّرات السَّحائيَّة
meningococo المُكوَّرة السَحائيَّة
meningocortical سَحائيٌّ قِشري
meningoencefalitis إلتِهابُ السَّحايا والدِّماغ
meningoencefalocele قِيلةٌ سَحَائيَّة دِماغيَّة
meningoencefalomielitis إلتِهابُ السَّحايا والدماغ والنُّخاع
meningoencefalopatía إعتِلالُ السَّحايا والدِّماغ
meningomalacia تَليُّن السَّحايا
meningomielitis إلتِهابُ النُّخاع والسَّحايا
meningomielocele قِيلةٌ نُخاعيَّة سَحائيَّة

mercurioso

meningoosteoflebitis إلتِهابُ السِّمحاق والجُيوب الوريديَّة
meningopatía إعتِلالُ السَّحايا
meningorradicular سَحَائيٌّ جذريّ
meningorragia نزفٌ سَحَائي
meningorraquídeo نُخاعيّ سَحَائي
meningosis تلاصُقُ العِظام الغِشائ
meningovascular سَحَائيٌّ وِعائيّ
meninguria بَولٌ غِشائيّ، بِيلةٌ غِشائيَّة
meniscitis إلتِهابُ الغُضروف الهِلالي
menisco هِلالة، غُضروفٌ هِلالي
meniscocitosis كَثرَةُ الخَلايا المِنجليَّة أو الهِلاليَّة (فقر الدَّم المِنجلي)
meniscosinovial هِلالوي زليليّ
menisectomía بضعُ الهِلالة، بضعُ القُرصُ الغُضروفي
meno سابِقة بمعنى الحَيض
menolipsis تَوقُّفُ الحَيض
menometrorragia نزفٌ رَحميٌّ طَمثيّ
menopausia إنقِطاعُ الحَيض
menoplania إنحِرافُ الحَيض، طمثٌ بديل
menorragia طَمثٌ وافِر، غَزارَة الحَيض
menorrea الحَيض، الطَّمث، العَادة الشهريَّة
menosquesis إنقِطاعُ الطَّمث
menostaxis طَمثٌ مُمدَّد، تَطاولُ الحَيض
menstruación حَيض، طَمث
menstruo وسيطٌ مُذيب
mensuración قِياس
menta النَعناع
mental عَقلي
mentalidad عقليَّة
mente العَقل ، فِكر
mentímetro قِياسُ السعَة العقليَّة
mentol كُحولٌ نعنعي
mentolabial ذَقني شَفَوي
mentón ذَقن
mentoniano ذَقني
mentula إحْليل، القَضيب
mentulado كَبيرُ القَضيب، ذو ذَكرٍ كبير
mentulagra = priapismo قُسوح (إنتِصاب مستمر ومؤلم) ، نُعوظٌ متواصِل

meprobamato مبروباواتو(دواء مهدىء ومضاد للإختلاج)
meralgia ألمُ الفَخذ
mercadotécnica تَسويق
meracaptano كُحول كبريتي
mercurial زِئبَقي
mercurialismo التَّسمُّم بالزِئبَق
mercurialización تَزَيبُق، زأبَقة
mercúrico الزِئبَق ثُنائيُّ التَّكافؤ
mercurioso زِئبَقي، دواءٌ مُدِّر
meregasia قُصورُ العَمل، عَملٌ جزئي
mericismo إجتِرار
meridiano خَطُّ الطُول
de la córnea *خَط طول القرنيَّة*
merismo تَقَسُّم
meristema قُسيمَة نباتيَّة
merístico مُقسَّم، مُتماثِلُ القُسيمَات
mero- سابقة بمعنى جزء، قِسم، فَخذي
meroacrania إنعِدامُ القِحف الجزئي
meroanencefalia إنعِدامُ المُخ الجزئي
meroblastico جزئيُّ التَّقسُّم، مُنقسِم جزئياً
merocito نَواة نطفيَّة إضافيَّة في البيضَة
merocrino مُفرِز جزئياً
merogamia إقترانٌ جزئي
merogástrula المُعيدَة الجزئيَّةُ التَّقسُّم
merogénesis تَولُّد جزئي
merogonia تقسُّم، نُموُّ جزءٍ من البُييضات
meromorfosis تَجدُّد جزئي
meronecrosis مُواتٌ فيزيولوجي جزئي، نَخرٌ جزئي
meropía عَمًى جزئي
merorraquisquisis تَجزؤ الحَبْل الشَّوكي، إنشقاق النُّخاع القِسمي
merosmia شَمٌ ناقِص
merotomía تَشريحٌ تقسيمي
merozoto أقسومَة، قُسيمَة حيوانيَّة
mersalil مِرساليل (دواء مُدِّر زئبقي)
mesangial متعلق بمِسراق الكُبيبة، متعلق بالغشاء المُتوسِّط
mesangio مِسراقُ الكُبيبَة، الغِشاءُ المُتوسِّط
mesaraico=mesenterio مساريقي

M

mesartritis إلتِهابُ طبقة الشِّريان الوُسطى
mesatipélvico مُعتَدلُ قطر الحَوض، ذو حوض مُتوسطي
mescalina قلواني من البَراعِمِ الزهريَّة لنباتِ العَفراء
mesncefalitis إلتِهاب الدِّماغُ المُتوسِّط
mesencéfalo الدِّماغُ المُتوسِّط
mesencefalotomía بَضعُ الدِّماغ المُتوسِّط
mesénquima النَّسيجُ الأوسَط
mesenquimoma ورَمُ النَّسيج المُتوسِّط
mesenterectomia خَزعُ المَساريق
mesentérico مَسَاريقي
mesenterio المَسَاريق
mesenteriolo مُسيريق، مَساريقٌ صَغيرَة
mesenteriopexia تَثبيتُ المَساريق
mesenteriorrafia رَفو المَساريق، خِياطَةُ المَساريق
mesenteritis إلتِهابُ المَساريق
mesentodermo باطِنُ الظِهارة المتوسِّطَة
mesentrorrafia رَفو المَساريق، خياطَةُ المَساريق
mesial مُتوسِّط، إنْسِي
mesión السَّطحُ النِصفي للجِسم، مُسَطَّح
meso- سابقة بمعنى مُتوسِّط، مُعتدل، ناصِف
mesoapéndice مِسرَاقُ الزائِدَة
mesoblasto الجَذعَة المُتوسِّطَة، أرومَة مُتوسِّطة
mesocardia قلبٌ مُوسَّط الوَضع، قلبٌ في منتصف الصدر
mesocéfalo الدِّماغُ المُتوسِّط
mesociego مِسراقُ الأعوَر
mesocisto مِسراقُ المَرارَة
mesocitoma ورمُ النَّسيج الضَّام
mesocolon مَساريق القُولون
mesocolopexia تَثبيتُ مَساريق القُولون
mesocondrio لُحمَةُ الغُضروف، مُتوسطة الغُضروف
mesocordio الحَبْل المُتوسِّط
mesocórnea مُتوسِّطُ القرنيَّة
mesocoroides مُتوسِّطُ المَشيميَّة
mesocuneiforme العَظمُ الإسفيني الأوسَط
mesodérmico متعلقٌ بالأديم المُتوسِّط
mesodermo الأديمُ المُتوسِّط
mesodiastólico متعلق بمنتصفِ الإنبِسَاط
mesodontismo إعتِدالُ الأسنان
mesodonto أسنانٌ مُعتدِلَة
mesoduodenal متعلقٌ بمِسراق الإثنا عشري
mesoduodeo مِسراق الإثنا عشري
mesoepidídimo مِسراقُ البَربَخ
mesoescápula عبر العَظمِ اللَّوحيّ
mesoesófago مِسراقُ المَريء
mesófilo أليفُ الحَرارة المُعتدِلَة
mesoflebitis إلتِهابُ طَبقة الوَريد المُتوسِّطة
mesomorfo مُعتدلُ البُنيَة
mesogastrio مِسراقُ المَعِدة
mesoglía دِبقٌ مُتوسِّط
mesoglioma ورمٌ دِبقيٌّ مُتوسِّط
mesoglúteo العَضَلة الألويَّة المُتوسِّطة
mesognático مُعتَدل الفَكّ
mesohiloma=mesotelioma ورمُ الظِّهارَة المُتوسِّطة، وَرَمُ المُتَوَسِّطَة
mesohipoblasto الأديمُ الباطِن المُتوسِّط
mesoíleón مِسراقُ اللفائفي
mesolepidoma وَرمٌ حَرْشَفيٌّ مُتوسِّط
mesolóbulo الفَصُّ المُتوسِّط، الجِسمُ الثَّفَني
mesología عِلمُ البيئَة
mesomélico متعلقٌ بأوسطِ أحد الأطراف (ذراع أوساق)
mesómera قُسيمٌ مُتوسِّط
mesometrio مِسراقُ الرَّحِم
mesomula وسيطَة، فترةٌ أوليَّة جَنينيَّة
mesón نُزُل
mesonasal متعلقٌ بمنتصفِ الأنف، في وسطِ الأنف
mesonefroma ورمٌ كُلويٌّ مُوسِّطي، ورمُ الكُلوة الأوليّ
mesonefros الكُلوَة المُتوسِّطَة
mesoomento مِسراقُ الثَّرب، متوسِّط الثَّرب
mesoprosópico مُعتدِلُ إتِساع الوَجه
mesorópter وضعُ العَين الإعتِدالي
mesorquio مِسراقُ الخُصيَة
mesorrafia رفوُ المَساريق، خِياطَةُ المَساريق
mesorraquisquisis تَشقُّق السِيسَياء الجزئي
mesorrecto مِسرَاقُ المُستقيم

mesorretina الطَبقَة المُتوسِطَة للشَّبكيَّة

mesorrino مُعتَدِلُ الأنف

mesosalpinge مِسراقُ البُوق

mesosemo مُعتدِلُ الحَجاج

mesosífilis الزُهريُ الثَانَوي

mesosigmoide مَساريقُ التَّعريج السِّيني

mesosigmoiditis إلتِهابُ التَّعريج السِّيني

mesosigmoidopexia تَثبيتُ مِسراق السِّيني

mesosistólico مُتعلقٌ بمنتصفِ الإنقِباض

mesosoma إعتِدالُ البُنيَة

mesosomatoso مُتوسِطُ القَامَة، مُعتدِل البُنيَة

mesosomo جُسيمٌ مُتوسِّط

mesoternón جِسمُ القَصّ

mesotroma السَّدى المتوسط (في الجنين)، نسيجٌ ليفي جَنينيّ

mesotelio المُتوسِّطَة، الظِّهارة المُتوسِّطَة

mesotelioma ورمُ الطَبقَة المُتوسِّطة

mesotenar العَضَلة مُقرِّبة الإبْهام

mesotendón قَيْدُ الوَتَر

mesotrópico مُتوسِّطُ الوَضع، يَقعُ في المُنتَصف

mesovario مِسراقُ المَبيض، البريتون مُثَبِّتُ المَبيض

mesoyeyuno مِسراقُ الصَّائِم، الغِشاءُ المُتوسِّط للصَّائِم

meta- سابقةٌ بمعنى متَّبدِّل، متَغيِّر، ما وراء، خَليفَة، التَّالي

metaartrítico عَقِبَ الرَّثيَّة (الروماتزم) ، مُخَلِّفاتُ إلتِهاب المَفاصِل

metábsis تغيُّر الأعراض

metabiosis إتكاليَّة التَّعايش

metabólico إستِقلابيّ، أيْضيّ

metabolimetría قياسُ الإستِقلاب

metabolímetro مِقياسُ الإستِقلاب

metaboizable قابِلٌ للإستِقلاب

metacarpectomía إستِئصال السِّنغ

metacarpiano سِنغيّ

metacarpo السِّنغ، مِشطُ اليَد

metacarpofalángico سِنغيٌّ سُلاميّ

metacelio الجوفُ الأبعَد، الفَسحَة التي تُشكل الجزء الخَلفيّ للبطين الرابع

metaceloma جزء من التَّجويفِ الجَنيني المشَكّل للتَّجويفِ الصَفاقي الجَنبَوي (جنين)

metacercaria خَليفةُ الذانِبة (طفيليات)

metaciesis حَمْلٌ خارِج الرَّحِم

metacinesis تَبدُّلُ الحَرَكَة

metaconida المَخروطُ الخَلفيّ، الشَرفَة الأنسية للرَّحى(الضرس) السُّفليَّة

metacono الشرفة الفوهية البعيدة للسِّنّ الرحوية العُلويَّة

metacromasia تَبَدُّلُ اللَّون

metacromatismo التَّلَوُّنيَّة المُتبدِّلَة

metacromía التَّلوُّن المتبدِّل

metacromófilo أليفُ تَبدل اللَّون، مُتبدِّلَة التَّلوُّن

metacromosoma الصِّبغيَّة المُتبَدِّلَة

metacrono مُخْتَلف المَواقيت، مُتَبدِّلُ التَّوقيت

metacrosis تَبَدُّلُ لَون الحَيوان، تَلَوُّن

metaduodeno الإثنا عشري التالي

metafase الطَّورُ المُتوسِّط (في إنقسام الخليَّة)

metafisial كُرْدُوسيّ (متعلق بجسم العَظم البَعيد)

metafisis الكُردُوس (جزء العظم بين المشاشة والجسم)

metafisitis إلتِهابُ الكُردُوس(جسم العظم البعيد)

metafrenia إنطواءٌ نَفسيٌّ مُتعَالٍ، العَقليَّة المُتَبدِّلَة

metagastrio القَناةُ الهضميَّة الدَّائمة (جنين)

metagástrula مُعَيدَة مُتبدِّلَة

metagénesis تَناوبُ الأجيال

metagonimiasis داءُ خَلفية المَناسِل

metagonimus خَلفيَةُ المَناسِل (جنس من الديدان المثقوبات)

metagripal تالٍ للنَّزلَة الوَافِدة، عقبُ ٱلإنفلونزا

metahemoglobina خُضابُ الدَّم المُتبدِّل

metaictérico تالٍ لليَرقان

metainfeccioso تالٍ للعَدوى

metal فِلز، مَعْدِن

metalbúmina=pseudomucina موسين كاذِب، مُخاطين كاذِب

metalergia تبدُّل الألَرجيا

metaestesia الإحساسُ بالمَعادِن

metálico مَعدِني، فِلْزي

metalización تَفليز، تَمَعدُن

metalizado مُفلَّز، مُمَعدن

M

metalfobia رَهبَة المَعادِن
metaloide شبيهُ الفِلز، شبيهُ المَعدِن
metaoplástico متعلقٌ بالتقويمِ المَعدِني
metaloscopia معاينَة آثار تَطبيق الفِلز، فحص مَعدِني
metaloterapia مُعالجَة فِلزيَّة
metallaxis تَبدُّلُ الأعراض
metamera قُسيمَة، قُسامَة
metamerismo إنتِظامٌ قُسيميّ، تَرتيب الأسواء
metamielocito خَليَّة نُخاعيَّة مُتبدِلَة، خَليقَة النِقويَّة
metamorfopsia إضطِرابُ الرُؤيَة
metamorfosis إستِحَالة، تَبدُّل الشَكل أو التَرتيب
metanálisis التَحليلُ التَالي
metanefros الكُليَة التَالِيَة
metaneumónico ما بعد إلتِهاب الرِئَة، تالٍ لإلتهاب الرِئَة
metanúcleo النُواةُ المُتبدِلة
metaplasia التَبدُّلُ الكامِل
metaplasis إكتِمالُ النُضج، التَبدُّل الكَامِل
metaplasma الهُيولى التَالِيَة، الجِبلَة المُتبدِلَة
metaplexo ضَفيرَة تالِيَة، الضَفيرَة الأخيرة
metapodialia الأمشَاط والأسناع (عظام رسغ اليد ومِشط القَدم)
metapófisis النَاتِئ الحَلمي في بعضِ الفِقرات، النتوء التَالي
metapsicología عِلمُ النَفس التَبدُّلي
metaquímico ما وراء الكيمياء
metaquisis نَقلُ الدَم
metaraminol دواء لإنخفاض ضغط الدم
metarteriola شُعيرَة شِريانيَّة
metasifilis تَوالي الزُهري
metasinapsis إتِصالٌ نِهائي، تَشابُكٌ بإتِحاد النِهايات
metasincrisis إستِبعادُ المَواد المُمْرِضَة
metasindesis تَشابُكٌ بإتِحادِ النِهايات، إتِصالٌ نِهائيّ
metasomatoma التَضيُّق بين الجِسيدتين (في الجنين)
metastable مُتبدِلُ الإستِقرار، شبهُ مُستَقِر
metastásico نَقيلِيّ، إنتِقاليّ
metástasis نَقيلة، إنبثات، تَغيُّرُ مكان مَرَض
metasterón الرَهابة، القَص، النَاتِئ الخَنجري
metatálamo المِهادُ التَالي
metatarsalgia ألمُ المِشط
metatarsectomía إستِئصالُ المِشط
metatarsiano مِشطيّ
metatarso المِشط
metatarsofalángico مِشطيٌّ سُلاميّ
metátesis تَبادلٌ مَرَضيّ، تناقلٌ إصطناعيٌّ لعملية مَرَضيَّة، تبادلٌ بين عنصرين
metatípico مُتبدِل النَمطيَّة
metatrofia ضمور من سوء التغذية، تبدُّل التغذية
metatrombina مَزيجٌ غيرفعَّال من الترومبينا ومُضادّ الترومبينا، ميتاترومبينا
metazoos الحَيوانَات العُليا، الحَيوانات التَوالي
metenamina ميتان أمينا (دواءٌ مُطهِر بَولي)
metencéfalo الدِماغُ التالي، الدِماغُ الخَلفي
meteorismo إنتِفاخُ البَطن، تَطبُّل البَطن
meteoritis إلتِهابُ الأذن الوُسطى
meteorofobia رَهبَةُ الشُهب
meteoropatía إعتِلالٌ مَناخيّ
meteropatología علمُ الأمراضِ المُسَبَّبَة بالتغيرات الجَويَّة
meterorrresistente مُقاوِمٌ للتَغيراتِ الجَويَّة
meteorosensitiva حَساسٌ للتَغيرَاتِ الجَويَّة
meteorotrópico مُتأثِرٌ بالطَقس
metepencéfalo المَراكِزُ العَصَبيَّة (المُخ والقنطرة والنُخاع المستطيل)
metergasis تَبدُّلُ الوظيفَة
metilación المُعالجَة بالميثيل
metilo ميثيل
metionina متيونينا (حمض أميني أساسي)
método طَريقَة، خِطٌ، مَنْهَج
metodología المَنهَجيَّات، مَنْهَجيَّة
metomanía جُنونُ السُكر
metópago مُندَمِجُ الجَبهَتين (مسخ)
metópico جَبهيّ
metopión=glabela المقطب، النُقطَة الجبهيَّة
metopismo بَقاءُ الدَرَز الجَبَهي
metopo سابقة بمعنى الجَبْهَة
metopodinia ألَمٌ جَبَهيّ

metopoplastia رَأبُ الجَبهَة
metoposcopia فِراسَةٌ جَبهيَّة (تحليل نفسي بدراسة شكل الجبهة)
metotrexate ميتوتريكساته(دواءٌ مضادٌ للأورام)
metoxenia تَبدُّلُ الثَّوي
metóxeno مُتبدِّلُ الثَّوي، يحتاجُ إلى مُضيفَين للتّعَايُش
metra=útero الرَّحِم
metralgia ألمُ الرَّحِم
metratomía=histerotomía بَضعُ الرَّحِم
metratonía وَنى الرَّحِم، إرتِخَاءُ الرَّحِم
metratrofia ضُمورُ الرَّحِم
metrectasia تَوسُّعُ الرَّحِم
metrectomía إستِئصالُ الرَّحِم
metrectopía إنْزياحُ الرَّحِم
metreurinter مُوسِّع عُنق الرَّحِم
metreurisis تَوسُّع عُنق الرَّحِم
metritis إلتِهابُ الرَّحِم
metro=metra متر، لاحِقة بمعنى مِقياس، لهُ علاقة بالرَّحِم
metrocarcinoma سَرطانُ الرَّحِم
metrocele فَتقٌ رَحِمي
metrocito خَليَّةٌ أمّ
metrocoplocele فَتقُ الرَّحِم المَهبِلي
metrodinia وجَعُ الرَّحِم
metroendometritis إلتِهابُ الرَّحِم وبطانته
metrofibroma ورمٌ لِيفيٌّ رَحِميّ
metroflebitis إلتِهابُ أوردة الرَّحِم
metrógeno رحِميُّ الأصل
metrografía تصويرُ الرَّحِم شعاعياً
metroleucorrea ثَرٌّ رَحِميٌّ أبيض
metrolinfangitis إلتِهابُ الأوعيَة اللِّمفيَّة للرَّحِم
metrología علمُ المَقاييس، أبحاث الرَّحِم
metromalacia تَليُّنُ الرَّحِم
metromenorragia طَمثٌ غَزير
metronoscopio جِهازٌ لتقويمِ عدَم تَناسُقِ حركات العَينين
metroparálisis شَلَلُ الرَّحِم
metropatia إعتِلالُ الرَّحِم
metroperitoneal صِفَاقيٌّ رَحِميّ
metroperitonitis إلتِهابُ الصِّفاق والرَّحِم
metroplastia رأبُ الرَّحِم، تَقويمُ الرَّحِم
metroptosis تَدلي الرَّحِم، هُبوطُ الرَّحِم
metroquistosis تَشكيلُ أكياسٍ في الرَّحِم
metrorragia نَزيفٌ رَحِميّ
metrorrea سَيلانٌ رَحِميّ
metrorrexis تَمزقُ الرَّحِم
metrosalpingitis إلتِهابُ الرَّحِم والبُوقين
metroscopio مِنظارٌ رَحميّ
metrostaxis نَزفٌ رَحمِيٌّ خَفيفٌ مُستَمِر
metrostenosis ضِيقُ الرَّحِم
mezcla مَزيج
mézclese مَزِج
mialgia ألمٌ عَضَليّ
miasma بُخَارٌ عَفِن
miastenia وَهَنٌ عَضَلي
gravis *وَهَنٌ عَضَليٌّ وَبيل*
miatonía وَنى عَضَليّ، فَقدُ القُوَّة العَضَليَّة
miatrofia ضُمورٌ عَضَليّ
mica كِسرَة، فُتاتة
de pan *كِسرَةُ خبز*
micación حَرَكةٌ سَريعَة
micción تَبَوُّل، تَبْويل
micela مُذيلة، جُزيئَة غروانيَّة تَتكوَّن من تَجمُّع جزئيات أصغر
micelio فُطرٌ غُصَيني، أفطورة
micelioide ذو شَكلٍ فُطريّ
micetismo التَّسمُّم بالفطر
micobacteriosis داءُ المُتفطِّرات، داءُ العُصيات الفطريَّة
micodermatitis داءُ المُبيضَّات، داءُ الغشاء المُخاطيّ
micohemia وجودُ الفُطريات في الدَّم
micología علمُ الفُطريات
micopatología خاصٌ بالأمراضِ الفُطريَّة
micoplasma مَفطُورَة
micoplasmosis داءُ المَفطورات
micosis فُطار
micostasis كَبَحُ الفُطر
micotico فُطاريّ
micotoxicosis تَسممٌ فُطريّ
micotoxina ذِيفانٌ فُطريّ، تَكسينٌ فُطريّ

M

micra جزيئة دقيقة
micrencefalia الصَّعَل، صِغرُ الرَّأس
micrencefálico أصْعَل، ذو دماغ صغير
micrencéfalo المُخَيخ، دِماغٌ صَغير
micro- سابقة بمعنى صغرى، صغير، دقيق
microabsceso خُراجٌ صغير
microadenoma ورمٌ غُدِّيٌّ دَقيق
microadenopatía إعتِلالُ الأوعيَة اللِّمفيَّة الدقيقة
microaerófilo أليفُ الهَواء القَليل (جرثوم)
microaerotonómetro مِقياسُ غازات الدَّم
microaguja إبْرَةٌ مِجهريَّة
microanálisis التَّحليلُ المِكرويّ، التَّحليلُ الدِّقي
microanastomosis مُفاغَرة مِكرويَّة
microanatomía التَّشريحُ المِجهريّ
microaneurisma أمُّ الدَّم المِجهريَّة
microangiopatía إعتِلالُ الأوعيَّة الشَّعريَّة
microangioscopia تَنظير الأوعيَّة الشَّعريَّة
microbacterium الجَراثيمُ الدَّقيقَة أو الصُّغريَّة
microbiano مِكروبي، حُيَيّ
microbicida مُبيدُ الجَراثيم، مُبيدُ المِكروبات
microbiofobia الهَلعُ من الحُييات المِجهريَّة، رَهْبَةُ العَدوى من المَرَض
microbiología علمُ الأحياء المِجهريَّة
microbiosis عَدوى مِكروبيَّة، داءٌ جرثوميّ
microbismo جَرْثَمَة
microblasto أرومَة صَغيرة
microblefaria صِغَرُ الأجفان
microbraquio صِغَرُ الذِّراعين
microcardia صِغَرُ القَلب
microcaulia صِغَرُ القَضيب
microcefalia صِغَرُ الرَّأس، صَعَل
microcefálico صَغيرُ الرَّأس، أصْعَل
microcefalismo صَعَل، صِغَرُ الرَّأس
microcéfalo صَعل، صِغَرُ الرَّأس
microcentro الجُسيم المَركزي، المَركزُ الدَّقيق
microcirculación دورانُ الأوعيَة الدَّقيقة، الدَّوران في الأوعيَة الشعريَّة
microcirugía جراحَة دَقيقة أو مِجهريَّة
microcitemia صِغرُ الكُريَّات الحُمر
microcito كُريَّة صَغيرَة
microcitosis صِغَرُ الكُريَّات الحُمر
microcolon قُولون صَغير
microcoria صِغَرُ الحَدَقة
microcórnea صِغرُ القَرنيَّة
microdactilia صِغرُ الأصابع
microdisección تَشريحٌ مِجهريّ
microdontismo صِغرُ الأسنان
microdosis جَرعة صَغيرة
microémbolo صِمَّة دَقيقة، سِدَادٌ دَقيق
microencéfalo صغيرُ الدِّماغ، أصْعَل
microfago آكِلَة دَقيقَة، بُلَيْعِم
microfagocito بُلَيْعِم، خَليَّة آكِلة صَغيرة
micrófalo صِغرُ القَضيب
microfaquia صِغرُ العَدَسَة، العَدَسة البَلوريَّة الصَغيرة
microfilaria المَرحَلة السَّابِقة لليَرقَة
micrófito نَابوتٌ مِجهري، نَباتٌ صُغْري
microflora النُّبَيْتُ الصَغير أو المِجهريّ
microfobia رَهابُ الصَّغير (من الحيوانات)
microftamía صِغَرُ المقلة، صِغرُ العَينين
microftamos صَغيرُ العَينَين
microgameto المَشيجُ الصَغير، عُرسٌ مِكروي
microgametocito الخَليَّة المَشيجيَّة الصُّغْرَى، عرسية صغرى
microgamia إقتِرانٌ دَقيق
microgastria صِغَرُ المَعِدَة
microgénesis صِغَرُ النُّمو، نَقصُ التَّنسُّج
microgenia صِغَرُ الذَّقْن
microgenitalismo صِغرُ الأعضاء التَّناسليَّة الظَّاهِرة
microgiria صِغرُ التَلافيف
microglía دُبيقيات، دُبَيقَة دَقيقَة
microglioma ورمٌ دُبيقيٌّ، وَرَمٌ دِبقيٌّ دَقيق
microglosia صِغَرُ اللِّسان
micrognacia صِغَرُ الفَك الأسْفَل
micrografia الكِتَابَة الدَّقيقَة
microgramo مِكروغرام، جزءٌ من مليون من الغرام
microhepatía صِغَرٌ شاذ للكَبِد
microhistología عِلمُ النُّسُج المِجْهَري
microinfarto إحتِشاءٌ مِكرويٌّ أو دِقيّ
microlesión أذى دِقيّ، آفة دِقيَّة

microleucoblasto الجَذعَة النُخاعيَّة
microlitiasis تَحَصِيٌّ مِكرَويّ، داءُ تَكوُّن الحَصى الصَغيرَة
microlitro واحد من مليون من الليتر
micromandíbula صِغَرُ الفَكِّ الأسْفَل
micromanipulación مُعالَجةٌ صِغريَّة
micromanipulador مُعَالِجٌ صِغري
micromastia صِغَر الثَّدي
micromegalia قَزمٌ شَيخوخيّ
micromegalopsia تَناوبُ صِغَر وضخامَة المرئيات، الرُّؤية المُكبَّرَة والمُصغَّرَة
micromelia صِغَرُ الأطراف، الكَزَع
micrómelo صَغيرُ الأطراف، أكْزَع
micrómera قُسيمٌ مِكرويّ
micrometabolismo الإستِقلابُ الدِقيّ، إستِقلاب دَقيق
micrometría قِياسٌ دَقيق
micrómetro مِقياسٌ دَقيق
micromicrón واحد من بليون من المتر
micromielia صِغَرُ النُّخَاع
micromieloblasto أرومَة نِقويَّة صَغروِيَّة
micromilímetro=nanometro، مكروميليمتر واحد من مليون من المليمتر
micromolecular صَغيرُ الجزئيات
micrón مِكرون، واحد من ألف من المليمتر
microneurocirugía الجراحَةُ العَصبيَّة المِجهريَّة
micronoquia صِغَرُ الأظافِر
micronizar يَسحَق
micronodular صَغيرُ العُقيدَات
micronúcleo النَواة الصَغيرَة، نُويَّة
microohmio مكرو أوم
microonda مُويْجَة، مَوجَةٌ مِكرويَّة
microorgánico مِكروبيّ، كائِنٌ مِجهَري
microorganismo كائِنٌ دَقيق، حُييّ دَقيق
microparásito طُفيليٌّ مِجهريّ، طُفيليٌّ دَقيق
micropatología عِلمُ الأمراض المِجهريَّة
micropene=microfalo صِغَرُ القَضيب
micrópilo نَقير، فتحةٌ في غِشاءِ المَبيض لبعض الأجنَاس
micropodia صِغَرُ القَدَم
micropolariscopio مِنظارٌ إستقطابيٌّ مِجهَري
micropoligiria صِغَرُ التَّلافيف
microprecipitación التَّرسُّبُ المِجهري أو الصِغريّ
microprósopo مِسيخٌ صغيرُ الوَجه
microproyección عَرضٌ مِصْغَري
micropsia رُؤيَةٌ مُصغَّرة، الإبْصارُ المُصَغَّر
micropus صَغيرُ القَدَمين
microqueilia صِغَرُ الشفاه
microquímica الكيمياءُ الدَّقيقَة
microquiria صِغَرُ اليَدين
microquiste كُيَيسَة، كُييس دَقيق
microrquidia صِغَرُ الخُصيَة
microrradiografía تَصويرٌ شُعَاعيٌّ مِكرَويٌّ
microrrinia صِغَرُ الأنْف
microscopía الفَحصُ المِجهري
  clínica *الفَحصُ المِجهريّ السَريري*
  electrónica *الفَحصُ المِجهريّ الإلكتروني*
  por fluorescencia *الفَحصُ المِجهريّ التَّألُّقي*
microscopio ميكروسكوب، مِجهَر
microsección مَقطعٌ مِجهري
microsfigmia ضَعْفُ النَّبض
microsmático ضَعيفُ الشَّم
microsoma قِصَرُ القَامَة، حبيبة بروتوبلازمية صغيرة
microsomía قِصرُ القامَة، صِغرُ الجِسم، الضَّعَل
microsplácnico صَغيرُ الأحشاء
microsplenia صِغَرُ الطِّحَال
microspora بُويغ، بُويغٌ مِجهَري(جنس من الفطريات)
micrósporosis داءُ البُويغاءات، داءُ دقيقة البُزور
microstomía صِغَرُ الفَمَ
microtelia صِغَرُ الحَلَمَة
microtia صِغَرُ الأذنين، صِغَر صيوان الأذنين
microtomía قَطعُ الشُّرَيحات
micrótomo مِشراحٌ دَقيق
microtonómetro مِقياسُ تَوتُّر الغازات الدَّقيق أو المِكروي
microtraumatismo رضحٌ مِجهري، إصابةٌ خَفيفَة
microtrombosis تَجَلُّط دَقيق
microtúbulo الأنبوبُ الدَّقيق، أنيبيب

M

microvasculatura

microvasculatura الجِملةُ الوعائيَّة المِجهريَّة أو الشَّعريَّة
microviscosímetro مِقياسُ لُزوجَة الدَّم الدَّقيق أو المِكروي
microvivisección تَسليخٌ مِجهريّ، التَّشريحُ الدقيق للأحياء
microvoltómetro مِقياسُ الفولط الدَّقيق
microzoarios الكائِنات الدَّقيقَة
microzoo حَيوانٌ مِجهريّ
mictemia وجودُ الفطريات في الدَّم
mictérico أنْفي، مِنخري
micteroxerosis جَفافُ المِنخَرَين
midriasis تَوسُّعُ الحَدقَة، تَمدُّد البُؤبؤ
miectomía خَزعُ العَضَلَة
miectopía إنزياحُ العَضَلة
miel عَسَل
mielalgia ألمُ الظهر، ألمُ الحَبلُ الشَّوكي
mielanalosis ضَنَى الحَبْل الشَّوكي، تابس، مرض الظَّهر
mielapoplejía سَكتَةٌ نُخاعيَّة، سَكتَةُ الحَبْل الشَّوكي
mielastenia وَهَنٌ شَوكيّ
mielatelia نقصُ نُموُّ الحَبل الشَّوكي
mielauxa تَضخُّم الحَبل الشَّوكي
mielecefalitis إلتِهابُ المُخ والدِّماغ، إلتِهابُ الدماغ والحَبْل الشَّوكي
mielemia إبيضاضُ الدَّم النِّقْيِي، كَثرة النِّقويات في الدَّم، اللوكيميا النُّخاعيَّة
mielencéfalo الدِّماغُ البَصَلي، الدِّماغُ النُّخاعي
mieleterosis تبدُّلٌ نُخاعيّ، تَنَكُّس النِّخاع
mielina ميالينا، نُخَاعين
mielinización تَكوُّنُ الميالين، النُّخاعيَّة
mielinoclasis تَلفُ النُّخاعين
mielinogenia تَكوُّنُ النُّخَاعين
mielinopatía إعتِلالٌ نُخاعيّ،إعتِلال مادة النُخاعين
mielinosis الدَّاءُ المَيَلين، فسادُ النُّخاعين
mielitis إلتِهابُ النُّخاعُ الشَّوكي
aguda *الحادّ*
crónica *المُزمن*
esclerosante *إلتهاب النُّخاع المصلِّب*
focal *بؤري*
funicular *إلتهاب النُّخاع الشَّوكي الحَبلي*
traumatica *إلتِهاب النُّخاع الشَّوكي الرَّضحي*
mielo سابقة تدل على الحبلِ الشَّوكي أو النُّخاع
mieloblastemia وجودُ الجَذعَاتِ النُّخاعيَّة في الدَّم
mieloblasto الجَذعَة النُّخاعيَّة
mieloblastoma ورَمُ الجَذعَة النُّخاعيَّة
mieloblastomosis ورمٌ نِقْويّ، داءُ أورام الجذعة النُّخاعيَّة
mieloblastosis داءُ الجَذعَاتِ النُّخاعيَّة
mielocele قِيلةٌ نُخاعيَّة، فَتقٌ الحَبْل الشَّوكي
mielocistocele قِيلةٌ نُخاعيَّة كَيسيَّة، فَتقٌ كِيسيٌّ شَوكيّ
mielocistomeningocele قِيلةٌ نُخاعيَّة سِحائيَّة
mielocitemia كَثرةُ الكُريَّات النُّخاعيَّة في الدَّم، ورم النِّقويَّات
mielocito خَليَّة نُخاعيَّة
mielocitoma ورمُ الخَلايا النُّخاعيَّة
mielocitosis كَثرةُ الكُريَّات النُّخاعيَّة
mieloclasto فالِعَة نُخاعيَّة، إصَابَة نُخاعيَّة
mielocono غُبارُ النُّخاع، مادَّة دهنيَّة في النُّخاع
mielodiastasis إنفِراقُ النُّخاع، إنحِلالُ النُّخاع الشَّوكيّ
mielodisplasia خَللُ تَنسُّج النِّقي، سوء النمُوُّ النُّخاعيّ
mieloencefalico نُخاعيٌّ دِماغيّ
mieloencefalitis الإلتِهابُ الدِّماغي النُّخاعي
mielófago بلعَمٌ نُخاعيّ، مُلتَهِمَة النُّخاعين
mielofibrosis تَليفٌ نُخاعيّ
mielófugo مُبتعِدٌ عن النُّخاع
mielogénesis تكوُّنُ الجِهاز العَصَبي، تَطورُ الجِهاز العَصَبي
mielogenia التَّكامل النُّخاعيّ
mielógeno نُخاعيُّ المَنشأ
mielogonia كريَّة بَيضاء نُخاعيَّة
mielografía تَصويرُ النُّخاع الشَّوكي شعاعياً
mieloide نَظيرُ النُّخاع
mieloidina ميلوإيدينا (صباغ في الشبكية)
mieloidosis تنسُّج نُخاعيّ
mielolinfagioma=elefantiasis الوَرَمُ الوعائي اللِّمفاوي النُّخاعي، داءُ الفيل
mielolipoma ورمٌ شَحميٌّ نُخاعيّ

miocardiograma

mielólisis تَحَلل النُّخاعين
mieloma ورَمٌ نُخاعيّ
multiple ورَمٌ نُخاعيٌّ مُتعدِّد
mielomalacia تليُّنُ النُّخاع
mielomatoide شبهُ الوَرَم النُّخاعيّ
mielomatosis ورمٌ نُخاعيٌّ مُتعدِّد، داءُ الأورام النُّخاعيَّة المُتعَدِّدة
mielomenia حَيضٌ نُخاعيّ، نَزفٌ حَيضيٌّ في النُّخاع
mielomeningitis إلتِهابُ النُّخاع وسِحاياه
mielomeningocele فَتقُ الحَبْل الشَّوكي وسِحاياه، قِيلةٌ نُخاعيَّة سِحائيَّة
mielómera قُسيمٌ نُخاعي
mielómero قُسَيم نُخاعيّ
mielón النُّخاعُ الشَّوكي
mieloneuritis إلتِهابُ الأعصَاب والحَبْل الشَّوكي
mielopático إعتِلالٌ نُخاعيّ
mielópero قَناةٌ نُخاعيَّة، فَتحَةٌ نُخاعيَّة
mielópeto مُتَّجِهٌ للنُّخاع، وارِدٌ نحو الحَبْل الشَّوكي
mieloplasto كُريَّة بيضاء نُخاعيَّة
mieloplaxa صَفيحَة نُخاعيَّة
mielopoyesis تكوُّنُ النُّخاع العَظمي
mieloproliferativo مُتشَعِّبٌ أو تكاثُريٌّ نُخاعي
mieloquiste كِيسٌ نُخَاعيّ
mielorradiculitis إلتِهابُ النُّخاع وجذور الأعصاب
mielorradiculodisplasia خَلل تَنَسُّج النُّخاع والجذور
mielorradiculopatia إعتِلالُ الحَبل الشَّوكي وجذور أعصَابه
mielorrafia خِياطَةُ الحَبْل الشَّوكي
mielorragia نَزفٌ نُخاعيّ، نَزفٌ في الحَبْلِ الشَّوكي
mielosarcoma غَرنٌ نُخاعيّ، سَاركوما نُخاعيَّة
mielosarcomatosis داءُ السَركوما النُّخاعيَّة
mielosclerosis تَصلُّبُ النُّخاع، تَصَلُّبُ الحَبْل الشَّوكي
mielosifilis زُهري النخاع، سِفلِس نُخاعيّ
mielosis تَكَثُّر الكُريَّات النُّخاعيَّة، تكوُّن الأورام نظيرة النُّخاعيَّة
mielosquisis إنشِقاقُ النُّخَاع
mielosupresor كابِتُ النُّخاع
mieloterapia المُدَاواة النُّخاعيَّة
mielotisis سُحاف النُّخَاع، مَرضُ السِّل النُّخاعيّ
mielotomía بَضعُ النُّخَاع الشَّوكيّ
mielótomo مِقْطَعٌ نُخَاعيّ
mielotoxicidad سُمِّيَة نِقيِيَّة أو نُخاعيَّة
mielotóxico سامٌ للنُّخاعِ الشَّوكي، مُتْلِفُ النِّقْي
miembro عُضو، طَرَف
mienterón عَضَلُ الأمعَاء، الطَبَقَة العَضَليَّة للأمعاء
miestesia حِسٌّ عَضَلي
migración هِجْرَة، نُزوح
migraña الشَّقيقَة، ألمُ نِصف الرَّأس
oftálmica الشَّقيقَة العَينيَّة
hemiplejiga الشَّقيقَة الفالِجَة
migrañoide شَبيهُ الشَّقيقَة
miiasis النَغَفيَّة، تَمَخشُرٌ بالذباب
miiocéfalo بُروزُ القَزَحيَّة من القَرنيَّة
miitis = miositis إلتِهابُ العَضَل
milfosis سُقوطُ الأجفَان والحَواجِب
miliaria حصف، علل جلدي، دُخْنِيّ (شكل من أشكال مرض السِّل)
mimesis تقليد، تَشَبُّه
mineral مَعدِن
mineralcorticoide القِشرانيَّات المَعدِنيَّة
minilaparotomia شَقٌّ بَطنيٌّ مُصغَّر
mínimo الأدنَى، صَغيرٌ جداً، طَفيف
minio أكسيد الرَّصاص، زرقون
minotesis إرْهَاق، إنحِلال
mio- بادئة بمعنى عَضَلي
mioalbúmina البومينا عَضَليَّة
mioblasto أرومَة عَضَليَّة
mioblastoma الوَرَمُ الأروميُّ العَضَلي
miobradia تَفاعلٌ عَضليٌّ بَطيء، بطءُ الإستجابة العَضَليَّة
miocardia إعتِلالُ عَضَلة القَلب اللاإلتِهابي
miocárdico عَضَليٌّ قَلبيّ
miocardio عَضَلةُ القَلب
miocardiógrafo مِخطاطُ عَضَلة القَلب
miocardiograma مُخطَّطُ عَضَلة القَلب

M

miocardiólisis تَحَلُّل عَضَلة القَلب
miocardiopatía إعتِلالُ عَضلة القَلب
 alchólica *الكحوليَّة*
 congestiva *الإحتقاني*
 postparto *بعد الولادَة*
miocardiorrafia خياطَةُ عَضَلة القلب
miocarditis إلتِهابُ عَضَلة القلب
 bacteriana *إلتِهابُ عَضَلة القَلب الجرثومي*
 fibrosa *اللّيفيَّة*
 reumática *الرّوماتيزيَّة*
 tuberculosa *السُّلي*
miocardosis إعتِلالُ عَضَلة القَلب
miocele فَتقٌ عَضَليّ
miocelialgia وَجَع عَضَلات البَطن
miocelitis إلتِهابُ عَضلات البَطن
miocelulitis إلتِهابُ النَسيج الخَلويّ تحت الجلد والعَضَل، إلتِهابٌ عضَليٌّ هَلليّ
mioceptor المُستَقبِلةُ العَضَليَّة
miocerosis تَنَكسٌ شَمعيٌّ عَضَليّ
miocitolisis تَحَللُ الألياف العَضَليَّة
mioedema وَذمَةُ العَضَلة
miófago بَلعَمُ العَضَل، مُلتَقِمَة العَضَلة
miofascitis إلتِهابُ العَضَلة واللِّفافَة
miofibroma ورَمٌ ليفيٌّ عَضَليّ
miofibrosis تَليُّفُ العَضَل
miofibrositis إلتِهابُ ظهارة الحِزمَة العَضَليَّة، ألتهاب لِفافة العَضَلَة
miófono آلةٌ لسَماع التَّقلص العَضَلي
miogelosis تجَمُّدٌ عَضَليّ
miogénesis نُموُّ النَّسيجُ العَضَلي
miógeno عَضَليُّ المَنْشأ
mioglía دَبَقٌ عَضَليّ
mioglobilinuria بِيلةُ الغلوبين العَضَلي
mioglobina كُرَيِّينٌ عَضَلي
miognato مُزدوجُ الفَكّ (مسخ)
miografía تَخطيطٌ عَضَليّ
miógrafo مُخَطِّطٌ عَضَليّ
miograma مُخطَطٌ عَضَليّ
miohematina مادَّةٌ حَديديَّة
mioide عَضَلاني، نَظيرُ العَضَلة
mioidismo إنقِباضٌ عَضليٌّ ذاتيّ

miocitoma ورمُ الخَلايا العَضَليَّة
mioclonía إرتِجاجٌ عَضَليّ
mioclono إرتِجَاجٌ عَضَليّ
miocolpitis إلتِهابُ عَضَل المَهبِل
miocoma قُسيمةٌ عَضَليَّة
miocarditis إلتِهابُ عَضَلة القَلب
miocrismo صَوتُ التَّقلص العَضَلي
miocromo صِباغٌ عَضَلي
miodegeneración تَنكُّسٌ عَضَلي
miodemia تَنَكسُ العَضَلة الشَّحمي
miodesopsia=miopsis رُؤيَةُ العَوائِم، السَّمادير (رُؤيَةُ الذُّبَابُ الطائِر)
miodiastasis إنفِصالُ العَضَلة
miodinamia عِلمُ القُوى العَضَليَّة
miodinámico متعلق بالقُوَّة العَضَليَّة
miodinamómetro مِقياسُ قُوَّة العَضَلة
miodinia وَجعُ العَضَلة
miodistonía خَللُ التَّوتُّرُ العَضَلي
miodistrofia سوءُ التَّغذيَة العَضَلي

mioisquemia إقفارٌ عَضَليّ، فاقَةٌ دمويَّة إحتباسية عضَليَّة
miolema غِمدُ اللِّيف العَضَلي
miolipoma ورَمٌ شَحميٌّ عَضَليّ
miolisis تَحللُ العَضَلات، تَنكُّسُ العَضلات
miología عِلمُ العَضَلات
mioma ورَمٌ عَضَليّ
miomalacia لِينُ العَضَلة، تَليُّنُ العَضلة
miomatosis داءُ الأورام العَضَليَّة
miomatoso متعلق بالوَرَمِ العَضَلي
miomectomía إستِئصالُ الوَرمُ العَضَلي
miómera قُسيمَة عَضَليَّة
miometrio عَضَلُ الرَّحِم
miometritis إلتِهابُ عَضَل الرَّحِم
miómetro مِقياسُ التَّقلُّصُ العَضَلي
mion وحدةٌ عَضَليَّة، عَضَلة
mionecrosis نَخرٌ عَضَليّ
mioneura عَصَبُ العَضَلة
mioneuralgia ألمٌ عَضَليٌّ عَصَبيّ
miónima تَسمِيَةُ العَضَلات

mioparálisis شَلَلٌ عَضَلِيّ
miopatía إعتِلالٌ عَضَلِيّ
miope قصيرُ البَصَر، أحْسَر
miopericarditis إلتِهابُ عَضل القَلب والتأمور
miopía قِصرُ البَصَر، الحَسَر
mioplasma المَنطقَةُ المُتَقلصَّة أو النَشيطَة من الليفة العَضَليَّة، جِبلَةُ العَضَل
mioplasmia قِلةُ البلازما، قِلة الجِبلَة
mioplastia رَأبٌ عَضَلي، تَقويمٌ عَضَلي
miopragia ضَعْفُ النَّشاط، نَقْصُ النَّشاط
mioproteína بروتين عَضَليّ
miopsis رؤية ذباب طائر(وهم) ، السَّمادير
mioquimia الإرتِجافُ العَضَليّ
mioquinesis تَحرُّكٌ عَضَليّ
miorrafia رَفو أو خِياطَة العَضَلة
miorreceptor مُستقبِلَة عَضليَّة
miorrexis تَمَزقُ العَضَلة
miosalgia وَجعُ العَضَل
miosalpinge عَضَلُ البُوق
miosalpingitis إلتِهابُ عَضَل البُوق
miosarcoma ورمٌ عَضَليّ سَركومي، غَرَنٌ عَضَلي
miosclerosis تَصَلُّبٌ عَضَلي
mióscopo مِنظارٌ عَضَلي
mioseísmo إرتجافُ العَضَلات
miosina ميوسينا (بروتين العضلات)
miosinógeno مُوَلِّدُ الميوسينا
miosinuria بِيلةُ الميوسينا(بروتين العضلات)
miosis إنقِباضُ العَضَلة
miositis إلتِهابٌ عَضَليّ
miospasia إنقِباضٌ عَضَليّ
miospasmo تَشنجٌ عَضَليّ
miostenómetro مِقياسُ قُوَّة العَضَلة
miosteoma ورمٌ عَظميٌّ عَضَليّ
miostroma سَداةُ العَضَلة
miosuria وجودُ الميوسينا(بروتين العضلات) في البَول
miosutura رَفو العَضَلة، خِياطَةُ العَضَلة
miotáctico متعلق بلمْسِ العَضَلَة
miotasis شَدُّ العَضَلة، تَمدُّدُ العَضَلة
miotenositis إلتِهابُ العَضَلة ووتَرِها
miotenotomía بَضعُ أو قَطعُ وَتَر العَضَلة
miotérmico متعلقٌ بحرارةِ العَضَلة
miótico متعلق بتَقَبُّض الحدقة أو البؤبؤ، مُوَتِّرٌ عضَلِيّ
miotomía قَطعُ أو تَشريحُ العَضَلة
miótomo مِشرَط أو مِقطَع العَضَلة
miotonía التَوتُّرُ العَضَلي، القُوَّة العَضَليَّة
miotono تَوتُّر عَضَليّ
miotonómetro مِقياسُ التوتُّر العَضَلي
miotrofia تَغذِّي العَضَلة
miovascular عَضَليٌّ وِعائِي
miracidio طُفَيْل
miringe غِشاءُ الطَّبل
miringitis إلتِهابُ الطَّبلَة
miringodectomía إستِئصالُ الطَّبلَة
miringomicosis فَطَر الطَّبلَة، فَطَر أُذنيّ، إلتهاب الطَّبلة الفُطري
miringoplastia رأبُ الطَّبلَة، تَقويمُ غِشاءُ الطَّبلة
miringoscopio مِنظارُ غِشاء الطَّبلَة
miringotomía شَقُّ طَبلَة الأذن
miringotomo مِشرَطُ الطَّبلَة
mirra المُرُّ، راتنجٌ صَمغيٌّ من شَجرِ المُر
mirtiforme آسيُّ الشَّكل، شبيهٌ بورقِ الآس
mirto آس
misantropía بُغضُ الناس، كُرهُ الجِنس البَشري
miscegenación إختِلاطُ الأجناس بالتَّزاوج
miscible خَلوط، مَزُوج
miso- سابقة بمعنى كُرْه، بُغْض
misofilia شَبَق القاذورات، الوَلَعُ بالنَّجس
misofobia رَهابُ القَذارَة، قرفُ النَّجس
misogamia بُغضُ الزواج
misoginia بُغضُ النِساء
misología كُرهُ التَفكير، كُره النِقاش
mitapsis إندِماجُ الحُبيبات الكروماتينيَّة
mite سُوسَة، قُمَّلَة، قَارِمَة
mitigar يُلطِّف، يُخَفِّف
mitilotoxina تُكسينٌ مَحَاريّ
mitilotoxismo تسَممٌ مَحاري
mito- سابقة بمعنى خيط، فتيل
mitocondria الحُبيبَات الخَيطيَّة

M

mitogénesis

mitogénesis نُمو الإنقِسام الخَيطيّ
mitogénico متعلق بالنُموِ الخُياطي
mitoma شَبَكةٌ خيطيَّة، الشَبَكة الخيطيَّة للجبلَة
mitomanía هَوسُ التَّهويل، هَوسُ المُبالغَة
mitoplasma الجِبلَة المُتفتِلة، المادَّةُ الصبغيَّة في نواة الخَليَّة
mitosoma جُسيمُ الإنقِسام الفَتيلي
mitospora بُوغُ الإنقِسام الفَتيلي
mitosquisis الإنقِسامُ الفَتيلي
mitral إكليلي، تَاجيّ
estenosis mitral ***تَضَيُّق إكليلي***
incompetencia mitral عَجزٌ *إكليلي*
mitralismo إضطِرابُ الجهاز المِترالي، مِزاجٌ إكليلي
mitralización المَترَلة (تَعبيرٌ في الأشِعَة عند تغير ظِل القَلب في حالة تضَيق الصمَّام التاجي)
mitramicina (مضاد حيوي مضاد للأورام)
mitridatismo مَترَدَة (إكتساب المناعة لمادة سامة بتناول جرعات صغيرة ومتتالية منها)
mixadenitis إلتِهابُ غُدَّة مُخاطيّة
mixadenoma ورمٌ غُدِّي مُخاطيّ
mixangitis إلتِهابُ الأوعيَة المُخاطيَّة
mixastenia نَقصُ إفراز المُخاط، قِلةُ المُخاط
mixedema وَذمَةٌ مُخاطيَّة
mixo- سابِقة بمعنى مُخاط، مُخاطي
mixiosis إفرازٌ مُخاطيّ
mixobacteriales المخطاوات (نوع من الجراثيم)
mixocistitis إلتِهابُ غِشاء المَثانة المُخاطي
mixocistoma ورمٌ كِيسيٌّ مُخاطيّ
mixocito خليَّة مُخاطيَّة
mixocondroma ورمٌ غُضروفيٌّ مُخاطيّ
mixofibroma ورمٌ لِيفيٌّ مُخاطيّ
mixoide نَظيرُ المُخاط
mixolipoma ورمٌ شَحميٌّ مُخاطيّ
mixoma ورمٌ مُخاطيّ
mixomatosis تَعدُدُ الأورام المُخاطيَّة
mixomatoso متعلقٌ بالأورامِ المُخاطيَّة
mixomicetos فُطورٌ مُخاطيَّة
mixomioma ورمٌ عَضَليٌّ مُخاطيّ
mixopoyesis تَكوُن المُخاط
mixorrea سَيلانٌ مُخاطيّ، ثَرٌّ مُخاطيّ
mixosarcoma سَركوما مُخاطيَّة
mixoscopia غُلمَة الرُّؤيَة، بَصبَصَة(إشباعُ الرغبة الجنسيَّة بمشاهدة العَمليَّة الجِنسيَّة)
mixovirus فَيروسٌ مُخاطيّ
mixto مَمزُوج، مَخلوط
mixtura مَزيج، خَليط
mnemónico مُنبِّه الذاكرة، خاصٌ بالذاكِرَة
mnemotécnia عِلم تَهذيبُ الذاكِرة، فَنُ تَقوية الذاكِرَة
mocezuelo ضَزَزُ الوليد، كُزاز الوليد
moco مُخَاط
modalidad وُحدة حسّيّة نوعيَّة، طَريقَة، كَيفيَّة
modelo طِراز، نَموذَج، مِثَال
moderador مُنظِّم، مُعَدِّل، مُهَدِّئ
modificación تَبديل، تَغيير، تَعديل
modiolo مُنحَدَر الحَلزون، مِحوَرُ القَوقَعَة
modo كيفيَّة، طِراز، نَمَط، أسلوب
modulación تَعديل، تَكَيُّف، تَطبُّع، تَضمين
mogi- سابقة بمعنى صعوبَة
mogiartria صُعوبَةُ اللفظ
mogifonia صُعوبَة الصَّدْح، عُسْرُ التَّصويت
mogilalia=dislalia عُسرُ النطق، عُسرُ الكلام
moho عَفَن، عُفُونَة، فطر صغير
mol مول، جُزَيء غرامي
mola جَنينٌ كاذِب، رَحاء
molar جُزيئيٌّ غراميّ، ضِرس، طاحِنَة، رَحَوي
molaridad التَّركيبُ الجُزيئيُّ الغرامي
molariforme رَحَويُّ الشَّكل، بشكلِ طاحِنة
molécula جُزيء، جُزَيئة
molecular جُزيئي
molibdeno الموليبدينو(معدن قاس فضي اللون)
molibdenosis الإنسِمامُ بالموليبدينو(معدن قاس فضي اللون)
molilalia لُكنة، عيُّ الكلام
molimen جَهْد
molusco مرضٌ جِلدي (أورام جلدية ليِّنة) ، مُليساء
momento عَزمُ الدَّفع، كَميَّةُ الحَركَة
momia مُومياء، جثة مُحَنَّطَة
momificación تَحنيط
monamida أُحاديُّ الأميد
monamina أُحاديُّ الأمين

monartritis إلتِهابُ مِفصَلٍ واحِد

monáster النَّجمُ الفَرد، الدورُ الأخير من إنقسام الخَليَّة

monatetosis كَنَعٌ أُحادي (حركات موجيَّة بأحد الأطراف)

monauqueno ذو رأسين وأحاديُ الرَّقبَة (مسخ)

monaural متعلق بإحدى الأُذنين، متعلق بأُذنٍ واحدة

monavitaminosis عَوزٌ فيتاميني أُحادي

monaxón أحاديُ المِحور

monérula بيضة مُلقَّحة لا مُنقسِمة، أحاديُ الخَليَّة

monéstetico أحاديُ الحاسَّة، مُفرَد الحِسّ

mongolismo المَنغوليَّة

mongoloide مَنغوليُ الشَّكل

moniletrix تَعقُّد الشَّعر، تَعجُّر الشَّعر

monilia الطَّوقيَّة (جنس من الفطريات)

moniliasis داءُ الطوقيَّات، داء المُبيضَّات

moniliforme طوقيُ الشَّكل

monitor مُرشِد، ناصِح، مُراقِب

mono- سابقة بمعنى وحيد، أُحادي، مُفرد

monoamida=monamida أحاديُ الأميد

monoamina=monamina أحاديُ الأمين

monoanestesia تَخديرٌ فرديّ

monoarticular وحيدُ المَفصِل

monoatómico أحاديُ التَّكافؤ، أحاديُ الذَرَّة

monobacilar وحيدُ الجرثومَة

monobacteriano وحيدُ الجرثومَة

monobásico أحاديُ القاعِدة، وحيدُ الأساس

monoblasto أحاديُ الأرومَة، وحيدُ الجَذَعة

monoblastoma ورمُ الأرومات المُفرَدة

monoblepsia رُؤيَةٌ مُفرَدة

monobraquia وَحدةُ الذِراع

monobraquio وحيدُ الذِراع

monocálcico أحاديُ الكالسيوم

monocardio أحاديُ غرفَةُ القَلب (قلب ذو بطين واحد وأذين واحد)

monocéfalo مُتَّحِدُ الرَّأسين (له رأس واحد وجسدين)

monocelular أحاديُ الخَليَّة

monociesis حَمْلٌ أحاديّ، حَبَلٌ أحاديّ

monocigótico أحاديُ الزيجوت، وحيدُ اللاقِحَة

monocito الوَحيدة (نوع من الكريات البيض) ، كُريَّة وحيدة

monocitoide شَبيهُ الكُريَّة الوَحيدة

monocitopenia قِلة الوحيدات

monocitopoyesis تكوُّن الكُريَّات وحيدةُ النُّواة

monocitosis كَثرةُ الكريَّات الوَحيدة

monoclonal أحاديُ النَّسليَّة

monocontaminación وحدَةُ التلوُّث، تلوُّث أحادي

monocorditis إلتِهابُ الحَبْل الصَّوتي الأُحاديّ

monocorea رقصٌ أحاديّ، رقصُ جانبٍ واحِد

monocoriónico أحاديُ المَشيمَة

monocráneo مُتَّحدُ القِحفين (متحد الرأسين)

monocroico أحاديُ اللَّون

monocromasia عَمى الألوان بإستثناء لون واحد

monocromático أعمَى الألوان، وحيدُ اللَّون

monocromatismo عمَى الألوان التَّام (رؤية أحادية اللون)

monocromófilo مُصطَبِغٌ بلونٍ واحِد فقط

monocular أحاديُ العَين، وحيدُ العينيَّة (مِجهر) ، أعوَر

monóculo رِباطٌ للعَينِ الواحِدَة

monodactilia وحدويَّة الإصبع، أُحاديَّةُ الإصبع

monodiplopía إزدِواجُ الرُّؤية في عينٍ واحِدة، شفعٌ أحاديٌّ العَين

monoespecifico أحاديُ النَوعيَّة

monoestratal أحاديُ الطَّبقَة

monoestratificado أحاديُ التَّطبق

monofagia أحاديُ المَأكول، وحدَةُ الوجبات

monofasia حُبسة أحادية التلفُّظ، وحدةُ الطِّراز، وحدة الصَفحَة

monofiletismo وحدويةُ الأصْل، نَظريَّة وحدويَّة العَشيرة

monofilógeno أحاديُ النَّمط الخَلويّ

monofiodonto أحاديُ الإثغَار، ذو مجموعة وحيدة من الأسنان

monofosfato ملحٌ يحتوي جذر فوسفات، أحاديُ الفوسفات

monoftalmo وحيدُ العَين

monogamia الزَّواجُ الأحادي، أُحاديُ التَّزاوج

monoganglial أُحاديُ العُقدَة

monogástrico وحيدُ المَعِدة

monogénesis تناسلٌ لا جِنسي

mordedura

monogerminal أحاديُ الإنتَاش
monohémero يعيشُ يوماً واحداً
monohíbrido أحاديُ الهُجنة
monohidratado أحاديُ الإمَاهَة
monohídrico أحاديُ الهيدروجين
monoinfección الإنتَانُ المُفرد، عَدوى أُحاديَّة
monolepsis وحدة التَوارُث، وراثَة أحد الأبوين
monomanía هَوسٌ أحَادي
monomaxilar أحَاديُ الفَك
monomélico متعلق بطرفٍ واحِد
monomérico متعلق بقطعةٍ واحدة، أحَاديُ القُسيمَة
monómero أحاديُ القُسيمَة
monometálico أحاديُ الفِلز
monomioplejía شَلَلٌ عَضَليٌ أحَادي
monomolecular متعلق بجزءٍ واحِد
monomorfismo أحاديَّة الشَّكل
monomoria هَوَسٌ مُفرَد
mononéfrico أحاديُ الكُليَة
mononerual أحاديُ العَصَب
mononéurico وحيدُ العَصَبة، أحاديُ العَصَبون
mononeuritis إلتِهابُ عَصَب واحد
mononeuropatía إعتِلالُ العَصَب الأحادي
monónfalo وحيد السُرَّة، مُتَّحد السُرتين (مسخ)
mononucleado وحيدُ النُواة
mononuclear أحاديُ النُواة
mononucleosis كثرةُ الوحيدات، تَكثُّرُ وحيدات النواة في الدَّم
mononucleótido وحيد النوويد
monoosteítico إلتِهابُ عَظم واحد
monoparesia شَلَلُ طَرَف واحد
monoparestesia إعتِلالُ حِسُ جزءٍ واحد
monopatía إعتِلالُ جزءٍ واحد
monopía عَينٌ واحِدَة
monoplasmático أحاديُ المَادَّة
monoplasto كائِنٌ أحَاديُ الخَليَّة
monoplejía شَلَلٌ أحادي
monopléjico أحاديُ الشَلَل
monopodia أحاديُ القَدم
monopolar أحاديُ القُطب، أحاديُ النِهاية
monopoyesis تَكوُن الوَحيدَات
monopus وحيدُ القَدَم، وحيد الرِّجل
monorquídico أحاديُ الخُصيَة
monórquido أحاديُ الخُصيَة
monorquismo وَحدةُ الخُصيَة
monorrecidiva وَحدةُ المُعاودَة
monorrino أُحاديُ التَّجويف الأنفي، وحيدُ الأنْف
monosacárido أحاديُ السَّكَّريد، وحيدُ السُكَّر
monosexual أحَاديُ الجِنس، وحيدُ الجِنس
monosintomático أحَاديُ الأعرَاض (مرض ذو عَرَضٍ واحد)
monosoma صِبغيٌّ أحاديّ
monosomía أحاديَّةُ الصُّبغيات
monospasmo تشنُّجٌ أُحادِي، تَشنُّجُ مَوضِعٍ واحِد
monospermia إنطَافٌ أحَاديّ، إنْطافٌ بحيوانٍ منويٍّ واحد
monotermia وُحدَة الحَرَارة
monotrico أحاديُ السَّوط
monotrópico أحاديُ التَّوجُّه
monovalente أحاديُ التَّكافُؤ
monovular أحاديُ البَيضَة
monoxenia وحدويَّة الثَّوي، (الطُفيليَّة عند مُضيف أحادي)
monóxido أكسيد أحادي
monoyodotirosina أحادي يودوتيروسينا
monstruo مَسيخ، أكشَم
monstruosidad مَسخ، كَشَم
monte جَبَل، طُور
de venus púbico *جَبَلُ العَانَة، قُبَّةُ الفَرْج*
montículo تَلّ، رابِيَة
morbilidad مَرَض
mórbido مَرَضي
morbífico مُمْرِض
morbiliforme حَصبيُ الشَّكل
morbógeno=patógeno مُمرِض، مُسبِبُ المَرض
morbus مَرَض، دَاء
morcelación تَقطيع
mordedura إطبَاق (الأسنان) ، عَضَّة، لَدغَة
morfea قُشيعَة، تَصلُّب جِلديّ
atrofica *قُشيعة ضموريَّة*

herpetiforme *قشيعة هربسيَّة الشكل*
lineal *قُشيعة خَطيَّة*
tuberosa *قُشيعة دَرَنيَّة*
morfina المُورفين
morfínico مُورفيني
morfinismo إدْمَانُ المُورفين
morfinización إعطَاء المورفين
morfinomanía هَوَس مورفيني، إدمَانُ المورفين
morfo سابقة بمعنى شَكل أو بِنية
morfogénesis تَخلُّق، تَشكُّل
morfogenia تَخلُّق، تَشَكُّل
morfografia تَوصيفُ الشَّكل، وصفُ الأشكال
morfolisis إتْلافُ الشَّكل، إنحِلالُ الشَّكل
morfología عِلمُ الشَّكل، عِلمُ التَّشكُّل، مورفولوخيَّة
morfológico مُختص بتكوينِ الشَّكل، تَشَكُّلي
morfometria قِياسُ الشَّكل
morfón وَحدة شكليَّة، المُشَكِّل
morfoplasma الجبلة المشكِّلة، الجِبلَة الأولى
morfosis التَّشكُّل، التشكُّل العُضوي
morfótico متعلق بالتَّشكُّل العُضوي
morgue مَشْرَحَة، مَحفَظ الجُثَث
moria هَذَر، جُنونٌ تَهريجي
moribundo مُحتَضر، مُشرف على المَوت
morioplastia رأبُ الأجزاء المَفقودَة، جِراحَةُ التَّرقيع
moron أَبْلَه
moronismo بَلاهَة
morsal مُتعلقٌ بالأسنان، مَضغيّ، طَحنيّ، إطباقِي
mortal مُميت، فَان، مَائِت
mortalidad نِسبَةُ الوفيَّات، مُعدَّل الوفيَّات
mortalograma جَدول مُعدَّل الوفيَّات
mortero هاوَن
mortificación إمَاتة، تَموُّت
mórula التُّوتيَّة، البيضَة المُلقَّحة قبل إنشِقاقِها
morulación تكوُّن التُّويتَة
moruloide تُوتيُّ الشَّكل
mosaicismo الفُسيفُسائيَّة، وجودُ خلايا متنوعة التَّركيب الصِبغي
mosaico فُسيفُسائي
mosca ذُبابَة
mosquito بعَوض، ناموس
mostaza خَردَل
motilidad تَحرُّك
motilina موتولينا (هرمون معوي)
motivación دافِع، حَافِز
motivo داعٍ، مُحرّك
motofaciente مُسَبِّبُ الحَرَكَة
motoneurona عصبة مُحرّكة
motor مُحرِّك، حَركي
motorius عَصبٌ محرّك
motricidad قدرةُ التَّحْريك، الحَركيَّة
móvil مُتحرّك
movilidad سهولَة الحَركة، قابليَّة الحَركة
movilización إستِنفار، تَحريك
movimiento حَرَكَة، تَنَقُّل
moxa إسطوانة من مادَّة رَخوَة، كَيٌّ بمادَّة رَخوَة
mucífero مُفرز المُخاط
mucificación تمخُّط، إفرَازُ المُخاط
muciforme مخاطيُّ الشَّكل
mucígeno مولِّدُ المُخاطين، مُفرزُ المُخاط
mucilaginoso صَمغيّ، لَثَني
mucílago صَمغُ الجُذور، لُثاً، لُعابُ الصَمغ
mucina مُخَاطين، مُوسين
mucinasa خَميرة المُخاطين
mucinoblasto أرومَةُ المُخاط، أرومَةُ خليَّة المُخَاط
mucinógeno مُولِّدُ المُخاطين، مُولد اللِّثا
mucinoide نَظيرُ المُخاطين
mucinosis المُخاطيَّة، الداءُ المُخاطيني
mucinoso مُوسيني، مُخاطيني
mucinuria بيلةٌ مُخاطيَّة
muciparo مُفرز المُخاط
mucitis إلتِهابُ الغِشاء المُخاطي
mucocele قيلةٌ مُخاطيَّة
mucocito خَليَّة مُخاطيَّة
mucoclasis إتلافُ البطانةِ المُخاطيَّة
mucocolitis إلتِهابُ القُولون المُخاطي
mucocolpos تجمُّع مُخاطيٌّ مِهبَليّ
mucocutáneo مُخاطيٌّ جِلديّ
mucoderma أدَمَة مُخاطيَّة
mucodérmico متعلق بالأدمةِ المُخاطيَّة

mucoenteritis إلتِهابُ الأمعَاء المُخاطي
mucoepidermoide مُخاطيٌّ بَشرويّ
mucofibroso مُخاطيٌّ لِيفيّ
mucoglobulina غلوبولينا مُخاطيَّة
mucoide شَبيهُ المُخَاط
mucolipidosis داءٌ شحميٌّ مُخاطيّ
mucolisina حالُّ المُخاط
mucolítico مُذيبُ المُخاط، حالُّ المُخاط
mucomembranoso مُخاطيٌّ غِشائيّ
mucoperióstico مُخاطي سِمحَاقيّ
mucopolisacárido عَديد السَّكريد المُخاطي
mucopolisacridosis داء عَديدُ السّكريد المُخاطي
mucoproteína بروتين مُخاطيّ
mucopurulento مُخاطيٌّ قَيحِيّ
mucopus مُخاطٌ قَيحِيّ
mucor العَفَنَة (جنس فطريات من فصيلة العفنيات)
mucormicosis فُطارٌ عَفَنيّ، الفُطريَّة المُخاطيَّة
mucosa المُخاطيَّة، الطبقةُ المُخاطيَّة
mucosanguíneo مُخاطيٌّ مُدَّميّ
mucoseroso مُخاطيٌّ مَصْليّ
mucosina مُخاطين ، موكوسينا
mucositis إلتِهابُ الغِشاء المُخاطي
mucoso مُخاطيّ
mucoviscidosis تلزُّج المخاط (تليُّف البنكرياس الكيسي)
mucro نقطةٌ مروَّسة، قِمةٌ حادَّة
cardiaco *قِمةُ القلب*
mudo أخرَس
muermo رُعام، إلتِهابُ الأغشية المُخاطيَّة
muerte مَوت، فَناء
aparente *موتٌ ظاهِري*
celular *موتٌ خَلَوي*
cerebral *موتٌ دِماغيّ*
clínica *موت سَريريّ (إكلينيكي)*
súbita *موتٌ مُفاجِئ*
súbita del lactante *موتُ الرَّضيع الفُجائي*
muerto ميِّت، فانٍ
muesca ثلمة، شَرم، أُخدُود، حز
muestra عيِّنة، مَسطرة، نَموذَج
muestreo أخذُ العيِّنَات
muguet سلاق، قلاع
muliebria أعضاءُ التناسُل في المَرأة
muliebridad الأُنوثيَّة، الصِفاتُ النِسائيَّة
multangulum عظمُ المُربَّع المُنحرِف وعظمُ شبه المُنحرِف في الرُّسغ
multiarticular متعلق بعدةِ مَفاصِل
multicapsular ذو عدةِ مَحَافظ
multicelular عديدُ الخَلايا
multicúspide متعدِّدُ الشُّرف أو الشَّرفات
multidentado مُتعدِّدِ الأسنان
multifactorial مُتعدِّدُ العَوامِل
multifamiliar متعدِّدُ الأُسر المُتعَاقِبة
multifocal متعدِّدُ البُؤرات
multiforme مُتعدِّد الأشكال
multigrávida متعدِّدةُ الحَمْل، نَثور
mulitilocular مُتعدِّدُ الفَجوات
multípara ضَائِنة، مُتعدِّدة الوِلادَة
multiparidad تَعددُ الوِلادات
múltiple مُتعدِّد
multiplicación تَكاثُر
multipolar مُتعدِّدُ الأقْطاب
multivalente عديدُ التَّكافُؤ
mullerarianoma ورَمُ قَناة أو مَسَال مولَر
muñeca رُسغ، مِعْصَم
muñon قرمة، جذامَة، جَدعَة
mural جِداري، حائِطي
murmullo حَفيف، نَفخة
murrina طاعونُ المَواشي
mus الجِرذ
muscarina مسكرينا (قلواني مميت موجود في السمك المنتن)
muscarinismo الإنسِمامُ بالمسكرينا
musculación تَعَضُّل
muscular عَضليّ، مُعضَّل
musculatura الجِهازُ العَضَلي
músculo عَضَلة
abdominal oblicuo externo *العَضلةُ البطنيَّة المائِلة الظاهِرة*
abductor *العَضَلة المُبعِدة*
aductor *العضلة المُقرِّبة*
antitrago *عضلة المَرزَة*
ancóneo *العضلة المِرفقيَّة*

aponeurotico العضلة السِفاقيَّة
aritenoepiglotco العضَلة الطَرجهاليَّة اللسان مِزمارية
aritenoideo العضلة الطَرجهاليَّة
auricular العَضَلة الأذنيَّة
bíceps braquial العَضَلة ذات الرَّأسين العَضدية
bíceps crural ذات الرَّأسين الفَخذيَّة
braquial العَضَديَّة
braquiorradial العَضديَّة الكُعبُريَّة
buccinador المبوّقة
cervical الرَّقَبة
ciliar الهدبيَّة
circunflejo palatino المُنعطِفَة الحَنكيَة
coccígeo العُصعُص
complejo المُعقَّدة
constrictor de la faringe المُضيّقة البلعومية
coracobraquial الغُرابيَّة العَضديَّة
costal الضلعيّ
cremáster المُشمِّرَة
cricoaritenoideo الحِلقيَّة الطَرجهاليَّة
cricotiroideo الحِلقيَّة الدَّرقيَّة
crural الفَخذيَّة
cuadrado plantar المربع الأخمَصيَّة
cutáneo الجلدية
dartos السلخيَّة الصفنيَّة
deltoides الداليَّة
depresor del ala de la nariz الخافضة لجناح الأنف
depresor del ángulo de la oreja الخافضة لزاوية الأذن
depresor del labio inferior خافِضةُ الشفة السفلية
detrusor de la orina النافِضَة البَوليَّة
digastrico ذات البَطنين
dilatador de la pupila المُوسِّعة للحَدقَة
dilatador posterior de la nariz العضلة الموسعة للأنف
dorsal interóseo del pie y de la mano العَضلات الظَّهرانيَّة بين عظام القدم واليَد
elevador de la escapula العضلة الرافعة للكتف
elevador de la próstata العضلةُ الرافِعة للبروستاتة
elevador del ano العَضَلة الرَّافِعة للشَّرج
elevador del mentón الرافِعة للذَقن
elevador del párpado superior العضلة الرافِعة للجَفن العُلوي
elevador del pene العضلةُ الرافِعة للقَضيب
elevador palatino الرافِعة للحَنك
elevador propio del labio superior الرافعة للشَّفةِ العليا
erector del clítoris المُنعظة للبَظر
erector de pene المُنعظَة للقضيب
esfínter de la vejiga عاصِرَة المَثانَة
esfínter interno del ano الصَّارَّة الداخليَّة للشرج
escaleno الأخمعيَّة
esfínter de la pupila عاصرة الحدقة
esfínter de la uretra عاصِرَةُ الحَالِب
esfínter de la vagina صارة المهبل
esfínter externo del ano الصارَّة الظاهِرة للشرج
espinal الشَوكي
esplenio العضلة الطِحاليَّة
estapedio الرِّكابيَّة
esternal القَصيَّة
esternocleidomastoideo القَصِيَّة الترقوية الخِشائيَّة
esternocostal القَصيَّة الضلعيَّة
esternomastoideo القَصَية الخُشائيَّة
esternotiroideo القَصيَّة الدَّرقيَّة
estilofaringeo الإبريَّة البَلعوميَّة
estilogloso الإبريَّة اللِّسانية
extensor largo del pulgar الباسِطة الطويلة للإبهَام
extensor corto del pulgar الباسطة القصيرة للإبهام
estilohioideo الإبريَّة اللاميَّة

M

m-extensor carporradial

extensor carporradial largo y corto _ الباسِطة الرُّسغيَّة الكُعبُريَّة
extensor común de los dedos del pie **الباسِطة** لأصابع القَدم
extensor corto de los dedos del pie الباسِطَة القَصيرة لأصابع القَدم
extensor corto y propio del gordo **الباسِطة** القَصيرة والخاصَّة لإبهامِ القَدم
extensor propio del índice الباسطة الخاصة للسبابة
flexor carpocubital العَضَلة المُثنية الزنديَّة الرُّسغيَّة
flexor corto del índice المُثنية القصيرة للسبابة
flexor carporradial المُثنيَة الزنديَّة الكُعبريَّة
flexor del meñique العضلة المثنية لخنصر اليَّد
corto del dedo pequeño **المُثنية** القَصيرة لخنصرِ اليَّد
fexor corto del pulgar المُثنيَة القَصيرة للإبهام
flexor corto plantar المُثنيَة القَصيرة للأصابع
flexor del meñieque **المُثنيَة** لخنصرِ اليَّد
flexor largo del dedo gordo المُثنيَة الطويلة لإبهامِ القَدم
flexor largo del pulgar المُثنيَة الطويلة للإبهام
gastrocnemio (التوأميَّة السَّاقيَّة) عضلة السَّاق
eniogloso العَضَلة الذَّقنيَّة اللِّسانيَّة
glúteo (mayor mediano y menor) العضلة الألويَّة الكُبرى والوسطيَّة والصُغرى
gracilis العَضلة الناحِلَة
hiogloso العَضلة اللاميَّة اللِّسانيَّة
iliaco العَضلة الحَرقفيَّة
iliocostal العضلات الحَرقفيَّة الضلعيَّة
infraespinoso العَضَلة تحت الشَّوكَة
intercostal العَضلاتُ بين الأضلاع
isquiocavernoso العَضَلة الإسكيَّة الكَهفيَّة
isquiococcigeo العَضَلة العُصعُصيَّة
largo de la cabeza y el cuello العَضلةُ الطَّويلة الرَّأسيَّة والرقبية
largo del cuello العضَلة الرقبية الطويلة
laríngeo **العَضَلة** الحنجريَّة
lingual inferior y superior العَضَلة اللِّسانيَّة السُّفلى والعُليا
lumbricales de la mano y del pie العَضلات الخَراطينيَّة لليد والقدم
masetero العَضَلة المَاضِغَة
membranoso العَضَلة الغِشائيَّة
mentoniano العضَلة الذَّقنيَّة
milohioideo العَضَلة الضرسيَّة اللاميَّة
multifido del raquis العضَلات العَديدةُ الفُلوح أو الشُّقوق
oblicuo mayor del abdomen المَائِلة البَطنيّة الكَبيرة
oblicuo mayor o superior del ojo المَائِلة العُليا للعين
oblicuo menor o inferior del ojo المَائِلة الصغرى أو السُفلى للعين
obturador externo e interno العَضَلة السِّداديَّة الظاهِرَة والسدادية الغَائِرة
occipitofrontal القذاليَّة الجبهيَّة
omoiodeo الكتفيَّة اللاميَّة
oponente del meñique y dedo pequeño del pie **المُعاكِسَة** للإصبعِ الصغير في اليَّد وفي القَدَم
oponente del pulgar العَضَلة المُعاكِسة للإبهام
oblicular العَضَلة الدُّويريَّة
palatofaringeo العَضَلة الحَنكيَّة البُلعوميَّة
palatogloso العَضَلة الحَنكيَّة اللِّسانيَّة
palmar cutáneo الرَّاحيَّة الصُغرى
palmar interóseo **العَضَلةُ** الرَّاحيَّة بين العِظام
palmar mayor **العَضلةُ** الرَّاحيَّة الكُبرى
papilar **عَضَلة حَليميَّة**
pectíneo العَضَلة العَانيَّة
pectoral mayor y menor العَضَلة الصَّدريَّة الكُبرى والصَّدريَّة الصُغرى
plantar delgado **العَضَلةُ** الأخمصيَّة النحيفَة
plantar interoseo **العضَلات** الأخمصيَّة بين العِظام

myopaquinsis

poplíteo *العضلةُ المأبطيَّة*
prevertebral *العضَلات أمام الفِقرات*
psoas iliaco *العضَلةُ الحرقفيَّة القطنيَّة*
pterigoideo *العَضلة الجَناحيَّة*
recto ***العَضَلة*** *المُستقيمَة*
risorio *المُضحِكة أو الضَّحكيَّة*
romoboides ***العَضلة*** *المُعينيَّة*
sartorio *العَضَلة الخَيَّاطيَّة*
semimembranoso ***الغِشائيَّة النِصف***
serrato *العَضَلة المِنشاريَّة*
subclavio *العَضَلة تحت التَّرقُوة*
subescpular ***العَضَلة*** *تحت الكَتِف*
superciliar *عَضَلةُ الحاجِب*
perineal transverso ***العِجانيَّة*** *المستعرضة*
supinador largo o braquiorradial
الباسطة الطويلة أو العضدية الكُعبريَّة
supraespinoso ***العضلة*** *فوق الشَّوكية*
temporal ***عَضَلة الصَّدغ***
tensor de la fascia lata *العَضَلة المُوتِرة*
للفافة العَريضَة
tensor del tarso ***المُوتِرة*** *للرُّصغ*
tensor del timpano ***المُوتِرة لغِشاءِ الطَّبل***
teres mayor,minimo y menor
المدوَّرة الكبيرة والمُدَوَّرة الصغيرة
tibial *الظنبوبيَّة*
tiroaritenoideo *الدرقيَّة الطرجهاليِّة*
tiroepiglotico ***درقي*** *لِسان مِزماري*
transverso ***مُستعرِضة***
profundo del perineo ***العَجانيُّ العَميق***
trapecio *شِبه المُنحرفَة*
triangular de los labios *المُثلثيُّ الشَّفَوي*
triangular del esternón ***المثلثي*** *القَصي*
zigomático mayor y menor *الوجنيّة*
الكبرى والصُغرى
tríceps ***ثُلاثية*** *الرُّؤوس*
del utero ***الرَّحِم***
vasto (intermedio,lateral ,medio)
العضلة المتسِعَة الوسطيَّة، الوحشيَّة، الأنسيَّة

musculotendinoso عَضَليٌّ وَتَريّ
musculotónico متعلقٌ بالتوتُّر العَضَلي
musculotrópico موجَّه للعضل، أليفُ العَضَل
musgo طحْلَب
musicoterapia المُعالجةُ بالموسيقى
musitación تَمْتَمَة، تَحريكُ الشفَتين بدونِ صَوت
muslo الفَخذ
mutación طَفرَة، تَحوُّل
mutacional طَفْريّ، تَحَوُّلي
mutacismo لَثغ، مَأمَأة، كثرة لفظ حرف الميم، عي الكلام
mutagénesis تكوُّن التحول، التبدُّل الخِلقي، إحداث التَطَفُّر
mutágeno مُطَفِّر
mutante طافِرة، متحوِّل، طَفْريّ
mutarrotación تَدويرٌ مُتبَدِّل
mutilación تَشويه، جَدع، بَتر، قطْع عُضو
mutismo خَرس، صُمات، بَكَم
mutualismo تنافع، مُنَافعة، تعايشٌ لفائِدَة الطرفين
myohemoglobina خضابُ العَضلة
myopaquinsis كثَافةُ العَضَلة

M

navicula

N

nadir النقطةُ السفلى
nafta نفطاء، مَزيجٌ نَفطيٌّ شَعول
naftaleno نَفثالينو(هيدروكربون من زيت الفحم)
naftol نفتول (مُطَهِر)
naftolismo التَسمُّم بالنفتول
nalga أَلْيَه
nalgas الأليَتان
nalgar أليِيّ، أَلْيَويّ
nanismo قَزامة، قَصَرُ القَامَة
nanocefalia قَزامَةُ الرأس، نَقصٌ في نُموِ الرأس
nanocéfalo أقزَمُ الرأس، مِسخٌ أصعَل
nanocormia قزامة الجذع، قَزامَةُ البَدن
nanoftalmos صِغَرُ المُقلَة أو المُقلتين
nanogramo=10/1000.000.000 نانو غرام
nanoide قَزَماني
nanolitro=10/1000.000.000 نانو ليتر
nanomelia قزامَةُ الأطراف
nanómetro=10/1000.000.000 نانو متر
nanosomia قَزَامَة
nanukayami داءُ البريميَّات الياباني، حُمَّى سَبَعة أيام
nanus قَزَم
napiforme لِفتِيُّ الشكل، يشبَه اللِّفت
narcisina نارثيسينا (قلواني مقيء)
narcisismo النَّرجسيَّة، عِشقُ الذات
narco سابقة بمعنى التَّخدُّر أو الذهول
narcoanálisis تحليلٌ نَفسيٌّ إذهالي، التَّحليلُ التَّخديري
narcodiagnosis تشخيصٌ إذهاليَ
narcoestimulante مُخَدِّرٌ وَمُنَبِّه
narcohipnia تنمُّل الإستيقاظ، غَشْيَةُ الصَباح
narcohipnosis تنويم تخدُّري، الإيحاءُ النوميُّ التَّخديري
narcolepsia تغفيق، نَومٌ لا يقاوَم
narcoléptico مُغَفِّق، مغفو
narcosis تَخَدُّر، تَخدير، خَدَر
narcotico مُخَدِّر، تَخَدُّري
narcotizar يُخَدِّر
narcotismo إدمان المُخَدِّرات، إنسِمامٌ بالمُخدِّرات
nares مَنخِر
nariz أنف
nasión الأنيفى(النقطة الوسطى للدرزة الجبهية الأنفية)
nasioniaco أُنيفي قَمَحدوِي(يتعلق بالنقطة الوسطى للدرزة الجبهية الأنفية والحدبة القذاليةالوحشية)
nasitis إلتِهابُ الأنف
nasoantritis إلتِهابُ الأنف والغَار
nasoantrostomía مفاغرة أنفيَّة غارِيَّة
nasobronquial أنفيٌّ قَصَبيّ
nasociliar أنفيٌّ هَدَبي
nasofacial أنفيٌّ وَجهي
nasofaringe بُلعوم الأنف
nasofaríngeo بُلعوميٌّ أنفيّ
nasofaringitis إلتهابُ البُلعوم الأنفيّ
nasofaringoscopio مِنظارُ البُلعومُ الأنفيّ
nasofrontal أنفيٌّ جَبْهي
nasógrafo مِخطاط الأنف
nasolabial أنفيٌّ شَفَوي
nasolacrimal أنفيٌّ دَمْعي
nasomanómetro مِقياسُ ضغطُ التَّنفُّسُ الأنفي
nasopalatino أنفيٌّ حَنَكيّ
nasoscopio مِنظارُ الأنف
nasoseptal متعلق بحاجِزِ الأنف
nasoseptitis إلتهابُ حاجِز الأنف
nasoturbinal أنفيٌّ قُرينيّ
natal وِلادِيّ، مُتعلق بالوِلادَة
natalidad مُعَدَّل المواليد، نِسبَةُ المَواليد
natimortalidad نسبَةُ المولودين مَوتى
nativo فِطري، أهلي، بَلَدي
natremia فرطُ صوديوم الدَّم
natriuersis بيلةُ الصُّوديوم
natriurético مُدِرٌّ الصُّوديوم
natural طَبيعي
naturopatia مُداواةٌ طبيعيَّة
náusea غَثَيان
nauseabundo مُثيرٌ للغَثَيان
nauseoso غثياني، مُغثِّي، مُقَيِّئ
navícula بُنيةٌ زورقيَّة

N

navicular

navicular زَورَقي، قارِبيّ
hueso navicular *العظمُ الزَورَقي*
neartrosis مَفصِل صُنعي، مَفصِل كاذِب
nébula سَحَابة، سَحابةُ القَرنيَّة، رَذُوذ طبّي
nebulización إرذاذ، مُعالَجة رَذيَّة
nebulizador مِذَرة، مِرَذَّة
necatoriasis داء الشِّصِّيات
necretomía خَزعُ الأنسِجَة النَّخِرة
necro- سابقة بمعنى مَوتي، نَخَرْي، مَوت
necrobacilosis عُصاء نَخَري
necrobiosis البلى الحيَوي، المَوت الحيوي (موت خلايا في نسيج حَيّ أو نشاط خلايا في نسيج مَيت)
necrocitosis مَواتُ الخَلايا
necrocitotoxina ذِيفان مُنخِّر للخلايا، مُميتٌ للخَلايا
necrófago مُعتاشٌ على الأموات
necrofilia مُجامَعةُ المَيت، إشتِهاءُ المَيت
necrófilo مُعتاشٌ على النُسجِ المَيتة، مُجامِع أو فاسق الميت
necrofobia رُهاب المَوت، رهاب المَيت
necrogenico وليدُ الموادِ المَيتَة، مَواتي، ميتي المنشأ
necrólisis تقشُّر الأنسجة المتموِّتة
necrología سِجلُ المَوتى، إحصاءُ الوَفيَّات
necronectomía إستئصالُ الأجزاءِ المَيتة
necroneumonía مُواتُ الرئة، غَنغرينَة الرِّئَة
necropsia فَتحُ الجُثَّة، تشريحُ الجُثَّة
necrosis نَخَر، مَوات
aséptica *نَخَر عَقيم*
avascular *نَخر إنعِدام الأوعيَّة*
de decubito *نَخَرُ الإستِلقاء*
embolica *نَخر صِمّي*
gangrenosa *نَخر غنغريني*
necrospermia مَواتُ النِّطاف، مَوات الحُيَيَّات المَنويَّة
necrótico نَخَرِيّ، مَواتي
necrotomía تَشريحُ المَيت، إستئصال الوَشيظُ العظمي النَّخِر
necrotoxina ذيفانٌ ناخِر، تسَمُّم ناخِر
necrozoospermia مَواتُ النِّطاف
nefelometría قياس الكَدَر، قِياسُ التَّعَكُّر
nefelopia عمى بسبب تكَدُّر القرنيَّة، رُؤية مُعتِمة
nefradenoma وَرَمٌ غُدِّي كُلويّ
nefralgia أَلَمُ الكُلْيَة
nefrapostasis تقيُّح كُلويّ، خُراجٌ كُلويّ
nefratonía وَنَى الكُلية، بطلانُ عَمَلُ الكُلية
nefrausa=nefromegalia تَضخُّم الكُلية
nefrectasia تَوسُّع الكُلية
nefrectomía إستِئصالُ الكُلية
nefredema إستِسقاءُ الكُلية
nefrelcosis تَقرُّح الكُلية
nefremia إحتِقانُ الكُلية
nefrenfraxis إنسِدادُ أوعيةِ الكُلية
nefridio الكُلوة الجَنينيَّة
nefrismo دَنَفٌ كُلوي، مرض مُثقل كُلوي، إكتِئاء
nefrítico كُلوي، متعلق بإلتِهابِ الكُلية
nefritis إلتِهابُ الكُلية
aguda *الحادّ*
bacteriana *الجرثومية*
capsular *إلتهاب الكُليَة المِحفظي*
glomerular *إلتهابُ الكُلية الكُبيبي*
congénita *إلتهاب الكلية الخِلقي*
exudativa *إلتهاب الكلية النَّضحِي*
hemorrágica *إلتهابُ الكُلية النَزفي*
intersticial *إلتهاب الكُلية الخِلالي*
parenquimatosa *إلتهاب الكُلية اللَّحمي*
subaguda *إلتهاب الكُلية دون الحاد*
vascular *إلتهاب الكُلية الوِعائي*
nefro سابقة بمعنى الكُلية
nefroabdominal كُلَوي بَطني
nefroangiosclerosis تَصَلُّبٌ وِعائيٌ كُلوي
nefroblastoma وَرَمٌ أرومِيٌ كُلَوي
nefrocalcinosis كُلاس كُلَوي، تكَلُّسُ الكُلية
nefrocapsectomia إستِئصالُ مِحفَظَة الكُليَة
nefrocardiaco كُلَويٌ قَلبيّ
nefrocele قيلةُ الكُلية (فتقٌ يحتوي على كُلية)
nefrocistanastomosis مُفاغَرَة كُلَوِيَّة مَثانيَّة
nefrocistitis **إلتهابُ الكُلية والمَثانَة**
nefrocistosis تَكَيُّسٌ كُلويّ
nefrocólico كُلَويٌّ قَولونيّ
nefrocolopexia تثبيتُ الكُليَة والقَولون

nefrocoloptosis تَدَلِّي الكُليَة والقَولُون
nefrogástrico كُلْويٌّ مَعِديّ
nefrógeno كُلْويُّ المنشأ
nefrografía تصويرُ الكُليَة
nefrohemia إحتِقانُ الكُلية
nefroide كُلْويُّ الشّكل
nefrólisis تَحَلُّلُ الكُليَة، إفتِكاكُ الكُليَة
nefrolitiasis تَحَصِّي الكُليَة
nefrolito حَصَاةُ الكُليَة
nefrolitotomía إستِخراجُ حَصاةُ الكُليَة
nefrología طِبُّ الكُلى
nefrólogo طبيبُ الكُلى
nefroma وَرَمٌ كُلْويّ
nefromalacia تَلَيُّن الكُليَة
nefromegalia ضَخامَةُ الكُليَة، تَضَخُّم الكُليَة
nefrómera قُسَيمَةٌ كُلْويَّة
nefrón كُليون (وَحدَة كُلوِيةٌ مجهريَّةٌ)
nefronco=nefroma وَرَمٌ كُلْوي
nefronoptisis سُحافُ الكُليَة، إنضِمارُ الكُلية، سُلُّ الكُليَة
nefroomentopexia تثبت الكُيَة بالثَّرب
nefroparálisis شَلَل الكُليَة
nefropatía إعتلال الكُليَة
nefropexia تثبيت الكُليَة
nefropielitis إلتِهاب الكُليَة والحُوَيضَة
nefropielolitotomía شق الكلوة لإستئصال حَصاة الحُويصة
nefropieloplastia رَأب الحُوَيضَة
nefropiosis تَقَيُّح الكُليَة
nefropoyético مُكَوِّن للنَّسيج الكُلْوي
nefropoyetina مُكَوِّنة النَّسيج الكُلوي (مادة تُحفِّز على تَكوُّن النسيج الكُلْوي)
nefroptosis تدلِّي الكُليَة
nefrorrafia رَفوُ الكُليَة
nefrorragia نَزْف الكُليَة
nefrosclerosis تَصَلُّب الكُليَة
nefroscopia تَنظيرُ الكُليَة
nefrosis داءُ الكُلية
aguda داءُ الكُليَة الحادّ
amiloidea داءُ الكُليَة النَّشَواني
crónica داءُ الكُليَة المزمن
lipoidea داءُ الكُليَة الشَحماني
nefrosonografía تَفَرُّس كُلَوي بالموجات فوق الصوتيَّة
nefroesplenopexia تثبيت الكُليَة والطِّحال
nefrostoma فُوهَةُ الكُلوَة
nefrostomía فَغْر الكُليَة
nefrótico كُلائي
nefrotisis سُحَاف الكُليَة ، سل الكُليَة
nefrotomía بَضع الكُلية
nefrótomo بضعَة كُلَوية
nefrotóxico سامٌّ للكُلية
nefrotoxina سُمٌّ كُلَوي
nefrotresis نَوسَرة الكُلية، حَفرُ الكُليَة (ناسور بين بين الكلية والخارج)
nefrotubrculosis سُل الكُليَة
nefroureterctomía إستِئصالُ الكُليَة والحَالِب
negativismo السَّلبيَّة
negativo سَلبيّ
negatoscopio جهازقراءة صور الأشعة
neisseria جِنسُ جراثيم من فصيلةِ النَّسَريَّات
nematelmintiasis داءُ الديدان المَمْسُودَة
nematelminto دُودةٌ مَمْسُودَة
nemato سابقة بمعنى الخَيط أو الديدانُ لمَمسودَة
nematoblasto الأرومَة الخيطيَّة، أرومَةُ النُّطفَة
nematocida مُبيدُ المَمسودات
nematodiasis داءُ الديدان المَمسودَة
nematodo المَمسوداتُ (الديدان المُدَوَّرة)
nematosis داءُ الديدان المَمسودَة
nematospermia نِطافٌ مُذَنَّبَة
neo- سابقة بمعنى جَديد، حَدِيث، مُستحدَث
neoantígeno مُستَضِد مُستَحدَث
neoartrosis مَفصِل كاذِب، مَفصِل مُستحدَث
neobiogénesis تَنَشُّوْ حَيَوي
neoblástico حَديث التَنَسُّج
neocerebelo المُخيخ الحَديث
neocinético الحَرَكي الحَديث
neocitosis كَثرَة الكُرَيَّات الفَتيَّة
neocórtex القِشرَة الحَديثة
neodiatermina إنفاذ حراري قَصير الموجات، لإستِحرار بالمَوجات القَصيرَة
neodimio النيوديميوم (العنصر الستون)

N

neoencefalo

neoencefalo الدِّماغ الحَديث
neofeto جَنيْن حَديث
neoformación=neoplasia وَرَم جَديد، تَشَكُّلٌ جَديد
neoformativo حديث التَّشَكُّل، له علاقة بتشكل نسيجٍ جديد
neofrenia إضطراب عقلي عند الشباب، ذُهان الصِّبا
neogala لِبَأ، أولُ الحليب بعد الوِلادَة
neogénesis إستِحداث، تَجَدُّد
neohimen غشاء كاذب، غِشاءُ بَكارَة غير أصيل
neohipocratismo البُقراطيَّة الحديثة (الاهتمام بأعراض المرض وحالة المريض مع إستعمال الوسائل الحديثة في التشخيص والمعالجة)
neolalia لَغو مُستحْدَث، لفظُ كلمات بدونِ معنى
neologismo كلامٌ مُستحِدَث (إستعمال كلمات يستخدمها المريض بنفسه)
neomembrana غشاء مُستَحدث
neomorfismo تنشُّوُ البنيات الحديثة، تَشَكُّلٌ جَديد
neón النيون (العنصر العاشر)
neonato وَليد، حديثُ الوِلادَة
neonatología علم الوِلْدان (العناية والمعالجة لحديثي الولادة في الشهر الأول)
neopalio القِشرة الحَديثَة
neoplasia تَكَوُّن الوَرَم
neoplasma وَرَمٌ مُنتشِئ
benigno ورم حَميد
maligno ورَمٌ خَبيث
neoplastigénico مُوَلِّد النموّ، مساعد النُموّ
neostigmina عقار ضد الوَهَن العضلي
neostomía فَغرٌ في عضوٍ أو بين عُضوَين
neostriado مستجِدَّات الجِسم المُخَطَّط
neotálamo المِهادُ الحديث
neotenia إستِدامَةُ المرحَلة اليَرقيَّة
neptunio النبتونيوم (العنصر الثالث والتسعون)
neuro- بادئة بمعنى عَصب، عَصبي
neurodendria غُصنَةٌ عَصَبيَّة
neurona عَصبون، خليَّةٌ عَصَبيَّة
aferente ***عَصبون*** *وارِد*
eferente *عَصبون صادِر*
motora *عَصبون مُحَرِّك*
nervimoción حَرَكة عصبيَّة المنشأ
nervimotor عَصَبيٌّ حَركي
nervio عَصَب
accesorio ***الإضافي***
acústico *السَّمْعي*
auditivo ***السَّمْعي***
auricualr *الأُذني*
auriculotemporal *الأُذني الصُدغي*
caroticotimpanico *السُباتي الطبلي*
carotideo *السُباتي*
cervical *الرَّقَبي*
ciático ***العَصَب*** *الإسكي*
cigomático ***وَجني***
cigomaticofacial ***وَجني*** *وَجهي*
cigomaticotemporal *وَجني صُدغِي*
ciliar largo y corto **الهدَبي** الطويل والقصير
circunflejo *المُنعطِف*
coccígeo ***العُصعُصي***
crural *الساقي*
cutáneo *الجِلدي*
digastrico *عصب ذات البطنين (فرع من العصب الوجهي)*
digital ***الإصبعي***
esfenopalatino *وَتَدي حَنَكي*
esplacnico *الحَشوي*
etmoidal ***الغِربالي***
facial *الوَجهي*
faríngeo *البَلعومي*
frénico *الحِجابي*
genicular *الرُكبِي*
genitocrural *التناسلي الساقي*
glosofaríngeo *البَلعومي اللساني*
glúteo ***الأليي***
hemorrodial *البَاسوري*
hipogloso *تَحت اللِّسان*
iliohipogástrico ***الحَرقفي*** *الخَثلي*
ilioinguinal ***العَصَب*** *الحَرقَفي الأربي*
incisivo *القَاطِع*
infratroclear *تحت البَكَرة*

neumatograma

interóseo بين العِظام
lagrimal الدمعي
laríngeo الحَنجري
lingual اللساني
maseterico الماضِغي
maxilar عَصَب الفَك العُلوي
mediano الناصِف
meníngeo السِحائي
miloioideo الضِرسي اللامي
motor ocular المُحرّك للعين
musculocutáneo العَضلي الجِلدي
nasal الأنفي
nasociliar الأنفي الهَدَبي
nasopalatino الأنفي الحَنَكي
obturador السّدادي
oculomotor العَصَب المُحَرك للعين
oftálmico العَيني
olfatorio الشمّي
optico البَصَري
orbitario الحَجاجي
palatino الحَنَكي
palmar cutáneo العَصَب الرّاحي الجِلدي
palmar العَصَب الرّاحي
patético o IV par craneal الإشتياقي
pectoral الصدري
perforante cutáneo العَصَب الثّاقب
perineal العصب العِجاني
petroso العَصَب الصَخري
plantar العصب الأخمَصي
poplíteo العَصَب المَأبِضي
pudendo العَصَب الفَرجي
púdico العَصَب الفَرجي
radial العصب الكُعبري
recurrente العَصَب الرّاجِع
sacro العَصَب العَجُزي
safeno العَصَب الصافِن
escrotal العصب الصَفَني
sexto craneal العَصَب القِحفي السّادِس (العصب المُبَعِّد)
subescapular تحت عَظم الكَتِف
suboccipital العَصَب تحت القَذال
supraescapular العَصَب فوق عَظم الكَتِف
supraorbitario العَصَب فوق الحَجاج
supratroclear العَصَب فوق البَكَرة
sural الرّبلي(خاص ببطن الساق)
temporal الصُدغِي
tercero craneal العصب القِحفي الثالث
tibial الظُنبوبِي
timpánico العَصَب الطَبلي
trigémino عصب الثُلاثي التَّوائم
troclear العصب البَكَري
ulnar العَصَب الزَندِي
vago العصب المُبهَم
vestibular الدهليزي
vestibulotroclear العَصَبُ القوقعي الدِّهليزي

nerviosismo عَصبيَّة، وَهنٌ عَصَبي
nervioso عَصَبي، له علاقة بالأعصَاب
nesidiectomía خزع جُزُر لانغرهانس في البنكرياس
nesidioblastoma ورمٌ في خلايا جُزُر البنكرياس ورمُ أرومات الجُزُر البنكرياسيَّة
nesidioblastosis إنتِشار أرومات جُزُر لانغرهانس
nesiedoblasto أرومَة خلايا جُزُر لانغرهانس
nestetomía فَغْر الصَّائم
nestiatria المُعالجَة بالصَّوم، المُعالجَة بالجوع
neumaectomía إستِئصال الرِّئة
neumartrografia تصوير المَفصِل المَحقونِ بالغاز
neumartrosis داءٌ مَفصِلي غازي، حقنُ المَفصِل المفصل بالغاز
neumatemia إسترواح الدَّم، جود هواء في الدَّم
neumático هوائي، تَنَفُّسي ، غازي
neumatizacion إسترواحُ الأنسِجة، تَكَوُّن الحجيرات الهوائية
neumato سابقة بمعنى الرِّئة، الهواء
neumatocardia إسترواحُ القَلب، وجودُ هواء في القَلب
neumatocele فتقٌ رئوي، قيلةٌ هوائيَّة
neumatodisnea بهر نفاخي، ضيق النَّفَس النُّفاخي
neumatóforo حامِل الهواء
neumatograma مُخَطَّط حَركات التَّنفُّس

N

neumatometría

neumatometría قياسُ التنَفُّس
neumatómetro مِقياس النَّفس
neumatosis إستهواء، إستِرواح
neumatoterapia المُعالجةُ بالهواء
neumaturia بِيلةٌ غازِيَّة
neumoamnios إستِرواحُ الصَّاء
neumocardiaco رِئويٌّ قَلبيّ
neumocéfalo إستهواءُ الرأس، وجود هواء أو غاز في بطينات الدِّماغ
neumocele قِيلة هوائيَّة ، فَتْق رِئوي
neumocóccico متعلق بالمُكَوَّرات الرِّئويَّة
neumococemia وجود المُكَوَّرات الرئويَّة في الدَّم
neumococo المُكَوَّرة الرئويَّة
neumococosuria بيلة المُكورَّات الرِّئويَّة
neumocolecistitis إلتهابُ المَرارة النُّفاخِي
neumocolon غازٌ في القولون
neumoconiosis تَغَبُّر الرِّئة ، سُحار
neumocrania إستهواء القِحف، وجود هواء أو غاز تحتَ الأم الجَافيَ
neumoderma هواءٌ أو غازٌ تحتَ الجِلد
neumodinámica حَركِيَّاتُ التَّنفُّس
neumodógrafo مِخطاطُ مجاري التَّنفُّس
neumoempiema دُبَيلَة غازيَّة، دُبالٌ غازي، تقيح في تجويفِ الجَنبَة
neumoencefalografía تصوير الدِّماغ الغازي، تصوير الدِّماغ المَحقُون بالغاز
neumoenteritis إلتهابُ الرِّئة والأمعاء
neumofagia بَلعُ الهواء
neumofonía تصويتٌ تَنَفُّسي
neumogalactocele وَرَمٌ غازيٌّ لَبَنيّ
neumogástrico رِئويٌّ مَعِديّ
neumogastroscopia تنظير المَعِدة الغَازي (المحقونة بالغاز)
neumografía تخطيطُ حَركات التَّنفُّس
neumógrafo مِخطاط حَركات التَّنفُّس
neumograma مُخَطط حركات التَنفُّس
neumohemia وجودُ االهواء في الأوعيَّةِ
neumohemopericardio تجمُّع هواء ودم في التأمور، إسترواح التَّامور المُدَمَّى
neumohemotórax إسترواحٌ صَدريٌّ دَمَويّ

neumohidrómetra إسترواحُ الرَّحِم المائي
neumohidropericardio إسترواحُ التَّامور المَائي
neumohidrotorax إسترواحٌ صدريٌّ مائيّ
neumólisis إفتِكاكُ الرِّئة
neumolitiasis داءُ الحصى الرِّئوية
neumolito حَصَاةُ الرِّئة
neumología طبُ الجهاز التَّنفسي
neumomasaje تدليكٌ هوائي
neumomectomía إستِئصالُ الرِّئة
neumomediastino إستِرواحُ المَنْصِف
neumomelanosis الداءُ الميلانيني الرِّئَوي، تملن الرِّئة
neumómetro مِقياسُ النَّفَس
neumomicosis داءُ الرِّئة الفُطري
neumomielografía تصويرُ القَناة الفقريَّة (بعد الحقن بالهواء)
neumonectasia إنتِفاخُ الرِّئة
neumonemia إحتقانُ الرئتين
neumonía إلتِهابُ الرِّئة، ذات الرِّئة
atípica *اللانمطيَّة*
intersticial *الخِلاليَّة*
lobar *الفَصِّيَّة*
por aspiración *الإستِنشاقيَّة*
supurativa *المُتَقَيِّحة*
neumónico رِئويٌّ خاصٌ بذاتِ الرِّئة
neumonitis إلتهابٌ رِئويّ، ذات الرِّئة
neumonomelanosis إسوِدادُ الرِّئة، قتامينيَّة الرئة
neumonómetro مِقياسُ التَنفُّس
neumonosis داءٌ رِئويّ
neumopatía إعتِلالٌ رئويّ
neumopericardio إستِرواحُ التأمور
neumoperitoneo إستِرواحُ الصِّفاق
neumoperitonitis إلتِهابٌ بريتوني ريحي، إلتهاب الصِّفاق الإستِرواحي
neumopexia تَثبيتُ الرِّئة
neumopiopericardio تجمُّع هواءٌ وقيحٌ في التأمور
neumopiotórax إسترواح الصَّدر القَيحي، تجمع هواء وقيح في التَّجويف البَلّوري
neumopleuritis إلتِهابُ الرِّئتين والجَنبَة

neumorradiografía تَصوير شعاعي غاز، تصوير العُضو المَحقون بالغاز
neumorrafia خياطةُ الرِّئة
neumorragia نزفٌ رئويّ
neumorraquis حقنُ غاز في القَناة الشوكيَّة
neumoterapia المُعالجَة الهوائيَّة، معالجةُ أمراض الرِّئة
neumotifus تيفوسٌ رئويّ
neumotímpano هواءٌ في الأُذن الوسطى، إسترواخ الطَّبل
neumotomía شَقُّ الرِّئة
neumotórax إسترواحُ الصَّدر
artificial *الصنعي*
diagnóstico *التشخيصي*
espontáneo *التلقائي*
terapéutico *العلاجي*
neumotrópico موَجَّه للرِّئة
neuradinamia وَهَنٌ عَصَبيّ
neuragmia تَمَزُّقُ الأعصاب
neural عَصبيٌّ، متعلقٌ بالأعصاب
neuralgia ألمٌ عَصَبي
ciática *ألمُ العَصب الوركي، ألم عِرق النَّسا*
del trigémino *ألمُ العَصب المُثلَّث التوائم*
radicular *ألمُ العَصب الجَذري*
neurálgico متعلق بالألم العَصَبي
neuralgiforme شبيهُ الألم العَصَبي
neuranagénesis تَجدُّدُ النسيج العَصَبي
neurapofisis ناتئ عَصَبي، النُّتوءُ العَصَبي
neurapraxia ثَباتُ العَصب المُعَطَّل في موضعه (بعد حادث)
neurastenia متعلقٌ بالوَهَن العَصَبي
neuratrofia ضُمورُ العَصَب
neuraxis مِحورُ العَصَب
neuraxitis إلتهابٌ دِماغي، إلتهابُ الجهاز العصبي المَركزي
neuraxón مِحور عَصَبي
neurectasia مطُّ العَصَب، شَدُّ العَصَب
neurectomía قطعُ العَصَب ، إستِئصالُ العَصَب
neurectopía إنتِباذُ العَصَب، إنزياحُ العَصَب
neurentérico عَصَبي مِعَوي
neurérgico متعلق بالعَمَل العَصَبي،عَصَبيُّ الفِعل

neurexéresis إقتِلاعُ العَصَب
neuriatría مُداواةُ الأمراضِ العَصَبيَّة
neurilema غِمدُ العَصَب
neurilemitis إلتِهابُ الغِمدُ العَصَبي
neurilemoma وَرَم الغِمد العَصَبي
neurilidad العُصُوبيَّة، وظائف النسيج العَصَبي
neurina نورينا (مادة سامة في الفطور)
neurinoma =schwannoma ورمٌ عَصَبيٌّ غِمديّ(شوانوما)
neurita مِحورُ العصَب
neurítico مَتعلِّق بالِتهابِ العَصَب
neuritis إلتِهابُ العَصَب
neuro- سابقة بمعنى العَصَب
neuroamebiasis إلتِهابُ الأعصَاب الأميبي
neuroanastomosis مُفاغرةُ الأعصَاب
neuroanatomía تَشريحُ الجُملةِ العَصَبيَّة
neuroartropatía إعتِلالٌ عَصبي مَفصِلي
neurobiología بيولوجيا الجُملة العَصبيَّة
neurobiotaxis إنجذابٌ حَيَوي عَصَبي (إنجذاب العصب نحو مؤثراته)
neuroblasto أرومةٌ عَصَبيَّة
neuroblastoma وَرَمٌ أروميٌّ عَصَبي
neurocanal القَناةُ العَصَبيَّة (القناة الفِقْريَّة
neurocardiaco عَصَبي قَلبي
neurocentro متعلق بالمَركَز الفِقْري
neuroceptor مُستَقبِلَة عَصَبيَّة
neurocirculatorio عَصَبي دَوراني
neurocirugía جراحة الأعصَاب
neurocito عَصَبون
neurocitoma وَرَم الخَلايا العَصَبيَّة
neurocladismo تَشَعُّب عَصَبوني
neuroclónico رَمَعي عَصَبي
neurocoriorretinitis إلتهاب العَصَب البَصَري والمَشيميَّة والشَّبكيَّة
neurocoroiditis إلتهاب العَصَب البَصَري و المَشيميّة
neurocránea القِحف العَصَبي
neurocrinia صَمَّاويَّة عَصَبية (تعمل على حمل الدفعة العصبية من العصب إلى العضو المؤثر)
neurocutaneo عَصَبيٌّ جلديّ
neurodealgia ألمُ الشبكيَّة

neurodeatrofia

neurodeatrofia ضُمور الشَبَكيَّة
neurodegenerativo تنَكُّسٌ عَصَبي
neurodermatitis إلتهابٌ جلدِيٌّ عَصَبي (نفساني المنشأ)
neurodermatosis إلتِهابٌ جِلدي عَصَبي
neurodermo الأديمُ العَصَبي(نسيج جنيني عصبي)
neurodiagnosis تشخيصٌ عَصَبيّ
neurodinia ألمٌ عَصَبي
neuroefector عَصَبي مُستَفعلي
neuroendocrino عَصَبي صَمَّاوي
neuroendocrinología طِب الأعصَاب والغُدد الصُم
neuroepidermico عَصَبي بَشَرَوي
neuroepitelio الظِّهارة العَصَبيَّة
neuroepitelioma وَرَمٌ ظِهاري عَصَبي
neurofibrilla ليفةٌ عَصبيَّة ، لُيَيف عَصَبي
neurofibroma وَرَمٌ لِيفِيٌّ عَصَبي
neurofibromatosis داءُ الأورامِ العَصَبيَّة اللِّيفيَّة
neurofijacion تثبيتٌ عَصبي
neurofisiología الفيزيولوجيا العَصَبيَّة، عِلم وظائف الأعصَاب
neurofonia صُراخ عَصَبي (صراخ عصبي شبه حيواني)
neurofosina نوروفوسينا (بروتين تفرزه الغُدة النخاميَّة)
neuroganglio عُقدَةٌ عَصَبيَّة
neuroganglitis إلتهابُ العُقْدَة العَصَبيَّة
neurogasrtico عَصَبي مَعِدي
neurogenesis تكوُّن النَّسيج العَصَبي
neurogeno عَصَبِي المَنشأ
neuroglia دِبْق عَصَبي
neurogliocity خَليَّة دِبقيَّة عَصَبيَّة
neuroglioma وَرَم دِبقي عَصَبي
neurogliosis دُباق عَصَبي
neurografía بحث عَصَبي
neurograma مُخَطَّط عَصَبي
neurohipnologia تَنويم عَصَبي
neurohipofisis الغُدَّة النُّخاميَّة العَصَبيَّة
neurohistologia. علم الأنسجة العَصَبيَّة
neurohormona هُرْمون عَصَبِي
neurohumoralismo النَظَريَّة الخِلطيَّة العَصَبيَّة
neuroinduccion تَحريض عَقلي
neuroinmunologia عِلم المَناعَة العَصَبِيَّة
neurolaberinitis إلتهاب التِّيه العَصَبي، إلتهاب أعصاب التِّيه
neuroléptico مُهَدِّئ عَصَبي
neurolinfa السائِلُ الدِّماغي الشوكي
neurolinfomatosis داءُ الأورام اللِّمفيَّة العَصَبيَّة
neurolipomatosis داءُ الأورام الشُحاميَّة العَصَبيَّة
neurolisina مُتلِف الأعصَاب
neurolisis إفتِكاكُ العَصَب، تَلَفُ الأعصاب، إنحلال الأعصَاب
neurología عِلم الأعصَاب
neurólogo طبيبُ الأعصَاب
neuroma وَرَمٌ عَصَبي رر
neuromalacia تَليُّن الأعصاب
neuromatosis داءُ الأورام العَصَبيَّة
neuromera قُسَيمةٌ عَصَبيَّة
neuromielitis إلتهابٌ نُخاعيٌّ عَصَبيّ
neuromimesis تَقليدٌ هِستيريٌّ للأمراض
neuromiositis إلتهابٌ عَصَبيٌّ عَضَلي
neuromisor ناقِلٌ عَصَبي
neuromuscular عَصَبيٌّ عَضَليّ
neurona عَصَبُون ، وَحدة عَصَبيَّة ، خَليَّةٌ عَصَبيَّة

aferente *عَصَبون وارِد*
eferente *عَصَبون صادِر*
motora *مُحَرِّك*
sensorial *حِسِّي*
preganglionar *قبل العُقدة*
posganglionar *خَلف العُقدة*

neuroncondrita غُضروفَة القَوس العصَبيَّة (للفِقرَة)
neuronevus وَحمَةٌ عَصَبيَّة، شَامَةٌ عَصَبيَّة
neuronina عَصَبين (المادة الرئيسية في العصبون)
neuronitis إلتهابٌ عَصَبي
neuronofagia بَلعَمَة عَصَبيَّة
neuronosis داءٌ عَصَبي الأصل
neuropapilitis إلتِهابُ الحُليمة العَصَبيَّة

neuroparalisis شَلَلٌ عَصَبي
neurópata عَليلُ الأعصَاب
neuropatía إعتِلالٌ عَصَبي
neuropatología عِلم الأمراضِ العَصَبيَّة
neuropilema لُبَيدَة (بنية تشريحية من ألياف عصبية محبوكة في المادة الرمادية)
neuropilo اللِّبد الَعصبي
neuroplasma الجِبلَة العَصَبِيَّة
neuroplastia رَأبُ العَصَب
neuropodio رجل عَصَبِيَّة (بنية بُصيلية في تشابكات عصبية)
neuroporo ثقبٌ عَصَبي ، مَسَمٌ عَصَبي
neuroprobasia تَسَلُّق الأعصَاب (في بعض الفيروسات)
neuropasiquiatria طِب النَّفس والأعصَاب
neuroqueratina قِرَنين العَصَب
neuroquímica الكيمياءُ العَصَبيَّة
neurorradiologia عِلم الأشِعَّة العَصَبيّة
neurorrafia رَفو العَصَب
neurorrecidiva إنتِكاسٌ عَصَبي
neurorretinitis إلتِهابُ العَصَب البَصري والشبَكيَّة
neurorretinopatia إعتلالُ القُرص البَصَري والشَّبَكيَّة
neurosarcocleisis نزعُ العصب من نفق و مَضيق عَظمي و غرزه في اللحم(عمليَّة لعلاجِ الآلامِ العَصبيَّة)
neurosarcoma غَرَن عصبي، ورمٌ عَصبي
neurosclerosis تَصَلُّبٌ عَصَبي
neurosecrecion إفرازٌ عَصَبي
neurosifilis سِفلِس أو زُهَري الجهاز العَصَبي
neurosis تَشَوُّشٌ عَصَبيّ، عُصَاب
ocupacional عُصابٌ مِهَنِيّ
traumatica عصابٌ رَضْخِيّ
neurosoma جِسم الخَليَّة العَصَبيَّة
neurospasmo تَشَنُّج عَصَبي
neurospongio شَبكةُ أعصاب، إسفِنجة العَصبونات
neurosqueleto عَصَبِيٌّ هَيكَلي
neurostenia القُوَّة العَصبيَّة، إشتدادُ التهيُّج العَصَبي
neurosutura خياطة العَصَب
neurotele حُليمَةٌ عَصَبيَّة
neurotendinoso عَصَبي وَتَري
neuroterapia مَبحَث المُعالجة العَصَبيَّة
neuroterminal مِطراف عَصَبي، طَرَف عَصَبي
neurótico عُصابي، عَصَبي، ذو مِزاج عَصَبي
neurotizacion تَجديدُ العَصَب
neurotmesis تَهَتُّكُ العَصَب (بحيث لا يمكن تجديده)
neurotomía بَضعُ أو قَطعُ العَصب
neurótomo مِبْضَعُ العَصَب
neurotonia مَطُّ العَصَب
neurotoxina سُمٌّ عَصَبِيّ
neurotransmisor ناقِلٌ عَصَبِيّ
neurotripsia هَرَس العَصَب (بالجراحة)
neurotrofastenia نَقص التَّغذِيَة العَصَبيَّة
neurotrofia تَغْذِيَة عَصَبِيَّة
neurotrópico مُوَجِّه للعَصَب، عَصَبيُّ الإنحياز
neurotropismo تَوَجُّه عَصَبي، الإنحياز للعَصب
neurovacuna لِقاحٌ فيروسيٌّ مُستَنبَتٌ عَصَبيًّا
neurovascular عَصَبِيٌّ وعائِيّ
neurovegetativo عَصَبيٌّ حَشَوِيّ (خاصٌ بأعصاب الأحشاء من الجهاز العصبي المستقل)
neutralidad تَعادُلِيَّة، حِياد
neutro مُحَايِد، مُتَعادِل
neutrocito العَدِلَة، خَليَّة مُتعادِلة
neutrofilia كثرَة العَدِلات
neutrófilo العَدِلَة (الكُرَيَّةالبيضاء المتعادِلة)
neutrón نترون (جسم نووي مُتعادل)
neutropenia قِلة العَدِلات (الكُرَيَّات البيض المتعادِلة)
neutrotaxis إنجذاب العَدِلات
nevo وَحمَة
comedoniano وَحمَة زُؤانِيَّة
pigmentado وَحمَة مُصطَبِغَة
sebáceo وَحمَة زُهمِيَّة
vascular وِعائِيَّة
verrucoso وَحمَة ثُؤلوليَّة
nevocarcinoma سَرَطانة وَحمِيَّة
nevocítico وَحميُّ الخلايا، متعلق بالخَليَّة الوَحمِيَّة
nevoide وَحماني، شِبه وَحمي
nicotina نيكوتين، تَبْغين

N

nicotinamida

nicotinamida أميد تَبغي، نيكوتين أميدا
nicotínico نيكوتيني
nicotinismo إنسمام بالنيكونين، تَبَغيَّة
nictación رَمش، رَف الجَفن، غَمْز
nictafonia إختفاء أو فقد الصوت ليلاً
nictalgia الألم أثناء النوم، ألم الرُّقاد
nictálope أَعشَى، أعمى الليل
nictalopía العَشا، عَمى الليل
nictemeral ليليٌّ نهاريّ، يوميّ
nictofilia حُب الظَلام، الوَلَعُ باللّيل
nictofobia رُهاب الظلام
nicturia تَبَوُّلٌ لَيليّ
nidación تَعشيش، إغْراز
nidal عُشّي، متعلق بالبُؤرة المَرَضيَّة
nido عُش، بُؤرة مَرَضيَّة
nifablepsia عَمى الثَّلج
nifedipina نيفيديبينا(دواء محصر لقنوات الكالسيوم)
nifotiflosis عَمى الثَّلج
nigra المادَّةُ السَوداء
nigral متعلق بالمَّادةِ السوداء
nigrosina نيغروسينا (مادة صباغية)
nihilismo العَدَمِيَّة، الإعتقاد بعدم وجود قيمة أو معنى لأيّ شيء
nihilista من أتباعِ مذهب العَدميَّة، عَدَميّ
nilón نَيلون، حَريرُ اللدائن
ninfa = labio menor الشُّفَرُ الأصغَر، حُوريَّة
ninfectomía إستئصال الشَّفرين الصغيرين
ninfitis إلتهابُ الشَّفرين الصغيرين، إلتِهابُ الإسكتَين
ninfomanía شَبَق، هَوس أو شَراهة جِنسيَّة في الأنثى
ninfotomía شَقٌ جِراحيٌ للبظر، شَقُ الإسكتَين
niñez طُفولة
nistágmico مُصابٌ بالرَّأرأة، مُتَرأرئ
nistagmo رَأرأة (حركات غير إرادية للعين)
nistagmoide رَأرَأتي
nistamógrafo مِخطاط الرَّأرأة
nisus نشاطٌ، جُهد
nitrato نترات، مِلح حامض النتريك
nitremia وجود النتروجين في الدَّم
nítrico النتريك
nitrificación التحوُّل إلى نتريت
nitrituria بيلةٌ آزوتيَّة
nitro- سابقة بمعنى النتروجين
nitrobacter النِّترِيَّة (جنس من جراثيم)
nitrobacteriaceas النِّتريَّات (فصيلة من جراثيم التُّربة)
nitrogenado آزوتي، نتروجيني
nitrógeno نتروجين، آزوت
nitroglicerina نتروغليثيرينا (دواء مُوَسِع للأوعية للتاجيَّة)
nitrómetro مِقياسُ النِتروجين
nitroso نتروجيني، آزوتي
nivel مُستَوى
nixis بَزَل، نَخر
no adherente **غير** مُلتَصِق
no disyunción **عدمُ** إنفصال
no viable **غير** قابِل للحَياة
nocardia النوكاردية (جنس جراثيم من الشُّعيّات)
nocardiosis داءُ النوكارديات
nociasociación ترابطُ أو إشتِراكُ الأذى
nociceptivo مُستقبِلة الألم ، مُستقبِلة الأذِيَّة
nocifensor دافِع الأذى، دافِعة الأذِيَّة (مجموعة عصبية جلدية)
nocivo ضارٌ، مُؤذٍ
noctalbuminuria البيلةُ الزلاليَّة الليليَّة
noctambulismo سَير نَومي
noctifobia رُهابُ الظَّلام، خَوفُ العَتَمَة
nocturia البَولُ ليلاً، بُوال ليليّ
nocturno لَيليّ
nodal عُقدي
nodo عُقدَة، عُجرة
auriculoventricular de Aschoff-Tawara
العقدة الأذنية البطنية آشوف توارا
de Keith- Flack sinoauricular
العقدة الجيبية الأذينيَّة كيث فلاك
nodoso مُعقَّد، ذو عُقد
nodular عقيدي، عُجري، عَقِد
nódulo عُقيدة، عُجيرة
nodus عُقدة، عجرة
noématico إدراكي، ذِهني، تفكيري
noematocómetro مِقياسُ سرعة التفكير،

مقياس العَملية الفِكريَّة
noesis إدراك، تَفكير، ذِهن
noma آكل، أكَّال
nomenclatura التَّسمية
nomogénesis تَشريعُ القوانين
nomografía تخطيطُ المُعادَلة
nomograma مُخطَّطُ المُعادَلة
nomotópico عاديُّ الحدوث، في الموضع النظامي
nonana تُساعي (يُعاود كل تِسعة أيام)
nonigrávida تاسِعةُ الحَمْل (حامل للمَرَّة التاسِعَة)
nonípara مُتسِعَة (إمرأة ولدت تسعة أطفال)
nonosa تِسَعي (فيه تسعة عناصر)
nonus العَصَب تحتَ اللِّسان، العَصَب التاسع
norepinefrina الموصلُ العَصَبي الرئيسي للخليَّةِ العَصَبيَّة الوِدِيَّة
norma أساس ، قاعِدَة
normal عادِي، سَوِي، نِظاميّ، طَبيعيّ
normalidad سوائيَّة، نِظاميَّة
normalización إسواء، إعادَةُ الشيء إلى طبيعَته
normoblástico أروميٌّ سَوي
normoblasto أرومةُ الكُرَيَّة الحمراء السَّويَّة
normoblastosis كثرةُ الأرومات الحَمراء السَّويَّة
normocalcemia سَوائيَّة كِلس الدَّم
normocapnia سَويَّة ثُنائي أكسيد الكربون في الدَّم
normocítico سَويُّة الكُرَيَّات الحُمر
normocito كُرَيَّة حَمراء سَويَّة
normocitosis سَويَّةُ الكُرَيَّات الحُمر
normocrínico سَوِيُّ وَظيفَة الغُدَدُ الصِمَّاويَّة
normocromía سَويُّ الإنصِباغ
normoortocitosis سَوائِيَّة عَدَد الكُرَيَّت ونسبها
normosexual سَوِيُّ الجِنس
normostenuria سَوائِيَّة التَّبول
normotensión سَوائِيَّة ضغط الدَّم
normotermia سَوائِيَّة الحَرارة
normouricemia سَوائيَّة يوريك الدم
normovolemia سَوائِيَّة حجم الدم، كميةُ دم سويَّة
norotacion عَدَم الإستِدارَة
nosematosis داء المُسقِمات
nosencéfalo مَسيخ الرأس والدِماغ
nosetiología عِلم السببيات المَرَضيَّة
nosocomio مُستَوصَف، مُستشفى
nosofilia حُبُّ المَرَض
nosofobia رُهابُ المرَض
nosogénesis تَوَلُّدُ الأمراض
nosogenia مُوَلِّدُ الأمراض
nosografía تَوصيفُ الأمراض، وَصْفُ الأمراض
nosología عِلم تصنيف الأمراض
nosomanía هَوَسُ المَرَض
nosomicosis مَرَضٌ فُطريّ
nosonomía تَسميَّةُ الأمراض، تَرتيبُ الأمراض
nosopoyético مُمَرِض، مُسَبب للمَرَض
nosotaxia تَصنيفُ الأمراض
nosoterapia مداواةُ العِلَّة بأخرى
nosotoxicosis التَسَمُّم المَرَضي
nosotrofia الإعتِناءُ بالمريض
nosotrópico متجهٌ ضِدَّ المَرَض
nostalgia الحَنينُ للوطن، أَلَمُ البُعد ، أبَابَة
nostomanía هَوَسُ الأباب
nostrum دواءٌ سِرِّي، دواءٌ دَجَّال
notalcefalia عديمُ القَذال (مسخ)
notalgia ألمُ الظهر
notencéfalo مَفتوق الدِّماغ الخَلفي
notencefalocele فَتْقٌ دِماغيٌّ خَلفيّ
noto- سابقة بمعنى الظَّهر
notocordio الحَبلُ الظَّهري البِدائي
notocordoma وَرَم الحَبلُ الظَّهري
notogénesis تَكوُّن الحَبلُ الظَّهري
notomelo ذو أطراف ظهريَّة (مِسخ)
notomielitis إلتِهابُ الحَبل الشَّوكي
noumenal حَدْسي
noumenon حَدْس، يُدرَك بالبديهة
noúsico ذِهنيّ، عَقليّ
novoscopio مِنظار جديد
noxa عامِل مُمْرِض، عامِل ضَار
núbil صالحة للزَّواج، بالِغَة
nubilidad صلاحِيَّة الزَّواج
nuca القَفا، متعلق بقَفا العنق
nucleado ذو نَواة
nuclear نَووي
energía طاقة نَوويَّة
medicina طبٌّ نَووي

N

nuclecápside

nuclecápside قُفَيصَة مُنَوَّاة، مُحَيفظة نَوويَّة
nucleido نوكليدو ، النُويدَّة
nucleiforme نووي الشكل
nucleína نووين، بروتين نَوَوي
núcleo نَواة ، نَواةُ الخليَّة
accesorio *نواة إضافيَّة*
atómico ***النواة** الذريَّة*
caudado *النَّواة الذَّنبيَّة*
dentario ***النواة** المُسَنَنة*
lenticular *النواة العَدَسيَّة*، جزء من الجسم *المخطط*
polimorfo *نواة متعددة الشكل*
nucleocitoplasmático نَووي هَيُولي
nucleofugal صادِر عن النَّواة، مُبتَعِد عن النَّواة
nucleoglucoproteína بروتين نَوَوي سُكَّرِي
nucleoide نظير النَّواة
nucleolar متعلق بالنُّويَّة
nucléolo بُقعَة نوويَّة
nucleomicrosoma جُسَيم نَوَوي
nucleopeto مُتَّجه للنَّواة
nucleoplasma هيُولى النَّواة
nucleoproteína البروتينات النَّووِيَّة
nucleoquilema سائِلٌ نَوويّ، العُصارَة النَّووِيَّة
nucleorretículo شَبَكة نَوَويَّة
nucleósido نكليوسيدو
nucleosis تكاثُر النَّوى
nucleótido نكليوتيدو ، نكلوسيدات أحادية الفوسفات
nucleotoxina سُمٌ للنَّوى
nudillo الشكل الظهراني لمَفَاصِل السُّلاميات، بُرْجُمَة
nudo عُقْدَة
nudofobia رُهَاب التَّعَري، كُرْه التَّعَري
nudosidad تَعَقُّد، تَعَجُّر
nuez جَوزَة
nulípara عائِط، عديمةُ الوِلادَة
nuliparidad عَدَم الولادَة، عَدَم الحَمل، عَوط
numular بشكل عملة معدنيَّة، دِرهَميّ
nunación نأنأة (تكرار حرف النون)
nupcialidad مُعَدَّل الزِّيجات
nurse مُمَرِّضَة
nutación إنغَاصٌ (إهتزاز متكرر وغير إرادي للرأس)

nutrición إغتذاء، تَغذية
nutricional تَغذَوي، متعلق بالتَّغذيَة
nutriente مُغَذِّية
nutrimento غِذاء
nutriología عِلم الأغذية
nutrir يُغَذِّي
nutritivo تَغذَوي، مُغذي

O

ob سابقة بمعنى مقابل ، نحو ، أمام

obdormición خَدَر وتنميل بسبب الضغط على العَصَب

obducción تَشريح الجُثَّة

obeliaco تاشيري ،متعلق بالتاشيرة

obelión نقطة تصالب الدَّرْز السَّهمي مع خط يربط الثقبين الجداريين، تأشيرة، حُفرَة

obesidad بَدانة، سِمن

obeso بَدين، سَمين

obesógeno مُسَمِّن، مسبب البَدانة

obex المِزلاج (كَثافة في بطانة البطين الرابع الدماغي)

objetivo موضوعي، هَدَف ،عَدسة شيئيَّة

oblicuidad مَيْل، مَيَلان

oblicuo منحَرِف، مَائِل

obligado إجْبَاري، إلزامي

obliteración سَد، طَمس، مَحو

oblongado مُستطيل

médula oblongada *النُّخَاع المُستطيل*

obnubilación تَغَيُّم الوَعي، غَشاوة العَقل

obseverscopio مِنظار داخلي للمشاهَدة المُشترَكة

obsesión وَسواس، وَسوَسة

obsesivo موَسوِس

obsolecencia تَوَقف، هَجر، بُطلان

obsoleto مُهمَل، مَتروك، مُبطَل الإستعمال

obstetra طبيب مُوَلد، إختصاصي بالتَّوليد

obstetricia طِبُّ التَوليد

obstétrico طِب التَّوليد

obstipación إمساك مُسْتَعص

obstruir يَسدُّ، يُغلق، يُطبق

obstruyente سادّ، مُسِدّ

obtudente يُبَلِّد الإحساس، يُخَفِّف الحِدَّة

obturación سَدّ، إنسِداد

obturador سِدادة، سِداديّ

obtusión تبَلُّد الحواس

obtuso مُنفرج، بليد، كَليل، غير حادّ

occipital قَذالي، قفوي

occipitalización التَقذُّل(إلتحام القَذال بالفَهقة)

occipitoanterior قذَاليّ أمامي (مجئ جنيني)

occipitoaltoideo قَذالي فهَقي

occipitoaxoideo قذالي مِحوَري

occipitobasilar ققَذالي قاعدي

occipitocervical قذَالي رَقبي

occipitofacial قَذالي وجهي

occipitofrontal قذالي جَبْهي

occipitomastoideo قذَالي خُشَّائي

occipitomentoniano قذالي ذقني

occipitoparietal قذالي جِدار

occipitoposterior قذَالي خَلفي (مجئ جنيني)

occicipitotalámico قَذالي مِهادي

occipitotemporal قذالي صَدغي

occipucio القَذال، القَفا، مُؤخَّرة الرأس

ocelo شبيهة العَين، عين بسيطة (في اللافقاريات)

oclesis مَرَض مُسبَّب عن الإزدِحام

oclofobia رَهبة الزِّحام أو الحَشر

ocluir يُغلق، يَسدّ

oclusión إطباق، إنغلاق

oclusivo مُغلق، مُسدّ، مُطبق

oclusómetro مقياس قوة الإطباق

ocrodermia إصفِرار الجلد

ocrómetro مَقياس الشُّحوب

ocronosis الداء الأصفر الإستقلابي، التَّلون بالأصفر

octana ثُماني (يتكرر كل ثامِن يوم)

octavalente ثُماني القيمة، ثُماني المُكافِئ

octípara ثُمانيَّة الوِلادة

octosa أكتوز، السُّكَّر الثُّماني

ocular عَيني، مُقلي، عينيَّة المكروسكوب

oculista طبيب العيون

óculo سابقة بمعنى العَين أو المُقلة

oculocefalógiro عَيني مُدير للرَّأس

oculocigmático عَينيّ وَجْنِيّ

oculofacial عَينيّ وَجْهِيّ

oculógiro حَرَكَةُ المُقْلَةِ الإلتِفافيَّة، تَدوير المُقلة

oculometroscopio مِنظار العَين التَّدويري

oculomicosis فُطَار عَيني

oculomotor العَصَب المُحَرّك للعَين

oculonasal عَينيّ أنفِي
oculopatía إعتِلال العَين، أمراضُ العَين
oculopupilar حَدَقِيّ عَيني، متعَلِق ببؤبؤ العَين
oculoreacción تفاعُل عَيني
oculto خَفيّ، مُستَتِر
ocupación شغل، مِهنة
odaxesmo عَضُّ اللِّسان(في نَوبَة الصَرَع)
odinacusis سَمَع مُؤلِم
odino سابقة بمعنى الألَم
odinofagia بَلْع مؤلِم
odinofobia رُهاب الألَم
odinólisis إزالِة الألَم
odinómetro مِقياسُ الألَم
odogénesis تَوَلُّد فروع العَصَب، تَغَصُّن العَصَب
odontalgia ألَم سِنِّي
odontectomía قَلْع السِّن
odonterismo صَريف الأسنان أو إصطِكاك الأسنان
odontexesis جَلي الأسنان أو تنظيفها
odontiasis إثغار (بُزُوغ الأسنان)
odontitis إلتهاب لُب الأسنان
odontoblasto أرومَة السِّنِّيَّة (الخَلِيَّة الِسنِّيَّة)
odontoblastoma وَرَم أرُومِي سِنِّي
odontobotrio سِنْخ سِنيّ ،مَثْغَر
odontobotritis = alveolitis إلتهاب السِّنخ السِّنِّي
odontoclamis الوِصاد السِّنِّي، عباءة السن
odontoclasis تزعزع السِّن، تَكَسُّر السِّن
odontoclasto ناقِضة السِّن، كاسِرة السِّن
odontofobia رُهاب مُعالَجَة الأسنان
odontogénesis تَكَوُّن السِّن
odontógeno مُوَلِّد العاج
odontóglifo مَجرَفَة سِنِّيَّة
odontografía تخطيط الأسنان
odontógrafo مِخطاط الأسنان
odontoiatría طِبُّ الأسنان
odontoide سِنيُّ الشَّكل
odontolitiasis الداء الحَصوي السِّنِّي، قَلَح الأسنان
odontolito حَصاة سِنيّة ،قَلَح
odontología طب الأسنان
odontoloxia إعوِجَاج الأسنَان
odontoma وَرَم سِنِّي
odontonecrosis نَخَر سِنِّيّ
odontonimia التَّسْمَيَة السِّنِّيَّة
odontopatía إعتلال سِنِّي
odontoplastia رَأب السِّنّ
odontoplerosis حَشو الأسنان
odontorradiograía تصوير السِّن شعاعيا
odontorragia نَزْف سِنِّي
odontortosis تَقويم الأسنان
odontoscopia بَصمة الأسنان، تَنظير الأسنان
odontosis تَسنُّن، إثغار ،بزوغ السِّن
odontosteófito ورم السِّن العَظمي
odontoteca غِمد الأسنان
odontoterapia معالجِة الأسنان
odontotomía شَق السِّن، بَضع السِّن
odontotripia ثَقب السِّن، حَفر السِّن
odontotripsis إنسِحال الأسنان، حَوَف الأسنان
odorífero ذو رائِحة، عِطرِي
odorimetría قِياس الرَّوائِح
odorímetro مِقياس الرَّوائِح
odorografía وَصف الرَّوائح
ofaloangiopagus مُتَّصِلا الأوعِيَّة السُّرِّيَّة
ofender أساء إلى
ofiasis ثَعلَبَة بُقْعيَّة
oficinal مَخزني، جاهز
ofidismo التَسَمم بزعاف الثُّعبان
ofiotoxemia التَسَمُّم بزُعاف الأفاعي
ofrión ، المَحجب (نقطة على العَظْم الجبهي) مُنتَصَف خَطّ الحاجِب
ofriosis تَشَنُّج الحَواجِب
oftalmagra ألَم العَين
oftalmalgia ألَم العَين
oftalmatrofia ضُمور العَين
oftalmectomia إستِئصال العَين
oftalmencéfalo العَين الدماغيَّة (الشَبَكيَّة وعصب البَصَر وجهاز البَصَر في الدِماغ)
oftalmía إلتهاب العَين، رَمَد
oftalmiaría طب العيون، مُعالجة العيون
oftalmitis إلتهاب العَين، رَمَد
oftalmo سابقة بمعنى عَين أو عَيني
oftalmoblenorrea إلتهاب العَين القَيحي، الحَذَل

óleum

oftalmocele جُحوظ العَين
oftalmodesmitis إلتهاب أوتار المُقلَة
oftalmodiafanoscopio مَنظار العَين الشُفوفي، مَنظار قاع العَين (الشَّبَكِيَّة)
oftalmodiastímetro مِقياس أبعاد العَين
oftalmodinamómetro مقياس ضغط الشريان العيني
oftalmodonesis إرتِجاف العَين
oftalmoflebotomía فَصْد أورِدَة العَين
oftamografía وَصف العَين، تَصوير العَين
oftalmoleucoscopia مِقياس إبصَار الألوان
oftamolito حَصاة العَين، حَصاة دَمعيَّة
oftamología طِب العيون
oftamólogo طبيب عيون
oftalmomalacia تَليُّن العَين
oftalmometría قياس العين (قياس القَرنيَّة) ، تقدير قوى إنكساريَّة العَين
oftalmometroscopio مِنظار لإنكسارات العين، مِنظار العَين المِقياسي
oftalmomiasis نَغَف العَين، إلتهاب العين النَغَفي
oftalmomicosis فُطار عَيني
oftalmomiotomía قطع عَضلات العَين
oftalmomitis إلتهاب عَضَلات العَين
oftalmoneuritis إلتِهاب عَصَب العَين
oftalmopatía إعتلال العَين
oftalmoplastia رأب العَين، جراحة تَقويميَّة للعين
oftalmoplejía شَلَل عَيني
oftalmoptosis جُحوظ العَين
oftalmorragia نَزف عَيني
oftalmorrea سيلان عَيني، الغَمَص
oftalmorreación تَفاعل عَيني
oftalmorrexis تَمَزُّق العَين
oftalmoscopia تَنظير العَين
oftalmoscopio مِنظار العَين
oftalmostasis تَثبيت العَين، تَوطيد العَين
oftalmostato مُثَبِّت العَين (أداة جراحيَّة)
oftalmostatómetro مَقْياس جُحُوظ العَين
oftalmosteresis فَقد العَين
oftalmotermómetro مِقياس حرارة العَين
oftalmotisis سُحاف العَين، تليُّن العَين
oftalmotomia شق العَين، بَضع العَين
oftalmotonometría قياس ضغط العَين الدّاخلي، قياس توتر العَين
oftalmotonómetro مِقياس تَوَتر العَين
oftalmotoxina ذِيفان عَيني
oftalmotropómetro مِقياس حركات العَين
oftalmoxistro مِشرط العَين
ofuscación تَعتيم، إظْلام، تَشويش
ogo الأخَن، إلتهاب الأنف والبُلعوم الجادِع
ohmio أوم، وحدة المُقاوَمة الكَهربيَّة
oidiomicetos الفُطرويات البَيضاويَّة، الفُطور الخيطيَّة
oidiomicosis داءٌ فُطريٌّ خيطيٌّ غُصينيَ، داءُ الفُطريات البَيضاويَّة
oído الأُذُن
oinomanía هَوسُ الخَمْر
oleaginoso زَيتيَ، دُهنيَ
oleagranuloma=parafinoma وَرَم حُبَيبِي زيتيي، وَرَم برافيني
olecranartritis إلتِهاب المِرفَق
olecranartocace تَدَرُّن المِرفَق
olecranartropatía إعتِلالُ مَفصِل المِرفَق
olecraniano زُجِّي (متعلق بنتوء العظم الزندي في المِرفَق)
olecranoide نَظيرُ المِرفَق، مِرفَقَاني
olecranón الزُج (النتوء العظمي الزندي في المرافق) ، رُمَّانة المِرفَق
olenitis إلتِهابُ المِرفَق
oleo بادئة بمعنى زَيت، زَيتي
oleoartrosis حَقنُ المَفصِل بالزَّيت
oleoinfusión مَنقوع زَيتِيَ
oleoma ورَمٌ زَيتِيَ
oleómetro مِيزانُ الزُّيوت
oleonucleoproteína بروتين نَووي زَيتي
oleoperitoneografía تصوير الصِّفاق (البريتون) المُزَيت (بالرونتجن)
oleorresina راتِنج زيتِيَ
oleoso زَيتي
oleoterapia مُعالَجة بالزَّيت
oleotórax الزَّيتُ الصَّدري
oleovitamina زَيتٌ بِالفيتامين
óleum=oil زيت

O

olfacción حَاسَّةُ الشَّم
olfactómetro مِقياس الشَّم
olfatometría قِياسُ الشَّم، دراسةُ حاسّة الشَّم
olfatorio شَمِّيّ، مُتَعَلق بالشَّم
bulbo olfatorio *بَصَلة الشَّم*
nervio olfatorio *عَصَب الشَّم*
oligo- سابقة تدُلّ على النُّقصان أو القِلَّة
oligoalbuminuria=microalbuminuria بيلة ألبومينيَّة زَهيدَة
oligoblasto أرومَة قَليلَة التَّغصُّن
oligocardia=bradicardia **بُطء** القَلب
oligocístico قليل الكييسات
oligocitemia نَقصُ خلايا الدَّم
oligocolia قِلَّة الصَفراء
oligocromasia قِلَّة اليَحمور
oligocromemia قِلَّة يَحمور الدَّم
oligodactilia نَقصُ الأصابع
oligodendroblastoma وَرَم أرومي دِبقي قليل لتَّغصُّن
oligidendrocito دِبقيَّة قليلة التَّغصُّن، خَليَّة الدِبق العَصَبي الناقِصَة
oligodendroglioma وَرَم الدِبقيَّات القَليلَة التَّغصُّن
oligodinámico قَليلُ التأثير، قليلُ الفَعَّالِيَّة
oligodipsia قِلَّةُ العَطَش
oligodoncia نَقصُ الأسنان
oligofrenia تَخَلُّفٌ عَقلِي
oligogalactia قِلَّة إفراز الحَليب، قِلةُ الألبَان
oligogénesis قِلَّةُ الإنجاب
oligohemia قِلَّةُ الدَّم
oligohidramnios قِلَّة السائِل الأمنيوسي، قِلَّة السائل السَّلَوِي
oligohidruria فَرطُ تَركيز البَول، قِلَّة مَاء البَول
oligohipermenorrea نُدرة الحَيض مع غَزَارةِ الدَّم
oligohipomenorrea نُدرةُ الحَيض مع قِلَّة الدَّم
oligomanía بَلَه، غَفلَة
oligomeganefronia قِلَّةُ الكيلونات وضخامتها
oligomenorrea قِلَّةُ الحَيض
oligometálico قَليلُ المَعادِن
oligomórfico ناقِصُ التَشكُّل، قَليلُ أطوار النُمو
oligonecrospemia قِلَّة الحُييَّات المَنَويَّة بسببِ موت بعضها
oligopepsia ضَعفُ الهَضم
oligopireno حُيَيٌّ مَنوي شاذ قَليلُ المادَّة النوويَّة
oligopnea قِلَّة التَنَفس، نَقصُ التَّهويَّة، ضَعفُ التَّنفُّس
oligoposia تَقليلُ الشُّرب
oligopsiquia ضَعفٌ عَقْلي
oligoptialismo قِلة اللُّعاب
oligoquilia قِلة الكَيلوس
oligoquimia قِلة الكَيموس
oligosialia قِلة إفراز اللُّعاب، نُقصان اللُّعاب
oligospermia قِلة النِّطاف
oligotrofia قِلة التَغذيَة
oliguria شُحُّ البَول، قِلة البَول
oliva الزَيتونة، نتوء مُدَوَّر في النُّخاعِ المُستطيل
olivar زَيتونِيُّ الشَّكل
olivopontocerebelar زَيتونيٌّ جِسريٌّ مُخَيخي
olofonía صُعوبة الكلام، تَعَيُّب التَّصويت
olor رائحة
olorosa ذو رائحة
-oma **لاحقة** بمعنى الوَرَم
omacéfalo نقص الرأس والكَتِفين (مسخ)
omagra نِقرِس الكَتِف
omalgia أَلَم الكَتِف
omartritis إلتِهابُ الكَتِف
omasitis إلتِهابُ القِبَّة
omaso القِبَّة، المَعِدة الثالثة للمُجتَّرات
ombligo السُّرَّة
ombrofobia رَهبةُ المَطَر
ombróforo رَشَّاشةُ ماء
omega أوميغا
omental ثَرْبي
omentectomia خَزعُ الثَّرب، قَطعُ الثَّرب
omenitis إلتِهابُ الثَّرب
omentopexia تثبيت الثَّرب
omentoplastia رَأبُ الثَّرب، تَقويمُ الثَّرب
omentorrafía خياطَةُ الثَّرب، رَفو الثَّرب
omentotomía شَقُّ الثَّرب، قَطعُ الثَّرب
omentovólvulo إنفِتَالُ الثَّرب
omentumectomía خَزعُ الثَّرب

omitis إلتهاب الكَتِف
ommatidio ، **مُقَيْلَة (إحدى وحدات العين المرَكّبَة)** مجموعة خلايا تجمعها نفس الوظيفة
omnívoro قارت (يأكل جَميع أنواع الطَّعام)
omo- سابِقة بمعنى كَتِفي أو مَنكِبي
omocéfalo كَتِفيُ الرَّأس (مسخ)
omoclavicular كَتِفيٌّ ترقوي
omodinia ألمُ الكَتِف
omofagia أكلُ الأطعِمة النَيَّة
omohioideo كَتِفي لامي
omóplato=escapula عَظمُ الكَتِف
omosternón كتفي قصي
onanismo =(coitus interruptus) العَزل، الإستمناء
onco- بادِئة بمعنى وَرَم أو وَرَمي
oncocercosis داءُ كُلأبيَّات الذَّنَب (العَمَى النَّهري)
oncocito خَليَّة وَرَمِيَّة
oncofetal وَرَميٌّ جَنيني
oncogén جين وَرَمي
oncogénesis تَكَوُّن الأورام
oncógeno وَرَميُ الأصل أو المَنْشَأ
oncolisato حالُّ الوَرَم
oncólisis إنحِلالُ الوَرَم
oncología عِلم الأورام
oncoma وَرَم، إنتِفاخ
oncómetro مِقياس التَّحَجُّم، مِقياس حَجم الأحشاء
oncosfera يَرقة الشَّريطيَّة، كُرَة مُلتَحية
oncosis داء الأورَام
oncoterapia مُعَالجة الأورام
oncotomía بَضع الوَرَم، شَقُّ الوَرَم
oncotrópico مُنحاز للوَرَم، وَرَميُ التَّوَجُّه
oncovirus فَيروسَة وَرَمِيَّة
onda مَوْجَة
ondina مِغسال العَين، مَقطَرَة
ondómetro مِقياس التَّمَوُّج
odontólisis إنحِلال الأسنان
ondulación تَمَوُّج
oneiroscopia تَحليل الأحلام، تَفسير الأحلام
onfalectomía إستئِصال السُّرَّة
onfálico سُرّيّ

onfalitis إلتِهاب السُّرَّة
onfalo- سابقة بمعنى السُّرَّة
onfaloangiópago متَّحِدان بشرايين السُّرَّتين
onflaocele فَتق سُرّي ولادي
onfaloflebitis إلتِهاب الأورِدَة السُّرِّيَّة
onfaloma وَرَم السُّرَّة
onfalomesentérico سُرّي مَساريقي
onfalonco تَوَرُم السُّرَّة
onfalópago وحيدا السُّرَّة (متحدان بالسُّرَّة)
onfalorragia نَزيف سُرّي
onfalorrea سَيلان سُرّي
onfalorrexis تَمَزُّق السُّرَّة
onfalotomía قَطع الحَبْل السُّرّي
onfalotribo مِدَّق السُّرَّة (آلة بشكل مِلقط لِهَرس السُّرَّة)
onicalgia ألَم الأظافِر
onicatrofia ضُمور الظُّفر
onicauxis فرطُ نُمو الظُّفر، ضَخامَةُ الظُّفر
onicectomía قَطعُ الظُّفر
onicexalasis تَنَكُّسُ الأظفار
onico- سابقة بمعنى ظُفر أو ظُفريّ
onicoclasis تَقَصُّف الأظفار
onicocriptosis غَرزُ الظُّفر، نُشوب الظُّفر
onicodinia ألَمُ الأظافِر
onicofagia قَضمُ الأظافِر
onicofima ثِخَنُ الأظافِر
onicofisis تَقَرُّنُ الأظافِر
onicogénico مُكَوِن الظِفر
onicógrafo مِخطاط النَّبض الظُّفري
onicograma مُخَطَّط نَبض الأظافِر
onicogriposis إنعِقاف الأظافِر، تَعَوُّج الأظافِر
onicohelcosis تَقَرُّح الظُّفر
onicoheterotopia شُذُوذ تَوضُّع الأظفار
onicoide ظُفراني، شبيه الظُّفر
onicólisis إنحِلالُ الظُّفر، خلخَلَة الظُّفر
onicoma وَرَمٌ ظُفريّ
onicomadesis سُقوط الأظافِر، إنخِلاع الأظافِر
onicomalacia تَليُّنُ الأظافِر
onicomicosis فُطارُ الأظافِر
onicopatía إعتِلالُ الأظافِر
onicoptosis سُقوطُ الأظافِر

O

onicorrexis

onicorrexis هَشاشُ الأظافِر، تكَسُّرُ الأظافِر
onicosis داءُ الأظافِر
onicosquisis تَشَقُّقُ الأظافِر
onicotilomanía هَوَسُ قَضم الأظافِر
onicotomía بَضعُ الظُّفر، شَقّ الظُّفر
onicotrofía ضُمورُ الأظافِر
oniomanía هَوَسُ الإقتِناء
oniquia إلتِهابُ مَنبَت الظُّفر، إلتِهابُ الظُّفر
onírico حُلمي، أحلامِيّ
onirismo هَذَيان حُلمي، حَالَة أحلامِيَّة
oniroánalisis تَحْليلُ الأَحلام
onirodinia كَابُوس
onirofrenia فُصام أحلامِي، فُصام تَخَيُّلي
onirogmus إحتِلام، إستِمنَاء أثناء النَوم
onirología عِلم الأحلام
onixis ظُفُر ناشِب، ظُفُر غازِر
onomatofobia رَهبة إسم أو كَلِمة
onomatologia عِلم التَّسميَّة، عِلم الأسماء
onomatomanía تَرَدُّد ذِكر إسم مُعَيَّن، هَوسُ تَرديد الكَلِمات
onomatopoyesis تَركيب كلمات لا معنى لها، هَذَر
onquinocele وَرَم غِلاف الوَتَر، فتقُ غمد الوَتَر
ontogenia تَنَشُّؤ الفَرْد، تَطوُّر الفرد
onza أونصَة
ooblasto أرومَة البَيضَة
oocéfalo بَيضَويُّ الرَّأس
oocentro وَسَطُ البييَضَة
oociesis حَمْل مَبيضِي
oocinesis حَرَكة البَيضَة
oocineto البَيضَة المُتَحَرِّكَة
oocisto كِيسُ البَيضَة
oodeocele فَتق المَسدود
oofagia أكلُ البَيض
ooforalgia أَلَمُ المَبيض
ooforectomía إستِئصالُ المَبيض أو المَبيضَين
ooforitis إلتِهابُ المَبيض
ooforocistosis تَكَوُّن كُييس مَبيضي
ooforohisterctomia إستِئصَال الرَّحِم والمَبيض
ooforoma ورَمٌ مَبيضي
ooforopatía إعتِلالُ المَبيض
ooforopexia تَثبيتُ المَبيض
ooforoplastia تَقويمُ المَبيض، رأبُ المَبيض
ooforosalpingectomia إستِئصال المَبيض والبُوق
ooforosalpingitis إلتِهاب المَبيض والبُوق
ooforostomía فَغرُ الكِيسَة المَبيضِيَّة
oogamia التَّكاثُر الإعراسي للبيضَة
oogénesis تَكَوُّن البَيضَة
oogonio الخَلِيَّة الأولى للبيضَة
oolema =zona pelucida غِشاء البيضَة، غمد البيضَة (المَنطِقَة الشَّفَّافَة)
ooóforo مَبيض
ooplasma هَيولَى البَيضَة
oospermo البَيضَة المُلَقَّحَة
oosteotrombosis خُثار أوردَة العَظم
ooteca غِلاف البَيضة
oótide بَيضة ناضِجَة
opacidad ظَلَيليَّة، عَتمَة
opacificación تَظْليل، تَعْتيم
opaco ظليل، مُعتِم
opalescente لَبَني بَرَّاق، غميم
opalescina زُلال يُستَخرَج من اللبن
opalgia =neuralgia facial أَلَم الوجه العَصَبي
opideoscopia مِنظار الإهتِزازات الصَوتِيَّة
operable قابِل للعَمَل الجِراحي
operabilidad قابِلِيَّة العَمَل الجراحي
operacion عَمَليَّة، عمَل جِراحيّ
operador جَرَّاح
operativo جراحي، قابِل للعَمَل الجِراحي
opercular غِطائي، وِصاديّ
opérculo الوِصاد(بنية تشريحيَّة تُغلِق ما تحتها)
frontal *الوِصاد الجَبهي*
frontoparietal *الوِصاد الجَبهي الجِداري*
occipital *الوِصاد القَذالِيّ*
opéron مَشغَل وِراثي (مَنطِقة على الصبغي)
opiáceo أفيوني
opio أفيون
opiofagia تَعاطي الأفيون
opiomanía إدْمانُ الأفيون
opistenar ظهرُ اليَد، ظَهرُ الكَف

organologia

opistencéfalo المُخَيخ
opistho سابِقة بمعنى خَلْفي، ظهريّ
opistión النقطة الخَلفِيَّة، النُّقطة المُتَوسطة على حافة الثقب الأعظم السُّفليَّة
opistognatismo تَراجعُ الفَكّ، تَقَوُّس الفَكّ
opistonoide تَقَوُّسٌ خَلفاني، شبيهُ التَّشَنُّج الظَّهري
opistótico خَلفَ الأُذن
opistoporeia السَّير للوراء
opistorquiasis داءُ الديدان الخَلفِيّة الخُصى
opistótonos تَقَّوسٌ خلفي، تَشَنُّج ظَهري
opocéfalo الأذنان ملتحمتان بالرأس مع حجاج واحد بدون أنف أو فم
opodidimo مُندَمج الوَجهين (مسخ)
oponente مُقابِل، مُقاوِم، مُعاكِس
oportunista إنتِهازي
opoterapia المُدَاواة بخلاصات الأعضاء أو عصارات الغُدَد الحيوانيَّة
opisalgia=neuralgia facial أَلم عَصَبي وَجهي
opsígeno مُتَأخِّرُ البُزُوغ، نامٍ بَعدَ الأوان
opsiuria كَثْرَة البَول أثناء الصِّيام، بُوال الصِّيام
opsoclonía تَرَجْرُجُ العَين، رَمَعُ العَين
opsomanía وَحَمُ الطَّعام، هَوَسٌ طعاميّ
opsónico طِهائي (له علاقة بالطاهِيَة)
opsonina طاهِيَة، جسم ضِدِّي يُسَهِّل بَلعَمة الجَراثيم
opsonofilia أُلفَةُ الطاهِيَة
opsonógeno مُوَلِّد الطَّاهِيَة
opsonoterapia المُدَاواة بالطاهِيَة
optestesia حَساسِيَّة الرُّؤيَّة
óptica البَصَريات، عِلم البَصَر، عِلم الضَّوء
óptico بَصَري، عَيني
ópticociliar بَصَري هُدْبي
opticocinérea المَادَة السِّنجابِيَّة البَصَريَّة
opticonasión المسافة بين الثقب البَصري ونقطة الدَّرز الأنفي الجَبْهي المُتوسطة
opticopupilar بَصَري بُؤبُؤي
opticoquiasmático بَصَري تَصَالُبِي
óptimo الأمثَل، الأكثرُ مُلاءمَة، المُثلَى
opto- سابقة بمعنى بَصَري، البَصَر، الرُّؤيَّة
optoblasto أَرُومَة بَصَريَّة (خَلِيَّة عُقدِيَّة شَبَكِيَّة)
optófono مِسمَاعٌ بَصَري
optograma صُورَةٌ شَبَكِيَّة
optomeninge=la retina الشَبَكِيَّة
optometría قِياسُ البَصَر
optómetro مِقياسُ البَصَر
optomiómetro مِقياسُ عَضلات البَصَر
optotipo وِحدةُ قياس البَصَر، حُروف قِياس البَصَر
oral فَمَوي، فَمّي، فُوهي
orbicular دُويري ، مَداري، مُستَدير
músculo orbicular *العَضَلة الدُّوَيرِيَّة*
orbiculus حَلَقَة صَغيرَة، دُوَيْرَة
orbita حَجَاج، وَقبُ العَين، مَدَار، فَلَك
orbital حَجَاجِي، مَدَاري، فَلَكي
orbitonasal حَجَاجِي أنفِي
orbitópago مُتَّحِد الحَجَاجَين (مسخ)
orbitotomía بَضعُ الحَجَاج، شَقُّ الحَجَاج
orbivirus الفَيروسة الوَقْبِيَّة
orden تَرتيب، رُتبَة، نِظام
oreja الأُذُن
orejuela لاحِقة الأُذين، أُذَينَة الأُذين
orexia قابِلِيَّة، شَهيَّة
orexígeno مُقَبِّل للأكل، مُثير القَابِلِيَّة
oreximanía هَوَس الشَّهيَّة، هَوَس الأكل
organela جُزَيئَة عُضْوِيَّة
organicismo النَّظَرِيَّةُ العُضْوِيَّة
orgánico عُضوي، ذو أعضاء، خاص بالكائنات الحَيَّة
ácido orgánico ***حمض عُضْوي***
demencia orgánica ***خَرَف عُضوي***
enfermedad orgánica ***مَرَض عُضْوي***
organismo كائن حَيّ، بَدَن، جِسم، هَيئَة
organización مُنَظَّمَة، تَنظيم
organización mundial de la salud منظمة الصِحَة العَالمِيَّة
organizador مُنَظِّم
órgano عُضْو
organogénesis تَكَوُّن الأعضاء
organografía تَصوير الأعضاء شعاعياً
organoide نَظير عُضْو، عُضواني
organoléptico مُؤثِّر عُضْوي
organología عِلم الأعْضاء

O

organomegalia

organomegalia ضَخامَة الأعضاء
organopatia الإعتِلالُ العُضوي
organopexia تَثبيتُ الأعضَاء
organoscopia تَنظيرُ الأعضَاء
organotaxis إنحيازٌ عُضْوي، إنجِذَابٌ عُضْوي
organoterapia مُعَالجَة بالأعضاء، المُداواة بخلاصة الأعضاء
organotropismo إنحِيازٌ للأعضَاء، تَوَجُّهٌ للعُضو
orgánulo نِهايةُ العُضو
orgasmo هَزَّةُ الجماع، ذِروةُ الشَّبَق، إيغاف
orientación إتِجاه، تَوجيه، إهتِداء
orificial ثُقبَوي، فُوْهِي
orificio ثُقْبَة، فَتْحَة
origen مَنشأ، مَصدَر
original أصلي، أصيل، مُبتَكر
originario واطِن، سَاكِن أصلي، منحَدِر من
orín صَدأ
orina بَوْل
orinoterapia المُعَالجَة بالعَيش في الجِبَال
ornitin أورنيتين (حَمض أميني)
ornitosis داءُ الطُّيُور، مَرَضٌ ينتقل من الطيور إلى الإنسان
oro- سابقة بمعنى فَمْ، فَمِّي، مَصْل، مَصلِي
orofaringe البَلْعُوم الفَمِّي
orolingual فَمَويٌّ لِسَانيّ
oronasal فَمَويٌّ أنْفِيّ
oroterapia عِلاج بالمَصْل
orquectomia إستِئصال الخُصْيَة
orqui- سابقة بمعنى الخُصْيَة
orquialgia ألَم الخُصْيَة
orquidonco وَرَم الخُصْيَة
orquidoptosis تَدَلي الخُصْيَة
orquiencefaloma وَرَم نُخاعي خُصْوي
orquiepididimitis إلتِهاب الخُصية والبرْبَخ
orquiocatabasis نُزول الخُصيتين
orquiocele فَتق خُصوَي، فَتق صَفَني
orquiomieloma وَرَم خُصوَي نُخاعي، وَرَم نِقوي خُصْوِي
orquionco تَوَرُّم الخُصْيَة
orquiopatia إعتِلال الخُصْيَة
orquiopexia تَثبيتُ الخُصْيَة
orquioplastia رَأبُ الخُصْية، تَقويمُ الخُصْيَة
orquiorrafía خِياطِة الخُصْيَة، رَفو الخُصْيَة
orquioterapia المُعَالَجة بخُلاصات الخُصْيَة
orquiotomía بَضعُ الخُصْيَة، قَطعُ الخُصْيَة
orquitis إلتِهابُ الخُصْيَة
parotídea *النَكفاني*
traumática *الرَضحي*
orro- سابقة بمعنى مَصْل
orroinminunidad المَنَاعَةالسَّلبيَّة
orrología عِلم الأمصَال
orroterapia المُدَاواةُ بالأمصَال
orto سابقة بمعنى مُستَقيم، سَويّ، قَويم
ortobiosis الحَياة السَوِيَّة، الحَياة الصِحّيَّة
ortocefálico مُستقيم الرأس، سَويُّ الرأس
ortocitosis سَوائيَّة الكُرَيَّات
ortocorea رَقصٌ قِيامِي (حَرَكة صَرْعِيَّةٌ قِيامِيَّة)
ortocromático سَويُّ اللَّون
ortocromófilo مُعْتَدِل التَّلَوُّن، سَوِيُّ التَّلَوُّن
ortodiagrafía التَّخطيطُ المُستَقيم
ortodiágrafo مِخطاطٌ مُستَقيم
ortodiagrama مُخَطَّط قَويم، مُخَطَّط مُستَقيم
ortodoncia مُقَوِّم الأسنَان
ortodontista إختِصاصي بتقويم الأسنَان
ortodrómico سَوِيُّ المَسَار
ortofonía إستِقامَة النُّطق
ortoforia إستِقامَة البَصَر
ortofrenia سَلامَةُ العَقْل، سَوِيَّةُ العَقْل
ortogénesis إستِقامَةُ التَّطَوُّر، النُّشوء السَويّ
ortognatismo سَوائِيَّةُ الفَكّ
ortognato مُستَقيمُ الفَكّ
ortómetro مِقياس جُحوظ العَينين
ortomorfia عِلاج التَّشَوُّهات طِبيَّاً وجِراحيَّاً
ortopedia جِراحِة التَّقويم والتَّجْبير، جِراحِة العِظام
ortopédico مُتَعَلِّق بتقويم الأعضَاء والتَشوُّهات في الجِهاز العَظمي العَضَلي
ortopedista جَرَّاح تَقويم العِظام، مُجَبِّر
ortopercusión إستِقامِة القَرع (السُلاميَّة الأخيرة للإصبع القارع عموديَّة على منطِقَة القَرع)
ortopía تقْويمُ الحَوَل
ortopnea ضِيق النَّفَس الإضطِجاعِي

osteítis

ortopraxia تَقويم التَّشَوُّه
ortóptica تَقويم الحَوَل، تمارين تَقْويم البَصَر
ortóptico مُقَوِّم بَصَري، متَعَلِق بتَقويم الحَوَل
ortoptoscopio جهاز تَقويم البَصَر (بمعالجة شذوذ عَضَلات العَين)
ortoscopia تَنظير مُعَدَّل الرُّؤيَة
ortoscopio مِنظار مُعَدِّل لفحص العَين
ortosis تَقْويم الإعوجَاج، تَعْدِيل الإنحِراف
ortostatismo إنتِصابِيَّة الجِسم، الوقوفُ الإنتِصابِي
ortostato مُقَوِّمَة إنحِناء العِظام
ortoterapia مُعَالَجَة تَقْويمِيَّة، المُدَاواة الإنتِصَابِيَّة
ortótonos التَوَتُّر الإنتصابي، تَشَنُّج إسْتِقَامِي
orturia بَول مُعْتَدِل
orzuelo جُدْجُد، دمَّل الجَفن، شَعيرة، وَدَقَة
de Meibomian *وَدَقة غُدَّة ميبوميان) باطِنِيَّة)*
de Zeisian *وَدَقَة غُدَّة ثيسيان) ظاهِرة)*
oscedo تثاؤُب
oscilación تَذَبذب ، نوسان
oscilógrafo مِخطاط الذَّبذَبَة
oscilometría قِياسُ الذَّبذَبَة
oscilómetro مِقياسُ الذَّبذَبَة
oscilopsia إبصارٌ تذَبذبِي، رُؤيةٌ رَجرَاجَة
oscillaria المُهتَزَّة (جنس من الطَّحالب)
oscitación تَثَاؤُب
osculum فُوَيهَة، فتحَة صَغيرَة
oscuro مُظلِم
oseína عَظْمين، المَادَّة الكولاجينية في العَظم
óseo عَظميّ
oseocartilaginoso عَظمي غُضْرُوفِي
oseomucina مُخاطِينٌ عَظميّ
oseomucoide مُخاطين عَظميّ
osfiomielitis اِلتِهابُ النُّخاعُ القَطني
osfresio سابِقَة بمعنى الرَّائِحَة، له علاقَة بالرائِحَة
osiculectomía إستِئصال العُظيمة، إستِئصال عُظيمات الأذُن
osículo عُظَيم، عُظَيمَة
del oído *العُظيمات السَّمْعِيَّة*
osífero مُكَوِّن العَظم
osificación تَعَظُّم
osifluente عَظمِيُّ الإمداد، ناتِج من تَحَلُّل العِظام
osifono مِسمَاع عَظمي
osiforme عَظمِيُّ الشَّكل
osis لاحِقَة بمعنى الدَّاء أو حَدَث مَرَضيّ
osmático شَمِّي، ذو حاسَّة شَمّ
osmato ملح حمض الأوزميك
osmesis الشَّم
osmestesia إحساسيَّة الشَّم حِسُّ الشَّم
ósmico عَلَمُ الشَّم
osmidrosis عَرَق مُصِن، تَعَرُّق كَريه الرَائِحَة
osmio الأوزميو، معدَن (العُنصُر السادِس والسَبعون)
osmo- سابقة بمعنى تَناضُح أو رائِحَة
osmolalidad أسمولاليَّة
osmómetro مِقياسُ الرائِحَة، مِقياس التَنَاضُح، مقياس الشَّم
osmonología عِلم أمراض الشَّم
osmorreceptor مُستَقبِلة التَنَاضُح، مُستَقبِلَة الرائِحَة
osmorregulación تَنظيمُ التَّنَاضُح
osmosis تَنَاضُح، الإرتِشاح الغِشائي
osmoterapia مُعَالَجة تَنَاضُحِيَّة
osqueítis اِلتِهابُ الصَفَن
osqueo بادئة بمعنى صَفَن أو صَفنيّ
osqueocele فَتْق صَفَني، قِيلَة صَفَنِيَّة
osqueohidrocele أُدرة مائيَّة صَفَنِيَّة
osqueolito حَصَاة في الصَّفَن
osqueoma وَرَم الصَّفَن
osqueoplastia رَأب الصَفَن، تَقويم الصَّفَن
ostameba جُسيمٌ عَظميّ
ostealgia أَلَمٌ عَظميّ
osteanestesia خَدَرٌ عَظميّ
osteanáfisis تَجَدُّد العَظم
osteanagénesis تَجَدُّد العَظم
ostecondrófito نابَتَةٌ عَظميَّةٌ غُضْرُوفِيَّة (وَرَم عظمي غُضروفي)
ostectomía إستِئصال العَظم
ostectopía إنتقالُ العَظم، إنتِبَاذٌ عَظْميّ
osteide عَظمانيّ
osteína كولاجينُ العِظام
osteítis اِلتِهاب العَظْم
aguda *اِلتِهاب العَظم الحَادّ*
crónica *اِلتِهاب العَظم المُزْمِن*
deformante *اِلتِهاب العَظم المُشَوِّه*

O

necrótica *اِلتِهابُ العَظم النَخري*
osteíto مَركَز تَعَظُّمي مُنْعَزِل، مَركَز التَعَظُّم
ostempiesis تَقَيُّح عَظمي
osteo سابقة بمعنى العَظم
osteoacusis تَوصيل سَمْعِي عَظمِي، السَمَع العَظمي
osteoangénesis تَجَدُّد العَظم
osteoaneurisma أمُّ الدَّم العَظمِيَّة
osteoarticular عَظميّ مَفصِلي
osteoartritis إلتِهابٌ عَظميٌّ مَفصِليّ
osteoartropatía إعتِلالٌ عَظميٌّ مَفصِلي
osteoartrosis داءٌ مَفصِليٌّ لا إلتِهابيّ
osteoartrotomía خَزعُ العَظم المَفصِلي
osteoblasto أرومة عَظمِيَّة، خَلِيَّة عَظمِيَّة
osteoblastoma وَرَم الأرومات العَظمِيَّة
osteocamp مُقَوِّمَة العَظم (أداة جراحية)
osteocampsia تَقَوُّس العِظام
osteocaquexia دَنَف(مرضٌ مُثقِل) عَظمي
osteocartilaginoso عَظميٌّ غُضروفيّ
ostocele قِيلَة عَظمِيَّة، فَتق مُتَعَظِّم (في الخُصية)
osteocistoma وَرَمٌ كيسيٌّ عَظميّ
osteocito خَلِيَّة عَظمِيَّة
osteoclasia نَقْض العَظم، تدمير وإمتصاص العَظم
osteoclastia نـاقِضُ العَظم
osteoclasto ناقِضَةُ العَظم، خَلِيَّةٌ ماصَّةٌ للعَظم
osteoclastoma وَرَمُ ناقِضَةُ العَظم
osteocondral عَظميّ غُضروفي
osteocondritis إلتِهابُ العَظم والغُضروف
disecante *العَظم والغُضروف السالخ*
deformante juvenil *العَظم والغضروف المُشَوه الشَّبابي*
osteocondrodisplasia خَلل التَّنسُّج العَظميّ الغُضروفِي
osteocondrodistrofia سُوء التَغذيَّة العَظمي الغُضروفي
osteocondrofibroma وَرَم عَظميٌّ غُضروفِيٌّ لِيفيّ
osteocondrólisis إنحِلال العَظم والغُضرُوف
osteocondroma وَرَمٌ عَظميٌّ غُضرُوفِي
osteocodromatosis داءُ الأورَام العَظمِيَّة الغُضرُوفِيَّة
osteocondropatía إعتِلال عَظمي غُضرُوفِي
osteocondrosarcoma غَرَن غُضروفي عَظمي
osteocondrosis داءُ التَغضرُف العَظمي
osteócopo ألَمٌ عَظميٌّ شَديد
osteocráneo قحف الجَنين المُتَعَظِّم
osteodentina عاجٌ عَظميّ
osteodentinoma وَرَمٌ عاجيٌّ عَظميّ
osteodermia تَعَظُّمُ الجِلد
osteodesmosis تَعَظُّم الأوتار
osteodiastasis إنفِصَالٌ عَظمِيّ
osteodinia ألَمٌ عَظميّ
osteodisplasia خَلَلُ تَنَسُّج العَظم
osteodistrofia سوءُ التَّغذية العَظمي
osteofagia إلتِهامُ العَظم
osteofima نُموٌّ عَظمي
osteofito نابِتَة عَظمِيَّة
osteofitosis تَنَبُّت عَظمي، داءُ الزوائِد العَظميَّة
osteoflebitis إلتِهابُ أورِدَة العَظم
osteofluorosis تَسَمُّم فلوريدي عَظمي
osteofonía إنتقالُ الصَوت بواسِطة العَظم
osteófono مِسماعٌ عَظميّ
osteofibroma وَرَمٌ لِيفيٌّ عَظميّ
osteogénesis تَكَوُّن العَظم
osteogénico عَظميُّ المَنشأ
osteografía وَصفُ العِظام
osteohalistéresis نَقصُ أملاحِ العِظَام
osteohidatidosis داءٌ عُداريٌّ عَظمِي، عُدار عَظمِي
osteolipoma وَرَم شَحمِيٌّ عَظمِيّ
osteólisis إنحِلالُ العَظم
osteología عِلمُ العِظام
osteoma وَرَمٌ عَظميّ
compacto *وَرَمٌ عَظميٌّ مُكتَنِز*
osteoide *وَرَمٌ عَظميٌّ عظماني*
osteomalacia تليُّن العِظام
hepática *تليُّن العِظام الكَبِدِيُّ المَنشأ*
juvenil *تليُّن العِظام اليَفَعِي*
puerperal *تليُّن العِظام النِّفاسِي*
renal tubular *تليُّن العِظام التَّالي لِمَرَض النُبيبات الكُلوِيَّة*
osteomatoide نَظيرُ الوَرَمِ العَظمي

osteomatosis داءُ الأورَامِ العَظمِيَّة
osteombrión تَعَظُّمُ الجَنين
osteómero قُسَيمٌ عَظميّ
osteometría قِياسُ العَظم
osteomielítico مُتَعلق بالتِهابِ نِخاعُ العَظم
osteomielitis إلتِهابُ العَظمِ والنِّقْي
osteomielodisplasia خلَلُ تَنَسُّجِ العَظمِ والنِّقْي
osteomielografía التَّنظيرُ الشُّعاعيّ للنِّقْي
osteomiosis تَفَتُّتُ العَظم، إنحِلالُ العَظم
osteonecrosis نَخرُ العَظم، مَواتُ العَظم
osteoneuralgia أَلَمٌ عَظميٌّ عَصَبيّ
osteonosis مَرَضُ العَظم
osteopatía إعتِلالُ العَظم
osteopatología عِلمُ الأمرَاضِ العَظمِيَّة، إعتلال العَظم
osteopecilia=osteopoiquilosis **تَرَقُّط** العظم، تَبَكُّلُ العِظام
osteopedión=litopedión **تحَجُّر** الجَنين، تَعَظُّم الجَنين
osteopenia قِلَّةُ العَظم
osteoperióstico عَظميٌّ سِمحاقِيّ
osteoperiostitis إلتِهاب العَظم والسِّمحاق
osteopetrosis تَصَخُّر العَظم، تَحَجُّر العَظم
osteoplastia رأبُ العَظم، تَقويمُ العَظم
osteopoiquilosis تَرَقُّط العَظم، تَرقيع العظم (داء خِلقي يتميز بظهور بُقَع بشكل عَدَسيّ في بعض العِظام)
osteoporosis تَخَلخُلُ العَظم، تَرَقُّقُ العَظم
osteopsatirosis=osteogenesis imperfecta هَشاشةُ العَظم، تَكَوُّنُ العَظمِ النَاقِص
osteorradionecrosis نَخر عَظميّ إشعاعِيُّ المَنشأ
osteorrafía رَفو العَظم (حَبكُ العِظام بالدَّرز أو بأي طريقة)
osteorragia نَزْفٌ عَظميّ
osteosarcoma وَرَمٌ عَظميٌّ لَحميّ، غَرَنٌ عَظمي
osteosarcomatoso غَرنيٌّ عَظميّ، مُتَعلِّق بسَركوما بسركوما العَظم
osteosclerosis تَصَلُّب العَظم
osteosepto الحاجِزُ العَظمِي
osteosinovitis إلتِهابُ الزَّليلِ والعَظم
osteosintesis تَثبيتُ طَرَفيِّ العَظم
osteosis التَعَظُّم، تَنَسُّج العَظم
osteostixis نَخرُ العَظم
osteosutura رَفو العَظم، قَطبُ العَظم
osteotabes تابِس عَظمي
osteotelangiectasia تَوَسُّعُ عُروق العَظم الشَّعريَّة
osteosarcoma ساركومة عَظميَّة
telangiectasica *ساركومة عَظميَّة مُتوسعة الشُّعيرات*
osteotilo ثَفَنٌ عَظميّ
osteotimpánico عَظميٌّ طَبْلِيّ
osteotomía قَطعُ العَظم
osteótomo مِبضَع العَظم
osteotomoclasis تَقويم العَظم بالكَسر
osteotribo مِحجاج العَظم، مِكشَط العَظم
osteotrofia تَغذِيَةُ العَظْم
ostial فَوهيٌّ، فَميّ
ostiario مُتَعلِّق بفَمٍ أو بفَوهة
ostitis إلتِهابُ العَظم
ostium فُوهَة، فَمْ، فُتحَة
ostosis=osteogenesis **تَكَوُّنُ** العَظم
ostráceo مَحَارِيْ
ostreotoxismo التَسمُّمُ من أكلِ المَحَار
otalgia أَلَمُ الأُذُن
otitis إلتِهابُ الأُذُن
oto- سابِقَة بمعنى أُذُن، أُذني
otoantritis إلتِهابُ الأُذُن والغَار (غار الخُشّاء)
otobiosis داء القَتُونات (نوع من القراد)
otoblenorrea سَيلانُ الأُذن المُخاطِي
otocéfalo مُتَّحِد الأذنين و بدون فك سُفلي
otocerebritis إلتِهابُ الدِّمَاغ الأُذنِيّ
otocisto الكيسَةُ السَّمْعِيَّة
otocleisis إنسِداد الأُذُن، إنسِدَاد مَجاري السَّمع
otoconia عَبَرَةُ الأُذُن، غُبار التَّوازن، حُصَيَّات أُذُنِيَّة
otocráneo التَّجويفُ الجُمجُميّ الأذني، القِحفُ الأذني
otoencefalitis إلتِهابُ الأُذُن والدِّماغ
otofaríngeo أُذنِيّ بُلعومِي
otófono مِسماعٌ أُذنيّ

O

otógeno أذنيُّ المَنشأ
otografía وَصفُ الأُذُن
otolitiasis داءُ الأُذن الحَصَوي
otolito حُصَيَّة أذنيَّة، غُبارة التَّوازُن
otología طِبُّ الأُذُن
otólogo طَبيب الأُذُن
otomastoiditis إلتِهابُ الأُذُن والخُشَّاء
otomiastenia وَهنٌ أُذنيٌّ عَضَليّ
otomicosis داءُ الأُذُن الفُطري
otoneuralgia أَلَمُ الأُذُن العَصَبي
otonganglio العُقدَةُ الأُذنيَّة
otopatía إعتِلالُ الأُذُن
otopiorrea ثَرٌّ أُذنيّ قَيحيّ
otopiosis تَقَيُّحُ الأُذُن
otoplastia تَقويمُ الأُذُن، رأبُ الأُذُن
otorragia نَزْفٌ أُذُنيّ
otorrea سَيلانٌ أُذُني
otorrinolaringología طِبُّ الأُذُنُ والأَنفُ والحَنْجَرَة
otosalpinge=el tubo de Eustaquio النفير، أنبوب أوستاكيو في الأُذُن
otosclerosis تَصَلُّب الأُذُن
otoscopia تَنظيرُ الأذن
otoscopio مَنظارُ الأُذُن
otosis سَمعٌ كاذِب، تَحريفُ المَسموع
otospongiosis إسفنجيّة الأُذُن، تَنَكُّس إسفنجيٌّ أُذنيّ
ototomía تَشريحُ الأُذُن
ototóxico سَامٌّ للأُذُن، مُخَرِّبٌ للسمَع والأُذُن، سَامٌّ للعَصَبِ السَمعيّ
ouabaína أوبائين (دواء غليكوزيدي قلبي)
oval بَيضويّ، بَيضَويُّ الشَكل
ovalbúmina زُلالُ البَيض، آحّ
ovalocito كُرَيَّة إهليجيَّة أو بَيْضَاوِيَّة
ovalocitosis تَكَثُّر الكُريَّات البَيضاويَّة في الدَّم
ovárico مَبيضي
ovariectomía إستِئصالُ المَبيض
ovario مَبْيض
adenoquistico مَبيض غُدّي كيسِي
poliquistico مَبيض مُتَعدِّد الأكياس
ovariocele فَتْقٌ مَبيضيّ
ovariocentesis بَزْلُ المَبيض
ovariociesis حَبَلٌ مَبيضيّ
ovariodisneuria وَجَعٌ عَصَبيٌّ مَبيضيّ
ovariohisterectomía إستئصالُ المَبيضين والرَّحم
ovariopatía إعتلالُ المَبيض
ovarioplexia تثبيتُ المَبيض
ovariorrexis تَمَزُّقُ المَبيض
ovariotomía شقُّ المَبيض ، بَضعُ المَبيض
ovicida مُبيدُ البَيض
oviducto قَناةُ البَيض
ovífero حَامِلُ البَيض
oviforme بَيضَويّ
ovigermen جُرثومةُ البيضَة
ovigero حَامِلُ البَيض
ovíparo بَيوض
ovisaco كييسُ البيضَة
ovogénesis تَكَوُّنُ البيضَة
ovoglobulina كُرَيِّين البَيَضَة
ovoide بَيضَويُّ الشَّكل
ovolisina حَالُّ البيضَة
ovomucoide بيضيٌّ مُخاطانيّ
ovoplasma جِبلَةُ البَيضَة
ovoterapia مُداواةٌ بخلاصةِ المَبيض
ovotestis خُصيَةٌ مَبيضيّة (خُصيَة و مَبيض)
ovovíparo يتناسَلُ ببيض
ovovitelina مُحّيُ البَيض
ovulación إبَاضَة
ovular بُييضيّ
ovulasa إنزيمٌ بيضيّ
ovulatorio إبَاضيّ
óvulo بُويضة، بُييضة
oxalato أكسلات، حُمّاضة
oxalemia تَحومُضُ الدَّم
oxalismo حَومَضَة
oxalosis داءُ الحَومَضَة، تَوَضُّعُ الرواسب الحُماضية في النُسُج
oxaluria بَولٌ حُمَّاضي، بيلةٌ أكساليَّة
oxiacrestia نَقصُ إستِعمال الأكسجين
oxiblepsia حِدَّةُ البَصَر
oxicefalia تَسَنُّم أو تدَبُّب الرَّأس
oxicinesia أَلَمُ الحَرَكَة

ozostomía

oxicromatina كروماتين حَمِض
oxidación تأكسُد، أكسدَة
óxido أكسيد
oxífilo مَيَّال للإصطِباغ الحَمْضي
oxifonía حِدَّة الصَّوت
oxigenación أكسَجَة
oxigenador جِهازُ أكسَجَة
oxígeno أكسجين
oxigeusia حِدَّة الذَّوق
oxihemoglobina يَحمورٌ أكسيجيني
oxilalia سُرعَة التَكَلُّم
oxiopatía حِدَّةُ الإحسَاس
oxiopía حِدَّةُ النَظَر
oxiosmia حِدَّةُ الشَّم
oxitocia ولادةٌ سَريعَة، ولادَة مُعَجَّلة
oxitócico مُعَجِّلٌ للوِلادَة
oxitocina أوكسيتوثينا (هرمون مُعَجِّل للوِلادَة)
oxitropismo تَوَجهٌ أكسيجينيَ، إنتِحَاءٌ أكسيجينيّ
oxiuriasis داءُ الأقصورات، داءُ دَقيقَةِ الذَّيل
oxiuricida مُبيدُ الأقصورات
oxiuro ، الأقصورة (جنس ديدان من الممسودات)
دقيقة الذَّيل، الحُرقُص
ozena نَتَنُ الأنْف
ozocrocia صُنان، رائِحةُ الجِلد القَويَّة
ozono الأوزون، الأكسجين النَّشيط
ozonóforo ناقِل الأوزون
ozonómetro مِقياسُ الأوزون
ozonoscopio مِكشافُ الأوزون
ozostomía بَخَر الفَم، نَفَسٌ كَريه

O

P

pabular قُوتيّ، غِذائيّ
pabulum قُوت، طَعَام
paciencia صَبْر
paciente مَريض
pagoplexia التثليجُ، التَّصقيع
paidología علمُ صحةِ الأطفال
paladar حَنَك
duro الحَنكُ الصَلْب أو العَظمي
blando الحَنَك الرَّخو أو الحَفّاف
paladio بلاديو، معدن شبه البلاتين
palanestesia بُطلان حِسّ الإهتِزاز
palatiforme حَنَكيُّ الشَّكل
palatino حَنَكيّ
palatitis إلتِهابُ الحَنَك
palato- بادئة بمعنى حَنَكيّ
palatofaríngeo حَنَكيٌّ بَلعوميّ
palatogloso حَنَكيٌّ لِسانيّ
palatognato مَشقوقُ الحَنَك، مَشروم
palatografía تَخطيطُ الحَنَك
palatomaxilar حَنَكيٌّ فَكِّيٌّ عُلويّ
palatomiografía مِخطاطُ الحَرَكاتِ الحَنَكيَّة
palatonasal حَنَكيٌّ أنفيّ
palatoplastia تَقويمُ الحَنَك
palatoplejía شَلَلُ الحَنَك، شللُ الحَفّاف
palatorrafía رَفو الحَنَك، خياطةُ الحَنَك
palatosalpíngeo متعلق بالحَنَك والنَفير أو قناة أوستاكيو، العضلة المُوَتِّرَة للحَفّاف
palatosquisis الحَنك المَشقوق
palatum الحَنَك
paleo- سابقة بمعنى قَديم
paleocerebelo المُخَيخُ القَديم
paleocinético حَرَكِيٌّ قَديم
paleoestriado=globus pallidus الجسم المُخطَّط القديم
paleofrenia عَقليَّةٌ قديمَة
paleogénesis قانونُ التناسُخ، عَودةُ خَصائصِ الأسْلاف
paleoncéfalo الدِّماغُ العَتيق
paleontología عِلمُ الأحياءِ البائِدَة
paleopalio البالَةُ القَديمَة، القِشرَةُ القَديمَة، المِعقف والجزءُ المُجاور للحُصين
paleopatología عِلمُ أمراض الأحياء البائِدَة
paleopsicologia سيكولوجيا الذِّهنيَّة القَديمة
paleotálamo المِهادُ القَديم
palescencia شُحُوب
palestesia حِسّ الإهتِزاز
pali- سابقة بمعنى تكرار، تَرداد
palial متعلق بقِشرة الدِماغ
paliar يُخَفِّف، يُلَطِّف
paliativo مُلَطِّف، مُخَفِّف (دواء مُخَفِّف)
palicinesia تِكرارُ الحَرَكات
palidez شُحوب، إمتقاع اللون
palilalia تِكرار الكلام، لَجْلَجَة
palindromía تَكَرر المَرَض، تَنَكُس
palinestesia عَودةُ الحِسّ أو الشُّعور
palinfrasia ثَرثَرَة، تِكرار الكلام
palingénesis رَجعَة وراثيَّة، عَودةِ خصائِص الأسلاف، إستردادُ التَخَلُّق
palingrafía تَكَرُّر الكِتَابَة
palinmnesis ذاكِرة القَديم
palio =corteza cerebral عَبَاءة الدِماغ، قشرة الدِماغ
palirrea=regurgitación تَجَشُّؤ
palma باطِن الكَف، رَاحة الكَف
palmar كَفِّيّ، رَاحِيّ
palmatura تَشَابُك الأصابع، تَكَفُّف
palmestesia حَسَاسيّة الإهتِزاز
palmitato بالميتاتو، نَخيلات
palmo إنتِفاض، خَفَقان، إهتِزاز
palógrafo تَخطيطٌ نوساني
palpable مَجْسوس، قابِلٌ للجَسّ
palpación الجَسّ
palpar يَجِسّ
palpatometría قياس الجِسّ (لتعيين عتَبة الحس المؤلِم)
palpatopercusión جَسٌّ مع قَرَع

panglosia

palperación غمزة، طَرْفَة
palperado ذو أجفان
palpebral جَفْنيّ
palpebritis=blefaritis إلتِهابُ الجَفن
palpitación خَفَقان
paludismo الملاريا، البُرداء
pamaquina باماكينا (دواء مُضاد للملاريا)
pampiniforme بشكلِ القضيب الصغير الذي يحمل عُنقود العِنَب، شبه الحَجنَة، كَرْميُّ الشكل
pampinocele=varicocele دوالي الحَبْل المنوي أو الصَفن، قِيلةٌ دواليَّة
pamplejía شَلَل شامِل
pan- سابقة بمعنى شامِل، كُلّ
panacea دواء عامّ، دواء شامِل، دواءٌ لِكِل داء
panadizo داحِسّ
panaglutinina رَاصَّةٌ شامِلة
panangitis إلتِهابٌ وِعائيٌّ شامِل (يُصيب طبقات الوعاء كُلّها)
panaritium داحِس
panarteritis إلتِهابُ الشريان الشامِل
panartritis إلتِهاب المَفاصِل العَديد، إلتِهاب المفاصل الشامِل
panastenia وَهنٌ شامِل
panatrofia ضُمورٌ شامِل
panblástico شامِلٌ للأريمَة
pancarditis إلتِهابُ القَلب الشامِل
pancitopenia قِلَة الكُرَيّات الشامِل، فَقر الدَّم اللاتنسُّجي
páncreas البنكرياس، المُعثْكِلَة، لَوزة المَعِدَة
pancreatalgia وَجَع البنكرياس
pancreatectomía إستِئصالُ البَنكرياس
pancreatelcosis تَقرُّح البَنكرياس
pancreático بَنْكرياسي، مُعَثكَليّ
pancreaticoduodenal بنكرياسي عَفَجي
pancreaticodudenostomía مُفاغَرَة بنكرياسيَّة عَفَجيَّة
pancreticoenterostomía مُفاغَرَة بنكرياسيَّة مِعَويَّة
pancreaticogastrostomía مُفاغَرَة بنكرياسيَّة مَعِديَّة
pancreaticoyeyunostomía مُفاغَرَة بنكرياسيَّة صائميَّة
pancreatina بنكرياتينا، إنزيم بنكرياسيّ
pancreatismo نَشاطُ البنكرياس أو المُعثْكِلَة
pancreatitis إلتهاب البنكرياس أو المُعثْكِلَة
  aguda *إلتهاب البنكرياس الحاد*
  crónica *إلتِهابُ البنكرياس المُزمن*
  intersticial *إلتهاب البنكرياس الخِلالِي*
pancreatoduodenectomía إستِئصالُ البنكرياس والعَفَج
pancreatógeno بنكرياسيُّ المَنشأ
pancreatografía تَصويرُ البنكرياس
pancreatoide نظيرُ البنكرياس
pancreatólisis إنحِلالُ البنكرياس
pancreatolitectomía إستِخراج حُصاةِ البنكرياس
pancreatolitiasis تَحَصّي البنكرياس
pancreatolito حُصَاةُ البَنكرياس
pancreatomía بَضعُ البنكرياس
pancreatonco تَوَرُّم البنكرياس
pancreatotomía شَقُّ البنكرياس
pancreólisis إنحِلالُ البنكرياس
pancreopatía إعتِلال البنكرياس
pancreoterapía المُعَالجة البنكرياسيَّة
pancreoziminia بنكريوثيمينا (هورمون حافِز لعُصارة البنكرياس)
pancromático حَسَّاس لِكُلِ الألوان
pancromía إصطِباغٌ شامِل
pandemía إجتياحٌ وبائيّ
pandiculación التَمَطِي والتثاؤب
panel نَدْوَة (قائمة أسماء وأرقام المشتركين في ندوة علميَّة) ، لَوح، لَوحَة
panelectroscopio مِنظارٌ كهربائي عَام
panencefalitis إلتِهابُ الدِّماغ الشامِل
panesclerosis تَصلُّبٌ شامِل
panesfigmógrafo مخطَطُ النَّبض الشامِل
panespermia إنتِشارُ الجَراثيم الشامِل
panestesia إحساسٌ شامِل
panfobia رُهَاب شامِل، مَخَافةُ كل شَيء
pangénesis تَوَلُّدٌ عام ، شُموليَّة التَّخَلُّق (قدرة التوالد تكمن في مجموعة خلايا الكائن)
panglosia ثَرثَرَة مُفرِطَة

P

panhematopenia نَقصُ الدَّم الشامِل
panhidrómetro مِقياس السوائِل الشامِل
panhidrosis عَرَق شامِل
panhiperemia إكتِظاظ، كَثرة الدَّم وفرط السِمن
panhipopituitarismo نَقص النُّخاميَّة الشامِل
panhisterectomía إستِئصالُ الرَّحْم الشامِل
panhisterooforectomía إستِئصالُ الرَّحْم والمَبيض الشامِل
panhisterosalpigectomía إستِئصالُ الرَّحْم والبُوق الشامِل
paniculitis إلتِهابُ اللُّحمَة الشَّحميَّة
panleucopenia قِلَّة الكُرَيَّات البيضِ الشامِلَة
panmieloide نِقَيِيُّ شامِل
panmielopatía إعتِلالٌ نِقيِيٌّ شامِل
panmielotisis ضُمورُ النِّقي الشامِل
pannus سَبَل(غشاء إلتهابي ليفي وعائي في القَرنيَّة)
panoftalmía إلتِهابُ العَين الشامِل، رَمَدٌ عام
panftalmitis إلتِهابُ العَين الشامِل، رمَدٌ عام
panóptico مَرئِيٌّ بشكلٍ تام
panoptosis تَدَلِّي الأحشاء الشامِل
pansteítis **إلتِهابُ العَظم الشامِل**
panotitis إلتِهابُ الأذن الشامِل
panplejía شَلَلٌ عَام
pansepto كامِل الحاجِز الأنفي (العَظمي والغُضروفي)
pansinusitis إلتِهاب الجُيوب الشامِل
pant- بادئة بمعنى عام أو كُلِّيّ
pantacromático شامِلةُ اللالَونيَّة (عَدَسة)
pantafobia عَدَمُ الرَّهبَة
pantalgia أَلَمٌ عَامّ
pantamorfía تَشَوُّه شامِل
pananencefalia فقدُ الدِّماغ الشَامِل
pantatrofia ضمور كُلِّيّ
panto- سابقة بمعنى الشّامِل
pantogamia الجِماعُ الإبَاحيّ
pantomórfico عَديدُ التَّشَكُّل، يأخذ أيَّ شكل
pantoscópico صالحٌ للتَّنظيرِ الشامِل (عَدَسة تسهل رؤية القريب والبَعيد) ، مِنظار ثُنائي البُؤرَة
pantrópico شُمولِي التَّوَجُّه
panus تَوَرُّم، إلتِهاب العُقدة اللِّمفيَّة

panuveítis إلتِهاب العِنَبيَّة الشّامِل
papaína بابايين (خَميرة لَبَن البَبايا)
papaverina خشخاشين (عَقّار مُستَخرَج من الخَشخاش)
papel وَرَق
papescente طَرِيّ
papila حُلَيمَة، حَلَمَة
gustativa *حُلَيمَة الذَوق*
mamaria *حَلَمَة الثَّدي*
papilar حُلَيميّ
papilectomía إستِئصالُ الحُلَيمَة
pspilífero ذو حُلَيمَات
papiliforme حُلَيمِيُّ الشَكل
papilitis إلتِهابُ الحُلَيمَة (الحُلَيمَة البَصَريَّة)
papiloma وَرَمٌ حُليميّ
cutáneo *وَرَم حُليميّ جِلديّ*
vellosa *وَرَمٌ حُليميّ زُغابِيّ*
papilomatosis داءُ الأورَام الحُلَيميَّة
papilomavirus humano(VHP) فيروس الورم الحُلَيميّ البَشَري
papilorretinitis إلتِهاب الحُلَيمَة والشَّبَكيَّة
papilotomía بَضع الحُليمَة
papilla ثَريد، طعامٌ طَريّ
papiráceo وَرَقيّ، رَقيق كالوَرَق
papovavirus الفيروسة البابوفِيَّة
pápula حَطاطَة، بَثْرة
papulación تكَوُّن الحَطاطات، تَبَثُّر
papular حَطاطيّ
papulopustuloso حَطاطيّ بَثْريّ
papuloscamoso حَطاطيّ حَرْشَفي
papulosis حَطَاط، كَثرة الحَطاطات
papulovesicular حَطاطيّ حُويصليّ
paqui- سابقة بمعنى الثِّخَن، الكَثيف
paquiacria ثِخَن الأطرَاف
paquibléfaron ثِخَن الأجفَان
paquicefalia ثِخَن الرَّأس
paquicolpismo الإلتِهاب المُثَخِّن للمَهْبِل
paquidactilia ثِخَن الأصابِع
paquidermatocele قِيلة جِلْدِيَّة ثَخينة
paquidermia ثِخَن الجِلد
paquiemia ثِخَن الدَّم، تَكَثُّف الدَّم

paquiglosia ثِخَن اللِّسان
paquignato ضَخَمُ الفَكّ
paquileptomeningitis إلتِهاب السَّحايا الثَّخينَة والرَّقيقَة (إلتهاب الجافِيَة والحَنون)
paquimeninge=la dura madre السحايا الثخينة (الأمُّ الجافية)
paquimeningitis،إلتِهاب السَّحايا الثَّخينَة، إلتهاب الأم الجافية
paquinema طَور التَّثَخُّن في الإنقسامِ الخَلوي
paquinemia طور التَّثَخُّن في الإنتِصاف الخَلوي
paquinsis ثِخَن، تَثَخُّن
paquioniquia ثِخَنُ الأظافِر
paquipelviperitonitis الإلتِهاب المُثَخِّن للصِّفاق الحَوضي
paquiperiostitis إلتِهاب السِّمحاق المُثَخِّن
paquipleuritis ذاتُ الجَنْب المُثَخِّنة
paquiqueilia ثِخَنُ الشفَتَين
paquisalpingitis إلتِهاب البُوق المُثَخِّن
paquivaginitis الإلتِهاب المُثَخِّنُ للمَهْبِل
par زوج، إثنان
para_ سابقة بمعنى بِجانِب، نَظير، شِبْه
paraaglutinina نَظيرُ الرَّاصَّة
paraanalgesia خَدَرُ الطَرَفَين السُّفليَّين
paraanestesia خَدَر سُفلي
paraapendicitis إلتِهابُ مُحيط الزائِدة الدُّودِيَّة
parabión مُعتاشٌ مُلاصِق أو مُجَاوِر
parabiosis العَيْشُ المُلاصِق
parabiótico مُتلاصِقُ العَيش
parablasto الجُرثُومة المُغَذِّيَة، الأرومَة المُجاورة
parablastoma وَرَمُ الجُرثُومة المُغَذِّيَة، وَرَم الإرومة المُجاورة
parablepsia **رُؤيَةٌ شاذَّة، هلوَسَة إبصارِيَّة**
parabulia شُذوذُ الإرادَة
paracardiaco بجانِبِ القَلب
paracéfalo مُتَشَوِّه المُخ (خِلقة)
paracele البُطين الجانِبِي للمُخّ
paracelo البُطين الجانِبِي للمُخّ
paracenestesia خَلَلُ الحِسّ المُشتَرَك
paracentesis بَزْل، إفْرَاغ
  abdominal *بَزْلُ البَطن*
  pericárdico *بَزْلُ التَأمور*
  tóracico *بَزْلُ الصَّدْر*
paracentral مُجاوِرٌ للمركَز، قُرْب المَركَز
paracerebelar مُتعلق بِجانِب المُخَيخ
paracinesia خَطَلُ الحَرَكَة، إضطراب الحَرَكَة
paracistio في مُحيطِ المَثانة، بِجانِبِ المَثانَة
paracistitis إلتِهابٌ حَول المَثانَة
paracmé التَدهوُر، الإنحِطاط
paracólera نَظيرَةُ الكوليرا
paracolia إضطرابُ إفراز المِرَّة
paracolitis إلتِهابُ ظِهارة القُولون
paracolpio بجانِبِ المَهبِل، مُحيط المَهبِل
paracolpitis إلتِهابُ مُحيط المَهبِل
paracono الحَدَبَة الخَدِّيَّة لِضرسٍ سُفليّ طاحِن
paracordal مُجاوِرٌ للحَبْل الظَّهري
paracoxalgia نظيرُ أَلَم الورك
paracrina إعتِلالُ الإفراز
paracromatopsia عَمَى الألوان
paracromóforo حامِلَة الَّلون
paradental حَولُ السِّن، جَنْبُ السِّن
paradentitis إلتِهابُ جُنَيب السِّن
paradídimo بُرَيبِخ، جَنبُ البَرْبَخ
paradisentería نَظيرُ الزُّحار
paradoja مُفارَقَة، تَناقُض
paradójico مُتَناقِض، مناقِضٌ لِلمَألوف
paradontosis إلتِهابُ دواعِم السِّن
paraecrisis خَللُ الإفرَاز
paraepilepsia نَظيرُ الصَّرْع، صَرْعٌ
paraesofágico مُجاوِرٌ للمَرِيء
parafasia إختِلاطُ الكَلام، حُبْسَة التَّسمِيَة
parafía شُذوذ اللَّمس
parafilia شُذوذ جِنسي، عُهْر
parafimosis جُلاع، إختِناق القُلفَة الخَلفي
parafina برافينا، شَمعٌ معدِنيّ
parafinoma وَرَم بَرافيني
paráfisis ناتِئٌ جَانبيّ، نُموٌّ خيطيٌّ من الدِّماغ
paraflóculo النُّدفَة الإضافيَّة (فصيص صغير في المُخيخ)
parafonía تَغَيُّرُ الصَّوت، إضطراب الصَّوت
parafrasia عَدَم ترابُط الكَلام، خَطَلُ العِبارَة
parafrenia إزْوار، ذُهان تَخَيُّلِيّ

P

parafunción خَطِل أداء الوظيفَة، وَظيفَة شاذَّة
parafuncional مُتعلق بخِطَل أداء الوَظيفَة، مُتعلق بالوظيفة الشاذَّة
paragamacismo خَطِل نُطق الكاف، اللكنة
paraganglio نَظيرُ العُقدة، المُستَقْتِم
paraganglioma ورَم المُستَقتِمات، وَرَم بجنب العقدة العَصَبيَّة
paragenital مُجاوِر للأعضاء التَّناسُليَّة
parageusia خَطِل الذَّوق، حاسَّة الذَّوق
paraglobulina غلوبولين مُصَوِّرة الدَّم
paraglobulinuria بيلة باراغلوبولينيَّة
paraglosia إلتِهاب مُحيط اللِّسان
paragnato ذو فكٍّ إضافي (مسخ)
paragnosis التَّشخيص بعد المَوت
paragonimiasis داء الإحتشار بالدودة المَثْقوبة داء الدِّستوما الرِّئويَّة، داء جانبية المَناسِل
paragonium جانبيَّة المَناسِل (جنس من الديدان المثقوبة)
paragrafía خَطِل أو إضطراب الكِتابة
paragramatismo خَطِل نَحْوي
paragranuloma وَرَم حُبيبيّ حَميد
parahemofilia نَظير الناعُور
parahepático بجانِب الكَبِد
parahipnosis نَوم مضطرِب
parahipófisis الجِسمُ النُّخامِيُّ الإضافِيّ
parahormona نظيرُ الهُورمون
paralagma إنزياح العظم، تَبَدُّل عَظْميٌّ
paralalia خَطَل اللَّفْظ
paralambdacismo خَطَل نُطق اللام
paralax تَخاطُل (إختلاف المَنظر بإختلاف المَكان)
paralelismo مُوازاة، تواز
paralergia أَرَجيَّةُ النَّظير
paralexia خَطَلُ القِراءَة
paralgesia تَنمُّل مُؤلِم
parálisis شَلَل، فالِج
aguda artófica *الشَّلَل الحَادّ الضُموري*
alcohólica *الشَّلَلُ الكُحولي*
obstétrica *الشَّلَلُ القِبالي أو الوِلادِيّ*
psíquica *شَلَل نَفساني*
supranuclear *الشَلَل فَوق النَّوويّ(الشَلَل البصلي الكاذِب)*
paralítico مَشْلُول
paralizante شالّ، مُشِلّ
paralizar يَشُلُّ
paralogía خَطَل المَنطِق، ضَلالُ المَنْطِق
paralogismo تَفكيرٌ خاطِئ، هَذَر
paramagnetismo المَغطَسَة، تَمَغْطُس
paramastitis إلتِهابُ مُجاوِرات الثَّدْي
paramastoideo مُجاوِرٌ للخُشَّاء
paramastoiditis إلتِهاب مُجاوِرات الخُشَّاء
paramediano بجنبِ النَّاصِف، جَنيب الوَسَط
paramédico طِبابيّ
paramenia إضطِرابُ الطَّمْث
paramenisco بجنب القُرص المَفصِلي
paramesial مُجَاوِرٌ للنَّاصِف، بجنب الخَطِّ الوَسَط
parametrial مُجاوِر للرَّحِم، مُتَعَلق بمُجاوِرات الرَّحِم
paramétrico مُتَعلق بمحِيطِ الرَّحِم
parametrio مُجاوِرات الرَّحِم، مُحيطُ الرَّحِم
parametritis إلتِهاب مُحيط الرَّحِم، إلتِهاب مُجاوِرات الرَّحِم
parámetro وَسيط، مَعْلَم، مِقدار مُتَغيِّر القيمَة
paramielina نَظيرُ الميالين
paramimia خَطَلُ الإيماء، تَقليدٌ مُضلِّل
paramioclonía إرتِجاج العَضَلات المُتَنَاظِر
paramiotonía نَظيرُ التوتُّر العَضَلي
paramixovirus الفيروسات المخطاطانيَّة
paramnesia تَذَكُّرُ أحداث وَهميَّة، نَظيرُ النِّسيان
paramucina نَظيرُ المُخاطين
paramusia فَسَادُ الذَّوق الموسيقي
paranalgesia خَدَر الطَرَفين السُّفليَّين
paranéfretico بِجانِب الكُلْوة، في مُحيط الكُلْوة
paranefritis إلتِهابُ الكُظْر، إلتِهاب مُحيط الكُلْوة
paranefroma وَرَمٌ كُظري
paranefros الكُظْر، الغُدَّة جَنيبةُ الكُلوة
paraneumonía نَظيرُ الإلتِهاب الرِّئَوي
paraneural بِجانِب العَصَب، في مُحيط العَصَب
paranoia الزَّوَر، ذُهانٌ خُيلائي، ذُهانٌ كِبريائيّ، بارانويا
paranoide زَوَرانيّ، نَظيرُ البرانويا
paranomia حُبْسَة التَسميَّة، خَطَل التَّسميَّة

paranormal خارِج نِطاق الإستِقصاء العِلمي، مجاور لِلطَبيْعي
paraparesis شَلَلٌ جُزئي
parapédesis إنسِلالٌ جانبي، نَظيرُ الإنسِلال
paraplasma خَطَلُ النُّمو، خَطأ النمو
paraplejía الشَّلَل النِّصفي السُّفلي، الشَّلَل السُّفلي
alcohólica *الشَّلَلُ السُّفليّ الكُحوليّ*
atáxica *الشَّلَلُ السُّفليُّ الرَنَحيّ*
cerebral *الشَّلَل السُّفليُّ المُخيّ*
espástica *الشَّلَلُ السُّفليّ التَّشنُّجيّ*
senil *الشَّلَل السُّفليُّ الشَيخُوخي*
tóxica الشَّلَل السُّفليُّ السُمِّيّ
parapleuritis إلتهاب مُجَاوِرات الجَنَبَة(جِدار الصَّدر)
paraplexo الضَّفيرَة المَشيميَّة في البُطين الجانبي
parapófisis النتوء المُستَعرَض الأسفَل لِلفَقْرَة
parapoplejía السَّكتَة الكَاذِبَة
parapraxia خَطَلُ الأدَاء، تَصَرُّف غير مُنتَظِم
paraproctio النَّسيجُ المُحيط بالمُستَقيم والشَّرَج
paraproctitis إلتِهابُ مُحيط الشَّرج
paraprostatitis إلتِهاب مُحيط البروستات
paraproteína نَظيرُ البروتين
parapsicología التَحَرِّي النَفسَاني
parapsis فَسادُ اللَّمْس
parapsoriasis نظيرُ داء الصَّدَف
paraqueratosis خَطَل التَقَرُّن
pararreacción خَطَل التَّفاعل
pararrectal مُجاوِرُ الشَّرج
pararreflexia إضطرابُ المُنعكَسات
pararrenal مُجاوِرُ الكُليَة
pararritmia نَظْمٌ مُضطرِب، خَطَل النَّظم
pararrizoclasia تَآكُل مُجاوِرَات الجَذْر
pararrotacismo لَثغة حرف الراء
parartria عُسْر النُّطق، خَطل التَّلَفُّظ، صُعوبة التَّلَفُّظ
parasacro مُجاوِرٌ للعَجُز
parasalpingitis إلتِهاب مُجاوِرَات البُوق
parascarlatina نَظيرَة القُرْمُزيَّة
parasecreción خَطَل الإفراز
paraselar مُجاوِر للسَّرْج
parasexualida خَطَل جِنسِيّ، شُذوذ جِنسيّ
parasífilis نَظير الزُّهْري

parasigmatismo صُعوبة لفظ حَرْف السِّين والزاء، لَثْغَة السِّين
parasimpático نَظير الوُدِّي، اللاوُدِّي
parasimpaticolitico حالٌّ اللاوُدِّي
parasimpaticomimético مُحاكي اللَّاوُدِّي
parasimpaticotonía=vagotonía تَوَتُّرُ العصب التائِه، توتُّرُ العَصَب نَظيرُ الوُدِّي
parasinapsis تشَابُكٌ مُتَجاوِر
parasindesis تشَابُكٌ مُتَجاوِر
parasinoidal مُجاوِرٌ للجَيب
parasinovitis إلتِهابُ مُجاوِرَات الزَّليل
parasístole ما بعد الإنقباض، خَطَل الإنقِباض
parasitario طُفيليّ، مُتَطفِّل
parasitemia طُفَيليَّة الدَّم
parasiticida مُبيد الطُفَيليَّات
parasitismo تَطَفُّل، طُفَيلِيَّة
parásito طُفَيليّ
parasitofobia رَهبَة الطُّفيليَّات
parasitógeno طُفَيليُّ المَنشأ
parasitoide نَظير الطُّفيلي
parasitosis داءُ الطُّفيليّات
parasitotropia الإنجِذاب الطُّفَيليّ، طُفَيليُّ التَوَجُّه
parasitotropo مُنجَذِب للطفيلي
parasoma جِسمٌ جانِبيّ
parasomnia خَطَلٌ نَوميّ، إضطراب نَوميّ
paraspadias مَبالٌ جانِبيّ، إحليلٌ جانبيّ
paraspasmo تَشَنُّج مُقابِل
paraspléníco مُجاوِر للطِّحال
parastenia نَشاط مُتَقَطِّع
parasternal مُجاوِر القَصّ
parastruma نظيرُ الدُّراق، نَظير السِّلعة
paratarso جانب رُسْغ القَدَم
paratendón جَنيب الوَتَر، بجانب الوَتَر
parateresomanía هَوَس المناظِر، الوَلَع بمناظر جَديدَة
parathormona هرمون الدُّريقات
paratiflitis إلتِهاب مُحيط الأعوَر
paratifoide نَظير التِّيفِيَّة
paratimia خَطَل المِزاج، إضطراب نَفْساني
paratiroidectomía إستِئصال الدُّريقات، خَزْعُ جنيبة الدَّرَقيَّة

P

paratiroideo جُنيبةُ الدَّرَقيَّة،نَظيرةُ الدَّرَقيَّة، مُحيط الدَّرَقيَّة
paratiroidina خُلاصَةُ الدُّرَيقات
paratiroidoma وَرَم مُحيط الدَّرَقيَّة
paratiropatía إعتلال مُحيط الدَّرَقيَّة
paratirotoxicosis تَسَمُّم دُرَيقِي، التسَمُّم بمفرزات مجاوِرات الدَّرَقيَّة
paratonía خَطَل التَوَتُّر، إضطِراب التَوَتُّر
paratrofia حَثَل، تَغذيَة فاسِدَة
paratuberculosis نَظير السَّلّ
parauretra إحليل إضَافيّ
parauretral مُجاوِر للإحليل
parauretritis إلتِهاب مُحيطِ الإحليل
parauterino مُجاوِر للرَّحم
paravaginal مُجاوِر للمَهبِل
paravaginitis إلتِهاب مُحيط المَهبِل
paravenoso مُجاوِر للوَريد، قُرب الوَريد
paravertebral مُجاوِر للعَمود الفِقاريّ
paravesical مُجاوِرٌ للمَثانَة
paraxial مُجاوِرٌ للمِحوَر
paraxón مِحوَرٌ جانِبي
parche رُقْعَة، لَطخَة
parencefalia عَيب في الدِّماغ، تَشَوُّه الدِّماغ
parectasia فَرْط التَّمْديد، فَرط التَوَسُّع
parectropia عَمَى البَصيرَة
pared جِدار، حائِط
paregórico إدمان صِبغَةِ الأفيون الكافوريَّة
pareidolia تَوَهُّم الأخْيلة
parencéfalo المُخَيخ
parencefalocele فَتقُ المُخَيْخ، (قيلة دماغية تشمل المخيخ)
parénquima المَتن، اللُّحمة، النَّسيج الحَشَوي
parenquimatitis إلتِهاب المُتَيَنَة، إلتِهاب اللُّحمَة
parenquímula المُتَيْنَة (جنين)
parenteral حَقناً، زَرْقاً، غير مِعَويّ
parepicele التَّجويف الجانبي للبُطين الرابع
parergasia ضَلالُ العَمَل، إضطراب نَفساني
paresia الشَّلَل الخَفيف، الخَزَل
parestesia تَنَمُّل، تَشَوُّش الحِسّ، مَذِل
pareunia جِماع، نِكاح
parica باريكا(مُخَدِّر إستنشاقي)
paries جِدار، حائِط
parietal جِدَارِيّ
parietitis إلتِهاب الجِدار
parietfrontal جِدارِيّ جَبهي
parietoccipital جِدارِيّ قَذالي
paritotemporal جِدارِيّ صُدغي
parietovisceral جِدارِيّ حَشَوي
parkinsonismo داء باركينسون
paroccipital مُجاوِر للقَذال
parodontal مُحيط السِّن
paroftalmia إلتِهاب حَول العَين
paroftamonco تَوَرُّم مُجاوِر للعَين
parolivar مُجاور للزَّيتونَة (الجِسم الزَّيتوني)
parondotitis إلتِهاب بِجانب السِّن
paronfalocele فَتْق بجانِب السُّرَّة
paroniquia داحِس، إلتِهاب أنْمَلَةُ الإصبَع
paroniria حُلم مُخيْف، حُلم مَرَضيّ
parooforitis إلتِهاب البُويق، إلتِهاب مُجاوِرات المَبيض
paropsis إختلال البَصر، خَطَل الرُّؤيَة
parorexis شذوذ الشَهيَّة، القَطا، شهوة أكل المواد الغريبة
parorquidio خُصية خارِج موضِعها، إنتباذ الخُصيَة
parosmia خَطَل الشَّمّ، إضطراب أو فَساد الشَّمّ
parosteosis إلتِهاب ما حول العَظم
parostitis إلتِهاب ما حول العَظم
parótico مُجاوِر للأذُن
parótida الغُدَّة النَّكَفيَّة
parotidectomía إستِئصال الغُدَّة النَّكَفيَّة
parotiditis إلتِهاب الغُدَّة النَّكَفيَّة
parovario مُجاوِر للمَبيض
parovaritis إلتِهاب المَبيض الجانبي
paroxismo نَوبَة، فَوْرَة، شِدَّة، حِدَّة
paroxístico شَديد، حَادّ (نوبَة)
párpado جَفن
parpardear طَرَف بعينه، رَمَش، إختَلَج
partenogénesis تَناسُل عُذري (توالُد بدون تلقيح الأنثى)
partición تَقسيم، تَقاسُم
partícula جُسَيم، جُزيء، قُسَيم
parto الوِلادَة، الوَضع

patrilineal

parturición الوِلادَة، المَخاض، التَّوليد
parturifaciente مُعَجِّل الوِلادَة، مُحَفِّز الوِلادَة
parturiómetro مِقياس شِدَّة المَخاض
párulis خُراج اللِّثة
parumbilical مُجاوِر للسُرَّة
paruria إضطِراب البَول
parvicelular صَغيرُ الخَلايا
parvoovirus الفَيروسَة الصَّغيرَة
pasaje مَمَر، مَجرى، مِعبَر
pasividad إستِسلام، لافعاليَّة، سَلبيَّة
pasivismo شُذوذ جِنسيّ رُضوخي(إنحراف جنسي يستسلم فيه الشخص لقرينه بصورة تامة)
pasivo سَلبيّ، إستِكاني، غير فعَّال
pasta مَعجون
dental مَعجون أسنان
pasteurelosis إلتِهاب باستُوريليّ في الحيوانات (نوع من الجراثيم)
pasteurización تَعقيم باستوري، بَستَرَة
pastilla مَصيصَة(مستحضر صيدلاني يُمَصّ)
patoso مَعْجوني، عَجينيّ
patchulí بتشولي (عُشبٌ هِندِي)
patefacción فَتْحٌ جَراحيّ
patela الرَّضفَة
patelapexia تَثبيتُ الرَّضفَة
patelar رَضفِيّ
patelectomía إستِئصال الرَّضفَة
pateliforme رَضفيُّ الشَكل
patelofemoral فَخذيّ رَضفيّ
patelómetro مِقياس مُنعَكَسات الرَّضفة
patematología عِلم الأمراض العاطِفيَّة والعَقليَّة
patente واضِح، مُنفَتِح، سالِك
patergasia إعتلال في السلوك، إضطراب في التَصَرُّف
patergia أرجِيَّةٌ مُتَعَدِّدة، حسَاسيَّة خاصَة لجِسم بعد تَعَرضِه لمُنَبِّه، أرجيَّة مُخالِفة للمُعتاد
patético إستِعطافيّ، إشتياقيّ، مُحزِن، مُؤثِّر، مُحَرِّك للعواطِف
pato- سابقة بمعنى مَرَض، عِلَّة
patoanatomía التَّشريح المَرَضيّ
patobiología عِلم الأمرَاض وطبائعِها، البيولوجيا المَرَضيَّة
patobolismo تَطَوُّر إعتلالي
patoclisis مَيْلٌ مَرَضيّ
patocrinia إعتِلال الغُدَد الصُّمّ
patocrino مَعْتَل الغُدَد الصُّم
patodixia إظهار المُعتَل، عَرْض العِلَّة
patodoncia مَبحَث عِلم الأسنان
patofilia أُلفَةُ المَرَض
patofisiología فسيولوجيا الأمرَاض
patofobia=nosofobia رُهاب المَرَض
patoforesis إنتِقال الأمرَاض، إنتِشار المَرَض
patogénesis إمْرَاض، إعتِلال
patogenia إمْرَاض، إعتِلال
patogenicidad إمرَاضيَّة، إعتِلاليَّة
patógeno مُمْرِض، مُعِلّ
patognomónico مُمَيِّز مَرَضيّ، واصِم
patogonomía الوَسْمُ المَرَضيّ، مَبحَث علامات وأعراض المَرَض
patografía وَصفُ المَرَض، سِجِلُّ المَرَض
patólisis إنحِلال المَرَض
patología عِلمُ الأمرَاض، الباثولوجية
patológico مَرَضيّ، خاص بِعلم الأمراض
patomanía جُنونٌ أدَبيّ، إعتِلال الخُلُق
patometría تَقدير نِسبة المَرَض
patómetro مِقياسُ إنتِشار المَرَض
patomimesis التَمَارُض
patomorfismo عِلمُ الأشكالِ المَرَضي، التشكل الإنحِرافيّ
patomorfología عِلمُ الأشكالِ المَرَضيّ
patoneurosis عُصابٌ مَرَضيّ
patonomía مَبحَث قوانين الأمرَاض
patooclusión إطْبَاقٌ مَرَضيّ، سوء الإطْبَاق، إنغلاق غير سَويّ
patopoyesis تَوَلُّد المَرَض ،سَبَبيَّاتُ المَرَض
patopsicología السيكولوجيا المَرَضيَّة
patopsicosis ذُهان مَرَضيُّ المَنشَأ، نُفاسٌ مَرَضيّ
patorradiografía مَبحث التصوير المَرَضي
patosis الإعتِلاليَّة، حَالَةٌ مَرَضيَّة
patotropismo إنتِحاء مَرَضيّ، تَوجُّه للنَسيج المَريض
patrilineal ذَكَريُّ السُلالة، سَليلٌ أبَوي

P

patrogénesis تَوَلُّد أبويّ، وِلادَة ذُكورِيَّة
paucibacilar قَليل العُصَيَّات
pausa تَوَقُّف، راحَة
pavimentoso بَلاطيّ
pavor رُعب، جزَع
pebrina داء البيبرين (في دود القزّ)
pectenectomía علاج تَضيُّق قناة الشّرج الوسطى جراحياً

pectenitis إلتِهاب القَناة الشَّرجيَّة الوسطى
pectenosis تَضيُّق قناة الشَّرج الوسطى بسبب تصلب العَضلة المِشطيَّة
péctico بِكتيني
pectina بكتينا، مادة تُستَعمل لتحضير بعض الأطعمة
pectinado مِشطيّ، بشكل المِشط
pectineal عانيّ، متعلق بعظم العَانة
pectíneo مِمْشَط
músculo pectíneo *العَضَلة المِشطيَّة*
pectiniforme مِشطيُّ الشَكل
pectización تَخَثُّر، تَهَلُّم
pectolítico حَالُ البكتينا
pectoral صَدريّ
pectoralgia أَلَمُ الصَّدر
pectoriloquia الهَمس الصَّدريّ
pectorofonía الرَّنينُ الصَّدريُّ الصَّوتي
pectus صَدْر
excavatum *صَدر مُقعَّر*
pedal قَدَمي، دَعَسي
pedartrocace نَخرُ مفاصِل الأولاد، تَسَوُّس المفاصل الطِّفِليّ
pedatrofía هُزال الأولاد، سَغَل، دَنَف
pederastia لِواط، لِواطة
pederosis لِواط الأولاد
pedia سابقة بمعنى وَلَد، طِفْل
pedialgia وَجع القَدَم
pediatría طِب الأطفال
pediculación تَقَمُّل، تَعَنُّق
pediculado مُعَنَّق، سُويقي
pedicular قَمليّ
pediculicida مُبيد القَمْل
pedículo سويقَة، عُنُق
pediculosis داءُ القَمْل، تَقْميل
pedicuro العِناية بالقَدَم، طَبيب أقدَام
pedifalange سُلامَى، إصبَع القَدَم
pediluvio حَمَّامُ القَدَم
pedionalgia وَجَع أَخمَص القَدم
pedistíbulo العَظم الرّكابيّ
pedo- سلبقة بمعنى طِفل، طِفليّ، قَدَم، قَدَميّ
pedobaromacrómetro مِقياس طُول ووزن الأطفال
pedobarómetro مِيزان الأطفال
pedodoncia طِب أسنان الأطفال
pedofilia الوَلَع بالأولاد، عِشق الأولاد
pedofobia رَهبَة الأولاد
pedogamia=endogamia زواج الأقارب
pedografia رَسم القَدَم
pedología عِلمُ الطُّفولَة
podómetro عَدَّاد الخُطوات
pedomorfismo الإحتفاظ بالشكل الطِّفليّ
pedonosología طِب الأطفال
pedontología طِب أسنان الأطفال
pedopatía إعتِلال القَدم
pedúnculo سُويقة، عُنيق
pedunculotomía بَضْع السُويقَة، شَق السُويقَة
peinoterapia مُعالَجة بالصَوم
pelada(alopecia ariata) ثَعلَبة بُقَعيَّة، صَلَع
pelagismo هُدام، دُوارُ البَحر
pelagra حُصَاف، داء الذُرَة، البِلاّغرَة
pelagroide شبيه البِلاّغرَة
pelagrosis البِلاّغريَّة
pelaje فروة، شَعر الحيوان، كُسوَة
pelar يُقَشِّر، يَنتُف
película فيلم، قَشرَة حَرشَفيَّة، جُلَيدَة
pelicular جُلَيديّ، قِشْريّ
peliosis=púrpura فِرفِريَّة (داء يتسِم ببُقع حمراء على الجِلد)
pelo- سابقة بمعنى طينيّ، طِين
pelohemia دَمٌ طِينيّ
peloide طينيُّ الشَكِل
pelología مَبحَث الأوحال، عِلمُ الطِّين
peloterapia المُعالَجة بالوَحل، المُعالَجة بِالطِّين
peltación تَحصين، تَدَرُّع

pelúcido شَفيف، شافّ
pelvicalicial حُوَيضيٌّ كأسِيّ
pelvicefalografía تَصوير رَأس الجَنين وحوض الأمّ
pelvicefalometría قِياس رأس الجنين بالمقارنة مع قِياس حَوض الأمّ
pélvico حَوضيّ
pelvifemoral حوضيّ فَخذيّ
pelvifijación تَثبيتُ الحَوض، تَثبيتُ الأعضاء الحَوضيَّة
pelvímetría قياسُ الحَوض
pelvímetro مِقياسُ الحَوض
pelviotomía قطعُ الحَوض العَظمي
pelviperitonitis إلتِهاب بريتونيّ حوضيّ، إلتِهاب صِفاق الحَوض
pelvirradiografía تصوير الحَوض
pelvirrectal مُستَقيميّ حَوضيّ
pelvis الحَوض
  androide *حَوض ذكرانيّ أو مُذَكَّر*
  ginicoide *الحوض الأنثوانيّ*
  ósea *الحوض العَظمي*
  renal *حَوض الكُلوة*
pelvisacro حَوضيٌّ عَجُزي
pelviscopia تَنظيرُ الحَوض
pelvitomía قطعُ الحَوض العَظمي
pelviureteral حُويضِي حَالِبيّ
pellet حُبَيبَة (مُستَحضر صيدلاني)
pellizco مَرز، قَرْص، قَرصَة
pendular نَوّاسيّ، بَندولي
pene قَضيب، ذَكَرُ الرَّجُل
peneal قَضيبيّ
penetración نَفاذ، إختِراق
penetrancia إختِراق، إنتِفاذ
penetrante نافِذ، خارِق
penetrómetro جِهاز لقياس قوة نُفوذ الأشِعَّة
pénfigo فُقَاع
penfigoide فُقاعيّ
penicilina بِنسلين
peniciliosis داءُ المِكنَسِيَّات
penilamina بنِيلاّمين (مركب أميني)
penisquisis إنْشِقاقُ القَضيب
penitis إلتِهابُ القَضيب
penniforme ريشِيُّ الشَّكل
penología عِلمُ العُقوبات
penoscrotal قَضيبيٌّ صَفَنيّ
pent- بادئة بمعنى خُماسيّ، خَمْسَة
penta- بادئة بمعنى خُماسيّ، خَمْسَة
pentabásico خُماسيّ القاعِدة
pentacíclico خُماسيّ الدَّورات
pentacrómico خُماسيُّ الألوان
pentadáctilo خُماسيُّ الأصابِع
pentalogía الخُماسيَّة
pentámero مَخْمُوس
pentasomía تَخَمُّسُ الصِّبغَة الصِّبغيَّة
pentastomiasis داءُ مُخَمسَّةُ الأفواه
pentatómico تَخَمُّسُ الصِّيغَة الصِّبغيَّة
pentavacuna لِقاحٌ خُماسيّ
pentavalente خُماسيّ التَّكافؤ
pentobarbital بنتوباربيتال (دواء مُنَوِّم)
pentosa بنتوزا (وحيد السكاريد خُماسِيُّ الكَربون)
pentosemia وجود البنتوزا في الدَّم
pentosuria بِيلَةٌ بَنتُوزيَّة
petntóxido أُكسيد خُماسيّ
peotilomanía هَوَس جَذبِ القَضيب
peotomía بَتْر القَضيب
pepsina ببسينا، هَضْمين
pepsinia إفراز الببسينا
pepsinifero مُفْرِز الببسينا
pepsinógeno مُوَلِّد الببسينا
pepsinuria بِيلَة ببسينيّ، بِيلَة هَضمينيَّة
péptico ببسينيّ، هَضمينيّ
peptidasa ببتيداسا (إنزيم)
péptido ببتيدو، هَضميد
peptización هَوضمَة
peptógeno مُهَضِّم، مُوَلِّدٌ للببسينا
peptona ببتونا، هَضْمون (ما ينتج من تأثير الببسينا على البروتينات)
peptónico ببتونيّ
peptonizar التَحَوُّل إلى هَضمون
peptonuria بِيلَة ببتونيَّة
pequeño mal الصَّرْع الصَّغير

P

pequiagra نِقرَس المِرفَق
per- سابقة بمعنى خِلال، فوق، زائِدة
per anum بِطريقِ الشَّرج
per os بِطريقِ الفَم
peracéfalo عَديم النِّصف الفوقاني (مسخ)
peracidez حُموضَة مُفرِطَة
peragudo فائِقُ الحِدَّة، حَادٌ جداً
perarticulación مَفصِل سَلِس
peratodinia أَلَم وخَاز، حزَّة
percentil مِئَوي
percentual مِئوي، متعلق بالنِّسبَة المِئَوِيَّة
percepción إدراك، تَحَسُّس
perceptividad الإدراكيَّة الحِسِّيَّة، قُدرة التَحَسُّس
percolación تَرشيح، تَزحيل (فصل الأجزاء المذابة من محلول)
percusión قَرْع (لِلفحص أو التَشخيص)
percusor قارِع، مِطرَقَة، مِقراع
percutáneo عن طريقِ الجِلد
pérfigo فُقاع
eritematoso *فُقاع حُمامِي*
perflación نَفخُ الهواء في جَوف، إستِنفاخ، تَهوِيَّة
perforación ثَقب، خَزم، نَقب
perforado مَثقوب، مَنقرب
perforante ثَاقِب، خازِم
perforatorium الرَّأسُ الناقِب(رأس الحيوان المنوي)
perfrigeración تَثْلِيج
perfusión تَرْوِية، إرواء
peri- بادئة بمعنى مُحيط، حَول
periacinoso حَول العِنَبة، مُحِيط بالعُنَيبَة
periacueductual مُحيط بالمَسَال
periadenitis إلتِهابُ ما حولَ الغُدَّة
perialienitis إلتِهابُ ما حولَ الجِسم الغِريب أو جسم دَخيل
perianal حَولَ الشَّرج
periangiitis إلتِهابُ مُحيط الوِعاء الدَّموي
periangioma وَرَمٌ مُحيطٌ بالوعاء، وَرَمٌ حَولَ الوِعاء
periaortitis إلتِهابُ حَوائِط الأبهَر
periapendicitis إلتِهابُ حَوائِط الزَّائِدَة
periapical مُحِيطٌ بالذُّروة (أسنان) ، متعلقٌ بحوائِطِ القِمَّة
periarteritis إلتِهابُ مُحيط الشَّريان
nodosa *إلتِهاب مُحيط الشّريان العَقِد*
gomosa *إلتِهاب مُحيط الشّريان الصَّمْغِي*
periartritis إلتِهابُ حَوائِط المَفْصِل
periaxial حولَ المِحوَر
periaxilar حَول الإبْط
preiaxional حَولَ المِحوَر العَصَبي
periblasto حَولَ الجَذعَة
peribronquial مُحِيطٌ بالقَصَبَة
peribronquitis إلتِهابُ ما حَولَ القَصبَة
peribulbar مُحِيطٌ بالمُقلَة
peribursal مُحِيطٌ بالجِراب
pericanalicular مُحِيطٌ بالقُنَيَّة
pericapsular مُحِيطٌ بالمِحفَظَة
pericardiaco تَاموري
pericardictomía خزْع التَّأمور، قَطعُ التَّأمور
pericardio التَّأمور
parietal *التَّأمورُ الجِداري*
viceral *التَّأمورُ الحَشَوي*
pericardiocentesis بَزْلُ التَّأمور
pericardiofrénico تَأموريٌّ حِجابيّ
pericardiólisis إفتِكاكُ التَّأمور
pericardiorrafía رَفو التَّأمور
pericardiostomía فَغرُ التَّأمور
pericardiotomía بَضعُ التَّأمور
pericarditis إلتِهاب التَّأمور
adhesiva *إلتِهابُ التَّأمور الإلتصاقيّ*
amebiana *إلتِهاب التَّأمور الأميبي*
bacteriana *إلتِهاب التَّأمور الجرثوميّ*
carcinomatosa *إلتِهاب التَّأمور شبيه السرطانيّ*
constrictiva *إلتِهاب التَّأمور المُضَيِّق*
obliterante *إلتِهاب التَّأمور المُسِدّ*
purulenta *إلتِهاب التَّأمور القَيحيّ*
reumática ***إلتِهاب*** *التَّأمور الرَّثَوي*
tuberculosa *إلتِهاب التَّأمور الدَّرَنِيّ أو السُّلِّيّ*
pericarion مُحيطٌ بالنَّواة
pericecal مُحيطٌ بالأعوَر
pericefálico مُحيطٌ بالرَّأس

pericelular مُحيطٌ بالخَلِيَّة
pericementitis إلتِهاب حوائِط المِلاط
pericemento حَوائِط المِلاط (الرِباط الداعِم للسِّن)
pericementoclasia تآكل حَوائِط المِلاط
pericístco مُحيط بالكيسة
pericistitis إلتِهاب مُحيط المَثانة
pericitial حَولَ الخَلِيَّة
pericito خَلِيَّة محيطيَّة(حول الشريانات)
pericolangitis إلتِهاب مُحيط قناة الصَّفراء
pericolecistitis إلتِهاب مُحيط المَرارة
pericólico مُحيطٌ بالقُولون
pericolitis إلتِهابُ مُحيط القُولون
pericolpitis إلتِهابُ مُحيط المَهْبِل
periconchitis إلتِهاب مُحيط محارة الأُذُن
pericondral متعلق بِسِمْحَاق الغُضْروف
pericondrio سِمْحَاق الغُضْروف
pericondritis إلتِهابُ سِمْحَاق الغُضْروف
pericondroma وَرَمُ غِلاف الغُضروف، وَرَم سمحاق الغضروف
pericordal حَولُ المَشيمِيَّة
pericordio غِلاف الحَبْل الظَهريّ
pericorneal مُحيطٌ بالقَرنيَّة
pericoroidal محيط بالمَشيمِيَّة في العَين أو المشيميات في الدِماغ
pericoronal حَولَ التَّاج
pericoxitis إلتِهابُ مُحيط الوَرك
pericráneo سِمحاقُ القِحْف، سِمحاقُ الجُمجمة
pericroma مُحيطيَّة المُصطَبِغات (خَلِيَّة عصبيَّة)
peridectomía إستِئصال أو خزع المُلتحِمَة حول القَرنيَّة
peridendrítico مُحيطٌ بالتَّغَصُّنات
peridental متعلق بِدواعِمُ السِّن، حَول السِّن
peridermal متعلق بِحوائط الأدَمة
peridermo غِشاء مُحيط، مُحيط بالأدَمَة
peridesmio مُحيطٌ بالرِّباط
peridesmitis إلتِهاب غِلاف الرِّباط
perididimitis إلتِهاب غِلافُ الخُصيَة الأبيض
peridídimo غِلافُ الخُصيَة الأبيض، حوائط الخُصيَة
peridiferntitis إلتِهاب ما حَول القَناة الناقِلَة
peridiverticulitis إلتِهاب حَوائط الرَّتْج
periductal مُحيط بالقَناة
periduodenitis إلتِهاب مِحيط الإثنا عَشَري، إلتهاب ما حول العَفَج
peridural ما حَول الأمّ الجافِيَّة
peridurografía تَصوير ما حَول الأمّ الجافِيَّة
peridurograma صورة ما حَول الأمّ الجافِيَّة
periencefalitis إلتِهاب مُحيط الدِّماغ
periencefalografía تَصوير السَّحايا الدِّماغيَّة
periencefalomeningitis إلتِهاب قِشْرَة الدِّماغ
perientérico مُحيط المِعى
perienteritis إلتِهاب البريتون المِعَوي
perienterón حوائِط المِعَى (في الجَنين)
periepidimario مُحيط بالبِطانَة العَصَبيَّة
periepitelioma سَرَطانَةُ قِشْرَة الكُظْر
periesofagitis إلتِهاب حوائِط المَريء
perifacitis إلتِهاب حوائط العَدَسَة البِّلوريَّة
perifaco مِحفَظَةُ العَدَسَة
periferia مُحيط
Periférico مُحيطيّ
perifistular مُحيطٌ بالنَّاسور
periflebitis إلتِهاب حوائِط الوَريد
perifocal حول البؤرَة
perifolicular مُحيط بالجُرَيب
perifoliculitis إلتِهاب حوائط الجُرَيبات الشَّعريَّة
perifrásico حَشْوي، إسهابيُّ التَّعبير
perifrenitis إلتِهاب حوائِط الحِجاب
perigangliónico مُحيطٌ بالعُقْدَة
perigástrico مُحيطٌ بالمَعِدَة
perigastritis إلتِهاب حوائط المَعِدَة
periglandular مُحيطٌ بالغُدَّة
periglandulitis إلتِهاب حوائِط الغُدَّة
periglial مُحيطٌ بالخَلايا الدِّبقِيَّة
periglositis إلتِهاب حوائِط اللِّسان
periglótico مُحيط باللِّسان
periglotis غِشاء اللِّسان المُخاطيّ
perihepático مُحيط الكَبِد
perihepatitis إلتِهاب حوائِط الكَبِد
perihernial مُحيط بالفَتْق
periinsular مُحيط بالجَزيرَة
perilaberinitis إلتِهاب حَوائِط التِّيه

P

perilaberinto

perilaberinto مُحيط بالتِّيه
perilaríngeo مُحيط بالحَنجَرَة
perilaringitis إلتِهاب مُحيط الحَنْجَرة
perilenticular مُحيط العَدَسَة
perilinfa لِمفاتيَّة الأُذُن (السائل بين التِّيه الغشائي والتيه العَظميّ)
perilinfadenitis إلتِهاب مُحيط الغُدَّة اللِمفيَّة
perilinfangitis إلتِهاب حَوَائِط الوِعاء اللِّمفِيّ
perilobar مُحيط بالفصّ
perilobulitis إلتِهابُ حَوائِطِ الفَصّ (الرِّئَويّ)
perimastitis إلتِهاب ما حَوْلَ الثَّدي
perimedular مُحيط بالنُّخاع المُستطيل
perimertía قياسُ مَجَال البَصَر
perimetrio ظِهارة الرَّحِم
perimetritis إلتِهاب حوائِط الرَّحِم
perímetro مُحيط، مِقياس مَجال الرُّؤيَة، مِقياس المُحيط
perimielitis إلتِهاب الغِشاء النُّخاعيّ
perimiocarditis إلتِهاب التَّأمور وعَضَلَة القَلب
perimiositis إلتِهاب حَوائِط العَضَل
perimisio لِفافة العَضَلة، ظِهارَة الحُزمَة العَضَلِيَّة
perimisitis إلتِهاب لِفافة العَضَلَة
perinatal الفترَة المُحيطَة بالوِلادَة (قبل الولادة بشهرين وبعدها بشهر تقريباً)
periné العِجان (بين كيس الصَفن والشرج في الرجل وبين المهبل والشرج في الأنثى)
perineal عِجانيّ
perinéfrico حَول الكُليَة
perinefrio حَوائط الكُليَة
perinefritis إلتهاب حَوائط الكُليَة
perineocele فتقٌ عِجانيّ
perineoplastia رَأب العِجان
perineorrafia رَفو أو خياطة العِجان
perineotomía شَق العِجان
perineovaginal عِجانيّ مِهبَليّ
perineovulvar عِجانيّ فَرْجيّ
perineumonía إلتِهاب الجَنبَة والرِّئَة
perineumonitis إلتِهابُ الرِّئَة
perineural حَولَ العَصَب
perineurio غِلاف الأعصاب
perineuritis إلتِهاب ما حولَ العَصَب

perinuclear حَولَ النُّواة
periocular مُحيط بالعَين
periodicidad دَوريَّة
periódico دَوريّ
período دَور، فَترَة، حَيض
periodontal حواليّ السِّن
periodontio حواليّ السِّن
periodontitis إلتِهاب ما حول السِّن
periodotoclasia تَفَتت ما حَول السِّن
periodontología طِب دَواعِم السِّن
periodontosis تَنَكُّس دواعِم السِّن
perioftalmitis إلتِخاب ما حَول العَين
perionfálico حَولَ السُّرَّة
perioniquia إلتِهاب ما حَول الظُّفر، دَاحِس
perioniquio ما حَولَ الظُّفر، بَشَرَةُ الظُّفر
periooforitis إلتِهاب حوائط المَبيض
perioptometría قياس حُدود مَجال الرُّؤيَة
perioral حَول الفَم
periórbita سِمحاقُ الحِجاج
periorbitario حَول الحِجاج
periorquitis إلتِهاب حَوائِط الخُصْيَة
periosteófito نابِتَةٌ سِمحاقِيَّة، وَرَم سِمحاقيّ عَظميّ
periosteoma وَرم سِمحاقِيّ
periosteomielitis إلتِهاب العَظم ونُخاعه
perióstico سِمحاقيّ
periostio السِّمحاق، غِشاءُ العَظم
periostitis إلتِهاب السِّمحاق
periostosis تَعَظُّم السِّمحاق
periosteotomía بَضعُ السِّمحاق
periótico حَول الأُذُن، العَظمُ المُحيط بالأُذُن
periovular حَولَ البَيضَة
peripancreático حَول البَنكرياس
peripancreatitis إلتِهاب حَوَائط البَنْكرياس
peripapilar مُحيطٌ بالحُلَيمَة (البَصَريَّة)
peripaquimeningitis إلتِهاب حَوَائِط الجافِيَة
peripatético مَشّائِيّ (مَتعلق بمدرسة المشَّائين من المذاهب الفلسفيَّة)
peripiema تَقَيُّح حَوائِط العُضو
peripilórico حَولَ البَّواب
periplasma الجِبلَةُ المُحيطيَّة (في الخليَّة)
peripleural مِحيطٌ بالجَنَبَة

pernicioso

peripleuritis إلتِهابُ ما حَولَ الجَنبَة
peripolar حَولَ القُطب
periportal حَولَ الوريد البابيّ
peripróctico حَولَ الشَّرج
periproctitis إلتِهابُ ما حَولَ الشَّرج
periprostatis إلتِهابُ ما حَولَ المُوثَة أو البروستات
periquerático مُحيطٌ بالقَرنيَّة
peririnal مُحيطٌ بالأنف
perirradicular مُحيطٌ بالجَذر
perirrectal محيطٌ بالمُستَقيم
perirrectitis إلتِهابُ ما حَولَ المُستَقيم
perirrenal ما حَولَ الكُلوة
perirrotuliano مُحيط بالرَّضفَة
perisalpinge حوائِط البُوق
perisalpingitis إلتِهابُ ما حَولَ البُوق
perisclerio حوائِط الغُضروف المُتَعَظِّم
perisigmoiditis إلتِهابُ ما حَولَ السِّينيّ، إلتِهابُ البريتون السِّيني
perisinovial حَولَ الغِشاء الزلالي
perisinusitis إلتِهابُ ما حَولَ الجَيب
perispermatitis إلتِهابُ حَوائط الحَبلِ المَنَوي
perisplácnico مُحيطٌ بالأحشاء
perisplenitis إلتِهابُ ما حَولَ الطِّحال
perispondilitis إلتِهابُ ما حَولَ الفِقَرات
peristafilino مُحيطٌ باللَّهاة
peristalsis تَمَعُّج، حرَكة الأمعاء
peristáltico تَمَعُّجِيّ
peristasis بيئة
peristoma مُحيطُ الفم
peritecio حامِلة الزِّقّاق في الفُطريات
peritectomía خَزع حَلَقي للملتَحِمَة حول القَرنيَّة
peritelial متَعلق بحوائِط الشُّعَيرات
peritelio حَوائِط الشُّعَيرات، النسيج الضَّام المحيط بالشُّعَيرات والأوعية الصُغرى
peritelioma ورم البَشرة المُحيطَة، وَرَم حوائط الشُّعَيرات
peritendinitis إلتِهابُ غِمْدِ الوَتَر
peritendinoso مُحيطٌ بالوَتَر
peritenón حَوائِطُ الوَتَر
peritenonitis إلتِهابُ غِمْدِ الوَتَر

peritifilitis إلتِهابُ ما حَولَ الأعوَر
peritiroiditis إلتِهابُ مِحفَظة الدَّرَقيَّة
peritomía إستِئصال المُلتَحِمة المُحيطة بالقرنيَّة في العين، خِتان أو طِهارة
peritoneal صِفاقِيّ
peritoneo الصِّفاق
peritonocentesis بَزل الصِّفاق
peritoneoclisis حَقن سائِل في الصِّفاق
peritoneopexia تَثبيتُ الصِّفاق
peritoneoplastia رَأبُ الصِّفاق
peritoneoscopia تَنظيرُ الصِّفاق (البطن)
peritoneotomía بَضعُ الصِّفاق
peritonitis إلتِهابُ الصِّفاق
adhesiva *إلتِهابُ الصِّفاق اللاصق*
circunscrita *إلتِهابُ الصِّفاق المحدود*
diafragmática *إلتِهابُ الصِّفاق الحِجابيّ*
hemorrágica *إلتِهابُ الصِّفاق النزيفي*
traumática *إلتِهابُ الصِّفاق الرَّضحِيّ*
peritonización إستِصفاق، تغطِيَةٌ بالصِّفاق
peritonsilar مُحيطٌ باللَّوزة
peritonsilitis إلتِهابُ ما حولَ اللَّوزة
peritóracico حَولَ الصَّدر
peritraqueal حولَ الرُّغامى
periureteral مُحيطٌ بالحالِب
periureteritis إلتِهابُ حوائِط الحَالِب
periuterino مُحيطٌ بالرَّحِم
perivaginal مُحيطٌ بالمَهْبِل
perivascular ما حولَ الوعاء
perivasculitis إلتِهاب ما حولَ الوعاء
periventicular مُحيطٌ بالبُطين
perivertebral مُحيطٌ بالفَقَار
perivesical محيطٌ بالمَثانَة
perivisceral حولَ الأحشاء
perivisceritis إلتِهاب حوائِط الأحشاء
perixenitis إلتِهاب حوائِط الجِسمِ الغَريب
periyeyunitis إلتِهاب حوائِط الصَّائِم
perla لُؤلُؤة
permeabilidad نَفوذِيَّة
permeable نَفُوذ
pernasal بطَريقِ الأنف، عَبْرَ الأنف
pernicioso وَبيل، ضارّ، مُضِرّ

P

pernio شَرَث، تغلظ وتشقق بسبب البرد، مفصلة باب
pero- سابقة بمعنى التَّشَوُّه
perobraquio مُشَوَّهُ الذِراع
perocéfalo مُشَوَّهُ الرَّأس
perodáctilo مُشَوَّه الأصابِع
peromelia تَشَوُّه الأطْرَاف
peromelo مُشَوَّه الأطراف
peronartosis تَمَفْصُلٌ دِماجِيّ، مَفْصِل مقبَّب مقعر
peroné الشَّظِيَّة
peroneal شَظَوِي
peroneotibial شَظَوي ظُنبوبيّ، شَظَوي قَصَبيّ
peropus مُشَوَّه الرِّجلين والقَدَمين
peróquiro مُشَوَّه اليَدَين
peroral بطريقِ الفَم
peroseo ينتَقِل بالعَظم
perosis تَشَوُّهٌ عظميّ (في الدجاج)
perosomo مُشَوَّهُ الجَسد
peróxido فوق أُكسيد
perseveracíon إستِمرار، مواظَبَة
persona الشَخصِيَّة الخارِجيَّة
personalidad شَخصِيَّة
perspiración التَعَرُّق، العَرَق
persuasión إقنَاع
perturbación إضطِراب
pertussis الشَّاهوق، السُّعالُ الدِّيكيّ
perversión شُذوذ، إنحِراف
pervertido مُنْحَرِف، شَاذّ
pervio=permeable مُختَرَق، نَفُوذ
pesadilla كابوس
pesrio فَرزَجَة، أداة للإستعمال داخل المهبل
pesimismo تَشاؤم
peso atómico الوَزنُ الذَّرّي
pesquisa تَحقيق
pestaña هَدَب، رَمش
peste طاعون، وَبَاء
pesticemia تَسَمُّم دَمَوي طاعونيّ
pesticida مُبيد الحَشرات، مُبيدُ الهَوامّ
pestífero ناقِل الوَباء، ناقِل الطاعون
pestilencia وَبَاء، جائِحَة
petequia حَبَر، نَمَشه
petequial حَبَريّ، نَمَشيّ
petrificación تَصَخُّر، تَحَجُّر
petrofaríngeo العَضلة الصَّخرِيَّة البُلعومِيَّة
petrolado فازلين
petrolatoma وَرَم فازليني
petróleo بترول
petromastoideo صَخرِيٌّ خُشَّائِي
petrosfenoidal صخرِيٌّ وَتِدِي
petrositis إلتِهاب الجزء الصخري من العظم الصدغي
petroso صَخريّ، حَجَريّ
hueso petroso *الجزء الصخري من العظم الصدغي*
pexia تَثبيت
pezón حَلَمَة
pia رَقيق، حَنون
pial حَنونيّ
piamadre الأمُّ الحَنون
pian الدَّاءُ العُلَّيقِيّ
piaracnitis إلتِهاب الأم الحَنون والعنكَبوتيَّة
piaremia تَشَحُّمُ الدَّم
piartrosis دَاءٌ مَفصِليٌّ قَيحِيّ
pica وحَم، إشتِهاء أطعِمَة لا تُؤكَل
pícnico غَليظ، كَثيف
picno- سابِقة بمعنى الغِلَظ، غَليظ
picnocardia=taquicardia تَسَرُّع القَلب
picnoepilepsia =pequeño mal صَرْع خفيف ، صرع متواتر
picnofrasia تَغَلُّظ الكَلَام
picnómetro مِقياسُ الغِلَظ (مقياس الثِّقَل النوعي للسَوائِل)
picnomorfo غَليْظُ الشَّكل
picnosis تَغَلُّظ
pie قَدَم
calcáneo *حَنَفٌ عَقِبِيّ*
calcaneovalgo *حَنَفٌ عَقِبِيٌّ رَوَحِيّ*
calcaneovarus *حَنَفٌ عَقِبِيٌّ فَحَجِيّ*
cavovalgo *حَنَفٌ خَمَصِيٌّ رَوَحِيّ*
de atleta *قَدَمُ الرِّياضِيّ (سَعفَةُ القَدَم)*
de Charcot *قَدَم شركوت(القَدَم المشوهة في الإعتلال المفصلي)*

pilorospasmo

en extensión تَدَلِّي القَدَم
equino حَنَفٌ أبخسي
equinovalgo حَنَفٌ أبخسي روحي
eqinovaro حَنَفٌ أبخسي قفوي
zambo حَنَف
piel جِلْد
pielectasia تَوَسُّع الحُوَيضَة
piélico حُوَيضِيّ
pielítico متعلق بالِتهابِ الحُويضَة
pielitis التِهابُ الحُويضَة
pielo- سابقة بمعنى الحُويضَة الكُلْوِيَّة
pielocistitis اِلتِهابُ الحُويضَة والمَثانَة
pieloflebitis اِلتِهاب أورِدَةُ الحُوَيضَة
pielofluoroscopia تَنظيرُ الحُويضَة التألُّقيّ
pielografía تَصويرُ الحُويضَة
pielointersticial حُويضِيٌّ خِلالِيّ
pielometría قياس الحَوض الكُلْويّ
pielonefritis اِلتِهاب الكُلْوَة والحُوَيضَة
pielonefrosis داءُ الكُلْوَة والحُوَيضَة
pielopatía إعتِلال حَوضُ الكُلْوَة
pieloplastia رَأبُ حَوض الكُلْوَة، تَقويم حَوض الكُلْوَة
pieloplicación تَثنِيَةُ الحُويضَة
pieloscopia تَنظير حَوض الكُلوة
pielostomía فَغْرُ الحُويضَة فَغر حَوضُ الكُلْوَة
pielovenosos حُويضِيٌّ وَريدِيّ
piemesis قَيءٌ قَيحِيّ
piemia تَقَيُّح الدَّم
piencéfalo خُراج الدِّماغ
pierna ساق
pies قَدَمين
planos قَدَمَان رَحّاءان
piesestesia حِسُّ الضَغط
piesímetro مقياسُ حساسيةِ الجِلد لِلضَغط
piesis=supuración تَقَيُّح
pigal ألوِيّ، رَدفِيّ، دُبرِيّ
pigalgia ألم الألْيَة، ألم الدُّبُر
pigmentación تَصَبُّغ، تَخَضُّب
pigmentado مُصطبِغ، مُخَضَّب
pigmentario صِباغِيّ، صِبغِيّ
pigmento صِباغ، خِضب
biliar صِباغ صَفراوِيّ
endógeno صِباغ داخِلِيُّ المنشأ
exógeno صِباغ خارجِيُّ المنشأ
melanótico صِباغ ميلانيني
sanguineo صِباغ دَمَوِيُّ المنشأ
pigmentolisina حالَّةُ الصِّباغ
pigmentólisis تَحَلُّل الصِّباغ
pigoamorfo ورمٌ مِسخانِيٌّ في العَجُز
pigodidimo مزدوج الوَركين والحَوض(مسخ)
pigópago مُتَّحِدُ العَجُزَين (مسخ)
piítis اِلتِهاب الأُم الحَنون
pil حَبَّة
pila عَمُود، قَمين، كومَة
pilar قاعِدَة، عِماد
piláster عِضادَة
píldora حَبَّة (مستحضر صيدلاني)
pilefebitis اِلتِهابُ الوَريدِ البابِيّ
pileflecbectasia تَوَسُّعُ الوَريدِ البابِيّ
píleo شَعرِيّ
piletrombofebitis تَجَلُّطُ والتِهاب الوَريد البَابيّ
piletrombosis تجَلُّط أو خَثَر الوَريد البَابيّ
pili شَعْر
pílico مُتَعلِّق بالوَريدِ البابِيّ
piliforme شَعرِيُّ الشَّكل
pilimicción بِيلَةٌ شَعرِيَّة
pilologia مبْحث الشَّعر، علم الشَّعر
pilomatrixoma وَرَمُ المَطرِس الشَّعريّ (ورم ينشأ من جذر الشعر)
pilomotor مُحرِّك الشَعر(عَضَلَة)
pilonidal شَعْرِيّ، مُشَعَّر
quiste pilonidal كِيسُ شَعَر
piloralgia ألَمُ البَوَّاب
pilorectomía إستِئصالُ البَوَّاب
pilórico بَوابِيّ
esfínter pilórico صِمَّام البَوَّاب
estenosis pilórica ضيقُ البَوَّاب
piloritis اِلتِهابُ البَوَّاب
piloro البَوَّاب، فَمُ المَعِدة التَّحتانِيّ
pilorodiosis تَوسيعُ البَوَّابِ المُتَضَيِّق
piloroscopia تَنظيرُ البَوَّاب
pilorospasmo تَشَنُّجُ البَوَّاب

P

pilorostenosis

pilorostenosis تَضَيُّقُ البَوَّاب
pilorostomia فَغْرُ البَوَّاب
pilorotomía بَضْعُ البَوَّاب
piloroplastia رَأبُ البَوَّاب
piloso شَعْرِيّ، أَشْعَر
pilula حَبَّة
pilular بشكل حَبَّة
pimelitis إلتِهاب النَّسيج الشحميّ
pimeloma وَرَمٌ شَحمِيّ
pimelopterigión ظُفرَةٌ شَحْمِيَّة في المُلتَحِمة
pimelortopnea ضيقُ النَّفَسِ الإضطِجاعِيُ السِّمَنِيّ
pimelosis تَشَحُّم، سِمنَة
pimeluria بيلَةٌ شَحميَّة، بَولٌ دُهنيّ
pimienta فلفل
pineal صَنَوبَرِيّ، متعلق بالجِسم الصَنَوبَرِي
pinealectomía إستِئصال الغُدَّةِ الصَّنَوبَرِيَّة
pinealismo الحالَةُ الصَنَوبَريَّة، قُصور الصَنَوبَريَّة
pinealoblastoma وَرَمُ الأرُوماتِ الصَّنَوبَرِيَّة
pinealocito خَلِية صَنَوبَرِيَّة
pinealoma وَرَمُ الغُدَّةِ الصَّنَوبَرِيَّة
pinguécula شُحَيمَة، لَطخَةٌ دُهنِيَّة (لطخة صفراء في الصلبية القرنية للعين خاصة في الشيخوخة)
piniforme مخروطِيُ الشَّكل، صَنوبريُ الشَّكل
pinna صِيوَانُ الأُذُن
pinocito خَلِيَّةٌ ماصَّة، خَلِيَّةٌ مُحتَسِيَة
pinocitosis الإمتِصاصُ الخَلَويّ
pinta الدَاءُ المُبَقَّع
pinzas مِلقط
pio- سابِقة بِمعنى قيح، صديد
piocéfalo تَقَيُّحٌ دِماغِيّ
piocele قيلَةٌ قَيحِيَّة
piocelia تَقَيُّحُ جَوفِ البَطن
piociánico قَيحِيٌّ أزرَق، متعلق بالقيحِ الأزرَق
piocisto كِيسٌ مُتَقَيِّح
piococo مُكَوَّرَة قَيحِيَّة
piocolpocele وَرَمٌ مَهبِلِيّ قَيحِيّ
piocolpos تَقَيُّحُ المَهبِل
piocultivo إستنباتُ القَيْح
piode قَيحَانيّ، نَظيرُ القَيح
pioderma تَقَيُّحُ الجِلد
piofagia إبتِلاعُ القَيح
piofiláctico واقي من التَقَيُّح
pioftalmía تَقَيُّحُ العَين
piogenesis تَقَيُّح، تَكَوُّن القَيح
piógeno مُقَيِّح، مُكَوِّنُ القَيح
piohemotórax تَجَمُّع القَيح والدَّم في جوفِ الجَنبَة
piohidronefrosis مَوَهُ الكُليَةِ القَيحِيّ
piojo واخِز الجِلد (جنس من الحَلَم) ، قَملَة
piometritis تَقَيُّحُ الرَّحِم، إلتِهابُ الرَّحِم الصَّديديّ
piomiositis إلتهابُ العَضَلَة المتقَيِّح
pionefritis إلتهابُ الكُلوَة القَيْحي
pionefrolitiasis داءُ الحَصَى الكُلَويُّ القَيحيّ
pionefrosis إعتلال الكُلوَة القَيْحي
pioneumopericardio تَقَيُّحُ التأمور القَيحي
pioneumoperitonitis إستِرواحُ الصِّفاق القَيحي
pioneumotórax إلتِهابُ الصَّدرِ القَيحِيّ الغازِيّ، قَيح وغازٌ في الجَنبَة
pionhemia=hiperlipidemia فَرطُ شَحمِ الدَّم
piovario تَقَيُّحُ المَبيض، خُراجٌ مبيضيّ
piopericardio تَقَيُّحُ التَّأمور
piopericarditis إلتِهابُ التَّأمور القَيحِيّ
pituita نَخْمة (بلغم)
pituitaria الغُدَّةُ النُّخامِيَّة، نُخاميّ، نُخامِيَّة
pioperitoneo تَقَيُّحُ الصِّفاق
piopoyesis تَقَيُّح، تَكَوُّن القَيح
pioquecia تَغوطٌ قَيحِيّ
piorrea تَقَيُّحُ دواعِم اللسِّن، تَقَيُّحٌ لَثَوِيّ
piosalpinge تَقَيُّحُ البُوق
piosalpingitis إلتِهاب البُوق القَيحِي
piosapremia عَدوى الدَّم القَيحِيَّةُ المَنشأ
piosclerosis تَصَلُّبٌ قَيحِيّ
pioscopio مقياس دِهن اللبَن
piosepticemia تَقَيُّحُ الدَّم
piospermia تَقَيُّحُ المَنيّ
piostático مُوقِفُ التَقَيُّح
piotórax تَقَيُّحُ الصَّدر
piouréter تَقَيُّحُ الحالِب
pipermín نَعنَع فُلفُلِيّ
pipeta مِمَصّ
pirámide هَرَم
del cerebelo *هَرَمُ المُخَيخ*
renal *هَرمٌ كُلوِيّ*

piramidón=aminopirina دواء مسكن وخافِض للحَرارة، بيراميدون
pirenólisis إنحِلالُ النُّوَيَّة، إنحِلالُ نويَّة الخليَّة
pirético حُمَّوِيّ، سُخُونيّ
pireticosis عِلَّةٌ حُمَّوِيَّة
piretógenesis حُدُوثُ الحُمَّى
piretógeno مُوَلِّدُ الحُمَّى
piretografía وَصفُ الحُمَّى
piretólisis تَحَلحُل الحُمَّى
piretoterapia مُعالجة الحُمَّى
piretotifosis هَذَيانُ الحُمَّى
pirexia حُمَّى، سُخُونَة
piridina بيريدينا (من مشتقات البترول)
piridoxina بيريدوكسينا (من أشكال الفيتامين ب٦)
piriforme كُمَّثرِيُ الشَّكل
pirofobia رَهبَةُ النار، رُهابُ الحَريق
pirogénico مُسَبِّبُ الحُمّى
pirogéno مُوَلِّد الحُمّى، مُحَمّ
piroglobulina كُرَيين سُخونيُّ المَنشأ
pirólisis التَّحلل بالحرارَة
piromanía هَوَسُ الحَريق
pirómano مَهووس بالحَرْق
pirómetro مِقياس الحَرارة العَالِيَّة
piroplasma الكُمَّثْرِيَّة (جراثيم)
piroplasmosis داءُ الكُمَّثْرِيَّات
pirosis حُرقةُ الفؤاد، حَزَّة
pirótica مُحْرِق، كاوٍ
pirotoxina سُمٌّ يُسَبِب إرتِفاع الحَرارَة
piroxilina البَارودُ الأبيض
pisiforme حِمِّصِيُّ الشَّكل، بِشَكلِ حَبَة البازِلاء
pitiártico يُعَالِج بالإقناع، إقناعيّ
pitriasis قَوباء نُخالِيَّة أو تِبَرِيَّة
pitógenesis تَفَسُّخ، قَذَرِيَّة المَنشأ
pituicito خَلِيَّةٌ مغزليَّة نخاميَّة خلفيَّة
pituitarismo إعتِلالٌ نُخامِيّ
pituitectomía إستِئصَالُ النُّخامِيَّة
piuria بِيلَةٌ قَيحِيَّة
placa لوَيْحَة
placebo عِلاج إرضَائِيّ
placenta المَشِيمَة
adherente مَشيمَةٌ لاصِقَة
accesoria مَشيمَةٌ لاحِقَة
previa مَشيمَةٌ مِنزاحة (نحو أسفل الرَّحِم)
vellosa مَشيمَةٌ زُغابيَّة
placentación تَمَشْيُم، تَكَوُّنُ المَشِيمَة
placentario مَشِيمِيّ
placentitis إلتِهابُ المَشيمَة
placentogénesis تَكَوُّنُ المَشِيمَة
placentografía التصويرُ الإشعاعي بحقن المشيمة بمادَّة ظليلَة
placentoide مَشيمِيُّ الشَّكل، مَشيمانيّ
placentoma وَرَمٌ مَشيمِيّ
placoda لَوح، قُرص
plaga وَباء، الطاعون
plagiocefálico مُنْحَرِفُ الرأس
planeamiento تَخطيط، تَنْظيم
planigrafía تَصويرٌ مَقطَعِيّ
planímetro مَقياسُ السُّطوح
plano سَطْح، مُستَوى
axial المُستَوى المِحوَرِيّ
horizontal المُستَوَى الأُفُقِيّ ، المُستَوَى المُستَعرِض
medial المُستَوَى النَّاصِف
medio المُستَوى النَّاصِف
sagital المُستَوى السَّهمِيّ
visual(plano de Broca) مُستَوى الإبصار، مستوى بروكا
planocelular مُنبَسِطُ الخَلايا
planocóncavo مُستَوِيَّةٌ مُقَعَّرَة (عَدَسَة) ، مُستَوٍ مُقَعَّر
planoconvexo مُستَوٍ مُحَدَّب
planotopocinesia التَّوهان (خَلَلُ الإهتِداء في المكان)
planta del pie أخمَصُ القَدَم
plantalgia ألَم أخمَصُ القَدَم
plantar أخمَصِيّ
plantígrado أخمَصِيُّ المِشية
plantilla نَعلٌ داخِلُ الحِذاء، موظَّفو إدَارَة
plánula مُجَوَّفَة يَرَقانيَّة
plaqueta لُويحة، صُفَيْحَة
plasma مُصَوَّرَة، بلازما، الجِبلَة البلازميَّة

P

plasmacito

sanguineo *بلازما الدَّم*
plasmacito=celula plasmática (خَليَّة) بلازميَّة، مُصَوَّريَّة، البلازميَّة
plasmacitosis كَثرَةُ البلازميات، كثرَةُ المُصَوَّريَّات
plasmaféresis إستِخراج البلازما، فِصادَةُ البلازما
plasmarrexis إنحِلال الجِبلَة
plasmaterapia المُعالَجَة بالسائِلِ الدَّمَويّ أو البلازما
plasmático مُصَوَّري، مُتَعلِق بالسائِل الدَّمَويّ
plasmatogamia إندِماجٌ هَيُولِيّ
plasmatosis تَمَيُّعُ الهَيُولَى
plásmide بلازميده (بنية جنينية التركيب خارج الصبغيات)
plasmina بلازمينا
plasminógeno مُوَلِّدُ البلازْمينا
plasmodesma رَابِطَةٌ هَيُوليَّة
plasmodiblasto أرومةُ المُتَّصَوِّرَة
plasmodio المُتَصَوِّرَة (جنس طفيليات دَمَويَّة)
plasmogamia إندِماجٌ خَلَوِيّ
plasmógeno الهَيُولى الحَيَويَّة، الجُزءُ الأساسيُّ للهَيُولى
plasmoide بلازماني، مُرَكَّب خَلوي بروتيني شّاذ
plasmólisis إنحِلال الهَيُولى أو الجِبْلَة
plasmosoma النُّوية، المُتَقَدِّرات
plasmosquisis تَشَقُّق الهَيُولى
plasmotomía تَوالُد بالإتصال الهيُوليّ
plasmotropismo تَفَتُّت الكُرَيَّات الحُمر في الكبد والطِّحَال والنِّقي
plasoma جُسيمٌ جِبْلِيّ، وَحْدَة الهَيولى الحَيّ
plasteína بلاستينا (بروتين تُخَلِّقه الببسينا من هضم البروتينات)
plástica جِرَاحَةُ التَّقويم، جِراحةُ الرَّأب، فَنّ النحت
plasticidad لُدونَة، قابِليَّة التَشَكُّل، تَكَيُّفِيَّة
plástico مطاوِع، طيّع، مَرِن، لَدِن، رَأبيّ
plastida خَلِيَّة بَنَّاءة، حامِلة الصباغ
plastidogenético مُكَوِّن الخَلايا البنَّاءة
plastina بلاستينا(جِبلةٌ إسفنجِيَّة في الهيولى)
plastodinamia قُوَّة الإنمَاء، قوةُ التَّنَشُّؤ
plastogamia إندِماجٌ هَيُوليّ، إقتِرانٌ هَيُوليّ
plastómera قُسَيمَة هَيُوليَّة
plastosoma حُبَيبَة هَيُوليَّة
platelminto دودَةٌ مُسَطَّحَة
platelmintos الديدانُ المُسَطَّحَة أو الشَّرِيطِيَّة
plai- سابقة بمعنى عَرِيض أو مُسَطَّح
platibasia تَسَطُّح القاعِدَة
platicefalia تَسَطُّح الرأس
placnemia تَسَطُّح القَصَبَة أو الظُّنبوب
platicoria إتِساعُ البُؤبُؤ
platihiérico عَرِيضُ العَجُز
platinosis التَسَمُم بالتَّعرُّض لأملاح البلاتين
platiopia إنبِساطُ الوَجه
platipélico عَريضُ الحَوض
platipodia إنسطاحُ القَدَم، الرَّحَح
platirrino عَريضُ الأنف، أفْطَس
platisma العَضَلَةُ اللَّوحيَّة في العُنق، الصَّفيحيَّة
platistencefalia تَسَطُّحُ الرَأس
plazo مُهلة، مُدَّة، ميعاد
plectro المِطرَقة، مِدَقّة اللَّهاة، النُتوء الإبَرْي الخُشائي
plegafonía صَوتُ القَرْع، صوتُ الطَرْق
pleicloruria زِيادة كلُور البَول
pleo- سابقة بمعنى مُتَعدِّد أو مُفرط
pleocitosis كَثرَة خَلايا السَّائل النُّخاعيّ
pleocromtismo التَّلوين المُتَعَدِّد
pleocroico مُتَعَدِّدُ الألوان
pleocroísmo تَعَدُّد الألوان
pleomastia تَعَدُّد الأثداء
pleomorfico مُتَعَدِّدُ الأشكَال
pleomorfo مُتَعَدِّدُ الأشكَال
pleonéctico عالي المحتوى الأكسيجيني
pleonexia طَمَع، جَشَع، فَرط التأكسُج
pleonosteosis فَرْطُ التَّعَظُّم، تَعَظُّم مُبَكِّر مُفرط
plerosis تَرْميم، تَرَمُّم
plesiomorfo مُتَقارِباتُ الأشكال
pletismógrafo مِخطاطُ التَّحَجُّم
plétora كظَّة الدَّم، كِظاظُ الدَّم، الإمتلاءُ الدَموي
pleura الجَنَبة، غِشاء الجَنب
costal *الجَنَبة الضِّلعيَّة*
diafragmática *الجنبة الحجامية*
mediastinica *الجَنَبة المَنصِفيَّة*
parietal *الجَنَبة الجِداريَّة*
visceral *الجَنَبة الحَشَويَّة*
pleuracotomía فَتح الجَنَبَة

pleuralgia أَلَمُ الجَنب
pleurapófisis النُّتوء الجَنبي لِلفقرة
pleurectomía خَزْع الجَنبَة
pleuresía إلتِهابُ الجَنبَة، ذاتُ الجَنب
aguda ذاتُ الجَنب الحادَّة
crónica ذاتُ الجَنب المُزمِنَة
fibrinosa ذاتُ الجَنب اللِّيفينيَّة
pulmonar ذاتُ الجَنب الرِئَويَّة
purulenta ذاتُ الجَنب القَيحيَّة
serofibrinosa ذاتُ الجَنب المَصليَّة الليفينية
pleurobronquitis إلتهاب ذاتُ الجَنب والتِهابٌ شُعبيّ
pleurocele فَتقٌ رِئَويّ
pleurocentesis بَزل الجَنبَة
pleuroclisis حَقنُ السائل في تَجويف الجَنبَة
pleurodinia وَجَعُ الجَنبَة
pleurógeno جَنْبَوي المَنشأ
pleurografía تَصوير الجَنبَة
pleurólisis فَصلُ الجَنبَة، إفتِكاكُ الجَنبَة
pleurolito حَصاةُ الجَنبَة
pleuroneumonía ذاتُ الجَنبَة والرئة
pleuropericarditis إلتِهابُ الجَنبَة والتَّأمور
pleuroperitoneal جَنَبيّ صِفاقِيّ
pleuropulmonar جَنَبِيّ رئويّ
pleuroscopia تنظيرُ الجَنبَة
pleurosomo جِسم جانِبيّ، مسخ مشقوق الجانِب
pleurotomía شَقُ الجَنبَة
plexiforme ضَفيريُّ الشَكل
plexitis إلتِهابٌ ضَفيريّ
plexo الضَّفيرَة
aórtico الضَّفيرَة الأبهَريَّة
braquial العُضدِيَّة الضَّفيرَة
carotídeo الضَّفيرَةُ السُّباتيَّة
celiaco الضَّفيرَةُ الجَوفيَّة
cervical الضَّفيرَةُ الرَّقبيَّة
coccígeo الضَّفيرَةُ العُصعُصيَّة
coronario الضَّفيرَةُ التَّاجيَّة
diafragmático الضَّفيرَةُ الحجابيَّة
espermático الضَّفيرَةُ المَنَويَّة
esplénico الضَّفيرةُ الطِحالِيَّة
gástrico الضَّفيرَةُ المَعِديَّة
hepático الضَّفيرَةُ الكَبِدِيَّة
hipogástrico الضَّفيرَةُ الخَثْلِيّ
infrorbitario الضَّفيرَةُ تحتَ الحَجاج
lumbar الضَّفيرَةُ القَطَنيَّة
mesenérico الضَّفيرَةُ المساريقِيَّة
nervioso الضَّفيرَةُ العَصَبيَّة
pampiniforme ضَفيرة الأوردة المَنَويَّة
patelar الضَّفيرَةُ الرَّضفيَّة
pélvico الضَّفيرَةُ الحَوضيَّة
pterigoideo الضَّفيرَةُ الجَناحيَّة
pudendo الضَّفيرَةُ الفَرجيَّة
pulmonar الضَّفيرَةُ الرئويَّة
rectal الضَّفيرَةُ المُستَقيمِيَّة
solar الضَّفيرَةُ الشَمسيَّة
testicular الضَّفيرَةُ الخَصْويَّة
timpánico الضَّفيرَة الطَّبليَّة
plexor مِقراع، مَطْرَقَةُ القَرْع
plica ثَنيَة، طَيَّة
plicación ثَني، طَيّ
plicotomía قَطْعُ الثَّنيَة
plieque طَيَّة، ثَنيَة
plombaje إسباك، تَرصيص
plomo رَصاص
plumbismo التَسَمم بالرَّصاص
plumbum الرَّصاص (العنصر الثاني والثمانون)
plúmula زُغابَة، الزَّفائف، أخاديدٌ في الجِدار العلوي لقناة سيلفيو في الدِماغ
pluri- سابقة بمعنى التَّعَدُّد
pluriglandular مُتَعَلق بِعدةِ غُدَد
pluricasual مُتَعَدِّدُ الأسباب
plurípara =multipara وَلُود، مُتَكَرِّرَةُ الوِلادَة
pluripotente مُتَعَدِّدُ القُدرات، وافِرُ الجُهد
plurirresistente مُتعدِّدُ المُقَاوَمة، كَثيرُ المُقَاوَمَة
plurisdiscrinia خلَل في عِدة غُدَد صُمّ
plutonio بلوتونيوم (العنصر الرابع والتسعون)
pneograma مُخَطط التَنَفُّس
pneumocistis المُتَكَيِّسَة الرِّئَويَّة
pocíon جَرعَة، شُربَة، شَرَاب
poculum تَجويفُ الكَف، قبة، قَدَحٌ، كأس
podagra نَقرَس إبهامُ القَدَم

P

podalgía ألمُ القَدم
podálico قَدَمِيّ
podartritis إلتِهابُ مَفاصِل القَدم
podelcoma وَرَمُ القَدَم
podencéfalo قَدَميُّ الرأس (مسخ)
poder قُوَة، قُدرَة، طاقَة
podiatra مُعَالِج الأقدام
podiatria مُعالجَةُ الأقدام
podo- سابِقة بمعنى القَدَم
podocito خَلِيَّة رَجلاء، خَلِيَّة ذات أقدام
pododinia ألمُ الأقدَام
podófilo متَعلِّق بنَسيج الحَافِر
podograma بَصمةُ القَدَم، بَصمةُ أَخمصِ القَدَم
podología عِلْمُ الأقدام
pogoniasis إلتِحاء، ظهور لِحيَّة في إمرَأة
pogonion الذُّقينَى، النُّقطة الأمامِيَّة في الذَّقن
poioquilodermía تَبَكُّل الجِلد
poiquilo- سابقة بمعنى مُتَبَدِّل، مُختلِف، بَكِيل
poiquiloblasto أَرومَةٌ بَكلِيَّة
poiquilocito كُرَيَّةٌ غَريبةُ الشَكل، كُرَيَّةٌ بَكليَّة
poiquilocitosis تَبَكُّل الكُرَيَّات، التَشَكُّل غير العادي للكريَّات الحُمر
poiquilodermatomiositis إلتِهابُ الجِلدِ والعضل التَبَكُّليّ
poiquilodermia تَبدُّلُ الجِلد، حُوول الجِلد، تَبَكُّلُ (خلط) الجِلد
atrófica vascular *تَبَكُّلُ أو خَلطُ الجِلدِ الضموري الوعائيّ*
poiquilonimia إختِلاطُ الأسماء
poiquiloploidia تَبَدُّل الصِّبغيات
poiquilotermia تَبدُّل الحَرَارة، التَّكَيُّف الحَراري
poiquilotimia =ciclotimia تَغَيُّر النَفسِيَّة، تَغَيُّر المِزاج
poiquilotrombocito لُويحَةُ دم غَريبةُ التَشكُّل
polaquiuria تَبوال
polar قُطبيّ
polaridad قُطبيَّة، تَقَاطُب
polarimetría قياسُ الأستِقطاب
polarímetro مِقطاب، مِقياسُ الإستِقطاب
polariscopio مِنظارٌ إستِقطابيّ
polarización الإستِقطاب
polarizador مُقَطِّبُ النُّور، مِقطاب
polarografía تَخطيطُ الإستِقطاب
polen طَلْع، غُبارُ الطَّلْع
poliadenitis إلتِهابُ الغُدد المُتَعَدِّدة
poliadenomatosis تَكَثُّر الأورام الغُدِّيَّة
poliadenopatía إعتِلالُ الغُدَد المُتَعَدِّدَة
polialgesia أوجاعٌ عَديدَة
poliandria تَعَدِّد الأزواج
poliangiítis إلتهابُ الأوعِية المُتَعَدِّد
poliarticular مُتَعَدِّد المَفاصِل
poliartritis إلتِهاب مِفصِليّ مُتَعَدِّد
poliatómico مُتَعَدِّد الذَّرَّات
poliaxón مُتَعَدِّد المَحاوِر (خَلِيَّة عَصَبِيَّة)
polibásico مُتَعَدِّد القَاعِديَّة
policéntrico مُتَعَدِّد المَرَاكِز
policiesis تَعَدُّدُ الحَبَل
policístico مُتَعدِّد الكِيسات
policitemia كَثْرَةُ الكُرَيَّات الحُمْر
policlínica عِيادةٌ مُتَعَدِّدَة الإختِصاصات
policlolia غَزَارَةُ الصَّفراء
policlonal مُتَعَدِّد النَّسائِل
policondritis إلتِهاب عِدة غضاريف
policoria تَعَدُّدُ الحَدَقات
policromático مُتَعَدِّد التَّلَوُّن
policromatofilia تَعَدُّد التَّلَوُّن
policromatófilo مُتَعَدِّدُ التَّلَوُّن
policromatosis كثْرَةُ مُتَعدِدَّة التَّلَوُّن
policromemia كَثرة خُضابُ الدَّم
policrótico مُتَعَدِّدُ مَوجاتِ النَّبضَة
polidactilia تَعَدِّدُ الأصابِع
polidipsia شِدَّةُ العَطَش، العُطاش
polidisplasia خَللُ التَّنَسُّج المُتَعَدِّد
polidistrofia الحَثَلُ المُتَعَدِّد
poliédrico مُتَعَدِّدُ السُّطوح
polifalangismo زيادة عَدد السُّلامَيَات
polifásico مُتَعَدِّدُ الأطوار
polifobia رُهابٌ مُتَعَدِّد، تَعَدُّد الرُّهَب
polifrasia ثَرثَرَة، كَثْرَةُ الكَلام
poligalagtica كَثْرَةُ اللَّبَن
poligamia تَعَدُّد الزوجات أو الأزواج

poligénico مُتَعَدِّدُ الجينات
polígeno مُكَوِّن مُتَعَدِّد
poligiria كَثرَة التَّلافيف
poliglandular مُتَعلِق بغُدد كَثيرَة، مُتَعَدِّدُ الغُدَد
polignato كَثير الفُكوك(مسخ)
polígrafo مِخطاطٌ مُتَعَدِّد
polihidrosis غَزَارَةُ التَّعَرُّق
polihidruria كَثْرَة ماءِ البَول، بولٌ مَذِقٌ
polilla عُثَّة، سوسة
polimastia تَعَدُّد الأثدَاء
polimelia تَعَدُّد الأطرَاف
polimelo مُتَعَدُّد الأطرَاف (مسخ)
polimenorrea تَعَدُّد الطَّمث
polimerasa بوليميراسا، حافِزة البَلمَرَة
polimería تَعَدُّد الأعضَاء
polímero مُضاعِفُ الأصل (مُرَكَّب كيميائي)
polimialgia تَعَدُّد الإوجَاع العَضَلِيَّة
polimiopatía إعتِلال عَضلات مُتَعَدِّدة
polimiositis إلتِهاب عَضلات مُتَعَدِّد
polimixina بوليميكسينا، مُضادٌ حَيَوِيّ
polimorfo مُتَعَدُّد الشَّكل
polimorfocito خَلِيَّةُ مُتَعَدِّدة الأشكَال
polimorfomocelular ذو خلايا مُتَعَدُّدةُ الأشكَال
polimorfonuclear مُفَصَّصَةُ النَّواة
polineuritis إلتهابُ الأعصَاب المُتَعَدِّدة
polineuromiositis إلتِهابُ الأعصَاب والعَضَلات
polineuropatía إعتلال أعصاب عَديدَة
polinosis طُلاع، حُمَّى الطَّلع
polinuclear مُتَعَدِّدُ النَّوى
polinucleótido عديد النَّوويد
polio- سابقة بمعنى السِّنجابِيّ
poliocalástico مُخَرِّب المادَّة السِّنجابيَّة
poliodontia كَثرَةُ الأسنان
polioencefalitis إلتِهابُ سِنجابيَّة الدِماغ
polioencefalomielitis إلتِهابُ سِنجابيَّة الدماغ والنُّخاع
polioma وَرَم مُتَعَدِّد
poliomavirus الفيروسة التَّورَمِيَّة
poliomielitis إلتِهابُ النُّخاع السِّنجابيّ
poliomorfismo تَعَدُّد الأشكَال
polioniquia إزديادُ الأظافِر
poliopía تَضَاعُفُ الرُّؤيَة، تَعَدُّد المَرئيات
polioplasma الجِبلَةُ السِّنجابِيَّة
poliorquidia كَثرَةُ الخُصَى، تَعَدُّد الخُصيَّات
poliosis الشَّيبُ البَاكِر
poliotia تَعَدُّدُ الأَذَان
poliovirus الفَيروسَةِ السِّنجابِيَّة
polipatía إعتِلال مُتَعَدِّد
polipectomía إستِئصالُ السَّليلَة
polipeptedimia وُجُدُ عَدِيدات الببتيد بالدَّم
polipéptido عَديدُ الببتيد
poliperiostitis إلتِهابُ سِمحاقِ العِظام
polipiforme سَليليُّ الشَّكل
poliplásico مُتَعَدِّدُ الأشكَال
poliplejía شَللٌ مُتَعَدِّد
poliploide مُتَعَدِّدُ الصِّيَغِ الصِّبغيَّة
polipnea تَسَرُّع التَّنَفُّس
pólipo سَلِيْلَة
adenomatoso *سلِيْلَة وَرَمِيَّة غُدِّيَّة*
endometrial سَلِيْلَة بِطانِيَّةٌ رَحميَّة
polipodia كَثرَةُ الأقدام
polipoide سَليلانيّ، سَليْلِيُّ الشَّكل
poliposia كَثْرَةُ شربُ السَّوائِل
poliposis داءُ السَّليلات
polipótomia بَضعُ السلائِل
polipotrito مِهراسُ السَّلائِل
poliptiquio مُتَعَدِّدُ الطَّبَقات
poliqueiria تَعَدُّد الأيدي
poliquilia غَزَارَةُ الكيلوس
poliquimioterapia مُعالَجَةٌ كيميائِيَّة مُتَعَدِّدة
polirradiculitis إلتِهابُ جُذورِ الأعصاب
polirradiculoneuropatia إعتِلالُ الجُذور والأعْصَاب
polirribosoma عَديدُ الرِّيَباسات
polisacárido عَديدُ السُّكَّريد
polisarcia كَثرُةُ اللَّحْم، بَدانَة
polisarco كَثيرُ اللَّحْم
poliscelia زيادِة الأرجُل
poliserositis إلتِهابُ المَصْليَّات
polisinovitis إلتِهابُ الزليليَّات (إلتهابُ المَفاصِل)
polisinusitis إلتِهاب عِدَّة جيوب
polisomía كَثرَة الصِّبغِيات

P

polisomo مُتَعَدِّدُ الأجسام
polispermia تَعَدُّد الإمنَاء
polistiquia تَعَدُّد صُفوف الأهْدَاب
politelia كَثْرَةُ الحَلَمات
politendinitis إلتِهابُ الأوتار
politocia تَعَدُّدُ المَوَالِيْد
politriquia شَعرانِيَّة، غَزارةُ الشَعْر
politrofia فَرطُ التَغذِيَّة
politzerización نَفْخُ الأذُنُ الوسطى بطَريقة البلزرة، بُولتزر
poliuria بُوال
polivalente مُتَعَدِّدُ التَكافؤ
polividona بوفيدونا (مادَّةٌ مُطَهِّرَة)
polivinilpirrolidona بوليفينيل بيروليدونا (مادة مُطَهِّرَة)
polo قُطب
polcito خَلِيَّةٌ قُطبيَّة
polonio البولونيوم (العنصر الرابع والثمانون)
poltofagia تَهريس، مَضغُ الطَعَام جيّداً
polución تَلَوُّث، تَدَنُّس
polvo مَسحوق
pomada مَرهَم
ponderable وازِن، وزون
poderal وَزنِيّ
pondoestatural وَزنيٌ قامِيّ
ponfólix فُقاع (طَفَح حويصلي في اليدين والقدمين)
ponógrafo مِقياسُ الألَم
ponticular جُسَيرِيّ
pontículo جُسَيْر
pontil جِسْرِيّ
pontino جِسرِيّ، متَعلِّق بِجسْر
pontocereberal ِسرِيٌّ مُخَيخِيّ
pontocerebeloso مُخَيخِيٌّ جِسرِيّ
pontocerebral مُخِّيٌّ جِسرِيّ
poplíteo مَأبِضِيّ
poradenitis إلتِهابُ الغُدَد الخُراجِي
porcentil شريحَةُ مِئَوِيَّة
porción قِسم، جزء
pore مَسَمّ، مسامَة
porencefalia تَنَخرب الدِّماغ
porfina بورفينا
porfiria بورفيرِيّة، داء البورفيرينا
porfirina بورفييرينا، قِلواني من قِشر الدِّيتا
porfirinemia وجود البورفيرينا في الدم
porfirinuria بيلة بورفيرينية
poriomanía هَوَسُ التِّرحال، مَسُّ التَشَرُّد
porocele فَتقُ الصَفَن وتَصَلُّب النسيج الخصويّ
porocefalo مَسَاميَّاتُ الرأس
poroma ثَفَن، تَصَلُّب إلتِهابيّ
poroqueratosis تَقَرُّن الجِلد الثَفَنيّ
porosidad مَسامِيَّة
porosis تَكَهُّف، تَخلخُل
portaagujas مِمْسَكُ الإبرَة
portador حامِل، ناقِل
portaobjetos شَرِيحَة للمِجهَر
portio قِسم، جُزء
portografía تَصويرُ وَريدِ الباب
posbraquial عَضُدِيٌّ خَلفِيّ
poscentral خَلفَ المَركَز، خَلفَ المَركَزي
poscibal بَعْدَ الأكل
poscisterna الصِّهريجُ الخَلفِيّ
posclavicular خَلْفَ التَّرْقُوة
posclimatérico عَقِب سِنِّ الإياس
poscomisura المَقْرَن الخَلفي للدِماغ
poscondíleo خَلْفَ اللُّقمَة
posconnubial عَقِبَ الزَّواج
posconvulsivo عَقِبَ الإختِلاج
poscordial قَلبِيٌّ خَلْفِيّ
posdiastólico بَعد الإنبِساط، عَقِبَ الإنبساط
posdicrótico تالٍ لِتَرادُف النَّبْض
posdiftérico عَقِبَ الدِّفتيريا، عَقِبَ الخُناق
posdigestivo بَعدَ الهَضم، عَقِبَ الهَضم
posfebril بعدَ الحُمَّى
posganglionar خَلفَ العُقدة
posglenoideo خَلفَ الحُقَّة، خَلف وَقبِ الكَتِف
posición وَضْع، مَوْضِع
 de cúbito إستِلقَائِي
 de Trendelburg *تريندِيلمبورغ (الوضع الإستلقائي المائل مع تدلي الرأس)*
 genupectoral *الوضعُ الرُكبيُّ الصَدري*
 obstétrica *التَولي*
 prono *إنكِبابي*

precesión

supino إنبطاحيّ
positivo مُوجِب، إيجابيّ
positrón إلكترون إيجابيّ
posmalárico تالٍ للملاَرْيا
posmastoideo خَلفَ الخُشَّاء
posmediastino الحيزوم الخَلفي، المَنْصِفُ الخَلفيّ
posmeiótico بَعْدَ الإنتِصاف
posmenopáusico بَعْدَ سِنّ الإياس، بَعدَ الطَّمْث
postmortem خاص بالفترة بعدَ الموت
posnasal خَلفَ الأنف
posnatal بَعْدَ الوِلادَة
posnodular خَلفَ العُقيدَة
posología نِظامُ المقادير العِلاجيَّة
posparalítico بَعدَ الشَّلَل، تالٍ للشَّلل
posprandial بَعْدَ الأكل
posrolándico خَلفَ الشَّقّ الرولاندي
post سابقة بمعنى بَعدَ، عَقِب، خَلف
postaxil خَلفَ المِحوَر
postembrionario تالٍ للمَرحَلَة الجَنينيَّة
postencefalítico تالٍ لإلتِهابِ الدِّماغ
posepiléptico تالٍ للصَّرْع
posterior خَلفيّ، خَلف
postérula مؤخَّرُ الأنف
posesplenectomía تالٍ لإستِئصال الطِّحال
postetmoideo خَلفَ الغِرباليّ
posthemorragia تالٍ للنَّزف
posthepático خَلفَ الكَبِد
posthioideo خَلفَ العَظم اللامي
posthipófisis مُؤخَّر الغُدَّة النُّخاميَّة
posthipnótico تالٍ للتَّنويم
postitis إلتِهابُ القُلفَة
postocular خَلفَ العَين
postoperatorio عَقِبَ الجِراحَة
postración وَهَن، خَوَر، إنحِطاطُ القوى
postsacro خَلفَ العَجُز
postsináptico خَلفَ المَشْبَك
postulado مَفروضَة، إفتِراض
póstumo تالٍ للمَوت، بَعدَ الوَفاة
postura وضعيَّةُ الجِسم (في الوقوف أو القعود)
postural وَضعِيّ

postuterino خَلفَ الرَّحِم
posvacunal تالٍ لِلّقاح
potable صالِحٌ للشُّرْب
potasa القِلي (كربونات البوتاسيوم)
potasemia بوتاسيوم الدَّم
potasio بوتاسيوم
potencia قُوَّة، قُدرْة
potencial كامِن، كامِنيَّة
potenciómetro مقياس فَرق الجُهد الكهربائي
potocitosis تَشرُّب بين الخلايا (إنتقال السوائل بين الخلايا)
potomanía هوس الشُّرب، الهَذيان الإرتِعَاشي
poxvirus الفيروسَة الجُدريَّة
poyetina بويجيتينا (هرمون منظم لتكون الدَّم)
práctica تَنسيقُ الحَرَكات، أداء، فِعْل
practicante مساعِد الطبيب، ممرض
pragmatico واقعيّ، عَمَليّ
pragmatagnosis عَدَم تَمييز المرئيَّات
pragmatamnesia نسيانُ المَرئيَّات، عَمَهٌ إبصاري
praxiología علمُ السُّلوك
pre سابِقَة بمعنى قبل، سابِق لِ
preadulto مُقتَبَل البُلوغ
preagónico سابِق للإحتِضَار
preanestesia مُقدِماتُ التَّخْدير، تَخدير بدنيّ
preaórtico أمام الأبهَر
preatásico سابِق للإختِلاج
preaxial قبلَ المِحوَر
prebacilar قبل ظُهورِ العُصَيَّات
precancerosis حَالَة سابِقة للسَّرَطان
precanceroso سابِق السَّرَطان
precapilar قُبَيل الشُّعيرات، الوعاء السابق للوعاء الشُّعَيري
precardiaco أمامَ القَلب
precartílago مُقتَبَل الغُضْروف
precava=vena cava superior الوريد الأجوف العُلويّ
precentral أمامَ المَركَز
preceptivo واجِب، لازِم، فَرضيّ
precesión مُداوَرَة (دوران البروتون حول محوره في حقل مغناطيسي)

P

precipitación

precipitación تَرسِيب، تَرَسُّب
precipitado رَاسِب، مُتَرَسِّب
precipitina المُرَسِّبَة
precipitógeno المُسترسِب
precirrosis طَلَيعَة التَشَمُّع
preclavicular أمام التَّرْقوَة
preclínico قَبلَ السَّريري(قبل الكشف السريري)
precoma طَلَيعَةُ السُّبات
preconsciente خارِجُ الإدراك، طَلَيعَةُ الشُّعور
preconvulsivo قبلَ التَشَنُّج، قبلَ الإختِلاج
precordal أمامَ القُردُود
precordio البَرْك، الناحية أمامُ القَلب
precornu القَرْنُ الأمامي لبطين الدِّماغ الجانِبي
precostal أمامَ الأضلاع
precoz مُبَكِّر
precrítico سابِقُ للنَوبَة، سابِقٌ للبُحران
precúneo الوَتِدُ الأمامي،
الطَّلَل (تَلفيفٌ مخيّ صغير)
precursor طَليعَة، نَذير، سَلَف
prediabetes مُقدِمة السُكَّري
prediástole سابِق للإنبِسَاط
predigestión هَضمٌ سابِق
predisposición تأهُب، إستِعداد
preeclampsia طَلَيعَةُ الإرتِعاج
preepiglótico أمامَ لِسان المِزمار
preeruptivo سابِق للطَّفَح
preexcitación قبلَ الإستِثارَة
prefrontal قَبلَ الجَبْهِيّ، الفصّ (مُقَدَّم الجَبْهِي)
pregenital سابِق للمَرحَلةِ التَّناسُلِيَّة
pregonio أمامَ زاوِيةِ الفَكّ (السفلي)
prehállux قبلَ إبهامِ القَدَم
prehemipléjico سابِق للفالِج
prehioideo أمَامَ اللامِيّ
preictal قَبلَ النَّشبَة، سابق للنَّشبَة
prelaríngeo أمامَ الحَنْجَرَة
preleucemia مُقَدِمات الإبيِضاض
prelímbico أمامَ الحُوْف
prematuridad خِداج، إبتِسَار
prematuro خَديج، مُبتَسَر، مُبَكِّر
premaxilar أمامَ الفَك العُلويّ
premedicación المُعالجة الإعدَاديَّة (خاصة
قبل التخدير)
premenstrual سابِقٌ للحَيض
premieloblasto سابِقَةُ أرومَةِ النِّقيِيَّة
premolar ضاحِكَة، الطاحِنُ الأماميّ (في الأسنان)
premonición هاجِس، شُعور مُسْبَق، تَحذير سابِق
prenatal قَبلَ الوِلادَة
preneoplástico سابِق للوَرَم
prensión الإمساك بِ، إلتِقاط، القَبْض على
preoperatorio سابِق للجِراحَة
preóptico أمامَ التَّصالُبَة البَصَرِيَّة
preoral أمامَ الفم
preparación تَحضير، إعداد، تَهيئَة
preparativo تَحضيرِيّ
prepatelar أمامَ الرَّضفَة
prepilórico قَبلَ البَوَّاب
preponderancia رُجحان، أرجَحِيَّة
preprandial قبل الأكل
prepuberal قُبَيل البُلوغ
prepucial قُلفي
prepucio قُلفَة القَضيب
prepuciotomía بضع القُلفَة، شَقُّ القُلفَة
prerrectal أمَامَ المُستَقيم
prerrenal أمَامَ الكُلوَة
prerretiniano أمَامَ الشَّبَكِيَّة
presacro أمَامَ العَجُز
presbiacusia السَّمع الشَّيخوخي
presbitría مُعالجة الشيخوخَة
presbicusia وَقَرُ الشيخوخة
presbiopía قُصُوُّ البَصَر الشَّيخُوخي، طول النَظَر
الشيخوخي
prescapular أمامَ الكَتِف
prescripción وَصفَة طِبيَّة
presenilidad شيخوخَة مُبتَسَرَة، شيخوخَة مُبَكِّرَة
presentación عَرض، تَقديم، جَيْئَة
preservativo حافِظ، صَائِن
presfenoide مُقَدَّمُ العَظم الوَتَدي
presilviano أمامَ شَقّ سيلفيو
presináptico قَبْلَ المَشْبَك
presión ضَغط
arterial *الضَّغطُ الشِّرياني*

capilar الضَّغطُ الشَّعَيري
diastólica الضَّغطُ الإنبِسَاطي
hidrostática ضَغطُ السوائِل
intraocular الضَّغطُ المُقْليّ
negativa ضغط سَلبي
osmótica الضَّغطُ التناضُحي
*sanguínea*ضَغطُ الدَّم
sistólica الضَّغطُ الإنقِباضي
venosa الضَّغطُ الوَريدي
presistólico ما قبلَ الإنقِباض
presor رافِعُ الضَّغط
presorreceptor مُستَقبِلةُ الضَّغْط
preesternón=manubrio del esternón رأس القَصّ، قَبضَةُ القَص
presupurativo قَبلَ التَقَيُّح
pretarsiano أمامَ الرُّصُغ
pretibial أمامَ الظّنبوب
pretimpánico قبلَ الطَّبلَة
pretiroideo أمامَ الدَّرَقيَّة
pretraqueal أمامَ الرُّغامَى
pretuberculosis أوَّلُ التَدرُّن
prevalenciaالإنتشار،عَدَدُ حالات من المَرَض في آن واحد
preventivo واقٍ، وِقائي، إحتياطي
prevertebral أمامَ الفِقرَة
prevesical أمامَ المَثانة
previa سابقة، مُتقدِمَة
previsible مُتَوَّقع، مُنتَظَر
priapismo قُسَاحَة، نُعوظٌ مُستَمِر
priapitis إلتِهابُ القَضيب
priapus القَضيب
primario أوّلي، رَئيسيّ، إبتِدَائيّ
primates الرَئيسات، ذوات الثَّدي الرَّئيسيَّة
primer mensajero المِرسال الأوَل
primigravída حُبلى للمرة الأولى، امرأة خَرُوس
primípara بِكْريَّة، أوَّليَّة الولادَة
primiparidad الحالَة البكريَّة، بُكوريَّة
primitivo أصليّ، بدائيّ
primordial أوَّليّ، بَدئيّ
primordio مبدأ، أصْل
principial رَئيسيّ، أسَاسيّ
principio بَدء، بداية، مَبدأ، أساس
prisma مَوشور، مَنشور
prismático مَنشوريّ، مَوشوريّ، منظار موشوري
prismoide نَظيرُ المُوشُور
prismosfera مَوشُورٌ كُرَويّ
pro- سلبقة بمعنى قَبل، أمَام، بَدء، نَفع، مَنفَعة
proacelerina=factor V طليعة الأكسيليرين (العامل الخامس)
proatlas قادِمَةُ الفَقْهَه
probenecid بروبينثيد (لعلاج حامض البول في الدم)
procaína بروكائينا (مُخَدِّر مَوضِعي)
procatártico مُؤهَّب
procedimiento طَريقَة، خُطَّة، إجراء
procefálico متعلق بِمُقَدَّم الرَّأس
procentriolo طليعَةُ المُرَيكز
procerus طَويلٌ نَحيف، شَخت
proceso طريقَة، حَدَث، ناتِئ، شاخِصَة
alveolar الناتِئُ السُّنخي
coracoideo الناتِئُ الغُرابيّ
cifoide الناتِئُ الخِنْجَريّ
cigomático الناتِئُ الوَجني
clinoideo الناتِئُ السَّريريُّ (للعَظم الوَتدي)
condíleo ناتِئٌ شِبه لُقْمِيّ
esfenoidal الناتِئُ الوَتَديّ
eapinoso الناتِئُ الفِقريّ
estiloide الناتِئُ الإبْري
etmoidal الناتِئُ الغِربالي
faciforme الناتِئُ المِنْجَليّ
lacrimal الناتِئُ الدَمْعِيّ
maxilar ناتِئُ الفكُ العُلوي
nasal الناتِئُ الأنفِيّ
odontoideo الناتِئُ السِنِّيّ
palatino الناتِئُ الحَنَكِيّ
petroso الناتِئُ الصَّخْرِي
pterigoideo الناتِئُ الجَناحِيٌّ للعظمِ الوَتَدي
supracondíleo الناتِئُ فوقَ اللُّقمَة
temporal. الناتِئُ الصُدْغِيّ
procidencia=prolapso تَدَلِّي، هُبوط، إستِرخاء
procoagulante مُحَفِّز التَّخَثُّر، طَليعةُ التَّخَثُّر

P

procondral سابِقٌ للتَّغَضرُف، سابِق تكوينِ الغُضروف
proconvertina طَليعة الكونبرتينا (العامِلُ السابع)
procordal أمامَ الحَبْل الظَّهري
procreación إنسَال، إنجاب، إنتاجُ الخَلَف
procrear ولَّدَ، أنجَبَ
proctalgia ألمُ المُستقيم
proctatresia رَتق الشرج
proctectasia تَوَسُّع المُستَقيم
procteurinter مُوَسِّعة المُستَقيم
procteurisis توسيع المُستَقيم
proctitis إلتِهاب المُستقيم
proctogénico مستقيميُ أو شَرجيُ المَنشأ
proctología طِبُ المُستقيم والشَّرج
proctoparálisis شللُ المُستَقيم والشَّرج
proctopexia تَثبيتُ المُستَقيم
proctoplastia رأبُ المُستَقيم
proctoptosis تَدَلِّي المُستَقيم
proctorrafía رَفو المُستَقيم
proctorragia نَزفٌ مستَقيميّ
proctorrea ثَرُّ مستَقيميّ
proctoscopia تنظيرُ المُستَقيم
proctoscopio مِنظارُ المُستَقيم
proctosigmoidectomía إستِئصالُ المُستَقيم والسِّينيّ
proctosigmoiditis إلتِهابُ المُستَقيم والسِّينيّ
procto- سابقة بمعنى مُستَقيم، مُستَقيمي
proctocele فتقُ المستَقيم، هبوطُ المُستقيم
proctolisis تَقطير شَرجي، تَسيلٌ شَرجي
proctococcipexia تَثبيتُ المُستقيم بالعُصعُص
proctocolectomía إستِئصال المُستَقيم والقولون
proctocolonoscopia تَنظير المُستَقيم والقَولون
proctodeo المَشرَج (جنين)
proctodinia ألمُ الشَرج
proctospasmo تَشَنُّجُ المُستقيم
proctostasis إمسَاك، رُكودٌ مستَقيِيّ
proctostenosis تَضَيُّق المُستَقيم
proctostomía فَغرُ المُستَقيم
proctótomo مِبضَع المُستَقيم
proctotoreusis عَمَل شَرج إصطناعي
prodrómico بادِريّ، عَرَضيّ، مُتَقَدِّم
pródromo بادِرَة، طليعَة، علامَة، نَذير
productivo إنتَاجيّ، خَصب
producto ناتِج، مَنتوج
proemio تَمهيد، مُقَدِّمَة
proencéfalo ذو دِماغ ناتئ إلى الأمام
proenzima طليعَةُ الإنزيم
proeritrocito سَليفَةُ الكُرَيَّةُ الحَمراء
prófago طليعَةُ العاثِيَة
profase طليعَةُ الإنقِسَام، الطَّورُ الأوَل
profermento طَليعَةُ الخَميرَة
profesional مِهَنِيّ
profilaxis إتِّقاء، تَوقيَة
proflavina بروفلابينا (مُطهر موضعي)
profundidad عمق، غور
profundo عَميق، مُتَّعَمِق
progámico قبيل الإلقَاح، سابِق للإخصاب
progenie ذَرِيَّة، نَسل
progenitor سَلَف، جَدّ
progeria الشَيخُوخة المُبَكِّرَة
progestacional سابِقٌ للحَيض، بروخستيروني المَفعول
progesterona بروخستيرونا
progestógeno بروخستيروني المَفعول
proglosis طَرفُ اللِسَان
proglótide قَطعة شريطيَّة
proglotis قِطعة الدودَة الشريطيَّة
prognatismo فَقَم، بروز الفكُ السُّفلي
prognosis إنْذار، مَآل
progonoma وَرَم نَسيجٌ خارج موضعه الأصليْ
progranulocito سَليفَةُ النَقْويَّة
prográvido مُهَيَّأً للحَمْل
progresión تَقَدُّم، تَدَرُّج، تَصَاعُد، متوالية (في الرياضيات)
progresivo تَدريجيّ، تَقدُّمي، مُتوالي
progreso تَقَدُّم، رُقيّ
prohormona طَليعَةُ الهُرمون
proinsulina طَليعَةُ الإنسولين
prolabio قِلدَة (جزء الشفة الأحمر)
prolactina حاثَّة اللبن، برولاكتينا (هرمون من الجزء الأمامي من الغدة النخاميَّة)
prolán جوهر هرموني من بول الحامل

prostatovesiculitis

prolapso هُبوط، تَدَلِّ
prolepsis إستِباق النَّوبَة
proléptico سابِق لأوانِه، إنذاريّ
proliferación تَشَعُّب، تكاثُر
prolífico مُثمِر، خَصيب
prolígero مُنتِجٌ للذُّرِّيَّة، نَسول
prolina برولينا، حامِض أميني
prólogo تَمهيد، مُقَدِّمَة
promegacariocito سليفَة خَلِيَّةُ نِقي العَظم العَرْطَلِيَّة
promegaloblasto سليفةُ الأرومَة الضَّخمَة
promielocito سَليفَةُ النَّقَوِيَّة
prominencia بُروز
promitosis إنقسامٌ عاديّ
promonocito سَليفَةُ الوَحيدَة
promontorio شامِخة، بارِزَة
pronación كَبّ
de la mano *كَبُّ اليد (توجيه راحة اليد نحو الأرض)*
pronador كابَّة، عَضَلة كابَّة
pronefros سَليفَةُ الكُلوَة
pronormoblasto سَليفَةُ الأرومَة السَّوِيَّة
pronóstico المآل، إنذار، تَكَهُّن (بعاقِبَة مَرَض)
pronúcleo النَّواةُ الأوَّلِيَّة
proótico أمامَ الأُذن
propagación إنتِشار، نَشر، إذاعَة
propedéutica التعليمُ الإبتدائيّ
propepsina طَليعةُ الببسينا
properitoneal أمامَ الصِّفاق
propiocepción إستِقبالُ الحِسّ العَميق(الشعور بالوضعية بواسطة المنبهات الذاتية للجسم)
propioceptor مُستَقبِلَةُ الحِسّ العَميق (العَصب الحسي الذي يؤشر على حركات ووضعية الجسم)
proplasmina طليعَةُ البلازمينا
proplexo الضَّفيرةُ المَشيميَّةُ للبُطينِ الجانِبيّ
propósito نيَّة، قَصد، غَرَض
propositus الشاهد الأول (الشخص الاول المصاب بعاهة ويصلح لدراسة الوراثة)
proproteína طَليعةُ البروتين
proptómetro مِقياسُ الجُحوظ
proptosis جُحوظ، إندِلاق، بُروز

propulsión إندِفاع، دَفْع، تسيير
prorenata حَسَب الظُّروف
prorrupción هَبَّة
prosecretina طليعَةُ السكريتينا
prosector مَحضِّرُ التَّشريح، مُشَرِّح
prosencéfalo الدِماغُ الأماميّ
prosocelio تجويفُ الدِماغ الأماميّ
prosodémico مُتنقل داخِلي، مرض مُعدٍ من شخص لآخر مباشرة
prosogáster المِعَى الأمامي
prosoplagia الألَمُ الوَجهيّ (ألم الثلاثي التوائم)
prosopantritis إلتِهابُ الجُيوبِ الجَبهيَّة
prosopectasia غِلظُ الوَجه ،الجَهَم
prosoplasia تَنَسُّجٌ مُتَقَدِّم، التطور نحو مستويات أرقى
prosopodimorfia ضُمورٌ وَجهيٌ نِصفِيٌّ
prosoponeuralgia وَجَع أعصابِ الوَجه
prosopopasmo تَشَنُّجُ الوَجه
prosoposquisis شَقُّ الوَجه
prosopotoracópago مسيخان متحِدا الوجهين والصَّدرين
prospermia=eyaculación precoz إنزالٌ مُبَكِّر
prostaglandina بروستاغلاندينا (فِئةٌ سداسيةٌ من الأحماض الدُّهنيَّة في الجسم)
próstata المُوثَة، البروستات أو البروستاتَة
prostatalgia ألم المُوثَة
prostatauxa تَضخُّم المُوثَة
prostatectomía إستِئصال المُوثَة
prostatecosis تَقَرُّح المُوثَة
prostático متعلق بالتِهابِ البروستات
prostatismo مُوثيَّة، بروستاتِيَّة، الحَالَة البروستاتِيَّة
prostatitis إلتِهابُ المُوثَه
prostatodinia وَجَعُ المُوثَة
prostatomegalia ضَخامةُ المُوثَة
prostatorrea ثَرُّ المُوثة
prostatotomía بَضعُ المُوثَة
prostatovesiculoectomía إستِئصالُ المُوثة (البروستات) والحويصلات المَنَوية
prostatovesiculitis (إلتِهابُ المُوثة البروستاتة) والحويصلات المَنَويَّة

P

protal

protal خِلقِيّ، منذ بدء الحياة
protamina أمينٌ أوَّلي
protanopía عَمَى الأحمر والأخضَر
proteasa بروتياسا، خَميرة بروتينية
protector مُحَافظ ،حاضِنَة (مادة تزيد من فترة تأثير مادة أخرى)
proteido بروتين
proteína بروتينا، بروتين
proteinograma مُخطط البروتينات
proteinosis داء بروتيني، البروتينيَّة
proteinoterapia المُعالجة البروتينية
proteinuria بيلَة بروتينية
proteoclástitico ناقِضُ البروتين
proteólisis تَحَلُّل البروتين
proteopexia تَثبيتُ البُروتينات
proteosa بروتيوسا، بروتين ثانَوي
proteosuria بيلةٌ بروتيوزية
protésico بَديلي ، بِدْلِي
prótesis بِدلة ، بَديل (لتعويض الأجزاء المفقودة)
proteus المُتَقَلِّبَة ، جراثيم" عضويةُ الشكل
protipsina مُوَلِّدُ التريبسينا
protista الأوالي (وحيداتُ الخليَّة،الكائنات الأولِيَّة من حيوان أو نبات)
protistologia علم الأوالي، علم الكائنات وحيدة الخلية
proto سابقة بمعنى أوَّلي ، بَدئي
protobio مُلتَهِمةُ المِكروبات، الحُييات الدَقيقَة
protoblasto الجرثومَةُ الأوَّليَّة، نَواة البيضة، الأرومة البدنية
protocarion نُواةٌ بَدئِيَّة، النواة الأوَّليَّة
protocondrio الغضروف البَدئي، الغُضروف الطَّليعيّ
protodiástole بَدءُ الإنبساط
protófito نباتٌ وَحيدُ الخَليَّة
protogáster المِعَى الأوَّليّ
protoginia تَبكيرُ الأنوثَة
protómetro مَقياسُ الجُحوظ
protominobacteria (جنس من الجراثيم) بروتومينوباكتيريا
protomonadina المُسَوَّطاتُ البَدئِيَّة (رتبة من السوائط الحيوانية)

protón بُروتون
protonefros الكُليةُ الأوَّليَّة
protoneurona العَصَبون الأوَّل
protopático ذاتيُّ النَشأة، غامِض، أوَّليّ
protoplasia التَنَسُّج الأوَّلي
protoplasma جبلَة، الجِبلَة الأولى
protoplasto الخَليَّة غير النوعيَّة، الجِبلَةُ المُجَرَّدة
protoporfiria بروتوبورفيريا
protoporfirina برفرين أوَّليّ
protopsis بُروزُ العَين
protospasmo تَشَنُّج بَدئِي
prototipo نَمَط أوَليّ، نَموذج بَدئي
prototoxina بَديئةُ الذِّيفان
prototrófico أوَلِيّ الإغتِذاء، أُنموذَجِيَّة التَّغَذِّي
protovértebra فَقَرَةٌ أوَلِيَّة، جُسيدَة
protozoología مَبحِثُ الأوالي، علمُ أحاديات الخليَّة
protozoos الأوالي ، الحُييويناتُ البدائيَّة
protracción بُروز وَجهيّ ، شذوذٌ وجهيّ
protractor جهاز لإستخراج الأجسام الغريبة من الجروح، لاقِط، مِنتاخ
protrombina طليعَةُ الخَثرين، طَليعَةُ الترومبين
protuberancia حَدَبَة، ناشِزَة
provirus طليعَةُ الحُمة، طليعَةُ الفيروس
provitamina طليعَةُ الفيتامين
proximal دانٍ، قَريب
próximo الأقرب، الأكثَرُ قرباً، المُباشِر
proyección تصميم
proyectar يُصَمِّم
prozona طَليعَةُ المِنطَقَة
prueba إختِبَار، بُرهان
pruriginoso حِكِّيّ، حُكاكي
prurigo حُكاك، تهَرُّش
prurito حِكَّة، هُراش
psalis=fórnix قَبو المُخ
psalterio ذاتِ التلافيف، صِوارُ القَبو
psamoma وَرَم رَمليّ
pselafesia حاسَّةُ اللَّمس
pselismo تَأتَأة ،لُكنَة
pseud-pseudo **سابقة** بمعنى كاذب أو مُزَيف
pseudacusia سَمْعٌ كاذِب
pseudomona الزَّائِفة (من الجراثيم الزوائف)

puericultura

pseudophyllidea العوسانات (رُتبة من الإشريطيَّات)
psicalgia ألم نَفسِيُ المَنشأ
psicastenia وَهنٌ نَفسِيَ
psicataxia رَنَحٌ نَفسِيَ، نَفسيَّة إختِلاجيَّة
psicoanálisis تَحليلٌ نَفسانيَ
psicoanalista مُحَلِّلٌ نَفسانيَ
psicobiología مَذهَبُ البيولوجيا النَّفسيَّة
psicocortical قِشرِيٌّ نَفسِيَ
psicodiagnóstico التَشخيصُ النفسانيَ
psicodometría قياس النشَاطُ العَقليَ
psicodrama تَمثيلٌ نَفسيَ
psicofarmacología عِلمُ العقاقير النفسانيَ
psicogénesis نَماء العَقل، تَنَشُّوٌ نفساني
psicogénico نفسانيُ المَنشأ
psicolepsia هبوطٌ نَفسِيَ، إنقِبَاض نَفسَانيَ
psicología عِلمُ النفس، عِلمُ الحالات النفسَانيَّة
psicometría قياسُ الذكاء، القياسُ النَفسي، قِياسُ العَمليَّاتِ النَّفسيَّة
psicomotor نَفسيٌّ حَرَكيَ
psiconeurosis عُصابٌ نَفسِيٌّ
psiconomía قانون النَشاط النَفساني
psicópata مُعتَلٌّ نفسانياً
psicopatía إعتِلال نَفسانيَ
psicopatología عِلمُ أمراض النَّفس
psicoplejía ضُعفٌ عَقليَ
psicorrexis ضَجرٌ نَفسانيَ
psicosedación تَهدِئَةٌ نَفسيَّةٌ
psicosensorial متعلق بالإدراك العَقليَ للإحساسات، نَفسيٌّ حِسِّيَ
psicosis ذُهان، تَشَوش نَفساني
psicosomático نَفسِي بَدَنيَ
psicoterapia المُعالَجة النَّفسيَّة
psicótico نَفسانيَ، ذُهانيَ
psicroalgia ألم بُرودِيَ
psicroterapia مُعالجَةٌ بالبُرودَة
psique النَّفس، الحياةُ العَقليَّة
psiquiatra طَبيبٌ نَفسانيَ
psiquiatría الطب النَّفساني
psíquico نَفسيَ، عَقليَ

psitacosis الببغائيَّة، داء فيروسي تنقله فصيلة الببغاء
psoas كَشَحيَّة، خصريَّة، العضلة الخَصريَّة
psódimo مسيخ مزدوج ملتحم بالقَطَن
psoítis إلتِهابُ العَضَلة الكَشَحيَّة
psomofagia بَلعٌ ناقص المَضغ، بَلعُ الطَّعام
psoriasis داءُ الصَّدَف، الصَدَفيَّة
psoroftalmia جَرَبُ العَين
psorophora الحَارِشَة (جِنسٌ من البعوض)
psorospermia طفيليٌّ بِذريَ
ptármico مُعَطِّس
pterigión ظُفرَة، ظُفر، ظَفَرة في ملتحمة العَين بشكل مثلث رأسه في القرنية
pterigo- بادئة بمعنى ظُفري أو جَناحانيَ
pterigoideo جَناحيُ الشَّكل
pterigomandibular جَناحيَ فكيَ سفليَ
pterigomaxilar جَناحيَ فَكيَ عُلويَ
pterigopalatino جَناحيَ حَنَكيَ
pterion الجُنيحَى، يافوخُ الجُنَيح (نقطة تشريحية في القحف)
pternalgia وَجَعُ العَقِب
ptialagogo مُسَيِّلٌ للُعَاب
ptialina خميرة لُعَابيَّة
ptialismo كَثرَةُ اللُّعَاب، فرط إفراز اللعاب
ptilosis سقوطُ الأهدَاب
ptomaína بتوامائينا (قلواني سام)
ptosis هُبوط، تَدَلِّ، إسترخاء
puberal بُلوغيَ ، حُلميَ
pubertad بلوغ، حُلم
pubes عَانَة، شَعرُ العَانَة
pubescencia تَزَغُّب، حُلم ،بلوغ
púbico عانِيَ، متعلق بالعَانَة
pubiofemoral عانِيَ فَخذيَ
pubiotibial عانِيَ قَصَبيَ
pubiotomía بَضعُ العَانَة
pubiovesical عانِيٌ مَثانِيَ
pubis العَانَة
pudenda فَرج (الأعضاء التناسلية الظاهرة وخصوصاً لدى المرأة) ، العَورَة
puente جِسر
puericultura فَن تَربية الأولاد

P

pueril

pueril صِبياني، صَبَوي
puérpera نُفساء، نَفَسة
puerperal نِفاسِي
puerperio بَعدَ الوَضْع، عقب الولادة
Puerta باب
puesto لابس، مكان، مَقر، مَركَز
pulex البرغوثيات
pulga البرغوث
pulgada بوصَة، إنش
pulgar إبهامُ اليَد
pumloaórtico رِئوي أبهري
pulmolito حصاةُ الرّئة
pulmometría قياس سِعَةُ الرّئة
pulmómetro مِقياس سِعَةُ الرّئة
pulmón رِئة
pulmonar رِئَوي
pulmonectomía إستِئصالُ الرئة
pulmonía إلتِهابُ الرّئة، ذات الرّئة
pulpa لُبّ
  dental *لُبُّ السِّن*
pulpalgia وَجَعُ اللُّب
pulpectomía إستئصال اللُّب
pulpefacción تَحَوُّل إلى لُبّ
puntiforme نُقطيُ الشَّكل
puntillaje التَّدليكُ بالأنامِل
punto نُقطَة، رأس
punzar بَزَلَ، وَخزَ
pupa خادِرَة، طَفح،بَثرة
pupila حَدَقة، بؤبؤ، إنسان العين
pupilar حَدقي، بؤبؤي
pupilómetro مقياس الحَدَقَة
pupilomotor مُحرّك الحَدَقة
pupiloplejía شلل الحَدَقَة
pupiloscopia تنظيرُ الحَدَقَة
pupilostatómetro مقياس تباعد الحدقتين
purgación إسهال، تَسهيل
purgante مُطهِّر
purgar طهَّر، نَظَّف
purgativo مُسْهِل
puriforme قَيحَيُ الشكل
pulpiforme لُبيُّ الشَّكل
pulpitis إلتِهابُ اللُّب، إلتِهابُ لُبِّ السِّن
pulpotomía بَضعُ اللُّب
pulsación نَبَضان
pulsátil نابِض
pulsatila شقائق النعمان
pulso نَبض
  bigemino *نَبض ثنائي*
  parvus *نَبض خفيف*
  radial *نَبض كُعْبري*
  tardus *نَبض متأخِّر*
  trigémino *نَبض ثلاثي القَرْع*
  venoso *نَبض وريدي*
pultáceo لبابِيُّ الشَّكل، مِثلُ الضِّمادة
pulverización سَحق، سَحن، ذَرّ
pulvinar الوِسادَة، الحَدَبُ الخَلفيُّ للمِهاد البَصَري
  talamico *وِسادَةُ المِهاد*
pullularia البينتوش(جنس من الفطريات)
punción بَزل ، خَزْم ، وَخْز
  lumbar *بَزل قَطني*
pungente لاذِع، لاسِع
punteado مُنَقَّط

purina بورينا(مجموعة مركبات حمض البول)
purinemia وجود مركبات البورين في الدَّم
purinómetro مقياس كمية البورين في البول
puro نَقيّ، صافٍ، طاهر، سليم
puromucoso=mucopurulento قَيحِيٌّ، مُخاطيّ
púrpura المَرجونة(جنس من القواقع) ، فُرفُريَّة، أرجوان
purpurina فُرفورين (صبغة الأرجوان وتستخرج من زهرة فُوَّة الصبَّاغين)
purulencia التَقَيّح
purulento مُتَقَيّح، قَيحيّ
pus قَيحٌ، صَديد
pústula بَثْرة (خُراج صغير)
pustulación تَبَثُّر
pustular بَثْري، ذو بُثور
putamen قِشرَة، قُنابَة القمح، البَطامَة (بنية تشريحية عصبية)

putrefacción تَفَسُّخ، تَدَعُّص
putrefactivo مُفَسِّخ
putrefacto مُفَسَّخ، نَتِن
putrescina تَفسُّخين
pútrido عَفِن، مُنفسِخ، نَتِن
pyruvato بيروباتو، ملح الحمض البروبي

Q

queilectomía إستئصالُ الشَّفَة
queilectropión إنقلابُ الشَّفَة
queilitis إلتِهابُ الشَّفَة
actínica *إلتهابُ الشَّفَة الشعاعي*
aguda *إلتهابُ الشَّفَة الحَّاد*
queiloangioscopia تَنظيرُ أوعية الشَّفَة
queilocarcinoma سَرطانَةُ الشَّفَة
queilofagia قَضمُ الشَّفَة
queilognatopalatosquisis فَلَحٌ شَفَويٌ فَكِّيّ حنكيّ خِلقِيّ
queilognatosquisis فَلَحٌ شَفَويٌ فَكِّيٌّ خِلقِيّ
queilostomatoplastia رَأبُ الشَّفَة والفَم
queilotomía بَضعُ الشَّفَة
quelación خَلَب، خَدَش
queléctomo مِخْزَعَة
queloide جُدَرَة، البثور الناشئة على الجسم
queloma جُدَرَة
quelotomía بَضعُ الفَتْق
quemadura حَرق، حَرقَة
quemosis وَذمَةُ المُلتَحِمَة
queno- سابقة بمعنى الخَلاء
quenofobia رُهابُ الخَلاء
quenotoxina ذيفان التَّعَب
queracele وَرَم قَرنيّ
queractetasia بُروزُ القَرنيَّة
queratalgia أَلَمُ القَرنيَّة
queratectomía خَزع القَرنيَّة
queatiasis التَقَرُّنيَّة، تعدد التآليلِ المُتَقَرِّنة
queratina كراتينا، مادَّة قَرنيَّة
queratinasa إنزيم كِراتينيّ
queratinización تَقَرُّن
queratinocito خَليَّة تَقَرُّنيَّة
queratitis إلتِهابُ القَرنيَّة
actínica *إلتهاب القرنية الشعاعي*
bullosa *إلتهاب القرنية الفقاعي*
esclerosante *إلتِهابُ القَرنيَّة المُصَلِّب*
estriada *إلتِهابُ القَرنيَّة المُخطَّط*
herpética *إلتِهابُ القَرنيَّة الهِربَسيّ*
micótica *إلتِهابُ القَرنيَّة الفُطاريّ*
vesicular *إلتِهابُ القَرنيَّة الحُويصِلِيّ*
querato- سابقة بمعنى مُتَقَرِّن
queratocantoma وَرَمٌ شَوكيٌّ قَرنِي
queratoangioma وَرَمٌ وعائِيٌّ مُتَقَرِّن
queratocele قيلَةُ القَرنيَّة
queratocentesis بَزْلُ القَرنيَّة
queratoconjuntivitis إلتِهابُ القَرنيَّة والمُلتَحِمَة
queratocono تَمَخرُطُ القَرنيَّة
queratoderma تَقَرُّن الجِلد
queratogénesis تَكَوُّنُ الموادِ المُتَقَرِّنَة
queratógeno مُوَلِّدُ الموادِّ المُتَقَرِّنَة
queratoglobo=megalocornea ضَخامَةُ القَرنِيَّة
queratohelcosis تَقَرُّح القَرنيَّة
queratohemia تَدَمِّي القَرنيَّة
queratohialina قَرنيٌّ زُجاجيّ
queratoide قَرنيُّ الشَكل
queratoiridociclitis إلتهابُ القَرنِيَّة والقَزَحيَّة والجسم الهَدَبي
queratoiridoscopio منظارُ القَرنِيَّة والقَزَحيَّة
queratoiritis إلتِهابُ القَرنيَّة والقَزَحيَّة
queratoleptinsis تَرقيعُ القَرنيَّة بالملتَحِمَة
queratoleucoma غُفَاءَةُ القَرنيَّة
queratólisis إنحِلالُ الطَبَقةُ القَرنيَّة
queratoma وَرَمٌ قَرنيّ
queratomalacia تَلَيُّنُ القَرنيَّة
queratometría قياسُ القَرنيَّة
queratómetro مِقياسُ القَرنِيَّة
queratomicosis فطارُ القَرنيَّة
querátomo مِبْضَعُ القَرنِيَّة
queratonixis بَزَلُ القَرنيَّة
queratopatía إعتِلالُ القَرنيَّة
queratoplastia رأبُ القَرنِيَّة
queratoproteína بروتين قرانيّ
queratorrexis تَمَزق القَرنيَّة
queratoscleritis إلتِهابُ القَرنيَّة والصلبَة
queratoscopia تَنظيرُ القَرنيَّة
queratoscopio مِنظارُ القَرنيَّة
queratosis تَقرانُ الجِلد ، ورَمٌ قَرنِي

quirartritis

queratotomía بَضعُ القَرنيَّة
queraunofobia رُهابُ البَرق أو الصَّواعِق
queraunoneurosis عُصابُ الصَّواعِق
querectomía خزعُ القَرنيَّة
querion تَبَثُّر في فروة الرأس، شُهدَة
querofobia رُهابُ السعادة، رهبَةُ الإنشراح
queroideo شبيهُ القَرن
queromanía حساسيَّة مُفرطَة
querubismo وَرَم زوايا الفَك، خَثَلٌ لِيفيٌّ لزاويةِ أو زوايا الفَك
quiasma التَّصالُبَة
óptico *التَّصالُبَة البصَريَّة*
quiastómero مِقياس إنحِراف البَصَر
quiescente في حالةِ سُكون
quieto هادِئ، ساكِن
quilangioma ورمُ الأوعية الكيلوسيَّة
quilate قيراط
quilemia وجودُ الكيلوس في الدَّم
quilifacaión تكَوُّن الكيلوس
quiliforme كيلوسيّ الشَّكل
quilitis إلتِهابُ الشَّفَة
quilo الكيلوس (سائلٌ لبنيٌّ قلويّ موجود في الأوعية الكيلوسيَّة في الأمعاء بعد الهضم)
quilocele قيلةٌ كيلوسيَّة
quilocisto كِيسةٌ كيلوسيَّة
quilodermia داءُ الفيل(بسبب الفيلاريَّة)
quilomediastino مَنصِف كيلوسي، وجودُ كيلوس في المَنصِف
quilomicrón دَقيقة كيلوسيَّة
quiloneumotórax رِيحٌ صَدريَّة كيلوسيَّة
quilopericardio وجود كيلوس في التَّامور
quiloperitoneo كيلوس في الصِّفاق
quilopoyesis تَكَوُّن الكيلوس
quilorrea إسْهالٌ كيلوسيّ
quilosis الكيلوسيَّة
quiloso كَيلوسيّ
quilotórax كيلوسية الصدر
quiluria بيلة كيلوسية
quimasa إنزيم عصارة المعدة
quimica كيمياء،علم الكيمياء
quimicogénesis تولد كيميائي
quilotorax كَيلوسيَّةُ الصَّدر
quiluria بيلَة كيلوسيَّة، بَول لَبَنيّ
quimasa إنزيم عصارة المَعِدة
química كيمياء، علمُ الكيمياء
quimicogénesis تَوَلُّد كيميائي
quimihormonal كيميائيّ هرمونيّ
quiminosis مَرَض كيميائي
quimio- سابقة بمعنى كيمياء
quimioabsorción إمتِزازٌ كيميائي، إمتِصاص كيميائي
quimiobiótico كيميائيّ أحيائيّ
quimiocauterización كَيّ كيميائيّ
quimiocinesis الحَرَكةُ الكيميائية
quimiocoagulación تَخَثُّر كيميائي
quimiodectomia وَرَم المستقبلات الكيميائي
quimiofarmacodinámica تأثيرُ الأدويَّة الكيميائي
quimioinmunología المناعاتُ الكيميائيَّة
quimiólisis تَحَلُّل كيميائيّ
quimioluminiscencia لمعانٌ كيميائيّ
quimionucleósis الحَلُّ الكيميائيُّ للقُرص الفِقْري
quimioprofilaxis وقايَة كيميائيَّة
quimioreceptor مستَقبِل الإثارَة الكيميائية
quimiorreflejo إنعكاسٌ كيميائيّ
quimiorresistencia المُقاوَمة الكيميائيَّة
quimiosíntesis التركيبُ الكيميائي
quimiotaxis إنجذاب كيميائي
quimioterapia المعالجة الكيميائية
quimiótico مُصاب بالقضاَة، ذو عين قَضِئة، ذو عيب في العين
quimismo الفعَّاليَّة الكيميائيَّة
quimo كيموس (الطعام المهضوم في المعدة قبل أن يصل إلى الأمعاء)
quimógrafo مُخَطط التَّمَوُّج
quimotripsina إنزيم بنكرياسي
quintípara والِدة للمرة الخامِسَة، مُخمِسَة
quionablepsia عَمَى الثَّلج
quiraga نِقرَسُ اليَّد
quiralgia ألمُ اليَّد
quirartritis إلتِهابُ مفاصِل اليَّد

Q

quiro

quiro- سابقة تدل على العلاقة باليَّد
quirobraquialgia ألم الذِّراع واليَّد
quirocinestesia إدراك حَرَكة اليَد
quirófano غرفة عمليات
quirognomía قِراءةُ الكَفّ
quirognóstico متعلق بإدراك جِهة المُنَبِّه
quiromegalia ضَخامَةُ اليَّد، تَضخمُ اليدين
quiroplastia رأبُ اليَّد، تقويم اليدين
quiropodalgia ألمُ اليدين والقدمين
quiropónfolix فُقاع اليدين، داءٌ يتميز بطفح جلدي حويصليّ في الطبقة المخاطِيَّة لليدين والقدمين
quiropráctica المعالجَة اليَدَويَّة
quiroscopio مِنظار يَد
quirospasmo تَشَنُّج اليَّد
quirúrgico جِراحيّ
quiste كيس، مَثانة، كُيَيس
amniótico سَلَوِي
de Baker كيسُ بيكر (خلف الركبة)
epidermoide كيس بشَرانيّ
multilocular مُتَعدِّد الحجرات
pancreático كيس بنكرياسي
sebáceo كيس شحمي
quitina دُرعَة (المادة الأساسية في أصداف مفصليات الأرجل)

R

rabadilla القسم من الجسم الذي يمتد من الكتفين حتى الذيل عند الحيوانات
rabdo- سابقة بمعنى مُخَطَّط، عَصَوِيّ
rabdoide عَصَوِيُّ الشكل
rabdomioma ورم العَضَلَة المُخَطَّطة
rabdomiosarcoma وَرَمٌ أرومِيّ عَضَلِيّ مُخَطَّط
rabdovirus الفيروسة الرَّبدِيَّة
rabia الكَلَب، السُّعار
rabicida مُبيد فيروس الكَلَب
rabiforme كَلبِيُّ الشكل، يشبه الكَلب
rabioso مُصاب بِداء الكَلَب، مَكلوب
racemización تَرازُم
racemoso عُنقودِيّ الشكل
racial خاصّ بالسُلالَة، خاصّ بالعِرق، سُلالِيّ
racimo عُنقود
ración النصيب من الغذاء المُحَدَّد، حِصَّة، قِسط
racional الأساسُ المَنطقي، مُرشِد، رَشِيد
racionalización تَرشيد، إخضاعٌ للمَنطِق
racoma=escroto péndulo صَفَنٌ متَدَلٍّ
rad راد، وحدةُ قياس الجرعة الشعاعيَّة المُتَأينة الممتصة في الجسم
radectomía قَطعُ الجَذر
radiabilidad شَعوعيَّة، نفوذِيَّةٌ للإشعاع
radiable نَفوذٌ للإشعاع، شَعوع
radiación إشعَاع ، المُعالَجَة بالراديوم، تَشعُّع
radiactividad نشاطٌ إشعاعيّ، إشعاعيَّة
radiactivo ذو نشاط إشعاعيّ، مُشِعّ
radial كُعْبري، شعاعي
radiante مُشِعٌّ، شُعَي
radiatermia إنفاذٌ حَراريّ قَصيرُ الموجات
radical جذرِيّ، جَذر
radiciforme جَذرِيُّ الشكل
radicotomía قَطعُ الجَذر
radicula جُذير
radiculalgia أَلَمُ جُذور الأعصاب (في الأعصابِ الشَوكيَّة)
radicular جَذرِيّ

radiculectomía قَطعُ أو خَزعُ جُذور الأعصاب
radiculitis إلتِهابُ جُذور الأعصاب
radiculomielopatía إعتِلالُ جُذور الأعصابِ والحبل الشوكيّ
radiculoneuritis إلتِهابُ الجُذور والأعصَاب
radiculopatía إعتِلال جُذورِ الأعصَاب
radiectomía إستِئصال الجَذر
radielemento عُنصر مُشِعّ
radifero مُحتوي الراديوم
radio- سابِقة بمعنى شُعاعيّ، إشعاعيّ، (كُعبُري)
radioanafilaxis تأَق إشعاعيّ، إعوازٌ إشعاعيّ
radiobicipital متعلق بالكُعبُرَة و ذاتِ الرأسين
radibiología عِلمُ الأحياء الإشعاعيّ
radiocalcio كلسيوم مُشِعّ
radiocarbono كربون مُشِعّ
radiocarcinogénesis سَرطان إشعاعيُّ التَكَوُّن
radiocardiografía تخطيطُ القلب الإشعاعيّ
radiocarpal كُعبُري رُسغي
radiocirugía جِراحَة إشعاعيَّة
radiocistitis إلتِهابُ المثانة الإشعاعيّ
radiocubital=radioulnar كُعبُريّ زَندي
radiodensidad كَثافَةٌ إشعاعِيَّة
radiodermatitis إلتِهابُ الجِلدِ الإشعاعيّ
radiodiáfano مصباحُ الشُفوف الشُّعاعيّ
radiodiagnóstico عِلمُ التَشخيص الإشعاعيّ
radiodigital كُعبُريّ إصبَعيّ
radiodoncia تصويرُ الأسنان بالأشِعَّة
radioelectrocardiografía تَخطيط القَلب الكهرباوي الإشعاعيّ
radiofobia رُهابُ الإشعاع
radiofósforo الفُسفورُ المُشِع
radiogénesis تَوليدُ الإشعاع
radiogénico إشعاعيُّ المَنشأ
radiografía التصوير الإشعاعيّ، الصورة الشُّعَاعيَّة
radiohumeral كُعبري عَضُدي
radioinmunidad المنَاعَةُ الإشعاعيَّة
radioinmunodetección الكَشفُ المَناعِيُّ الشُّعاعيّ
radioinmunodifusión الإنتشارُ المناعيُّ الشُّعاعيّ

R

radioinmunoelectroforesis الرَّحَلانُ (الإستشراد الكهربائي) المَناعِيُّ الشُّعاعِيّ
radioinmunoensayo المُقايَسةُ المَناعِيَّةُ الشُّعاعِيَّة
radioinmunoterapia المُعالَجة المَناعِيَّةُ الشُّعاعيَّة
radioisótopo نَظيرٌ مُشِعّ
radiolesión آفةٌ شُعاعيَّة
radiolo مِسبار، مِجَس، آلة لسبرِ الأعماق
radiología الطبُّ الإشعاعيّ
radiodiológo طبيبُ التشخيص بالأشعَّة
radiometalografía تصويرُ المَعادِن الإشعاعيّ
radiómetro مِقياسُ الإشعاع
radiomicrómetro مقياس شعاعيّ مِكرَويّ
radiomuscular كُعبُريٌّ عَضليّ
radiomutación تَحوُّل إشعاعيّ
radión دقيقة شعاعيَّة، راديون
radionecrosis نَخَر إشعاعي
radionúcleido نوكليدٌ مُشِعّ (نوكليد غير مستقر ويتفكك مرسلاً إشعاع مُؤيِّن)
radioopaco ظليلٌ للأشِعَّة، عَتيمٌ للأشِعَّة
radiopatología عِلمُ الأمراض الشُّعاعيَّة
radiopelvimetría القياسُ الشُّعاعيّ للحَوض
radiopotasio البوتاسيوم المُشِعّ
radiopotenciación تأييدُ الإشعاع وتعزيزه (بفعل العقاقير)
radiopraxis المُعالجةُ الشُّعاعيَّة
radioquímica الكيمياءُ الإشْعاعِيَّة
radiorreacción التَفاعُل الإشعاعيّ
radiorreesistencia مقاوَمةُ الأشعاع
radioscopia تنظيرٌ إشعاعيّ
radiosodio صوديوم مُشِع
radiosteroscopía التنظير الشُّعاعيُّ المُجَسَّم
radiotanatología دراسة تأثير الإشعَاع على الأنسجة الميتة
radioterapeuta إختصاصي بالمُعالجَة الإشعاعِيَّة
radioterapia المُداواةُ بالإشعَاع
radiotermia تسخينٌ إشعاعيّ (بالأمواج القصيرة)
radiotoxemia **تسمُّم دمويّ إشعاعيّ**
radiotransparente=radiolucente شَفافٌ للأشِعَّة
radiotrópico مُتأثر بالإشعاع
rdioyodo اليودُ المُشِعّ

radón الرَّادون (العنصر السادس والثمانون)
rafe رِفاء، دَرز
rafinosa رافينوزا (سكر نباتي المصدر)
ragade شقوقٌ جِلديَّة
ragocito خليَّة إلتِهاب المَفاصِل الروماتويديّ
raíz جَذر
rama del fascículo de His(fascículo atrioventricular) حزمة هِيس (الحزمة الأذنية البطينيَّة)
ramal فَرعيّ
ramificación تَفَرُّع، تَشَعُّب
ramisección قطعُ الفروع
ramitis إلتِهاب جذر العَصَب، إلتِهابُ الفُروع
ramus فَرْع، غُصْن
ranino ضِفيدَعيّ، تحت اللِّسان
ránula كيسٌ ضِفدعيّ (كيس إحتباسي تحت اللسان أو تحت الفك)
ranular ضِفيدَعيّ، شُرغوفي
rápido سريع
rapto خَطْف، إختِطاف
raqui- سابقة بمعنى العَمود الفِقري أو السيساء
raquialbuminometría قياسُ الألبومين في السائل المُخيّ النُّخاعيّ
raquialbuminómertro مقياس الألبومين في السائل المخيّ النُّخاعيّ
raquialgia ألمٌ ظهريّ
raquianalgesia تَخدِيرٌ سيسائيّ، تَخديرٌ شوكي
raquianestesia تَخدِيرٌ سيسائيّ، تَخديرٌ شوكي
raquicentesis(puncion lumbar) بَزلُ القناة الشَّوكيَّة، بَزْل سيسائِيّ
raquí**deo=espinal** شَوكي، سيسائيّ
raquígrafo مِخطاطُ العَمودُ الفِقري
raquílisis إفتكاء السِّيساء، تَقويمُ العَمودُ الفِقري
raquiocampsis تَقَوّسُ العَمود الفِقريّ، إنحِناءُ السِّيساء
raquiocentesis (puncion lumbar) بَزلُ القناة الشَّوكيَّة، بَزْلٌ سيسائِيّ
raquiocifosis حَدَبُ الظَّهر
raquiodinia ألمُ العَمودُ الفِقريّ
raquíometro مِقياسُ تَقوسات العَمود الفِقري
raquiomielitis إلتِهابُ الحَبْل الشَّوكي

rectovesical

raquiópago توأمان مُتَّحِدان بالصُّلب
raquiopatía إعتِلالٌ شَوكي
raquioplejía الشللُ الشَّوكي
raquioquisis إنصِباب سيسَائي، إستِسقاء العمودُ الفِقري
raquioscoliosis جَنَف سِيسائيّ، إنحِرافُ العَمودُ الفِقري
raquiotomía بَضْعُ السِّيسَاء
raquiorresistencia مُقاوَمة التَّخدير الشَّوكي
raquis السِّيساء، العَمود الفِقري، الصُّلب
raquisagra ألمُ أو نَقرسُ السيساء
raquisensibilidad حساسيَّة زائدَة للتَّخدير الشَّوكي
raquisiquisis إنشِقاقُ العَمودُ الفِقريّ (الخلقي)
raquitis الكُساح، إلتِهابُ العمودُ الفِقري
raquitismo خَرَع، كُساح، رَخَد
rarefacción تَخَلخل، إنخِفاضُ الضغط
raspado كَشْط، حَك، بُرَادَة
raspar كَشَطَ، فَرَك، قَشَطَ، حَكَّ
raspatorio مِسحَاة، قَشَّاطَة
rata جُرذ
raticida مُبيدُ الجُرذان
ratón فأر
raya خط، علامَة خَطيَّة
rayo شُعاع، صاعِقة
raza نسلٌ، ذريَّة، عِرق، جِنس
reabsorción إرتِشاف
reacción تَفاعَل، ردُّ الفِعل
reaccionar يتفَاعل، يستَجيبُ
reactivación تَنشيط
reactividad تفاعليَّة، تَنشُّطيَّة
reactivo كاشِف، مُفاعِل
reagina عامِلٌ ضديّ، راجِنَة
realizar يُحقِّق، يجعل أمراً واقعاً
reamputación إعادِة البَتر، بَتر ثانٍ
reanimación إحياء، إنعَاش
rebelde عاصٍ، ثائِر، مُتَمرِد
rebocrania=torticolis صَعَر، إنفتال العنق، تصلب الرَّقَبَة
reboscelia إعوجاجُ السَّاق
rebosis إعوجاج

receptáculo مَكان تَجمُّع، وعاء، كُرسيُّ الزَّهرَة
receptor مُستقبِلة، مُتَلَقيَّة، مُستقبِل، لاقِط
recesión تقهقر، تَنَحٍ
recesive مُتَنحٍ، صَاغِر
receso رَدْب، فجوة، جيب صغير
óptico *الرَّدْبُ البَصريّ*
pleural *الرَّدْبُ الجنبويّ*
recesus فَرجَة ، فجوَة، تَجويف صغير
recidiva تَنَكُّس، عَودَةُ المَرض، تَكرارُ الجَريمَة
recién nacido=neonato وَليد، حَديث الوِلادَة
reciopomotor مُستَلِم حَرَكي، مُتَلَقِّي التَّحريك
récipe وَصفَة (صيدلة)
recipiente إناء، وِعَاء، مُتَلقّ، مُستَقبِل
reclamo وسيلة للتحايل (فكرة بارعة لتحقيق هدف أو حل مشكلة)
reconocimiento إعتِراف، إقرَار، شكران
reconstitución إعادَة البنيَّة، تَرميم
recordar ذَكَّرَ بِ
recremento حُثالَة، إفراز داخل الجسم
recrudecimiento نَكسَة(عودَة الأعراض بعد تحسن عارض)، مستفحل، متفاقم
rectal متعلق بالمُستقيم، مُستقيمي
rectalgia ألمُ المُستَقيم
rectectomía إستِئصالُ المُستقيم
rectificación تصحيح، تَقويم
rectitis إلتِهابُ المُستَقيم
recto مُستَقيم
rectoabdiminal مُستَقيميٌّ بَطنيّ
rectocele فَتقُ المُستقيم، قِيلَة المُستقيم
rectococcígeo مُستَقيميٌّ عُصعُصِي
rectococcipexia تَثْبيتُ المُستقيمِ بالعُصْعُص
rectolabial مُستقيمي شفويّ
rectopexia تَثبيتُ المُستَقيم
rectorrafia خياطة المُستَقيم
rectoscopia تنظير المستقيم
rectosigmoide المُستقيم السِّجمي، المُستقيم السِّيني
rectostenosis تَضيُّق المُستقيم
rectostomía فغر المُستقيم
rectouretral مستقيمي إحليليّ
rectovaginal مُستقيمي مَهبِلي
rectovesical مُستَقيميّ مثانيّ

R

recubrimiento

recubrimiento إعادة التغطية
recuento إحْصَاء، تِعداد
recumbente مُستلق، مُضطَجِع
recurrencia عَودَة، رجوع، إنتِكاس
recurvación تَقَوُّسٌ للخَلف، تَحَجُّن
redecilla شَبكة وعائيَّة، شَبَكَة، ضَفيرَة
redia ريدية(مرحلة من تطور المثقوبات)
redintegrción تَعويض، تَرميم، إستِنهاض (طب نفسي)
redislocaión عَودةُ الخَلع، خَلعٌ مُرتَدّ
redox إختِزال وتَأكْسُد
reducción تَخفيض، تَصغير، إختِصار، إختِزال
reducible قابِل الرَّد، رَجُوع
reducir يَختَزل، يُنقِص ،يُقَلِّل
reductasa خميرة مُرْجِعة
redundante فائِض، مَزيد، زائِد عن الحاجة
reduplicación تَضاعف، إرتِداف
reentrada عَودَةُ الدُّخول
reestenosis عَوْدَةُ التَّضَيُّق
reestrucurar يُجددُ الصياغة، يُغَير التركيب، يُعيدُ البِناء
referencia إسْنَاد، إحَالَة
referirse a يُشير إلى، يَلفتُ الإنتباه إلى
reflector عاكِس، مِرآة
reflejo مُنعكِس
cremasterico ***مُنعكِس مُعَلِّق الخُصية***
faringeo ***مُنعكِس بلعومي***
pupilar ***مُنعكِس الحَدَقَة***
rotuliano ***مُنعكِس الرَّضفة***
tendinoso ***مُنعكِس وَتَري***
vagal ***مُنعكِس مُبهمي***
refexión إنعِكاس، إنثِناء، إنعِطاف
reflexófilo حَافِلٌ بالمنعكسات
reflexógeno مُسَبِبُ الإنعِكاس
reflexoterapia المُداواة المُنعكسيَّة، مُعالجَة بالمُنعكَسات
reflujo إرتِداد، تَرجيع، إنحِسَار، جَزر
refracción إنكِسَار، إنعِطاف، إنحِراف
refraccionista **مُصَحِّحُ الإنكسار**، مُصَحِّحُ البَصَر
refractometría قياسُ الإنكِسار، قياسُ إنكِسار الضَوء
refractura كسرُ العَظم ثانياً
refrangible قابِلٌ للإنكِسار
refrescar رَطَّبَ، بَرَّدَ، أنعَشَ
refuerzo إمدَاد، نَجدَة، تَقْوية، دِعمَة
refusión إعادَةُ الدَّمِ للدَّوران، إعْرَاق
regañar تخاصم، تفتح (ثمار)، وَبَّخَ، أنَّبَ
regeneración تَجديدْ، تَرْميم
régimen حِمْيَة، أسلوبُ تَغذيَة، نِظام
región نَاحيَة، مِنطقَة، جِهة
regional إقليميّ، ناحِيّ
registro تَسجيل، تَقييد، سِجل، دَفتَر
regla مِسطرَة، قاعِدة، حيض(إمرأة) ، قانون، مِنهاج
regresión تراجُع، تَقَهْقُر، إرتِداء إلى الوراء
regresivo تَراجعيّ، تَقَهقري
regulación تَنظيم، ضَبْط
regular مُنتَظم، مُتَناسق، نِظامي، مَضبوط
regurgitación تَجَشُّؤ ، جُشاء
rehabilitación تأهيل، إعادةُ الأهليَّة
reimplantación إعادةُ الزَّرع
reinfección عَودَةُ العَدوَى
reinoculación إعادَةُ التَّلقيح
reintegración الإستِكمَالُ ثانياً، عَودَة، رَجعَة، عودة التكامل
reinversión إعادَةُ الإنقِلاب، إنقِلابٌ ثانٍ
rejuvenecimiento عَودَةُ الشباب، إصباء
relación عَلاقَة، قُربى
relajante مُرَّخٍ، مُخَفف للتوَتُّر
relapso نَكسة، رَجعة
relaxina ريلاكسينا (بروتين مرخٍ للعضلات الملساء والرحم)
remanente مُتَبق، بقيَّة، باقٍ، مُتَخلِّف
remedio عِلاج، دَواء
remisión خُمود، عَفو، صَفح، مَغفِرَة
remitente مُهادِن، ذو فترات، مُتَرَدِّد
remoción تَحريك، إزاحَة
renal كُلَوِيٌّ
litiasis renal ***تَحَصٍّ كُلَوِيّ***
pelvis renal ***حَوضُ الكُلية***
túbulo renal ***نُبيب كُلوِيّ***
renicápsula المِحفَظة فوقَ الكُلوَة

respiratorio

renículo فُصيصٌ كُلوِيّ
reniforme كُلويٌّ الشكل
renina رينين، كلوين، خميرة كُلويَّة
reniportal كُلويٌّ بابيّ
renipuntura بَزلُ الكُليَة
renocortical قِشْرِيٌّ كُلَوِيّ
renocutáneo كُلَوِيٌّ جِلدِيّ
renogástrico كُلَوِيٌّ مَعِدِيّ
renografía تَصويرُ الكُلية
renointestinal كُلَوِيٌّ مِعَوِيّ
renopatía إعتِلالُ الكلوة
renotrófico مُنَمِّي الكُليَة، يزيد حجمُ الكُليَة
renotrópico مُنتِجٌ للكُلوَة
reo- بادئة بمعنى تَيّار
reobase التيارُ الأدنى، قَرارَةُ التَّيَّار
reocordio ناظِمُ التَّيَّار
reóforo = electrodo حامِلُ التَّيَّار، مَسرى كهرَبِيّ
reología عِلمُ الجَرَيان ، مَبحَثُ مَجرى التَّيّارات
reómetro مقياسُ التيار الكهربائي أو الدَموِيّ
reónomo مقياسُ تَهَيُّجِ العَصَب، مُوَزِّعَةُ التَّيَّار
reoscopio مِنظارُ التَّيَّار
reóstato ناظِمُ التَّيَّار
reostosis فَرطُ التَّعَظُّمِ المُخَطَّط
reotaxis إرتِدادُ التَّيار، إنجذابٌ تَيّارِيّ
reotropo عاكِسُ التَّيار
reovirus حُمَّة تَنَفُّسيَّة مِعَويَّة
reoxidación تأكسد ثانٍ، عَودَةُ الأكسدَة
repelente مُنَفِّر، طارِد، كَريه
repercolación حَلحَلة ثانية ، إعادَةُ التَّرحيل (في الصناعات الدوائية) ، إعادة الترشح
repercusión إرتِداد، إنعِكاس
repercutir رَدَّ، عكس (الصوت) ، إرتِداد
replantación إعادَةُ الغَرْس، إعادَةُ الزَّرع
replección إمتِلاء
replicación إنطِواء، إعَادَة، تكرَار، جواب، رَّد
repolarización عَودَةُ الإستِقطاب
reposición إعادَةُ الوَضع، إرجاعٌ إلى مَوضِعه، الرَّدُّ إلى الحَالة الطبيعيَّة
reposo راحَة، إستِراحَة

represión قَمْع، رَدْع، كَبْت، قَهر
reproducción تَناسُل، تَوالُد، إستِنسَاخ، تَكاثُر
repugnancia كُرْه، إشمِئزاز، نُفور، مَقْت، كَراهيَّة
repulsión دَفع، رَّد، تَنَافُر، طَرْد
requisito مَطلوب، لازِم، واجِب، ضَروريّ
resección قَطْع، جَذْم، إستِئصالٌ جزئيّ
resectoscopio مِنظارُ القَطع
reserpina ريسيربينا، قلوانيٌّ خافِضٌ للضَّغط
reserva حفظ، تَحَفُّظ، مُدَّخَر، إحتياط
reservorio مُستَودَع، مَخزَن، حوض
residente قاطِن، سَاكِن، مُقيم
residuo بقيَّة، فَضلَة، حُثَالَة، راسِب
resiliencia مُرونَة، مَطاطيَّة
resiliente مَرِن، قابِلٌ للمَطّ، مُرتَدّ
resina راتِنج
resinoide نَظيرُ الراتِنج
resinoso راتينجي، رَشي
resistencia مُقاوِمَة، مُمَانَعَة، صُمُود، مَتانَة
resolución حَلّ (مشكلة، مسألة) ، قَرار، عَزم
resolutivo مُبَدِّد، مُحَلِّل، مُصَرِّف
resonador مِرْنَان
resonancia رَنين، رَنَّة ، طَنين
magnética nuclear *رنينٌ مغنطيسيٌّ نوويّ*
timpánica *رَنينٌ طَبلِيّ*
resonante *رَنَّان*
resorcina=resorcinol ريسورثينول (مضاد للمكروبات)
resorcinismo التَّسمُّم بالريسورثينا
resorcinol ريسورثينول (مضاد للمكروبات)
respirable صالِحٌ للتنفُّس
respiración تَنَفُّس
aerobia *تَنَفُّس هَوائِي*
artificial *تَنَفُّس إصطِناعي*
diafrgmática *تَنَفُّس حِجابِيّ*
torácica *تَنَفُّس صَدرِيّ*
vesicular *تَنَفُّس حُويصِلي*
respirador تَنفُسيّ(عضلات) ، قِناع تَنفُّس، جهاز للتَنَفُّس
respirar تَنفُّس
respiratorio تَنَفُّسيّ(جهاز)
insuficiencia respiratoria *قُصور تَنَفسيّ*

R

restablecimiento

respirómetro *مِقياسُ التَنَفُّس*
respuesta *جواب، إجابَة، رَدّ ، تَلبيَّة*
autoinmune *إستجابَة مناعيَّة ذاتيَّة*
cuántica *إستِجابَة كُمومِيَّة*
reticulocítica *إستِجابَة بالخلايا الشَبَكيَّة*
restablecimiento إعَادةُ الشيئ لحالِه (إلى ما كان عليه) ، إستِعَادَة
restauración إرْجَاع، تَرميم، إصْلاح
restibraquio الزَّند الحَبْلي، زَنْدُ المُخَيخ
restiforme حَبْليُّ الشكل، بشكلِ مَرَس
restitución ردّ، إعادَة، إسترجَاع، تَعويض
restrictivo مُحَدَّد، مُقَيَّد، حَصريّ
resucitación إنعاش، إحيَاء، بَعْث
resucitador جِهازٌ للإنْعَاش، مُنعِش
resultante ناتِجٌ من، ناتِجٌ عن
retardado مُتَخَلِّف، مُتأخِر
retención إحتِباس، حَصر ، إمْسَاك
reticular شَبَكِيّ
reticulina شَبَكين، بروتين الألياف الشَبَكيَّة
retículo شَبَكة، نَسيجٌ شَبَكيّ
reticulocito خَليَّة شَبَكيَّة
reticulocitosis داءُ الخَلايا
reticuloendotelial شَبَكيٌّ بِطانيّ
reticuloendotelio النسيجُ الشَبَكيُّ البِطانيّ
reticuloendotelioma وَرَمٌ شَبَكيٌّ بِطانيّ
reticuloendoteliosis داءٌ شَبَكيّ بِطانيّ
reticulohistocitosis داء الخلايا النسيجيَّة الشَبَكيَّة
reticuloma وَرَمٌ شَبَكيّ
reticulosarcoma وَرَم شَبَكيّ عَفليّ، عَرَنٌ شَبَكيّ، ساركومة شَبَكيَّة
reticulosis الداءُ الشَبَكيّ، داءُ كثرَةُ الخلايا الشَبَكيَّة في الدم
retiforme شَبَكيُّ الشكل
retina الشَبَكيَّة، الطبقة الباطِنيَّة من الجزءِ المُتحسس في العين
retitináculo قَيد، الرباط الذي يثَبِتُ العضو
retinal شَبَكي، مُتعلق بالشَبَكيَّة
retinitis إلتِهابُ الشَّبَكيَّة
retinoblastoma وَرَم أرومة الشَّبَكيَّة
retinocorocoides مُتَعلق بالشَّبَكيَّة والمَشيميَّة
retinocorocoiditis إلتِهابُ الشَّبَكيَّة والمَشيميَّة
retinodiálisis إنفِصالُ الشَّبَكيَّة
retinografía تَصويرُ الشَّبَكيَّة شعاعياً
retinomalacia تَلَيُّن الشَّبَكيَّة
retinopapilitis إلتِهابُ الشَّبَكيَّة والحُليمة البَصَريَّة
retinopatía إعتِلالُ الشَبَكيَّة
retinoscopia تنظيرُ الشَبَكيَّة
retinosis تَنَكُس الشَّبَكيَّة
retionosquisis إنشِقاقُ الشَّبَكيَّة
retinotóxico سامٌ للشَبَكيَّة
retisolución إنحلال الشبكة أو جهاز غُولجي
retracción إنكِماش، إنقِباض ،تَقَلُّص
retráctil قابِلٌ للإنكِماش، قابِلٌ للإنقِباض
retractor مِبعاد (أداة جراحية) ، مُبَعِّدَة (عضلة)
retraso تَأخر، تَخَلُّف
retroacción رَجْع
retrobronquial خَلف القَصبات
retrobucal خَلف الفَم
retrobulabar خَلف المُقلَة، خَلف البَصَلة
retrocardiaco خَلف القَلب
retrocateterismo قَثْطَرَةٌ خَلفِيَّة
retrocecal خَلف الأعوَر
retrocervical خَلف عُنقِ الرَّحِم
retrocesión تَراجُع
retroclavicular خَلف التَّرقُوة
retroclusión إطباقٌ خَلفيّ، غَلْقٌ خَلفيّ
retrocólico خلف القولون
retrocolis صَعَر خَلفيّ، ميلان الرأس والعنق نحو الخَلف
retroconducción توصيلٌ رُجوعِي
retrodesplazamiento إنزياحٌ خَلفيّ
retrofaringe البَلعومُ الخَلفيّ
retrofaríngeo خَلف البَلعوم
retrofaringitis إلتِهابٌ خَلفَ البَلعوم
retroflexión إنثِناء خَلفِي، إنعِطاف خَلفيّ
retrógrado متقهقر، رُجوعِيّ
retrognatia تَراجُعُ الفَكّ
retrografía الكِتَابَةُ المَقلوبة (كتابة المرآة)
retrogresión تَرَاجُع، تَقهقُر
retroinfección عَدوى بالطريقِ الرَّاجِع (عدوى الأم من حَميلَها)

rineurínter

retroinsular خَلف الجَزيرَة
retroiridiano خَلف القَزحيَّة
retrolaberíntico خَلف التِّيه
retrolental خَلف العَدَسَة
retrolingual خَلف اللِّسان
retromamario خَلف الثَّدْي
retromandibular خَلف الفَكِّ السُّفليِّ
retromastoideo خَلف الخَشَّاء
retromorfosis إنتكاص، تَحَوُّل بالطريق الرَّاجع
retronasal خَلف الإنف
retroocular خَلف الْعَين
retroperitoneal خَلف الصِّفاق
retroperitoneo الحَيِّز خَلف الصِّفاق
retroperitonitis إلتِهابُ الحَيِّز خَلف الصِّفاق
retroplacentario خَلف المَشيمَة
retroplasia تَنَسُّجٌ رُجوعِيّ
retropleural خَلف الجَنَبَة
retroposición إنزياحٌ خَلفيّ
retropulsión تَراجُع، إندِفاعٌ خَلفيّ
retrorrectal خَلف المُسْتَقيم
retrosínfisis خَلف الإرتِفاق
retrospodilolistesis إنزياحٌ فِقْرِيٌّ خَلفِيّ
retrostalsis تمَعُّجٌ عَكسِيّ
retrosternal خَلف القَصّ
retrotarsal خَلف الرُصغ، خَلف الجَفن
retrouterino خَلف الرَّحِم
retroversión إنقلابٌ خَلفِيّ، إرتِدادٌ خَلفِيّ
retrovesical خَلف المثانَة
retrovirus فيروسٌ قَهقَريّ
retroyección إرواءٌ رُجوعيّ
retrusión تَوَضُّعٌ خَلفِيّ، تَراجعُ أحدِ الفكَّين
reuma رَشْح، نَزلة
reumápira حُمَّى الرُّماتزم
reumartritis روماتزم المفاصل، إلتِهابُ المفاصِل الحادّ
reumatalgia ألمٌ روماتِزميّ
reumático روماتِزميّ
reumátide روماتِزمي، رَثَوي، طَفحَةُ روماتِزميَّة
reumatismo الروماتِزم، الرَّثية
reumatoide شبيه بالروماتزم
reumatología طِبُّ الروماتزم
reumatólogo طبيبُ الروماتزم
reumatosis داءٌ رومتاتزيّ المَنشأ
reúmico زُكاميّ
revacunación إعادةِ التلقيح، التلقيح ثانيَة
revascularización إعادة التَّوعِّي، إعادة تشكيل الأوعية الدمويَّة
reversible قابل للعكس، عكوس، ردود إلى الأصل
reversión تراجُع، إرتداد إلى حالة سابِقة، عَكس
revivificación إحياء، إنعَاش، إعادة الحياة إلى
reviviscencia إعادةُ النَشاط، عَودَة إلى الحياة
revulsión تَصريف، تَحويل
revulsivo مُصرِّف، محوِّل
rexis تَمَزُّق
reyección رَفْض، رفضُ البَدَن للأجسامِ الغريبة
rhabdium ليفةُ العَضَلَة المُخَطَّطَة
rhus السُّمَّاق
riboflavina=vitamina B2 ريبوفلابينا، فيتامين
ribonucleoproteína بروتين نَوويّ ريبوزي
ribosa ريبوسا (سكر خماسي)
ribosoma جُسيم ريباسي
riciforme رزيُّ الشَّكل
ricina خِروَع
ricino نبات الخِروع
rikettsia ريكتسيا (جنس جراثيم دقيقة)
rikettsiosis داء الريكتسيات
rictus شُقاق(إنقباض الشفتين ليشكل إبتسامة متكلفة)
rigidez صلابَة، جُمود
rigor صرَامَة، قَسوَة، شِدَّة
rigosis حِسُّ البَرد
rima فَتحَة، شِقٌّ، مَشَقٌّ
 anal فَتحةُ الشرج
 corneal مَشَقُّ القَرنيَّة
rimoso مَشقوق
rimula أشقوقَة
rinal أنفيّ
rinalergosis إلتِهابُ الأنف الأرجيّ
rinalgia ألمٌ أنفيّ
rinedema وَذمَةُ الأنف
rinencéfalo مُؤنِّفُ الأنف
rinenquisis حَقنٌ أنفيّ
rinestesia حِسُّ الشَّم
rineurínter مُوَسِّعةُ المَنخِر(أداة مطاطية

R

بشكل كيس يُنفخ)
rinilaringitis إلتهابُ الأنفِ والحَنجرة
rinión المَخرِم، نُقطةُ النَخرَة، النُّخَيرى
rinismo خنخَنَة، أنفيَّةُ الصوت
rinitis إلتِهابُ الأنف
rino سابقة بمعنى الأنف
rinoantritis إلتِهابُ الأنفِ والغار
rinobión سِدادَةٌ أنفيَّة
rinocefalia تَأنُّفُ الرَّأس
rinocele بُطينُ الفصِّ الشَّمّي
rinocifosis حُدابُ الأنف
rinocleisis إنسدادُ المسالك الأنفيَّة
rinodinia ألمُ الأنف
rinofaringe البلعومُ الأنفيّ
rinofaríngeo متعلق بالبُلعوم الأنفيّ
rinofaringitis إلتِهابُ الأنفُ والحَلق
rinofaringocele قيلةٌ بَلعومِيَّةٌ أنفِيَّة
rinofima تَعَجُّر الأنف، الورديَّةُ الأنفيَّة الضَّخاميَّة
rinofonía خَنن، صوتٌ أنفيّ
rinóforo قُنَيَّةٌ أنفيَّة
rinógeno أنفيُّ المنشأ
rinolalia خنخَنَة، خَنٌّ
rinolaringología طِبُّ الأنفِ والحَنجرَة
rinolitiasis تَحصي الأنف
rinolito حَصاةٌ أنفيَّة
rinología طِبُّ الأنف
rinólogo طبيبُ الأنف
rinomanómetro مقياس الهواء المُتَنَفَّس بالأنف
rinomectomía قَطعُ المُوق
rinómetro مقياس الأنف
rinomicosis داءٌ أنفيّ فُطريّ
rinonecrosis نَخر عِظامُ الأنف
rinopatía إعتِلالُ الأنف
rinoplastia تقويمُ الأنف، رأبُ الأنف
rinopólipo بوليب أنفِيّ، مُرَجَّل أنفيّ
rinoquiloplastia تَقويم الأنف والشَّفَة، رأبُ الأنف والشَّفَة
rinorrafia رَفو الأنف، خياطةُ الأنف
rinorragia الرُّعاف، نَزف أنفيّ
rinorrea ثَرٌ أنفيّ، سيلان أنفيّ
rinosalpingitis إلتِهابُ الأنف والنفير
rinoscleroma ورمٌ أنفيٌّ صَلب
rinoscopia تَنظيرُ الأنف
rinoscopio مِنظارُ الأنف
rinosinusitis إلتِهابُ الأنف والجُيوب
rinosporidiosis بُواغٌ أنفيّ
rinostenosis ضيقٌ أنفيّ، تَضيُّق المجاري الأنفيَّة
rinotomía شَقُ الأنف، بَضعُ الأنف
rinotraqueítis إلتِهابُ الأنف والرُّغامى
rinoviral متعلق بالفَيروسَة الأنفِيَّة
rinovirus الحمَّة الأنفِيَّة، الفَيروسَة الأنفِيَّة
riñon كُلوَة، كُليَة
riparia أوسَاخ، بُقعٌ في الأسنان
risa ضَحِك
  sardónica *ضَحِكَة إزدرائية (صفراء)*
risus ضِحكَة، إبتِسامَة
ritidectomía قطعُ التجاعيد، خَزعُ التجاعيد
ritidosis تَغَضُّن، تَجَعُّد
rítmico نَظميّ، إيقاعيّ، مَوزون
ritmo إيقَاعٌ، نَظمٌ، حَرَكَة مُنتَظَمة، نَظمٌ,
  circardiano *نظم يوماويّ (يوميّ)*
  idioventricular *نظم بطيني خاص*
  nictemeral *نظم نهاريٌّ ليليّ*
  nodal *نَظمٌ عُقدِي*
  sinusal *نَظمٌ جَيبِيّ*
  ventricular *نَظمٌ بُطينِيّ*
ritmófono مِصواتٌ نَظمِيّ
ritmoterapia المُداواةُ النَظمِيَّة
ritual طَقسيّ، رُتبيّ، شَعائِريّ
rivus جَدوَل، تُرعة
  rivus lacrimal *التُّرعة الدَّمعِيَّة*
rizanestesia تَخديرُ الجُذور
rizo بادئة بمعنى جَذري أو جَذر
rizoide نظيرُ الجَذر
rizoma جَذمور(في النباتات)
rizomélico متعلق بقِصرِ جَذر الطَّرَف (الفَخذ أو العَضُد)
rizoneura خَليَّة عَصَبيَّة جَذريَّة
rizópodos الجواذر (طائفة من الحيوانات الأوالي)
rizotomía بَضعُ الجَذر ، شَقُ الجَذر
roborante مُقوٍ، مُصَمِّد

rodio الروديوم (العنصر الخامس والأربعون)
rodo_ سابقة بمعنى الأحمر
ródofano رودوفانو (صبغ أحمر في شبكة الطيور)
rodogénesis تَوَلُّد الأحمِرار
rodopsina الأرجوان البَصري
roentegenocardiograma صورةُ القلبْ الشُّعاعيَّة
roentegenografía التَصوير الشُّعاعيّ
roentegenograma صورة شعَاعِيَّة
roentegenoterapia المداواة بأشعة رِنتجِن
rojo أحمر
rolandómetro مِقياسُ شُقوق المُخ، مقياس رولاندو
rollo إسطوانة، لَفَّة، طيَّة
romanopexia=sigmopexia تثبيتُ السِّيني
romanoscopia=sigmoscopia تنظيرُ السِّينِيّ
romanoscopio =sigmoscopio مِنظارُ التَّعريج السيني
rombencéfalo الدِّماغُ الخَلفيّ (المُعيَّني)
rombocelio جَيبٌ مُعَيَّني
romboide شبه المعَيَّن
ronquera بُحَة
ronquido شخير، غطيط
roña وسخ، قذارة، جَرب الحيوان
rubriblasto أرومة المُضَرَّجة (سليفة أرومة الحمراء السَوِيَّة)
rubricito المُضَرَّجة (أرومة الحمراء السَّويَّة المتعددة الألوان)
rúbrico أحمَر (له علاقة بالنواة الحمراء)
rubroespinal حَمراويّ(النواة الحمراء) نُخَاعيّ
rubrotalámico حَمراويّ مِهادِيّ
rubus توت بَرّي
ructus=erectus جُشاء، تَجَشُّؤ
rudimentario رَديم، أثر أو بقية عضو
rudimento رَديم ، عضو بَدني، بقية عضو، أثر
rugitus قَرقَعَة معويَّة، قرقَرة
rugosidad خشونَة، غِلظَة

rosanilina روسانيلينا (صبغ أحمر نباتي)
rosario مِسبَحة، سُبحَة
roseína روسينا (مادة راتنجية)
rostral مِنقاريّ
rostriforme مِنقاريُّ الشكل
rostro وَجه، مُحيا، طَلعَة
rotación تدوير، دوران، تناوب
rotatorio تدويريّ، دورانيّ
rotavirus الفيروسة العَجَليَّة
rotoxamina روتوكسامينا (دواء مضاد للهستامين)
rótula الرَّضَفة، الداغِصَة، جسم صغير مستدير
rotuliano رَضَفي، داغِصي
rotundidad إستِدارَة، كرَويةُ الأرض
rotura كَسر، فَصم، فتق، إنقطاع
rubefaciente مُحَمِّرُ الجلد
rubéola الحَصبَة، الحُميراء
rubeosis الإحمِرار
rubescente مُحَمِّر
rubidiol روبيديول (مُذيبٌ دوائيّ)
rubidomicina روبيدوميثينا (مُضادٌّ حَيَويّ)
rubiginoso أحمر ضارب إلى سَمرَة ،صَدِئ
rubina=fuscina صبغ أحمر غامِق
rubor إحمرار، إحدى علامات الإلتهاب الرئيسية

rugoso خشِن، غَليظ
rumen كِرش، المعِدةُ الأولى في المجترات
rumenitis إلتِهابُ الكرش
rumiación إجترار
rupia روبياء ،جُلبَبَة (قشرة جلدية كثيفة في الزهري المتأخر) ، بثرة السفلس
rupial روبيائيّ
ruptura قطع، إنقِطاع، إنكِسار
rutenio روتينيوم، عنصر فِلزيّ
rutidosis تَغَضُّن، تَجَعُّد الجِلد، تَجَعُّد القرنية قبل الوفاة
rutina رُوتِين، عَمَل رَتيب، وَتيرَة

R

S

sábana شرشَف، ملاءَة، مَلحَفَة
sabañón خَصَر، بَرد الأصابع
saborear تَذَّوق، تَلَذذ
sabuloso رَمليّ
saburra نَتن المعدة أو الفم أو الأسنان، طَرَامَة
sacroanterior عَجُزي أمامي
sacroccígeo عَجُزي عُصعُصي
sacro- سابقة بمعنى العَجُز
sacrocoxalgia ألمٌ وَركيٌّ عَجُزي
sacrectomía قَطعُ الْعَجُز
sacroiliítis إلتِهابُ المَفصِل العَجُزي الحَرقَفي
sacroiliaco عَجُزيٌ حَرْقَفيّ
sacrosquiátíco عَجُزيٌ وَركيّ
sacrodinia ألمُ العَجُز
sacrolistesis تَقَدُّم العَجُز، زُحولُ العَجُز
sacralización تَعَجُّز الفِقْرَة
sacrífero منتِج السُكَّر، حامِلُ السّكَّر
sacarificació تَسَكُّر
sacarímetro مِقياسُ السُكَّر
sacarina سكرينا (عامل تحليَّة)
sacaro- سابقة بمعنى سُكَّريّ أو سُكَّر
sacarocoria كُرْهُ السُكَّر
sacarogalactorrea فَرطُ السُكَّر في اللبَن المُفرز
sacarolítico حالّ للسُكَّر
sacaromices الفطريَّةُ السُكَّريَّة
sacaromicosis فُطارٌ سُكَّريّ
sacarorrea بيلَةٌ سُكَّريَّة، الداءُ السُكَّري
sacarosa سُكروز، سُكَّر القَصَب
sacarosuria بيلَةٌ سكَروزيَّة
sacaruria بَولٌ سُكَّريّ
sacciforme كَيسيُّ الشّكل، جرابي
saciedad شَبَع
saco كيس، جِراب، كيسة
aneurismático *كيسُ أمُ الدَّم*
conjuntival *كيسُ المُلتَحمة*
epiploico *كيسٌ ثَرْبِيّ*
lagrimal *كيسُ الدَمع*
larínge *كيسٌ حَنجَريّ*
vitelino *كيسُ المُح*
sacral عَجُزيّ
sacralgia وَجَعُ العَجُز
sacrolumbar عَجُزيٌ قَطَنِيّ
sacroperineal عَجُزيٌ عِجانِيّ
sacroposterior عَجُزيٌ خَلفِيّ
sacropromontorio طَنَفُ العَجُز، شامِخة العَجُز
sacrospinal عَجُزيٌ شَوكيّ
sacrotomía بَضعُ الْعَجُز، خزعُ العَجُز
sacrouterino عَجُزيٌ رَحِميّ
sacrovertebral عَجُزيٌ فِقرِيّ
sactosalpinx تَوَسُّعُ البُوق
saculación تكَيُّس
saculado مُكَيَّس، مُتَكَيِّس
sacular كِيسِيّ
saculococlear كيسِيٌّ قَوقَعِيّ
sádico سادِيّ، صادِيّ
sadismo سادِيَّة، إنحراف جنسي
sadomasoquismo السادِيَّة المازوخيَّة
safena الصَافِن ، الوَريدُ الصافِن
safenectomía إستِئصالُ الوريدُ الصَافِن
safeno صافِن، صافِنيّ
safrol سَفرول، مادَّةٌ سامَّة
sagital سَهميّ
sagó نشا النَّخيل، ساغو
salamandra السَّمَندَر (حيوان من البرمائيات)
salicilamina ساليسيل أمينا، أميد الصَّفصاف
salicilato ساليسياتو، مِلح حمض الصَّفصاف
salicilemia وجودُ السَّليسيلات في الدَّم
salicílico ساليسيليك
ácido *حمض السليسيليك، حَمضُ الصَّفصاف*
salicilismo الإنسمامُ الصَّفصافي
salicilterapia المُداواة بحمض الصَّفصاف
salificable قابِلُ التَّمليح
salímetro مقياسُ المُلوحة
salino ملحيّ، مالِح
saliva لُعاب، ريق، رِيالة
salivación تَلَعُّب، إلعَاب
salivador مُسَبِّب اللُّعاب
salival لُعابيّ

sapro-

salivatorio لُعابيّ
salmonelosis داءُ السَّلمونِلّات
salmonella السَّلمونِلَّة
salpinge بُوق، نَفير، قَناة، أنبوب
auditivo قناة السَمع
uterino قناة الرّحم
salpingenfraxis إنسِدادُ النَفير
salpingitis إلتِهابُ النَفير، إلتهابُ البوق (في الرحم)
de Eustaquio التهاب النَفير (اوستاكيو)
ístmica إلتهابُ بَرزخِ البُوق
salpingo- سابقة بمعنى النَّفيرُ السَّمعِيّ أو بمعنى البوق الرحمي
salpingocateterismo قَثطرَةُ النَّفير، قثطرة أنبوب أوستاكيو
salpingocele فتقٌ بُوقيّ
salpinociesis حَملٌ بُوقيّ، حملٌ داخل قناة فالوبيو
salpingofaringeo نَفيريٌّ بَلعوميّ، مُتَعلق بالبلعوم وقَناة أوستاكيو
salpingografía تَصويرُ البُوق بأشعة رونتجن
salpingólisis إفتِكاكُ البُوق، تَحريرُ البُوق
salpingolitiasis تَحَصِّي البُوق
salpingooforitis إلتِهابُ البُوق والمَبيض
salpingooforocele فَتقُ البُوق والمَبيض
salpingooforectomía إستِئصال البُوق والمَبيض
salpingoperitonitis إلتِهابُ الصَّفاق البُوقي
salpingopexia تَثبيتُ البُوق
salpingoplastia تَقويمُ البُوق جراحياً
salpingorrafía رَفو البُوق
salpingostafilino عَضَلة النَّفير
salpingostomía فَغرُ البُوق
saltatorio طَفريّ، قَفَزيّ
saltón ناتِئ، بارز
salubre نافعٌ، مُفيدٌ للصحة
salud صِحة، عافية
saludable نافعٌ، شافٍ، مُفيد، صِحيّ
saluresis إدرارُ المِلح
salurético مُدِرٌ المِلح
salvaje هَمَجي، وحشيّ
salvia الناعِمَة(نبات زَهري)
samario السماريوم (العنصر الثاني والستون)
sanatorio مَصَح
sándalo خَشَب الصَّندل
sandáraca سَندَروس، زرنيخ أحمر
saneamiento إصلاح، تطبيقُ القَوانين الصِحيَّة
sangrar ينَزف، يَفصد
sangre دَم
sangría نزف، نَزيف، إستِنزاف
sangui- سابقة بمعنى دَم، دَمَويّ
sanguícola مُستوطِنُ الدَّم
sanguifaciente=hematopoyetico مُكَوِّنُ الدَّم
sanguífero حامِلُ الدَّم، ناقِلُ الدَّم
sanguificación التحَوُّل إلى الدَّم
sanguijuela عَلَقَة (ديدان ماصَّة للدَّم)
sanguimotor حَرَكيُّ دَمَويّ، مُتَعلق بدوران الدَّم
sanguinaria دَمَوِيَّة (نباتٌ من الفصيلة الخشخاشيَّة)
sanguíneo دَمَويّ، كثيرُ الدَّم
sanguinolento مُدَمَّى، مُلَطَّخ بالدَّم، دمويُّ الدَّم
sanguinopoyético مُكَوِّنُ الدَّم
sanguirrenal دمويٌّ كُلَويّ
sanguis=sangre الدَّم
sanguívoro ماصُّ الدَّم، شاربُ الدَّم
sanidad صِحَّة
sanies غُذيذة (نجيج نَتِن من الجرح أو القرحَة يحوي المصل والدّم والقيح)
saniopurulento دَمويٌّ قَيحِيّ
sanioseroso غُذَيذيٌّ مَصليّ
sanioso غُذيذيّ (ما في الجرح من قيح و دَم)
sanitario صِحيّ
sano صَحيحٌ، سالم، سليم، صِحيّ
santónico الشّيحُ الخراساني (نبات)
santonina خلاصة حشيشة الشيحُ الخُراساني
sápido لَذيذُ الطعم
sapogenina سابوخنينا (ناتج من تفكك الصابونين)
saponáceo صابونيّ
saponaria صابونيَّة (جنس من الأعشاب)
saponificación تَصَبُّن
saponina صابونينا (مجموعة من السُّكَّريدات)
sapotoxina سابوتوكسينا (سمومٌ نباتيَّةِ المَصدَر)
sapremia تسممٌ دَمويّ ، تَعَفُّن دَمَويّ
saprina سابرينا (أحد نواتج تفسخ الجثث) ، عَفنين
sapro- سابقة بمعنى مُتَفَسِّخ، رَميم

S

saprodoncia

saprodoncia تَسَوُّس الأسنان
saprófilo معتاشٌ على المُبليات أو على المواد المتفسخة، رَمَّام
saprofítico يعتاش على المواد المُنحَلَّة أو المُتَفَسِّخَة
saprofitismo إرتِمام، التَرَمُّم
saprofito رَمَّام(كائن مجهريّ نباتيّ ربشكل خاص بكتيريا تعتاش على المواد المُتفسِّخة)
saprógeno رِمِّيّ
saprolegnia الرِّمِّيَّة (جنس من العَفَنات)
saprospira الرَّميمِيَّة (جنس من الجراثيم)
saprozoico حيواني رِمِّيّ (يعتاش على المواد المائتة)
saprozoito حيوانٌ رِمِّيّ
sarampión حَصبَة
sarcina المُكَوَّرات الرُّزميَّة
sarcitis=miositis إلتِهابُ العَضَل
sarco- بادئة بمعنى لَحميّ أو غَرَنيّ
sarcoblasto أرومةُ العَضَل
sarcocele تَوَرُّمٌ في الخُصية ، قيلَةٌ لَحميَّة
sarcocisto كيسٌ لَحميّ
sarcocito كُريَّة لَحميَّة
sarcocystis طُفيليات حيوانيَّة غير مؤذية
sarcoda هيولى الخلايا الحيوانيَّة
sarcodina الجَبائل (من الحيوانات الأوالي)
sarcoencondroma ساركومَة غُضروفِيَّة
sarcogénico مُكَوِّنُ اللَّحم
sarcoglia الدَّبق اللَّحميّ
sarcoide نظيرُ اللَّحم، نظيرُ الغَرَن
sarcoidosis اللَّحمانيَّة، الغَرَناويَّة، السَّركوديَّة
sarcolema غِمدُ اللِّيفِ العضَليّ
sarcolémico غِمدي لِيفي عَضَليّ
sarcólisis إنحِلالُ اللَّحم، إنحلالُ الأنسِجَة الرَّخوة
sarcoma ساركومة، وَرَمٌ لَحْميّ
sarcomagénesis تَوَلُّدُ الوَرَم اللَّحميّ
sarcomatoide نظيرُ الوَرَم اللَّحميّ
sarcomatosis داءُ الأوْرَام اللَّحميَّة
sarcomatoso متعلق بالوَرَم اللَّحميّ
sarcómera قُسيمٌ عَضَليّ
sarconfalocele وَرَمٌ سُرّيّ لَحميّ، قيلَةٌ سُرِّيَّة
sarcophaga المُستَلحِمَة، القارِمات(جنس من الذباب)
sarcoplasma الهيولى العَضَليَّة
sarcoplasto بانِيَةٌ عَضَليَّة، أرومةٌ عَضَليَّة
sarcopoyético مُوَلِّد اللَّحم
saecoptes حَمَك، حَلَمُ الجَرَب
sarcoptidosis الداءُ الحَمَكي، داءُ الإصابة بحَلَمِ الجَرَب
sarcosina ساركوسينا، حامِض أميني
sarcosis التَلَحُّم، داء الأورامُ اللَّحميَّة
sarcoso عَضَليّ
sarcosoma جِسمٌ لَحميّ ، جُسيمٌ عَضَليّ
sarcosporidia البوغيَّاتُ اللَّحميَّة
sarcosporidio بوغٌ لَحميّ
sarcostilo إبرةٌ عَضَليَّة، لُييفَة عَضَليَّة
sarcostosis تَعَظُّم اللَّحم
sarcoterapia المداواةُ باللحوم أو مشتقاتها
sarcótico مُنَمٍّ للعَضَل، مُرَوِّجٌ نمو اللَّحم
sardónico إستِهزائيّ
sarmentocimarina سارمنتوثيمارينا (غليكوزيد نباتي المصدر)
sarmentosa سارمنتوسا (سكر نباتي)
sarna جَرَب
sarnoso أجرَب، جَربَان
sarracenia بُوقِيَّة (جنس من النباتات المائية)
sarro ثفل، راسب، ثُمالَة
de los dientes *تَرسب مُصفَر في الأسنان*
sasafrás ساسافراس (شَجر من الفصيلة الغاريَّة)
satélite تابِعٌ، قَمرٌ تابِعٌ، ساتِل
satelitismo تَبعيَّة، تَستُّل
satelitosis داءُ الرَّدَفيَّة
satiriasis شَبق،غُلمَة، فرط الشهوة الجنسيَّة عند الرجل، نعوظ دائم
satiromanía شَبق، نُعوظ دائم
saturación تَشَبُّع، إشباع
saturado مُشَبَّع مُشبَع
saturnismo تَسَمُّم رَصاصي
sauriosis =quertosis folicular تَقَرُّن الجِلد الجُريبيّ
scanner مِفرَاس
scleostoma الأسطوانيَّة (جنس من الديدان التي تسبب فقر الدم)
scytonema جنس من الطحالب

semisintético

schwannoma وَرَمٌ شفانِيّ
sebáceo زَهمِيّ شَحمِيّ
sebíparo مفرِز الزُّهم
sebo دُهن، زَهم (مادَّةٌ دهنيَّة تفرزها الغدد الدهنيَّة)
seborrea سيلانٌ دُهنيّ، زهميّ
seborreico مَمثوث، زُهامي، دُهنيّ
sección مَقطَع، قِطعَة، قِسم، فَرع، شعبَة
secobarbital سيكوباربيتال (بنج سريع المفعول)
secodonto ذو أسنانٍ قاطِعَة
secreción إفراز، مُفرز
secretagogo مُثيرُ الإفراز
secretar يُفرِز
secretomotor مُحَرِّك الإفراز
secretorio إفرازيّ
séctil قابِلُ القَطع
sector قِطاع، قِطعَة من دائرة
secuela نَتيجَة، تابِع، مُلحَق، عاقِبَة
secuestraión تَوشُّظ، حَجز، عَزل
secuestrectomía إستئصالُ الشَظيَّة أو الوَشيظ
secuestro حَجز، إحتِجاز، وَشيظٌ، شَقفَة
óseo قِسمٌ من العَظمِ المَيت الذي ينفصل عن العَظم الحَيّ
secundario ثانويٌّ، فَرعيٌّ، غير مُهم
secundigrávida ثُنائيَّةُ الوِلادَة
secundinas لواحِق الوِلادَة، الخَلاص(المشيمة والأغشية الجنينية)
secundípara ثنائيَّة الوِلادَة، ثُنائيَّةُ الحَمل
sed عَطَش، ظمَأ
sedación تَسكين
sedante مُسَكِّن
sedentario قَعيد (بدون نشاط)، الكثيرُ الجلوس مستقر
sedimentación تَرَسُّب، تَثَفُّل
sedimentador مُرَسِّبَة، مُثفِّلَة
sedimento ثُفل، ثُفالَة، راسِب
segmentación تَقَطُّع، تَجَزُّؤ، تَشَدُّف
segmentario قِطعيّ، شُدفيّ، قِسميّ
segmento قَطعَة، قِسم، شُدفَة
segregación عَزل، فَصل، فرز، تَفريق
segregador عازِلة، عازِلَةُ البول، فَصَّالة (جهاز لجمع بول كل كلية على حدة)

según حسَب، بموجب ال
segunda intención القَصْدُ الثاني (نَمَط إندِمال الجروح)
segundo ثانٍ(ثاني)، ثانيَّة(وحدة الزمن)
seismestesia حِسُّ الإهتِزاز، تَحَسُّسٌ لَمسيّ بالإهتِزازات
sejunción تَفاصُم، تَعَطُّل تعاون المُشتَرِكات
selar سَرْجِيّ
selección إنتِقاء، إنتِخاب، إختيار
selene جرمٌ هِلاليّ
selenio السيلينيوم (العنصر الرابع والثلاثون)
selenodonto هِلاليُّ الأسنَان
selenosis الإنسمام بالسيلينيوم
semántica عِلمُ الدلالَة، عِلمُ المَعاني
semántico دِلاليّ، خاص بمدلولِ اللفظَة، مَعنَويّ
semen مَنيّ، نُطفَة، بِزرَة
semi- سابقة بمعنى نصف، شبه
semicanal مِيزرابَة، قَناةٌ مفتوحة من جانب واحد
semicartilaginoso شبه غُضروفيّ
semicoma سُباتٌ جُزئيّ، غيبوبة جُزئيَّة
semidiafragmático شبه الحِجابيّ
semifexión ثَنيٌ جُزئيّ
semilunar أحد عِظام رُسغ اليَد، هلالي ، العَظمُ الهِلاليّ
semiluxacuión خَلع جُزئيّ، خَلعٌ نصفيّ
semilla بَذرَةٌ، بِزرَة
semimembranoso العَضلَة شبهُ الغِشائيَّة أو نصف الغِشائيَّة
seminación =inseminación قَذف المَني إلى الرَّحِم، تَمنِيَة، بذرُ النُّطفَة
seminal مَنَويٌّ، نُطفيّ، بِرزيّ
seminología عِلمُ المَنِيّ
seminoma وَرَمٌ مَنَويٌّ خُصويّ
seminormal نِصف نِظاميّ، شبه نِظاميّ
seminuria بَولٌ مَنَويّ
semiografía وَصفُ أعراضِ المَرَض
semiología=sintomatología مَبحَثُ أعراضُ المَرَض
semiótica مُتَعلق بأعراضِ المَرَض، مَصحوبٌ بأعراض
semisintético جزئيُّ التَّخليق

S

semitendinoso

semitendinoso العَضلَة شبه الوتَر
sen سَنا (الأروراق الجافة لنبات السنا)
senega جَذرُ المُستَدِرَّة
(جذر نباتي ذو خواص دوائية)
senescencia شيخوخة، هَرَم
senescente شَيخ، هَرِم، مُسِن
senil شَيخوخي، شَيخي
demencia senil خَرَفٌ شيخوخيّ
queratosis تَقرانٌ شيخوخي
osteoporosis تَليُّن العِظام الشيخوخيّ
senilidad شَيخوخَة، هَرَم
senilismo شيخوخة مُبَكِّرَة
seno نَهدٌ، ثَدْي المرأة
seno جيب، تَجويف
cavernoso الجيبُ الكَهفي
coronario الجيبُ الإكليلي
esfenoidal الجَيبُ الوَتَدي
etmoidal الجيبُ الغِربالي
maxilar جيبُ الفَكُّ العُلوي
paranasal الجيوب المجاورَة للأنف
petroso الجيبُ الصَخْري
pulmonar الجيبُ الرئوي
renal الجيبُ الكُلَوي
sagital **الجيبُ** السَهمي
sigmoide(جزء من القولون) الجيبُ السِّيني
del tarso الجيبُ الرُصْغِي
timpánico الجيبُ الطَبلي
de Valsalva جيبُ فالسالفا
venoso الجيبُ الوَريدي
senografía تصوير شعاعي للثَدي
senopía بَصَرٌ شَيخوخيّ، تَحَسُّنُ البصَر في الشَيخوخَة
sensación حِسٌّ، إحساس، شُعور
sensato عاقِل، رَشيد
sensibilidad حِس، إحساس، تَحَسُّس، حَساسِيَة
epicritica حِسُّ دِقَّةُ التَّمييز
protopatica التحسُّسُ الإعتلالي البدائي
vibratoria **حسُّ** الإهتِزاز
sensiblización تَحسيس، تَأَق
sensiblizado مُحَسَّس
sensiblizador مُحَسِّس
sensible حَسَّاس، مَحْسوس
sensífero ناقلُ الحِسّ، ناقل الإحساس
sensígeno مُوَلِّدُ الإحساس
sensímetro مِقياسُ الإحسَاس
sensitina مُحَسِّس
sensitividad حساسيَّة، تَحَسُّس
sensitivo حِسِّي
sensitivomotor حِسِّيٌّ حَرَكيّ
sensorial حَواسِّي، خاص بالحَواس
sensoriglandular حِسِّيٌّ غُدِّي
sensorio حِسِّي
sensoriomotor حِسِّيٌّ حَرَكيّ
sensualismo مَذهبٌ حِسِّي، حُبُّ الشَهَوات
sentido حِسٌّ، حَاسَّة
separación فَصل، إنفِصال، إفتِراق
separador فاصل، جِهاز فَصل، مُفَرِّق
separar فَصَلَ، باعَدَ
sepsis إنتانٌ، تَعَفُّن
septado مُحَجَّز، ذو حواجِز، ذو فواصِل
septal حاجِزِيّ، فاصِل
septana سُباعيّ، يعودُ سابعَ يوم
septectomía خَزعُ الحاجِز الأنفيّ، إستِئصال الحاجز (الأنفي)
septicemia إنتانُ الدَّم وَعفونتُه، إنتانٌ دَمَويّ
septicina إنتانين
séptico إنتانيّ، نَتِن
septicopiemia إنتانٌ دَمَويٌّ تَقَيُّحِي
septigrávida حامِل لسابع مَرَّة، سُباعيَّةُ الحمل
septimetritis إلتِهابُ الرَّحِمِ الإنتانيّ
septípera سباعيَّةُ الولادَة، سباعِيَّةُ الإنجاب
septivalente سُباعِيُّ التكافؤ
septo حَاجِز
septonasal متعلق بحاجِز الأنف
septostomía فَغرُ الحَاجِز
septótomo مِقْطَعُ الحَاجِز
séptulo حُويجِز
septum حاجِز، فاصِل
auriculoventricular أذينيٌّ بُطَيني
pellucidum الحاجز الشَّفَّاف(في الدماغ)
urorrectal الحاجز المَذرَقِيّ(البولي المستقيمي)

seudanafilaxis

serangitis=cavernitis إلتِهابُ الكَهف (في القَضيب)

serial سِليسلِيّ، مُسَلسَل

serie سِلسِلَة، مُتتالِيَة

seriescopia تَنظيرٌ شعاعيٌ متَسلسِل

serina سيرِيتل (حمض أميني)

sericisión القطعُ بالخَيطِ الحَريري

seroalbúmina مَصلِيٌ زُلالِيّ

seroalbuminoso مَصلِيٌ زُلالِيّ

seroalbuminuria بولٌ مَصلِيٌ زُلالِيّ

serocolitis إلتِهابُ غِشاء القولون المَصليّ

serocromo لَونُ المَصل

serocultivo زَرعٌ مَصلِيّ، مَزرَعَةٌ مَصلِيَّة

serodiagnosis تَشْخيصٌ مَصلِيّ

seroenteritis إلتِهابُ ّشاء المِعى المَصليّ، إلتهابُ مصليَّة الأمعاء

seroenzima إنْزِمٌ مَصلِيّ

serofibrinoso مَصليٌ لِيفينِيّ

serofibroso مَصْلِيٌ لِيفِيّ

serofisiología فِيزيولوجيا المَصل

serofloculación تَنَدُّفٌ مَصلِيّ

serofluido سائِلٌ مَصلِيّ

serogastria وُجودُ المَصلِ بالمَعِدَة

serogénesis تَكَوُّن المَصل

seroglobulina كريين المَصل، غلوبولين المَصل

serohemorrágico مصليٌ دَمَويّ

serohepatitis إلتهابُ صِفاقِ الكَبِد

seroinmunidad مَناعةٌ مَصليَّة

serolema غِمدُ الأمصال

serolisina حالٌّ للمُصول

serología عِلمُ المُصول

seroma وَرَمٌ مَصليٌّ

seromembranoso مَصليٌ غِشائيّ

seromoco مَصليٌ مُخاطِيّ

seromucoso مَصليٌ مُخاطيّ

seronegativo سَلبيُ المَصل، سَلبيٌ للمَصل

seroneumotórax الإستِرواحُ الصَّدريُ المَصليّ

seoperitoneo مَصلٌ صِفاقيّ

seropositivo إيجابيٌ للمَصل، إيجابيُ المَصل

seroprofilaxis الوِقايةُ المَصليَّة

seropurulento مَصليٌ قَيحيّ

seropus قَيحٌ مَصْليّ

serorreacción تَفاعُلٌ مَصليّ

serorresistencia المُقاوَمَةُ المَصليَّة

serosa الطَبَقة المَصليَّة، غِشاءٌ مَصليّ

serosamucina بروتين شبيه بالمخاطين

serosanguíneo مَصليٌ دَمَويّ

seroscopia تَنظيرٌ مَصْلِيّ

serosidad مُصالَة ،مُصُولَة

serosinovial مَصليٌ زَليليّ

serosinovitis إلتِهاب زَليلي مصليّ

serositis إلتِهابُ المَصْلِيَّة

seroso مَصْلِيّ

seroterapia المُداواةُ بالمَصْل

serotipo نمطٌ مَصلِيّ

serotonina سيروتونيا (مادة عصبية فعّالَة في الأوعية)

serotoninérgico سيروتينينو المَفعول

serotoxina ذِيفانٌ مَصليّ ،سُمٌ مَصليّ

serovacunación التَلقيحُ المَصليّ

serpentaria عِرقُ الحَيَّة (عِشبَة مُقوِيَّة)

serpiginoso ساعِيَة، مُمَوَّجة الحَواف، ثعباني

serratia السِّراتِيَّة(جنس جراثيم من الأمعائيات)

serrato مُسَنَّن، مِنشارِيّ

serrulado مُشرشَر، ذو أسنان (أداة جراحيَّة)

serumaria=albuminuria بَولٌ زُلاليّ، بيلَةٌ ألبومينيَّة

servomecanismo آلِيَّةٌ مُناظِمَة (آلية للتضبيط بالإرتجاج)

sésamo سِمسِم

sesamoideo سِمسِميُّ الشَكل

sesgo تَجانُف

sésil لاطئ، عَديمُ السَّاق أو العنق

sesqui سابقة بمعنى مَرَّة ونِصف

sesquióxido أكسيدٌ ونصف

setáceo هُلبِيُّ الشَّكل

seudafia ضَعفُ حِسّ اللَّمس، تَلَمُّس كاذب

seudarrenia خُنوثَة أنثويَّة كاذِبَة

seudoencéfalo الدِّماغُ الكاذِب

seudoestesia إحساسٌ كاذِب

seudo – سابقة بمعنى كاذب أو مُوهَم

seudanafilaxis إستِهدافٌ كاذِب، تَأَقٌ كاذِب

S

seudoangina

seudoangina ذُبَاحٌ كاذِب، ذَبحَةٌ كاذِبَة
seudoartrosis مَفصَلٌ كاذِب(بعد كسر في العظم)
seudbulbar بَصَلِيٌّ كاذِب
paralisis شَلَلٌ بَصَلِيٌّ كاذِب
seudociesis تَوَّهم الحَمل، حَملٌ كاذِب
seudocrisis بُحرانٌ كاذِب، نَوبَةٌ كاذِبَة
seudocrup خانوقٌ كاذِب
seudodifteria خُنَاقٌ كاذِب
seudoedema وَذمَةٌ كاذِبَة، تَنَفُّخٌ وَذميُّ الشكل
seudoembarazo حَملٌ كاذِب
seudoganglio عُقدةٌ كاذِبَة
seudogeusestesia إحساسٌ ذَوقيٌّ كاذِب
seudogeusia مُذاقٌ كاذِب
seudoglioma وَرَمٌ دِبقِيٌّ كاذِب
seudogota نِقرَسٌ كاذِب
seudohermafroditismo الخنُوثةُ الكاذِبَة
seudohernia فَتقٌ كاذِب
seudohipertrofia ضَخامَةٌ كاذِبَة
seudohipoparatiroidismo قُصور مُجاورات الدَّرق الكاذِب، قُصورُ الدُّريقيَّة الكاذِب
seudohipoaldosteronismo نَقصُ الألدوستيرونية الكاذب
seudomelanosis قُتامينيةٌ كاذِبَة ،الإصطباغُ الأسود (بعدَ الموت)
seudomembrana غِشاءٌ كاذِب
seudomeningitis إلتِهابٌ سِحائيٌّ كاذِب
seudomenstruación حَيضٌ كاذِب
seudomixoma وَرَمٌ مُخاطِيٌّ كاذِب
seudomonilia=candida الطَّوقيَّةُ الكاذِبَة (المبَيضَّة) من الفطريات
seudomucina مُخاطين كاذِب
seudonarcotismo تَخَدُّرٌ كاذِب
seudoneuroma وَرَمٌ عَصَبيٌّ كاذِب
seudoparálisis شَللٌ كاذِب
seudoparesia شَللٌ هِستيري، خَزلٌ كاذِب
seudoplejía شَللٌ وَهميٌّ، شللٌ هِستيري
seudópodo قَدَمٌ أو رِجلٌ كاذِبَة
seudopterigión جناحٌ كاذِب
seudoptosis إطراقٌ كاذِب، ضيقُ الشَّق الجَفني
seudoquiste كيسٌ كاذِب
pancreático *بنكرياسِيّ*
seudorrabia داءُ الكَلَب الكاذِب
seudorreducción إختِزالٌ كاذِب (صبغيات)
seudosclerosis تَصَلُّبٌ كاذِب
seudosmia شَمٌّ كاذِب
seudotumor وَرَمٌ كاذِب
seudoxantoma وَرَمٌ أصفَر كاذِب
seudoreacción تفاعلٌ كاذِب
sexivalente سُداسِيُّ التَّكافؤ
sexo جِنس
sexología عِلم الجِنس
sexopatía إعتِلالٌ جِنْسِيّ
sextana يعود كل ستة أيام، سُدَاسِيّ
sexigrávida سادِسَةُ الحَمل
sextípara سُداسيَّةُ الوِلادَة
sexual جِنسِيّ ،تَناسلِيّ
sexualidad الخَاصِيَّةُ الجِنسيَّة
siagantritis إلتِهابُ غَارُ الفَم
sial سابِقة بمعنى لُعابيّ
sialadenitis إلتِهابُ الغُدَّة اللُّعابيَّة
sialadeno غُدَّةٌ لُعابِيَّة
sialadenografía تصوير الغُدَّة اللُّعابيَّة
sialagogo مُدِرٌّ لِلعَاب، مُسَيِّلُ اللُّعاب
sialaporia قِلَّةُ اللُّعاب
sialectasia تَوسُّع القَناةِ اللُّعابيَّة
sialemesis قيءٌ لُعابيّ
siálico لُعابيّ
sialismo إلعَاب
sialitis إلتِهاب الغُدَّةِ اللُّعابيَّة، إلتِهاب القناةِ اللُّعابيَّة
sialo- سابِقة بمعنى اللُّعاب
sialoadenectomía إستِئصال الغُدَّة اللُّعابيَّة
sialoadenotomía بَضعُ الغُدَّة اللُّعابيَّة
sialoaerofagia فَرْطُ بَلعِ اللُّعابِ والهَواء
sialoangiectasia تَمَدُّد أو تَوسُّعُ الأقنيَّة اللُّعابيَّة
sialoangiítis إلتِهابُ الأقنية اللُّعابيَّة
sialocele قِيلَةٌ لُعابيَّة
sialógeno مُكَوِّنُ اللُّعاب
sialografía تَصويرٌ سِّينيٌّ للقنواتِ اللُّعابيَّة(ظليلي)
sialolitiasis تَكَوُّن الحصى في المجاري اللُّعابيَّة، التَحَصِّي اللُّعابيّ
sialolito حَصاةٌ لُعابيَّة

sialolitotomía إستخراجُ الحَصاةُ اللُّعابيَّة
sialometaplasia حُؤولُ الغُدَّةِ اللُّعابيَّة، التَبدلُ الكامل للغُدَّةِ اللُّعابيَّة
sialonco تَوَرُّمُ الغُدَّةِ اللُّعابيَّة
sialorrea ثَرُ اللُّعاب، فَرْط إفراز اللُّعاب
sialosiringe =fistula salivar ناسورٌ لُعابيّ
sialosis سَيلانُ اللُّعاب، إلعَاب
sialosquisis تَثبيطُ اللُّعاب، تَوَقُّف اللُّعاب
sialostenosis تَضَيُّقُ القَناةِ اللُّعابيَّة
sibilante صَفيريّ، صَافِر
sibilus إلتِحَام، إلتِئام
sicigio الداءُ التِّينيّ، قُوباء، إلتهاب جُريبات الشَّعر
SIDA مختصرُ الإيدز (متلازِمَةُ العَوَزِ المَناعِيّ المُكتَسَب)
sideración صَعقَة، تَعَطُّلٌ فجائيٌ للقوى الحيويَّة
siderinuria بيلةٌ حَديدِيَّة
sidero- سابقة بمعنى الحَديد
siderobacter الحَدَّاء (جنس من الجراثيم)
sideroblasto أرومَةٌ حَديدِيَّة
siderofibrosis تَلَيُّفٌ حَديديّ
siderófilo أليفُ الحَديد
sideróforo حامِلةُ الحَديد
sideropenia نقصُ الحَديد في الجسم، قِلَّةُ الحَديد
sideroscopio مِكشافُ الحَديد
siderosilicosis السُّحارُ الحَديدي الصَّواني، سُحارٌ حَديديٌّ سيليسِيّ
siderosis تكاثُرُ الحديد في الجسم، الحُداد
sideroso يحتوي على حَديد
sierra مِنشار، سِلسلة جبال
sifílide سِفلِس جِلدي
sifílis السِّفلِس، داءُ الزُّهري
sifílitico مُصابٌ بالسِّفلِس
sifilofobia رَهبَةُ الإصابَة بالسِّفلِس
sifiloma وَرَمٌ سِفلِسي
sifilopsicosis شواش سِفلِسي
sifilosis السَّفلَسَة (داء الزُّهري)
sifón مَثعَب، سيفون ،مِمَص
sifonage تَثْعيب، إستعمال السيفون لغسل المعِدَة
sigma سيغما (الحرف الإغريقي السادس)
sigmatismo لَكنةٌالسَّأساَة (خلل في لفظ حرف السين)

sigmoide السِّينيّ، سِينيُّ الشكل
sigmoidectomía إستِئصالُ السِّينيّ (في القولون)
sigmoiditis إلتِهابُ السِّينيّ (في القولون)
sigmoidopexia تَبيتُ السِّينيّ (في القولون)
sigmoidoproctostomia مُفاغَرةُ السِّيني والمُستَقيم
sigmoidoscopia تنظيرُ السِّينيّ (في القولون)
sigmoidoscopio منظارُ السِّينيّ (في القولون)
sigmoidostomía فَغرُ السِّينيّ (في القولون)
signa توقيعٌ (في الوصفات الطبية) ،سِجِّلٌ
significativo مُهِمّ، مُعَبِّر، ذو معنى
signo عَلامةٌ، إشارةٌ، دَليلٌ مَرَضيّ
silencioso هادِئ، صامِت، ساكِت
silepsiología علمُ الحَمْل، مُبحَثُ الحَمل
silepsis حَبَل، حَمْل
silicato(سيليكات (ملح حمض السيليسيك
sílice سِيليكا، فِلزُ الصَّوان
silicio سِيليسيّ
silicona سيليكون
silicosis الصوانيَّة، داءُ النَحَّاتين
silla كُرسيّ، سَرج
turca *السَرجُ التُركيّ*
simbiosis مُعايشَة، تَكافُل، تَعايُش
simbléfaron إلتِصاق بين الملتحِمة الجفنيَّة وملتحمة المُقلة
simbolia الإستِدلالُ باللَّمس
simbolismo الرَّمزيَّة
simbolo رَمْز
simbraquidactilia قِصَرُ وإلتِصاقُ الأصابع
simelia إلتِصاقُ الرِّجلَين، إلتصاقُ الطَرفين السُّفليين
simetría تناظُر، تماثُل، تَناسُب
simpatectomía قَطعُ الوُدِّيّ
simpatía وُدٌّ، عَطفٌ، تَعاطُف
simpático وُدِّيّ، مُتَعاطِف
simpaticoblastoma وَرَم أرومَةِ الوُدِّيَّة
simpaticocopatía إعتِلال الجُملَة الوُدِّيَّة
simpaticomimético مُقَلِّد الوُدِّيّ، مُحاكِي الوُدِّيّ
simpaticotonía سَيطَرة الجُملَة الوُدِّيَّة
simpaticotripsia هَرسُ الوُدِّي، هَرسُ عَصب أو عقدة ودية
simpaticotrópico وُدِّيُّ التَوجُّه

simpatina

simpatina سيمباثينا (ناقل عَصَبي هرموني)
simpatoblasto أرومَةُ الوُدِيَّة
simpatogonia سُليفاتُ الخلايا الوُدِيَّة
simpatolítico مُبطِل تأثير الجملةُ العَصَبيَّة الوُدِيَّة، داحِضُ الوُدِيّ
simple بَسيطٌ، سَهلٌ، غير مُركَّب
simposio إجتماعُ إختصاصِين لمناقشةِ موضوع له عَلاقة بالإختِصَاص
simulación تَظاهرٌ بِ، تَصَنُّع
simulador مُتظاهر بِ، مُحاكٍ
simulium الذُّلفاء (جنس من الذباب)
sinadelfos مَسخ بثمانيةِ أطراف
sinalgia ألمٌ بَعيدُ المَنشأ
sinantema طَفَحٌ مُشبَّك
sinapsis تَشابُك
sinaptasa خَميرةٌ حَالَّة
sináptico مَشْبَكيّ، خاصٌّ بموجز
sinartrodia مَفصِل ليفِيُّ التشابُك
sinatrosis مَفصِل ليفِيُّ التشابُك
sincanto إلتِصاقُ المُقلَةِ بالحَجاج، إلتِصاقُ كُرَةُ العين مع تراكيب العَين
sincarión نَواةُ إندِماجيَّة، إلتِصاقُ النُّويتَين
sincéfalo مسخ مُتَّحِدُ الرأسَين
sinceloma الجَوفُ العامُّ المُشترَك، وِحدةُ الأجواف
sincinesia حَرَكَةٌ تَصَاحُبيَّةٌ (حَركةٌ غير إراديَّة مرتبطة بحركةٍ إراديَّة)
sincipital هاميّ، يافُوخيّ
sincipucio هَامَة، قِمَّةٌ، مُقدَّم الرأس
sincitial مَخلَويّ، مُكَوِّنٌ مَخلاة أو مُختصٌّ بها
sincitio مَخلاة (كِتلةٌ جِبليَّةٌ مُتعدِّدةِ النَّوى بإندماجِ الخلايا)
sincitioide نظيرُ المَخلاة
sincitioma وَرمُ المَخلاة، وَرمٌ ظهاريٌّ مَشيميّ
sincitiotoxina ذيفانٌ مَخلَويّ
sinclitismo توازي الرأس والحَوض (في الجنين)
sinclono رَمَعٌ مُتَزامِن، رَجفانٌ عَضلي مُتزامِن
sincolia إفتِرازٌ صَفراويّ
sincondrosis إلتِحامٌ غُضروفيّ
sincondrotomía بَضعُ الإرتِفاق العَانيّ
sincopal غَشيانيٌّ، إغمائيّ
síncope غشيان، غَشي، إغماء
cardiaco *غشيان قلبي*
postural *غَشيان الوَضعية (وضعية الجسم)*
vasovagal *الغَشيانُ الوعائي التائهي*
sincrónico مُزامِن، مُواقِت
sincronismo تزامُن، مُزامَنة
sindactilia إلتِصاقُ الأصابع بسبب أربوفيروس
sindectomía =peritectomía خَزعٌ الإلتصاق، بَضعٌ مِحيطيّ (للملتحمة العينية)
sindelfo ذو رأسٍ واحد وجذعٍ واحد وثمانية أطراف
sindesis تَشابُك، إيثَّاقُ المَفصِل، إزدِواج
sindesmectomía قَطعُ الرِبَاط
sindesmitis إلتِهابُ الأربِطَة، إلتِهابُ الملتَحِمَة
sindesmo - سابقة بمعنى رباطيّ، ضَّام
sindesmófito ناتِئٌ عَظميٌّ رِباطِيّ
sindesmografía تَصويرُ الأربِطَة
sindesmología=artrologia مبْحَثُ المَفاصِل
sindesmoma وَرمُ النَسيجِ الضَّام
sindesmopexia تَثبيتُ الرِّباط
sindesmoplastia تَقويمُ الرِّباط
sindesmorrafía رَفْوُ الأربِطَة
sindesmosis مُرتَبط، إتحادٌ رباطيٌّ مَفصِليّ
sindesmotomía شَقُّ الرِّباط
sindrome مُتلازِمَة
sinecología علم بيئة الكائنات الحيَّة، علم البيئة الجَماعي
sinectomía قَطعُ إلتِصاقاتِ القُزَحِيَّة
sinencefalia مِسخٌ بجسمين ورأس
sinencefalocele قيلَةٌ دِماغيَّةٌ مُلتَصِقَة
sinequeterotomía قطعُ إلتِصاقاتِ الأمعاء
sinequia إلتِصاقُ القُزَحيَّة ،إلتِصَاق
sinéresis تَساحُب، تَقَلُّص هُلاميّ بفقدانِ السائِل
sinergia تآزرِيَّة، إتِحادُ العَمَل
sinestesia حِسٌّ مُشتَرَك، حِسٌّ مُواكِب
sinfalangia إرتِفاقُ الأصَابع
sinfisiectomía قطعُ الإرتِفاق العانيّ
sinfisiólisis إنفِصال الإرتِفاق
sinfisiorrafia رَفو الإرتِفاق
sinfisitomía بضعُ الإرتِفاق العَانيّ (لتيسيرِ الوِلادة)
sínfisis إرتِفاق، مُوَصِلٌ موثَّق بالتَّغضرفِ اللِّيفي

púbica *الإرتفاق العانـيّ*
singamia الإقتِران، إتِحادُ الأعراس
singénesis تَسانُج،تماثُلُ الأنسِجة، التَّوَلُّد من والدين
sinicesis إنسِداد، تَكَتُّلُ الكروماتين
sinistralidad يَساريَّة، إستعمال اليسرى أو الأيسَر من الأعضاء
sinistraural يساريُّ السَمَع، يسمَع أحسن بالأذن اليُسرى
sinistro- سابقة بمعنى يسار أو أيسر
sinistrocardia إنزياحُ القلبِ يسارياً
sinistrocerebral مُتعلق بميسَرة المُخ
sinistrocular أيسَريُّ العَين (يرى أحسن بالعين اليسرى)
sinistromanual أعْسَر
sinistropedal أيسَريُّ القَدَم
sinistrosa يَساريّ، سكر
sinistrotorsión إلتِفافٌ للأيسَر
sinnecrosis مَوتٌ تَرافقيّ
sinneurosis إرتِباطُ الأعصاب
sinoauricular جَيبيٌّ أُذَينيّ
sinofrias إتِصالُ الحاجِبَين
sinoftamía إتصالُ العَينَين
sinoftalmo=ciclope مُتَّصِلُ العَينَين
sinopsis الرُّؤيةُ المُشتَرَكَة
sinorquismo إتِحادُ الخُصيَتَين
sinósqueo إلتِصاقُ القَضيبِ بالصَّفَن
sinostología مَبحثُ المَفاصِل
sinosteotomía بَضعُ المفاصِل، تَشريحُ المَفصِل
sinóstosis إلتِحامٌ عَظميّ
sinoto مُلتَصِق الأذنين (مسخ)
sinovectomía إستِئصالُ الغِشاء الزَليليّ
sinoventricular جَيبيٌّ بُطَينيّ
sinovia السائلُ الزَليليّ
sinovial زَليليّ، مُتعلق بالسائل الزَليليّ
sinovina مُخاطينٌ زَليليّ
sinovioblasto أرومَةٌ زَليليَّة
sinoviocito خَلِيَّةٌ زَليليَّة
sinovioma وَرمُ الغِشاء الزَّليليّ
sinovíparo مُفرِز السائِل الزَّليليّ
sinovitis إلتِهابُ الغِشاء الزَّليلي
sinquilia إلتِصاقُ الشَفَتين
sinquiria إزدواجية الحِسّ ،إحتِساسٌ مُقابِل (الشعور بالحس في الطرفين ولو أن المنَبه كان لطرف واحد)
sínquisis تَمَيُّعُ الجِسمِ الزُّجاجيّ، تَلَيُّن الجِسمِ الزجاجي (في العين)
sintaxis مفصِل، تَمَفصُل
sintenosis مَفصِلٌ وَتَريّ
sinteresis المُعالجَةُ الوِقائيَّة، إتِّقاء
sintérmico مُتساوي الحَرَارَة
sintescopio منظارٌ لمراقبة تأثير تَماس بين سائلَين
síntesis تَخليق، تَركيب، إصطناع
sintetasa مُخَلِّقَة، سينتيتاسا (إنزيم)
sintético إصطِناعيّ، تَخليقيّ، تَركيبيّ
sintetismo المُعالَجةُ التامّة للكسور
síntexis هُزالٌ، ضُمُور
sintoma عَرَض
sintomático عَرَضيّ
sintomatología مَبحثُ الأعرَاض، مَجموعَةُ أعراض المرض
sintonización تَزامُن التَرَددِ الرَنينيّ
sintopia تَوَضُّعُ الأعضاءِ النِّسبِيّ، وَضعُ العضو بالنسبة لوضع الأعضاءِ المجاوِرَة
sintripsis سحقُ أو تفتيتُ العَظم
sintrófico إغتِذاءٌ مُتَشابِه
sintrópico مُتَشابِهُ التَّوجُّه
sinulosis إلتِئام، نَدبٌ كامِل
sinusal جَيبِيّ، مُنحنَىً جَيبيّ
sinusitis إلتِهابُ الجَيب
sinusoide شِبهُ جَيبِيّ
sinusotomía بَضعُ الجَيب
sirenomelo مسخ متحد الأطراف السفليَّة
siriasis حُمَّى حَروريَّة، لَفحَةُ شَمس
sirigmo طنينُ الأذان، وَشيش
siringectomía إستِئصالُ النَّاسور
siringitis إلتِهابُ النَّفير، إلتهاب قناة أوستاكيو
siringo سابِقة بمعنى النَّاسُور أو الأنبوبيّ، النَّفير
siringobulbia تَكَهُّفُ البَصَلة
siringocistoadenoma ورَمُ الغُدد العَرَقيَّة
siringocistoma وَرَمُ الغدد العَرَقيَّة الكيسي
siringoencefalia تَكَهُّفُ الدِّماغ
siringoide ناسوريّ
siringomielia تَكَهُّفُ النُّخاع الشَّوكي

S

siringomielitis إلتِهابُ الحَبل الشَّوكي الكَهفيّ
siringomielo تَمَدّد القَناة الوسطى الشَّوكيَّة وتحول مادتها السِّنجابيَّة إلى نَسيجٍ ضامّ
siringomielocele قيلَةٌ نُخاعِيَّةٌ تَكَهُّفيَّة
siringotomia بَضْعُ النَّاسور، شَقُّ النَّاسور
sisarcosis مَرْبَطٌ عَضلِيّ، إلتِحامٌ عَظميٌّ لَحميّ
sismoterapia المُعالَجَةُ بالإهتِزاز
sisomo مُتَّحِدُ الجَسَدين (مسخ)
sistálico=pulsatil نابِض
sistema نِظَام، طَريقَة، مَنهَج، أسلوب
sistemático مَنهَجِيّ، جِهازيّ، نِظامِيّ، مُنَظَّم
sistémico مَجموعِيّ
sístole إنقِباضة، إنقِباض
sistólico إنقِباضِيّ
sistolómetro مِقياسُ الإنقباض
sistrema عَصُ السَّاق، مَعصُ السَّاق، تَشَنُّج السَّاق
sitomanía رُهابُ الأكل، النُّفور من الطَّعام
sitoterapia المُعالَجَةُ بالغِذاء
sitotoxina سُمٌّ غِذائيّ
sitotoxismo التَسمُّم بالأكل، تَسَمُّم غِذائيّ
situación حالٌ، مَوقِف، وَضْع
situs مَوقِع، مَوضِع
sobredeterminación كثرة التَّحديد، الإفراط في التصميم
sobredosis جِرعَةٌ مُفرِطَة
socialización الإندِماجُ في المُجتَمع، إستِشراك
sociología عِلمُ الإجتِماع
sociopatía نُفُورٌ من المجتَمَع، مُعتَلٌّ إجتِماعِياً
soda صُودا، ثاني كربونات الصوديوم
sodio صوديوم
sodoku حُمَّى عَضَّةُ الجُرذ، سودوكو
sodomía إنحِرافٌ جِنسيّ، لِواط
sodomista لوطيّ، منحَرِف جنسياً
sodomita لوطيّ، منحَرِف جنسياً
sofisticación تَكَلُّف، تَعقيد، سَفسَطَة
sofocación إختِناق
sofocante خانِق
sofoco إختِناق ، إستياء، خَجَل
sofomanía هَوَس إدِّعاء الحِكمَة
sol الشمسُ، مَحلول
solar شَمسيّ
solea أخمَصُ القَدَم
soleloniquia ظفرٌ مُثَلَّم، ظُفرٌ مَخدود
solenoide مِلَفٌّ لَولَبِيّ
sólido صُلْب، جَامِد
solipismo الفَرديَّة
solitario وَحيد، مُنْفَرِد
solubilidad ذَوَبانِيَّة
soluble قابِلُ الحَلّ، ذَوَّاب
solución مَحْلول
solum قَعْر
del timpano *قَعْرُ الطَّبلَة*
solvente مُذيب
solvólisis حَلحَلَةٌ، إنحِلالٌ ذوبانيّ
soma جَسَد، جِسمُ الخَليَّة
somáculo جُزَيئةٌ هَيُوليَّة
somastenia وَهنٌ بَدَنيّ
somtalgia وَجَعُ الجَسَد، ألمٌ جَسَديّ
somatestesia إحساسُ بالجَسَد
somático جَسَديّ، بَدَنيّ
somtización تَجسيدُ الإختبارات النَّفسَّانيَّة، جَسْدَنَة
somato- سابقة بمعنى جَسَديّ، بَدَنيّ
somatoceptor مُستَقبِلَةٌ جَسَدِيَّة
somatoderma الأديمُ المُتَوَسِّط الجَسَدِيّ
somatodidimo توأمان مُتَّحِدا الجسدين
somatofrenia تَوهم بالعِلل الجَسَديَّة
somtogénesis تَكوينُ الجَسَد
somatología عِلمُ الجَسَد
sommatomegalia ضَخَامَةُ الجَسَد
somtometría قِياسُ الجَسَد
somátomo تَشريحُ الجَسَد
somatópago مُلتَحِمُ الجَسَدين (مسخ)
somatopatía إعتِلالٌ جَسَدِيّ
somtoplasma جِبلَةُ الخَليَّة الجَسَدِيَّة
somatopleura الجَنبَةُ الجَسَديَّة (جنين) ، غِشاءٌ بدني جَنينيّ
somatopsicosis نُفاسٌ بَدَنيّ
somatopsíquico جَسَدِيٌّ نَفسِيّ
somatoscopia مُعايَنَةُ الجَسَد، فَحصُ البَدَن
somatosquisis شَقٌّ بَدَنيّ، إنشِقاقُ الجَسَد(مسخ)
somatotipo نَمَطٌ جَسَدِي

somtotridimo ثُلاثِيُّ الجَسَد (مسخ) ، توأم مُثَلَّث الجسد
somatotrópico جَسَدِيُّ التَّوجُّه، جَسَدِيُّ التأثير
somtotropina المُنَمِّيَةُ الجَسَدِيَّة (هرمونُ النُّموّ)
sombra ظِل، فَيء، شَبَح، طَيف
somita جُسَيْدَة، بُدَينَة
somnifasciente مُنَوِّم
somniloquia التَكَلُّمُ في المَنام
somnipatía إعتِلالُ النَّوم
somnolencia نُعَاس، غَفوَة، إغفاءَة
somnoliento نيمومَة، نَيموم
somnolismo نَيمومَة، غَفوَة، سَرنَمَة
sonámbulo مُسَرنِم، سائر أثناء النوم
sonda مِسبَار ، آلةٌ لسبرِ الأعماق
sonido صَوت
sonografía تَخطيطُ الصَدَى (تَخطيطٌ بالأمواج فَوق الصَّوت)
songrama مُخَطط صَدَويّ، مخطَّطُ الأمواج فوق الصَّوت
sonotransparente=sonolucente نَفيذٌ فوقَ صوتيّ، شَفيفٌ للأمواجِ التَّصواتِيَّة
soplo نَفخَة، هَبَّة، عَصفَة
sopor رقادٌ هادِئ، رِقادٌ عَميق، سَبَخ
soporífero مُنَوِّم
soporifíco مُنَوِّم
soporoso سَبَخِيّ
soporte دِعامَة، سَنَد، مِحمَل
sorbefasciente مُحَفِّزُ الإمتِصاص
sorbitol سوربيتول، سُكَّر كَربوهيدراتي
sordera صَمَم
sordes طَرَامة فَمويَّة (الملدَّةُ المُتَرَسِبَة الجافَّة على الشفة والأسنان واللِّثَة أثناء التَعَرض للحُمَّى)
sordomudo بَكامَة
soroche داءُ المرتَفعات
sosa الصُّودا، كربونات الصوديوم
sostén دَعامَةٌ، مَسنَد
suave ناعم، أملَس
sub- سابِقَة بمعنى تَحت ،دُون
subacetabular تَحتُ الحُق
subacetato تحتُ الأسيتات، أسيتات قاعديَّة
subacidez حُموضَةٌ خفيفة، مَزازة
subacromial تحتَ الأخرَم
subabdominal تَحت بِطني
subagudo تحت الحادّ
subanal تَحْتَ الشَّرج
subapical تَحْتَ القِمَّة
subaponeurótico تَحْتَ السِّفاق
subaracnoideo تَحْتَ العَنكبوتيَّة (بين العَنكبوتيَّة والأم الحَنون)
subareolar تَحْتَ الهالَة
subastragalar تَحْتَ الكَاحِل
subastringente قابِضٌ خَفيف
subaural تَحْتَ الأُذن
subauricular تَحْتَ الصِّيوان الأذنيّ
subaxilar تَحْتَ الإبْط
subcapsular تَحْتَ المِحفَظَة
subcartilaginoso تَحْتَ الغُضروف
subcigomático تَحْتَ الوَجنَة
subclavicular تَحْتَ التَّرقوة
subclavio تَحْتَ التَرقوة
subclínico دون السريريّ(غير بادي الأعراض)
subcondral تَحْتَ الغضروف
subconjuntival تَحْتَ المُلتَحِمَة
subcosciencia وَعيٌ غير مكتَمِل
subconsciente دونَ الوعْي، دونَ الشُّعور
subcoracoideo تَحْتَ الناتئُ الغُرابي
subcordal تَحْتَ الغُضروف
subcoriónico تحتَ المَشيماء (في الجنين في بداية الحمل)
subcoroideo تَحتَ المَشيميَّة (في العين وفي البطينات الدماغيَّة)
subcortical تَحْتَ القِشرَة الدماغيَّة
subcostal تَحْتَ الضِلَع
subcraneal تَحْتَ القِحف
subcrepitante خَفيفُ الفَرقَعة (في تسمع الصدر)
subcrónico تَحْتَ المُزمِن
subcultivo زَرعٌ ثانويّ، مُستَنبَت ثانَويّ
subcutáneo تحتَ الجلد
subcuticular تَحْتَ بَشَرة الجلد
subdelirio هَذيانٌ خَفيفٌ
subdiafragmático تَحْتَ الحِجاب
subdorsal تَحْتَ الظُّهراني

S

subdural

subdural تَحْتَ الأمِّ الجافِيَة (بين الأم الجافية والعنكبوتيَّة)
subendocárdico تَحْتَ الشَّغاف
subendotelial تَحْتَ البِطانَة
subendotelio تَحْتَ البِطانَة
subependimario تَحْتَ البِطانَة العَصَبيَّة
subepidérmico تَحْتَ البَشَرَة
subepiglotico تَحْتَ لِسانِ المِزمار
subepitelial تَحْتَ الظِّهارَة
suberosis سُحارٌ فِلِّينيّ (إلتِهاب الأسناخ الأرجي بغبار الفلين)
subescapular تَحْتَ لوح الكَتِف
subesclerótico تَحْتَ الصُّلبَة
subespinoso تَحْتَ الناتئ الشوكي
subesternal تَحْتَ القَصّ
subfaríngeo تَحْتَ البُلعوم
subfascial تَحْتَ اللِّفافَة
subfertilidad عُقْمٌ نِسبِيّ، ضَعفُ الخُصوبَة
subflavo مُصْفَرّ
subfrénico تَحْتَ الحِجاب
subgingival تَحْتَ اللِّثَة
subglenoideo تَحْتَ التجويف الحُقِّي لِعظمِ الكتِف، تَحْتَ الحُقَّة
subglositis إلتِهابُ تحتَ اللِّسان
subglótico تَحْتَ المِزمَار
subhialoideo تَحْتَ الجِسمِ الزُّجاجِي
subhioideo تَحتَ اللاميّ
subictérico يَرقانِيٌّ خَفيف
subículo مِرفَد، بُنيَّةٌ داعِمَة
subíleón أسفَلُ الحَرقَفَة
subiliáco تَحْتَ الحَرقَفَة
subinflamación إلتِهابٌ خَفيف
subintrante تَعَجُّلِيّ (الإبتداء قبل نهاية المرحلة السابقة) ، المعاودَة المستعجلة
subinvolución عدم إستعادة الوضع الطبيعي
súbito مفاجِئ
subjetivo شَخصيّ، ذاتيّ
sublesional تَحت الآفة
subletal دون المُميت
sublimación تَصعيد، تَحوُّل من الحالَة الجامِدَة إلى الغازيَّة
sublimado مُصَعَّد ،صُعَادَة
sublimal أصغر من أن يُدرَك، تحتَ عَتبة الوَعي
sublingual تَحت اللِسان
sublingüitis إلتهاب الغدَّة تحت اللِسان
sublobular تَحتَ الفصيص
subluxación خلعٌ مفصلي جُزئي
submamario تَحْتَ الثَدي
submandibular تَحْتَ الفَكِّ السُّفلي
submarginal تَحتَ الهامِش
submaxilar تَحْتَ الفَك العُلوي
submembranoso غِشائيٌّ جُزئياً
submentoniano تَحتَ الذقن
submersión تَغطيس، غوص
submicroscópico غير مَرئِيٍّ بالمِجهر
submorfo جِزئيُّ التَّشَكُّل
submucosa تَحْتَ المُخاطيَّة
submucoso تَحْتَ المخاطيّ
subnasal تَحْتَ الأنف
subneural تَحْتَ عَصَبيّ
subnormal دونَ الطبيعي، دُوَينَ السَّويّ
subnotocordal تَحتَ القُرْدُوْد
subnúcleo نواةٌ جُزئيَّة
subnutrición تَغذِية ناقِصة
suboccipital تَحْتَ القَذال
suborbitario تَحْتَ الحَجاج
subpatelar تَحْتَ الرَّضَفَة
subpectoral تَحْتَ النَّاحِيَةِ الصَّدريَّة
subpericárdico تَحْتَ التَّامور
subperióstico تَحْتَ السِّمحاق
subperitoneal تَحْتَ الصِّفاق
subpituitarismo قُصُورُ الغدَّة النُّخاميَّة
subplacenta تَحتانيَّةُ المَشِيمَة (السَّاقِطُ القاعِدي)
subpleural تَحْتَ الجَنبَة
subprepucial تَحْتَ القُلفَة
subpúbico تَحْتَ العَانَة
subpulmonar تَحْتَ الرِّئَة
subrectal تَحْتَ المُستَقيم
subretinal تَحْتَ الشَّبَكِيَّة
subscripcion وَصفَة (تعليمات الوصفة الطبية)
subseroso تَحْتَ المَصلِيَّة ، تَحْتَ الغشاء المَصليّ
subsilviano تَحْتَ شَقِّ سيلفيو

substrato رَكيزَة، المادَّة المُخَمِّرة
subtálamico تَحْتَ المِهاد، متعلق بالمِهاد السُّفلي
subtálamo المِهادُ السُّفلي
subtarsal تَحْتَ الرُّصْغ
subtemporal تَحْتَ الصُّدْغ
subtenial تَحْتَ الشُّرَيطَة
subtentorial تَحْتَ الخَيمَة (تَحْتَ خَيمَةِ المُخيخ)
subtimpánico تَحْتَ الطَّبْل
subtotal تَحْتَ التَّام ، دونَ الكُلي
subtrocantéreo تَحْتَ المَدْوَر (تحت النتوء المدوري في أعلى عظم الفخذ)
subtroclear تَحْتَ المَفصل البَكَري
subumbilical تَحتَ السُرَّة
subungueal تَحتَ الظُفْر
suburetral تَحْتَ الإحليل
subvaginal تَحتَ المَهْبِل ، تَحتَ الغِمْد
subvertebral تَحْتَ العَمود الفِقَرِيّ
subviril ناقِصُ الرجولَة أو الفُحولَة
subvitaminosis نقص الفيتامينات، عَوَزُ الفيتامينات
subvítro تَحْتَ الجسم الزُّجاجيّ (في العَين)
subvolución كَبْن (قلب سديلة جلدية لمنع الإلتصاق)
subzonal تَحْتَ المِنطَقَة
sucagoso مُنَبِّه الإفراز الغُدِّي
suceso حَدَث
succinato سكسيناتو (كيمياء)
succino كَهرَما ، عَنبَر
succión مَصّ، إرتِشاف
sucedáneo بَديل
sucorrea ثَرٌّ إفرازي، فَيضٌ إفرازيّ
sucrasa سُكرازا، إنزيمٌ سُكَّريّ
sucrato سُكَّرات
sucrosa سُكروزا، سُكَّر القَصَب
sucrosemia وجودُ السَّكروز في الدَّم
sucrosuria بَوْل سُكروزي
súcubo كابوس
sucusión رَجَج، صوت إرتِجاج في تَجويف (كما في المعدة)
sudamen حُويصِلَة عَرَقيَّة، مَعرَقَة
sudamina طَفح عَرَقيّ بلّوري
sudán صِبغُ السودان، صبغ للنسيج الدهني
sudanófilo أليفُ صبغ السُّودان
sudar يتَعَّرق، يَعرَق
sudor عَرَق، تَعَرُّق
sudoración تَعرُّق
sudoresis عَرَقٌ غَزي، تَعَرُّقٌ غَزير
sudorífico مَعرَقة، حَمَّام مُعَرِّق
sudoríparo مُفرز العَرَق
sudorrea عَرَق زائد، عَرَق غَزير
sueño حُلم، مَنَام
suero مَصل
sufrimiento عَذاب، شَقَاء
sufusión إنتِشار، تَسَرُّب إلى الأنسجة المُجاورة
sugestibilidad قابليَّةُ الإيحاء، تَقَبُّليَّة الإيحاء
sugestión إيحاء، إقتِراح
sugestionable قابِل للإيحاء
sugilación كَدَمَة، زُرقَةٌ رِمِّيَّة، تَزَرُّق الجُثَّة
suicida إنتِحاريّ
sulfcetamida سلفاسيتاميدا (يستعمل في معالجة إلتهابات)
sulfadiacina سلفادياثينا (عقار مضاد للجراثيم)
sulfatemia وجود الكبريتات في الدَّم
sulfátido كبريتيد، سَلفاتيد
sulfato كبريتات
sulfhemoglobina خُضابٌ كَبريتيّ
sulfinpirazone سلفين بيراثوني(عقار يخفض تواتر نوبات النقرس)
sulfito كبريتيت، ملح حامض الكبريتوز
sulfonamida سلفوناميدا (عقار ضد نمو البكتريا)
sulfonamidoterapia المداواة بالحُمَّى الكبريتيَّة (بحقن مواد كبريتية في العضل)
sulpiride سلبيريده (عقار مضاد للتسمم والإضطرابات النفسانية)
sumación تَرَكُّم ، جَمع
superabducción فَرطُ التَبعيد، تبعيدٌ زائد
superácido فَرط الحَامِض، فائقُ الحامض
superactividad فرطُ النَشاط
superciliar حاجِبيّ، متعلق بالحاجب
superdistensión فَرط التَّمدد، فَرطُ الإمتِدَاد
superego الضَمير، الأنا العُليا
superexcitación فَرط الإثَارَة

S

superextensión

superextensión فَرْطُ البَسط، فَرْطُ التَّمَدُّد
superfecundación تعَدُّدُ الإخْصَاب،إلقاحٌ إضافي
superfetación الحَمْلُ عَلى الحَمل، حَملٌ مُضاعَف
superficial سَطحيّ، ظاهِريّ
superficie مِساحَة، ظاهِر، سَطْح
superflexión فَرْطُ الثَّنْي
superfunción فَرْطُ النَّشاط ، فَرْطُ أداءِ الوَظِيْفَة
superimpregnación تَلقيحٌ إضافي، تَحبيلٌ إضافِيّ
superinfeción عَدوى إضافِيَّة، إنتانٌ مُضاعَف
superior عُلوي، فوقاني
superlactación إرضاعٌ مُضاعَف، فَرطُ الإلبان
superletal مُميتٌ حتماً
supermediano فوقَ المُنتَصَف
supermotilidad فَرْطُ الحَرَكَة
supernormal فائقُ السَّواء، فَوقَ السَّويّ
supernumerario مَزيد، زائِد، زائِد عن السَّويّ
supernutrición فَرْطُ التَغذيَة
superolateral علويٌّ وَحشِيّ
superovulación فَرْطُ الإباضَة
supersaturado فَرْطُ الإشباع
supersecrción فَرْطُ الإفْرَاز
supervirulento مُفرطُ الفوعَة، فائقُ الفوعيَّة
supervoltaje فَرْطُ الفولطاج(حوالي ٥٠٠كيلو فولط)
supinación بَسط، إنبساط
suplente نائِب، بَدَل، بَدْيل
suplementario إضافي، مُلْحَق، مُكَمِّل
supositorio تَحْمِيْلَة
supra- سابقة بمعنى فوق
supraacromial فوقَ الأخْرَم
supraauricular فَوقَ الأُذُن
suprapúbico فَوقَ العَانَة
supraclavicular فَوقَ التَّرقُوة
supracondíleo فَوقَ اللُّقمَة
supracoroideo فَوقَ المَشيميَّة
supracostal فَوقَ الضِّلْع
supradiafragmático فَوقَ الحِجاب
supraescapular فَوقَ اللَّوح، فَوقَ الكَتِف
supraesclerótico مُتَعلق بظاهِرِ الصُّلبَة، فَوقَ الصُّلبَة
supraglenoido فَوقَ الحُقَّة
supraglótico فَوقَ المِزمار
suprahepático فَوقَ الكَبِد
suprahioideo فَوقَ اللاميّ
suprainguinal فَوقَ الأرْبِيَّة
supraliminal فَوقَ العَتَبَة، فَوقَ عَتَبَةِ الإدراك
supralumbar فَوقَ القَطَنِيّ
supramaleolar فَوقَ الكَعْب
supramamario فَوقَ الثَّدْي
supramandibular فَوقَ الفَكّ
supramarginal فَوقَ الهامِش
supramastoideo فَوقَ الخُشَّاء
supramaxilar الفَكُّ الأعلى
supranasal فَوقَ الأنْف
supraoccipital فَوقَ القَذَال
supraorbital فَوقَ الحَجاج
suprapatelar فَوقَ الرَّضَفَة
suprapélvico فَوقَ الحَوض
suprapontino فَوقَ الجِسْر
suprarenalemia فَرْطُ إفرازِ الكُظْر
suprarrenal فَوقَ الكُليَة، الكُظْر، كُظريّ
suprarrenalectomía إستِئصالُ الكُظْر
suprarrenalismo فَرطُ الكُظْريَّة، شُذوذُ النشاط الكُظْري
suprarrenoma وَرَمُ الكُظْر
supraselar فَوقَ السَّرجِ التُّركيّ
supraseptal فَوقَ الحاجِز
suprasilviano فَوقَ شِقّ سيلفيوس (فَوقَ الشِّق المَركَزيّ)
supraspinal فَوقَ الشَّوكَة
supraspinoso فَوقَ الناتئ الشَّوكي
suprasternal فَوقَ القَصّ
supratemporal فَوقَ الصُّدْغِيّ
supratonsilar فَوقَ اللَّوزَة
supratorácico فَوقَ الصَّدر
supratroclear فَوقَ البَكَرَة
supraumbilical فَوقَ السُّرَّة
supravaginal فَوقَ المَهْبِل
supraventricular فَوقَ البُطَين

suxametonio

supresión إلغاء، إزالة، حذف
supuración تَقَيُّح
supurante مُتَقَيِّح، مُقَيِّح
supurativo مُقَيِّح، قيحيّ
sura الرَّبْلَة، بَطن السَّاق
sural خاصٌ ببطنِ السَّاق، رَبْلِيّ
suralimentación فَرطُ التَّغذيَّة
surco تَلَم، أخدود، تَجعيدَة
surfactante فاعِلٌ بِالسَّطح، خافِضٌ للتوَتُّرِ السَّطحيّ
sursunducción إدوِرارٌ عُلويّ
sursunversión إنقِلابٌ إلى فوق (إنحراف علوي للعَين)
susceptibilidad حَسَاسِيَة، سرعَةُ التأثُّر
suscitación تَهييج، إستِفزاز، تَحريض
suspensión تَعليق، تَعلُّق، إيقاف
suspensorio مُعَلِّق
suspiro تَنَهُّد، حَسرَة، زَفرَة، لَهفَة
sustancia مادَّة، جَوهَر، ماهيَّة
sustentáculo سَنَد، دِعمَة (بنية تَشريحية داعمة)
sustitución إستِبدال، إبدَال، وَضع مَحَل

sutura دَرْز
cigomaticofrontal الدَّرزُ الجَبْهِيُّ الوَجنِيُّ
cigomáticomaxilar الدَّرزُ الوَجنِيُّ الفَكِّ علوِيُّ
cigomaticotemporal الدَّرزُ الوَجنِيُّ الصُدْغِيُّ
craneal الدَّرزُ القِحفِيّ
escmomastoidea الدَّرزُ الصَّدَفِيُّ الخُشَّائيّ
esfenocigomatica الدَّرزُ الوَجنِيُّ الوَتَدِيُّ
esfenoetomidal الدَّرزُ الوَتَدِيُّ الغِربالِيّ
esfenofrontal الدَّرزُ الوَتَدِيُّ الجَبْهِيّ
esfenoorbital الدَّرزُ الوَتَدِيُّ الحَجاجِيّ
frontonasal الدَّرزُ الأنفِيُّ الجبهيّ
sagital الدَّرزُ السَّهمِيّ
suxametonio سوكسامنتونيو (دواء مُرْخٍ للعضلات)

S

T

tabaco تَبغ، طُبَّاق
tabacosis سُحارٌ تَبْغِيّ
tábano النَعرَة (جنس من الذباب الماص لدماء الحيوان)
tabaquismo تَبَغيَّة، الإنسمام بالتَبغ
tabella=tableta قُرْص، قُرصٌ دوائيّ
tabes تابِس، سُهام، ضَنَى
tabético سُهاميّ، تابِسِيّ
tabetiforme تابِسِيُّ الشَّكل، يشبه السُّهام
tabificación نحولٌ شَديد، ضنى، هُزال
tabique=septum حاجِز، فاصِل
tabla جَدوَلٌ، لَوح، صفيحة، مِنضدَة
tableta قُرص، قُرصٌ دوائيّ
taboparálisis شَللٌ عَتَهيٌّ تابِسيّ
tacograma مُخَطط السُّرعة (مخطط سرعة حركة الدم)
táctil لَمسِيّ، يُدرَك باللَّمس
tacto مَسّ، اللَّمس، لِباقة، أدَب
tactómetro مِقْياسُ اللَّمس أو الحِسّ
taladro مِثقَب
talalgia أَلَمُ الكَاحِل
talamectomía قطْعُ المِهاد
talamencéfalo الدِّماغُ المِهادِيّ
talámica مِهادِيّ
tálamo المِهَاد، سابقة بمعنى المِهاد
talamocele جَوفُ المِهاد
talamocortical مِهادِيٌّ قِشْرِيّ
talmolenticular مِهادِيٌّ عَدَسِيّ
talamomamilar مِهادِيٌّ حَلَميّ
talmotomía بضْعُ المِهاد
talantropía=nistagmus رَأرَأة
talasanemia =talasemia فقرُ الدَّم البَحري، تلاسيميا
talasoposia شُربُ ماءِ البَحر
talasoterapia العِلاجُ البَحريّ، المداواة بالحمامات البحْريَّة
talco الطَلْق، سِليكات المانيزا
talidomida تاليدوميدا (دواء مسكن يسبب تشوه الأجنة)
talio التاليوم (العنصر الحادي والثمانون)
talipédico أحنَفُ القَدَم
talipes حَنَف
talipomano حَنَفُ اليَّد
talocalcáneo قَعْبيٌّ عَقِبيّ
talocrural قَعْبيٌّ ساقِيّ
talofita المَشريَّات (قسم من المملكة النباتية يتألف من الفطريات والطحالب)
taloperioneal قَعْبيٌّ شَظَويّ
talonavicular قَعْبيٌّ زَورَقِيّ
talotibial قَعْبيٌّ ظُنبُوبِيّ، كاحِلِيٌّ ظُنبُوبِيّ
talpa كيسَة دُهنيَّة
talposis الإحساسُ بالدِّفء
talus الكاحِل، عَظمُ الكَاحِل
tambor طَبلَة، دَف
tanato سابقة بمعنى مَوت أو مَوتيّ
tanatofobia رَهبَةُ المَوت
tanatognomónico إحتِضاريّ، دالٌّ على المَوت
tanatología عِلمُ المَوت، البحثُ العِلميّ المُتَعَلق بالمَوت
tanatopsia تَشريحُ المَيت، فتحُ الجُثَّة
tanatosis تَمَوُّت، مُوات
tanino حمض التانيك
tanque صِهريج، حَوض
tántalo تنتالو (العنصر الثالث والسبعون)
tantobiológico متعلق بالموتِ والحَياة
tantoide نَظيرُ المَوت، مَوتيُّ الشَّكل
tapinocefalia تَسَطُّح الرَأس
tapón سِدَادَة، حَشوَة
taponamiento دَكّ، سَدْ، إغلاق ، إنحِشاء
taqui- سابقة بمعنى سرعة
taquiarritmia تسَرُّع القَلب اللانَظمي
taquicardia تسَرُّع القَلب ، خَفْقة
auricular *تسَرُّع القَلب الأذينيّ المَصدَر*
paroxística *تسَرُّع القَلب الإنتيابِي*
refleja *تسَرُّع القَلب الإنعِكاسيّ*
supraventricular *تسَرُّع القَلب فوق بطَينيّ*
ventricular *تسَرُّع القَلب البُطَينيّ*
taquifagia تَسَرُّع الأكل
taquiflaxia تَسَرُّعُ المُقاوَمَة

tejido

taquifrasia سُرعَةُ النُطق، تَسَرُّع الكَلام
taquifrenia سُرعة التَفكير
taquilalia سُرعة التَكَلُّم، هَذَر
taquímetro مِقياسُ السُّرعة
taquipnea إسراعُ التَنَفُّس
taquistoscopio المِنظارُ التَّومُّضي، مِكشاف سرعة الإبصار
tara وزنُ الفارغ
tarantismo الرُّتيلائية (داء الرقص الهستيري نسبة للدغة الرُّتيلاء)
tarántula الرُّتيلاء (عنكبوت سام)
taraxis تَأَق (تظاهرات شديدة و فورية للحساسية)
tarsadenitis إلتِهاب غُضروف الجَفن و غُدده
tarsal رُصغيّ، متعلق بغُضروفِ الجَفن
tarsalgia ألَمُ الرَّصغ
tarsectomía إستِئصال إحدى عِظام الرَّصغ، إستئصال غُضروف الجَفْن
tarsectopia إنخِلاع عَظم أو عِظام من الرَّسغ
tarsitis إلتِهابُ غُضروفِ الجَفن الْعلوي
tarso الرُّصغ (رَسغ القَدَم) ، غُضروفُ الجَفن
tarsoclasis كَسرُ الرُّصغ (لتقويمِ حَنَفِ القَدَم)
tarsofima وَرَمٌ غُضروفيٌّ جَفنيّ
tarsomalacia لِينُ الغضروف الجَفني
tarsometatarsiano رُصغيٌّ مِشْطِيّ
tarsoorbitario جَفنيٌّ حَجاجيّ
tarsoplastia تَقويمُ الجَفن
tarsoptosis هبوطُ الرُّصغ، قَدَمٌ مُسَطَّحَة
tarsoqueiloplastia تَقويمُ حافةِ الجَفن
tarsorrafia رَفو الجَفن
tarsotibial رُصغيٌّ قَصَبيّ ، رُصغيٌّ ظُنبُوبيّ
tarsotomía شَقُّ غُضروف الجَفن
tartamudear يُتَأتئ، يتَلعثَم
tartamudeo تَأتأة، خَللُ النُّطق
tartamudez تَأْتَأة
tártaro طَرطَر (ثاني طرطرات البوتاسيوم)، قَلَح (أسنان)
tasicinesia هَوَس المَشي (هوسُ الحرَكَة)
tatanización تَكْزيز
taumatropía إستِحالة النَسيج
taumatúrgico عَجائبيّ، سِحريّ
taurina تاورينا(حامض أميني يُكَوِّن أملاح الصَفراء)
taurocolato توروكولاتو
taurocolemia وجودُ حَمضِ التُوروكوليك في الدَّم
tautomenial مُتَعلِق بنفس فَترةِ الحَيض
tautomerismo مماثَلةُ التَركيبُ الكيماوي
taxina تاكسينا (قلواني سام من الصنوبريات)
taxis إنجِذاب، رَدٌّ يَدَويٌّ للعظمِ أو الفتق لإعادته إلى وَضعِهِ الصحيح
taxonomía تَصنيف، علمُ التَصنيف (في النباتات والحيوانات)
tebaína تيبائينا (مُسَكِّن أفيوني)
teca قِراب، غِمْد
tecal قِرابيّ، غِمدِيّ
tecitis إلتِهابُ القِراب، إلتِهابُ غِمد الوَتَر
tecnecio التكنيثيوم (العنصر التاسع والتسعون)
técnica تِقَنيَّة، طَريقةُ العَمَل
técnico صَنَّاع، فَنِّي
tecnología علمُ الصِّناعَة، علمُ التَّقنيَّات
tecoma وَرَمٌ قِرابيّ، وَرَمٌ غِمدي
tecomatosis **داءُ الأورامِ القِرابيَّة**
tecostegnosis إنكِماشُ غِمدِ الوَتَر
tectología علمُ التَّرْكيب
tectorial سَقفيٌّ، غِطائيّ
tectorium السَاقِف، الغِشاءُ السَقفيّ
techo سَقف
tedio مَلل، ضَجَر
teflurano تيفلورانو (بنج إستنشاقي)
tefromalacia تَلَيُّن سِنجابِيَّةِ النُّخاع أو الحبلُ الشَوكيّ
tefromielitis إلتِهابُ سِنجابِيَّةِ النُّخاع (المادة السنجابية للنخاع)
tefrosis تَرَمُّد، تَرميد (تحويل إلى رَماد)
tegmental جِلديّ، غِطائيّ
tegmento غِطا ، سَقيفَة، غِشاء، سَطح
tegumento جِلد، غِطاء، غِشاء
teicopsia عَتمَةٌ جِداريَّة، عَتمةٌ وَمَاضَة
teína التايين (قلواني في الشاي)
tejido نَسيج
adiposo *النَسيجُ الشَحميّ*
cicatricial *النَسيجُ النَدْبِيّ*
conectivo *النسيج الضام*
conjuntivo *النَسيجُ الضَّام*
hematopoyetico *النَسيجُ مُكَوِّنُ الدَّم*

T

interstitial *النَسيجُ الخِلالـيّ*
nervioso *النَسيجُ العَصَبيّ*
subcutáneo *النَسيجُ تَحتَ الجِلْد*
tela نَسيجَة، قماش، هَلَل
telalgia ألمُ الحَلَمَة
telangiectasia تَوَسُّع الأوعيَّةِ الشَّعريَّة
telangitis إلتِهابُ الأوعيَّةِ الشَّعريَّة
telangiosis داءُ الأوعيَة الشِّعريَّة، داءُ الشُّعيرات
tele- سابقة بمعنى عن بُعد، بَعيد، إنتهائي
telecardiografía تَخطيطٌ قَلبيٌّ عن بُعد
teleceptor مُستَقبِلٌ عن بُعد، مُتَقَبِلٌ حِسِّيٌ عن بُعد
telecinesis تَحريكٌ عن بُعد
telediagnosis التَشخيصُ عن بُعد
telemedicina المعالجةُ أو التَطبيبُ عن بُعد
telencéfalo الدِماغُ الإنتِهائيّ (جنين)
teleología مَذهبُ الأسبابِ الأصليَّة أو النِهائيَّة
telemitosis الإنقسامُ الفَتيليُّ النِّهائيّ
teleopsia بُعاديَّةُ المَرئيَّات (تبدو الأشياء أبعد مما هيَّ)
telepatía تَخاطُر، قراءةُ الأفكَار، قِراءةُ أفكارِ الآخرين
teleplastia تَقويمُ الحَلَمَة
teleretismo نُعوظُ الحَلَمَة، إنتِصابُ الحَلَمَة
telergia يُؤثر عن بُعد، بُعادِيَّةُ التَّأثير
telestesia إحساسٌ عن بُعدٍ، التَخاطُر
teleterapia مُعالَجَةٌ بُعادِيَّة (خاصة المعالجة الإشعاعية)
teliblasto الأرومَةُ الأنثَويَّة (سليفة النواة الأنثوية)
telio حَلَمَة، حَلَمَةُ الثَدي
telitis إلتِهابُ الحَلَمَة
telitocia تَوالُدٌ بِكْرِيٌّ أُنثَوِيّ، تناسلٌ عُذريّ أنثويّ
telofase الطَّورُ الإنتِهائِيّ (في الإنقسام الخلوي)
telolecito طَرَفِيَّةُ المُح (في البيضة)
telolema غِمدٌ إنتِهائيّ
telondendrón تَغَصُّنَة عَصَبيَّة نِهائيَّة
telorragia نَزفٌ حَلَمِيّ
telotismo نُعُوظُ الحَلَمَة، إنتصابُ الحَلَمَة
telurato تيلورات
telúrico أرضِيّ، تيلوري
telurio التيلوزيوم (العنصر الثاني والخَمسون)
telurismo التأثيرُ المَرَضيُّ بالأرض، التَّسَممُ بالتيلوزيوم
temblor هَريرٌ، إهتِزازٌ، رَعشة
temperamento مِزاج، طبيعَةُ التَفكير
temperatura حَرَارة
templado قَالَب ، نَمُوذَج
temporal صُدْغيّ
temporespacial زَمَنيٌّ مَكانيّ
temporocigomático صُدغيٌّ وَجنيّ
temporoesfenoideo صُدغيٌّ وَتَدِيّ
temporofacial صُدغيٌّ وَجْهيّ
temporofrontal صُدغيٌّ جَبْهيّ
temporomandibular صُدغيٌّ فَكِّيٌّ سُفليّ
temporomaxilar صُدغيٌّ فَكِّيٌّ عُلويّ
temporooccipital صُدغيٌّ قَذاليّ
temporoparietal صُدغيٌّ جِداريّ
temulencia سُكْر، ثَمَل
tenacidad مَتَانَة، لُزوجَة، تَمَاسُك
tenáculo حِزامُ تَثبيت، خُطَّاف (يُمسكُ الأنسجة أثناء العمليات الجراحيَّة) ، مِشْبَاث
tenalgia أَلَمُ الوَتَر
tenar راحِيّ، أليَةُ اليَد(في أسفل الإبهام) ، الرانِفَة
tenaz مَتينٌ، مُستَعصٍ، مُتَمَسِّك
tendinitis إلتِهابُ الوَتَر
tendinoplastia تَقويمُ الأوتَار
tendinoso وَتَريّ، وَتَريُّ الشَكل
tendinosutura خياطَةُ الوَتَر
tendón وَتَر، رِباطُ عَضَلة بِعَظم
tendovaginal وَتَريٌّ غِمدي
tendovaginitis إلتِهابُ غِمدِ الوَتَر، إلتِهابُ الوَتَر وغِمدِه
tenedor شَوكَة
tenésmico زَحِيري
tenesmo زَحِير، ألَمٌ أو تَعنٍ في التَّبرُّز أو التَّبَوُّل
tenia شَريطِيَّة، شَريطَة، الدُّودَة الشَريطيَّة
tenicida مُبيدُ الشَّريطيَّات
teniforme شَريطِيُّ الشَكل
tenífugo طارِدُ الشَّريطيَّات
teniola بِنيةٌ شَريطيَّة، شُرَيط
tenocausis كَيٌّ فِعْلِيّ، إستِعمالُ الكَيّ
tenodesis خِياطَةُ الوَتَر بالعَظم

termocoagulación

tenodinia وَجَعُ الوَتَر
tenólisis إفتِكاكُ الوَتَر
tenomioplastia رَأبُ الوَتَر و العَضَلَة
tenomiotomía قَطعُ الوَتَر و العَضَلَة
tenonectomía قَطعُ الوَتَر، قَطعُ غِمدِ الوَتَر
tenonitis=tendinitis اِلتِهابُ الوَتَر
tenonométro=tonométro مِقياسُ ضَغطِ المُقلة
tenontagra نِقرِسُ الوَتَر
tenontitis=tendinitis اِلتِهابُ الوَتَر
tenoplastia رَأبُ الوَتَر
tenorrafia رَفوُ الوَتَر
tenosinovitis اِلتِهابُ زَليلِ الوتر
tenositis=tendinitis اِلتِهابُ الوَتَر
tenostosis تَعَظُّمُ الوَتَر
tenosutura رَفو أو خياطَة الوَتَر
tenotomía قَطعُ أو بَضعُ الوَتَر
tenótomo مِبضَع الأوتار
tenovaginitis اِلتِهابُ غِمدِ الوَتَر
tensioactivo فاعِلٌ في التَّوتُّر السَّطحِيّ
tensiómetro مِقياسُ التَّوتُّر السَّطحِيّ (في السوائل)
tensión تَوَتُّر، جُهدٌ الكَهربائيّ
tenso مُتَوَتِّر، مَشدود، قَلِق
tensor مُوَتِّر، مُمَدِّد، شادّ
tentáculo لامِسَة، مِجَسّ (القرن الحساس في الحشرات)
tentativa غيرُ نِهائيّ، تَجريبيّ، مؤقَت
tentorial خَيمِيّ (متعلق بخيمة المُخيخ)
tentorium خَيمَة ، خَيميُّ الشَّكل
del cerebelo *خَيمَةُ المُخَيخ (الأمُ الجافية بين المخ والمُخَيخ)*
de la hipofisis *خَيمَةُ النُّخامِيَّة*
tentum=pene القَضيب
teofilina تيوفيلينا (دواء موَسِّع للقصبات و مُدِر)
teorema مَقولَة ،نَظَرِيَّة
teoría نَظَرِيَّة
teoterapia مُعَالَجةٌ دِينِيَّة (بالدعاء والصلوات)
ter- بادئة بمعنى ثلاثي، ثلاث مرات
terapeuta مُعَالِج، خبيرٌ بالمُدَواة
terapéutica المُداوَاة، علم مُداواة الأمراض
terapia مُعَالَجَة ،مُداواة ،طِبابَة
teras مِسخ، مَسيخ، جَنينٌ مَشَوَّه
terático مِسْخي، عَجيب الخِلْقَة
teratismo مِسْخيَّة
terato- سابقة بمعنى مِسْخ
teratoblastoma وَرَمٌ أروميٌّ مِسخيّ
teratogénesis تَوَلُّدُ المِسْخيَّة، إمساخ
tertoide مَسْخِيُّ الشَّكل
teratologia عِلمُ المَسْخِيَّات، مَبْحَثُ المَسخِيَّات
teratoma وَرَمٌ مَسْخِيّ
teratosis تَشَوُّهٌ مَسْخِيّ
terbio التِّربيو (العنصر الخامس والستون)
terciana حُمَّى تعاود كلِ ثلاثَةِ أيّام، ثالِثِيّ
terciario ثالِثيّ، ثالِثِيُّ الدَرَجَة
terciarismo ثالِثيّ، ثالِثِيُّ الدَرَجَة
tercípara ثُلاثِيَةُ الوِلادَة (من ولدت ثلاث مَرَّات)
terebeno تيربينو (مُطَهِر و مُلَيِّن)
terebintismo التَّسَمم بالتريبنتينو
terebinto تربنتينو
terebración ثَقْب، أَلَمٌ ناقِب
terebrante ثاقِبٌ ، شَديدُ الإيلام، مُسَبِبٌ لألَمٍ شَديد
teres مُدَوَّر مُتَطاوِل
ligamento *الرِباطُ المُدَوَّر*
músculo *العَضَلَة المُدَوَّرَة*
teriaca تِرياق (مُضادٌ سموم الحيوانات البرية)
teriatría=veterinaria الطِّبُّ البَيطَرِيّ
terma تيرما (وَحدَةٌ حَرارِيَّة)
termalgesia فَرطُ حِسِّ الحَرارَة، إيلامٌ حَراريّ
termanalgesia بُطلانُ حِسِّ الحَرارَة، فقدُ حِسِّ التَغَيُّرات في دَرَجةِ الحَرارَة
termatología عِلمُ المُعَالَجة بالحَرارَة، مَبحَث المعالجة بالحَرارَة
termestesia الإحسَاسُ بالحَرارَة
termsteiómetro مِقياسُ الإحسَاسُ بالحَرارَة
terminación إنهَاء، تَوَقُّف، النهايَةُ القاصِيَّة، نِهايَة
terminal إنتِهائيّ، نِهائيّ، مِطراف
término مُصطَلَح، فَصْل (من السَنَة الدراسية)
recién nacido a término وَليدٌ ناضِج
terminología عِلمُ المُصطلَحَات
termo- سابقة بمعنى الحَرارَة
termocauterio كَيٌّ حَرارِيّ، إزالةُ النَسيجِ المَيْتِ بالحَرارَة
termocoagulación التَخثيرُ الحَرارِيّ

T

termodinámica

termodinámica علمُ التَبدلاتِ الحَرَاريَّة والطَّاقِيَّة
termoelectricidad الكَهرباء الحَرَارِيَّة، الكَهرباء المُوَلَّدِة بالحَرَارَة
termófilo أليفُ الحَرَارَة
termóforo حافِظُ الحَرَارَة
termogénesis تَوليدُ الحَرَارَة
termógeno حَرَارِيُّ المَنشَأ
termografía تَخطيطٌ حَرارِي (تخطيط بالأشعة تحت الحمراء لتشخيص أمراض الثدي)
termógrafo مِخطاطُ الحَرَارَة
termohiperestesia فَرطُ الإحسَاسِ بالحَرَارَة
termohipoestesia نَقصُ الإحسَاسِ بالحَرَارَة
termoinhibidor كابِحٌ لتَوليدِ الحَرَارَة
termolábil عَطوبٌ بالحَرَارَة، سهلُ التَغَيُّرِ بالحَرَارة
termólisis تَحَلُّلٌ حَرارِيّ
termología عِلمُ الحَرَارَة
termomasaje تَدليكٌ حَرارِيّ
termometría قياسُ الحَرَارَة
termómetro مِيزانُ الحَرَارَة
termoplejía ضَربةُ الحَرارَة، ضَربَةُ الشمس، الرَّعْن
termopolipnea سُرعَة التَنَفُّس بسَبب ارتفاع درجة الحَرَارَة، بُهْرُ الحُمَّى
termoquímica الكيمياء الحَرَارِيَّة (تَغيرات الحرارة في التفاعلات الكيميائية)
termorreceptor مُستقبِلَةٌ حَرَارِيَّة
termorregulación تَنظيمٌ حَرارِيّ
termorresietencia مُقَاوَمة الحَرَارَة
termosistalismo تَقَبُّض حَرارِيّ عَضَلِيّ، تَقَلُّص بالحَرَارَة (في العضلات)
termostábil صَامِدٌ للحَرارَة
termostasis الإستِقرارُ الحَرارِيّ، إنتِظامُ الحَرَارَة
termostato ناظِمُ الحَرارَة
termostéresis حِرمانُ الحَرَارَة، حِرمانُ الدِّفء
termostesia حِسُّ الحَرارَة
termotaxis تَكَيُّفٌ حَرارِيّ، نَظمُ دَرَجةِ الحَرارَة، إنجِذاب حَرارِيّ
termoterapia المُداواةُ بالحَرَارَة
termotolerante يتَحمَّلُ الحَرارَة
termotropismo تَوجُّهٌ حَرارِيّ
ternario ثلاثيّ، يتألفُ من ثلاثةِ عناصر، ثالث
ternitrato ثلاثيُّ النِترَات
teromorfismo مُشاكِلَةُ الحَيوَان، إنعكاس إلى منظمة دونيّة، إنعِكاسٌ إلى مَسخٍ حَيوانيُّ الشَّكل
teróxido ثلاثيُّ الأكسيد
terpenismo الإنسِمامُ بالتيربين
terperno تربينو (هيدروكربون غير مُشبَع)
terra أرضٌ، تُربَة
terror رُعبٌ، فَزَعٌ
tertigrávida حامِلٌ للمَرَّةِ الثالِثة
tesaurismosis داءُ الإختِزان (تَجمع مواد دهنية وغيرها)
teselado فُسيفِسائي، مُقسَّم إلى مربعات كرقعة الشطرنج
tesis إختِبار، تَجرِبَة
tesina إختبار، تَجربة
testa قِشرَة، صَدَفَة
testáceo صَدَفِيّ، قَيضِي
testalgia أَلَمُ الخُصيَة
testectomía إستِئصالُ الخُصْيَة أو خزعُ الخُصيَة
testicondo مُختَفي الخُصيَتَين
testicular خُصْويّ
testículo خُصْيَة
testopatía إعتِلالُ الخُصْيَة
testosterona تستوستيرونا (هرمون)
tetania تَكَزُّز
tetánico مُكزِّز، كُزازِيٌّ
tetaniforme كُزازِيُّ الشَّكل
tetanígeno مُكزِّز
tetanismo حالَةٌ تَكَزُّزِيَّة
tetanización تكزير
tetanoide كُزازِيُّ الشَّكل
tetanolisina حَالَّةٌ كُزازِيَّة
tétanos كُزاز (مرض عدوائي ذو مظاهر عصبية)
tetanospasmina تتانوسباسمينا (مادة مشنِّجة من سُم الكُزاز)
tetartanopía عَمَى الأصفَر والأزرَق
tetartanopsia عَمَى الأصفَر والأزرَق
tetrabásico رُباعِيُّ القاعِدَة
tetrabraquio رُباعِيُّ الأذرع (مسخ)
tetracaína تتراكائينا (مخدر موضعي للعين والملتحمة)
tetraciclina تتراثيكلينا (مضاد حيوي)

tetracrómico رُباعيُ الألوَان
tetracrótico رُباعيُ النبض أو الضربات القلبية
tetrada رُباعيّ، رُباعِيَّة
tetradactilia رُباعِيّة الأصابع (خِلقياً)
tetrágono مُرَبَع، رُباعيُ الأضلاع
tetralogía رُباعِيّة العَناصِر أو الإعرَاض
tetramastia رُباعِيّة الأثداء
tetramastigoto ذو أربعة أسواط هَدَبيَّة
tetramérico رُباعيُ الأقسَام
tetranoftalmo رُباعيُ العُيون (مسخ)
tetraoto رُباعِيُ الآذان
tetraplejía شَلَلٌ رُباعِيّ
tetraploidia ذو أربع مجموعات صبغيَّة
tetrapódisis الحَرَكةُ بالأربِعَة (الأطفال الصغار)
tetrápodo رُباعيُ الأقدَام (مسخ)
tetráquiro رُباعيُ الأيديّ (مسخ)
tetrascelo رُباعيُ الأرجل (مسخ)
tetrasomía رُباعُ الصِّبْغِيّ، (وجودُ صبغيين من نفس النمط في خلية ضِعفانيَّة)
tetravacuna لَقاح رُباعيّ
tetravalente رُباعيُ التكافؤ
tetroftalmo رُبَاعيُ الأعيُن (مسخ مزدوج الوجه)
tetrosa تتروسا (سُكَّر رُباعيُ الكَربون)
texis حَمْل، حَبَل
textiforme نَسيجيُ الشَّكل، شَبَكِيّ
textoblástico مُوَلِّدُ نَسيج
textura نَسيج، مَنْسوج
textural نَسيجِيّ
tialina لُعابين، إنزيمٌ لُعابيٌ يُنَظف الفم
tiaocele=sialocele قيلَةٌ لُعَابِيَّة
tialografía تَصوير الأقنيَة اللُّعابيَّة شُعاعياً
tialorrea ثَرٌ لُعابِيّ، فَرطُ سيلان اللُّعاب
tialosa تيالوسا، سُكَّرُ اللُّعاب
tiamina فيتامين B1 , تيامينا
tiazida تياثيدا (دواء مُدِرّ)
tibia الظُنبوب
tibial ظُنبوبيّ
tibialgia أَلَمُ الظُّنبوب
tibiocalcáneo ظُنبوبيٌ عَقِبِيّ
tibiofemoral ظُنبوبيٌ فَخذيّ
tibiofibular ظُنبوبيٌ شَظويّ
tibiotarsiano ظُنبوبيّ رُصْغيّ
tic عَرَّة
tictología طِبُّ التَّوليد
tiemia فَرطُ كبريتِ الدَّم
tiempo زَمَن
tierra تُراب
tifemia وجودُ العُصاياتِ التيفية في الدَّم
tífico تيفيّ، تيفوسيّ
tiflectasia تَوَسُّعُ الأعوَر
tiflectomía إستِئصالُ الأعوَر
tiflenteritis إلتِهابُ الأعوَر
tiflitis إلتِهابُ الأعوَر
tiflo سابقة بمعنى أعَوَر، أعمى
tiflodiclisitis إلتِهابُ الصِّمامِ اللَّفائفِيُ الأعوَرِيّ
tiflolitiasis تَحَصِّي الأعْوَر، داءُ الحَصى الأعوَرِيَّة
tiflología عِلمُ الْعَمى (الأسباب و العلاج)
tiflomegalia ضَخَامَةُ الأعوَر
tiflopexia تَثبيتُ الأعوَر (تثبيته في جدار البطن)
tifloptosis تَدَلِّي الأعوَر
tiflorrafia خياطةُ الأعوَر، رَفو الأعوَر
tiflosis الْعَمَى
tiflostenosis تَضيُّق الأعوَر
tiflostomía فَغرُ الأعوَر
tiflotomía شَقُ الأعوَر
tifobacilosis داءُ العُصيَّاتِ التِّيفيَّة
tifoidal تيفوئيديّ، شبيهٌ بحُمَّى التِّيفوئيد
tifoide التِّيفوئيد
tifoneumonía ذاتِ الرِّئة التِّيفيَّة
tifopaludismo المَلاريا مع التِّيفوئيد
tifoso شبيهٌ بِحُمَّى التِّيفوئيد
tifus حُمَّى التيفوس
tigmestesia إحساسٌ لَمْسي، حِسُ اللَّمس
tigmotaxis إنجِذابٌ لَمسيّ، إنجِذابٌ بالتَّماس
tigroide مُبَقَّع، مُخَطَّط، بَبْرِيّ، يشبه جلد النمر
tigrólisis تلاشي اللَّون، إنحِلالُ الخَلايا النَّمراء في العَصب
tijeras مِقص
tilectomía إستِئصالُ وَرَمٌ ثَفَنيّ، إستِئصال كتلة ثَفَنيَّة
tilión الثُّفَينى (نقطة ثفنية في الحافة الأمامية للثلم التصالبي على الخط المُنَصِّف للجمجمة)

T

tiloma

tiloma ثَفَن
tilosis تَثَفُّن، تَضَخُّمُ الطبَقَة القرنيَّة في الجلد
timbre طابَعُ الصَّوت، رَنَةُ الصَّوت
timectomía إستِئصالُ التُّوتَة
timelcosis تَقَرُّح التُّوتَة
timergásico إضطرابُ التَّفكير
tímico تُوتِيّ، خاصّ بالغُدَّة السَّعتريَّة
timido خائِف
timina تيمينا(إحدى القواعد النووية، أساس في د ن أ)
timión ثُؤلُول
timiosis الدّاءُ العُلَّيقِيّ، ثُؤلُوليَّة
timitis إلتِهابُ الغُدَّة السَّعتريَّة، إلتِهابُ التُّوتَة
timo سابقة بمعنى التُّوتَة أو عواطفي، المِزاج
timocito خَلِيَّةٌ تُوتِيَّة
timogénico إنفِعَاليُّ المَنشأ
timol فينول يُحَضَّر من زيتِ السَّعتَر، تيمول
timoléptico مُعَدِّلُ المَزاج
timólisis إنحِلالُ نسيجِ التُّوتَة
timoma وَرَم الغُدَّة السَّعترية
timopatía إعتِلالٌ تُوتيّ، إعتلالُ المِزاج أو العاطِفة
timpanal طَبْلِيّ
timpanectomía إستِئصالُ الطَبلَة
timpanicidad طَبْليَّة
timpánico طَبليّ
timpanión الطُّبيلَى (نقطة على إحدى نهايتي القطر العمودي للحلقة الطبلية)
timpanismo التَطَبُّل (تطبل البطن بالغاز)
timpanitis إلتِهابُ طَبلَةِ الأُذن
timpano غِشاءُ الطَّبلَة
timpanocentesis بَزلُ الطَّبلَة
timpanohial طَبْلِيٌّ لامِيّ
timpanomaleal طَبْلِيٌّ مِطرَقيّ
timpanomandibular طَبْلِيٌّ فَكِّيّ
timpanometría قياسُ الطَّبل
timpanoplastia رأبُ الطَّبلَة
timpanotomía بَضعُ الطَّبلَة، بَزلُ الطَّبلَة
tinción تَلوين
tinea سَعفَة، خمَج الجلد الفُطري، إصابة أماكن جلدية في الجسم بالفُطر
tinnitus طَنينُ الأذنَين
tintura صَبغَة، مستَحضَر كحولي لمادةٍ ما
tiña = tinea سَعفَة ، خمَج الجلد الفُطري، إصابة أماكن جلديَّة في الجسم بالفُطر
tio سابقة بمعنى الكِبريت
tiógeno مُوَلِّدُ الكبريت
tioguanina تيوغوانينا (دواء مضاد للأورام السرطانية وإبيضاضُ الدَّم)
tiónico كِبريتي
tiopexia تَثبيتُ الكِبريت
tiouracilo دواءٌ مُضادٌ للتَدَرُّق (تيوأوراثيلو)
típico نَموذَجيّ
tipo نَمط، نموذَج
tipología عِلمُ الإنمَاط
tira حِزام، إسار
tiramina زمينٌ جُبنيّ، تيرامينا
tiranismo قَسْوَةٌ مَرَضيَّة
tireína جُبنين مُختَّر
tiresina تيريسينا (مشتق من سَمّ الأفاعي)
tiroadenitis إلتِهابُ الغُدَّة الدَّرَقيَّة
tiroaplasia عَدَم تَنَسُّجِ الدرَقيّة، قُصور التَّكَوُّن الدَّرَقيّ
tiroaritenoideo دَرَقِيٌّ طِرجهاريّ
tirocalcitonina هرمون دَرَقيّ مُنظِم لمستوى الكالسيوم في الدَّم، كالثيتونينا (دَرَقيّ)
tirocoloide العِروانيُّ الدَّرَقِيّ
tirocondrotomía شَقُّ الغُضروفِ الدَّرَقيّ
tirocricotomía شَقُّ الغِشاء الدَّرَقيُّ الحَلَقيّ
tiroepiglótico دَرَقِيٌّ لسانيٌّ مِزماريّ
tirofima وَرَمُ الغُدَّة الدَّرَقيَّة
tirogénico دَرَقِيُّ المَنشأ
tirógeno دَرَقِيُّ المَنشأ
tiroglobulina غلوبولين دَرَقِيّ
tirogloso دَرَقِيٌّ لِسانِيّ
tirohioideo درقِيٌّ لامِيّ
tirodectomía إستِئصالُ الدَّرقِيَّة
tiroideo دَرَقيّ
tiroidismo تَدَرُّق
tiroiditis إلتِهابُ الدَّرقيَّة
tiroidomanía هَوَسٌ دُراقِي
tiroidotomía بَضعُ الدَّرَقيَّة
tiroidotoxina سامَّةُ الدَّرَقيَّة

tiroígeno درَقيُّ المَنشأ
tirolisina حَالَّةُ الدرَقيَّة
tiroma وَرَمٌ جُبْنيّ، وَرمٌ دَرَقيّ
tiromatosis تَجَبُّن الأنسِجَة
tiromegalia ضَخَامَةُ الدَّرَقِيَّة
tirón نَفضَة، هَزَة، رَجَّة
tironco=bocio دُراق
tiropatía إعتِلالُ الدَّرَقيَّة
tiropenia قِلةُ الإفرازِ الدَّرَقي
tiroprivo متعَلق بالحِرمانِ الدَّرَقي
tiroptosis تَدَلِّي الدَّرَقيَّة
tirosina تيروسينا (حمض أميني)
tirosinemia إرتفاع التيروسينا في الدَّم
tirosinosis الدَّاء التيروسيني (بسبب شذوذ في إستقلاب التيروسينا)
tirosinuria إفرازُ التيروسينا في البول
tirosis إعتِلالٌ دَرَقيّ
tirotomía بَضعُ الدَّرَقيَّة
tirótomo مِبضعُ الدَّرَقِيَّة
tirotoxicosis تَسَمُّمٌ درَقي
tirotoxina سُمٌّ دَرَقِيّ
tirotoxismo تَسمُّمٌ بالجُبن
tirotricina تيروتريثينا (مضاد حيوي معّقد)
tirotropina المُوَجِّهةُ الدَّرقِيَّة
tirotropismo تَوجيهٌ للدَّرَقيَة
tiroxina مُرَكَّبٌ بِلَّوريّ تُفرزهُ الغدَّة الدَّرَقيَّة، تيروكسينا (T4)
tiroxinemia فَرطُ تيروكسين الدَّم
tisana شرابٌ ساخِنٌ ومُحَلًى
tísico سُلِّيّ
tisonitis إلتِهابُ غُددِ تيسون (غدد في القضيب)
tisular نَسيجِيّ
titanio التيتانيو (العنصر الثاني والعشرون)
titilación دَغدَغة
titubeo تَرَنُّح ، تمايُل
titulación. مُعايَرة
tíxotropismo تَمَيُّعٌ بالهَز أو الرَّج
tlipsencéfalo ناقِصُ الجمجمَة (مَسخ)
tobillo كاحِل
tobramicina توبراميثينا (مضاد حيوي)
tocoferol E توكوفيرول كحول مع خصائص الفيتامين أي
tocografía تَخطيطُ قُوَةِ المَخاض
tocología علمُ التَّوليد
tocólogo طِبُّ التَّوليد
tofaceo طَبيبُ التَّوليد
tofo حُصَيبَة (خاصة نقرَسيَّة)
tolbutamida تولبوتاميدا (دواء لمعالجة السكري)
tolerancia تحَمُّل، دَرَجة التَّأثر بعقار، إطاقة
tolerante مُتَّحَمِّل، مُطيق
tolerogenesis توليدُ التَحمُّل المناعيّ
tolerógeno مُوَلِّدُ التَّحَمُّل
tolueno مُذيبٌ عُضويّ
toluidina صبغٌ يُستَعمَلُ في التشخيصِ المِجهري
tomento شبكةٌ شُعَيريَّة مُخيَّة ، لَبدَة المُخ
tomía لاحقة بمعنى البَضع أو الشَقّ
tomillo زَعتَر (جنس من النباتات الطبية)
tomo مَقطَع، جزء
tomografía تصويرٌ مَقطعيّ
axial computarizada (TAC) *تَصويرٌ طبقيٌّ مِحوَريٌّ مُحوسَب*
computarizada de emisión *تَصويرٌ طبقي مُحوسَب بالإصدار*
longitudinal *تصويرٌ طَبَقيٌّ طوليّ*
por emisión de positrones (TEP) *التَّصويرُ المَقطعِيُّ بالإصدار البوزيترونيّ،*
por resonancia magnética nuclear (RMN) *التَّصويرُ المَقطعِيّ بالرنين المغناطيسيّ*
ultrasónica *التَّصويرُ المَقطعِيُّ بالأمواجِ فوق السَّمعيَّة*
tonafasia حُبْسَةٌ موسيقيَّة (بسبب علة دماغيَّة)
tonicidad تَوَتُّرِيَّة
tónico مُقَوٍ، مُنعِش، مُوَتِّر، مُتَوَتِّر
tono نغمَة، تَوَتُّر ، عضلة غير كامِلَة الإرتِخاء
tonógrafo مِخطاطُ التَوَتُّر
tonometría قياسُ التَوَتُّر
tonsila لَوزَة
cerebelosa *لَوزَةُ المُخيخ*
faríngea *لَوزَةُ البُلعُوم*
lingual *لَوزَةُ اللِسَان*
tonsilar لَوزيّ
tonsilectomía إستِئصالُ اللوزَة أو اللوزَتين

T

tonsilitis إلتِهابُ اللوزَتين
tonsilolito حُصاةُ اللوزَة (داخلُ اللوزَة)
tonsilotomía قَطعُ اللوزَة أو اللوزَتين
topalgia ألمُ مُتَوَضِّع هوسياً
topectomía إستِئصالٌ مَوضعي
topestesia إدراكُ مَوضِعُ اللَّمس
tópico دواءٌ مَوضِعيٌّ خارِجيّ
topo سابقة بمعنى مكان، مَوضِع
topografía الطبغرافيَّة(وصف وضع معين لأي جزء من الجسم)
topográfico طبغرافي (الوصف الوضعي المعين لأي جزء من الجسم)
topología وَضعُ الجَنين في قناةِ الوِلادَة (التَوَضُّع)
toponarcosis خَدَرٌ مَوَضَّع
toponimia تَسْمِيَةٌ مَوضِعيَّة
toracalgia ألَمُ الصَّدْر
toracectomía بَضعُ الصَّدْر
toracentesis بَزلُ الصَّدْر
torácico صَدْريّ
toracoabdominal صَدريٌّ بَطنيّ
toracocelosquisis إنشِقاقُ الصَّدرِ و البطن (تشوه خَلقيّ)
toracocilosis تَشَوُّهُ الصَّدْر
toracocirtosis تَقَوُّسُ الصَّدْر، تَحَدُّبُ الصَّدْر
toracodelfo مِسخان مُتَّحدانِ فوقَ السُرَّة
toracodídimo توأمان متَّحِدان عند الصَّدْر
toracodinia ألَمُ الصَّدْر
toracogastrouisis إنشِقاقُ الصَّدرِ و البطن (تشوه خَلقيّ)
toracolaparotomía بَضعٌ صَدريٌّ بَطنيّ (عبر جدار الصدر)
toracólisis إفتِكاكُ الصَّدْر، تَحريرُ الصَّدْر
toracolumbar صَدْريٌّ قَطَنيّ
toracomelo مِسخٌ بطرفٍ صَدْريٍّ إضافيّ
toracometría قِياسُ الصَّدْر
toracomiodinia وَجَعُ عضلاتِ الصَّدْر
toracoplastia رَأبُ الصَّدْر
toracoscopia تنظيرُ الصَّدْر
toracosquisis إنشِقاقُ الصَّدْر
toracostenosis تَضَيُّقُ الصَّدْر
toracostomía فَغرُ الصَّدْر
toracotomía بَضعُ الصَّدْر
toradelfo مُتَّحِدُ الصَّدرَين (مسخ)
Tórax صَدْر
torcedura مَلخ، وَثْي (إلتواء المَفصِل دونَ خَلعه)
torio ، التوريو (عنصر فلزي مشع رمزه ث ، العنصر التسعون)
tormina ألَمٌ مِعَويّ، مَغص
torniquete عاصِبَة (لوقف نزيف الدَّم)
torpente فاتِرٌ عن العَمَل، مُزيلُ التَّهيُّج
tórpido فاتِر، راكِد
torpor فُتور، خَدَر
torrefacción تَحميص، تجفيف بالحَرارَة
torsión فَتلٌ، إلتِواء
torsoclusión ، إيقافُ النَّزفِ بالفَتل أو الضغط إطباق مُنفَتِل
tortícolis صَعَر (إنفِتالُ العنق وإلتواء الرأس بسبب تقلص في عضلات الرَقَبَة)
congénita *صَعَرٌ وِلادِيّ*
histérica *صَعَرٌ هِستيريّ*
mental *صَعَرٌ نَفسانيّ*
neurogena *صَعَرٌ عَصَبيُّ المنشأ*
tortuoso نُتوءٌ مُستَدير
torula خُلَيمَة
tos سُعال
totipotencia شُمولُ الوُسْع
toxanemia فَقرُ الدَّم الإنسِماميّ
toxemia= toxicohemia تَسمُّمُ الدَّم
toxénzima إنزيمٌ سامّ
toxicidad سُمِّيَّة، دَرَجاتِ السُّمِّيَّة
tóxico سَامّ ،سُمِّيّ
toxicofobia رُهابُ التسَمُّم أو رُهابُ السُّمّ
toxicogénico مُوَلِّدُ السُّم
toxicohemia=toxemia تَسمُّمُ الدَّم
toxicoide شبيهُ السُّمّ
toxicología علمُ السُّموم
toxicólogo إختِصاصيُّ بعلمِ السُّموم
toxicomanía الإدمان على السُّموم أو المُخَدِّرات
toxicopatía إعتِلالٌ سُمِّيّ
toxicopexia تَثبيتُ السُّم وإبطال مفعوله
toxicosis تَسَمُّم

transvestismo

toxífero ناقِلُ السُّم، حامِلُ السُّم
toxina ذِيفان، سُمِّين، سُمٌّ أحيائيّ
toxinemia إنسِمامُ الدَّم
trabécula تَربيق، حويجز
trabeculación تحوجزُ داعميّ
trabecular حُويجزي، تَربيقي
trabs ليفَةُ تَثبيت
tracción جَرْ، سحبٌ
tracer قائِفة (أداة تَشريح)
tracoma حَثَر، حُثار (إلتهابُ المُلتَحِمَة الحُبيبي)
tracomatoso تراخوميّ (مصاب بإلتهاب الملتحمةالحبيبي) ، حُثاريّ، مُصابٌ بالحَثَر
tracto سَبيل، قَناة، حُزمةٌ ليفيَّةٌ عَصَبيَّةٌ للتوصيل، حزمة طويلةٌ من نسيجٍ وأعَضاءٍ لها مُهِمَّة ما
alimentario *القَناةُ الهَضميَّة*
cerebroespinal *الحُزمَةُالمُخيَّةُ النُخاعيَّة*
genitourinario *الجهازُ التناسليُّ البَوليّ*
piramidal *الحُزمَةُ الهَرَميَّة*
tractor جَرَّار
tractotomía قَطعُ السَّبيل الْعَصَبي (في الدماغ الأوسط أو في الحبل الشوكي)
traducción تَرجَمَة
tragacanto كُثيراء، شجيرة صَمغية تستعمل لعمل مصيصات (مستحضرات طبية تُمص)
tragal مُتَعلقٌ بوَتَدة الأُذن، زَنَمي
trago وَتَدةُ الأُذن، زَنَمَة
tragomascalia صُنَان، عَرَقٌ إبطيٌّ صُنانيّ
tragopodia= genu valgo رُكبةٌ رَوحاء، فحج، رُكبتان مُتجهتان للخارِج
trance غَيبوبَة، غَشيَة
tranquilizador مُهَدِّئ، مُسَكِّن
transaminasa ناقِلَةُ الأمين (إنزيم)
transductor مُحَوِّلٌ طاقيّ (يُحَوِّل شكلاً من الطاقة إلى آخر)
transección مَقطعٌ مُستَعرِض
transesternal عَبْرَ القَصّ
transexualismo شُعورٌ ومُحَاولةُ الإنتِماءِ إلى الجنس الآخر
transferasa ناقِلَة (إنزيم)
transferencia إنتِقالٌ، تَحويلٌ، نَقلٌ
transferrina ناقِلَةُ الحَديد (بيتاغلوبولينا تنقل الحديد في البلاسما)
transfixión الثَّقبُ من الدَّاخِلِ إلى الخَارِج
transforación ثَقبُ قِحْفِ الجَنين، التَّقوير
transformación تَحَوُّل، تَحويل، تَحَوُّلٌ نَسيجيّ
transfusión نَقلُ الدَّم
transiliaco عَبرَ الحَرقَفَتين
transiluminación تنظيرٌ شِفوفيّ، تَضوُّء (نفوذ الضوء)
translocación نَقل المَوضِع، إنتِقالُ المَوضِع
translúcido شَافّ، شِبهُ شَفَّاف
transmetilación نَقلُ الميثيل
transmigración إنتِقالٌ عَبريٌّ من جانبٍ في الجسم لآخر
transmisión إنتِقال، سَرَيان، إرسَال
transmutación تحَوُّل أو تَحويلُ العَناصِر من نوع إلى آخر، تَطافُر
transocular عَبْرَ العَين
transonancia إنتِقالُ الصَوتِ بطَريقِ الأعضاء، إنتقال الصوتِ من عُضوٍ إلى آخر
transparente شَفَّاف
transpiración إرتِشاح، نَتح
transpirar يَرشح، يَرتَشِح (العَرق)
transplacentario عَبرَ المَشيمَة
transplante غَريسةٌ مَنقولَة، غَرسُ عُضوٍ أو نسيج من فردٍ لآخر أو من مكانٍ لآخر
transpleural عَبرَ الجَنبَة
transporte نَقل
transposición تَغييرُ الوَضع
visceral *أحشاءٌ مَعكوسةُ الوَضعيَّة*
transtorácico عَبرَ جِدار الصَّدر
transuretral عَبْرَ الإحليل
transsustanciación تَبديلُ الأنسِجة، إبدالُ نسيج بآخر
transvaginal عَبْرَ المَهْبِل
transversal مُستَعرِض، عَرضانيّ
transveresectomía قطعُ الناتئ المُستَعرَض لفَقرة عَظميَّة
transvesical عَبْرَ المَثَانَة
transvestido مُنحرِفٌ جنسياً ويميلُ إلى إرتِداءِ ملابس الجنس الآخر
transvestismo الإنحراف الجنسيّ والمَيلُ إلى

T

trapecio

إرتداء ملابِس الجنس الآخر

trapecio العَضَلَة شبهُ المُنحرِفة (من قفا الجمجمة إلى أسفل الصُّلب)

trapezoide شبه المنحرف

hueso *العَظمُ المُنحَرِفي*

tráquea الرُّغامَى

traqueal رُغاميّ

traquealgia وَجَعُ الرَّغامَى

traquectasia تَوَسُّعُ الرَّغامَى

traquelítis إلتِهابُ العُنق (عُنقُ الرَّحِم)

traquelarga روماتيزم العُنق، نِقرَس الرَّقَبَة

traquelectomía=cervicotomía خَزعُ عُنقِ الرَّحِم

traquelismo تَشَنُّجُ عَضَلات العُنق

traquelitis إلتِهابُ العُنق (عُنق الرَّحِم)

traquelo سابقة بمعنى عُنقيّ أو رَقَبيّ

traquelocirtosis تَقَوُّسُ العُنقُ للأمَام

traquelocistitis إلتهابُ عُنقُ المَثَانَة

traquelodinia وَجعُ العُنق

traquelología طُبُّ العُنق

traquelomiitis إلتِهابُ عَضلات العُنق

traquelopexia تَثبيتُ عُنقُ الرَّحِم

traqueloplastia رَأبُ عُنقُ الرَّحِم

traquelorrafia رَفو عُنقُ الرَّحِم

traquelosquisis إنشِقاق العُنق(خَلقياً)

traquelotomía شَق عنقُ الرَّحِم

traqueobroncoscopia تَنظيرُ الرُّغامَى والقَصَبات

traqueobronquial رُغاميّ قَصَبيّ

traqueobronquitis إلتِهابُ الرُّغامَى والقصبات

traqueocele فَتْقٌ رُغاميّ

traqueoesofágico رُغاميٌّ مَريئيّ

traqueofaríngeo رُغاميٌّ بُلعوميّ

traqueolaringotomía شَقُ الرُّغامَى والحَنجرَة

traqueopatía إعتِلالُ الرُّغامَى

traqueopiosis إلتِهابُ الرُغامَى القَيحيّ

traqueoplastia تَقويمُ الرُّغامَى، رَأبُ الرُّغامَى

traqueorrafía خياطَةُ الرُّغامَى

traqueorragía نَزفٌ رُغاميّ

traqueoscopia تنظيرُ الرُّغامَى

traqueosquisis إنشِقاقُ الرُّغامَى

traqueostenosis تَضَيُّقُ الرُّغامَى

traqueostoma فوهَةٌ في الرُّغامَى

traqueostomía فَغرُ الرُّغامَى (فتح فوهة في الرغامى ووضع أنبوب لإتاحة التنفس)

traqueotomía شَقُ الرُّغامَى

traquéotomo مِشرَطُ الرُّغامَى

traquicromático شَديدُ الإصطِباغ

traquifonía صَوتٌ أَجَشّ

traquitis إلتِهابُ الرُّغامَى

traquiomalacia تَلَيُّنُ الرُّغامَى

traslación حَرَكَة

trasplante زَرع، غريسَة منقولَة (غريسة عضو أو نسيج من مكان لآخر)

trastorno إضطِراب

trasudado رَشحَة، نُتَاحَة

tratamiento مُعَالَجَة، مُدَاواة

trauma رَضح، صَدمَةٌ جَسَديَّةٌ أو نَفسيَّة

traumastenia وَهنٌ عَصَبيٌّ رَضْحيّ

traumático رَضحيّ، جُرْحيّ

traumatismo الرَّضح، الجَرح

traumatofilia هَوَسُ الرُّضوح

traumatología طِبُّ الرُّضوح

traumatólogo جَرَّاحُ الرُّضوح

traumapatía إعتِلالٌ رَضحِيّ

traumatópira حُمَّى رَضحيَّة

traumatopnea إختِنَاقٌ جزئيٌّ رُضْحِيّ (بسبب جرح في الجَنبَة)

trayecto مِسبار

trazado مُخطط، إقتِفاء

tremátodos دودَة من المُسَطَّحات (البلهارسيا، الكَبديَّة)

tremor رُعاش، رَجَفان لا إراديّ

trémulo رَعْشيّ، مُرْتَجِف

trepanación نَقْب، تَقوير

trepano مِثقَب، مِنقَب

treponema لَولَبيَّة(جرثومة من مسببات السفلس)

treponemiasis = siflis دَاءُ اللَّولبِيَّات

treponemicida مُبيدُ اللَّولبيَّات

trepsis تَغذِيَة

trespsología عِلمُ التَّغذِيَة

tresis ثَقْب ، نَقْب

trifásico

tríada ثُلاثية ، ثالوث
triangular مُثَلَّثِيّ
triangulo مُثَلَّث
triatoma الفِسفِس (جنس من البَقّ)
triátomico ثُلاثيُّ الذَّرات
tribadismo=lesbianismo سِحاق
tribásico ثُلاثيُّ القاعِدِيَّة
tribraquio ثُلاثيُّ الأذرع (مِسخ)
tribromuro ثُلاثيُّ البروميد
tribu قَبيلَة، عَشيرة
tricálcico ثُلاثيُّ الكالسيوم
tricangiectasia تَمَدُّدُ الأوعيَّةِ الشَّعريَّة
tricauxis غِلظُ الشَّعر
tricéfalo ثُلاثيُّ الرؤوس (مِسخ)
tricelular ثُلاثيُّ الخَلايا
tríceps ثُلاثيَّة الرُّؤوس (عضلة)
tricipital ثُلاثيُّ الرُّؤوس (له علاقة بالعضلة ثلاثية الرؤوس)
tricloruro ثُلاثيُّ الكلوريد
tricoanestesia بُطلانُ الحِسِّ الشَّعرِيّ
tricobacteria بكتيريا شَعريَّة
tricobezoar كُرَةٌ شَّعريَّة في معدة بعض الحيوانات، بازَهرٌ شَعرِيّ
tricocardia تَشَعُّرُ القَلب (بسبب إلتهاب)
tricocefaliasis داء المُسَلَّكات
tricocisto كيسَةُ الشَّعْرَة
tricoclasis تَقَصُّفُ الشَّعر
tricoepitelioma وَرَمٌ ظِهاريٌّ شَعريّ
tricofagia أكلُ الشَّعر
tricofítico شَعرويٌّ فُطرِيّ
tricofítide طَفحَةٌ شَّعرويَّة
tricofitosis داءُ الفُطورِ الشَّعرويَّة
tricoglosia شَعرانيَّةُ اللِّسان
tricografismo قُشعَرِيرَة الجِلد
tricoide شِبهُ شَعْرِيّ
tricoísmo إبرازُ ثلاثةِ ألوان من ثلاثةِ إتجاهات مختلفة، ثلاثيَّةُ التَلَوُّن
tricoleucemia كُرَيَّةٌ بَيضاءُ مُشَعَّرَة
tricolito حَصاةٌ شَعريَّة
tricología عِلمُ الشَّعر، مَبحثُ الشَّعر
tricoma إتجاهُ حَافة الجَفن إلى الداخل، شَتَرٌ داخِليّ
tricomadesis =alopecia سُقوطُ الشَّعر الباكر، مَعَط، صَلَع
tricomonas المُسَوَّطات المُتَطَفِّلَة
tricomoniasis داءُ المُسَوَّطات المُتَطَفِّلَة (تنتقل جنسياً)
triconodosis تَعَقُّد الشَّعر
tricopatía=tricosis إعتِلالُ الشَّعر
tricoptilosis تَرَيُّش الشَّعر
tricornio البطينُ الثلاثيُّ القُرون (البطين الجانبي في الدماغ)
tricorrea هَرُّ الشَّعر
tricorrexis تَقَصُّفُ الشَّعر
tricoscopia فَحصُ الشَّعر، تَنظيأ الشَّعر
tricosis=tricopatía إعتِلالُ الشَّعر
tricosporosis داءُ البوغيَّات الشَّعريَّة
tricosquisis تَفلُّقُ الشَّعر
tricostrongiliasis داءف الإسطُوانيَّات الشَّعريَّة
tricotilomanía هَوسُ نَتفُ الشَّعر
tricotomo ثُلاثِيُّ الأقسَام
tricotoxina مسَمِّمُ الأشعَار، تَكسينٌ شَعريّ
tricroico ثُلاثِيُّ التلَوُّن
tricrótico ثُلاثِيُّ التَّثَلُّم
tricrotismo ثُلاثِية التَّثَلُّم، ثُلاثِيةُ التَموُّج
tricuriasis داءُ المُسَلَّكات (ديدان)
tricúspide ثُلاثِيُّ الشُّرَف (صمام)
trichocephalus المُسَلَّكَة (ديدان)
tridactilismo ثُلاثِيةُ الأصابع
tridentado ثُلاثيُّ الأسنان، ثُلاثِيُّ النَّواتِئ، ثلاثي الشُّعَب
tridérmico مُشتَقّ من الأدَماتِ الثلاثَة
tumor tridermico (teratoma) *ورم مسخي ثُلاثِيُّ الأديم*
tridermoma وَرَمٌ ثُلاثِيُّ الأديم
triéster ثُلاثَيُّ الإستر
trifacial التَوأميُّ الثُّلاثِيّ (العَصب الوَجهي الثلاثي ،خاص بالعصب القحفي الخامس المزدوج)
trifalangismo ثُلاثيُّ السُّلاميات
trifásico ثُلاثِيُّ الأطوَار

T

trífido ثُلاثِيُ الأجزَاء
trifosfato ثُلاثِيُ الفوسفات
triftemia إحتِباسُ الفَضلات في الدَّم، حَجْزُ فضلات الدَّم
trigástrico ثُلاثِيَّةُ البُطون (عَضلَة)
trigémino ثُلاثِيُ التَّوائم (عَصب) ، خاص بالعَصَب الجمجميُ الخَامِس
triglicérido غليسريد ثُلاثِيّ (يحتوي ثلاثة حموض دهنية)
trigocéfalo مُثَلَّث الرَّأس (مِسخ)
trigonal مُثَلَّثِيّ
trignonectomía خَزعُ المُثَلَّث المَثاني
trigonitis إلتِهابُ المُثَلَّث المَثاني
trígono مُثَلَّث
carotídeo *المُثَلَّث السُّباتِيّ*
inguinal *المُثَلَّث الأُرْبِيّ*
vesical *مُثَلَّث المَثانة*
trigonocéfalo مُثَلَّثِيُ الرَّأس (مِسخ)
trihíbrido هَجينٌ ثُلاثِيٌ (من والدين يختلفان في ثلاث صفات مندلية)
trihídrico ثُلاثِيُ الهيدروجين
trilabo مِلقَطٌ ثُلاثِيُ القَوابِض
trilaminar ثُلاثِيُ الطَّبَقات
trilateral ثُلاثِيُ الجَوانِب
trilobectomía إستِئصالُ ثَلاثَةِ فُصوص (من الرئة)
trilobulado ثُلاثِيُ الفُصوص
trilocular ثُلاثِيُ الحُجرات
trilogía ثالوث، ثُلاثِيَّة
trimastigoso ثُلاثِيُ السِّياط
trimensual فَصلِيّ (يحدث كل ثلاثة شهور)
trímero مؤلَفٌ من ثلاثةِ أجزاء متماثِلَة
trimetoprim تريمتروبريم (دواء مضاد للجراثيم)
trimorfo ثُلاثِيُ الأشكال
trinitrina ترينيترينا (نتروغليسيرينا)
trinitrotolueno ثالث نتريت التولوينو (ت ن ت)
trinucleado ثُلاثِيُ النَّوى
triorquidismo ثُلاثِيَّةُ الخُصَى
triórquido ثُلاثِيُ الخُصَى
triosa تريوسا (سكر ثلاثي الكربون)
trióxido ثلاثِيُ الأكسيد
tripanide طَفحٌ مِثقَبِيّ
tripanólisis حَلُّ المِثقَبِيَّات، تَدميرُ المِثقَبِيَّات
tripanolítico حَالٌّ للمِثقَبيَّات
tripanosoma مِثقَبِيَّة (طفيلية تسبب مرض النوم)
tripanosomiasis داء المِثقَبيَّات
trípara مُثْلِثَة (من ولَدت ثلاثة أطفال)
triparsamida تريبارساميدا (دواء لمعالجة داء المثقبيات)
tripéptido ثُلاثِيُ الببتيد
tripesis نَقْب
triplejía شَلَلٌ ثُلاثِيُ الأطرَاف
tripleto ثُلاثي (مجموعة من ثلاثة عناصر)
triploblástico تَثَلُّثُ الأرومات (ذو ثلاث طبقات أرومية)
triplocoria تَثَلُّثُ الحَدَقات، ثُلاثيةُ الحَدَقات
triploidía تَثَلُّثُ الصُبغيات
triplopía ثُلاثيةُ الرُّؤية
trípode مِنصَبٌ ثُلاثيُ الأرجُل
tripodía ثُلاثيَّةِ الأقدام (مسخ مزدوج)
triposopo مسخٌ بثلاثَةِ رؤوس وَوُجوه
tripsina تريبسينا (إنزيم مِعَوي يَحلُّ البروتينات)
tripsinógeno مُوَلِّد التريبسينا (هرمون يفرزه البنكرياس يتحول إلى تريبسينا في المعي الدقيق)
tripsis سَحْق، تَدليك
tríptico له علاقة بالسحق ،صفحة معلومات ثلاثية
triptófano تريبتوفانو (حَمضٌ أمينيّ أساسيّ)
triptólisis إنحلالُ التريبتون
triptona تريبتون
triquetero ثُلاثِيُ القُرن
triquiasis تَشَعُّر البَول (ظهور ما يشبه الشعر في البول)،نمو شعيرات بإتجاه المُقلة ما يُسبب إلتهاب الملتحمة المزمن
triquina الشَّعْرينَة (دودة طفيلية)
triquinosis داءُ الشَّعرينات
trirradial ثُلاثِيُ التَّشَعُّع
trisacárido ثُلاثِيُ السُّكريد
trismo الضَزر، كَزَز (كُزاز الفك السفلي و تعذر فتح الفم بسبب علل في العصب ثلاثي التوائم)
trismoide نَظيرُ الضَّرَز
trisomía تَثَلُّثُ صِبغِيّ (وجود ثلاثة صبغيات

trombocitosis

متشابهة في خلية)
síndrome trisomía 18
متلازمة تَثَلُّث الصِبغِيُ ١٨
síndrome trisomía 21
متلازمة تَثَلُّث الصِبغِيِّ ٢١ أو مُتلازمَة داون
trisplácnico ثُلاثِيُّ الأحشَاء
tristimanía=melancolía السَّوداوِيَّة، الكَآبَة
tristiquia ثُلاثِيَّةُ الأهداب (ثلاثة صفوف من الأهداب على كلِ جَفن)
trisulcado ثُلاثِيُّ الأخَاديد
trisulfuro ثُلاثِيُّ الكبريتيد
tritanomalopia عَمَشُ الأزرَق
tritanopía عَمَى اللونُ الأزرَق
tritíceo شِبه حَبَّةُ القَمح
tritio تريتيوم (نظير للهيدروجين)
triturable قَابِلٌ للسَّحق، قَابِلٌ للسَحْن
trituraxión سَحْ، سَحْق
triturar يَسْحَق، يَسْحَن
trivalente ثُلاثِيُّ التَكافؤ
triyodotironina ثُلاثي يود اِلتِيرونين (من هرمونات الغدة الدرقية)
trizonal ثُلاثِيُّ المناطِق
trocánter المَدْور، مَدوَرُ الفَخذ (أحد النواتئ العظمية في القسم العلوي لعظم الفخذ)
mayor *المَدوَرُ الكَبير*
menor *المَدوَرُ الصغير*
trocánterico مَدْوَرِيّ، له علاقة بمَدْوَر الفَخذ
trocantin المَدوَرُ الصغير
trocantiniano له علاقة بالمَدْوَر الصَغير
trócar مِبزَل (لسحب سائل أو مائع من تجويف)
trocito قطعَةٌ صغيرة، رُقاقة، جُذَاذَة
tróclea بَكَرَة، بشكلِ بَكَرَة
del humero *البَكَرَةُ العَضُدِيَّة*
del astrágalo *البَكَرَة الكَعبيَّة*
trococefalia تَدَوُّرُ الرَّأس
trocoide بَكَرَانيّ، شبيهٌ بالبَكَرَة
trofectodermo الأديمُ الظَّاهِرُ الغَاذِي
trofesis نَاقِصُ التَغذيَّة
trófico إغتِذائيّ، خاصٌ بالتَغذية
trofo سابقة بمعنى غِذائي أو التَغذيَّة
trofoblasto الأرومَةُ الغاذِيَة
trofoblastoma وَرَمُ الأرومَةُ الغَاذِيَة
trofocito خَليَّةٌ غاذِيَة
trofoedema وَذمة القدمين والساقين الدائمة
trofolecito المفحُ أو الصَّفَارُ المُغذي
trofología عِلمُ التَغذيَة
trofoneurosis خَللٌ نسيجيٌ عَصَبِيٌ إغتِذائيّ
trofonosis إعتِلالٌ إغتِذائيٌ المَنشأ
trofopatía إعتِلالٌ إغتِذائيّ
trofoplasto حُبَيبَةٌ تَغذَويَّة (جسم هيولي حبيبي)
trofospongio إسفَنجَةٌ تَغذَويَّة (شبكة تغذية بين الخلايا)
trofotaxis إنجِذابٌ غِذائيّ (إتجاه نحو موادِ مغذية)
trofoterapia المُداواةُ الغِذائيَة
trofozoo أُتْرُوفَة (الدور النشيط في دورة الحيوانات الأوالي)
troilismo شُذوذ جنسي يشترك فيه ثلاثة
trombasa=trombina خَثْرين، ترومبينا
trombastenia وهنُ الصُفَيحات
trombectomía إستِئصالُ الخَثرَة
trombina ترومبينا، خَثْرين(مادة تحول الفبرونخنو وهو سليف الليفين إلى ليفين الذي يخثر الدم)
trombinógeno مُوَلِّد الترومبينا
trombo خَثرَة، جَلطَة
de fibrina *خَثرَةٌ فبرينية أو ليفيَّة*
obstructivo *خَثرَةٌ مُسِدَّة*
parietal *خَثرَةٌ جِداريَّة*
plaquetario *خَثرَةٌ صُفيحَانِيَّة*
traumático *خَثرَةٌ رَضحيَّة*
tromboangiitis إلتِهابٌ خُثاريٌّ وِعائيّ
tromboarteritis إلتِهابٌ شِريانيٌّ خُثاريّ
trombocinasa ترومبوكيناسا، إنزيمُ الخَثرَة (يحوّل سليف الترومبينا إلى ترومبينا)
trombocinesis تَجَلُّطُ الدَّم ، تَخَثُّرُ الدَّم
trombocisto كِيسَةُ الجُلطَة
trombocitemia داءُ تَكَثُّرُ الصُفيحَات
trombocito صَفيحَةٌ مُخَثِّرَة
trombocitólisis إنحِلالُ الصُفيحَات الدَّمويَّة
trombocitopenia نَقصُ الصُفيحَات الدَّمويَّة
trombocitopoyesis تَكَوُّنُ الصُفيحَات الدَّمويَّة
trombocitosis كَثرَةُ الصُفيحَات الدَّمويَّة

T

tromboclasis

tromboclasis إنحِلالُ الجُلطَة
tromboelastografía مِخطاطُ المُرونَة الخَثرِيَّة
tromboembolismo إنسِدادٌ وِعائيٌّ بسبب خُثْرَة، إنصمامٌ خُثارِيّ
trombofilia أُهبَةُ التَّخَثُّر
tromboflebitis إلتِهابُ الوَريدِ الخُثاري
trombogénesis تَكَوُّنُ الجُلطات
tromboide شِبهُ الخَثرَة، شِبهُ الجَلطَة
trombolinfangitis إلتِهابُ الأوعية اللِّمفاويَّة الخُثارِيّ
trombólisis إنحِلالُ الخَثرَةُ الدَّمَويَّة
trompopatía إعتِلالُ الصُّفَيحاتِ الدَّمَويَّة
trompopenia نَقصُ الصُّفَيحاتِ الدَّمَويَّة
tromboplástida صَفيحَةٌ دَمويَّة
tromboplastina ترومبوبلاستينا (إنزيم الخثرة)
tromboplastinógeno مُوَلِّدُ الترومبوبلاستينا
tromosado مُتَخَثِّر، مُتَجَلِّط
trombosis تَجَلُّط، خَثَر، خُثار، إنسِدادٌ في وعاءٍ دَمَوي
cerebral *تَجَلُّطٌ مُخِّيّ*
coronaria *تَجَلُّطٌ إكليليّ*
mesentérica *تَجَلُّطٌ مَساريقِيّ*
trombostasis خُثارٌ رُكودِيّ، رُكودٌ دَمَوِيّ
trombótico خُثارِيّ، مُخَثِّر
tromboxano ترومبوكسانو (مادة محرضة لتخثر الدم ومقبضة للأوعية الدموية)
tromofonía بُحَّةٌ إرتِعاشيَّة، نَطقٌ إرتِعاشِي
tromomanía هَوَسٌ إرتِعاشِيّ
trompa de Estaquio النَّفير
trompocitopatía إعتِلالُ الصُّفَيحات
tronco جِذْع
arterioso *الجِذْعُ الأبهَري*
braqicefálico *الجِذْعُ العَضُديُّ الرأسي*
subclavio *الجِذْعُ تحتَ التَّرقُوَة*
vagal *الجِذعُ المُبْهَمِيّ*
tropesis نَزْعَة، مَيْل
tropina تروبينا (من مشتقات الأتروبينا)
tropismo تَوَجُّه، إنحياز لِ.
tropómetro مِقياسُ الإلتِواء أو الإنفِتَال للعظام، مقياس دَوران المُقلَة
troqín المُديور أو حَدَبَةُ عُنُقِ العَضُد الصُغرَى
troquíter المَدوَرُ الكبير أو حَدَبَةُ عُنُقِ العَضد
troquiteriano مُتعَلق بالمَدْوَرِ الكَبير أو الحَدبَةِ الكبرى لِعُنُقِ العَضد، مَدوَرِيّ
truncado مَبتور، مَقطوعُ الأطراف، مقطوعُ الرَّأس
truncal جِذْعِيّ
tsetsé ذبابةُ تسي تسي (ذبابة إفريقية تسبب مرض النوم)
tubárico أنبوبيّ، بُوقِيّ
tubectomía قَطعُ البُوق
tubercular سُلِّيّ، دَرَنيّ، حُدَيبيّ
tubercúlide طَفحَةٌ سُلِّيَّة
tuberculígeno مُسببُ السُّل
tuberculina توبركولينا، سُلِّين (مادة سلية لإختبار الإصابة بالسل)
tuberculinización التَدَرُّنيَّة، تَوَلُّدُ الدَّرَنات
tuberculinoterapia المعالَجة بالتوبركولينا
tuberculitis إلتِهابٌ دَرَنيّ
tubérculo دَرَنَة، حُدَيبَة
tuberculocele قِيلَةٌ تَدَرُّنيَّة
tuberculocida مُبيدُ العُصَيَّاتِ السُّلِّيَّة
tuberculoderma تَدَرُّنٌ جِلديّ
tuberculofibrosis تَلَيُّفٌ دَرَنيّ
tuberculoide شَبيهُ الدَّرَن
tuberculoma تَوَرُّمٌ سُلِّيٌّ (رِئوي...)
tuberculoproteína بروتين سُلِّيّ، بروتين العُصيَّات السُّلِّيَّة
tuberculosilicosis سُحارٌ سِليسيٌّ سُلِّيّ
tuberculosis السُّلّ، التَدَرُّن
miliar *السُّلُّ الدُخْنِيّ*
tuberculoso سُلِّيّ، مَسلُول
tuberculostático كابِحُ السُّلّ، عَقارٌ كابِحٌ لمرض السُّلّ
tuberosidad نُتوءٌ عَظميّ، أحدوبَة، حَدبَة فوق عَظم
bicipital *أحدوبَةُ ذاتِ الرَّأسين*
escapular *الأحدوبَةُ الكَتِفيَّة*
glútea *الأحدوبَةُ الألويَّةُ للفَخذيّ*
sacra *أحدوبَةٌ عَجُزيَّة*
supraglenoidea الأحدوبَةُ فوقَ الحُقَّة
tuberosis تَعَجُّر، تَحَودُب
tuberoso مُعَجَّر، مُحَودَب

tubinotomía شَقّ المحاريَّات الأنفيَّة
tubo أنبوب ، قَناة
tuboabdominal بُوقيٌّ بَطْنِيّ
tubocuranina عَقارٌ مرخٍ للعضلاتِ الإراديَّة
tuboovárico بُوقيٌّ مَبيضيّ
tuboperitoneal بُوقيٌّ صِفاقيّ
tubotimpánico نفيريٌّ طَبْلِيّ
tubouterino بُوقيٌّ رَحِميّ
tubovaginal بُوقيٌّ مَهبَلِيّ
tubular أنبوبيّ، نُبَيبِيّ
túbulo أنبوبَةٌ دَقيقَة، نُبيب
benigno وَرَمٌ حَميد
dermoide وَرَمٌ جِلدانِيّ
glómico وَرَمٌ وِعائِيٌّ كُرَوِيّ
infiltrante وَرَمٌ إرتِشاحِيّ
maligno وَرَمٌ خَبيث
tumorafín أليفُ خلايا الأورَام
tumoricida مُبيدُ الخلايا الوَرَمِيَّة
túnel نَفَق
cubital النَّفَقُ المِرفَقِيّ
del carpo النَّفَقُ الرُّسْغي
tarsal النَّفَقُ الكاحِلِيّ
tungsteno التونغستينو (عنص فلزي رمزه تن)
túnica غِشاءٌ يُغَلِّفُ عُضواً، غِلالة
albugínea الغِلالَةُ البيضاء (تغطي الخصيتين في الذكر والمبيضين في الأنثى)
vaginal الغُلالَة الغِمدِيَّة للخُصية والبربخ
turbidimetría مِقياسُ العَكَر

tubulosacular نُبَيبيٌّ كُيَيسِيّ
tularemia تولاريميا (مرض عدوائي حيواني المصدر)، حُمَّى الأرانِب
tulio توليو (العنصر التاسع والستون)
tumefacción تَوَرُّم، تَوذِم
tumefaciente مُوَرِّم، مُسَبِّبُ الوَرَم
tumescencia تَوَرُّم، تَوَذُّم
tumido مُتَوَرِّم، مُنتَفِخ
tumor وَرَم

turbinado عَظمٌ أنفيّ مَحاريّ
turbinal مَحاريّ، خُذروفِيُّ الشكل
turbinectomía إستِئصالُ المَحارات، إستِئصالُ عظم أنفي مَحاري
turbio عَكِر ، كَدِر
turgencia تَنَفُّخ، تَوَرُّم
túrgido مُتَوَرِّم، مُحتقِن
turgómetro مِقياسُ التَّوَرُّم
turmeris كُركُم (نباتٌ طبي أصفر اللون)
turricefalia تَسَنُّمُ الرَّأس
turunda خَيمَة، تَحْمِيلَة
tusícula سُعالٌ خَفيف
tusiculación سُعالٌ خَفيف، سُعالٌ مُتَقَطِّع
tusígeno مُثيرٌ للسُّعال
tusivo سُعالِي
tussis سُعال
tutamen واقيَة، صائِن

T

U

ulaganactesis تَهيُّجُ اللِّثة
ulalgia وَجَعُ اللِّثة
ulatrofia ضُمورُ اللِّثة
úlcera قَرحَة
aftosa قَرحَة قُلاعيَّة (تحت اللسان، داخل الشفتين والوجنتين)
de Alepo قَرحَة أو حبة حَلَب (حبة ليشمانية)
doudenal قَرحَة عَفجيَّة
diabética قَرحَة سُكَّريَّة
neurogenica قَرحَةٌ عَصبيةُ المَنشأ
submucosa قَرحَة تحتَ المُخاطيَّة
traumatica قَرحة رَضحيَّة
trofica قَرحَة إغتِذائيَّة
ulnocarpal زَنديٌّ رَسغيّ
ulnorradial زَنديٌّ كُعبُريّ، عَظمَيُّ الزَند
ulo- بادئة بمعنى لَثوي، ندَبيّ
ulocace تَقَرُّحُ اللِّثة
ulocarcinoma سَرَطانُ اللِّثَة
uloglositis إلتِهابُ اللِّثة واللِسَان
ulonco وَرَمُ اللِّثة، تَوَرُّمُ اللِّثة
ulorragia نَزيفُ اللِّثة
ulorrea نَز دَمَويّ لَثِوي
ulotripsis تَدليكُ اللِّثة
ulotomía فَتحُ اللِّثَّة، فَتحُ النَّدبَة
ultimisternal له علاقةٌ بزائِدَةِ القَّص
ultra- سابقة بمعنى زيادَة، فَوق، ما فوق
ultrabraquicéfalo أصعلٌ بالغ، قَصيرُ الرأس، مؤشر أكثر من ٩٠
ultracentrifugación تَنبيذٌ فائِق
ultrafiltración تَرشيحٌ فائِق
ultragaseoso يحتوي كَميَّة كَبيرَة من الغَاز
ultramicroscópico فَوق مِجهري، لا يُرى باتمجهر العادي
ultramicroscopio مِجهَرٌ فَوقيّ، مِجهر إلكتروني
ultrasonido مَوجاتٌ فوقَ الصَوت
ultravioleta فوقَ البَنفسجي
luz ضَوء فوقَ البنفسَجي

varicosa قَرحَةٌ دَواليَّة
ulceración تَقَرُّح
ulcerativo مُقَرِّح، تَقَرُّحي
ulcerógeno مُوَلِّدُ القَرْحَة
ulceroso قَرْحِيّ
ulcus قَرحَة
cancerosa قَرحَةٌ سَرَطانيَّة
de decubito قَرحَةُ الفِراش
ulectomía جَذُّ اللِّثَة، خَزعُ النَّدبة
ulegiria تَنَدُّبُ التَّلافيف
ulemorragia نَزفٌ لِثَوي
uleritema طَفَحٌ تَنَدُّبيّ
uliginoso عَجينيّ، لَزِج، كَثيف، مُوحِل
ulitis=gingivitis إلتِهابُ اللِّثة
ulna عَظمُ الزَّند، العَظمُ الإنسيّ في السَاعِد
ulnar زَنديّ

ultrasonografía تَخطيطٌ بصدى الموجات فوق السَمَعيَّة، التشخيصُ بالموجات فوقَ الصوتيَّة
radiación الإشعاعُ فوقَ البَنَفسَجي
ululación وَلوَلَة، نَعيق
umbilectomía خَزعُ السُّرَّة، قَطعُ السُّرَّة
umbilicación تَسَرُّر
umbilical سُرِّيّ
cordón الحَبلُ السُّرِّي (حبل يصل الجنين بالمشيمة)
hernia فَتقٌ سُرِّي
región المنطِقَةُ السُّرِّيَّة(السُّرَّة وما حولها في البطن)
umbo نُتوءٌ مُدَوَّر، حَدَبة، كُعبُرَة
umbral عَتَبَة، مَطلَع، بُدء
umbrascopia تَنظيرٌ ظِلِّيّ
uncartrosis مرضٌ عظميٌّ يؤثرُ على النتوءات الظفريَّة للفقرات
unciforme شِصِّيّ، مَعقوف، كُلابيُّ الشكل
uncinado الشِّصِّيات (جنس ديدان من الممسودات)
uncinariasis داءُ الشِّصِّيات
uncinatum العَظمُ الشَّصيّ، عظمٌ بشكل كُلبة، العظم الخُطَّافي
unción التَدليكُ بالزيت
uncovertebral لهُ علاقَة بالنتوءِ الكُلابِيّ أو

ureterocele

المعقوف للفقرات
uncus تَلفيفَة
ungüento مَرْهَم
unguiculado ذو مَخَالِب
unguis ظُفر، مِخلَب
ungula حافِر
ungular ظُفريّ، متعَلِّق بالأظفَار
uniaxil وَحيدُ المِحوَر
unibásico ذو قَاعِدَة واحِدَة
unicelular وَحيدُ الخَليَّة
uniceps أُحاديُّ الرَّأس (عَضَلَة)
unicornio وَحيدُ القَرْن
unidad وَحدة، وحدةُ قياس
uniflagelado وَحيدُ السَّوط، وَحيدُ الذَنَب
unifocal وَحيدُ البُؤرَة
unigerminal أُحاديُّ البُيَيضَة، أُحاديُّ الجَرثومَة
uniglandular ذو غُدَّةٍ واحِدَة، لَهُ علاقَة بغُدَّةٍ واحدَة
unigrávida أُحاديَّةُ الحَمْلُ، أوَلُ حَبَل
unilateral أُحاديُّ الجَانِب
unilobular أُحاديُّ الفَصيص
unilocular أُحاديُّ المَسكَن
uninuclear أُحاديُّ النَّواة
uniocular أُحاديُّ العَين
unión إتِّحَاد، إرتِباط، إلتِحَام
uniovular أُحاديُّ البَيضَة
unípara أُحاديَّةُ الإنجَا، ولَدت مَرَّةً واحِدَة
unipolar أُحاديُّ القُطب
unipotencial أُحاديُّ القُوَّة، أُحاديُّ إمكانيَّة التَّطور
unir يَجمعُ، يُوَحِّد
unisexual أُحاديُّ الجِنس، خاصّ بجنسٍ واحدٍ فقط
univalenta أُحاديُّ التكافؤ
universalmente بشكلٍ كُليّ، بِشَكلٍ عامّ
untuoso دُهنيّ، دَسِم
uña ظُفْر
encarnada *ظُفرٌ داخل اللحم*
hipocrática *ظُفرٌ بُقراطيّ(إصبع يعلو إصبع مُتَعَجِّر)*
uracal مُرَيطانيّ (له علاقة بالسَّرُ المثاني)
uraco السَّرَرُ المَثانيّ (قناة تصل المثانة بالسِقاء في الجنين) ، المُريطاء
uracovesical مُتَعلِقٌ بالمَثَانَة، مُرَيطائيٌّ مَثانيّ
uracrasia خَلَلٌ بَوليّ
uracratia سَلَسٌ بَوليّ
uranicocasma شَقُّ الحَنَك
uranicoplastia تَقويمُ الحَنَك
uranisco سابقة بمعنى حَنَكي
uraniscolalia خُنَّة
uraniscorrafia خِياطَةُ الحَنَك
uranismo = homosexualida نِكاحُ الجِنْس، وَحيدُ الجِنْس (خاصة الرجل)
urano- سابقة بمعنى حَنَك
uranoplastia تَقويمُ الحَنَك
uranosquisis شَقٌّ في سقفِ الحَنَك، شَرَمُ الحَنك
urartritis إلتِهابُ المَفاصل النِقرِسيّ
uratemia وجودُ اليُورات في الدَّم
urático بَوليّ، يُوراتيّ، نِقرَسيّ
urato يُورات، مِلحُ حامِض البَول
uratohistequia وجودُ كَثيفٌ لِليُورات في الأنسِجَة
uratoma تَحَصّ يُورانيّ، وَرَمٌ نقرسيّ
uratosis تَرَسبُ بولات في الأنسِجَة
uraturia فَرطُ يوراتيَّةُ البَول
urceiforme تَرَسُّبُ اليورَات في الأنسِجَة
urea بَولَة (أحد مواد تحلل البروتينات تفرزه الكليتان في البول) ، كرباميد
ureapoyesis تَكَوُّنُ البَول
ureasa إنزيمُ البَولَة
uredema وَذمَةٌ بَوليَّة
ureico يورياني، بَولي
urelcosis تَقَرُّحٌ في المَجاري البَوليَّة
uremia تَسَمُّمٌ دَمَويٌّ بَوليّ
ureometría قياسُ البَولَة
urequisis إنسِرابُ البَول في الأنسِجة
uresiestesis إحساسٌ بحاجَةِ التَبَوُّل
uresis تَبَوُّل
uréter حالِب (ناقل البول من الكلية إلى المثانة)
ureteral حَالِبيّ
ureteralgia وَجعُ الحَالِب
ureterectasia تَوَسُّعُ الحَالِب
ureterectomía إستِئصالُ الحَالِب
uretérico حَالِبيّ
ureteritis إلتِهابُ الحَالِب
ureterocele تَكَيُّسٌ حَالِبيّ

U

ureterocervical

ureterocervical له علاقة بالحَالِبِ وعنقِ الرَّحِم
ureterocestotomía مُفَاغَرَةٌ حَالِبِيَّةٌ مَثَانيَّة
ureterocolostomía مُفَاغَرَةٌ حَالِبِيَّةٌ قُولونيَّة
ureterocutaneostomía مُفَاغَرَةٌ حَالِبِيَّةٌ جلديَّة
ureterodiálisis تَمَزُّقُ الحَالِب
ureteroenterostomía مُفَاغَرَةٌ حَالِبِيَّةٌ مِعَويَّة
ureterografía تَصويرُ الحَالِب شعاعياً (بعد الحقن بمادة ظليلية)
ureterograma صُورَةُ الحَالِب
ureterólisis تَمَزُّقُ الحَالِب، شَلَلُ الحَالِب
ureterólitiasis تَكَوُّنُ حَصَيات في الحَالِب
ureterolito حَصاةُ الحَالِب
ureterotomía شَقُّ الحَالِب
ureteronefrectomía إستئصالُ الكُلوَة والحالِب
ureteropatía إعتلالٌ حَالِبيّ
ureteropélvico حَالِبِيٌّ حوضيّ
ureteropielitis إلتِهاب الحالِب والحُويضة
ureteropielografía تصويرُ الحَالِب والحويضة شعاعياً
ureteropielonefritis إلتِهاب الحَالِب والحويضَة
ureteropielonefostomía مُفاغرةُ الحَالِب بحوض الكلوة
ureteropielostomía مُفاغرَةٌ حَالِبيَّة حُويضيَّة
ureteropiosis إلتِهابُ الحَالِب التَقَيُّحي
ureteroplastia تَقويمُ الحَالِب
ureteroproctostomía مُفاغرَةٌ حَالبيَّة مُستَقيميَّة
ureterorrafía خِياطةُ الحَالِب
ureterorragia نَزفٌ حَالِبِيّ
ureterosigmoidostomía مُفاغرَةٌ حالبيَّة سينيَّة
ureterostenosis تَضَيُّقُ الحَالِب
ureterostoma فَمُ الحَالِب، ناسُورٌ حَالِبِيّ
ureterostomía عمل فتحة في الحَالِب، عَملُ ناسور حَالِبيّ
ureterotomía شَقُ الحَالِب
uretrouterino حَالِبِيٌّ رَحِميّ
ureterovaginal حَالِبِيٌّ مَهبِليّ
ureterovesical حَالِبِيٌّ مَثَانيّ
ureterovesicostomía مُفاغرة حَلبيَّة مَثانيَّة
urético حَالبيّ، له علاقة بالحَالب

uretra الإِحْليلُ، المَبال
uretralgia ألمُ الإحليل
uretratresia إنسِدادُ الإحليل
uretrectomía قَطعُ الإحليل، خَزعُ الإحليل
uretrenfraxis رَتقُ الإحليل
ureterurínter مُوَسِّعَةُ الإحليل
uretrismo تَشَنُّجُ الإحليل
uretritis إلتِهابُ الإحليل
uretroblenorrea سيلانٌ إحليليّ
uretrobulbar إحليليٌّ بَصَليّ
uretrocele فتقٌ حالبيّ في المهبل
uretrocistitis إلتِهابُ الإحليل والمَثانَة
uretrocistografía تَصويرُ الإحليل والمَثَانَة(بعد حقن مادة ظليلية)
uretrocistopexia تَثبيتُ الإحليل والمَثَانَة
uretrodinia أَلَمُ الإحليل
uretrofima وَرَمٌ إحليليّ
uretrofraxis إنسِدادُ الإحليل
uretrografía تَصويرُ الإحليل شعاعياً (بعد حقن مادة ظليلية)
uretrógrafo مِخطاطُ الإحليل، مخطاطُ قُطر الإحليل
urtrómetro مِقياسُ الإحليل
uretropeneal إحليليٌّ قَضيبيّ
uretroperineal إحليليٌّ عِجانيّ
uretroperineoescrotal إحليليٌّ عِجانيّ صَفَنيّ
uretroplastia تَقويمُ الإحليل
uretroprostatico إحليليٌّ مُوثيّ أو بروستاتيّ
uretrorrafia خياطةُ الحَالِب
uretrorragia نَزفٌ إحليليّ
uretrorrea ثَرٌّ إحليليّ
uretrorrectal إحليليٌّ مَستَقيميّ
uretroscopia تَنظيرُ الإحليل
uretroscopio مِنظارُ الإحليل
uretrospasmo تَشَنَّجُ الإحليل
uretrostaxis نَزُّ الدَّمِ من الإحليل
uretrostenosis تَضَيُّقُ الإحليل
uretrostomía بَضعُ الإحليل
uretrotomía فَغرُ الإحليل
uretrótomo مِبضَعُ الإحليل
uretrovaginal إحليليٌّ مَهبِليّ

uretrovesical إحليليٌ مَثانيّ
urgencia ضَرورَةٌ عَاجِلَة، إستِعجال
urianálisis تَحليلُ البَول
uribilinonemia وجودُ اليوربيلين في الدَّم
uricacidemia فَرطُ حمض البَول في الدَّم
urcaciduria فَرطُ حمض البَول في البَول
uricasa إنزيم يَحلُّ حمض البَول
úrico بَوليّ، يوريكي
uricocolia وجودُ حمض البَول في الصَّفراء
uricólisis إنحِلالُ حَمضُ البَول
uricopoyesis تَكَوُّنُ حَمض البَول
uricosuria إفرازُ حمض البَول (اليوريك) في البَول
uricoxidasa يوريكوكسيداسا (إنزيم يأكسد حمض البَول)
uridina يوريدينا (من الحموض النووية)
urinación تَبَوُّل
urinálisis تَحليلُ البَول
urinario مُتَعلق بالبَول، مكانُ التَبَوُّل
catéter قِثطارٌ بَوليّ
órgano عضو في الجهاز البَولي
retención إحتِباسٌ بَوليّ
sistema الجهازُ البَوليّ
tractos المسالك البَوليَّة
uringismo=**homosexualidad** نِكاحُ الجِنس
urinífero نَاقِلُ البَول
uriníparo مُكَوِّنُ البَول
urinocrioscopia تَحديدُ درَجة تَجَمُّدُ البَول
urinófilo أليفُ البَول
urinogenital بَوليٌّ تَناسُليّ
urinógeno بَوليُّ المَنشأ
urinoma كِيسٌ بَوليّ
urinometría قياسُ الوَزن النَّوعيّ للبَول
urrinómetro مِقياسُ الوَزنُ النَّوعيّ للبَول
urinoso بَوليّ، لهُ علاقَة بالبَول
uro- سابقة بمعنى بَول، بَوليّ
uroacidímetro مِقياسُ حموضَةِ البَول
uroazotómetro مِقياسُ نتروجين البَول
urobilenemia وجودُ الأوروبيلين في الدَّم
urobilina أوروبيلينا(صباغ بَولي صفراوي) ، صفراوين البَول
urobilinógeno مُوَلِّدُ الأوروبيلينا(عند تعرضه للهواء)
urobilinogenuria وجود صفراوين البول في البول
urobilinoide نظيرُ صفراوين البَول
urobilinuria بيلَةُ صفراوين البَول
urocele قِيلَةٌ بَوليَّة، تَوسُّعُ الصَفَن بالبول
uricianina أوريسيانينا (مُزَرِّقُ البَول)
urocianógeno مُوَلِّدُ السَّيانين (مُزَرِّق البَول)
urocianosis زُرَاقُ البَول
urocinético علّ في عضوٍ اوجهازٍ ما بسبب البول أو بسبب علة في المجاري البَوليَّة
urocístico مَثانيّ، له علاقَة بالمَثانَة
urocistitis إلتِهابُ المَثانَة
urocisto المَثانَة
uroclepsia سَلَسٌ بَوليّ، تَبَوُّلٌ لا إراديّ
urocrisia التَشخيصُ بِفَحصِ البَول
urocromo صباغٌ أصفرٌ للبَول
urocromógeno مُوَلِّدُ صباغُ البَول الأصفَر (بالأكسدة)
urodiálisis إيقافٌ جزئيٌ أو كليٌ لإفرازِ البَول، كبت الإفراز
urodinia ألَمُ التَبَوُّل
uroedema وَذمَةٌ بَوليَّة (بَول في الأنسجة)
uroeritrina صُبغٌ أحمرٌ في البَول
urofánico ظاهِرٌ في البَول
urofeína صباغُ بُنيٌّ ذو رائِحَة جيدة في البَول
urofobia رُهابُ التَبَوُّل
urofuscina صباغٌ بوليٌّ سابقٌ للبروفينا الدَّمويَّة
urofuscohematina صباغٌ أحمَرٌ بنيٌّ في البول (يظهر في بعض الأمراض)
urogáster المَعيُ البَوليّ (جهاز البول الجَنيني)
urogenital بَوليٌّ تَناسُليّ
urógeno مُفرِزُ البَول، بَوليُّ المنشأ
uroglaucina صباغٌ بَوليّ أزرق
urogogo مُدِرٌ للبَول
urografía تَصويرُ مَجاري البَول شعاعياً (بعد حقن مادة ظليلية)
urograma صُورَة مَجاري البَول

U

urogravímetro

urogravímetro مِقياسُ الثِّقلِ النَّوعيِّ للبول
urohematina خِضابُ البَول
urohematonefrosis تَوَسُّعُ الكُلْيَةِ بالبَول والدَّم
urohematoporfirina بيلَةٌ دَمَويَّة بورفيرينيَّة
urohipertensina مَوادٌ بَوليَّةٌ رافِعَة للضغط
urolagnia شذوذٌ جِنسيّ متعلق بالبَول (الشعور باللذة عند رؤية شخص يتبول)
urolitiasis داءُ حَصَى البَول
urolítico مُتعلق بحَصَى البَول
urolito حَصاةٌ بَوليَّة
urología علمُ الجِهاز البَوليّ
urológico له علاقة بالجهازِ البَوليّ
urólogo طبيبُ الجِهاز البَوليّ
uroluteína خِضبُ البَول الأصفَر
uromancia التَشخيصُ بفَحصِ البَول
uromelanina مِلانين بَوليّ، صِباغٌ أسوَدٌ في البَول
uromelo شبحٌ جَنينيّ مُتَصِّلُ الأطرافِ السُفليَّة
urómetro جِهاز قياس كَثافة البَول
uronco تَوَرُّمٌ بَولي (وَرم يحتوي بَول)
uronefrosis تَوَسُّعُ حَوض وأوعيةِ الكُلوَة بالبَول
uronoscopia فَحصُ البَول
uropatía إعتلالٌ في المَسالِكِ البَوليَّة
uropatógeno مِجهريٌّ يسبِّبُ داءً بَولياً
uropenia قِلَّةُ البَول
uropepsina إنزيمٌ بَوليّ
uropiouréter بَولٌ وَقيحٌ في الحالب
uroplanía تواجدُ البَول خارجَ المَسالِكِ البَوليَّة التناسليَّة
uroporfirina بورفيرينا بَوليّ
uropoyesis تَكَوُّنُ البَول
uropsamo رَملٌ في البَول (ترسب شبه رملي)
uroquesia تَبَرُّزٌ بَوليّ (بسبب خلل في الجهاز البولي)
uroquimografía التَّخطيطُ التَمَوُّجيّ لحركةِ أعضاء الجهازِ البَولي
uroquinasa اوروكيناسا (الإنزيم الكُلَويّ الذي يبدأ في عمليَّةِ حَلِّ الخُثْرَةِ الدَّمَويَّة)
urorragia كَثرَة البَول، ثَرُ البَول
urorrea سَلَسُ البَول (بُوالُ الفراش)
urorrodina صِبغٌ بَوليٌّ زَهريّ أو وَرديّ
urosacrometría قياسُ سُكَّر البَول
uroscopia فَحصُ البَول
urosemiología مَبحَثُ تَشخيصُ علاماتِ البَول
urosepsis تَسَمُّمٌ بَوليٌّ إنتانيّ
urosis داءٌ في الجِهازِ البَوليّ
urospectrina الصباغُ العاديُّ للبَول
urosqueocele=urocele قِيلَةٌ بَوليَّة، إرتِشاحُ بول في الصَّفَن
urosquesis إحتِباسُ البَول اللاإراديّ
urostalagmometría قياسُ التَوَتُّرُ السَّطحيُّ البَوليّ
urostealito حَصاةٌ بَوليَّةٌ دُهنيَّة
urotelio الطَبَقةُ الداخليَّة للمَثانَة
urotoxia المَوادُ السُّميَّة في البَول
urotoxicidad سُموميَّةُ البَول
urotóxico خاصٌ بالموادِ السُّميَّة في البَول
urotoxina ذيفانٌ بَوليّ
urouréter إنتِفاخٌ أو تَوَسُّعُ الحالِب بالبَول
uroxantina خِضابٌ بَوليٌّ أصفَر
urticaria داءُ الشَّرَى (طَفح جلدي متدرن مع حَكَّة)
hemorragica *الشَّرى النَزيفي*
epidérmica *الشَّرى فوق الجلد*
medicamentosa *الشَّرى الدوائيّ*
pigmentosa *الشَّرى الصِباغيّ*
recurrente *الشَّرى المُعاد أو المُكَرَّر*
solar *الشَّرى الشمسيّ*
urticarial شَرَوي
ustulación تَجفيف، تَنشيف
ustus مَحروق، مُكَلَّس
uteralgia أَلَمُ الرَّحِم
uterino رَحِميّ، له علاقَةٌ بالرَّحِم
útero رَحِم
uteroabdominal رَحِميٌّ بَطنيّ
uterocervical رَحِميٌّ عُنُقيّ
uterodinia أَلَمُ الرَّحِم
uterofijación=histeropexia تَثبيتُ الرَّحِم
uterogestación حَمْلٌ رَحِميّ أو حَبَلٌ طَبيعيّ
uterolito حَصَاةٌ رَحِميَّة
uterómetro مِقياسُ الرَّحِم

uteroovárico رَحِميٌّ مَبيضيّ
uteropexia تَثبيتُ الرَّحِم
uteroplacentario رَحِميٌّ مَشيميّ
uteroplastia تَقويمُ الرَّحِم
uterosacro رَحِميٌّ عَجُزيّ
uterosclerosis تَصَلُّبُ الرَّحِم
uteroscopio مِنظارُ الرَّحِم
uterotomía بَضعُ الرَّحِم
uterotubario رَحِميٌّ أُنبوبيّ
uterovaginal رَحِميٌّ مَهبِليّ
uterovesical رَحِميٌّ مَثانيّ
utrículo قُرَيبَة، عُبَيبَة
uvea العِنبيَّة، القَميصُ الوعائيّ للعين(تتألف من القزحية والجسم الهدبي والمشيمية

uveal عِنبَويّ، له علاقة بالغشاء العِنَبي للعين
uveítis إلتِهابُ العِنَبِيَّة
granulomatos *إلتِهابُ الحُبَيبيُّ اللحمي العِنَبِيَّة*
tuberculosa *إلتِهابُ العِنَبِيَّة السُّلِّي*
uveoparotiditis إلتِهاب العنبية والغدة النكفية
uviforme بشكلٍ عِنَبيّ
palatina *لَهاةُ الحَنَك*
úvula لَهاةٌ (كتلة لحميَّة في سقف الفم)
uvular لَهاتيّ، لع علاقةٌ باللَّهاة
uvulectomía إستِئصالُ اللَّهاة
uvulitis
uvuloptosis هُبوطُ اللَّهاة، تَدَلِّي اللَّهاة
uvulotomía خَزعُ اللَّهاة، شَقُّ اللَّهاة كلياً أو جزئياً
uvulótomo مِبضَعُ اللَّهاة

U

V

vaccinogeno مُوَلِّدُ اللَّقاح
vaccina جُدرِيُ البقر
vaccinífero جدريُ البقر الثانوي
vacciniforme شبيهٌ باللَّقاح
vacciniola لِقاح عام
vaciado عَملية تَفريغ
vacío فارِغ
vacuna لِقاح، طُعم
vacunación تَلقيح، تَطعيم
vacunador مُلَقِّح، جهازٌ للتَّلقيح
vacunar يُلَقِّح
vacunización تَلقيح
vacunógeno مُوَلِّدُ اللَّقاح
vacunoterapia المُعَالَجة باللَّقاح
vacuolado ذو فَجَوات
vacuolar يُشَكِّلُ فَجَوات
vacuolización تَكَوُّنُ الفَجَوات
vacuoma مجموعة فَجَوات
vacum فَرَاغ، خَلاء
vado مَضحَل (إرتفاع في قاع التلم المخيّ)
vagal مُبهَميّ ، متعلق بالعصَبِ المُبهَم (العصب القحفي العاشر)
vegetal نَباتيّ
vagido صُراخُ الوَليد
vagina مَهبِل، غِمد
vaginado مُغَمَّ، مُغَلَّف
vaginal مَهبِليّ، غِمدِيّ
vaginilitis إلتِهابُ غِمدِ الخُصيَة أو الخصيتين
vaginectomía إستِئصال جزئيٌّ أو كليٌّ للمَهبِل، خزع غِمدِ الخصية
vaginismo تَشَنُّجُ المَهبِل (يسبب الألم)
vaginitis إلتِهابُ المَهبِل، إلتهابُ الغمِد
vaginoabdominal مَهبِليٌّ بَطنيّ
vaginocele تَدَلِّيُ المَهبِل
vaginodinia وَجَعُ المَهبِل
vaginofijación تَثبيتُ المَهبِل
vaginografía تصويرُ المَهبِل شعاعياً
vaginolabial مَهبِليٌّ شُفريّ
vaginómetro جِهازُ قِياس المَهبِل
vaginomicosis فُطارٌ مَهبِليّ
vaginopatía إعتِلالُ المَهبِل
vaginoperineal مَهبِليٌّ عِجانيّ
vaginoperineorrafía رَفو المَهبِل والعِجان
vaginoperineotomía بَضعٌ مَهبِليٌّ عِجانيّ
vaginoperitoneal مَهبِليٌّ صِفاقيّ
vaginopexia تَثبيتُ المَهبِل
vaginoplastia رَأبُ المَهبِل
vaginoscopia تَنظيرُ المَهبِل
vaginoscopio مِنظارُ المَهبِل
vaginotomía بَضعُ المَهبِل
vaginovesical مَهبِليٌّ مَثانيّ
vaginovulvar مَهبِليٌّ فَرْجيّ
vago العَصبُ المُبهم أو الحائر
vagoglosofaríngeo مُبهَميٌّ لِسانيٌّ بُلعوميّ
vagograma مُخَطَطُ المُبهَم الكهربائي
vagólisis تَحريرُ المُبهَم
vagomimético مُحاكي المُبهَم (يشبه تأثير إثارة العصب المُبهَم)
vagosimpático مُبهَميٌّ وُدِّيّ
vagosplácnico مُبهَميٌّ حَشَويّ
vagotomía قَطعُ المُبهَم (كطريقة علاج)
vagotonía غلبَةُ المُبهَم، تَوَتُّرُ العَصب المُبهَم وسيطرته
vagotrópico مُوَجَّهٌ للمُبهَم
vagotropismo التَوجُّهُ نحوَ المُبهَم
vahído تَرَنح، تمايل في المَشي
vaina غِمد، غِلاف
sinovial *غِمدٌ زَليليّ*
tendinosa *غِمدٌ وَتَريّ*
valencia تكافؤ ، قيمَةُ التكافؤ
valetudinario مُقعد، عاجِز
valina ڤالينا، حمض أميني أساسي
valor قيمَة
valva صِمام
valviforme صِماميُ الشَّكل

vasoconstricción

valvotomía بَضعُ الصِمام
válvula صِمام، صُمَيم
anal الشَرجيّ
aortica الأبهري
auriculoventricular الأذينيّ البُطَيني
bicúspide الصِمام ذو المصرعين
cardiaca القلبيّ
mitral التاجيّ
pilórica صِمامُ بواب المَعِدَة
rectal المُستقيم
tricuspide الصِمام ثلاثي الشُرَف
valvular صِماميّ
valvulitis إلتِهابُ الصِمام
valvuloplastia تَقويمُ الصِمام
valvulotomía فَتحُ الصِمَّام (لتوسيعه)
vallécula أُخدُود
cerebelosa أخدودُ المُخيخ
epiglotica أُخدودُ المِزمار
vallis الأُخدود
vanadio الفا نديو(العنصر الثالث والعشرون، له خواص علاجية)
vapor بُخار
vapores إكتِئاب
vaporización تَبخير ، معالَجة بالبُخار
vapoterapia المُعالَجة بالبُخار
variable مُتَغَيِّر ، مُتَبَدِّل
variación تَبَدُّل، إختِلاف
varicela الحُماق، جُدَرِيُّ الماء
variceloide شبيهُ الحُماق
variciforme دَواليُّ الشكل
varicoblefarón دَوالِيُ الجَفْن
varicocele قِيلَةٌ دواليَّة، دَوالي تحيط بالصَفن
varicocelectomía قطعُ القِيلَة الدواليَّة
varicoflebitis إلتِهابُ الدَّوالي
varicografía تصويرُ الدَّوالي
varicoide قِيلةٌ دَواليَّة
varicónfalo دَوالي السُرَّة
varicosidad داء الدَّوالِيَ ، الدَّالِيَة
varicoso مُصَابٌ بالدَّوالي
ulcera varicosa قَرحَةٌ دَوالِيَّة
vena varicosa وريدٌ دُواليّ

varicotomía قَطعُ الدَّوالِي
varícula دَوالِيُ المُلتَحِمَة
variola الجُدَرِيّ
mayor الجُدَرِيّ الكَبير
menor الجُدَرِيّ الصَّغير
miliar الجُدَرِيّ الطَّفْحي
variolación التَلقيحُ بالجُدَري
varioloide شبه الجُدَري، جُدَرِيٌّ خفيف
varioloso جُدَرِيّ، متعلقٌ بالجُدَري
variolovacuna جُدَرِيُ البَقَر اللِّقاحيّ
variz وِعاءٌ دَمَويٌّ أو ليفيٌّ مُوَسَّعٌ و مُلتَوٍ ، دالِيَة
varo إنحِرافٌ للداخِل، إنحِرافٌ إنسيّ
vasal وِعائيّ
vasalgia أَلَمُ الأوعيَة
vascular وِعائيّ
vascularidad الوعائيَّة (تواجدُ الأوعية الدموية)
vascularización تَكَوُّنُ الأوعِيَة
vasculatura الجِهازُ الوِعائِيّ
vasculitis إلتِهابٌ وِعائيّ
necrotizante إلتِهابٌ وِعائيٌّ ناخِر
nodular إلتِهابٌ وِعائيٌّ عقديّ
renal إلتِهابٌ وِعائيّ كُلَويّ
vásculo وِعاءٌ صَغير
renal وِعاءٌ كُلَويّ صَغير
vasculogénesis تشكل أو تكوين الأوعية
vasculopatía داءٌ وِعائيّ
vasectomía قطعُ القناة المَنَويَّة، قطعُ الأسهَر أو الأسهَرين
vasifactivo مُكَوِّنٌ للأوعيَة
vasiforme بشكلٍ وِعائي ، شِبهُ الوِعاء
vasitis إلتِهابُ الأسهَر ، إلتِهاب قناة المَنيّ
vaso وِعاء، وِعائي
aberrante وِعاءٌ زائغ
aferente وعاءٌ ناقل من المحيط إلى المركز
colateral وِعاءٌ جانِبي
deferente الوِعاءُ الأسهَر
linfático الوِعاءُ الليمفي
sanguíneo وِعاءٌ دَمَويّ
vasoactivo يَعملُ على جدرانِ الأوعِيَة ويوسعها، فعال في الأوعِيَة
vasoconstricción إنقِباضُ الأوعية الدَّموية

V

vasoconstrictor مُضَيِّقُ الأوعيَة، عاملُ تضييق الأوعيَة
vasodentina عاجٌ وِعائيّ
vasodepresión خُمودٌ وِعائي
vasodepresor مُخَمِّدٌ وِعائيّ
vasodilatación تَوَسُّعٌ وِعائي
vasoformativo مُشَكِّلُ الأوعية، مُساعدٌ على تكون الأوعية
vasoinhibidor مُثَبِّطٌ وِعائيّ
vasoligadura ربطُ الوِعاء، رَبطُ الأسهرين
vasomotilidad حَرَكةُ الأوعيَة، تَغيرُ قطر الوِعاء(توسع أو تضيق)
vasomotor مُحَرِّكُ الأوعيَة (موسع أو مضيق الأوعية)
vasoneuropatía إعتِلالٌ وعائيٌّ عَصَبيّ
vasoneurosis إعتِلالٌ وعائيٌّ عَصبيّ
vasoparesia شَلَلٌ جزئيٌّ في العَصبِ الوِعائي، خزل وِعائيّ
vasopresina هرومون نُخامي مُضاد لإفراز البَول
vasopresor مُقَبِّضُ الأوعية (يرفع ضغط الدم)
vasopuntura بَزلٌ وِعائيّ، بَزلُ الأسهَر
vasorrafía خِياطةُ الأسهَر
vasorreflejo مُنعَكِسٌ وِعائي
vasorrelajación إرتِخاءٌ وِعائيّ (هبوط الضغط)
vasosección إستِئصالُ الأسهَر ، قطعُ الوِعاء
vasosensorial حِسِّيٌّ وِعائيّ
vasospasmo تَشَنُّج وِعائيّ
vasotomía بضعٌ وِعائيّ، فَغرُ الأسهَر
vasotonía تَوَتُّرُ الأوعيَة، ضَغطُ الأوعيَة
vasotripsia هَرسُ الأوعيَة
vasotrófico تَغذويٌّ وِعائيّ
vasovagal وِعائيٌّ مُبهميّ (له علاقة بالعصب المبهم)
vasovasotomía مُفاغَرةٌ وِعائيَّة وِعائيَّة، مُفاغَرةٌ أسهَريَّة أسهَريَّة
vasovesiculectomía قطعُ الأسهَر والحويصلَة المَنَويَّة
vasto واسع، مُتسع
vatio واط، وحدة القدرة الكهربائية
vección نَقلُ الداء أو الجرثوم
vecordia بَلَه
vectis عَتَلَة جَرّ (جهازلسحب الرأس في التوليد)
vectocardiografía مُخَطِّط القَلب الإتجاهي
vector ناقِل، ناقلُ المَرَض أو الجرثوم
vegetación نَبْت، نَامِيَة
vegetaciones نوابت، نَوام
adenoide نَوامٍ غُدِّيَّة (في البلعوم الأنفي)
vegetarianismo التَّغَذي بالنباتات فقط
vegetariano المُتَغذي بالنباتات فقط، نَباتيّ
vegetativo نَباتيّ، إنباتيّ
vehículo ناقِل، وَسيط، حامِل
vejiga مَثانَة
vejiga atónica *مَثانَة واهِنَة*
vejiga autónoma *مَثانَة ذاتيَّة*
vejiga de la orina *مَثانَة بَوليَّة*
vejiga espástica *مَثانَة مُتشنجة*
vejiga neurogénica *مَثانَة عصَبيَّة*
vela شَمعَة
velamen شِرَاع، غِشاء
velamentosa غِشائي، غِلافي
velar شِراعي، بُرقعي
velo نِقاب، بُرقُع، شِراع
velo del paladar ***شِرَاعُ الحَنَك***
velosíntesis خياطَةُ اللَّهاة
vellosidad زُغابَة، زَغَب، خَمَل
vellositis إلتِهابٌ زُغابي
vena وَريد
aferente *الوَريدُ الوارِد*
ácigos *الوَريدُ الفَرد*
anastomósica ***الوَريدُ المُفاغِر***
vena axilar ***الوَريدُ الإبطي***
vena angula ***الوَريدُ الزاوي***
vena basílica ***الوَريدُ المَلَكي***
vena bronquial ***الوَريدُ الشُعَ***
vena cardiaca ***الوَريدُ القَلب***
vena cava ***الوَريدُ الأجوَف***
vena cecal ***وَريدُ الأعوَر***
vena cefálica ***الوَريدُ الرأسيّ***
vena cerebelosa ***الوَريدُ المُخيخي***

Vena vaginal

vena cerebral الوَريدُ المخيّ
vena cervical الوَريدُ الرقبي
vena cística وَريدُ المرارة
vena del clítoris وَريدُ البَظْر
vena del cordón espinal
وَريدُ الحبل الفقري
vena coroide وَريدُ المشيمة
vena dental الوَريدُ السني
vena diploica المزدوج (متعلق بالطبقة خلال الوَريدُ اللوحتين)
vena emisaria الوَريدُ المشبري
vena epigástrica الوريدُ الشرسوفي
vena epiploica الوريد الثربي
vena esofágica وَريدُ المَري
vena espermátic الوَريدُ المَنوي
vena esplénica وَريدُ الطحال
vena estriada الوريدُ المُخَطَّط
vena etmoidal الوريد الغربالي
vena facial الوريدُ الوجهي
vena faríngea الوريدُ البَلعومي
vena femoral الوريدُ الفَخذي
vena frontal الوريدُ الجبهي
vena de Galeno وَريدُ غالينو
vena gástrica الوريدُ المَعِدي
vena gastroepiploica الوريدُ المَعِديُ الثربيّ
vena glútea الوريدُ الأليَوي
vena hemiácigos وريد ردف المُفرَد
vena hemorroidal الوريدُ الباسوري
vena hepática الوريدُ الكبدي
vena hipoglosa الوريدُ اللساني
vena iliaca الوريدُ الحرقفي
vena infraorbitaria الوريدُ تحت حِجاجي
vena innominada الوريدُ اللاإسمي
vena intercostal
الوريدُ الوَربيّ (بين الأضلاع)
vena interlobular وريدُ كبيبة الكُلية
vena intestinal الوريدُ المَعوي أو المِصراني
vena lingual الوريد اللساني
vena lumbar الوريد القطنيّ
vena mamaria وريدُ الثّدي
vena marginal الوريدُ الهامشي
vena maxilar الوريدُ الفكي
vena mediana الوريدُ الناصفي
vena medular الوريدُ النُخاعي
vena meníngea الوريدُ السِحائي
vena mesentérica وريدُ المساريق
vena oblicua الوريدُ المائل
vena occipital الوريدُ القَذالي
vena oftálmica الوريدُ العَيني
vena onfalomesenterica الوريدُ السُرّيّ المسَاريقي
vena ovárica وَريدُ المبيض
vena paraumbilical وَريد جَنيبُ السُرّة
vena peroneal الوريدُ الشَظَوي
vena de pontinas وَريدُ الجِسر(الجزء الأوسط من جذع الدّماغ)
vena poplítea الوريدُ المَأبِضي
vena porta وَريدُ الباب
vena prepilórica وريدُ قبلَ البَوّاب
vena pudenda وريد القُبُل (أعضاء التناسل الخارجية)
vena púdica الوريد الحيائي أو الفَرجي
vena pulmonar الوريدُ الرئوي
vena radial الوريدُ الكعبري
vena rectal الوريدُ المُستقيمي
vena safena الوريدُ الصافِن
vena subclavia الوريد تحت التَّرقُوة
vena subcostal الوريد تحت الضِلع
vena supraorbitaria الوريدُ فوقَ الحَجاج
vena suprarrenal
الوريد فوق الكُلوة أو الكُظري
vena suprascapular الوريد فوق الكَتِف
vena supratroclear الوريدُ فوقَ البَكَرة
vena talamoestriada
الوريدُ المِهادي المُخَطَّط
vena temporal الوريدُ الصدغي
vena testicular الوريد الخصوي
vena tiroidea الوريد الدَّرَقي
vena umbilical الوريدُ السُرّي
vena uterina الوريد الرَحِميّ
vena vaginal الوريد المهبلي

V

venación

vena vertebral الوريد الفقاري
vena yugular الوريد الوداجي
venación توزيعُ الأوردة الدَّمويَّة في الجسم في منطقة ما
venda شَريط، رِباط
vendaje عَصَّابَة، رِباط
vendar لَفّ، رِباط حولَ عضوٍ
venectasia تَوَسُّعُ الوَريد ، دواليَّة
venectomía قَطعُ الوَريد، إستِئصالُ الوريد
venenífico مُوَلِّدُ الدَّم
venenosalival ذو لُعَابٍ سامّ
venenosidad السُّميَّة
venenoso سامّ، زُعافيّ
venerólogo طبيبُ الأمراضِ الزُّهْريَّة
venéreo مَرضٌ زُهْريّ
venerología طِبُّ الأمراضِ الزُّهْريَّة
venesección=flebotomía فتحُ وَريد، فصد، سحب الدَّم من الوريد
veniplexo ضَفيرةٌ وريديَّة
venipuntura وَخزُ الوريد جراحياً، بزلُ الوَريد
venisutura خياطَةُ الوَريد
venoauricualr وَريدٌ أذينيّ
venoclisis حَقن الوَريد
venoclusivo سَدَّادُ الوَريد
venofibrosis تَلَيُّفٌ وريديّ
venografía تَخطيطٌ وَريديّ
venomotor مُحَرِّكٌ وَريديّ، مُغيرٌ لِقطرِ الوَريد
venopresor قابِضٌ وَريديّ، له علاقةٌ بالضغطِ الوَريدي
venosidad إحتقانٌ وَريديّ، توارد كثرَةِ الدَّم الوَريدي
venoso وريديّ، ذو أورِدَة
venostasis رُكودٌ وَريدي (بسبب تَوسُّع الأورِدة)، سكونٌ وَريديّ
venostomía فَتحُ الوَريد
venotomía بَضعُ الوريد
venovenostomía مُفاغَرةٌ وريديَّة وريديَّة
ventana نافِذَة، كُوَّة
oval النافِذَة البيضويَّة
redonda النافِذَة المُدَوَّرَة
ventilación تَهوِيَة
pulmonar تَهوِيةٌ رئويَّة
ventilador جِهازُ تَنفُّس، جِهازُ تهوِيَة
ventosa حَجَّامَة، مُحجَم
ventral بَطنيّ، أماميّ
ventricular بُطَينيّ
fibrilación رَجَفان بُطينيّ
defecto septal عيبٌ حاجزيٌّ بُطينيّ
taquicardia تَسرُّعٌ بُطينيّ
ventriculitis إلتِهابُ البُطين، إلتِهابُ بُطَين الدِماغ
ventrículo بُطَين
ventriculografía تَصويرُ البطين شعاعياً
ventriculometría قياسُ ضغط البُطينات
ventriculomiotomía بَضعُ عَضلةِ البُطين
ventriculoscopia تَنظيرُ البُطينات (الدِماغيَة)
ventriculostomía فَغرُ بُطين دِماغي
ventriculotomía بضعُ البُطين (القَلبي)
ventrículus بُطين، المعِدَة البدائية
ventricumbente مُنبَطح على البَطن
ventrimesón الناصِفُ البَطنيّ
ventrocistorrafia خياطةُ المَثانَة بجدارِ البَطن
ventrofijación تَثبيتٌ بَطنيّ
ventroinguinal بَطنيٌّ إربيّ
ventrolateral بَطنيٌّ جانبيّ
ventroscopia تَنظيرُ البَطن
ventrosuspensión=ventrofijación تثبيت الرحم البَطني
ventrotomía شَقُ البطن، بَضعُ البَطن
ventrovesicofijación تثبيتٌ رحميٌّ مَثانيٌّ بجدار البَطن
vénula وَريدٌ صَغير
venular وَريديّ، له علاقة بالوريدِ الصَغير
verapamil ڤيرامبيل (عقارٌ موسِّعٌ لشريان التاجّ)
veratrum الخَربَقُ (جنس من النباتات)
vebigeración ثَرثَرَة، ترديدُ كلِمات
verbomanía مَسٌ ثَرثَري
vermiano دوديّ، له علاقة بدودَةِ المُخَيخ (بالفص الدودي)
vermicida قاتلُ الديدان، مُبيدُ الدُود
vermiculación حَرَكةٌ دوديَّة
vermicular دُوديُّ الشَكل، دُوديّ

vestigio

vermiforme دُوديُ الشَكل
vermífugo طارِدُ الديدان
vermin دُويْبَة (طفيلي خارجي حشرة أو دودة)
verminación دُودي، عدوى الديدان
verminoso دُوديّ، مُدَوَّد
vermis دودَة
del cerebelo دودَةُ المخيخ
vermix=apéndice veriforme الزائدَةُ الدُوديَّة
vernal رَبيعيّ
verrucosis داءُ الثَآليل
verruga ثُؤلول
verrugoso بشكلِ ثُؤلوليّ، ثُؤلوليّ
vericolor مُتَعَدِّدُ الألوان، مُبَرقَش
versión تَحويلُ الإتجاه (في الولادة)
cefálica تَحويلُ رأسي (لنزول الرأس بالأول)
podálica تَحويلُ قَدَميّ (تنزل القدمان أولاً)
vértebra فِقْرة، فَقارَة
cervical فِقْرة عُنقيَّة
dorsal فِقْرة ظهريَّة
lumbar فِقْرة قَطَنيَّة
vertebractomía إستِئصالُ فِقْرة
vertebrado فَقاريّ، ذو فَقار
vertebral فِقْريّ، فَقاريّ
canal النَّفَقُ الشَوكي
columna العمودُ الفِقري ، السِّيساء
vertebrario العَمودُ الفِقري ، السِّيساء
vertebroarterial شريانيّ فِقاريّ
vertebrobasilar فَقاريٌّ قاعِديّ
vertebrocondral فَقاريٌّ غُضْروفيّ
vertebrocostal فَقاريٌّ ضِلعيّ
vertebrosternal فَقاريٌّ قَصِّيّ
vertical عَمُوديّ، قائِم
vértice قِمَّة، هَامَة، رأس
vertiginoso مُسَبِّبُ الدُّوار، مُصابٌ بالدُّوار
vértigo دُوار، رَنَح
central دُوار مركزي
laberíntico دوار تيهيّ (أذني باطني)
postural دوار وَضعي
vestibular دِهليزي (دَهليز الأذن الداخلية)
verumontanitis إلتِهابُ الأُكيمة المَنَويَّة
verumontanum الشُنحوب، الأُكيمة المَنويَّة
vesania جُنون، إختلالُ العَقل
vesicación تشكيل المَثانَة، تَنَفُّط
vesical مَثانيّ، متعلق بالمَثانَة
vesicante نفاطَة أو مثانٍ جلدية، نَفَّاط، مُنفِّط
vesicatorio نَفَّاط ، حَرَّاقَة
vesicoabdominal مَثانيٌّ بَطنيّ
vesicocele فَتقُ المَثانَة
vesicocervical مَثانيٌّ عُنقيّ
vesicoclisis حَقنُ المَثانَة
vesicofijación تَثبيتُ المَثانَة
vesicointestinal مَثانيٌّ مَعويّ
vesicoprostático مَثانيٌّ بروستاتيّ
vesicopúbico مَثانيٌّ عانيّ
vesicorrectal مَثانيٌّ مُستَقيميّ
vesicorrenal مَثانيٌّ كُلويّ
vesicospinal مَثانيٌّ شَوكيّ
vesicotomía بَضعُ المَثانَة
vesicoureteral مَثانيٌّ حَالبيّ
vesicouterino مَثانيٌّ رَحِميّ
vesicovaginal مَثانيٌّ مَهبِليّ
vesícula حُويصَلَة
biliar حويصلةُ الصَفراء
seminal الحُويصلة المَنوية
vesiculación تَنَفُّط، تَحوصُل
vesicular حُويصلي، نَفطي
vesiculectomía إستِئصالُ الحُويصلة
vesiculiforme حُويصليُ الشَّكل
vesiculitis إلتِهابُ الحُويصلة
vesiculobronquial حُويصليٌّ قَصَبيّ
vesiculocavernoso حُويصليٌّ كَهفيّ
vesiculotomía بَضعُ الحُويصلة
vestibular دِهليزي (خاصة دهليز الأذن الداخلية)
vestíbulo دِهليز
de la nariz دِهليزُ الأنف
laríngeo دِهليز الحَنجَرة
vestibulococlear دِهليزيٌّ قَوقعيّ
vestibulotomía بَضعُ الدهليز
vestibulouretral دِهليزٌ إحليليّ
vestigial أَثَري
vestigio أَثَر

V

vesuvina=anilina marron، أسمَر قِرفي
أسمر بلون الأنيلين
veterinario طَبيب بَيطَري
vía مَمر، طَريق
víbex نَزفٌ خطيٌّ تحت الجِلد، أثرٌ خَطيّ
Víbora أفعى
vibración إهتِزاز، ذَبذَبَة
vibrador هَزّاز
vibratorio مُهتَز، إهتِزازي
vibrio ضَمَّة (جنس من الجراثيم)
vibriocardiografía تَخطيطُ إهتِزازاتُ القَلب
vibroterapia المداواة بالإهتزاز
vicariante بَديل، قائم مقام، نيابة عن
viciación إتلاف، تَعطيل
vicio عَيب، رَذيلة، نَقيصَة
víctima ضَحيَّة
vida حَياة، عَيش، عُمر
media *الحياة الوَسَطيَّة*
videognosis تَشخيصٌ شعاعيٌّ ڤيديويّ
vientre بَطن، جزءٌ مُقعَّر
vigilancia رَقابَة، تَرَصُّد
vigilia يَقَظة، أرَق
villífero ذو زُغابَات، أزغَب
villoma وَرَمٌ زُغابيّ (خاصة في المستقيم) ، ورَم حُليميّ
villositis إلتهابُ الزُّغابات (في المشيمة)
vinagre خَلّ
vinculum رِباط، قَيد
violeta بَنَفسَج، بَنَفسَجيّ
viraginidad الإستِرجال (تَرَجُّلُ المرأة)
viral ڤيروسي، حُمَويّ
viremia ڤيروسيَّةُ الدَّم
virgen عَذراء، بَتول
virginal عُذريّ، بَتوليّ
virginidad عُذريَّة
viril رُجوليّ
virilesencia إستِرجال
virilidad رُجولَة، فُحولَة
virilismo ظهور أعراض الذُّكورَة في الأنثى، إستِرجال
adrenal *تَراجلٌ كُظري، إستِرجال كُظري*
virilización إستِرجال إنثوي (بسبب تناول عقارات أو هرمونات)
virioide ڤيروسانيّ
virion جُسيم ڤيروسي
viriopotente ناضِجٌ جنسياً
virología عِلمُ الڤيروسات
virosis داءٌ ڤيروسي
virostático كَابِحُ الڤيروس
viruela مَرضُ الجُدري
blanca *الجُدري الأبيض*
bovina *الجُدري البقري*
hemorrágica *الجُدري النزيفي*
de la oveja جُدري الغَنَم
virulencia سُميَّة، فوعَة، حمة الجرثوم
virulento إمراضيّ، سُميّ
virulífero ناقِلُ الڤيروسات
virus ڤيروس، حُمَة
vísceras أحشَاء
visceral حَشَوي
visceralgia ألَمُ الأحشاء
viceroptosis هُبوطُ الأحشاء
viscina دِبق، مادة هلامية
viscosidad لُزوجَة، تَدَبُّق
viscosímetro مِقياسُ اللزوجَة
viscus دبق، لَزِج
visibilidad وضُوحُ الرؤيَة، مَدى الرؤيَة
visible مَرئيّ، مَنظور
visión رُؤيَة، بَصَر
acromática *رُؤيَة بدون ألوان*
binocular *رُؤيَة ثنائية بالعينين*
central *رُؤيَة مَركزية*
cromática *رُؤيَة لَونيَة*
doble *إزدِواجُ الرؤيَة*
esteroscópica *رُؤيَة مُجَسَّمة*
periférica *رُؤيَة جانبية أو محيطية*
secundaria *رُؤيَة ثانوية* ،
vista بَصَر، نَظَر، رؤية، مَنظَر
cansada *كَلالُ البصر*
visual بَصَريّ، متعلق بالرؤيَة
visualización رؤيَة، تَصَوُّر
vital حَيَويّ، ضَروريٌّ للحياة

vulvovaginitis

vitalidad حَيَوِيَّة
vitalismo النَظريةُ الحيويَّة الرُّوحانيَّة
vitamina فيتامين
vitelina بروتين في صفار البيض
vitelino مُحيّ، صَفاري
vitelo مح البيض، صفار البيض
viteloluteína صِبغٌ أصفر مُحيّ
vitelorrubina صبغٌ أحمر مُحيّ
vitíligo البَهَق، البَرَص (البقع البيضاء في الجلد بسبب إنعدام الميلانين)
vitodinámico الديناميَّة الحيويَّة
vitoquímico مُتعلق بالكيمياءِ العضويَّة
vitrectomía إستئصالُ الزُّجاجيَّة (في العين)
vítreo الجسمُ الزُّجاجي
vitreocapsulitis اِلتِهاب مِحفظةِ الجسمِ الزُّجاجيّ
vitriolo زيتُ الزاج
vividialisis دَيال حَيوِيّ
vividifusión فصل مواد منتشرة في الدَّم بالمَيز (بإستخدام غشاء فارز) ، إنتشارُ حَيويّ
vivificación إحياء، إستعادةُ الوعي
vivíparo وَلود (من الوِلادة)
vivisección تَشريحُ الأحياء (الحيوانات)
vocal صَوتِيّ
vola سَطحٌ مُقعَّر
volar راحيّ(راحة اليد) ، أخمَصيّ (أخمص القدم)
volátil مُتَطاير ، مُتَصَعِّد
vulsella مِخلاب
vulva الفَرج (يشمل الشفرين الكبيرين والصغيرين،البَظر ، فتحة المهبل، فتحة الإحليل العجان ودهليزُ المَهبل)
vulvar فَرجيّ، لهُ علاقة بالفَرج
vulvectomía إستِئصالُ أو خَزعُ الفَرج
vulvismo تَشَنُّجُ الفَرج

volatilización تَبخير، تَطايُر
volición إرادَة، خِيار
volitivo إراديّ، خِياريّ
voltaico خاصّ بالكهرباء الغَلفانية، فولطاني
voltámetro مِقياسُ الفولطيَّة
voltio فولط (وحدة الكهربائية المتحركة)
volumétrico متعلّقٌ بقياسِ الحَجم ، حَجميّ
voluntomotor إراديٌّ حَرَكيّ (له علاقة بالحركة الإرادية)
vólvulo إنفِتال، إلتِواء (الأمعاء)
vómer عَظمُ المِيكَعة (عظم في الحاجز الأنفي)
vomeriano مِيكَعي (نسبة لعظم المِيكَعَة)
vómica قُياءٌ، خُراجٌ قَيئي
vomitar إستَفرغ، تَقَيئ
vomitivo مُقيئ
vómito قَيْئ
del embarazo *قيئ الحَبَل*
vórtex دُوَّامَة، دُوَّارَة
vórtice دُوَّامَة، دُوَّارَة
voyeurismo التَلَذُّذُ الجِنسيُّ بالمشاهَدَة، البصبَصة
voz صوت
vulnerabilidad قابِليَة التعرُّضُ للإصابَة، سرعةُ التأثر بالأذى
vulnerario دامِلُ الجُروح، دواءغ شافٍ للجُروح
vulnus جُرح

vulvitis اِلتِهابُ الفَرج
vulvopatía إعتِلالُ الفَرج
vulvorrectal فَرجيٌّ مُستَقيميّ
vulvouterino فَرجيٌّ رَحِميّ
vulvovaginal فَرجيٌّ مَهبِليّ
vulvovaginitis اِلتِهابٌ فَرجيٌّ مَهبِليّ

V

X

xantelasma لُويحَةٌ صَفراءُ جلديَّةٌ حول العَين
xantemia إصفِرارُ الدَّم
xantomonas الجراثيمُ المُستَصفِرة (جنس جراثيم صفراوية الخِضب)
xantina صَفارين (مادة صفراء حيوانية أو نباتية المصدر)
xantinuria بَولٌ أصفَر
xántixo أصفَر
xanto بادئة بمعنى أصفَر
xantocianopsia رؤيةٌ صَفراءٌ و زرقاء (لاتميز اللونين الأحمر والأخضر)
xantocistina الثيستينا الصَفراء (مادة توجد في الجثث)
xantocromía الإصفِرار
xantocrómico أصفرُ اللون
xantodonte مُصفَّرُ الأسنان
xantófano صِبغٌ أصفَرٌ في الشَبَكيَّة
xantofila صِبغٌ نَباتيٌ أصفَر
xantóforo حاملة أو ناقِلة الصِّبغُ الأصفَر
xantofosis نُورٌ أصفَر (شعور شخصي برؤية اللون الأصفَر)
xantogranuloma وَرَمٌ حُبيبيٌّ أصفَر
xantoma وَرَمٌ أصفَر
  diseminado *وَرَمٌ أصفَر مُنتَشِر*
  eruptivo *وَرَمٌ أصفَر طَفَحيّ*
  plano *وَرَمٌ أصفَر لَوحيّ*
  tendinoso *وَرَمٌ أصفَر وَتَريّ*
  tuberoso *وَرَمٌ أصفَر حَدَبيّ*
xantomatosis داءُ الأورَام الصَّفراء (إصفرار الجلد أو أعضاء داخلية بسبب فرط الدهون)
xantomatoso بشكل وَرم أصفَر
xantoproteína برؤتين أصفَر
xantopsia رؤيةٌ صَفراء (إضطراب في العينين يجعل الرؤية بلون أصفَر)
xantopsis الصباغُ الأصفَر في السرَطانات، الصفرة السَرَطانيَّة
xantosarcoma ساركوما صَفرَاء ، وَرمُ أغماد أوتار العَضَلات (خاصة أوتار اليدين والقدمين)
xantosis تَصَفُّر الجلد، داءُ الإصفِرار
xantoso أصفَر، صَفراويُّ السَّحنَة
santoxito خَليَّةٌ صَفراء
xeno سابقة بمعنى غَريب، دَخيل، أجنبي
xenodiagnosis التَّشخيصُ الثَّوائي(تشخيص بإكتشاف المسبب في حشرة ناقلة تغذت من الشخص المصاب)
xenofobia كُرهُ الأجانب، رُهابُ الأجانب
xenofonía تَبَدُّلُ الصَوت واللهجَة
xenoftamía إلتِهابُ العين بجسمٍ غريب أو جراحياً
xenogenia تناوبُ الأجيال
xenógeno طَعمٌ غَيريّ، مُختلفُ المَنشأ
xenoinjerto طَعمٌ غيريّ (بين كائنات مختلفة النوع)
xenología علمُ الطفيليات و علاقتها بأثويائها
xenomenia حيضٌ منتَبِذ، حيضٌ من غير المَهبِل
xenón الزّنون، العنصر ٢٤
xenoparásito طفيليٌ غيرُ عاديّ، طُفيليٌ خارجيّ
xerasia تَنشيف، جُفاف
xero سابقة بمعنى جافّ، ناشِف
xeroderma جُفافُ الجلد
xerofagia أكلُ الطَّعامِ الجافّ
xeroftalmía جُفافُ المُلتحِمَة
xerogel هلامة جافَّةٌ أو شبه جافَّة
xeroma جُفافُ المُلتحِمَة
xeromenia حَيضٌ جافّ (أعراض الحيض بدون حيض)
xeromicteria جُفافُ الأنف
xeroqueilia جُفافُ الشَّفَة
xerorradigrafía التَّصويرُ الشُّعاعيُّ الجافّ
xerosialografía التَّصويرُ اللُّعابيُّ الجافّ
xerosis جُفاف
xerostomía جُفافُ الفَم
xerótico جافّ ، ناشِف
xerotripsis إحتكاكٌ جافّ
xifocostal رُهابَويٌ ضِلعيّ، خِنجريٌ ضِلعيّ
xifodídimo توأمان متحدان بالحوض والصدر،
xifisternón الزائدَة الخِنجريَّة الغضروفيَّة لعظمِ القَصّ

متحدان بالرَّهابَة

xifodinia ألَمُ الرُّهابة

xifoide الرُّهابَة، سَيفيُّ الشَّكل

xifoides الزائدة الخِنجَرِيَّة، الرُّهابَة

xifoiditis إلتِهابُ الرَّهابَة أو الزائِدَة الخنجريَّة

xifópago=xifodídimo توأمان متحدان

xilo- سابقة بمعنى خَشَب

xilol زيلول، زَيتُ الخَشَب

بالحوض والصدر، متحدان بالرَّهابَة

xilosa زيلوسا، سُكَّرُ الخَشَب

xilosuria بيلَةُ سُكَّر الخَشَب

xiloterapia المُداوَاةُ بالأخشَاب

xisma حُتاتة (جُلافة موجودة في البراز الإسهالي لبعض المرضى)

xister مِكشَطَة، مِبْرَدُ الجَرَّاح

Y

Yarda ياردة (وحدة قياس تساوي ٩١.٤٤ سم)
yatreusis المُعالَجة
yátrico عِلاجيّ، طِبيّ
yatro سابقة تدل على الطبيب أو الطب
yatrofisica متعلقٌ بالطبِ الفيزيائي
yatrogenia مضاعفاتٌ طبية بسبب العلاج الطبي
yatrogénico مَرَضٌ أو مضاعفات بسبب المعالَجة الطبيَّة أو الجراحيَّة، عِلاجيُ المنشأ
yatrología علمُ الطب
yatroquímica الطبُ الكيميائي
yatrotécnica التقاناتُ أو الطرائقُ الطبيَّة والجراحيَّة
yaws الدَّاءُ العُلَّيقي (داء مُعدٍ يشبه السفلس)
yema صفارُ البَيض
yerba حَشيش
yersinia جنسٌ من الجراثيم
pestis *بكتريا الطاعون*
yeso جيس، جبصين
yeyunal صَائميّ
yeyunectomía إستئصالُ الصائِم كليًا أو جزئيًا، خزع الصائِم
yeyunitis إلتِهابُ الصائِم
yeyuno المِعَى الصائِم
yeyunocolostomía مُفاغَرةٌ صائميَّةٌ قُولونيَّة
yeyunoileítis إلتِهابُ الصائِم واللَّفائفي
yeyunoileostomía مُفاغَرةٌ صائميَّةٌ لفائفيَّة
yeunorrafía خياطَةُ الصائِم
yeyunostomía فتحُ الصائم جراحياً
yeyunotomía بَضعُ الصائِم، شَقُ الصائِم
yeyunuyeyunostomía مُفاغَرة صائِميَّة صائِميَّة
yodado يُوديّ
yodemia وجودُ اليُود في الدم
yodismo الإنسمامُ باليُود
yodo يُود، عنصر لا فلزي (ي)
yododerma طَفَحٌ جِلديٌ بسبب اليُود
yodofilia ألفةُ اليُود (سهل الإصطباغ باليُود)
yodoformo يُودوفورمو (مُطهر يُودي سام)
yodoglobulina غلوبولينا يُوديَّة
yodoterapia المُعالَجةُ باليُود
yodotironina الهرموناتُ الدرَقيَّة المحتوية على اليُود
yoduria بيلَةٌ يوديَّة
yogur لَبَنٌ رائِب
yugo مَلحَم، (جسر أو إنخفاض يربط بين بنيتين)، نِيْر
yugulación إجهاضُ المَرَض، التَغَلُّبُ على المَرَض
yugular وَدَجي، عُنقي، رَقبي
vena وَريد وِداجي
yunque السَّنْدان (العُظيم المتوسط في الأذن)
yuxtarticular مُجاورُ المَفصِل
yuxtaepfisis مُجاورُ المُشاش
yuxtaglomerular مُجاورُ الكُبَيْبَة (في الكُلية)
yuxtapilórico مُجاورٌ لبوابِ المَعِدَة
yuxtaposición تَجاوُر
yuxtaspinal مُجاورُ العَمودِ الفَقري

Y

Z

zarzaparrilla جُذور الفُشَّاغ المُجفَّفة
zedoaria نباتٌ طبيُّ هندي (مُنَبِّه وطارِد للأرياح)
zeismo داءُ الذُّرة
zeoscopio مِكشاف غلياني
zoacantosis إلتهابُ الجلد بسبب ملوثات حيوانيَّة
zoantropía تَقَمُّصٌ حَيَوانيّ (التقمص في حيوان)
zomoterapía المُعَالَجة باللحوم أو مشتقاتها
zona مِنطَقَة، نِطاق، زُنَّار
zonestesia حِسّ تَضيقُّي (الشعور بحبس التَحزُّم أو حبس الزنار)
zonífugo مُبتَعِدٌ عن المَنطِقَة
zonípeto مُتجهٌ نحوَ المِنطَقَة
zoofobia رُهابُ الحَيَوانات
zoogenia تَطَورُ الحَيَوانات، مَبحث تَطور الحَيَوانات
zoogonía وِلادةُ الحَيَوانات
zoografía وَصفُ الحَيَوانات، دِراسةُ الحَيَوانات
zoohormona هُرمون حَيَواني
zooide شِبهُ حَيَواني
zoolagnia شَهوةُ الحَيوانات، الإنجذابُ الجنسي للحيوانات
zoología عِلمُ الحَيوان
zoomanía الهَوسُ بالحيوانات
zoonito قُسيمَة دِماغيَّة نخاعيَّة
zoonomía علمُ الأحياء الحَيَوانيَّة
zoonosis داءٌ من مصدرٍ حيواني (قد ينتقل للإنسان)
zoopatología علم أمراضُ الحيوانات
zooprofilaxis الوِقاية بالطُّعم الحيوانيَّة
zooquímica كيمياء الأنسِجَة الحَيَّة، الكيمياء الحياتيَّة
zoospermia وجود الحيوانات المَنَويَّة حَيَّة في السائل المَنَوي، نِطافُ المَنيُ الحيّ
zoospora بوغٌ حَيوانيُّ الحَرَكة، بوغٌ ذو أهداب
zoosterol تشريحُ الحيوانات
zootoxina سَمٌ حَيَوانيّ، ذِيفانٌ حيوانيّ
zootrófico مُتَعلق بالتغذية الحيوانيَّة
zónula نُطَيقَة، مَنطِقَةٌ صَغيرة
zonular نُطيقيّ (من مَنطِقَة صَغيرَة)
zonulatomía بَضعُ النُّطيقَة الهُدبيَّة
zonuluitis إلتِهابُ النُّطيقَة الهُدبيَّة
zooblasto خَليَّة حَيَوانيَّة، أرومَة حَيَوانيَّة
zoodinámica عِلمُ وظائف أعضاء الحَيَوانات
zooerastia نِكاحُ الحَيَوانات
zoófago يَغتَذي بالحيوانات، آكل الحيوانات
zofilismo حُبُّ الحيوانات
zoofisiología عِلمُ وظائفِ أعضاء الحَيوان
zoófito حيوانٌ نباتيُّ الشكل (كالمرجان والإسفنج)
zoster حَلأ نِطاقيّ، هَرَص، نِطاق
zosteriforme شبيه الحلأ النِطاقي
zurdo يَسَاريّ، يستعمل العضو الأيسر، أعسَر

Prefijos y subfijos سابقات و لاحقات

A

a- بادئة بمعنى لا، بدون، بلا
ab- بادئة بمعنى بعيداً عن، بعيداً
abdomino- بادئة بمعنى بطن، بَطنيّ
acro- بادئة بمعنى طَرَف، نهايَة
actino- بادئة بمعنى شُعَاع، شُعَاعيّ
aden- بادئة بمعنى غُدَّة، غُدِّيّ
adipo- بادئة بمعنى شَحم، شَحميّ
adreno- بادئة بمعنى له علاقة بالغدَّة الكَظَريَّة
aer-, aero- بادئة بمعنى هواء، هَوائي
-algia لاحقة بمعنى ألَم
-agogue لاحقة بمعنى مُسَبِّب
-agra **لاحقة** بمعنى نوبَةُ ألَم
allo- بادئة بمعنى مُغاير، مُختَلِف
alveolo- بادئة بمعنى سِنخ، قُنيَّة
ambi- بادئة بمعنى كِلا، على جانبيّ
ambli- بادئة بمعنى مُنثَلِم، غير حادّ، غَليظ
anfi- بادئة بمعنى حوالي ، كِلا
anfo- بادئة بمعنى حوالي
an-,ana- بادئة بمعنى صعودي، خلف، ضِد، موجب، من جديد
anquilo- بادئة بمعنى إلتِصاق، لِحام، زاويَة
andro- بادئة بمعنى ذَكَر، ذُكوري
angi-, angio- بادئة بمعنى وِعائيّ
anquil-, anquilo- بادئة بمعنى لِحام، إلتِصاق
ansio- بادئة بمعنى غير مُتَساوٍ
ant-, ante-, anti- بادئة بمعنى ضِدّ، مُضاد
antero- بادئة بمعنى قبل، أمام
antropo- بادئة بمعنى إنسان
apo-,ap- بادئة بمعنى أصل، إشتقاق، منفصلاً عن، بعيدا عن
aracno- بادئة بمعنى عَنكبوتي، له علاقة بالغشاء العنكبوتي
archi- بادئة بمعنى بِدائي، أوليّ
arco- بادئة بمعنى له علاقة بالمستقيم أو الشرج
arteri- بادئة بمعنى شرياني
artro-,artr- بادئة بمعنى مفصل، مفصلي
-asa لاحقة بمعنى إنزيم
-asis لاحقة بمعنى حالَة، وَضع
astro- بادئة بمعنى نَجم
atelo- بادئة بمعنى ناقص، غير مكتمل
atreto- بادئة بمعنى غير مَثقوب
atrio- بادئة بمعنى أذينة القلب، دهليز
aut-,auto- بادئة بمعنى ذاتي، تِلقائي
auxo- بادئة بمعنى زيادة، تَضخُّم
axio- بادئة بمعنى متعلق بالمحور

B

baro- بادئة بمعنى وزن، ضغط
basi-, basio- بادئة بمعنى متعلق بالقاعدة
bato-,bati- بادئة بمعنى عمق
bi- بادئة بمعنى إثنان، ثنائي
bili- بادئة بمعنى صفراء، صفراوي
bio- بادئة بمعنى حياة، حيوي
bis- بادئة بمعنى إثنان، ثنائي
blasto- بادئة بمعنى أرومَة، بُرعُمة
blena بادئة بمعنى مُخاطي
braqui- بادئة بمعنى ذِراع، ذِراعي
braqui- بادئة بمعنى قصير، قِصَر
brady- بادئة بمعنى بَطيء، بُطء

C

caco بادئة بمعنى سيء، شاذ
carcino- بادئة بمعنى سرطان، سرطاني
-cardia لاحقة بمعنى قلبي، فؤادي
cardio-,card- بادئة بمعنى قلب، قلبي
cario- بادئة بمعنى نواة، نووي
cata- بادئة بمعنى تحت، ضِدّ
cata- بادئة بمعنى هُبوط، سلبي
carpo- بادئة بمعنى رسغي
-cele لاحقة بمعنى وَرم، فتق، قيلَة، تَوَرُّم
cele-,celi-,celio- بادئة بمعنى تجويف، بطن
celo- بادئة بمعنى تجويف
-centesis **لاحقة** بمعنى بَزل، شَق
ciclo- دوري، دائري
circum- بادئة بمعنى دائري، حول

cirso- بادئة بمعنى دوالي
cisto بادئة بمعنى مَثانَة
cito بادئة بمعنى خَلِيَّة
cole- بادئة بمعنى صفراء
colpo- بادئة بمعنى مَهْبِل
condro بادئة بمعنى غُضروف
contra- بادئة بمعنى مُضاد، مُقابل
copro- بادئة بمعنى براز، برازي
costo- بادئة بمعنى ضِلع، ضِلعيّ
cripto- بادئة بمعنى خَفي
criso- بادئة بمعنى ذَهَبْ
crono- بادئة بمعنى وقت
cuadri- بادئة بمعنى أربعة، رباعي

D

dacri-,dacrio- بادئة بمعنى دمع، دَمعي
dactilo - بادئة بمعنى إصبَع، إصبَعي
de- بادئة بمعنى داخل، من
demi- بادئة بمعنى نصف
derm-,derma-,dermo- بادئة بمعنى جِلد، جِلدي
-desis بادئة بمعنى إلتحام، إرتباط
desmo- بادئة بمعنى رباط، شريط
deutero-,deuto- بادئة بمعنى ثاني، ثنائي
dextro- بادئة بمعنى أيمن، يَميني
di- بادئة بمعنى ثنائي، مرتين
diplo- بادئة بمعنى مزدوج، مضاعف
dis- بادئة بمعنى بعيداً عن
dolico- بادئة بمعنى طويل
dorsi-, dorso- بادئة بمعنى ظهر ، ظهري
dromo- بادئة بمعنى سير، قيادة
dinamo- بادئة بمعنى قوّة ، حَرَكة
dis- بادئة بمعنى عُسر، سوء ، خَلل

E

ecto- بادئة بمعنى خارجي ، ظاهر
electro- بادئة بمعنى كهرباء ، كهربائي
elitro- بادئة بمعنى مهبِل ، غِمد
encéfalo- بادئة بمعنى دِماغ ، دماغي
endo- بادئة بمعنى داخلي ، باطني
enter-,entero- بادئة بمعنى مِعَوي
ento- بادئة بمعنى داخل ، باطني
epi- بادئة بمعنى فوق ، إضافي
episio- بادئة بمعنى فَرج ، فَرجي
eritro- بادئة بمعنى أحمر
esclero- بادئة بمعنى قاسٍ ، صَلب
escot- بادئة بمعنى ظلام
somato- بادئة بمعنى جسم ، جسدي
esfeno- بادئة بمعنى وَتدي ، إسفيني
esfigmo- بادئة بمعنى نبض ، نَبضي
esplacno- بادئة بمعنى أحشاء ، حَشَوي
espleno- بادئة بمعنى طَحال ، طحالي
estafilo- بادئة بمعنى عُنقود
esteato- بادئة بمعنى شَحم ، دهن
esteno- بادئة بمعنى ضَيق ، تَضيُّق
estereo- بادئة بمعنى جامد ، صَلب
esteto- بادئة بمعنى له علاقة بالصَّدر
eu- بادئة بمعنى سوي ، إعتيادي
ex بادئة بمعنى خارجي ، حِرمان ، إبعاد
exo- بادئة بمعنى خارج من ، خارجي
extra- بادئة بمعنى إضافي ، خارجي

F

facio بادئة بمعنى وجه ، وجهيّ
faco- بادئة بمعنى عدسة
-fagia لاحقة بمعنى له علاقة بالأكل
fago- بادئة بمعنى أكل
fármaco- بادئة بمعنى دواء ، عقار
feno بادئة بمعنى مشتق من البنزين
fibro- بادئة بمعنى ليفي ، ليف
fon-,fono- بادئة بمعنى صوت
-foresis **لاحقة** بمعنى إنتقال ، نقل
foto- بادئة بمعنى ضوء
fren- بادئة بمعنى حجاب حاجز، عقل

G

galact- بادئة بمعنى لبن ، حليب
gamo-,gam- بادئة بمعنى زواج

gastr-gastro- بادئة بمعنى مَعِدي ، مَعِدَة
geno- بادئة بمعنى يُولِّد ، ينشأ
-genous لاحقة بمعنى ينتج ، يُولِّد
glosso- بادئة بمعنى لِسان ، لِسانيّ
gluco-,glyco- بادئة بمعنى سُكَّري
ganth-,gantho- بادئة بمعنى فك ، فَكيّ
gonio- بادئة بمعنى زاوية
gono- بادئة بمعنى بذرة ، يَتَوَلَّد
gyneco-,gyne- بادئة بمعنى نسائي ، أنثي

H

hem-,hema-,hemo- بادئة بمعنى دَم ، دَموي
hapt-,hap- بادئة بمعنى لَمس
hapte- بادئة بمعنى لَمس
helio- بادئة بمعنى شمس
helo- بادئة بمعنى ظفر ، قَرن
hepat-,hepato- بادئة بمعنى كَبد ، كَبِدي
hetero-,heter- بادئة بمعنى مغاير، آخر
hidro- بادئة بمعنى ماء ، مائي
histio-,histo- بادئة بمعنى نَسيج
holo- بادئة بمعنى كل ، الكل
homeo- بادئة بمعنى مجانس
homo- بادئة بمعنى شبيه ، مجانس
hialo- بادئة بمعنى مادَّة
hidro- بادئة بمعنى ماء ، عَرَق
hilo- بادئة بمعنى مادة
hiper بادئة بمعنى فرط، فوق
hipno بادئة بمعنى نوم، تنويمي
hipo- بادئة بمعنى نقص ، ضعف
hipso بادئة بمعنى مُرتَفِع،مُرتَفَع

I

iatro بادئة بمعنى طِبابي ، طِبيّ
idio- بادئة بمعنى ذاتيّ ، مُعَيَّن
ileo- بادئة بمعنى حَرقفي
ilio- بادئة بمعنى له علاقة بالعظم الحرقفي
in- بادئة بمعنى داخل
infra- بادئة بمعنى تحت ، دون
ino- بادئة بمعنى ليفي
inter- بادئة بمعنى بين ، ما بين
intra- بادئة بمعنى داخل
intro- بادئة بمعنى بمعنى داخل
irido- بادئة بمعنى قزحية العين
isquio- بادئة بمعنى ورك ، وِركي
isco- بادئة بمعنى حَجز ، إستَبقى
iso- بادئة بمعنى مُساوٍ ، متساوٍ
-itis بادئة بمعنى إلتِهاب

K

kilo- بادئة بمعنى ألف

L

lacto- بادئة بمعنى حليب
lalo بادئة بمعنى كلام
laparo- بادئة بمعنى بطن
laringo- بادئة بمعنى حُنجرة
lecito بادئة بمعنى صفار البيض ، مُح
leio- بادئة بمعنى أملَس ، ناعم
lepto- بادئة بمعنى رفيع ، نحيف
leuco بادئة بمعنى أبيض ، لامع
levo- بادئة بمعنى يسار
lio- بادئة بمعنى أملس
lipo- بادئة بمعنى شحم ، شحمي
lito- بادئة بمعنى حصى ، كلس

M

macro- بادئة بمعنى كبير ، طويل
malaco- **بادئة بمعنى ليّن ، تَلَيُّن**
masto- **بادئة بمعنى ثَدي**
mazo- **بادئة بمعنى له علاقة بالثدي**
mecano- **بادئة بمعنى له علاقة بالآلة**
mega-,megalo- **بادئة بمعنى ضخم ، ضخامَة**

melano- بادئة بمعنى أسود
meningo- بادئة بمعنى سَحايا ، سَحائي
meno- بادئة بمعنى حَيض ، شهر
mero- بادئة بمعنى جزء ، قِسم
meso بادئة بمعنى وسَط ، متوسط
meta- بادئة بمعنى بعد، وراء، قريبٌ من، بين
metopo- بادئة بمعنى له علاقة بالجبهة
metra- بادئة بمعنى رحِم
micro- بادئة بمعنى صغير، دقيق
mio- بادئة بمعنى عَضَل
miso- بادئة بمعنى كُره، بغض
mito- بادئة بمعنى خيط
mogi- بادئة بمعنى صعوبة
mono- بادئة بمعنى وحيد، أحادي
morfo- بادئة بمعنى شكل، شكلي
mielo- بادئة بمعنى نخاعي
mixo- بادئة بمعنى مخاط ، مخاطي

N

narco- بادئة بمعنى تخدير، خَبَل
naso- بادئة بمعنى أنف، أنفي
necro- بادئة بمعنى ميت، جثة
nemato- بادئة بمعنى خيط، له علاقة بالخيطيات
neo- بادئة بمعنى جديد، حديث
nefro- بادئة بمعنى كلوة، كلوي
neuro- بادئة بمعنى عَصَب، عَصَبي
noso- بادئة بمعنى مَرَض، مَرضي
noto- بادئة بمعنى له علاقة بالظهر

O

ob- بادئة بمعنى ضد، مقابل
odino- بادئة بمعنى ألم
oleo- بادئة بمعنى زيت
oligo- بادئة بمعنى قليل، قِلَّة
-oma لاحقة بمعنى وَرَم
omo- بادئة بمعنى كتف، كتِفي
onfalo بادئة بمعنى سُرَّة، سُرّي
onco- بادئة بمعنى وَرَم، إنتِفاخ
onico- بادئة بمعنى ظُفر، ظُفري
oo- بادئة بمعنى بيضة، بَيضي
ooforo- بادئة بمعنى مَبيض
oftalmo- بادئة بمعنى عَين عَيني
opistho- بادئة بمعنى خَلفي، ظَهري
opto- بادئة بمعنى بَصر
orchi- بادئة بمعنى خُصية
oro- بادئة بمعنى فَم
orro بادئة بمعنى مصل
orto- بادئة بمعنى تقويمي، سَوِيّ
osqueo- بادئة بمعنى له علاقة بالصَفَن
-osis لاحقة بمعنى حالَة، تَكَثُر
osmo- بادئة بمعنى رائحة، شم
osteo- بادئة بمعنى عظم، عظمي
oto- بادئة بمعنى أذن، أذني

P

paqui- بادئة بمعنى غليظ، سميك، كثيف
palato- بادئة بمعنى حنك
paleo- بادئة بمعنى قديم
pali- بادئة بمعنى إعادة، تكرار
pan- بادئة بمعنى كامل، شامل
pant-,panto بادئة بمعنى كامل، شامل
para- بادئة بمعنى بجانب، نظير
pato- بادئة بمعنى إعتلال
-patía **لاحقة** بمعنى إعتلال، مَرض
pedia- بادئة بمعنى ولَد
pedo- بادئة بمعنى ولد
pelo- بادئة بمعنى طين
pent-,penta- بادئة بمعنى خمسة، خماسي
per- بادئة بمعنى خلال
peri- بادئة بمعنى حول
pero- بادئة بمعنى مُشوه، فاسِد
plasti بادئة بمعنى هيكل، شكل
plati- بادئة بمعنى عريض، مُفلطح
pleo- بادئة بمعنى أكثر
pluri- بادئة بمعنى متعدِّد، متنوِّع
pneumato- بادئة بمعنى رئة

pod-	بادئة بمعنى قدم
-poyesis	لاحقة بمعنى مكوِّن، مُوَلِّد
poiquilo	بادئة بمعنى غير نظامي، تَنَوُّع
polio-	بادئة بمعنى له علاقة بالمادة السنجابيَّة
pos-,post-	بادئة بمعنى بعد، عقب
pre-	بادئة بمعنى قبل، أمام
pro-	بادئة بمعنى قبل، أمام
procto-	بادئة بمعنى المستقيم، الشَّرج
proto-	بادئة بمعنى بدء، أول
pseudo-,seudo-	بادئة بمعنى زائف، كاذب
picno-	بادئة بمعنى غليظ، ثخين
pielo-	بادئة بمعنى باب، بابي
pio-	بادئة بمعنى قيح، قيحي

Q

queno-	بادئة بمعنى فارغ، خاوٍ
querato-	بادئة بمعنى قَرني
quimio-	بادئة بمعنى كيمياء
quiro	بادئة بمعنى يَدٌ

R

raqui-	بادئة بمعنى العمود الفقري
radio-	بادئة بمعنى شُعاع، إشعاع
re-	بادئة بمعنى مرةً ثانية، ضد، من جديد
retro-	بادئة بمعنى خلفي، وراء
rabdo-	بادئة بمعنى عَصَوي
reo-	بادئة بمعنى تيَّار، سَيل
rino-	بادئة بمعنى أنف
rizo	بادئة بمعنى جذر
rodo-	بادئة بمعنى وردَة
terato-	بادئة بمعنى مسخ
tanato-	بادئة بمعنى موت
termo-	بادئة بمعنى حرارة، حراري
tio-	بادئة بمعنى كبريت
-timia	لاحقة بمعنى نَفسي
timo-	بادئة بمعنى نَفس، نَفسي، تُوت
toco-	بادئة بمعنى وِلادَة، وِلادي، مُخاطي
tomo-	بادئة بمعنى قَطع، قاطِع
tomía-	بادئة بمعنى بَضع، شَق
topo-	بادئة بمعنى موضع، مَوضِعي
-rrhagia	بادئة بمعنى إفراط السيلان
-rrhea	بادئة بمعنى سيلان، فيض

S

sacaro-	بادئة بمعنى سُكَّر
sacro-	بادئة بمعنى لحم، لحمي
salpingo-	بادئة بمعنى أنبوب، نفير، خرطوم
sangui-	بادئة بمعنى دم، دَمَوي
sapro-	بادئة بمعنى عَفن، رِمِّي
sarco-	بادئة بمعنى لحم، لحمي
escato-	بادئة بمعنى براز، برازي
esquisto-	بادئة بمعنى شق، فلق
semi-	بادئة بمعنى نصف، شبه
sesqui-	بادئة بمعنى واحد ونصف
sialo-	بادئة بمعنى لُعاب
sindesmo-	بادئة بمعنى رباط
sinistro	بادئة بمعنى يسار، يساري
siringo-	بادئة بمعنى أنبوب، خرطوم
-sis	لاحقة بمعنى حالة، وضع
somato-	بادئة بمعنى جسم، جسدي
sub-	بادئة بمعنى تحت، دون
supra-	بادئة بمعنى فوق، زائد
syn-	بادئة بمعنى إتحاد، مع

T

taqui-	بادئة بمعنى سريع
tele-	بادئة بمعنى بعيد، بُعد، عن بُعد
ter-	بادئة بمعنى ثلاثي
traquelo	بادئة بمعنى عنق
trofo-	بادئة بمعنى إغتذاء
tiflo-	بادئة بمعنى أعور، أعمى

U

ulo-	بادئة بمعنى نَدبَة، لِثَة
ultra-	بادئة بمعنى فوق، فائق
urano-	بادئة بمعنى حَنَك
uro-	بادئة بمعنى بول

www.ingramcontent.com/pod-product-compliance
Lightning Source LLC
Chambersburg PA
CBHW032210220526
45472CB00018B/659
9798476440321